全国中医药行业高等教育"十三五"规划教材

全国高等中医药院校规划教材（第十版）

医学影像学

（新世纪第二版）

（供中医学、针灸推拿学、中西医临床医学、护理学等专业用）

主　编

侯　键（成都中医药大学）　　　许茂盛（浙江中医药大学）

副主编

张东友（湖北中医药大学）　　　尹志伟（黑龙江中医药大学）

詹松华（上海中医药大学）　　　丁承宗（山东中医药大学）

贺海东（北京中医药大学）

编　委（以姓氏笔画为序）

王文红（天津中医药大学）　　　方继良（中国中医科学院广安门医院）

邓德茂（广西中医药大学）　　　刘　波（广州中医药大学）

刘　勇（西南医科大学）　　　　孙守忠（浙江中医药大学）

孙前谱（江西中医药大学）　　　杨中杰（河南中医药大学）

何　敬（云南中医学院）　　　　郝庆卯（河北中医学院）

钟　晖（陕西中医药大学）　　　栾　丽（新疆医科大学）

陶弘武（辽宁中医药大学）　　　黄德健（南京中医药大学）

常　泰（首都医科大学）　　　　谢明国（成都中医药大学）

学术秘书

孙守忠（浙江中医药大学）

谢明国（成都中医药大学）

中国中医药出版社

·北　京·

图书在版编目（CIP）数据

医学影像学 / 侯键，许茂盛主编 . —2 版 . —北京：中国中医药出版社，2016.9（2018.12重印）

全国中医药行业高等教育"十三五"规划教材

ISBN 978 – 7 – 5132 – 3524 – 2

Ⅰ . ①医… 　Ⅱ . ①侯… ②许… 　Ⅲ . ①医学摄影 – 中医药院校 – 教材 　Ⅳ . ① R445

中国版本图书馆 CIP 数据核字（2016）第 158823 号

请到"医开讲 & 医教在线"（网址：www.e-lesson.cn）
注册登录后，刮开封底"序列号"激活本教材数字化内容。

中国中医药出版社出版

北京市朝阳区北三环东路 28 号易亨大厦 16 层

邮政编码　100013

传真　010 64405750

山东临沂新华印刷物流集团有限责任公司印刷

各地新华书店经销

开本 850×1168　1/16　印张 23　字数 536 千字

2016 年 9 月第 2 版　2018 年 12 月第 5 次印刷

书号　ISBN 978 – 7 – 5132 – 3524 – 2

定价　79.00 元

网址　www.cptcm.com

如有印装质量问题请与本社出版部调换（010 64405510）

社长热线　010 64405720

购书热线　010 64065415　010 64065413

微信服务号　zgzyycbs

书店网址　csln.net/qksd/

官方微博　http：//e.weibo.com/cptcm

淘宝天猫网址　http：//zgzyycbs.tmall.com

全国中医药行业高等教育"十三五"规划教材

全国高等中医药院校规划教材（第十版）

专家指导委员会

严世芸（上海中医药大学教授）

李灿东（福建中医药大学校长）

李青山（山西中医药大学校长）

李金田（甘肃中医药大学校长）

杨　柱（贵阳中医学院院长）

杨关林（辽宁中医药大学校长）

余曙光（成都中医药大学校长）

宋柏林（长春中医药大学校长）

张欣霞（国家中医药管理局人事教育司师承继教处处长）

陈可冀（中国中医科学院研究员　中国科学院院士　国医大师）

陈明人（江西中医药大学校长）

武继彪（山东中医药大学校长）

范吉平（中国中医药出版社社长）

周仲瑛（南京中医药大学教授　国医大师）

周景玉（国家中医药管理局人事教育司综合协调处处长）

胡　刚（南京中医药大学校长）

谭元生（湖南中医药大学校长）

徐安龙（北京中医药大学校长）

徐建光（上海中医药大学校长）

唐　农（广西中医药大学校长）

彭代银（安徽中医药大学校长）

路志正（中国中医科学院研究员　国医大师）

熊　磊（云南中医学院院长）

秘　书　长

王　键（安徽中医药大学教授）

卢国慧（国家中医药管理局人事教育司司长）

范吉平（中国中医药出版社社长）

办公室主任

周景玉（国家中医药管理局人事教育司综合协调处处长）

林超岱（中国中医药出版社副社长）

李秀明（中国中医药出版社副社长）

李占永（中国中医药出版社副总编辑）

全国中医药行业高等教育"十三五"规划教材

编审专家组

组　长

王国强（国家卫生计生委副主任　国家中医药管理局局长）

副组长

张伯礼（中国工程院院士　天津中医药大学教授）

王志勇（国家中医药管理局副局长）

组　员

卢国慧（国家中医药管理局人事教育司司长）

严世芸（上海中医药大学教授）

吴勉华（南京中医药大学教授）

王之虹（长春中医药大学教授）

匡海学（黑龙江中医药大学教授）

王　键（安徽中医药大学教授）

刘红宁（江西中医药大学教授）

翟双庆（北京中医药大学教授）

胡鸿毅（上海中医药大学教授）

余曙光（成都中医药大学教授）

周桂桐（天津中医药大学教授）

石　岩（辽宁中医药大学教授）

黄必胜（湖北中医药大学教授）

前　言

为落实《国家中长期教育改革和发展规划纲要（2010-2020年）》《关于医教协同深化临床医学人才培养改革的意见》，适应新形势下我国中医药行业高等教育教学改革和中医药人才培养的需要，国家中医药管理局教材建设工作委员会办公室（以下简称"教材办"）、中国中医药出版社在国家中医药管理局领导下，在全国中医药行业高等教育规划教材专家指导委员会指导下，总结全国中医药行业历版教材特别是新世纪以来全国高等中医药院校规划教材建设的经验，制定了"'十三五'中医药教材改革工作方案"和"'十三五'中医药行业本科规划教材建设工作总体方案"，全面组织和规划了全国中医药行业高等教育"十三五"规划教材。鉴于由全国中医药行业主管部门主持编写的全国高等中医药院校规划教材目前已出版九版，为体现其系统性和传承性，本套教材在中国中医药教育史上称为第十版。

本套教材规划过程中，教材办认真听取了教育部中医学、中药学等专业教学指导委员会相关专家的意见，结合中医药教育教学一线教师的反馈意见，加强顶层设计和组织管理，在新世纪以来三版优秀教材的基础上，进一步明确了"正本清源，突出中医药特色，弘扬中医药优势，优化知识结构，做好基础课程和专业核心课程衔接"的建设目标，旨在适应新时期中医药教育事业发展和教学手段变革的需要，彰显现代中医药教育理念，在继承中创新，在发展中提高，打造符合中医药教育教学规律的经典教材。

本套教材建设过程中，教材办还聘请中医学、中药学、针灸推拿学三个专业德高望重的专家组成编审专家组，请他们参与主编确定，列席编写会议和定稿会议，对编写过程中遇到的问题提出指导性意见，参加教材间内容统筹、审读稿件等。

本套教材具有以下特点：

1. 加强顶层设计，强化中医经典地位

针对中医药人才成长的规律，正本清源，突出中医思维方式，体现中医药学科的人文特色和"读经典，做临床"的实践特点，突出中医理论在中医药教育教学和实践工作中的核心地位，与执业中医（药）师资格考试、中医住院医师规范化培训等工作对接，更具有针对性和实践性。

2. 精选编写队伍，汇集权威专家智慧

主编遴选严格按照程序进行，经过院校推荐、国家中医药管理局教材建设专家指导委员会专家评审、编审专家组认可后确定，确保公开、公平、公正。编委优先吸纳教学名师、学科带头人和一线优秀教师，集中了全国范围内各高等中医药院校的权威专家，确保了编写队伍的水平，体现了中医药行业规划教材的整体优势。

3. 突出精品意识，完善学科知识体系

结合教学实践环节的反馈意见，精心组织编写队伍进行编写大纲和样稿的讨论，要求每门教材立足专业需求，在保持内容稳定性、先进性、适用性的基础上，根据其在整个中医知识体系中的地位、学生知识结构和课程开设时间，突出本学科的教学重点，努力处理好继承与创新、理论与实践、基础与临床的关系。

4. 尝试形式创新，注重实践技能培养

为提升对学生实践技能的培养，配合高等中医药院校数字化教学的发展，更好地服务于中医药教学改革，本套教材在传承历版教材基本知识、基本理论、基本技能主体框架的基础上，将数字化作为重点建设目标，在中医药行业教育云平台的总体构架下，借助网络信息技术，为广大师生提供了丰富的教学资源和广阔的互动空间。

本套教材的建设，得到国家中医药管理局领导的指导与大力支持，凝聚了全国中医药行业高等教育工作者的集体智慧，体现了全国中医药行业齐心协力、求真务实的工作作风，代表了全国中医药行业为"十三五"期间中医药事业发展和人才培养所做的共同努力，谨向有关单位和个人致以衷心的感谢！希望本套教材的出版，能够对全国中医药行业高等教育教学的发展和中医药人才的培养产生积极的推动作用。

需要说明的是，尽管所有组织者与编写者竭尽心智，精益求精，本套教材仍有一定的提升空间，敬请各高等中医药院校广大师生提出宝贵意见和建议，以便今后修订和提高。

国家中医药管理局教材建设工作委员会办公室
中国中医药出版社
2016 年 6 月

编写说明

　　医学影像学与科技成果的密切结合，使得医学影像学发展迅速。各种影像设备不断出现和改进，影像技术不断创新，从形态显像扩展到功能、代谢成像，并深入到分子影像、基因影像，从影像诊断发展到介入治疗，从辅助检查发展到临床诊疗，结合信息技术，形成了完整的医学影像系统。同时，医学影像学也推动着医学的飞速发展。中医的先进认识论与原始实现方法的矛盾，阻碍着中医的发展，应用现代科技成果与中医的结合，将是解决这一矛盾、发展中医的重要途径之一。学好医学影像学，具备影像学基础知识与基本技能，也是临床医疗工作的需要。

　　本教材在编写过程中，着重结合中医药院校实际，针对解剖课程较少、病理生理教学较薄弱等特点，本着以学生为中心，坚持以"三基""五性"为基础，突出实用性，并配有大量精选图片，图中着重从初学者角度给予较详细指示与说明。努力做到"教师易教、学生易学、临床实用"，力求"授人以渔"，传授学习思路与方法，使初学者易学，举一反三，利于继续教育。

　　本教材分为三篇，第一篇较详细介绍了医学影像学的发展特点、常用设备的成像原理与临床应用，并结合目前医疗机构的实际，介绍了医师应掌握的影像学基本技能，包括如何选择影像检查与影像检查申请及图像阅读方法；并较详尽介绍了中医与影像学结合研究的思路、内容、方法与具体研究实例，希望对中医院校学生今后的学习、临床实践、研究工作有所启迪。第二篇介绍各系统的影像检查方法、各影像检查设备的特点与临床选择、正常影像学表现，以利"知常达变"；并根据目前临床实际，介绍了临床常见病多发病的影像诊断，特别偏重介绍了中医有确切疗效的病种的诊断，主要为 X 线、CT、MRI 检查、超声诊断，并总结影像诊断要点。每章后有阅片实践，选用病案均为临床实例，配有详细解读，旨在引导读者将所学知识进行临床应用。此外，各章后附有学习拓展，使中医院校学生能进一步了解中西医结合影像学的研究进展；学习小结是将本章所学内容进行归纳总结，以提供明确的学习思路，便于整体把握学习内容。第三篇主要介绍介入放射学及其与中医药的联系。

　　本教材汇集了来自全国 21 所中医药院校或附属医院的专家，各位专家倾力将其在临床、教学、科研的经验，在全国中医药行业高等教育"十二五"规划教材《医学影像学》基础上，并根据几年来的使用情况进行了精编，力求成为具有中医药特色的《医学影像学》教材。

　　第一篇第一、三章由侯键编写；第二章由侯键、张东友、尹志伟、丁承宗、詹松华、贺海东编写；第二篇第一章由方继良、常泰、杨中杰编写；第二章由栾丽编写；第三章由丁承宗、王文红、邓德茂编写；第四章由钟晖编写；第五章由刘波编写；第六章由尹志伟、孙前谱、郝庆卯、陶弘武编写；第七章由谢明国、刘勇、何敬编写；第八章由黄德健编写；第九章由贺海东编写；第三篇由许茂盛、孙守忠编写。每章后的中西医结合影像拓展部分由张东友、侯键编写。

　　本教材数字化工作是在国家中医药管理局中医药教育教材改革研究项目的支持下，由中国中医药出版社资助展开的。该项目（编号 GJYJS16037）由许茂盛负责，全体编委参与。

《医学影像学》编委会

2016 年 6 月

目　录

第一篇　总论　1

第一章　学科发展与学科概念　1

第二章　影像设备与临床应用　3

第一节　X线成像 …………………………… 3
一、X线成像原理 …………………………… 3
二、X线设备与检查技术 …………………… 4
三、X线图像特点 …………………………… 6
四、X线的临床应用及限度 ………………… 6
五、X线的防护 ……………………………… 6
第二节　计算机体层扫描成像 ……………… 7
一、计算机体层扫描成像原理 ……………… 7
二、计算机体层扫描检查技术 ……………… 9
三、计算机体层扫描图像的特点 ………… 13
四、计算机体层扫描成像的临床应用与
　　检查限度 ……………………………… 15
第三节　磁共振成像 ……………………… 16
一、磁共振成像装置的设备构成 ………… 16
二、磁共振成像原理 ……………………… 16
三、磁共振成像的检查技术 ……………… 18
四、磁共振成像图像的特点 ……………… 20
五、磁共振成像的优势与限度 …………… 22
六、磁共振成像的临床应用 ……………… 22
第四节　核医学成像 ……………………… 22
一、成像原理及成像设备 ………………… 23
二、检查技术与图像特点 ………………… 24
三、核医学成像的临床应用 ……………… 25
第五节　超声成像 ………………………… 25
一、超声成像概述 ………………………… 26

二、超声仪器的类型 ……………………… 27
三、超声成像的优势与限度 ……………… 29
四、介入性超声 …………………………… 30
第六节　图像解读与影像诊断思维 ……… 30
一、对患者的临床资料进行较全面的了解 … 30
二、阅片时应做到全面观察、综合分析 … 30
三、结合临床资料、病理与影像表现，
　　进行综合诊断 ………………………… 31
第七节　临床应用基础 …………………… 31
一、检查方法的选择与注意事项 ………… 31
二、正确书写会诊单 ……………………… 32
第八节　图像存档和传输与信息放射学 …… 33
一、PACS的概念与构成 ………………… 33
二、PACS的临床应用 …………………… 34
三、信息放射学 …………………………… 34
学习小结 …………………………………… 35

第三章　医学影像学与中医学　36

第一节　中西医结合影像学的产生与发展 …… 36
第二节　中西医结合影像学的概念 ……… 37
第三节　中西医结合影像学的研究内容 …… 37
一、中医药理论影像学研究 ……………… 37
二、中西医结合影像学实验研究 ………… 38
三、中西医结合影像临床研究 …………… 38
学习小结 …………………………………… 40

第二篇　影像诊断学　41

第一章　呼吸系统与纵隔　41

第一节　影像学检查方法 ………………… 41
一、X线检查 ……………………………… 41

二、CT 检查 41
三、MRI 检查 42
四、PET/CT 检查 42
五、DSA 检查 42
第二节　正常影像学表现 42
一、正常胸部 X 线表现 42
二、正常胸部 CT 表现 46
三、正常胸部 MRI 表现 48
第三节　基本病变的影像表现 49
一、支气管阻塞性病变 49
二、肺部病变 51
三、胸膜病变 54
四、纵隔病变 57
第四节　常见疾病的影像诊断 58
一、慢性阻塞性肺疾病 58
二、支气管扩张症 59
三、肺炎 60
四、肺脓肿 64
五、肺结核 66
六、肺肿瘤 71
七、纵隔肿瘤与肿瘤样病变 ... 75
第五节　阅片实践 79
学习拓展 81
一、肺结核的中西医结合影像学研究 ... 81
二、肺癌的中西医结合影像学研究 ... 81
学习小结 82

第二章　循环系统　83

第一节　影像学检查方法 83
一、X 线检查 83
二、CT 检查 83
三、MRI 检查 83
四、心血管造影检查 84
第二节　正常影像学表现 84
一、X 线表现 84
二、CT 表现 85
三、MRI 表现 88
第三节　基本病变的影像表现 88

一、心脏形态、大小异常 88
二、心包异常 89
三、肺循环异常 90
第四节　常见疾病的影像诊断 91
一、冠状动脉粥样硬化性心脏病 ... 91
二、主动脉瘤 94
三、主动脉夹层 96
四、肺动脉栓塞 97
五、肺源性心脏病 99
六、下肢动脉粥样硬化性疾病 ... 100
第五节　阅片实践 101
学习拓展 102
学习小结 103

第三章　消化系统　104

第一节　食管与胃肠道 104
一、影像学检查方法 104
二、正常影像学表现 105
三、基本病变的影像表现 109
四、常见疾病影像诊断 112
第二节　肝胆胰脾 121
一、影像学检查方法 121
二、正常影像学表现 122
三、基本病变的影像表现 124
四、常见疾病的影像诊断 124
第三节　急腹症 137
第四节　阅片实践 142
学习拓展 142
一、胃脘痛的中西医结合影像学研究 ... 142
二、肝癌的中西医结合影像学研究 ... 143
学习小结 143

第四章　泌尿系统及肾上腺　145

第一节　泌尿系统 145
一、影像学检查方法 145
二、正常影像学表现 146
三、基本病变的影像表现 149
四、常见疾病的影像诊断 150

第二节　肾上腺 …………………… 160
　　一、影像学检查方法 …………… 160
　　二、正常影像学表现 …………… 160
　　三、基本病变的影像表现 ……… 161
　　四、常见疾病的影像诊断 ……… 161
第三节　阅片实践 ………………… 165
学习拓展 …………………………… 166
学习小结 …………………………… 166

第五章　生殖系统与乳腺　167

第一节　男性生殖系统 …………… 167
　　一、影像学检查方法 …………… 167
　　二、正常影像学表现 …………… 167
　　三、基本病变的影像表现 ……… 168
　　四、常见疾病的影像诊断 ……… 169
第二节　女性生殖系统 …………… 170
　　一、影像学检查方法 …………… 170
　　二、正常影像学表现 …………… 171
　　三、基本病变的影像表现 ……… 172
　　四、常见疾病的影像诊断 ……… 173
第三节　乳腺 ……………………… 180
　　一、影像学检查方法 …………… 180
　　二、正常影像学表现 …………… 180
　　三、基本病变的影像表现 ……… 181
　　四、常见疾病的影像诊断 ……… 181
第四节　阅片实践 ………………… 184
学习拓展 …………………………… 185
　　一、乳腺增生症的中西医结合影像学研究 185
　　二、子宫内膜癌的中西医结合影像学研究 186
学习小结 …………………………… 186

第六章　骨关节与肌肉系统　187

第一节　影像学检查方法 ………… 187
　　一、X 线检查 …………………… 187
　　二、CT 检查 …………………… 187
　　三、MRI 检查 ………………… 187
第二节　正常影像学表现 ………… 188
　　一、骨的结构和发育 …………… 188

　　二、关节　189
　　三、脊柱　190
　　四、骨关节周围软组织　191
第三节　基本病变的影像表现 …… 192
　　一、骨骼基本病变　192
　　二、关节基本病变　195
　　三、软组织基本病变　198
第四节　常见疾病的影像诊断 …… 199
　　一、骨关节先天畸形　199
　　二、骨关节创伤　201
　　三、骨关节感染　207
　　四、骨肿瘤与肿瘤样病变　214
　　五、股骨头缺血性坏死　221
　　六、退行性骨关节病　223
　　七、脊柱病变　224
第五节　阅片实践 ………………… 230
学习拓展 …………………………… 233
学习小结 …………………………… 234

第七章　中枢神经系统　235

第一节　颅脑 ……………………… 235
　　一、影像学检查方法　235
　　二、正常影像学表现　237
　　三、基本病变的影像表现　241
　　四、常见疾病的影像诊断　243
第二节　脊髓 ……………………… 262
　　一、影像学检查方法　262
　　二、正常影像学表现　262
　　三、基本病变的影像表现　263
　　四、常见疾病的影像诊断　263
第三节　阅片实践 ………………… 268
学习拓展 …………………………… 270
学习小结 …………………………… 272

第八章　头颈部　273

第一节　眼部 ……………………… 273
　　一、影像学检查方法　273
　　二、正常影像学表现　273

三、基本病变的影像表现 274
四、常见疾病的影像诊断 275
第二节　耳部 278
一、影像学检查方法 278
二、正常影像学表现 278
三、基本病变的影像表现 279
四、常见疾病的影像诊断 279
第三节　鼻与鼻窦 280
一、影像学检查方法 280
二、正常影像学表现 281
三、基本病变的影像表现 282
四、常见疾病的影像诊断 283
第四节　咽部 284
一、影像学检查方法 284
二、正常影像学表现 285
三、基本病变的影像表现 285
四、常见疾病的影像诊断 286
第五节　喉部 288
一、影像学检查方法 288
二、正常影像学表现 288
三、基本病变的影像表现 288
四、常见疾病的影像诊断 289
第六节　颈部 290
一、影像学检查方法 290
二、正常影像学表现 291
三、常见疾病的影像诊断 291
第七节　阅片实践 293
学习拓展 294
学习小结 294

第九章　超声诊断 295
第一节　肝胆胰脾 295
一、肝脏 295
二、胆道系统 300
三、胰腺 302
四、脾脏 304
第二节　泌尿系统与前列腺 305
一、肾脏、输尿管 305

二、膀胱 308
三、前列腺 309
第三节　女性生殖系统 310
一、正常声像图 310
二、生殖系统疾病的超声诊断 311
第四节　心血管系统 315
一、正常声像图 315
二、常见心脏疾病的超声诊断 317
第五节　浅表器官 319
一、眼部 320
二、甲状腺 321
三、乳腺 324
四、阴囊 325
学习拓展 328
学习小结 329

第三篇　介入放射学 331

第一章　介入放射学简介 331
第一节　介入诊疗设备 331
第二节　介入诊疗器材与药物 332

第二章　介入诊疗技术 335
第一节　血管性介入技术 335
一、Seldinger 技术的原理及方法 335
二、选择性和超选择性血管插管技术 335
三、经导管动脉药物灌注和栓塞术 336
四、经皮腔内血管成形术 337
第二节　非血管性介入技术 337
一、经皮穿刺技术 337
二、非血管腔道介入技术 338
第三节　中西医结合介入放射学 339
一、恶性肿瘤的介入治疗 339
二、非肿瘤疾病的介入治疗 340

第三章　常见疾病介入治疗简介 341
第一节　原发性肝癌 341
一、治疗方法 341

二、适应证 341

三、禁忌证 342

四、疗效评价 342

第二节　冠心病 342

一、治疗方法 342

二、适应证 343

三、禁忌证 343

四、疗效评价 343

第三节　脑血管疾病 344

一、脑动脉瘤 344

二、脑动静脉畸形 345

三、急性脑梗死 345

第四节　输卵管阻塞性不孕症 346

一、适应证 346

二、禁忌证 346

三、技术要点 346

四、疗效评价 346

第五节　椎间盘突出症 347

一、经皮椎间盘摘除术 347

二、经皮椎间盘髓核溶解术 348

三、经皮椎间盘激光气化减压术 349

学习小结 349

参考文献 **350**

第一篇 总 论

第一章 学科发展与学科概念

医学影像学的发展历程就是其不断与科技成果结合创新的过程。自 1895 年德国物理学家伦琴（Röntgen）发现 X 线后不久，X 线就用于人体的检查，形成了 X 线诊断学（diagnostic rontgenology）。20 世纪 50 年代到 60 年代，超声与核素显像相继应用于人体疾病的检查，形成了超声成像（ultrasonography）和 γ 闪烁显像（γ-scintigraphy）。随着科学技术的进步，特别是计算机技术的迅猛发展、新材料的不断发现与合成，20 世纪 70 年代和 80 年代又相继出现了 X 线计算机体层成像（x-ray computed tomography，CT）、磁共振成像（magnetic resonance imaging，MRI）和发射体层显像（emission computed tomography，ECT），后者包括单光子发射体层显像（single photon emission computed tomography，SPECT）与正电子发射体层显像（positron emission tomography，PET）等新的成像技术，由此形成了以 X 线诊断为基础，包括超声成像、发射体层成像、CT、MRI 等多种成像技术的影像诊断学（diagnostic imaging），从而使人体内部结构和器官在活体状态下得以显示，帮助医生了解人体解剖结构、生理功能状态及病理变化，以达到明确诊断的目的。这属于视诊的范畴。

目前，由于成像设备和检查技术的不断发展与创新，影像诊断已不局限于形态学的诊断，还可进行功能与代谢成像，在此基础上，影像诊断学还逐渐深入到组织的细胞水平和分子水平，并以影像反映其变化，形成了分子影像学（molecular imaging）。这些新技术极大丰富了影像诊断学的内容，提高了诊断水平，使视诊不断延伸。

数字成像是计算机技术与医学相结合的产物，是影像成像技术发展史上的又一里程碑，目前已覆盖影像的全领域，这使传统的模拟成像过渡到数字化成像，改变了图像的输出显示方式，不再依赖于胶片的成像模式。同时，数字成像结合网络技术，形成了图像存档与传输系统（picture archiving and communication system，PACS），改变了图像的读片方式，使海量的图像信息能进行适应临床需要的后处理并保存，同时也加快了传输速度，方便了会诊工作，使远程放射学（teleradiology）成为现实。科学技术的进步，使医学影像学正向着网络化、数字化、无胶片化、无纸化发展，使云存储、计算机辅助诊断成为可能。

现今各种影像设备包括软件、硬件都在现代科技的支持下不断发展着，如 320 排探测器、动态 640 层成像、能谱成像等技术，使 CT 设备朝着超高速、低辐射、精细容积成像、动态成像等方向发展；MRI 已进入 3.0T 时代，PET 与 MRI 的融合也已成为现实；胎儿 MRI 成像、四维超声成像、对比剂的最新研制（如 MRI 提高小肝癌检出率、网状内皮系统显示效果的超顺磁性氧化铁 SPIO 纳米颗粒）等，使得疾病诊断提前，为中医治未病提供了设备基础。

　　20 年世纪 70 年代兴起的介入放射学（interventional radiology），是在成像设备的导引下对某些疾病进行诊断和治疗的新技术，使一些因药物或手术难治的疾病得以有效治疗或微创治疗，已成为与内科、外科并列的三大治疗体系之一。随着设备、器材与技术的改进，其发展非常迅速，应用范围亦已扩展到人体各器官的多种疾病，疗效不断提高，在临床应用与理论研究方面都有很大进展（图 1-1-1）。

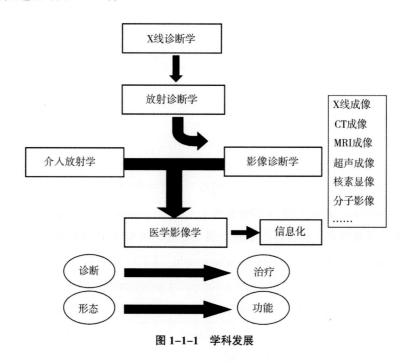

图 1-1-1　学科发展

　　因此，医学影像学（medical imaging）是一门综合性学科，包括影像诊断学与介入放射学。影像诊断学是利用成像设备使人体内部结构或功能变化形成影像，反映人体的解剖结构、生理功能、病理改变甚至细胞分子水平的变化，以诊断为目的；介入放射学是在影像设备的引导下对疾病进行诊断和治疗的一门新的技术，使得影像科由以往的辅助检查科室发展到临床科室。影像诊断学、介入放射学、信息放射学（information in radiology）共同形成了医学影像系统。

　　医学影像学是一门开放的、不断发展的学科，是科学技术在医学领域的延伸应用，同时也有力地推动了临床医学的快速发展。由此不难看出，医学影像学已成为临床医学中发展最快、作用重大、不可或缺的学科之一，因此，学好本门课程对每一位医学生都尤为重要。

第二章　影像设备与临床应用

第一节　X线成像

一、X线成像原理

（一）X线的产生和特性

1. X线的产生　X线是高速运行的电子流撞击钨（或钼、铑等）靶时产生的，是能量转换的结果。当X线球管接通电源后，灯丝变压器提供6～12V电压为X线管灯丝加热，并在其周围产生自由电子云；高压变压器向X线管两极提供高电压（40～140kV），使阴极处于活跃状态的自由电子高速向阳极运行，撞击阳极靶面，并发生能量转换，其中约1%以下的能量转换为X线，其余99%以上的能量则转换为热能。（图1-2-1）

2. X线的特性　X线是一种波长很短的电磁波，波长范围为0.0006～50nm，用于X线成像的常用波长范围为0.008～0.031nm（相当于40～150kV时），在电磁波谱中，居γ射线与紫外线之间，比可见光的波长要短得多，肉眼不可见。X线除上述一般物理性质外，还具有以下几方面与X线成像相关的特性：

（1）穿透性（penetrability）　X线能穿透可见光不能穿透的物质，并在穿透过程中有一定程度的吸收即衰减。其穿透力与X线管电压密切相关，电压愈高，穿透力愈强，反之，电压愈低，其穿透力愈弱。穿透性是X线成像的基础。

（2）荧光效应（fluorescence effect）　X线能激发荧光物质（如碘化铯、硫化锌镉、钨酸钙等），使不可见的X线转换成可见光，称为荧光效应。荧光效应是传统暗室透视检查（目前已基本淘汰）的基础，也是探测器

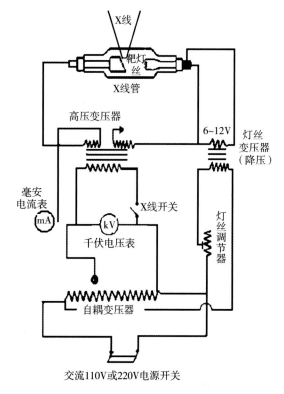

图1-2-1　X线成像电路图

或平板成像光电转换的重要环节。

（3）感光效应（photosensitivity）　X线能使涂有溴化银的胶片感光并产生潜影，经显影、定影处理后显影。传统胶片成像利用了感光效应，目前已很少使用。

（4）电离效应（ionizing effect）　X线穿透生物体时，可引起原子或分子电离，直接破坏某些大分子结构（如使蛋白分子链断裂），甚至可直接损伤细胞结构，称为电离效应或生物学效应。电离效应不用于X线成像，但可对某些病变组织（如肿瘤）进行集中照射治疗。由于电离效应，应在进行X线检查时注意防护。电离效应是放射防护学和放射治疗学的基础。

（二）X线成像原理

当X线穿过人体，由于人体内不同组织器官存在不同的密度与厚度，X线被吸收的程度有所差别，因此到达胶片或探测器（或平板）的X线量有差异，这样，在胶片上或经计算机处理后就形成黑白或明暗对比不同的影像。（图1-2-2）

人体组织结构中各单位体积内不同元素量的总和有所不同，因此在X线图像中有不同的密度。X线图像中的密度分为三类：①高密度：骨组织和钙化灶等；②中等密度：软骨、肌肉、神经、实质器官、结缔组织以及体内液体等；③低密度：脂肪组织及存在于呼吸道、胃肠道、鼻窦和乳突内的气体等。

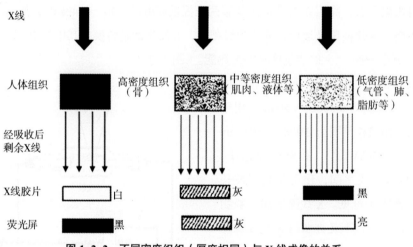

图1-2-2　不同密度组织（厚度相同）与X线成像的关系

二、X线设备与检查技术

（一）X线设备

近年来，传统的X线直接作用于胶片成像已逐渐被数字化成像取代，其胶片由计算机输出电信号，经打印机得到。主要设备包括计算机X线摄影、数字X线摄影和数字减影血管造影等。

1.计算机X线摄影（computed radiography，CR）　是将X线影像信息存储在影像板（image plate，IP）上，经过激光扫描，将存储的信号转换为光电信号，再通过模／数转换后，输入计算机处理，形成较好质量的数字图像。

2.数字X线成像（digital radiography，DR）　是X线摄影装置或透视装置与电子计算机结合，X线探测器将通过人体的X线影像信息转变成电信号，再经过计算机进行模/数转换成数字信息，从而得到数字化图像的技术。此种成像明显优于传统X线成像，图像处理系统可调节影像对比，投照条件宽容范围较大，图像质量很好。（图1-2-3）

3. 数字减影血管造影（digital subtraction angiography，DSA） 是在血管内注入对比剂，经计算机将受检部位注入对比剂前后的图像数字信息相减，获得去除骨骼、肌肉和其他软组织而仅有血管显影的成像技术。经DSA处理的图像，血管影像清晰，主要用于血管疾病的诊断，使在进行介入手术时更为安全。（图1-2-4）

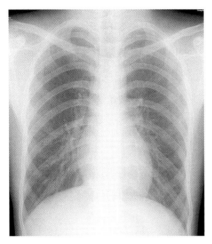

图 1-2-3　胸部 DR 平片

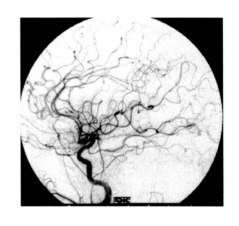

图 1-2-4　脑动脉的 DSA 图像

脑动脉显影清晰，颅骨影已被去除

（二）X线检查技术

1. 普通检查 是应用人体的自然对比进行透视或摄影。此法简单易行，应用最广，是X线诊断的基本方法。

（1）透视（fluoroscopy） 其优点是经济，操作简便，能观察器官的运动状态，如心脏、横膈等的活动，同时还可转动患者体位；但难于观察细小病灶，并且无客观记录，辐射剂量偏大。目前已不作为常规检查，仅作为摄片的补充检查方法。

（2）X线摄影（radiography） 具有良好的对比度和清晰度，使密度差别小、厚度较大的部位能够清晰显影，并有客观记录，便于复查对比；但摄片不能显示脏器活动状态，有时需要选定多个投照体位，常规选用正侧位摄片。

2. 特殊检查 主要有软X线摄影，是采用能发射软X线的钼靶X线管的检查技术。X线管两端电压在40kV以下，产生的X线能量低，波长较长（约0.07nm），穿透能力较弱，主要用于乳腺检查。

3. 造影检查 当人体内器官与组织缺乏自然对比时，人为将密度高或低的物质引入器官内或其周围间隙，造成密度差而产生对比，即造影检查。

（1）对比剂 常用高密度对比剂如钡剂、碘剂等。①钡剂：常用医用硫酸钡，用于食管及胃肠道造影检查。②碘剂：主要为有机碘剂，分离子型和非离子型。离子型对比剂具有高渗特性，常用的有泛影葡胺（urografin），进入血液循环后的毒副反应发生率明显高于非离子型，已很少使用；非离子型对比剂具有相对低渗性、低黏度、低毒性的优点，常用的有碘苯六醇（iohexol）、碘普罗胺（iopromide）等，主要用于血管造影和CT增强扫描。

（2）造影方法　①直接引入法：是将对比剂直接引入目标部位进行造影，包括：口服，如食管及胃肠道的钡餐检查；灌注，如钡剂灌肠、逆行尿路造影及子宫输卵管造影；穿刺注入或经导管直接注入，如心血管造影、脊髓造影等。②间接引入法：经口服或静脉注射对比剂后，利用该对比剂具有选择性经某脏器生理聚积或排泄，暂时停留于管道或内腔使之显影，例如静脉肾盂造影等。

（3）碘剂使用前注意事项及副反应的处理　由于碘剂可能引起副作用，使用前应注意：①严格掌握碘对比剂使用的禁忌证，了解患者有无碘过敏史，对有碘过敏史的患者禁止使用碘对比剂；②造影前应做碘过敏试验；③甲状腺功能亢进、心肾功能衰竭患者禁用碘对比剂，有肝功能严重损害的患者应慎用碘对比剂；④尽量应用非离子型碘剂，使用中注意浓度和剂量；⑤做好抢救严重毒副反应的准备。毒副反应可分为轻度和重度。轻度毒副反应，常表现为荨麻疹、颜面潮红、恶心、呕吐等，可对症处理；严重毒副反应包括呼吸、循环衰竭，喉头水肿，哮喘，休克等，应立即停止造影，并进行抗过敏、抗休克等紧急抢救治疗。

三、X 线图像特点

1.重叠图像　X 线图像是 X 线束穿透某一部位的不同密度和厚度组织结构后的投影总和，是该穿透路径上各个结构相互叠加在一起的影像。例如，后前位胸片 X 线投影中，心影结构中还包含前方胸骨和后方胸椎的影像。

2.灰阶图像　X 线图像由从黑到白不同灰度的影像组成。以密度来反映人体组织结构的解剖及病理状态，高密度、中等密度和低密度分别表达为白影、灰影和黑影。当组织密度发生改变时，则用密度增高或密度减低来表达影像的灰度改变。

3.锥形 X 线束对图像的影响　X 线束是从 X 线管向人体作锥形投射的，因此，X 线影像有一定程度的放大，并使被照体的形状失真，产生半影。半影使 X 线影像的清晰度减低。且 X 线管靶面具有一定面积，而非几何学上的一个点，也使影像欠清晰。

四、X 线的临床应用及限度

X 线检查空间分辨率高，目前主要用于骨关节、呼吸系统、胃肠道、心脏大血管和乳腺等疾病的诊断，是影像诊断中最基本的方法。

X 线摄影是二维影像，组织结构相互重叠，故有时容易出现漏诊；X 线的密度分辨率有限，对密度差异较小的组织和器官以及病变不易分辨，如中枢神经系统、肝、胆、胰、脾等一般不采用 X 线检查；对于造影剂过敏的患者，造影检查绝对禁忌；此外，X 线具有电离效应，检查时应注意时间的控制，检查也不宜过频。

五、X 线的防护

由于 X 线具有电离效应，对生物体具有损害作用，因此，在使用 X 线检查时应注意防护。

1.X 线管只有在通电情况下才产生 X 线，此时具有电离辐射。

2.临床防护常用铅制品，如铅门、铅玻璃、铅屏风及铅衣、铅帽等，此外，足够厚的墙体也能起到防护作用。

3.人体受照累计剂量的大小与受照时间成正比，应注意避免同一部位进行多次照射。

4. X 线的辐射剂量与距离的平方成反比，因此应尽量远离 X 线源。

5. 新陈代谢旺盛、更新较快的组织器官对 X 线较为敏感，孕妇应避免 X 线检查，儿童应慎用，生殖腺、甲状腺等部位在检查时应注意防护。

总之，放射防护应遵循时间防护、距离防护和屏蔽防护的原则，并按照国家有关放射防护卫生标准规定制定放射工作人员防护措施，执行保健条例。

第二节　计算机体层扫描成像

计算机体层扫描成像（computed tomography，CT）是利用 X 线束围绕人体旋转扫描取得信息，经计算机处理获得断层图像。CT 扫描装置是由英国工程师 Hounsfield 于 1969 年设计成功，它开创了数字化成像之先河，成为医学影像学发展史上的又一重要里程碑，改变了传统的成像方式，避免了 X 线成像结构的相互重叠，大大地提高了密度分辨率，扩大了人体检查范围，提高了病变的检出率和诊断的准确率。1979 年 Hounsfield 与 CT 理论奠基人 Cormack 共获 Nobel 生理学或医学奖。

一、计算机体层扫描成像原理

CT 装置由三部分组成：①扫描部分：由 X 线管、探测器和扫描机架组成；②计算机系统：完成数据的运算及后处理；③图像的输出部分：将计算机重建、处理的图像显示在显示屏或经打印机输出到胶片或存储于设备中。（图 1-2-5）

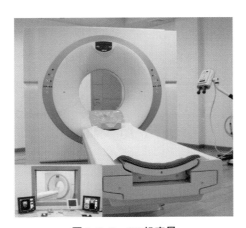

图 1-2-5　CT 机实景

CT 成像由以下步骤完成：①由 X 线管发出 X 线，经准直器调节厚度成为 X 线束，围绕人体检查部位进行旋转断层扫描。②X 线穿过人体后，由探测器接收该层面的 X 线，经光电转换为电信号，再由模 / 数转换器将模拟电信号转换为数字信号，送至计算机处理。将选定层面分成一定数目、具有相同体积的立方体，即体素（voxel），当扫描时 X 线从多个方向透过体素而得到大量数据，经计算而获得每一体素的 X 线衰减系数或称吸收系数，此系数反映各体素的物质密度，再排列为矩阵，即构成该层面组织衰减系数的数字矩阵（digital matrix）（图 1-2-6），此数据即为 CT 的原始数据（raw data）。③计算机将原始数据经对比增强器、数 / 模转换器，依其数值不同转换为不同灰度的方形单元，即像素（pixel），像素仍按原有矩阵排列即构成了 CT 图像数据。④ CT 图像数据经计算机图像浏览软件显示，或将图像传至激光照相机打印。（图 1-2-7）

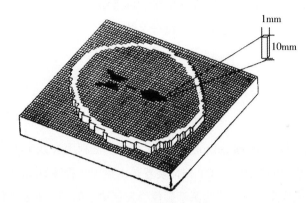

图 1-2-6　体素与矩阵

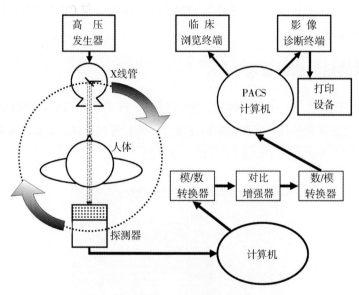

图 1-2-7　CT 成像原理图

　　早期的 CT 装置是步进式扫描，即扫描时检查床（患者）为静止状态，完成一次采集后，检查床移动一定距离，在静止状态再进行一次扫描，其扫描时间较长，空间分辨率也低。

　　1989 年设计出螺旋扫描 CT 机（spiral CT，SCT），即 X 线管与探测器围绕人体检查部分进行连续旋转扫描，在扫描的同时检查床沿纵轴连续移动，球管相对于人体呈螺旋式运动轨迹，因此称为螺旋式扫描。其特点是扫描无间隔时间，扫描速度明显提高，已逐渐取代了传统步进式扫描机，近年来已得到普遍使用。

　　目前的螺旋 CT 机在软硬件方面均有了大幅度的提高。主要体现在：①在硬件方面采用锥形 X 线束和多排探测器，球管旋转一周可得到多层 CT 图像，即多层螺旋 CT（multislice spiral，MSCT）。②探测器数量可达到 320 排，旋转一周覆盖范围可达到 16cm。③扫描速度显著提升，球管每周旋转时间仅需 0.23 秒。④采用特殊物质的探测器使得灵敏度显著提高，余辉效应明显降低，叠代重建算法等新技术使低剂量、低辐射扫描逐渐应用于临床，为 CT 普查创造了条件。⑤双球管双探测器设计提高了容积成像、动态成像等 CT 功能。⑥利用双球管双电压或一个球管不同电压瞬时切换使能谱 CT 进入临床实用阶段，从而为更进一步判断病变性质提供帮助。

二、计算机体层扫描检查技术

计算机体层扫描检查技术包括收集原始数据的扫描技术和对原始数据进行再处理的后处理成像技术。

（一）扫描技术

计算机体层扫描以横断面（轴位）扫描为主，仅有极少数部位采用冠状位扫描，如垂体、副鼻窦。扫描方法主要有 CT 平扫、增强扫描、CT 造影、CT 灌注成像；成像技术主要有丰富的图像后处理技术。

1. CT 平扫 是指不注入对比剂的普通扫描，一般检查均需平扫。其中包括两种特殊的扫描方式，即靶器官放大扫描和高分辨率扫描（high resolution CT，HRCT）。前者是对感兴趣区进行局部放大扫描，以便更好地显示局部结构或病变。常用于内耳、垂体以及肺部小结节等小器官、小病灶的检查。后者是指采用薄层扫描（< 2mm）、高毫安、高分辨率算法重建等方法，可以获得良好空间分辨率的 CT 图像。主要用于显示小病灶以及器官病变的微细结构。（图 1-2-8）

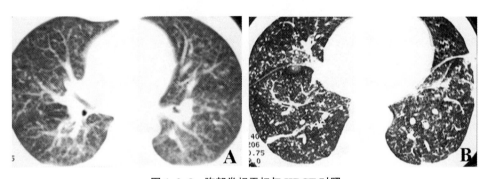

图 1-2-8 胸部常规平扫与 HRCT 对照
图 A 常规平扫（层厚 6mm）；图 B HRCT（层厚 0.75mm）

2. 增强扫描 是经静脉注入对比剂（如水溶性碘剂）后再进行扫描的方法（图 1-2-9）。由于对比剂进入血液循环后，可使器官与病变的密度形成差别，有利于病灶的显示，并可以判断其血供情况，以利于检出病灶和病灶的定性诊断。对比剂的注射方式主要采用团注法（bolus injection），即在短时间内将 50 ～ 100mL 对比剂迅速注入静脉内。扫描方法可分为常规增强扫描、动态增强扫描（随时间推移进行多次扫描以得到时间 - 密度曲线）、多期增强扫描（如肝脏的动脉期、门静脉期、平衡期扫描）及延迟期增强扫描（注射对比剂后延迟一定时间的扫描）等。

3. CT 造影 主要对器官或结构先行造影，然后进行的扫描技术，临床应用较少。如 CT 脊髓造影（CT myelography，CTM）。

4. CT 血管成像（CT angiography，CTA） 是静脉注射对比剂后的血管成像技术，通过后处理技术如最大 / 最小密度投影（MIP）、容积再现技术（VRT），去除骨骼或软组织后得到血管图像，主要用于血管（动脉）成像，如冠状动脉、颅内动脉或外周动脉（图1-2-10），也可用于静脉成像。

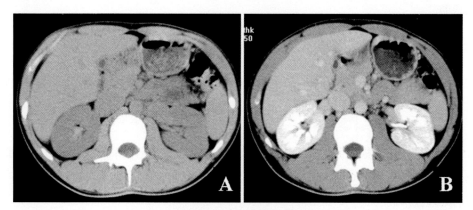

图1-2-9　CT平扫与增强
图A　双肾平扫；图B　增强扫描，各血管及肾脏密度增高

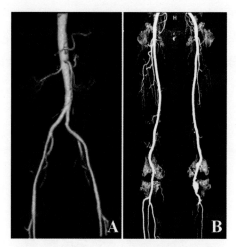

图1-2-10　腹主动脉至下肢动脉CTA成像
图A　腹主动脉至股动脉VRT；图B　股动脉至胫腓动脉MIP

5. CT灌注成像（CT perfusion imaging）　是经静脉团注对比剂后，对受检器官或组织进行连续扫描，获得灌注参数（时间－密度曲线、血流量、血容积等），以了解正常或病变组织的微循环和血流灌注状况，主要用于全身各部位实体性肿瘤的鉴别诊断、恶性程度判断和治疗效果评估，急性脑缺血的诊断（图1-2-11），以及肝硬化、急性胰腺炎、肾功能等的影像评价。

（二）图像后处理技术

1. 图像的再重建（retrospective reconstruction）　为显示病变细节或特征，或避免容积效应，可以利用原始数据改变层厚、重建卷积、滤波函数等多种参数，重建出新的轴位图像以满足诊断要求。需要注意的是扫描时探测器的前置准直宽度应符合要求。

2. 多平面重组（multi-planner reformation，MPR）　是利用图像数据将扫描范围内的图像叠加在一起，进行冠状面、矢状面或任意角度的重组。与横断面图像相结合，丰富了空间立体效果，常作为横断面图像的补充（图1-2-12）。

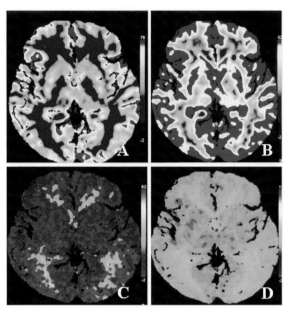

图 1-2-11 脑灌注成像

图 A 局部脑血流量（rCBF）；图 B 局部脑血容量（rCBV）；

图 C 平均通过时间（MTT）；图 D 最大峰值时间（PT）

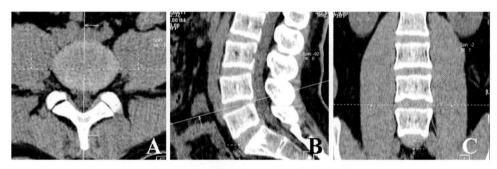

图 1-2-12 腰椎的轴位与冠、矢状位对照

图 A 轴位；图 B 矢状位；图 C 冠状位

为将一些弯曲结构或病灶全景显示，可采用曲面多平面重组（curved multi-planner reformation，CMPR），即沿器官或病变不在同一平面的走行画一条曲线，沿该曲线做多平面重组，能将弯曲的结构拉直、展开在一个平面上，有助于显示该结构的全貌。大多应用在走行弯曲、复杂的结构，如迂曲的血管、颌面骨等（图 1-2-13）。

3. 再现技术（rendering technique） 包括 SSD、MIP、VRT 等。

（1）表面遮盖显示法（shaded surface display，SSD） 根据欲观察内容设定 CT 值阈值，在阈值以上的体素才被用于重组，形成显示组织表

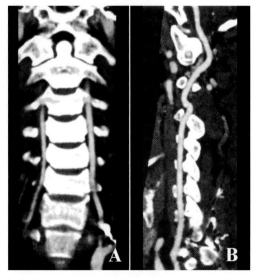

图 1-2-13 两侧椎动脉重建

图 A 椎动脉 MIP；图 B 沿右侧椎动脉的 CMPR

面形态的三维立体图像，并可作多方位、多角度旋转。其优点是立体感强，解剖关系清楚。被广泛用于骨关节、心血管成像，可以逼真地显示骨骼、心脏等的空间解剖关系。其不足是忽略了内部结构及细节的显示。

（2）最大密度投影（maximum intensity projection，MaxIP）和最小密度投影（minimum intensity projection，MinIP） MaxIP 和 MinIP 统称为 MIP，是运用透视法获得的二维图像，即通过计算沿着被扫描物体每条射线上保留最大或最小密度像素，并被投影到一平面上形成的图像。MaxIP 主要用于高密度组织图像的后处理或采用高密度对比剂时的成像，如 CTA（图1-2-13A）、CT 尿路成像（CT urography，CTU）等；MinIP 则用于低密度组织图像的后处理，如气管支气管树的成像或不使用对比剂的胆胰管成像等。

（3）容积再现技术（volume rendering technique，VRT） 是将扫描范围内全部体素的容积数据进行投影，以不同的灰阶显示出来，或加上伪彩色编码，或不同程度的透明化技术，使表面与深部结构同时显示出来，还可以根据病情需要，利用计算机技术进行任意旋转、切割被遮盖部分等。VRT 利用了容积中的全部信息量，是三维成像技术中最为复杂的技术，常被称为"活体解剖成像"。主要用于骨骼、支气管、肺、心脑血管等成像，图像清晰逼真，非常直观地反映了空间位置关系及形态轮廓等，但测量数据时存在一定误差，需结合横断图像测量（图1-2-14）。

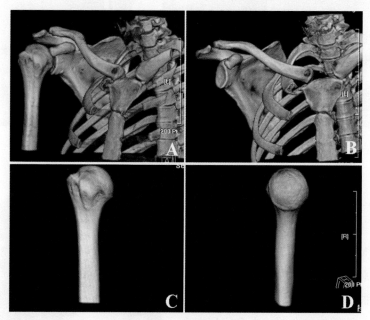

图1-2-14　右肩关节 VR
图 A　右肩关节 VRT 全景；图 B　去除肱骨后可见关节盂；图 C　右肱骨头及上段；图 D　右肱骨正面观

4. 仿真内镜技术（CT virtual endoscopy，CTVE） 是容积数据与虚拟现实（virtual reality）技术结合的产物，如管腔的导航技术或漫游技术可模拟内镜的检查过程，并进行伪彩色编码，使腔内显示更接近于内镜图像，但不能进行活检，故称为仿真内镜。管腔器官都可以进行仿真内镜成像，无痛苦，易被患者接受，但成像仍显粗糙，易出现伪影（图1-2-15）。

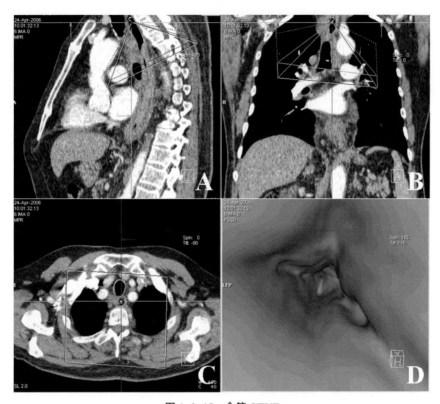

图 1-2-15　食管 CTVE

图 A ～ C　为内镜定位；图 D　食管 CTVE，食管腔内凹凸不平，并有梗阻

三、计算机体层扫描图像的特点

1. 计算机体层扫描图像是数字化成像　由一定数目、不同灰度的像素按矩阵排列所构成的灰阶图像，这些像素反映的是相应体素的 X 线吸收系数。体素的大小与数目决定了图像的细致度，像素越小、数目越多，图像越细致，空间分辨率就相对较高。

2. 密度分辨率高　明显高于普通 X 线成像。CT 图像反映器官和组织对 X 线的吸收衰减程度，因此具有黑白灰度的差别，即黑影表示低密度区，如肺、含气的肠道，白影表示高密度区，如骨骼、钙化组织等。同时，CT 不仅能显示不同灰度的组织，也能进行定量分析组织的密度，通常是将物质对 X 线的吸收系数换算为 CT 值来表示密度，单位为 HU（Hounsfield unit）。

通常将人体中最高密度的骨皮质 CT 值设为 +1000HU，空气为 -1000HU，水的 CT 值为 0HU，人体内不同密度的组织分别居于 -1000 ～ +1000HU 之间。人体内不同组织具有不同的 CT 值，某一组织（或病灶）的 CT 值通常介于一定数值范围内，而并非惟一固定数值，比如新鲜血肿的 CT 值在 70 ～ 90HU 之间，这与其成分、CT 装置有关（图 1-2-16）。

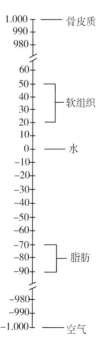

图 1-2-16　几种基本物质的 CT 值

NOTE

还应注意，测量 CT 值时应测量一定区域内即"兴趣区"（ROI）的平均 CT 值，而非一个点（像素）的 CT 值，以避免系统误差。

在 CT 图像上要清楚显示病灶与器官组织，需选用合适的窗位与窗宽，同一部位可采用多个窗位、窗宽，这种技术称为窗技术。窗位（window level，L），亦称窗中心（window center，WC），一般为所要观察组织的 CT 值。窗宽（window width，WW）是以窗位为中心所覆盖的 CT 值范围。如观察脑组织时，选择窗位为 35HU、窗宽为 80HU，此时显示的 CT 值范围为 -5 ～ +75HU，即大于 +75HU 以上的组织均显示为白影，低于 -5HU 均显示为黑影。

人的肉眼仅能分辨 16 个灰阶分度，因此，其内 CT 值相差 5HU（80HU/16）即有灰度差别，即组织间密度差需大于 5HU 时才可分辨；如果增大窗宽至 160HU，虽然扩大了观察范围，但组织间的密度差却需要超过 10HU（160HU/16）才能被检出。因此，选择适当的窗宽、窗位是 CT 图像能满足诊断要求的必要条件（图 1-2-17，图 1-2-18）。

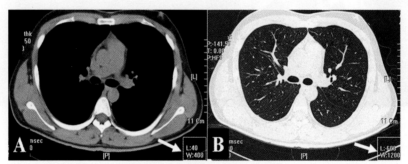

图 1-2-17　胸部的纵隔窗与肺窗
图 A　纵隔窗；图 B　肺组织窗
不同的窗宽、窗位值，L 为窗位，W 为窗宽（箭头）

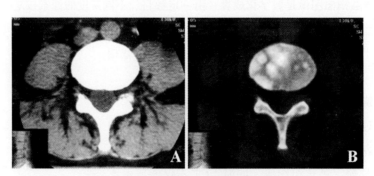

图 1-2-18　不同窗宽、窗位显示不同组织
图 A　软组织窗，主要显示硬膜囊及椎旁软组织，椎体外观正常；
图 B　骨窗（同一层面），椎体内成骨性转移

3. 计算机体层扫描图像是断层成像　CT 图像避免了平片上组织结构的重叠，从而可发现较小的病灶，提高了病变的检出率和诊断的准确率。但一定层厚的图像具有部分容积效应。

CT 图像上每个像素的 CT 值代表相应体素的密度，如该体素包含两种以上组织结构时，其 CT 值不能如实反映其中任何一种组织的密度，即产生部分容积效应。对直径小于层厚的小病灶，其密度测量存在较大误差。最好的克服方法是薄层扫描或薄层重建，其中总有一层面完全通过此病灶，从而得到真实的病灶密度（图 1-2-19）。

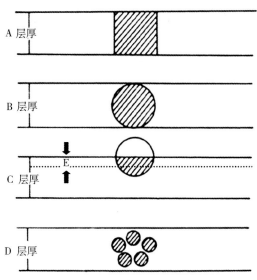

图 1-2-19 部分容积效应

A ～ D 为同一层厚通过不同病灶的不同部位，其中 A、B 通过中心区域即为病
灶的 CT 值，C、D 所测量的 CT 值并非为病灶的密度，即产生了部分容积效应，
为减少或消除此效应，可减薄层厚，即层厚 E，使病灶完全位于层厚之内

四、计算机体层扫描成像的临床应用与检查限度

（一）计算机体层扫描成像的临床应用

计算机体层扫描成像检查已在临床广泛使用，可应用于全身各系统疾病的诊断，并能用于
急诊。

1. 中枢神经系统 对大多数颅脑及脊柱的疾病诊断有较大价值。脑血管 CTA 具有无创性
的检查优势；对于椎管内脊髓的病变、颅底及后颅窝病变的显示不如 MRI。

2. 头颈部 可用于眼及眼眶肿瘤、内耳及乳突病变、鼻腔与鼻窦肿瘤和炎症、鼻咽肿瘤以
及喉部肿瘤的定位和诊断，对听小骨及内耳骨迷路的三维显示也较清晰。

3. 胸部 可用于观察肺、纵隔、胸膜及胸壁、心包及主动脉等疾病。低辐射剂量 CT 扫描
可用于肺癌的普查，有利于发现早期肺癌。薄层高分辨率扫描可清晰显示肺间质结构，对肺间
质疾病诊断具有重要意义。

4. 心血管系统 可用于冠状动脉病变、大血管及周围血管病变、瓣膜病变、心肌病以及先
天性心脏病等。其中冠状动脉 CTA 可作为冠心病的无创性影像学筛查。同时，主动脉 CTA 也
用于主动脉瘤、主动脉夹层以及主动脉先天畸形的诊断方面。

5. 腹部及盆腔 可用于肝脏、胆道、胰腺、脾脏、肾脏、肾上腺、胃肠道、腹腔、腹膜后
及盆腔器官疾病的诊断，尤其是肿瘤、炎症及外伤等，对于确定病变位置、范围以及与邻近
组织结构的关系，淋巴结有无肿大，胃肠道病变向腔外侵犯情况等具有重要价值。对于胃肠
道腔内病变的 CT 诊断应密切结合胃肠道钡剂检查、内镜检查以及病理活检结果，避免误诊、
漏诊。

6. 骨骼肌肉系统 CT 检查在显示骨骼微细结构、肿瘤的内部变化和侵犯范围以及肌肉软
组织病变等方面较普通 X 线照片有较大优势，对特殊部位、特殊类型骨折的诊断 CT 也有明显
优势。但对于肌肉软组织和关节软骨损伤的显示不如 MRI。

NOTE

（二）计算机体层扫描成像的检查限度

尽管 CT 成像具有多种扫描方式及丰富的后处理技术，但也存在一定的检查限度。

1. 伪影　有多种伪影，如颅底骨的各种隆起所致的条状伪影、金属异物（如手术植入物）所致的放射状伪影、患者不能制动的运动伪影、装置本身的图像噪声等，这些伪影干扰对器官组织或病变的显示。

2. 单参数成像　CT 图像仅能反映密度差别。

3. 辐射损伤　CT 成像具有 X 线辐射，不宜短时间进行多次检查。

另外，CT 图像主要显示组织或病灶的形态学改变，对功能方面评估需借助各种造影检查，会受到禁忌证的限制。

CT 成像虽然已成为临床的常规检查手段，但诊断时仍需结合临床资料，多种检查方法联合应用，以求更加准确地诊断疾病。

第三节　磁共振成像

磁共振成像（magnetic resonance imaging，MRI）利用人体中的原子核（如氢质子）在磁场中受到射频脉冲的激励发生核磁共振现象，在脉冲停止后受激励的质子产生电信号，经 MRI 成像仪采集及计算机处理得到图像。1973 年由美国科学家 Lauterbur 和英国科学家 Mansfield 开发，其后逐渐用于临床医学领域，已成为目前先进的医学诊断手段之一。

一、磁共振成像装置的设备构成

磁共振成像装置由主磁体、梯度系统、射频系统、计算机系统及辅助设备构成。

主磁体：产生静磁场。分为常导型、永磁型及超导型。磁场强度从 0.35 ～ 3.0 T（特斯拉，tesla，T），目前常用的有低场 0.35T、0.5T，中高场有 1.5T、3.0T。

梯度系统：主要由 X、Y、Z 轴三组梯度线圈构成，产生的梯度磁场与主磁场重叠，根据磁场的梯度差别明确层面的位置，提供空间定位三维编码，决定图像的空间分辨率。

射频系统：包括射频发射器、发射线圈及接受线圈等。射频发射器发射的射频脉冲使磁化的氢质子吸收能量而产生共振，按收线圈在弛豫过程采集氢质子释放能量发出的磁共振信号。

计算机系统：控制着 MRI 的脉冲激发、信号采集、数据运算和图像显示等功能。

辅助设备：包括有配电设备、冷却系统、激光打印机等。

二、磁共振成像原理

（一）物理基础

1. 核磁与进动　原子核的自旋形成电流环路，从而产生具有一定大小和方向的磁化矢量，称为核磁。原子核以一定的频率绕着自身的轴进行自旋，人体 MRI 采用氢质子（^1H）作为成像对象。当人体位于主磁场中，质子自旋产生的小磁场将与主磁场平行同向排列（低能级）或平行反向排列（高能级），平行同向者略多于平行反向者，最后产生一个与主磁场方向一致的宏观纵向磁化矢量（图 1-2-20）。处于主磁场的质子除了自旋运动外，还绕着主磁场轴进行如陀螺样旋转摆动，称为进动（图 1-2-21）。进动频率也称 Larmor 频率，质子的进动频率与主磁场场强成正比（ω＝γ·B。ω：进动频率；γ：磁旋比，42.5MHz/T；B：主磁场场强）。

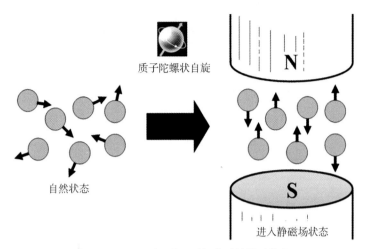

图 1-2-20　质子进入磁场前后的排列状态
质子陀螺状自旋，进入外磁场前呈无序排列。进入外磁场后平行或反平行排列，
顺磁力线平行排列的位能低，逆磁力线平行排列的位能高，前者略多于后者

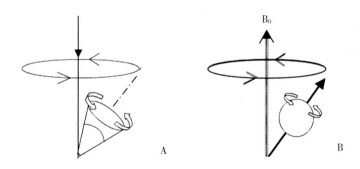

图 1-2-21　自旋与进动
图 A　陀螺旋进运动示意图，向下箭头代表地心引力方向；
图 B　质子自旋、进动示意图，B_0 代表主磁场磁矩方向

2. 射频与磁共振现象　给予与主磁场中的人体组织进动频率一致的射频（radio frequency，RF）脉冲，其能量将传递给处于低能级的质子，质子获得能量后将跃迁到高能级，这种现象称为磁共振现象。

3. 弛豫　处于主磁场中人体内的质子磁矢量方向将沿主磁场的方向排列，并产生纵向磁化矢量，但横向磁化矢量为零。纵向磁化矢量不能获得 MRI 信号，横向磁化矢量才能切割磁场产生 MRI 信号，因此，在 X 轴的方向（与主磁场垂直方向）上给质子发射一个与氢质子的进动频率一致的射频脉冲，激发质子使其获得能量发生核磁共振现象，纵向磁化发生偏转，即纵向磁化矢量减少，并产生横向磁化矢量（图 1-2-21）。

射频脉冲停止后，质子的纵向磁化矢量和横向磁化矢量都将恢复到平衡状态，这一过程叫做弛豫。纵向磁化矢量逐渐增大恢复至原有的平衡过程，称纵向弛豫（图 1-2-22）。其时间用 T_1 表示，为纵向磁化矢量从最小值恢复至原有的 63% 所经历的弛豫时间。横向磁化逐渐衰减的过程，称横向弛豫，其时间用 T_2 表示，为横向磁化由最大值衰减至 37% 时所经历的时间。

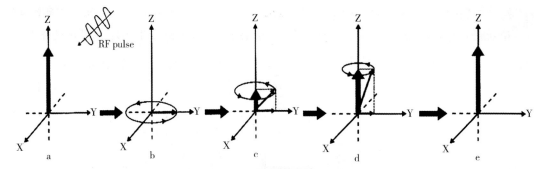

图 1-2-22 射频脉冲与磁化矢量
a～b：射频脉冲激发后，纵向磁化矢量减小，横向磁化矢量产生
c～e：射频脉冲停止后，纵向磁化矢量恢复，横向磁化矢量减小

人体不同器官或组织、正常组织与病理组织质子含量不同，因而具有不同且相对固定的 T_1、T_2 值，这是 MRI 成像的基础。

4. 磁共振图像的产生 当射频脉冲停止后，质子以回波形式释放能量，产生 MR 信号，进行三维空间编码后，被体外线圈接收，并被测出频率和强度，经计算机处理系统后重建成图像。突出 T_1、T_2 信号重建的图像，分别称为 T_1 加权像（T_1WI）、T_2 加权像（T_2WI）。

（二）成像原理

可以概括如下几个步骤：①处于主磁场中的人体内质子被磁化产生纵向磁化矢量；②发射射频脉冲后，人体内质子发生共振从而产生横向磁化矢量；③射频脉冲停止后，质子发生 T_1、T_2 弛豫，同时梯度系统进行空间编码；④质子恢复到原有状态过程中释放出 MR 信号，经计算机处理转换为 MR 图像（图 1-2-23）。

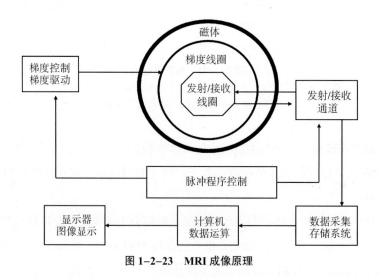

图 1-2-23 MRI 成像原理

三、磁共振成像的检查技术

磁共振成像检查技术非常丰富，这里简要介绍临床常用技术。

1. 序列检查技术 MRI 是利用脉冲序列进行的扫描，按照采集信号类型，脉冲序列又分为包括自旋回波序列（SE）、快速自旋回波序列（TSE、FSE）、梯度回波序列（GRE）、反转恢复序列（IR）和平面回波成像（EPI）等。在这些成像序列中，改变成像参数，可获得更多的成像序列和产生更多的成像技术达到诊断目的。

2. 磁共振成像增强扫描　当人体正常组织或病理组织彼此缺乏信号差别时，可人为引入对比剂，从而改变其 T_1、T_2 弛豫时间，并得到不同信号强度的图像，以显示病变。一些顺磁性或超顺磁性物质使局部产生磁场，可缩短周围质子弛豫时间，此效应称为质子弛豫增强效应。临床常用钆离子的螯合物，即二乙烯三胺五乙酸钆（gadolinium–diethylene–triamine–pentoacetic acid，Gd–DTPA），此为顺磁性物质，能缩短 T_1、T_2 弛豫时间，在静脉注射后常采用以 T_1WI 为主的成像技术（图 1-2-24）。

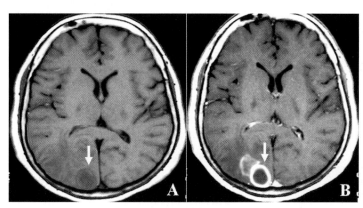

图 1-2-24　MR 平扫与增强（T_1WI）
图 A　平扫；图 B　增强扫描，右枕叶病灶强化（箭头）

3. 磁共振血管成像（MR angiography，MRA）　MRA 为非创伤性血管造影，常用时间飞跃法（time of fly，TOF）、相位对比法（phase contrast，PC）和对比增强法（contrast enhancement MRA，CE-MRA）三种成像方法。前两种方法为无创性检查，不需对比剂。TOF-MRA 基于血液的流入增强效应成像，基本原理是同一层面内，发射激发脉冲前，新流入的未被激发的血液取代已流出该层面血流，激发后其信号强化明显高于周围处于饱和静止组织的信号强度，因此具有更高的磁化，血流成为高信号，周围组织为低信号（图 1-2-25）。可选择性地显示动脉或静脉，但在血管弯曲或分叉处易受血液湍流的影响而形成狭窄假象，为临床常用。PC-MRA 基于血流质子的相位变化成像，可显示较小血管，对慢血流的静脉显示较好，并可进行血流定量分析。CE-MRA 需静脉注入顺磁性对比剂，可显著缩短血液的 T_1 值来获取血管图像，对血管腔的显示更为可靠，对于肿瘤血管或肿瘤对血管的侵犯有重要价值。

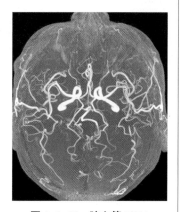

图 1-2-25　脑血管 MRA

4. 磁共振电影技术（MR cine，MRC）　是运用快速成像序列，使运动器官快速成像，从而评价运动器官的运动功能，主要用于心脏大血管的检查。

5. 磁共振水成像（MR hydrography，MRH）　是利用水的长 T_2 特性，体内静态或缓慢流动的液体的 T_2 值远远大于其他组织，采用长回波时间（echo time，TE）技术获得重 T_2WI 图像，突出水的信号，从而使含水器官清晰显示。常用的有 MR 尿路成像（MR urography，MRU）、MR 胆胰管成像（MR cholangiopancreatography，MRCP）和 MR 椎管成像（MR myelography，

MRM）等（图 1-2-26）。

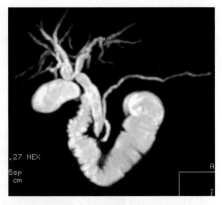

图 1-2-26 胆道系统 MRCP

6. 磁共振脂肪抑制成像（MR fat-suppression, MRFS） 是利用特定的检查技术抑制脂肪信号，使脂肪组织信号减低，非脂肪组织信号保持不变。主要用于分析病变组织内是否含有脂肪组织，有助于疾病的鉴别诊断

7. 磁共振波谱（MR spectoscopy, MRS） 是利用磁共振中化学位移现象来测定分子组成及空间构型的一种技术，亦是目前惟一可检测活体组织代谢物的化学成分及含量的检查方法。目前常用的是氢质子（^1H）波谱技术。由于 ^1H 在不同化合物中的磁共振频率存在差异，因此它们在 MRS 的谱线中共振峰的位置也就有所不同，据此可判断化合物的性质，有助于有代谢产物变化疾病的诊断。在脑、肝脏、乳腺及前列腺等疾病的诊断和鉴别方面有一定价值。

8. 磁共振功能成像 包括弥散成像（diffusion imaging, DI）、灌注加权成像（perfusion weighted imaging, PWI）和脑活动功能 MR 成像（functional MRI, fMRI）等技术。

DI 包括弥散加权成像（diffusion weighted imaging, DWI）和弥散张量成像（diffusion tensor imaging, DTI）两种。DWI 显示组织中水分子的弥散运动，可用于超急性和急性脑梗死的诊断以及肿瘤的诊断及疗效评价（图 1-2-27）；DTI 可显示白质纤维束的走行，有助于白质病变及白质束走行异常的诊断。

PWI 能够反映组织血流灌注情况，用于评估脑血流量、脑血容积等，从而有助于脑部疾病的诊断，此外亦可用于肝、肾、心脏等器官的灌注分析。

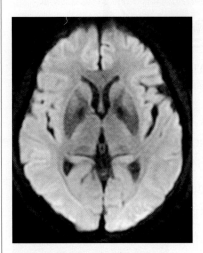

图 1-2-27 脑 DWI

脑 fMRI 是基于血氧水平依赖（blood oxygen level dependent, BOLD）增强技术原理的成像技术，可利用脑活动区局部血流中氧合与去氧血红蛋白的比例改变所引起的 T_2 变化，指明脑组织的活动功能及活动范围。对大脑的传统视觉中枢、运动中枢、听觉中枢等的具体定位、精神疾病的影像学表现有较大帮助，在针灸基础与临床研究中具有较广阔的应用前景。

9. 磁敏感加权成像（susceptibility weighted imaging, SWI） 以 T_2 加权梯度回波序列为基础，根据不同组织间的磁敏感性差异提供图像对比增强，可同时获得磁矩图像（magnitude image）、相位图像（phase image）、最小强度投影图像（MIP image）和磁敏感加权图像（SWI）。SWI 对于显示静脉血管、血液代谢产物以及铁质沉积有较好的效果，在脑血管、脑肿瘤、脑外伤、帕金森病等疾病的临床诊断中具有较高应用价值。

四、磁共振成像图像的特点

1. 多参数灰阶成像 MRI 成像的主要参数有 T_1、T_2 和质子密度，可分别获得同一层面的 T_1WI、T_2WI（图 1-2-28）和 PdWI，PdWI 为质子密度加权成像，主要反映组织间质子密度差。

MRI 信号强度与弛豫时间 T_1 与 T_2 的值有关，组织信号强，图像就亮（白影为强信号），组织信号弱，图像就暗（黑影为弱信号）。长 T_1 的组织，T_1WI 序列呈弱信号（黑），长 T_2 的组织，T_2WI 序列呈强信号（白），短 T_1、短 T_2 的组织分别在 T_1WI、T_2WI 上呈强信号（白）、弱信号（黑）（表 1-2-1）。因此，人体正常组织与病理组织具有不同的 MRI 信号强度，是灰阶成像（表 1-2-2）。

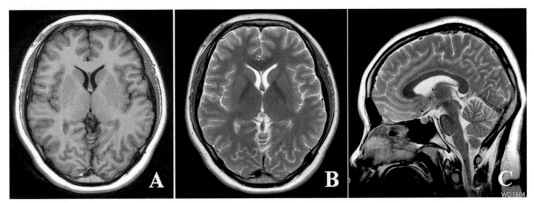

图 1-2-28　正常颅脑 MRI 表现
图 A　T_1WI 轴位；图 B　T_2WI 轴位；图 C　T_2WI 矢状位

表 1-2-1　T_1、T_2 与信号强度关系

T_1 值	信号强度	T_2 值	信号强度
长	低（黑）	长	高（白）
短	高（白）	短	低（黑）
稍长、稍短	中等（灰）	稍长、稍短	中等（灰）

表 1-2-2　几种人体正常组织和病理组织的信号强度

正常组织	T_1WI	T_2WI	病理组织	T_1WI	T_2WI
脂肪	高	中高	亚急性血肿	高	高
骨髓	高	高	梗死灶	低	高
骨皮质	低	低	水肿	低	高
钙化	低	低	含水囊肿	低	高
肌肉	中低	中低	瘤结节	中低	中高
脑脊液	低	高			

　　2. 直接多方位成像　与常规 CT 重组的冠、矢状图像不同，MRI 可直接获得横断位、冠状位、矢状位和任意斜位的断层图像，比重组图像分辨率更高（图 1-2-28）。

　　3. 流空效应　流动的液体，如心血管中流动的血液，在激发后开始采集该层面 MR 信号时，血液中被激发的质子已流出该层面，因此不能采集到来自血管的信号而表现出无信号黑影，这种现象称为流空效应（flow-void effect）。由于流空效应，不使用对比剂即可显示血管。

　　4. 对比增强效应　顺磁性物质作为对比剂可缩短周围质子的弛豫时间，称为质子弛豫增强效应，利用此效应可进行 MRI 的增强检查。

　　5. 伪彩色功能成像　利用不同的功能成像技术，可使正常组织或病变组织以伪彩色的影像显示。例如，脑皮质功能区和脑白质纤维束的彩色显示、脑灌注彩色显示等。

五、磁共振成像的优势与限度

1. 磁共振成像的优势　①对软组织的对比度与分辨率较高；②不受骨伪影的干扰，易于显示颅底病变；③多参数成像有利于病变的比较与鉴别诊断；④不使用对比剂即可显示血管，对血管性疾病有较大优势；⑤特殊检查技术，如水成像、脂肪抑制、MRS 等，对某些疾病的诊断与鉴别诊断具有独特优势；⑥功能成像对器官的功能评价和早期诊断、预后评估有较大帮助；⑦对中医各研究领域，尤其是针灸方面具有重要价值。

2. 磁共振成像的限度　① MRI 显示钙化、骨皮质不敏感，因此对于显示骨骼系统某些疾病特征有一定的限度；②对胃肠道的检查、呼吸系统的病变显示不及 CT 检查敏感；③体内有铁磁性植入物、心脏起搏器等，不适宜行 MRI 检查；④目前检查空间较狭长，有幽闭恐惧症的患者不能完成检查；⑤检查制动时间较长，使其应用受到一定限制。

六、磁共振成像的临床应用

1. 中枢神经系统　应用较广泛。对脑肿瘤、脑炎性病变、脑白质病变、脑梗死、脑先天性异常、脊髓和椎管内等病变的诊断比 CT 更敏感，尤其是对早期病变、微小病灶的检出优势明显。MRI 对脑垂体、脑干病变、脑神经和脊神经病变可清晰显示，脑血管疾病可进行无对比剂检查。

2. 头颈部　对眼、耳、鼻、喉部的肿瘤性病变显示比 CT 更清晰，定位更准确。尤其在显示肿瘤对病灶周围的神经、骨结构和软组织侵犯等方面有优势。颈部血管病变也可进行无对比剂 MR 血管成像，可作为了解颈动脉有无粥样斑块的筛查手段。

3. 胸部　MRI 在呼吸系统的优势不如 CT，故多不用于肺部疾病的诊断，但在纵隔、肺门、胸壁、臂丛神经和肺动脉病变、心脏和大血管疾病的诊断有重要价值。

4. 腹盆部　在腹部的临床应用与 CT 相似，以实质性脏器局灶性病变的定位、定量和定性诊断为主要目的，如良性和恶性肿瘤、脓肿、肉芽肿等。肝脏特异性对比剂的应用对肝脏肿瘤诊断与鉴别诊断具有特殊价值。MRI 在显示胆道梗阻疾病方面具有较大优势。MRI 可显示子宫、膀胱、前列腺、精囊等器官的病变，可直接显示子宫内膜、肌层，对子宫肿瘤的早期诊断帮助较大。

5. 骨骼肌肉系统　MRI 可直接显示关节软骨盘、肌腱、韧带的损伤，对骨髓的轻微变化十分敏感，对关节、软组织结构显示非常清晰，因此在关节病变、软组织疾病和骨髓病变的诊断价值明显高于 CT。

第四节　核医学成像

核医学是研究核技术在医学中的应用及其理论的综合性边缘学科，它包括实验核医学和临床核医学两方面的内容。实验核医学主要是指以实验的方法研究基础医学和生物医学的学科，如目前临床检验中广泛应用的放射免疫分析技术等。临床核医学是研究核素应用于临床诊断和治疗的学科。其中的核医学成像是利用放射性核素及其标记化合物（放射性药物）在生物体内参与代谢过程时的选择性脏器分布的特点，通过图像显示脏器或组织的生理、代谢变化，诊断疾病。

一、成像原理及成像设备

核医学脏器和组织成像是根据放射性核素示踪原理，利用放射性核素或其标记化合物在体内代谢分布的特殊规律，获得脏器和组织功能结构影像的一种成像技术。不同的放射性药物在体内有其特殊的分布和转归的规律，可发射出具有一定穿透力的 γ 射线，探头收集到这样的 γ 射线后，经晶体光放大（变成可见光）导向光电倍增管的阴极，转变成脉冲信号并输送到计算机，经模/数（A/D）转换成数字信息，再经数/模（D/A）转换投射成图像。

核医学成像以脏器内外或脏器内各组织之间、脏器与病变之间的放射性药物浓度差别为基础，其基本条件是：①核素药物具有选择性浓聚在特定器官、组织和病变的特性；②核素的放射性半衰期适合在一定时间内探测，并具备足够的量值；③探测器在体外探测到的 γ 射线，在病变与正常脏器之间有放射性浓度差别，并得以显示。

^{99m}Tc 为最常用的理想的显像核素，它是纯 γ 光子发射体，能量适中（141 keV），半衰期为 6 小时，并能标记多种化合物，几乎可用于所有脏器显像。

按照探测人体内放射性核素分布的探测器原理和功能不同，可将核医学成像的设备分为 γ 照相机和计算机断层仪，前者用于探测脏器平面图像，后者用于探测人体三维断面图像。按照探测单光子或正电子的不同，计算机断层仪又分为单光子发射型计算机断层仪（SPECT）和正电子发射型计算机断层仪（PET）两种。由于以上设备只能显示靶器官的功能图像，不显示邻近器官的结构，因此可与显示解剖结构良好的 CT 或 MRI 进行图像融合。目前新的图像融合技术可以将 PET 与 CT 或 SPECT 与 CT 两种不同的图像融合成一幅图像（图 1-2-29），它们既利用了 CT 图像解剖结构清晰的优势，又具有核医学图像反映器官的生理、代谢和功能的特点，把两者的定性和定位作用进行了有机的结合。

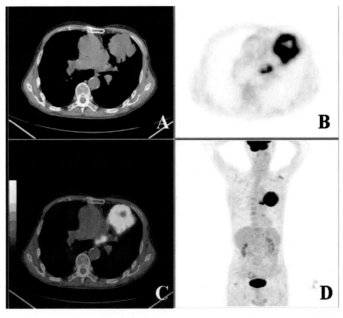

图 1-2-29　胸部 PET/CT 图像
图 A　胸部 CT；图 B、D　PET 成像；图 C　PET/CT 融合图像

NOTE

二、检查技术与图像特点

1. 闪烁照相机   也叫 γ 照相机，可以对全身各脏器中的放射性核素进行一次扫描。γ 照相机所形成的图像是一种二维平面图像，是探测器投射方向上放射性分布信息的叠加影像，具有脏器重叠的缺点，可能掩盖脏器内某些小的反应性分布异常，对于小的或者较深的病灶不易发现。主要适用于较为表浅的脏器或器官的显像，如甲状腺。目前已经很少应用。

2. SPECT 和 SPECT/CT   SPECT 全称为单光子发射型计算机断层显像（single photon emission computed tomography，SPECT），是同位素应用于临床医学成像的主要先进设备。

SPECT 的探测器虽然也是 γ 射线闪烁探测器，但是它在机架上排列了多个探头，并且可以多角度旋转、多方位采集 γ 射线，通过分析同一直线上两个 γ 光子到达探测器的时间符合与微小差别，利用计算机的反射投影图像重建功能，获得脏器的横断、矢状、冠状或其他任意角度的人体断面影像，既显示脏器形态，也反映该脏器的功能。

SPECT/CT 则在 SPECT 基础上融合 CT 的扫描装置，实现 SPECT 显示功能代谢和 CT 解剖准确定位的结合，大大提高了临床应用的效果。

对于肝脏、肾脏、唾液腺、胃肠道等部位的缺血、肿瘤等病变导致的血流、血供异常，SPECT 都可以进行动态显像了解血供情况和功能状态，对肝移植、肾移植患者的肾功能和肾血流检测特别有效。

3. PET 和 PET/CT   PET 为正电子发射型计算机断层成像（positron emission computed tomography）。PET 采用的核素都是 ^{11}C、^{13}N、^{15}O 等人体组织的最基本元素，易于标记各种人体必需的、参与多种代谢活动的化合物，由于核素标记不改变化合物的理化特性，因此 PET 可以良好显示人体组织或器官的生理、生化代谢过程，而且这些核素的半衰期都较短，检查时可以给予较大剂量，从而使 PET 图像更清晰，对疾病的早期诊断、确定治疗方案、监测疗效、判断预后有很大的临床价值。

目前，PET 最常采用 ^{18}F-FDG（^{18}F 标记的脱氧葡萄糖）作为检查示踪剂，^{18}F-FDG 注入血液内，可像正常葡萄糖一样作为能量来源被组织细胞摄取，但又无法像葡萄糖一样完成三羧酸循环，生成二氧化碳和水，而是在磷酸化过程中被阻止，从而以 ^{18}FDG-^{6}P 的形式在细胞中沉积下来。恶性肿瘤细胞分裂迅速，代谢活跃，摄取氟代脱氧葡萄糖（FDG）可达正常细胞的 2～10 倍，从而使得癌细胞内有更多 ^{18}FDG-^{6}P 沉积并得以显像，因此当癌组织未产生结构上的变化时，即能利用 PET 高灵敏度地显示出隐藏的癌细胞。

但是，PET 的解剖结构显示不清。CT 作为形态学影像检查，分辨率高，可进行准确定位，将 PET 与多排 CT 相融合，形成最新的 PET/CT 机，可以互相弥补各自的缺陷，发挥优势。PET 可以显示病灶的代谢状态，CT 可以精确定位病灶，使得肿瘤的定位和定性诊断能力大大提高。而且，目前 ECT 也结合 CT 机，形成了 ECT/CT 的新机型，相信今后核医学成像技术的不断改进，将在形态显示和功能检测两方面都达到理想的状态。

PET/CT 显像可用于肿瘤、中枢神经系统、心脏三大领域，其中绝大多数用于肿瘤的诊断中，能提高对肿瘤诊断、分期的准确性（图 1-2-29）；用于生物靶区及生物适形调强放疗，优化肿瘤靶区的放疗计划；帮助选择活检部位。

三、核医学成像的临床应用

核医学成像可广泛用于全身脏器和组织的解剖和功能显像。

1. 神经系统　SEPCT/ CT 和 PET/CT 能同时反映解剖结构和功能代谢，可以精确地定位和准确地定量，从分子水平上展示脑生理、病理变化状态，主要包括脑血流显像、脑代谢显像、脑神经递质和受体显像、放射性核素脑血管显像以及脑脊液显像。

2. 内分泌系统　核医学功能测定和显像技术可为内分泌系统多种腺体的生理功能的分析、病理生理机制研究、疾病的诊断提供有效手段，主要包括甲状腺显像、甲状旁腺显像、肾上腺显像。

3. 心血管系统　是核医学成像中发展最快、应用最广泛的重要内容，大致可分为：①心肌显像，包括心肌灌注显像、心肌代谢显像、急性心肌梗死显像和心脏神经受体显像等；②心脏、大血管血池显像及心室功能测定。

4. 消化系统　核医学成像在消化系统应用有：胃肠道出血显像，特别用于小肠出血的定位诊断；异位胃黏膜显像；胃排空及食管、小肠通过功能测定；十二指肠－胃反流显像；唾液腺显像；肝胆显像，包括肝静态显像、肝血流灌注和血池显像、肝胆动态显像；幽门螺杆菌测定，用 $^{14}CO_2$ 呼气试验判断胃内有无幽门螺杆菌感染。

5. 呼吸系统　主要包括肺灌注显像和肺通气显像，前者主要反映肺的血流灌注和分布情况，后者是了解气道的通畅与否，肺局部通气功能。

6. 骨、关节系统　主要包括放射性核素骨显像，用于早期发现骨病损，但特异性差，需结合病史及其他影像学检查来判断；骨动态显像，用以获得受检部位血流、血池和延迟显像的信息，以更准确的诊断骨髓炎和鉴别骨病变的良恶性；关节显像，是一种探测活动性关节疾病的敏感方法，能帮助骨关节病的早期诊断与鉴别诊断；骨密度测定。

7. 造血与淋巴系统　主要包括骨髓显像，用于了解全身造血骨髓活性、分布及功能变化；淋巴显像，用于反映淋巴结和淋巴管的形态变化，同时反映淋巴回流动力学的改变。

8. 泌尿生殖系统　主要包括肾动态显像，包括肾血流灌注显像和肾功能动态显像，可以提供双肾血流、大小、形态、位置、功能及尿路通畅等多方面信息，利用计算机技术还可获得半定量的肾图；肾功能介入试验，是利用药物或其他负荷方式，改变肾脏的正常或病理生理过程，从而获得更多的肾功能信息；肾小球滤过率和肾有效血浆流量测定；肾静态显像；膀胱－输尿管反流显像；阴囊显像。

9. 肿瘤与炎症　核医学显像可反映肿瘤组织细胞的血流、代谢、增殖、分化及受体等生理环节，在肿瘤学的研究和临床应用中相当重要，其主要内容有：非特异性肿瘤阳性显像；PET肿瘤代谢显像；肿瘤放射免疫显像；受体显像；肿瘤前哨淋巴结探测。

炎症显像，是使用亲和炎症组织的显像剂来探查体内的炎性病灶。

第五节　超声成像

超声成像（ulrasonography，US）是利用超声波的物理特性，获得人体组织或器官的声学物理信息。这项技术起源于 20 世纪 50 年代，经历了从黑白灰阶到彩色多普勒，从基波到组织谐波等不同超声发展阶段，目前常用的有 A 型、B 型、M 型及 D 型等 4 大类超声技术，临床应用广泛，是一种价廉、安全、方便、无创、无辐射损伤的检查手段，不仅能对人体组织或器官做出形态学诊断，还能提供功能信息。近年来，超声医学在疾病的介入治疗方面也发挥着越来越重要的作用。

一、超声成像概述

（一）超声波定义及相关物理基础

超声波（ultrasound）是声波的一种特殊类型，其振动频率超过 20000Hz，人耳不能听到，能成束发射，以纵波方式向远方传导。常用医学超声诊断频率在 1 ～ 15MHz。超声波除具有频率、波长、声速等基本物理量之外，还有声特性阻抗，为超声诊断中的基本物理量，声像图中各种回声的差异主要是不同介质的声阻抗不同形成的。

（二）超声波的物理特性

1. 指向性　超声波波长极短，其声波直径远大于波长，故声束能集中在一个狭小的角度内发射，称为指向性。在相同声源直径条件下，频率越高，波长越短，其指向性即方向性越好。

2. 反射与折射　当超声波在介质中传播遇到两种声阻抗不同的声学大界面时，声波将发生部分反射，其余部分通过界面折射，其传播速度亦随之改变。

3. 散射与绕射　当超声波在人体中传播遇到声阻抗不同的声学小界面（如细胞）时，一部分声波将分散到各个方向，称为散射；一部分声波则绕过该界面后继续向原来方向传播，称为绕射。反射回声与散射回声是一切回波型超声诊断的基础。

4. 频率与分辨率和穿透力的关系　频率越大其穿透力越小，指向性和分辨率越佳；频率越小，穿透深度越深，但指向性和分辨率越低。

5. 声衰减　是指超声波在介质中传播时，其强度随着传播距离的增大而减小，主要原因为声速扩散、界面上的散射和介质的声吸收等导致的声强减小。因此，在人体组织深部超声探查时，用时间和远场增益补偿后方能获得较满意图像。

6. 伪像　是由于超声波的物理特性、仪器性能、探查技术等因素造成的不真实图像，但一些伪像也可以提供重要辅助信息加以利用，如胆囊结石后方的声影。

7. 多普勒效应　超声波到达一个静止物体时，其反射的频率与发射的频率相同，但当物体与声源存在相对运动时，反射波的频率与发射波的频率不同，两者的频率之差（即频移）与它们之间的相对运动速度成正比。此现象是 1842 年奥地利物理学家 C. Doppler 发现的，故称为多普勒效应。多普勒超声诊断即是利用运动目标所产生的频移，从而计算出运动速度的。胎心、瓣膜、血管壁以及血流都是人体中的运动体，都会产生多普勒效应。

（三）超声成像基本原理

超声波探头内晶体具有"正逆压电效应"。当晶体加力后产生电极极化现象，称正压电效应；当晶体外加电场后产生机械变形，称逆压电效应。超声波探头内晶体受"正逆压电效应"激发产生压缩和弛张交替变化的机械振动，从而产生超声波。超声波在人体不同组织、脏器中传播时，因界面大小、声阻抗的差异而发生不同的反射、折射和散射，形成不同的回声，这些不同组织的不同的回声信息，经过超声仪器的接收、放大和处理，在显示屏上形成声像图。

（四）人体组织的声学分型

超声波入射人体后，各脏器与组织存在不同的反射类型（表1-2-3）。

表1-2-3　人体组织器官声学类型

反射类型	二维超声	图像表现	组织器官
无反射型	液性暗区	无回声	尿液、胆汁、囊肿液、血液等液性物质
少反射型	低亮度	低回声	心、肝、脾、胰等实质器官
多反射型	高亮度	高回声	血管壁、心瓣膜、脏器包膜、组织纤维化
全反射型	极高亮度	强回声，后方有声影	骨骼、钙化、结石、含气的肺与肠道

二、超声仪器的类型

按显示方式分类，超声仪器可分为四类。

（一）A型

最早开发使用，为幅度调制型，主要以波幅变化进行诊断，不能直观显示组织图像。目前仅用于颅脑和眼科。

（二）M型

为辉度加幅度调制型，以移动的光点曲线观察器官的变化，可分析心脏和大血管的运动幅度，主要用于心脏和血管检查，一般与B超、彩色多普勒联合使用（图1-2-30）。

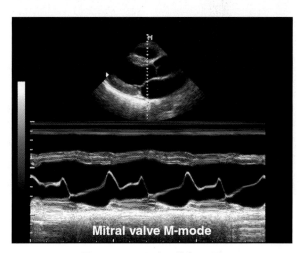

图1-2-30　心脏二维和M型

（三）B型

目前使用最多，属辉度调制型，其原理是将单声束在传播途径中遇到各个界面所产生的一系列散射与反射回声在显示器上以光点的辉度来表达。B型超声以灰阶度来表示回声强度的高低（图1-2-31）。回声编码是把从白到黑分成若干灰阶，回声越强，光点越亮（接近白色，如密度大的骨骼、结石等），回声越弱，光点越暗（接近黑色，如正常胆囊和膀胱内的液体）。分静态和动态实时两种。为二维超声，其图像称为声像图。

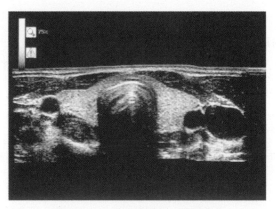

图 1-2-31   正常甲状腺 B 超声像图

（四）D 型

发射固定频率的脉冲或连续超声波，接收已经发生变化的回波，提取并显示差频，即多普勒模式。主要用于心血管和产科，对各类血管疾病的诊断有很大价值，可检测其形态学和血流动力学状况，常与 B 型、M 型超声合并使用。D 型超声又分为：

1. 频谱多普勒   超声探头接收到的血流信号为复杂信号，需经过快速傅里叶转换分解为简单的基本频率和振幅信号组成的频谱图，用于研究血流动力学，检测血流有无、方向、时相、速度等，能测高速血流，但不能分辨深度（图 1-2-32）。又分为脉冲波多普勒（PW）和连续波多普勒（CW）。

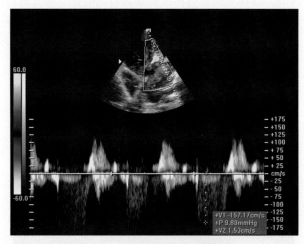

图 1-2-32   心脏二维和频谱多普勒

2. 彩色多普勒（CDFI）   利用相关技术迅速获得一个较大腔室或管道中的全部差频回声信息，然后以彩色编码显示。可以直观和动态显示血流状况，有红、蓝、黄三种基本色，红色表示朝向探头的血流，蓝色表示反向探头的血流，黄色反映病理血流（图 1-2-33）。颜色的明暗可反映血流速度的大小。

3. 彩色能量图（CDE）   原理同彩色多普勒，采用的信息是反射信号的幅度，常用单一的红色显示，能量越大，颜色越深。颜色既不代表血流速度的大小，也不反映血流的方向，而是与各个位置的运动目标产生的反射信号的能量成正比。检测微小血流的灵敏度高于彩色多普勒数倍。也不会产生混叠现象，与 CDFI 常常切换使用，互为补充。

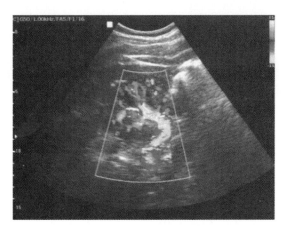

图 1-2-33　肾脏彩色血流
红色表示进入肾脏血流，蓝色表示流出肾脏血流

（五）三维超声

可显示人体器官和病灶的 X、Y、Z 轴立体图像，从而增加更多的诊断信息量，在胎儿、心脏检查中以及介入治疗应用较多。三维诊断又分计算机三维重建图像和实时三维（又称四维超声）图像，后者是通过特殊的容积探头进行扫描而获得实时立体图像（图 1-2-34）。

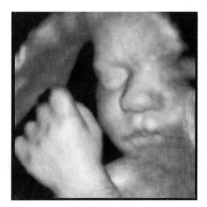

图 1-2-34　胎儿三维立体声像图

（六）超声造影

将造影剂（含微气泡的溶液）注入静脉，造影剂随血流灌注进入器官、组织，使其显影，从而为临床超声诊断提供更多的信息和依据。主要技术是谐波成像、二次谐波成像和间歇谐波成像。常用于肝脏、心脏、肾脏、妇科、浅表器官、周围血管等疾病的诊断与鉴别诊断。

（七）腔内超声及内镜超声

为获得更佳的超声声像图，可通过各种符合人体工程学的超声探头在人体腔道内进行超声检查。包括腔内超声与内镜超声。腔内超声有经食管超声、经阴道超声、经直肠超声等，弥补了体表探头的不足，更直接贴近病变部位，使过去的检查盲区得以直观显示，尤其有利于病灶的细微解剖层次和病变状况的判断分析。内镜超声包括胃镜超声、腹腔镜超声等。

此外，超声诊断仪还包括超声显微镜、C 型超声、P 型超声等技术，超声 CT 也在研发之中。

三、超声成像的优势与限度

超声成像具有无辐射、无创伤、价廉的优势；能实时、动态、灵活显示人体组织器官和活动状态，且能获得各方向的切面图像；彩色多普勒可反映血流动力学改变。但也存在一些限度，如不能检查被气体或骨骼遮盖的组织或器官，对肥胖体型的深部结构检查有限；局部成像显示范围较小，大的脏器显示不完整；图像不直观，结果受操作者手法或经验影响较大等。

NOTE

四、介入性超声

（一）超声介入诊断与治疗

主要有在超声引导下的细针穿刺活检、对管腔结构的穿刺造影、对体内病灶的引流和治疗，如对囊肿、脓肿、心包积液、胸腹腔和盆腔积液进行超声引导的穿刺引流，对肿瘤、泌尿系结石的超声引导介入治疗等。超声引导也应用于宫内胎儿病变的手术方面。

（二）超声治疗

利用高能量的超声波可以进行超声治疗。超声波产生的热效应、机械效应，可以加速细胞代谢和物质交换，可以消炎镇痛、软化瘢痕，还可气化或切割组织、止血、杀灭癌细胞，以及用于泌尿系结石的碎石等。

第六节　图像解读与影像诊断思维

影像诊断是通过图像解读实现的，在图像解读时，应具备影像诊断的思维特点：

一、对患者的临床资料进行较全面的了解

尽管目前的成像设备在不断向广度与深度发展，影像诊断毕竟不是病理诊断，"同病异影""异病同影"的现象也较广泛存在，图像只能反映病变的某些信息，因此在阅读图像时应密切结合临床资料，如患者的年龄、性别、职业、地域、病史、症状与体征、实验室指标和病理诊断等，避免主观臆断地诊断疾病，同时也能最大限度地避免漏诊、误诊。

二、阅片时应做到全面观察、综合分析

1.全面观察　按照一定的顺序对图像进行全面的观察阅读，获得所有的信息，包括患者的一般资料、检查时的各项参数、图像的成像信息等。

2.综合分析　发现异常或结合临床要求，对检查部位或病变进行有逻辑性的综合分析，内容包括解剖结构、生理与病理变化的内在基础等。

对病变进行具体分析，应注意观察与分析以下几个方面：

（1）位置和分布　病变大多存在一定的好发部位，在器官内的分布有的也有一定规律，如肺结核好发于双肺的上叶及下叶的背段，骨巨细胞瘤好发于长骨骨端等，急性粟粒性肺结核在肺内呈弥漫性均匀分布等。

（2）数目　病灶是单发还是多发病灶。

（3）形态、大小和轮廓　观察病灶的形态是否规则，有无分叶，病灶大小可通过测量进行定量分析，此外，还需观察病灶轮廓是否清楚、完整。

（4）边缘　病灶边缘是光滑、平整，还是毛糙。

（5）内部质地和均匀性　X线片或CT图像中病变内的密度高低、MRI图像上信号的高低、超声图像中的回声强弱、核医学显像中的放射性浓聚度等均与病变的质地相关，有的检查尚能进行具体测量以定性为何种组织或液体，如软组织、含液、含气、含脂、出血或钙化等。病变

内部的均匀度对于病变性质的判断也很重要。

（6）周围变化　病灶与周围组织的关系，与周围组织分界清还是模糊，是牵拉、推移还是侵蚀，有无周围水肿、淋巴结肿大或"卫星病灶"等。

（7）功能改变　在透视、超声、CT 或 MRI 动态增强以及核医学显像对于器官组织功能改变的判断都有独特的价值，能够从某些侧面反映病变的性质。

三、结合临床资料、病理与影像表现，进行综合诊断

1.结合临床资料、基本病理变化进行读片、诊断。

2.辨析异常时应首先考虑常见病、多发病、典型病，再考虑少见病、不典型病，对影像表现尽量用一种疾病解释，如有困难时再考虑多种疾病并存。

3.诊断的结果常有三种情况：①肯定性诊断：当影像能直接反映疾病时，即可明确诊断。如在骨关节外伤时，X 线摄片显示有明确的异常透明线，即可诊断骨折，同时还需明确骨折的对位对线情况等。②否定性诊断：如头颅 CT 检查可排除颅内出血、MRI 检查可排除椎管内占位病灶等。③可能性诊断：见于大部分影像诊断中。由于存在"同病异影、异病同影"的情况，即同一疾病可能有多种不同影像征象，不同疾病也可能有相同影像表现，且影像检查对病变的诊断也存在一定的限度，此时只能考虑多种疾病的可能性，尚需通过其他检查如内镜、实验室检查或者穿刺活检的病理诊断，或者随访、治疗后复查等方法来进行诊断。

第七节　临床应用基础

一、检查方法的选择与注意事项

1.检查方法的选择原则　由于影像检查方法各异、项目众多，并各有优势与不足，因此，应充分了解各成像设备的特点，遵循安全、有效、简便、经济的原则，从最有利于疾病诊断的角度来进行检查方法的选择。

（1）安全原则　医疗安全是首要原则。辐射、创伤性检查、强磁场都可能成为影像检查中的不安全因素。X 线检查、CT 检查和核医学显像均存在辐射危害，检查前应考虑首选无辐射的超声或 MRI 检查。孕妇和婴幼儿对射线敏感，应避免射线检查。对于血管成像，DSA 属于微创检查，如仅做术前筛选诊断时，可优先考虑无创性的 CT 或 MRI 血管成像。MRI 检查的高磁场环境对于体内有金属植入物、心脏起搏器等的患者可能造成严重的伤害，禁忌应用。

（2）有效原则　进行影像检查的目的是为了有效准确地诊断疾病，应避免盲目地进行无效的检查。如颅内病变并非 X 线平片的适应证，应选用头颅 CT 或 MRI 检查，椎管内占位病变应考虑使用脊柱 MRI 检查等。

（3）简便原则　在保障安全、有效的前提下，应选用最简便的检查完成诊断。

（4）经济原则　每种成像设备都各有其适应证，并非费用高的检查就是最好的检查方法，因此应在保证安全、简便、有效的前提下，选用最合适的检查，如初诊肺内病变，首选胸片或胸部 CT 扫描即可，而不必首选 PET/CT。

2. 主要检查方法及检查流程 在使用影像检查的同时，还应注意人体各系统、各种疾病的主要检查方法及检查流程，具体来说：

（1）骨关节、肌肉系统 骨关节系统首选 X 线平片检查，进一步检查可选用 CT 检查。前者具有良好的自然对比，并在整体结构和空间关系显示上也很有优势，后者对复杂和重叠部位的骨关节显示较 X 线优越，并能进行三维 CT 后处理，以多方位显示骨关节结构的空间关系。对于关节内软骨韧带和肌肉的显示，MRI 则具有明显优势。

（2）呼吸系统 X 线平片是呼吸系统的首选检查方法，但需进一步了解病变或发现隐匿部位的病变时 CT 具有绝对优势，因此，胸部 CT 可作为呼吸系统的常规检查。MRI 较少用于肺部病变，但在对纵隔病变的显示方面具有优势。

（3）循环系统 心脏病变首选彩色多普勒超声成像。多层螺旋 CT 在冠状动脉狭窄的预测上可作为无创性筛查。MRI 可显示心脏形态、功能及代谢，也在临床不断发展中。心血管造影检查属微创性检查，仅在确诊或同时行介入治疗时使用。

（4）消化系统 钡剂造影检查是胃肠道的首选影像检查方法，CT 和 MRI 对于观察占位性病变内部及周围情况有优势。急腹症常首选腹部平片，但 CT 检查也日益受到重视。检查肝、胆、脾、胰首选超声检查，CT 在疾病的诊断与鉴别诊断中常起到主导作用。MRI 常用于超声和 CT 鉴别诊断有困难的病例，MRI 水成像在显示胆管和胰管梗阻时优于超声和 CT。

（5）泌尿、生殖系统 首选超声检查，仅在拟诊泌尿系统结石时可首选腹部平片，CT、MRI 是肾脏肿瘤的主要鉴别诊断方法，而对于生殖系统病变的诊断和鉴别，MRI 的价值优于 CT。

（6）乳腺 钼靶 X 线摄影和超声是检查乳腺的常用方法，二者结合可对大多数乳腺疾病做出定性诊断。MRI 扫描有助于区别乳腺病变的良恶性。

（7）中枢神经系统 多首选 CT，如急性脑出血和颅脑外伤。在病情稳定的情况下，其他病变常选 MRI 检查，如 MRI 可发现 2 小时内的超急性期脑梗死。

（8）头颈部和五官系统 首选 CT 或 MRI 检查，DSA 在术前对血管进行精细显示或行介入治疗时使用。

此外，在进行影像检查方法的选择时尚需注意了解：①并非所有疾病均需通过影像检查诊断，但可通过影像检查排除某类疾病或发现隐匿病变；②大多数影像诊断需要进行增强或造影检查，应掌握其适应证、禁忌证，并与患者充分沟通；③尽管成像设备发展迅速，但每种设备均有各自的优势与不足，应根据病情综合应用各种检查方法，以达到准确诊断的目的。

二、正确书写会诊单

由于患者的病情存在一定的复杂性，同时，不同疾病也有不同的成像技术，因此，对影像检查提出相应的会诊申请是临床医生必须具备的技能。在临床实践中，会诊单的书写过程是医生对疾病进行医学思维的反映。尽管电子病历日益普及，但同样也需要临床医生简要叙述患者相关病情，提出对影像检查的会诊要求。所以，正确书写会诊单，让影像科准确了解会诊目的，采取合适的成像技术，是进行准确诊断疾病的关键环节。

影像检查的会诊单内容通常包括以下几个方面的内容：

1. 正确书写患者的一般情况 内容包括患者的姓名、性别、年龄、籍贯、职业、通讯方

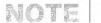

式、住址等，如果在同一医疗机构进行过相关的影像检查还应注明旧片号等，以利于前后影像的对照，从而进一步判断病情，了解病变的发展变化、疗效的评价等。

2. 简要描述患者病史　如患者主诉、近日病情的发展及相关病史、临床查体结果及已进行的相关检查结果。注意不应使用"患者因……入院"作为会诊单的主诉，因为入院时到此次检查的时间不明，或许病情已有新的变化。如进行腹部检查时，应注明患者有无相关的腹部手术史，腹部脏器超声检查结果；若为感染类疾病，还应注明相关实验室检查等。

3. 临床诊断　此项内容也应与检查部位一致，无明确诊断的可提出临床初诊。

4. 检查部位与检查目的　影像检查在临床实践中都是按部位进行，而并非按人体系统划分，如检查中枢神经系统病变时，应注明检查部位是颅脑，还是脊柱颈段、胸段或腰段，因此，应申请与主诉、临床诊断相应的检查部位，并简要描述所需检查的目的。

5. 签名　申请医生的签名是对患者负责的表现，医学生与带教老师的签名分别书写在分式的分母、分子位置，形式如"带教老师/实习生"。

关于第2～4项内容应用举例：

某患者因腰部疼痛伴右下肢麻木半年，已入院治疗2周，突发左侧肢体无力、口眼歪斜、语言不利1天。平素有高血压史。此时，应选择头颅CT扫描，CT扫描会诊单（第2～4项内容）可简要叙述为：

病历资料：左侧肢体无力、口眼歪斜、语言不利1天。

　　　　　患者以"腰椎间盘突出症"已入院治疗2周。平素有高血压史。

临床诊断：急性脑血管疾病（中风病）。

检查部位：头颅CT平扫。

检查目的：了解颅内情况，协助诊断。

第八节　图像存档和传输与信息放射学

由于影像设备已实现数字化，采集的图像信息越来越多，如CT、MRI采集的图像可达上千幅，因此，仅用胶片无法存储这样海量的信息，影像科必须使用图像的存贮与传输系统来达到存档与传输图像的目的。放射信息系统（radiology information system，RIS）可完成诊断报告的书写、查询与统计、会诊的归档等。目前，PACS与RIS已成为影像科的重要组成部分，并已普及。

一、PACS 的概念与构成

PACS（picture archiving and communication systems，PACS）指图像的存储与传输系统，包括保存和传输图像的硬件设备与软件系统，是以计算机为中心，由数字化图像信息的获取、网络传输、存储介质存档和处理等部分组成。图像经 CR、DR、CT、MRI、ECT 等设备成像后，通过网络传输进入 PACS，与 RIS 连接，完成图像存储、影像诊断报告；与医院信息系统（hospital information system，HIS）连接，可以实现临床各科对患者的影像检查申请、图像调阅等功能；通过局域性网络，可以实现医院间、区域间的图像调阅，达到远程会诊的目的（图1-2-35）。

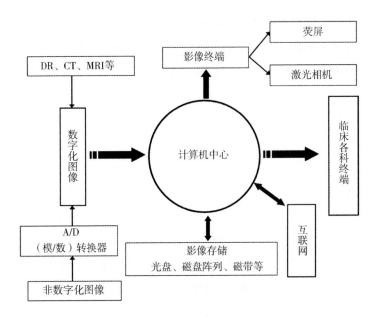

图 1-2-35   PACS 结构示意图

需要注意的是，PACS 不只是具备图像的存档与传输功能，还应具有图像的各种后处理功能，包括图像的重组、病灶的各种测量、窗技术以及图像的输出打印等，能完成成像设备工作站大多数的功能，更有利于临床会诊。

二、PACS 的临床应用

根据联网的规模不同，PACS 有不同的应用范围。Mini-PACS 仅在影像科内部进行联网应用，可完成图像的采集、传输、图像前后对照、各种后处理如三维成像、存储等；full-PACS 可实现全院的联网转输，使临床医生在远离影像科的地方及时调阅患者图像，如将影像传送至临床各科，可以满足不同科室如血管外科、心脏科、骨科等的个性化需要，明显缩短了患者的诊治时间，提高了工作效率与诊断水平；区域性 PACS，使用光纤传输与区域联网，或直接通过互联网，可使各医院的影像共享，甚至患者在家里就可调阅自己的影像资料，避免了患者携带与保管图像的不便，如果结合音视频转输，则可以实现远程会诊与远程医疗。

随着现代计算机技术、网络技术的发展，PACS 在技术与应用上发展非常迅速。

三、信息放射学

信息放射学（information in radiology）是医学影像学与计算机科学技术相结合而形成的新领域，包括了影像科工作管理、质量控制（quality control，QC）与质量保证（quality assurance，QA）、PACS 与远程放射学等。信息放射学对提高医疗、教学、科研等工作水平和效率有着重要意义。

信息放射学以 RIS、PACS 和互联网为基础，以图像数字化为前提。RIS 通过计算机网络进行影像检查的预约、登记、书写报告、QC、QA 以及统计等。PACS 与互联网的结合，则能实现远程医疗，同时也使得教学、科研的工作效率与质量得到提高，对教学改革提供了物质条件。

学习小结

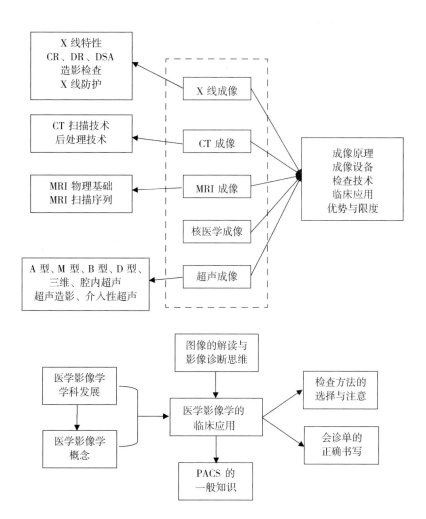

第三章　医学影像学与中医学

中医学产生于人们对社会、自然、宇宙变化的认识过程，是中华民族数千年文明发展的结晶，并为中华民族的繁衍昌盛做出了杰出贡献。中医学与易同源，易具有转换、变化的意义，与西医学着重人体内部的组织解剖结构相比，中医学更加注重人体内部的功能转换与变化，以及人与社会、自然界及宇宙天体之间的相应关系，即"天人合一"的整体观；在认识疾病时，注重人体输入与输出信息的关联，以及人体内部的阴阳失衡、疾病的发展转化、人的情志变化、社会与自然环境变化对人的影响等，辨证论治成为治疗的精髓，调节阴阳、扶正祛邪为治疗总则。中医学注重"生物－心理－社会"医学模式，面对有思维、意识、情志的活动人体及变化的社会与自然界、错综复杂的多样疾病，中医学的整体观、辨证论治无疑是执简驭繁的智慧方法，从这一点来说，中医学具有认识论上的先进性。然而，由于以上的基本思想，加之时代的局限性，中医未能更具体研究人体内部解剖结构与组织器官实体、疾病的具体病理基础，而是从整体上研究其功能结构关系，宏观的诊断方法、"取象比类"的认识模式，阻碍着中医学的进一步发展，这也是中医学对某些疾病仍缺乏有力诊疗手段的原因之一。

第一节　中西医结合影像学的产生与发展

中医学认识论的先进性与其实现手段的滞后性的矛盾，使中医学的发展较为缓慢。中医学急需大力发展、提高。从医学影像学的发展过程可以看到，医学影像学是现代科学技术与医学密切结合的产物，同时，医学影像学的发展也促使了西医学的迅猛发展。因此，现代科学技术的飞速发展也为中医学的发展提高提供了良好的机遇。医学影像学与中医学的结合，用医学影像学的理论、技术、方法来解决中医辨证诊断、疗效观察、实验研究中的许多问题，将有力促进中医学的发展；同时，正是由于中医认识论的先进性与中药、针灸等中医疗效的有效性，中医学的发展将为西医的有效治疗提供新的途径，由此而产生了中西医结合影像学。

目前，中西医结合影像学在理论探索、临床实践、实验研究中均取得了不菲的成绩，对中医学的许多问题进行了影像学方面的研究，同时为中医学与现代科学技术的结合，起到了桥梁作用。同样，也应认识到，医学影像学与中医学的结合，并非是用影像学去验证中医学，而应是为发展中医学服务。当现代医学（包括影像学）目前无法验证中医学的一些理论与实践问题时，切不可武断地认为中医某些理论的不科学，比如单纯利用穴位的解剖无法解释其作用机理时，不能因此而否定穴位的存在。影像学可以显示穴位刺激后某个器官功能的变化，这对提示穴位治疗的作用机理或许有所裨益。当然，影像学无法揭示的一些现象，也为现代科技、医学影像学提供了新的研究课题。由此设想，以中医学的理论为基础，制造出能揭示中医药某些理论的影像设备，将是中西医结合影像学的最大梦想。

第二节 中西医结合影像学的概念

中西医结合影像学（integrative medical imaging，IMI）是运用医学影像学研究中医药的基础理论、诊断与治疗原则和方法、疗效观察、临床各科与实验研究以及应用中医药学的方法与原则，研究提高医学影像学的诊断、技术、介入治疗的一门学科，是中医学与医学影像学相互结合、相互渗透的结果。

根据医学的系统性，中西医结合影像学可分为中医药理论影像学研究、中西医结合影像实验研究、中西医结合影像临床研究（图 1-3-1）。

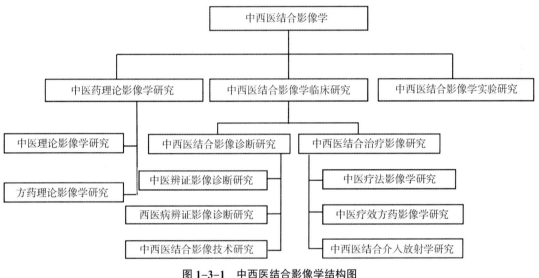

图 1-3-1 中西医结合影像学结构图

第三节 中西医结合影像学的研究内容

一、中医药理论影像学研究

中医药理论影像学研究，指利用医学影像学对中医、中药、方剂等基础理论的研究。

1. 中医理论影像学研究 是利用影像学的各种设备，对中医的基础理论进行研究，并揭示其实质内涵。

如根据中医基础理论对三焦的论述，利用影像学的观察，提出三焦的定位大致对应于胸腔、腹膜内腔、腹膜外腔，并从功能方面提出：胸腔有关组织协助心、肺器官，起到呼吸和循环的功能，类似"上焦主温煦"作用；腹腔内的许多淋巴管和乳糜管，协助脾、胃、肝、胆、小肠起到消化系统的吸收运输功能，与"中焦主腐熟"作用相当；下焦参与肾、膀胱、大肠共同完成大小便的排泄功能，相似于"下焦主决渎"作用。此研究主要将三焦视为一个综合性的功能单位或者是几个内脏功能结合,对中医实质研究、开拓新的思路具有重要价值。此类利用影像学在活体、非干扰的功能表现情况下进行的研究,将为中医理论提供客观的、可以量化的指标,为以后利用这些指标,追踪中医的理论描述,揭示其理论内涵奠定基础。

2. 方药理论影像学研究　是利用影像学手段,揭示中药方剂的药理作用的本质。如利用B超观察小柴胡汤的适应主证之一"胸胁苦满",主要表现为肝内外胆管壁回声增强,胆总管上段明显增粗,提示"胸胁苦满"可能为胆道系统的炎症致Oddi括约肌痉挛。服用小柴胡汤后,B超观察胆囊的变化过程为"收缩-扩张-再收缩"及相应影像改变,同时,"胸胁苦满"症状消除,证效合一,宏观地揭示小柴胡汤入胆经这一归经理论。

二、中西医结合影像学实验研究

中西医结合影像学实验研究指利用实验室、动物模型等对中医方药理论或各种基础理论、临床学说的影像实验研究。如利用肾阴虚或肾阳虚的动物模型,运用影像学观察总结出有关肾阴虚、肾阳虚的功能性与结构性的生理病理规律。有学者设计以CT动态扫描为监测手段,比较实验兔灌服冰片对水溶性对比剂在脑内CT值的变化和密度差异的影响,从冰片对血脑屏障通透性影响的角度,观察其"佐使则有功"的作用。实验结果显示,兔灌服冰片后,脑组织增强扫描时得到的CT值比对照兔有较大的增加,组织密度有明显增强,且这种增强作用的持续时间也较长。灌服冰片兔脑CT值的变化轨迹与对照兔完全不同,其表现为一种典型的血管外给药的动力学特征,具有"通过生物膜的吸收动力学过程"。相同给药途径却表现出不同的动力学过程,揭示了冰片能促使水溶性造影剂透过血脑屏障进入脑实质,冰片具有"引药上行"功能。

三、中西医结合影像学临床研究

中西医结合影像学临床研究是指将医学影像学应用于中医各门临床学科的研究。具体可分为中西医结合影像诊断研究与中西医结合治疗影像研究,前者强调诊断的影像学研究,后者以与治疗有关的影像学研究为主要内容。

1. 中西医结合影像诊断研究　是以疾病的诊断为研究点、结合点。中西医结合影像诊断研究的宗旨在于为临床的治疗提供直观的、量化的客观依据。可分为中医辨证影像研究、西医病辨证影像诊断研究、中西医结合影像诊断技术研究。

（1）中医辨证影像诊断研究　中医诊断缺乏客观的、量化的指标,望闻问切易产生主观上的偏差,治疗更多地依赖于经验,成才时间也相对较长,不利于传承。中医辨证影像诊断研究为中医四诊的延伸和补充提供客观影像依据,同时,也可以通过影像学的规律性,反过来对中医辨证进行修正。

中医辨证有八纲辨证、病因辨证、气血津液辨证、脏腑辨证、经络辨证、卫气营血辨证、三焦辨证等,除病因辨证外,大多数能运用影像学探索到一定的规律,从而为中医辨证提供客观量化的依据。如脏腑辨证中的脾气虚证,通过胃肠钡餐检查,观察到主要表现为胃肠道的蠕动及分泌功能减弱,张力降低。

研究方法是,首先进行中医"辨病",然后进行辨证,即运用中医的各种辨证纲要和方法确定中医的证型,再进行影像学研究,探索出一个疾病的各个中医证型所具有的影像学特征及规律，并尽量取得量化指标。

总之，中医辨证影像诊断研究就是以中医辨证为纲，以各证型的影像学研究为重点。在此研究中已涉及中医的各临床学科疾病，如对中风、肺胀、胃脘痛、胁痛、癥瘕、腰腿痛、鼻渊等多种疾病的各证候影像学研究。

（2）西医病辨证影像诊断研究 对西医病名诊断，同样可以进行中医辨证施治，在此基础上进行影像学研究，其目的是为了对西医病更准确地进行中医辨证，从而指导临床治疗。

西医病辨证影像诊断研究随中西医结合治疗而发展，如传染性非典型肺炎的成功救治就是进行中医辨证、采用中西医结合治疗的结果；另外，还有关于化脓性骨髓炎中医证型的影像学观察、尿毒症中医分型胸部 X 线诊断探讨、下肢深静脉血栓形成中医分型及 X 线表现与脉络宁治疗前后对照分析等。

（3）中西医结合影像诊断技术研究 运用中医、中药理论，引入中药、针灸、推拿按摩等中医方法，提高现代影像诊断学的技术水平。

目前研究较多的是应用中药、针灸等提高影像诊断水平。如应用较为普遍的钡灌肠造影检查前口服中药番泻叶；将中药缩胆剂应用于胆囊造影；"排气泻下汤"在影像检查中的应用；大黄、芒硝在全消化道造影中的应用；针刺对提高 X 线钡餐检查的显像；针刺三阴交、利用补法可获得抑制输尿管收缩的作用，增加肾盏肾盂输尿管的显影浓度、延长显影时间，可提高泌尿系疾病的诊断质量；按摩止吐法在 CT 增强扫描中也有一定作用等。由此可见，利用中药、针灸、推拿按摩具有双向调节作用，不仅可以提高影像诊断的技术水平，也具有辅助治疗的作用，在此方面的研究前景较为广阔。

2. 中西医结合治疗影像研究 以疾病的治疗为结合点。主要内容包括以影像学的手段进行中医、中药的治疗机理、疗效观察等研究，以中医、中药的方法和手段开展介入放射学研究。可分为中医疗法影像学研究、中医疗效方药影像学研究及中西医结合介入放射学研究。

（1）中医疗法影像学研究 是利用医学影像学，特别是功能成像，研究中医各种有效疗法的机制与本质，包括针灸、推拿等的影像学研究。如在研究针刺穴位与脑功能性磁共振成像（function MRI，fMRI）的关系中，针刺不同经的原穴、合穴引起的脑功能变化及其各功能区在脑内定位的异同、分布规律，寻找经脉入脑后的分区定位，以获得各经脉临床治疗效果与脑功能区的相关性。对针刺光明穴、太冲穴的视觉中枢 fMRI 的研究发现，不仅可产生脑内视觉中枢的激活区域，还可产生相对固定的脑功能抑制区域，揭示了针灸刺激具有双向调节作用的客观性。也有利用 CT 或 MRI 的三维立体成像技术研究穴位、经络的解剖位置，使穴位的描述更加准确；研究重要穴位与各重要组织器官的毗邻关系，以防止重要组织器官的损伤，使针刺更加安全，如对风池穴进针的定位研究等。

（2）中医疗效方药影像学研究 是利用影像学的手段观察和分析应用中医中药方法治疗后的康复情况、病情转化过程及其疗效，其侧重点是观察中医中药方法治疗后的影像学变化。在应用中医中药治疗疾病的过程中及时采取有效的观察手段，可掌握治疗的有效性，能为临床及时纠正治疗中的偏差，灵活改变治疗方案或总结治疗经验，推广有效的治疗成果等，提供客观的、量化的依据。如中药复方金钱草膏治疗胆道疾患的 X 线观察、脑梗死的中医治疗及 CT 观察等。

（3）中西医结合介入放射学研究 是利用中医的理论方法、中药的药理研究成果，或配合中医的其他治疗手段，将其应用于疾病的介入放射治疗中。目前，介入放射学和中药的药理研究已取得了较大的成绩，以介入放射学为基础，充分借助现代中药药理的研究成果，研究和开发出能应用于介入治疗的药物，这应是中西医结合介入放射学的研究重点，同时也开拓了介入放射学的研究思路，对疾病的治疗具有重大的意义。如白及、丹参、去甲斑蝥素、莪术油、华蟾素、鸦胆子油、康莱特（薏苡仁提取乳剂）等中药或中药提取物介入治疗恶性肿瘤都取得了一定的疗效。

综上所述，中西医结合影像学是中医学与医学影像学的结合，能开放性、及时地应用现代科学技术成果，为中医学发展开拓道路，更好地为人类健康服务。

学习小结

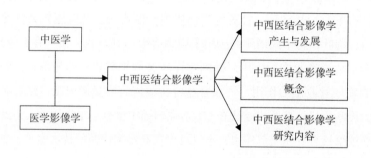

第二篇　影像诊断学

第一章　呼吸系统与纵隔

　　呼吸系统与纵隔主要位于胸部，胸部具有良好的自然对比，影像学检查可以充分显示其正常解剖和疾病的病理变化，对其诊断具有重要价值。X 线摄影可作为胸部首选检查方法，CT 扫描对发现早期病变及显示病变的细微结构方面更具有优势，是主要的检查手段，MRI 检查主要用于纵隔疾病的诊断，DSA 用于血管性疾病，超声检查可用于胸腔积液等的诊断。

第一节　影像学检查方法

一、X 线检查

　　1.胸部摄片检查　即胸部平片，简称胸片，为临床常规检查。常用站立位，于深吸气末屏气后摄片：①正位（后前位），双肩关节内旋，双手叉腰，前胸壁靠近成像架，X 线自背部射入。②侧位，患侧胸壁靠近成像架，两手抱头，X 线自健侧射入。③斜位，患侧胸廓与成像架有一定夹角，常用于腋段肋骨骨折等诊断。

　　2.胸部透视　主要用于多体位、动态观察肺部、膈肌、心脏及大血管的变化，仅作为胸片的补充检查。

二、CT 检查

　　1.常规平扫　扫描范围包括从肺尖到肺底，注意多窗宽窗位观察，常用肺窗、纵隔窗、骨窗等。能基本满足呼吸系统多数病变的诊断要求。

　　2.增强扫描　主要用于了解病变的血供情况以及良、恶性病变鉴别；明确肺门增大的原因，鉴别肺门或纵隔淋巴结与血管断面；判断纵隔病变及心脏大血管的关系等。

　　3.低剂量扫描　在保证图像质量满足诊断要求的前提下，通过降低管电流与管电压等方式使射线剂量最小化的扫描方法，主要用于早期肺癌的筛查。

　　4.高分辨率 CT 扫描（HRCT）　可观察病灶的微细结构，在肺间质病变、占位性病变及支气管扩张的诊断中应用较多。

　　5.CT 血管成像（CTA）　利用多方位、多种成像方法（如 MIP、VR 等）观察血管病变，对血管壁、血管腔内外病变的诊断具有重要价值。

6. CT 导引下穿刺活检　用于病变的活检，以便于病理定性诊断。

三、MRI 检查

由于正常的肺组织在常规 MRI 上呈极低信号，对肺组织病变观察远不如 CT 检查，目前很少用于肺脏病变诊断，但可用于诊断胸壁、纵隔、心脏大血管的病变。

四、PET/CT 检查

通过显示肺内病变的代谢活性对病变的良恶性进行鉴别，可用于肺结节或肿块的良恶性鉴别、肺癌的分期、疗效评估及复发判断、转移灶的检出等，但费用昂贵。

五、DSA 检查

兼备诊断与治疗功能，主要用于肺内血管性病变的诊断、肺癌供血动脉的灌注化疗、咳血患者的栓塞止血治疗。主要分为选择性支气管动脉 DSA 和选择性肺动脉 DSA。

第二节　正常影像学表现

一、正常胸部 X 线表现

正常胸片是胸廓、双肺、纵隔、胸膜及膈肌等相互重叠的综合投影（图 2-1-1）。

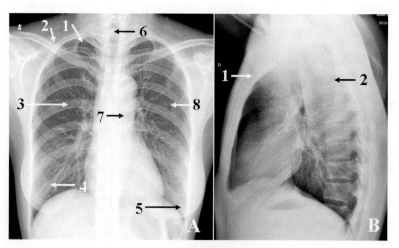

图 2-1-1　胸部 X 线正侧位片
图 A　正位：1. 肺尖　2. 锁骨上皮肤皱褶　3. 第 6 肋骨后支
4. 第 6 肋骨前支　5. 乳房　6. 气管　7. 左支气管　8. 肩胛骨内缘
图 B　侧位：1. 胸骨　2. 胸椎

（一）胸廓
1. 胸壁软组织
（1）胸锁乳突肌　两肺尖内侧自胸骨柄向上的带状阴影，边缘清晰，密度均匀。
（2）锁骨上皮肤皱褶　锁骨上缘与锁骨平行的宽 3 ~ 5mm 的软组织密度阴影。

（3）胸大肌　两肺中野外侧斜向腋窝的扇形密度增高影。

（4）女性乳房及乳头　女性乳房影重叠于两肺下野，呈下缘清楚、上缘模糊的半圆形致密影。乳头相当于第5、6前肋骨间隙处，为小圆形致密影，男性亦可显示。

2. 骨性胸廓　胸廓前有胸骨、锁骨，后有胸椎、肩胛骨，肋骨则围绕其间。

（1）肋骨　共12对，每根肋骨分为前肋、腋段、后肋三段。肋骨起于胸椎两侧，后段呈水平向外、并于腋段斜向前下方走行。第1～10肋骨前端有肋软骨与胸骨相连，软骨未钙化时不显影，故X线片上肋骨前端状似游离。25岁以后肋软骨开始钙化，表现为不规则的条带状致密影（图2-1-2）。

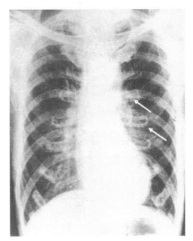

图2-1-2　肋软骨钙化

肋软骨钙化，呈条带状致密影（箭头）

（2）肩胛骨　摄片时，肩胛骨内缘应投影于肺野之外，如双肩关节内旋不够，可与肺野外带重叠（图2-1-1）；青春期肩胛骨下角可见二次骨化中心，易误为骨折。

（3）锁骨　重叠于两肺上部，与第一前肋相交，内侧端与胸骨柄形成胸锁关节。

（4）胸骨　胸骨由柄、体和剑突组成。在正位胸片上，胸骨几乎完全与纵隔影重叠。仅胸骨两侧外上角可突出于纵隔影之外。在侧位及斜位片上胸骨可以显示全貌。

（5）胸椎　正位胸片上因与胸骨和纵隔影重叠，显示效果欠佳；侧位胸片可显示胸椎形态及判断胸椎序数。

（二）气管与支气管

气管起于环状软骨下缘，至第5～6胸椎水平为气管隆突，分为左、右主支气管，进一步分支为叶支气管、段支气管，向下呈树状分支，最后形成终末细支气管，共分支23～25级。在胸片上气管和较大支气管因含气可显示为连续的管状低密度影（图2-1-3）。

（三）肺

1. 肺野　胸壁之内与纵隔之间的区域称为肺野，为含有空气的肺组织。通常将一侧肺野用平行于胸壁的纵行弧线分为三等份，称为内、中、外带，分别在第2、4肋骨前端下缘画一水平线，将肺野分为上、中、下野（图2-1-4）。

2. 肺门　肺门是由肺动静脉、支气管、淋巴组织构成的总投影。后前位上，肺门位于两肺中野内带第2～5前肋间处，左侧比右侧高1～2cm。肺门可分为上、下两部。右肺门上部由上肺静脉干、上肺动脉及下肺动脉干后回归支构成，下部由右下肺动脉干构成，右肺门上下部形成的钝角，称为右肺门角。左肺门上部主要由左肺动脉弓构成，呈边缘光滑的半圆形，下部由左下肺动脉及其分支构

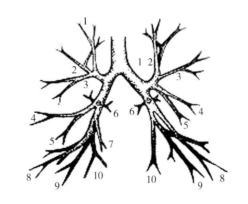

图2-1-3　支气管分支示意图

1. 上叶尖段　2. 后段　3. 前段　4、5. 中叶（右肺）舌段（左肺）　6. 下叶背段　7. 内基底段　8. 前（内）基底段　9. 外基底段　10. 后基底段

NOTE

成，常被心影所遮盖（图 2-1-5）。

3.肺纹理   肺纹理为自肺门向肺野呈放射状分布的树枝状影。由肺动脉、肺静脉、支气管、淋巴管及少量间质组成，其主要成分是肺动脉。上肺野肺纹理较细，下肺野肺纹理较粗（图 2-1-5）。

4.肺实质和肺间质   肺组织由肺实质和肺间质组成。肺实质为肺部具有气体交换功能的含气间隙及结构，肺间质是指肺的支架组织，分布于支气管、血管周围、肺泡间隔及胸膜下。

5.肺叶、肺段

（1）**肺叶**   右肺有上、中、下三叶，左肺有上、下两叶。各肺叶由叶间裂分隔，可通过叶间胸膜推断肺叶的解剖范围。

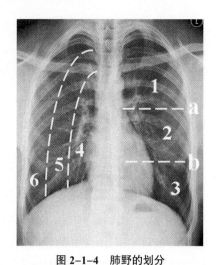

图 2-1-4   肺野的划分
虚线为人工分界线
a. 第 2 肋骨前支下缘水平线   b. 第 4 肋骨前支下缘水平线   1. 上野   2. 中野   3. 下野   4. 内带   5. 中带   6. 外带

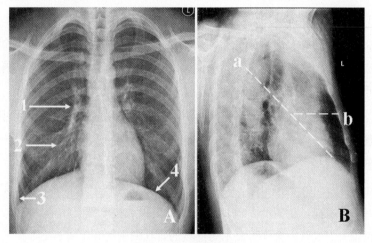

图 2-1-5   正常胸片
图 A   正位；图 B   右侧位
1.肺门   2.肺纹理   3.肋膈角   4.膈肌   a 线：斜裂走行   b 线：水平裂走行

（2）**肺段**   肺叶由 2～5 个肺段组成，肺段之间无胸膜分隔，但各有其单独的支气管和血管供应。影像学不能显示肺段的界限，肺段的名称与相应的支气管一致。一般右肺分为 10 个段，左肺分为 8 个段（表 2-1-1，图 2-1-6）。

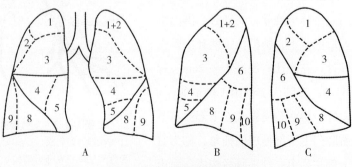

图 2-1-6   肺段解剖示意图
A：前面观   B：左侧观   C：右侧观

表 2-1-1　肺叶及肺段的划分

右肺		左肺	
上叶	1. 尖段 2. 后段 3. 前段	上叶	1+2. 尖后段
			3. 前段 4. 上舌段 5. 下舌段
中叶	4. 外段 5. 内段		
下叶	6. 背段 7. 内基底段 8. 前基底段 9. 外基底段 10. 后基底段	下叶	6. 背段 7+8. 前内基底段 9. 外基底段 10. 后基底段

（四）胸膜

胸膜极薄，由胸壁内面的壁层胸膜和肺表面的脏层胸膜组成，正常情况下不显影。壁层胸膜与脏层胸膜之间为胸膜腔，呈负压状态，有起润滑作用的少量浆液。壁层胸膜按其所在位置又分为胸膜顶、肋胸膜、横膈胸膜和纵隔胸膜。脏层胸膜在肺叶间反折形成叶间胸膜，又称叶间裂。左侧有斜裂，右侧有斜裂和横裂。

1. 斜裂　斜裂胸膜只能在侧位胸片上显示，表现为自后上向前下走行的细线状致密影，其后上端一般起自第 4～5 胸椎处，前下端在胸骨后方与横膈相交。

2. 横裂　又称水平裂，正位胸片上表现为约第 4 前肋水平横行的线状影，侧位胸片上表现为自斜裂中部向前走行的线状影（图 2-1-5B）。

（五）膈肌

膈肌是胸腔和腹腔之间的薄层膜状肌。分左、右两叶，各成圆顶状，位于第 6 前肋或第 10 后肋端水平，呈凸向胸腔侧的穹隆状。膈肌与心脏形成心膈角，外侧与胸壁间形成肋膈角。侧位片分为前、后肋膈角，后肋膈角位置低而深（图 2-1-5）。平静呼吸状态下，膈肌运动幅度为 1～2.5cm。

（六）纵隔

纵隔位于两肺中间，为纵隔胸膜所包绕的结构。上自胸廓入口，下至膈肌，前为胸骨，后为胸椎。纵隔的分区在判断纵隔病变的来源和性质上具有重要意义。纵隔分区方法较多，常采用 6 分法：在侧位胸片上，从胸骨柄体交界处至第 4 胸椎下缘连线，将纵隔分为上下纵隔；气管后壁与升主动脉、心脏前缘连线、食管前壁与心脏后缘连线将纵隔分为前、中、后三区（图 2-1-7）。

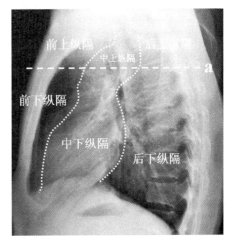

图 2-1-7　纵隔的划分（六分法）
a 为通过胸骨柄与第 4 胸椎下缘的连线

表 2-1-2　纵隔分区

	上纵隔	下纵隔
前纵隔	胸腺、前纵隔淋巴结群	前纵隔淋巴结群
中纵隔	气管及周围淋巴结、上腔静脉、无名静脉、喉返神经	心包及心脏、肺动脉、肺静脉、升主动脉、下腔静脉
后纵隔	食管、胸主动脉、迷走神经、胸导管、奇静脉、交感神经干、后纵隔淋巴结群	食管、胸主动脉、迷走神经、胸导管、奇静脉及半奇静脉、交感神经干、后纵隔淋巴结群

二、正常胸部 CT 表现

（一）胸廓

纵隔窗可显示胸壁肌肉、脂肪、乳房等（图 2-1-8），骨窗观察胸骨、肋骨、肩胛骨、胸椎（椎体及附件）等，三维重建图像可以更直观地显示骨性细微结构及病理改变，帮助判断胸椎或肋骨序数。

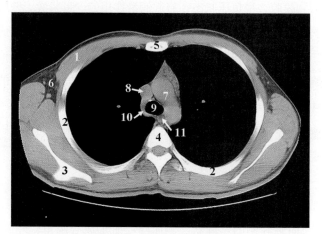

图 2-1-8　胸部 CT 纵隔窗

1. 胸大肌　2. 肋骨　3. 肩胛骨　4. 胸椎　5. 胸骨　6. 腋窝
7. 主动脉弓　8. 上腔静脉　9. 气管　10. 奇静脉　11. 食管

（二）气管与支气管

气管长 6～9cm，于气管隆突分为左、右主支气管，由肺门区向肺野周边部呈树枝状分布逐渐变细。较粗的支气管表现为含气管状影，气管壁菲薄（图 2-1-9）。

（三）肺叶、肺段与肺小叶

1. 肺叶　由叶间胸膜分界，肺段间无明确解剖分界。肺野内肺纹理由肺门区走出，向周围逐渐分支，由粗渐细，其断面为圆形或椭圆形（图 2-1-9）。

2. 肺小叶　每一个细支气管或 3～5 个终末细支气管连同其下级分支及末端的肺泡构成一个肺小叶，或称次级肺小叶，是肺的基本解剖和功能单位。高分辨率 CT 可显示肺小叶呈不规则的多边形，中心为构成小叶核心的小叶肺动脉和细支气管，其管径约 1mm，表现为小叶实质内的斑点状小血管断面影，周边为小叶间隔，表现为长 10～25mm 的均匀细线状致密影（图 2-1-10）。

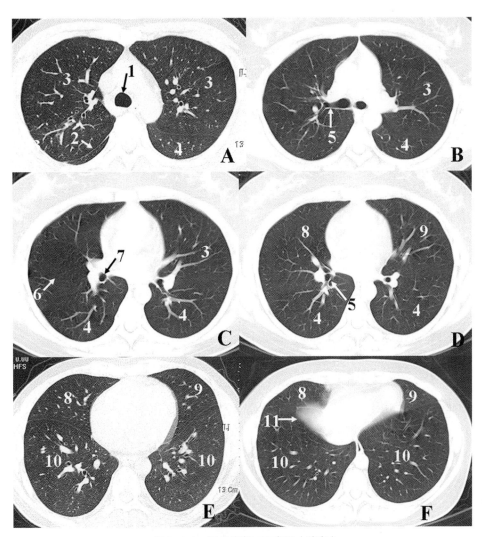

图 2-1-9 正常胸部 CT 表现（肺窗）

1.气管 2.斜裂 3.上叶 4.下叶背段 5.上叶支气管及分支

6.右肺水平裂 7.右肺中间段支气管 8.右肺中叶

9.左肺上叶舌段 10.下叶 11.膈肌

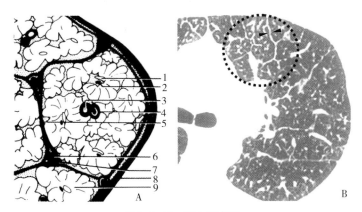

图 2-1-10 肺小叶表现

图 A 肺小叶示意图：1.终末细支气管 2.终末小动脉

3.细支气管 4.小叶肺动脉 5.小叶间隔 6.小叶间静脉

7.小叶间淋巴管 8.胸膜 9.初级肺小叶；图 B HRCT，

多个肺小叶（黑线圈），其内见小叶间隔增厚（箭头）

（四）胸膜

CT 可显示叶间胸膜（图 2-1-9）。胸部 CT 肺窗，叶间胸膜表现为无或少血管的"透亮带"，薄层扫描（0.5mm 以下）或 HRCT 扫描，斜裂叶间胸膜表现为软组织密度的细线状阴影。叶间裂是识别肺叶的标志，左侧斜裂前方为上叶，后方为下叶。右侧斜裂后方为下叶，前方在水平裂以上层面为上叶，水平裂以下层面为中叶。

（五）纵隔

1.纵隔　前纵隔内有胸腺、淋巴组织、脂肪结缔组织。胸腺在 20 岁以前呈左右对称的软组织密度影；中纵隔包括气管及主支气管、心脏和大血管及其分支、神经、淋巴结等结构。后纵隔内有食管、降主动脉、胸导管、奇静脉与半奇静脉、淋巴结以及脊柱旁丰富的神经组织等（图 2-1-5，图 2-2-8）。

2.纵隔淋巴结　纵隔是胸部淋巴循环的集中区域，有众多淋巴结分布于纵隔各区。淋巴结 CT 表现为圆形或椭圆形软组织密度影，单个淋巴结长径若 ≥ 10mm 应视为异常。

（六）横膈

横膈为圆顶状的肌性结构，大部分与相邻脏器如肝、胃、心脏等紧贴。

三、正常胸部 MRI 表现

胸部 MRI 轴位 MRI 图像与 CT 图像结构基本相同（图 2-1-11）。

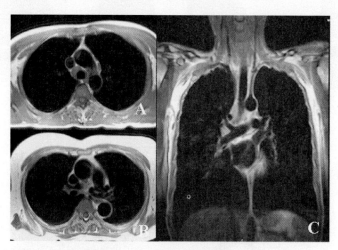

图 2-1-11　正常胸部 MRI 表现
图 A　主动脉弓层面；图 B　左肺动脉弓层面；图 C　冠状位

1.胸廓　胸壁肌肉 T_1WI 和 T_2WI 均呈较低信号，显示为黑影或灰黑影。肌腱、韧带、筋膜 T_1WI 和 T_2WI 均呈低信号。肌肉间可见线状的脂肪影及流空的血管影。脂肪组织 T_1WI 呈高信号，显示为白影，T_2WI 呈较高信号，显示为灰白影。胸骨、胸椎、锁骨和肋骨的骨皮质均显示为低信号，中心部骨松质中含有脂肪，显示为较高信号。肋软骨信号高于骨皮质信号，低于骨松质信号。

2.纵隔　心脏大血管的流空效应及脂肪组织所特有的信号强度，使 MRI 在显示纵隔结构和病变方面具有明显的优势。气管和主支气管无 MRI 信号；大血管腔因流空效应呈无信号，与纵隔内高信号的脂肪对比鲜明，血管壁很薄，在 MRI 图像上通常难以分辨；纵隔内的淋巴结较易显示，T_1WI 和 T_2WI 均表现为中等信号的小圆形或椭圆形结构，其大小一般不超过 10mm。

3.肺 正常肺野基本呈黑影，无信号，近肺门处可见少数由大血管壁及支气管壁形成的分支状结构。

第三节 基本病变的影像表现

基本病变，指疾病基本病理改变的影像学表现，疾病的影像表现多由基本病变构成，因此掌握基本病变的知识将有助于对疾病的影像学诊断。

一、支气管阻塞性病变

支气管阻塞病因可以是炎性狭窄、肿瘤、异物、分泌物淤积、水肿、血块阻塞等，也可由外在性压迫所致。可导致阻塞性肺气肿、阻塞性肺炎及阻塞性肺不张。

1.阻塞性肺气肿（obstructive emphysema） 系因支气管不完全性阻塞所致。支气管部分阻塞产生活瓣作用，吸气时支气管扩张空气进入，呼气时空气不能完全呼出，致使阻塞远侧肺泡过度充气。分为局限性阻塞肺气肿与弥漫性阻塞性肺气肿，后者为两肺终末细支气管以远的弥漫性肺泡过度充气并伴有肺泡壁的破坏。

（1）X线表现 ①透光度增加；②肺的体积增大。局限性阻塞性肺气肿表现为一叶或一侧肺透光度增加，肺纹理稀疏，纵隔移向健侧，患侧横膈下降。弥漫性阻塞性肺气肿表现为双肺野透光度增加，常有肺大泡出现，纹理稀疏。胸廓呈桶状，肋间隙增宽，肋骨呈水平位，膈肌低平且活动度减弱，肺动脉主干可以增粗，外围肺血管纹理变细，心影狭长呈垂位心形（图2-1-12）。

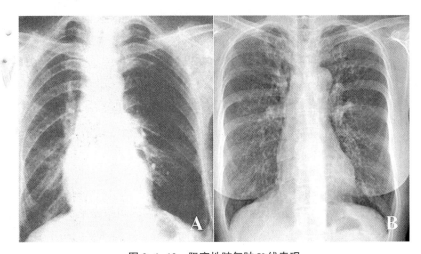

图 2-1-12 阻塞性肺气肿 X 线表现
图 A 左侧肺阻塞性肺气肿，左肺透光度明显增高；图 B 弥漫性阻塞性肺气肿

（2）CT表现 CT检查对局限性阻塞性肺气肿的检出比X线检查敏感，可显示阻塞的部位，甚至阻塞的原因。在肺的边缘部可见大小不等的肺大泡影。高分辨率CT可显示肺小叶结

构的异常改变，可发现早期肺气肿（图 2-1-13）。

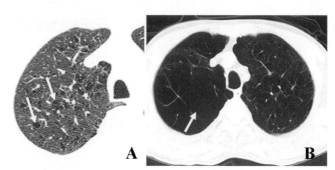

图 2-1-13　阻塞性肺气肿 CT 表现
图 A　HRCT 肺小叶中央型气肿（箭头）；
图 B　双肺透光度明显增高，其内见无壁肺大泡（箭头）

2. 阻塞性肺不张（obstructive atelectasis）　支气管完全阻塞后，肺泡内气体多在 18 ～ 24 小时内被吸收，肺叶萎缩。根据阻塞部位不同，可有一侧、肺叶、肺段和小叶的肺不张。

（1）X 线表现　①肺组织密度增高；②体积缩小。一侧肺不张表现为患侧肺野呈一致性密度增高影，胸廓塌陷，肋间隙变窄，纵隔向患侧移位，患侧横膈升高。肺叶不张，表现为肺叶体积缩小，密度均匀增高，纵隔向患侧移位。肺段不张表现为基底在外、尖端指向肺门的三角形密度增高影，肺段体积缩小（图 2-1-14）。

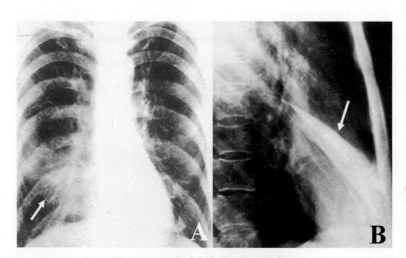

图 2-1-14　右肺中叶肺不张 X 线表现
图 A　正位 右下肺野片状致密影，下缘不清（箭头）；
图 B　侧位 右肺中叶肺不张，水平裂下移（箭头）

（2）CT 表现　CT 平扫肺不张表现为肺叶缩小，呈均匀软组织密度，边缘清楚，增强扫描可见明显强化，常可发现主支气管阻塞的部位及原因。阻塞性肺不张应与压迫性肺不张鉴别，后者多因胸腔积液所致，不张肺内可见含气支气管征（图 2-1-15）。

3. 阻塞性肺炎（obstructive pneumonia）　支气管不完全阻塞致气道变窄，呼吸阻力加大，通气量减少，痰液不易及时排出，局部易致反复感染，炎症难以消散，其特征表现为同一部位反复出现的炎变。

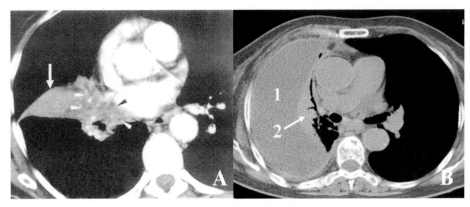

图 2-1-15　阻塞性肺不张与压迫性肺不张 CT 表现
图 A　增强扫描：右肺中叶肺不张（长箭头），中叶开口处可见不规则肿块（箭头）；图 B　压迫性肺不张
1. 右侧胸腔大量积液　2. 肺不张，其内见含气支气管征

二、肺部病变

1. 肺实变（consolidation of lung）　肺泡内的气体被渗出的液体、蛋白及细胞所代替而形成实变。多见于各种炎症、渗出性肺结核、肺出血及肺水肿。由于肺泡内的渗出液可通过肺泡孔向邻近肺泡蔓延，因而病变区与正常肺组织间无明显分界，边缘模糊。

（1）X 线表现　①斑片状或云絮状致密影，密度可均匀或不均匀；②边缘模糊，当其边缘为叶间胸膜时，边缘可锐利；③实变区内常可见含气支气管征，又称为"支气管气像"，为含气的支气管在周围实变的肺组织衬托所致（图 2-1-16）。

（2）CT 表现　较 X 线检查更敏感，支气管气像表现易显示。以浆液渗出或水肿液为主的实变密度较低，以脓性渗出为主的实变密度较高，以纤维素性渗出为主的实变密度最高。慢性实变病灶密度常较高，边缘多较清楚（图 2-1-17）。

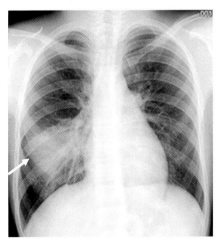

图 2-1-16　肺实变 X 线表现
右肺下野大片状致密影，边缘模糊
（箭头），其内可见含气的支气管征

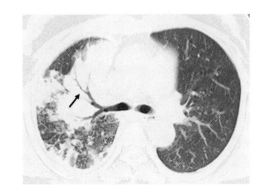

图 2-1-17　肺实变的 CT 表现
右肺大片状密度增高影，其内可见支气管气像
（箭头），边缘模糊，近端支气管通畅

2. 结节与肿块　肺内结节直径 ≤ 3cm 者称为结节（nodule），大于 3cm 者称为肿块（mass）。结节与肿块可单发，也可多发。常见于炎性结节、炎性肉芽肿、炎性假瘤、结核球、肿瘤。

（1）粟粒状结节　指 4mm 以下的小点状结节影，多呈弥漫性分布。多数粟粒状病变由间质内病变引起，常见于粟粒型肺结核、癌性淋巴管炎、结节病、特发性肺含铁血黄素沉着症、急性细支气管炎及组织细胞病（图 2-1-18）。较大的粟粒状结节常见于转移瘤、肺泡癌、肺结核及矽肺，较小的粟粒状结节常见于肺泡微石症。

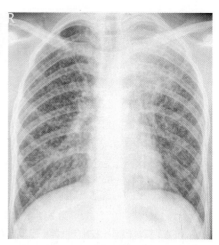

图 2-1-18　粟粒状结节
两肺野内弥漫性分布粟粒状结节影

（2）腺泡样结节　直径在 10mm 以下（多为 4～7mm），边缘较清楚，呈梅花瓣状的结节，即相当于腺泡范围的实变，多为肉芽肿、肿瘤、血管炎及其周围炎，也可以是渗出、出血或水肿。多见于肺结核、慢性炎症、寄生虫病、肺泡蛋白沉积症等。

（3）肿块　肿块为圆形、类圆形或分叶状致密团块影。可单发或多发，单发者见于肺癌、结核球、炎性假瘤、错构瘤等，多发者最常见于肺转移瘤。

对于结节与肿块的检出，以及病变特征的显示，CT 明显优于 X 线检查。①密度改变：肿块内如发现脂肪密度、爆米花钙化，多为错构瘤；结节密度较高，其内可见空泡征，多见于肺癌；结核球中心可有点状钙化或小透光区。②增强扫描：结核球常无强化或仅见周边轻度环形强化，肺癌常为较明显均匀强化或中心强化，炎性假瘤可环形强化或轻度均匀性强化。③边缘情况：良性病变边缘光滑；肺癌边缘可有毛刺或有多个弧形凸起（分叶征表现）。④邻近组织：结核性病变周围常有小结节和条状病灶，称为卫星病灶，炎性肿块邻近可有斑片状磨玻璃影，周围型肺癌邻近可有胸膜凹陷征（图 2-1-19，图 2-1-20）。

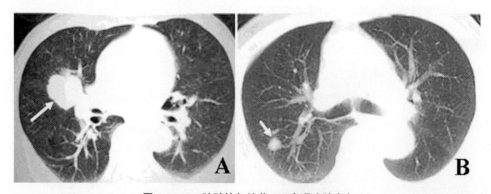

图 2-1-19　肺肿块与结节 CT 表现（肺窗）
图 A　右侧肺门块区肿块（箭头）；图 B　右肺上叶后段结节（箭头）

MRI 检查能够显示直径大于 1cm 的结节影。慢性肉芽肿、干酪样结核或错构瘤由于其内含有较多的纤维组织与钙质，T_2WI 呈较低信号；恶性病变如肺转移癌 T_2WI 呈高信号，肿块内坏死灶 T_1WI 呈低信号，T_2WI 呈高信号；囊性病变 T_1WI 呈低信号，T_2WI 呈高信号。血管性肿块如动静脉瘘，由于流空效应表现为无信号。

3. 空洞与空腔　空洞（cavity）是由肺内组织发生坏死、液化，经引流支气管排出而形成的透亮区。空洞内可有积液，空洞壁可由坏死组织、肉芽组织、纤维组织、肿瘤组织以及洞壁周围的薄层肺不张所形成。常见于肺结核、肺脓肿、支气管肺癌、真菌感染。

空洞有三种类型：①虫蚀样空洞，又称无壁空洞，为大片坏死组织形成的空洞，在大片密度增高影内可见多发性边缘不规则虫蚀状透明区，见于干酪性肺炎；②薄壁空洞，壁的厚度常小于 3mm，多见于肺结核、肺脓肿、肺转移瘤；③厚壁空洞，壁的厚度常等于或大于 3mm，空洞周围有高密度实变区，内壁光滑或凹凸不平，可见于肺脓肿、肺结核及周围型肺癌。肺脓肿的空洞壁外为边缘模糊的片状影，空洞内多有液平面；结核性空洞壁外缘整齐，空洞内常无或仅有少量液体（图 2-1-21）。周围型肺癌的空洞内壁凹凸不平，有时可见壁结节。长期存在的空洞可继发形成真菌球。CT 检查较 X 线平片更易检出空洞的存在（图 2-1-22）。

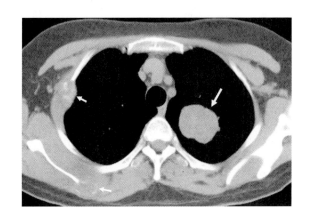

图 2-1-20　肿块 CT 表现（纵隔窗）
左肺上叶软组织肿块（长箭头），系转移肿瘤，
另见肋骨及肩胛骨转移（短箭头）

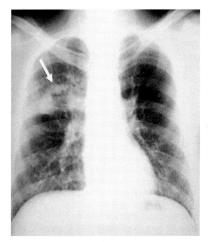

图 2-1-21　空洞 X 线表现
右上肺见一厚壁空洞（箭头），为结核性空洞

空腔（intrapulmonary air containing space）是肺内生理腔隙的病理性扩大，可见于肺大泡、支气管扩张、含气肺囊肿。空腔的壁较菲薄、均匀，一般约为 1.0mm，腔内可有或无液体（图 2-1-23）。

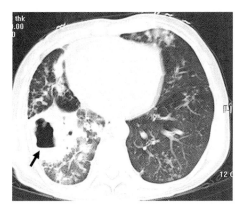

图 2-1-22　厚壁空洞 CT 表现
右下肺脓肿，感染灶内见厚壁空洞、
其内可见气液平面（箭头）

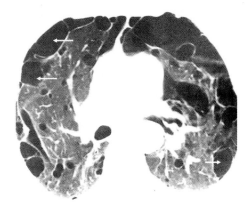

图 2-1-23　空腔 CT 表现
两侧肺野胸膜下可见大小不等泡状透光区，
为肺大泡影（箭头）

4. 网状、细线状、条索状影　肺部的网状、细线状及条索状影是肺间质病变的反应，其病理改变有渗出或漏出、炎性细胞或肿瘤细胞浸润、纤维结缔组织或肉芽组织增生。常见的肺间质病变有慢性支气管炎、间质性肺水肿、肺纤维化、癌性淋巴管炎、尘肺及结缔组织病等（图

2-1-24）。

CT 检查对肺间质病变的检出敏感，尤其是高分辨率 CT 可以发现早期肺纤维化，显示小叶间隔增厚等细微改变，对肺间质病变的诊断具有重要价值。小叶间隔增厚表现为与胸膜相连的粗线状影，长 1～2cm，病变明显时可呈多角形的网状影。肺纤维化时，在胸膜下 1cm 以内，可见与胸壁平行的弧形线状影，长 2～5cm，称为胸膜下线。重度肺纤维化表现为弥漫蜂窝状改变，支气管牵拉性扩张（图 2-1-25）。

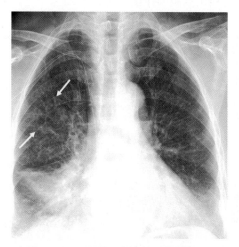

图 2-1-24 网状、条索状影 X 线表现
右中肺野网状、条索状密度增高影，
边缘较清（箭头）

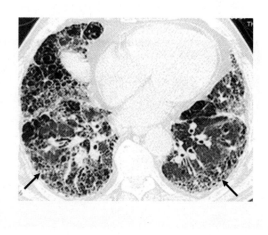

图 2-1-25 网状、条索状 CT 表现
双肺弥漫分布细网状、蜂窝状改变（箭头）

5. 钙化（calcification） 通常发生于退变或坏死组织内，属于变质性病变。多见于肺或淋巴结干酪性结核灶的愈合阶段，某些肿瘤如肺错构瘤、纵隔畸胎瘤，以及尘肺常见钙化发生。

钙化的密度较高，边缘清楚锐利，大小形状可有不同，可为斑点状、块状及球状影。结核病灶钙化多为单发或多发斑点状；错构瘤的钙化呈爆玉米花状；矽肺钙化多为两肺散在多发结节状或环状钙化；淋巴结钙化呈斑点状、蛋壳样；骨肉瘤的钙化以两肺散在结节状为特点。钙化的 CT 值一般在 100HU 以上，边缘清楚。

三、胸膜病变

1. 胸腔积液（pleural effusion） 是由于脏层、壁层胸膜的毛细血管壁通透性增加，胸腔内液体增多所致，常见于感染性（结核、细菌、真菌等）、外伤性、肿瘤、化学性（如尿毒症）、变态反应性等。按液体性质又可分为漏出液、渗出液、血性和乳糜性。仅根据胸片及 CT 检查不能鉴别胸腔积液的性质。

（1）X 线表现 胸腔积液可分为：

1）游离性胸腔积液：最先积存在位置最低的后肋膈角：①少量胸腔积液（约 300mL）：立位片仅可见肋膈角变钝，随积液量增加，肋膈角变平、消失（图 2-1-26A）；②中量胸腔积液：由于胸腔的负压、液体重力、肺组织的弹力及液体的表面张力，表现为外高内低弧形液面。中等量积液上缘一般不超过第 2 前肋下缘水平（图 2-1-26B）；③大量胸腔积液：积液量超过第2前肋下缘，呈大片致密影，仅见含气的肺尖部。中等量、大量胸腔积液可见纵隔向健侧移位、肋间隙增宽，膈肌不能显示（图2-1-26C）。

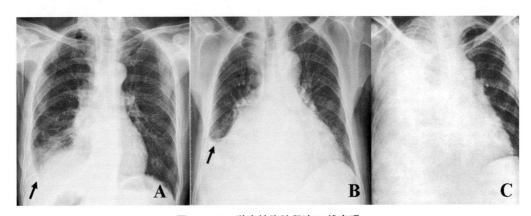

图 2-1-26　游离性胸腔积液 X 线表现
图 A　少量胸腔积液，右侧肋膈角变钝（箭头）；图 B　中量积液，弧形凹面（箭头）；
图 C　大量胸腔积液：右侧胸腔致密影，右侧肺尖尚可见，纵隔向左侧移位

2）局限性胸腔积液：胸腔积液积存于胸腔某一局部，称为局限性胸腔积液。如包裹性积液、叶间积液、肺底积液、纵隔积液等。其中以包裹性积液最多见。①包裹性积液：胸膜炎时，脏、壁层胸膜粘连使积液局限在胸膜腔的某一部位，好发于侧后胸壁（图2-1-27）。②叶间积液：局限在水平裂或斜裂内的积液。侧位片上的典型表现是位于叶间裂部位的梭形致密影，边缘清楚，密度均匀。③肺底积液：位于肺底与膈肌之间的胸腔积液。

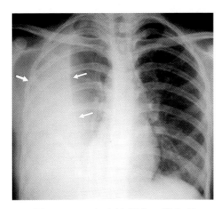

图 2-1-27　包裹性积液 X 线表现
近右侧胸壁较大片致密影（箭头），内侧见液体边缘

（2）CT 表现　CT 检查较 X 线平片敏感，极少量积液亦可检出，表现为后胸壁下弧形或新月形水样密度影。大量胸腔积液除可见大片状水样密度影外，尚可见肺组织被压缩于肺门呈软组织影。叶间积液更易鉴别，表现为叶间裂走行区的梭形致密影（图2-1-28）。

（3）MRI 表现　非出血性积液 T_1WI 多呈低信号；结核性或外伤性等所致积液，由于内含较高蛋白及细胞成分，T_1WI 呈中、高信号，胸腔积液无论性质如何，T_2WI 均为高信号，说明积液的性质主要影响 T_1WI 信号强度，因此可以用 T_1WI 的信号强度来大致判断积液的性质，有利于疾病的诊断与鉴别诊断。

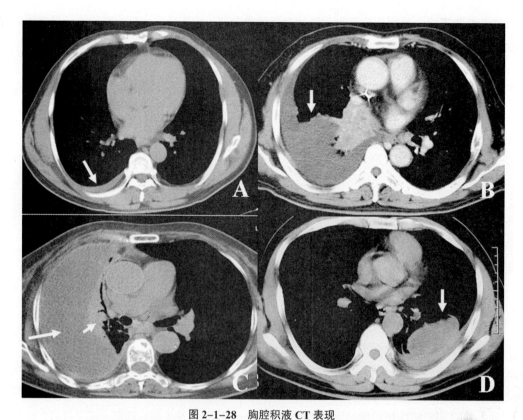

图 2-1-28　胸腔积液 CT 表现
图 A　右侧胸腔少量积液（箭头）；图 B　右侧中量积液（箭头）；图 C　右侧大量积液
（长箭头），并见压迫性肺不张（短箭头）；图 D　左侧胸腔包裹性积液（箭头）

2. 气胸与液气胸　空气进入胸膜腔内形成气胸（pneumothorax）。胸膜腔内液体与气体同时存在称为液气胸（hydropneumothorax）。气胸表现为：①无肺纹理的透亮影；②可见被压缩肺的边缘；③肺组织向肺门方向压缩。液气胸时可见气胸区内的液平面（图 2-1-29），注意气胸与空腔（肺大泡）的鉴别（图 2-1-30）。

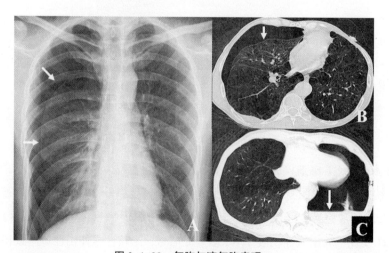

图 2-1-29　气胸与液气胸表现
图 A　X 线平片，右侧气胸，见被压缩的肺组织边缘（箭头）；图 B　CT 轴位，
右侧气胸，压缩的肺组织边缘（箭头）；图 C　左侧液气胸，气胸内见液平（箭头）

3.胸膜肥厚、粘连、钙化　由于胸膜炎症引起纤维素沉着、肉芽组织增生或外伤出血机化均可导致胸膜肥厚、粘连和钙化。胸膜肥厚与粘连常同时存在，后期胸膜钙化，多见于结核性胸膜炎、胸腔积液、脓胸及出血机化。

轻度局限性胸膜肥厚粘连多发生在肋膈角区，表现为肋膈角变浅、变平。广泛胸膜肥厚粘连时，可见患侧胸廓塌陷，肋间隙变窄，沿肺野外侧及后缘可见带状密度增高影，肋膈角消失，纵隔可向患侧移位。CT 检查更易区分胸膜增厚与胸腔积液，表现为胸膜区软组织密度影。胸膜钙化表现为肺野边缘呈片状、不规则点状或条状高密度影（图 2-1-31）。

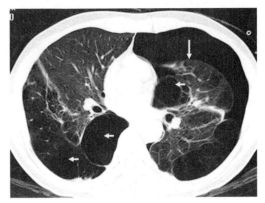

图 2-1-30　气胸与肺大泡 CT 表现
左侧气胸，可见压缩的肺组织边缘（长箭头），
双肺内多发肺大泡（短箭头）

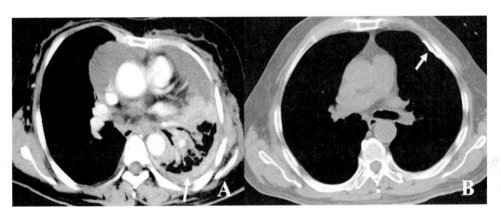

图 2-1-31　胸膜增厚、钙化 CT 表现
图 A　增强扫描，右侧胸膜增厚，并有强化（箭头）；图 B　左侧胸膜钙化（箭头）

四、纵隔病变

X 线平片可提示其位置、形态的改变，但欲了解纵隔病变的详情，需通过 CT 或 MRI 检查及增强扫描。

1.纵隔位置改变　肺或胸膜的较大占位性病变、气胸、大量胸腔积液等可压迫纵隔变形并向对侧移位，肺不张、广泛纤维化、肺叶切除术后、广泛胸膜肥厚，粘连等可导致纵隔向患侧移位。

2.纵隔形态改变　心脏大血管的异常扩张或纵隔内较大的占位病变可引起纵隔变形，纵隔增宽。良性肿块形态常规则、边缘清楚，恶性肿块往往形态不规则、边缘不清楚。

3.纵隔密度改变　CT 值可较敏感地反映纵隔病变的密度，根据 CT 值大致分为四类病变：脂肪密度、软组织密度，囊性密度及血管密度。CT 增强可明确显示动脉瘤、动脉夹层及附壁血栓。实性病变中良性病变多均匀轻度强化，囊性病变仅见囊壁轻度强化，脂肪性病变仅见其内的血管强化。

NOTE

第四节　常见疾病的影像诊断

一、慢性阻塞性肺疾病

慢性阻塞性肺疾病（chronic obstructive pulmonary disease，COPD）是一组临床常见具有进行性不可逆为特征的气道阻塞性疾病，是一种破坏性的肺部疾病。

【病理与临床】

COPD确切病因不明，与吸烟、烟雾、雾霾（PM2.5）等有害气体或颗粒所致炎症反应有关，并存在个体遗传易感及环境因素互相作用。病理改变主要为慢性支气管炎及肺气肿，表现气道狭窄，小叶中央型肺气肿，随病情进展弥漫分布全肺，并可有毛细血管床破坏，肺血管壁增厚；晚期继发肺心病。

起病缓慢，病程较长。临床表现为慢性咳嗽、咳痰、气短或呼吸抑制、喘息、胸闷等，全身症状可有体重下降、外周肌肉萎缩和功能障碍、精神抑郁、焦虑等。肺功能检查是判断气流受限客观指标，对COPD的诊断、严重程度评价、疾病进展、预后及治疗反应评估等有重要意义。

【影像学表现】

1. X线表现　早期胸片无明显变化，以后可有肺纹理增多、紊乱等非特征改变；X线特征表现：肺气肿、桶状胸，肋骨走行变平，肺野透光度增高，横膈位置低平；心脏狭长，肺门血管纹理呈残根状，肺野外周血管纹理稀少；可并发肺动脉高压和肺心病。

2. CT表现　除具有X线表现外，尚可见：①刀鞘状气管：轴位示气管矢状径明显增大，横径变小，形如"刀鞘"，为胸腔压力增高、气管两侧壁受挤压所致；②支气管壁改变：支气管管壁增厚，管腔不同程度狭窄或扩张，多见于两肺下部的中、小气管；③肺内呈"马赛克"征：即异常透光区与斑片状的磨玻璃密度影构成，形似黑白相间的马赛克，为气体滞留与血流分布所致；④肺气肿：多为小叶中央型肺气肿，HRCT表现为小圆形低密度区，无壁，重度时肺气肿破坏区融合，形成肺大泡（图2-1-32，图2-1-13B）。

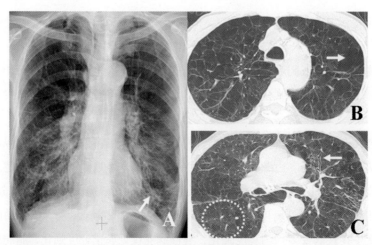

图2-1-32　慢性阻塞性肺疾病表现

图A　正位胸片，肺气肿，双肺纹理增多，双下肺明显，并有支气管扩张（箭头）；图B　CT轴位，肺纹理紊乱，肺大泡形成（箭头）；图C　肺纹理扭曲（箭头），右下肺马赛克征（圆圈内）

【诊断与鉴别诊断】

COPD 结合临床病史与影像学改变，诊断不难。但应与支气管哮喘、支气管扩张症，充血性心力衰竭等鉴别。支气管哮喘多在儿童起病，症状起伏大，伴过敏体质、过敏性鼻炎、湿疹等，部分患者有哮喘家族史；鉴别时根据临床及实验室所见全面分析，必要时可做支气管舒张实验和（或）PEF 昼夜变异率进行鉴别。

二、支气管扩张症

支气管扩张症（bronchiectasis）是指支气管的内径异常增宽。多见于儿童及青壮年。常继发于支气管、肺的化脓性炎症、肺不张及肺纤维化，少数患者为先天性支气管内径呈不同程度的异常扩张。多见于左肺下叶、左肺舌叶及右肺下叶，可两肺同时存在。

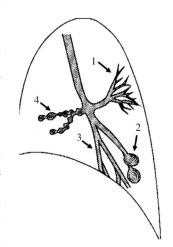

图 2-1-33　支气管扩张分型
1. 正常支气管　2. 囊状扩张
3. 柱状扩张　4. 静脉曲张型扩张

【病理与临床】

支气管扩张的主要发病机制是：①慢性感染引起支气管壁组织的破坏；②支气管内分泌物淤积与长期剧烈咳嗽，引起支气管内压增高；③肺不张及肺纤维化对支气管壁产生的外在性牵拉。根据支气管扩张的形态常分为：柱状、囊状、静脉曲张型（图2-1-33）。三种类型的支气管扩张可同时存在或一种为主，常伴有肺部炎症。

主要临床表现有咳嗽、咳血和咳大量脓痰。常反复发生呼吸道感染，成人多见，合并有发热，可有杵状指。

【影像学表现】

1. X 线表现　轻度支气管扩张在平片上可无异常发现，较明显的支气管扩张表现为：①肺纹理改变：支气管壁增厚及纤维增生，表现为肺纹理增多、紊乱或呈网状。扩张而积气的支气管可表现为粗细不规则的管状透明影，扩张而有分泌物的支气管则表现为不规则的棒状致密影。囊状扩张可表现为多个薄壁空腔，其中可有液平。②肺内炎症：在增多、紊乱的肺纹理中可伴有小斑片状模糊影。③肺不张：病变区可有肺叶或肺段不张，与支气管扩张互为因果。

2. CT 表现　高分辨率 CT 是支气管扩张的最佳检出方法。

（1）囊状扩张　含气支气管呈囊状扩大，成簇的囊状扩张可形成串珠状或蜂窝样，囊壁光滑，单个表现为"印戒征"（图 2-1-34A）。

（2）柱状扩张　扩张的支气管呈柱状或管状，当扩张的支气管与扫描平面平行时，常表现为分支状的"轨道征"（图 2-1-34B）。

（3）静脉曲张状扩张　扩张的管腔粗细不均匀，呈蚯蚓状迂曲，与柱状扩张相类似。当黏液栓充填扩张的支气管，可见棒状或结节状密度增高影，病灶周围常伴有感染、肺气肿及肺不张等征象（图 2-1-34C）。

【诊断与鉴别诊断】

支气管扩张症结合临床有长期慢性咳嗽、咳多量脓痰和咳血的病史，以及 X 线、CT 表现不难做出诊断。需与特发性肺纤维化后期的蜂窝肺相鉴别，后者多见于 60 岁以上，肺内呈网

NOTE

状纤维条索影，与支气管走行无关，且并无液平面。

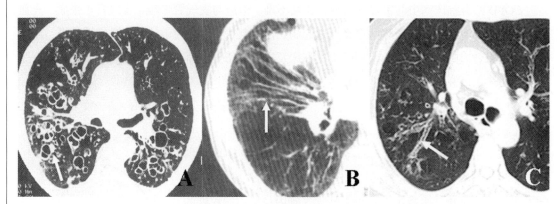

图 2-1-34　支气管扩张症 CT 表现
图 A　囊状扩张，呈印戒征（箭头）；图 B　柱状扩张，呈双轨征（箭头）；图 C　静脉曲张型（箭头）

三、肺炎

肺炎（pneumonia）为肺部常见病、多发病。按病因常分为感染性、理化性、免疫性和变态反应性，以感染性最常见，根据影像判断肺炎由何种病因所致较困难。按病变的解剖分布分为大叶性肺炎、小叶性肺炎（支气管肺炎）和间质性肺炎。影像检查以 X 线胸片为常用，CT检查有助于发现病变的早期改变，以及鉴别阻塞性肺炎。

（一）大叶性肺炎

大叶性肺炎（lobar pneumonia）是细菌性肺炎中最常见的类型，病原菌多为肺炎双球菌，病变常累及一个肺叶或多个肺叶，也可仅累及肺段。

【病理与临床】

病理上常分为四期：

（1）充血期　肺泡壁毛细血管扩张、充血、肺泡内浆液性渗出，肺泡内仍可含气体。

（2）红色肝变期　肺泡内充满大量纤维蛋白及红细胞，肺组织实变，切面呈红色肝样。

（3）灰色肝变期　肺泡内红细胞减少而代之以大量白细胞，实变的肺组织切面呈灰色肝样。

（4）消散期　肺泡内的炎性渗出物溶解、吸收、消散，肺泡重新充气。经及时治疗约 1 周后开始转入消散期，肺泡内渗出物溶解、吸收、肺泡重新充气。

大叶性肺炎多见于青壮年，好发于冬春季，以起病急，高热、胸痛、咳嗽、咳铁锈色痰为临床特征。实验室检查白细胞总数及中性粒细胞明显增高。

【影像学表现】

1. X 线表现　通常 X 线征象的出现较临床表现晚。影像表现不能区分红色肝变期与灰色肝变期，可分为三期：①充血期：X 线检查可无阳性发现，或只有纹理增多，透光度略低。②实变期（包括红色肝变及灰色肝变期）：表现为密度均匀的致密影，如病变仅累及肺叶的一部分则边缘模糊。实变区中可见透明的支气管影即"支气管气像"。如累及整个肺叶，则表现为以叶间裂为界的大片致密影。③消散期：实变区密度逐渐减低，范围缩小。病变愈后良好，病变多在两周内吸收，少数可延缓吸收达 1～2 个月，局部可无痕迹，偶可残留少量条索影，或长期不吸收并机化演变为机化性肺炎（图 2-1-35）。

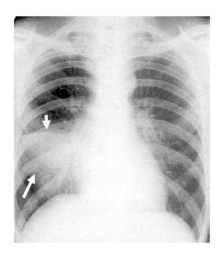

图 2-1-35　大叶性肺炎 X 线表现
右肺中叶见大片状致密影，呈扇形状改变，其上缘以
水平裂为界（短箭头），内下缘边缘较模糊（长箭头）

2. CT 表现　①充血期：病变区呈磨玻璃样稍高密度影，边缘模糊。病变区血管仍隐约可见。②实变期：为密度均匀致密实变影，呈大叶或肺段分布，其内可见支气管气像。在显示空气支气管征方面 CT 较普通 X 线片更清晰（图 2-1-36）。③消散期：为散在大小不等斑片状的密度增高影，边缘欠清，最后可完全吸收。

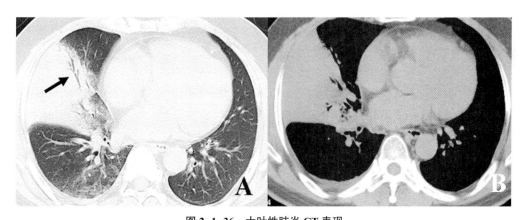

图 2-1-36　大叶性肺炎 CT 表现
图 A　右肺中叶大片状致密影，其内可见支气管气像（箭头）；图 B　纵隔窗

【诊断与鉴别诊断】
　　急性大叶性肺炎根据病史、典型临床表现，实验室检查及特征性的胸部 X 线片多能做出正确诊断。大叶性肺炎的鉴别诊断包括：①干酪性肺炎：其实变密度高于大叶性肺炎，并有虫蚀样空洞，结合病史、临床表现及实验室检查有助于诊断。②阻塞性肺炎：肺叶、段支气管变窄等阻塞性改变，多由肺门肿块或淋巴结肿大压迫气道所致。③肺不张：肺体积缩小，而大叶性肺炎体积无明显改变（图 2-1-37）。

　　（二）小叶性肺炎

　　小叶性肺炎（lobular pneumonia），是以肺小叶为单位的灶状急性炎症，由于病灶多以细支气管为中心，故又称支气管肺炎（bronchopneumonia），常见致病菌有葡萄球菌、肺炎双球菌及链球菌等。

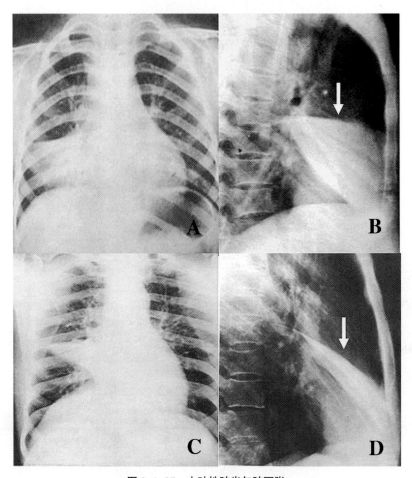

图 2-1-37　大叶性肺炎与肺不张
图 A、B　右肺中叶大叶性肺炎，体积无变化，水平裂位置无改变（箭头）；
图 C、D　右肺中叶肺不张，中叶体积缩小、水平裂明显下移、（箭头）

【病理与临床】

小叶性肺炎多由支气管炎和细支气管炎发展而来，病理变化为小支气管壁充血、水肿，肺间质内炎性浸润以及肺小叶渗出和实变的混合病变。病变以小叶支气管为中心，肺泡及细小支气管中充满炎性渗出物，病变多散在分布两侧中下肺野，沿支气管走行分布。

多见于婴幼儿、老年及极度衰弱的患者，或为手术后并发症。因机体反应力低，体温可不升高。临床表现以发热为主，可有咳嗽、咳黏液痰或伴胸痛、呼吸困难和紫绀。

【影像学表现】

1. X 线表现　病变多在两肺中、下野的内、中带，肺纹理增多、增粗、模糊；沿肺纹理分布的斑片状模糊致密影，密集的病变可融合成较大的片状影，密度可均匀或不均匀。可伴有局限性肺过度充气或肺不张（图 2-1-38）。

2. CT 表现　多见于两肺中下野沿支气管走行分布的散在斑片影，边缘模糊，亦可融合呈片状或云絮状密度增高影，密度可不均匀。可伴有阻塞性小叶肺气肿或肺不张（图 2-1-39）。

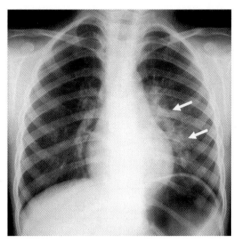

图 2-1-38　小叶性肺炎 X 线表现
左下可见沿肺纹理分布小片状密度增高影、边缘模糊（箭头）

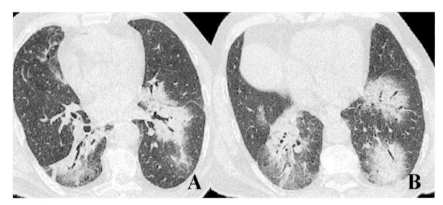

图 2-1-39　小叶性肺炎 CT 表现
两肺下叶多发散在片状致密影，沿肺纹理分布，其内见支气管气像

【诊断与鉴别诊断】

小叶性肺炎好发于两肺中下肺野中、内带，沿支气管走行分布，呈散在斑片状影，是其典型影像学表现，多见于婴幼儿及年老体弱者，诊断不难。需注意与间质性肺炎鉴别。

（三）间质性肺炎

间质性肺炎（interstitial pneumonia）是指以肺间质炎症为主的肺炎。根据病因可分为感染性及非感染性，感染性可由细菌或病毒感染所致，以病毒感染多见。

【病理与临床】

病理上为支气管壁及肺间质的炎性细胞浸润，肺泡很少累及。炎症可沿淋巴管扩展引起淋巴管炎及淋巴结炎。由于细小支气管黏膜出血、水肿及炎性细胞浸润，发生狭窄、阻塞，可出现肺气肿或肺不张。

可有发热、胸痛、咳嗽、气急等症状，双肺中下部可闻及啰音，慢性者可出现杵状指趾；若发生于儿童，常继发于麻疹、百日咳或流行性感冒等急性传染病，可伴有紫绀等缺氧症状。

【影像学表现】

1. X 线表现　①肺纹理增多，模糊，两下肺野明显；②网状及小点状密度增高影，网状影是肺间质性炎症的重叠影像，与肺纹理增多、模糊交织并存；③发生于婴幼儿的急性间质性肺炎由于细支气管的部分阻塞，多表现有弥漫性肺气肿。

2. CT 表现　①早期或轻症病例，可表现两侧支气管血管束增粗，并伴有磨玻璃样影；②较重者显示小斑片状影及小结节状影，在 HRCT 图像上可见小叶间隔增厚、肺内蜂窝状改变及纤维化；③部分病例可见肺气肿，肺门及纵隔淋巴结增大（图 2-1-40）。

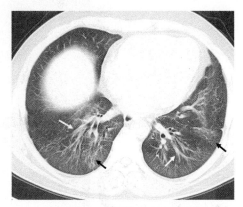

图 2-1-40　间质性肺炎 CT 表现
右肺下叶、左肺舌叶、下叶支气管血管束增粗（白箭头），间杂小片状影及毛玻璃样改变（黑箭头）

【诊断与鉴别诊断】

间质性肺炎的诊断要点是：①临床上常先有上呼吸道病毒性感染，继之出现胸闷憋气，呼吸困难，常无白细胞升高。②X 线胸片表现两肺门及中下肺野纹理增粗、模糊，并可见网状及小斑片状影。有时伴有弥漫性肺气肿。③CT 可表现两侧支气管血管束增粗，并伴有磨玻璃样阴影及散在小斑片状影。

间质性肺炎需与小叶性肺炎鉴别，后者两肺中下肺野散在小片状密度增高影为主要表现，少有网状、毛玻璃样改变。

四、肺脓肿

肺脓肿（lung abscess）是肺部化脓性、坏死性炎症，致病菌多为金黄色葡萄球菌、肺炎双球菌及厌氧菌等，以坏死、液化和空洞形成为其特征。

【病理与临床】

感染途径可为：①吸入性；②血源性，继发于金黄色葡萄球菌引起的脓毒血症；③附近器官感染的直接蔓延。病理变化为化脓性肺炎导致细支气管阻塞，小血管炎性栓塞，肺组织坏死继而液化，经支气管咳出后形成脓腔。分为急性和慢性。

急性肺脓肿发病急剧，有高热、寒战（体温呈弛张型）、咳嗽、胸痛等症状。咳嗽逐渐加重，可咳大量脓臭痰，痰可有分层，有时痰中带血，白细胞总数明显增加。慢性肺脓肿临床上以间歇性发热及持续性咳嗽、脓痰或脓血痰、胸痛等为主要表现，白细胞总数改变不明显，可出现杵状指。

【影像学表现】

1. X 线表现　①早期表现为肺内大片状密度增高影；②随后病变坏死液化、病灶中心密度减低，空洞形成，底部可见液平，边缘模糊；③急性期，可累及胸膜引起胸膜反应，也可因脓肿破入胸腔形成脓胸或脓气胸；④慢性期，脓肿周围炎性浸润逐渐吸收减少，空洞壁变薄；病变好转时，空洞、液平面缩小、消失，痊愈后可不留痕迹，或仅残留少量纤维条索影；⑤血源性肺脓肿，表现为两肺多发类圆形致密影，以外围较多，病变中心可有小空洞形成，也可有液平（图 2-1-41）。

2. CT 表现

（1）**急性肺脓肿**　可见肺内大片状高密度影，边缘模糊，继而肺组织坏死、液化，病灶中心区形成较大厚壁空洞，其内可有液平面，壁内缘略不整齐，增强后其壁可见强化。常伴有胸腔积液或胸膜增厚，或有脓胸或脓气胸。

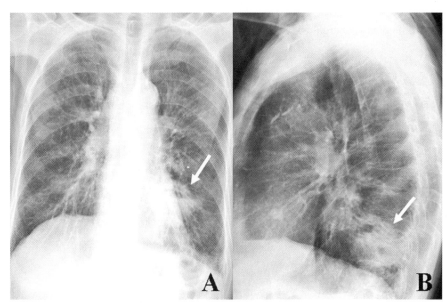

图 2-1-41　肺脓肿 X 线表现

图 A　正位；图 B　侧位

左肺下叶类圆形密度增高影，其内可见气液平面，边缘尚光滑清楚（箭头）

（2）慢性肺脓肿　表现为纤维厚壁空洞、周围纤维化，空洞形态多不规则，可见分隔，多有液平面，病灶周围常有慢性炎症，支气管扩张等改变，邻近胸膜增厚（图 2-1-42）。

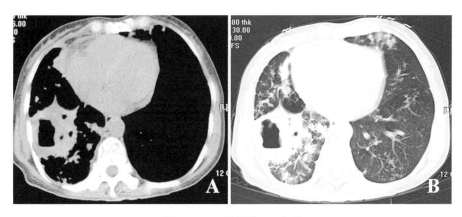

图 2-1-42　肺脓肿 CT 表现

图 A　纵隔窗；图 B　肺窗

右下肺脓肿，大片致密影内见较大厚壁空洞、其内可见气液平面

【诊断与鉴别诊断】

根据临床起病急、高热、咳大量脓臭痰及典型影像学表现，肺脓肿诊断不难。早期未出现空洞时，需与一般肺炎鉴别。空洞形成后，特别是慢性肺脓肿应与结核与癌性空洞鉴别：①大叶性肺炎：大叶性肺炎按肺叶分布，肺脓肿则可跨叶分布，CT 增强可显示病灶中央密度减低区，强化明显的脓肿壁，有助于肺脓肿诊断。②肺结核空洞：空洞壁较薄，液平面少见，病灶周围可见卫星灶。③癌性空洞：肿块内空洞较小、不规则，壁呈偏向性增厚，增强后不规则强化。

五、肺结核

肺结核（pulmonary tuberculosis）是由结核杆菌引起的肺部慢性传染性疾病。肺结核的诊断一般以临床症状、痰菌检查和痰培养及胸部影像学检查等为依据。影像学检查在发现病变、鉴别诊断和观察病变动态变化方面均具有重要作用。

【病理与临床】

1. 病例变化 肺结核基本病理变化主要三种。

（1）渗出为主的病变 见于结核病炎症初期或病变恶化复发时，表现为组织充血，浆液性、中性白细胞及淋巴细胞渗出，其后相继有吞噬细胞、纤维蛋白及大量淋巴细胞积聚、充填肺泡。渗出性病灶中易找到结核菌。渗出病变可以完全吸收或形成纤维化。

（2）增殖为主的病变 见于机体抵抗力强或病变恢复阶段，表现为结核结节。结核结节以干酪坏死为中心，外围有类上皮细胞、郎罕氏细胞及淋巴细胞组成，周围可见渗出性病变。增殖性病变可进一步纤维化或钙化。

（3）变质为主的病变 发生在结核菌毒力强、菌量多、机体超敏反应增强或抵抗力低下时，表现为肺内干酪样、坏死性病变，易产生液化形成空洞。干酪样病灶中存在大量结核菌，可沿支气管、血液循环播散。若干酪样组织被纤维组织包裹可形成结核球（瘤），提示结核向愈发展，最后可钙化；干酪样肺炎形成，则提示病变的恶化。

肺结核的临床表现与感染结核菌的数量、毒力及机体免疫反应和变态反应有关，也与病变的发展阶段有关。感染少量结核菌或机体反应轻微可无临床症状，典型表现有咳嗽、咯血、胸痛、潮热、盗汗、乏力、食欲不振及消瘦等。

2. 临床分类 结核病具有复杂的临床、病理及影像学表现，根据1998年8月中华结核病学会制订了我国新的结核病分类法，共分为5类。

（1）原发型肺结核（Ⅰ型） 为初次结核感染所致的临床病症，包括原发综合征和胸内淋巴结结核。

（2）血行播散型肺结核（Ⅱ型） 包括急性粟粒型肺结核和亚急性或慢性播散型肺结核。

（3）继发型肺结核（Ⅲ型） 为肺结核中的一个主要类型，包括浸润性和慢性纤维空洞性肺结核等。

（4）结核性胸膜炎（Ⅳ型） 包括结核性干性胸膜炎、结核性渗出性胸膜炎和结核性脓胸。

（5）其他肺外结核（Ⅴ型） 按部位及脏器命名，如骨结核、肾结核、肠结核及结核性脑膜炎等。

【影像学表现】

1. 原发型肺结核（Ⅰ型） 机体初次感染结核菌所引起的肺结核称为原发型肺结核，常见于儿童。一般症状轻微，婴幼儿发病较急，可有高热。主要包括原发综合征与胸内淋巴结结核。

（1）X线表现 ①原发综合征：结核杆菌进入肺内形成原发浸润灶，表现为局限性斑片状影；累及向肺门引流的淋巴管，形成淋巴管炎，表现为连向肺门的不规则条索状影，继而出现肺门或纵隔内淋巴结炎。肺内原发病灶、淋巴管炎和淋巴结炎三者合称为原发综合征，表现为三者相连，呈"哑铃"状影（图2-1-43）。②胸内淋巴结结核：分为炎症型和结节型。炎症型

X线表现为从肺门向外扩展的高密度影，其边缘模糊。结节型表现为肺门区突出的圆形或卵圆形边界清楚的高密度影，以右侧肺门较为多见。

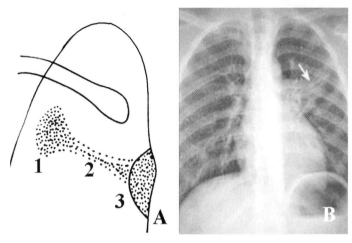

图 2-1-43 原发综合征
图 A 示意图，肺内原发灶、淋巴管炎与淋巴结炎，三者如哑铃状改变；
图 B 左肺上叶片状密度增高影（箭头），与增大的肺门相连，边缘模糊

（2）CT表现 可清楚显示原发病灶、引流的淋巴管炎及肿大的肺门淋巴结的形态、大小、边缘和密度等（图2-1-44）。活动性淋巴结结核表现为中心坏死，CT增强呈边缘强化；陈旧性或愈合的淋巴结核可见片状或全淋巴结钙化。

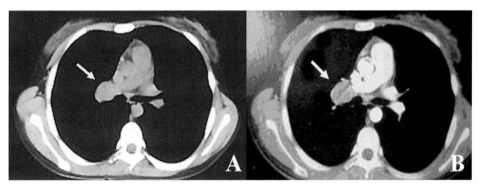

图 2-1-44 胸内淋巴结结核 CT 表现
图 A CT平扫，右侧肺门淋巴结增大（箭头）；图 B 增强扫描，增大淋巴结呈环状强化（箭头）

2. 血行播散型肺结核（Ⅱ型） 为结核杆菌进入血液循环所致。根据结核杆菌侵入血液循环的途径、数量、次数和机体的反应，可分为急性粟粒型肺结核和亚急性或慢性血行播散型肺结核。

（1）急性血行播散型 又称为急性粟粒型肺结核，是由于大量结核杆菌一次或短时间内数次进入血液循环所引起。X线表现为两肺野内均匀分布的粟粒样大小结节影，结节大小为1～2mm，边缘清晰，其特点是"三均匀"，即病灶分布、大小和密度均匀。病灶数量多，分布密集时，两肺野呈磨玻璃密度影（图2-1-45）。CT检查易显示粟粒结节，尤其是高分辨率CT可清晰显示弥漫粟粒性病灶（图2-1-46）。

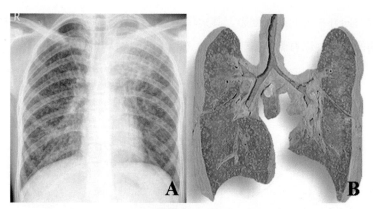

图 2-1-45　急性粟粒型肺结核 X 线表现与病理标本
图 A　X 线平片，两肺弥漫分布直径 1～3mm 的密度增高影，
呈密度、大小、分布均匀；图 B　病理标本

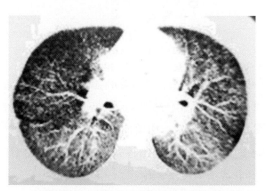

图 2-1-46　急性粟粒型肺结核 CT 表现

（2）亚急性或慢性血行播散型　是由于较少量的结核杆菌在较长时间内多次进入血液循环所致。X 线表现可见双肺上、中肺野分布为主的粟粒状或比粟粒大的阴影，其大小不一、密度不等、分布不均。CT 显示病灶的分布、大小、密度比 X 线敏感，对病灶细节及重叠部位的病变显示更清晰。

3. 继发型肺结核（Ⅲ型）　继发性肺结核为成年结核中最常见的类型。病变变化多样，呈多形性表现，活动性渗出病变、干酪样病变和修复增生性病变常同时存在，包括浸润实变、增殖结节、干酪坏死性空洞、结核球及纤维、钙化等（图 2-1-47）。

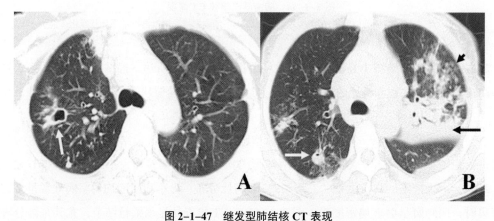

图 2-1-47　继发型肺结核 CT 表现
图 A　右肺上叶薄壁空洞（箭头）；图 B　双肺上叶多形性改变，有增殖结节
（黑短箭头）、渗出（黑长箭头）、结节内空洞（白箭头）

（1）浸润性肺结核　多为已静止的原发病灶重新活动，或为外源性再感染。由于机体已对结核菌产生特异性免疫力，病变常局限，多位于肺上叶尖后段及下叶背段。其影像表现为多形性，可见：①局限性渗出：肺尖和锁骨上下区的斑片状或云絮状致密影，病灶可融合为大片或形成空洞（图2-1-47B）；②增殖结节：呈斑点状影，边界较清晰，排列成"梅花瓣"或"树芽状"（图2-1-47B）；③空洞性病变：圆形或类圆形，边缘较清（图2-1-47A）。

（2）结核球　指干酪组织吸收后或空洞病灶愈合被纤维包裹形成的球形病灶。大小多为2～3cm，单发病灶较多见，病灶密度较高，边缘清晰，其内可见钙化或液化坏死区，周围常可见增殖或纤维性病灶，称为卫星灶（图2-1-48A）。

（3）干酪性肺炎　多为结核恶化发展的表现。表现为肺段或肺叶实变，轮廓较模糊，与大叶性肺炎相似，其中可见不规则透亮区为急性空洞形成（图2-1-48B）。

（4）慢性纤维空洞性肺结核　病程长，病变静止与进展恶化交替，肺内病变多形性改变，肺组织破坏严重。表现为肺野内广泛纤维化与空洞共存，胸膜及肺门受牵拉，继发纵隔移位，肺气肿，支气管扩张，胸膜增厚、粘连、钙化（图2-1-49）。

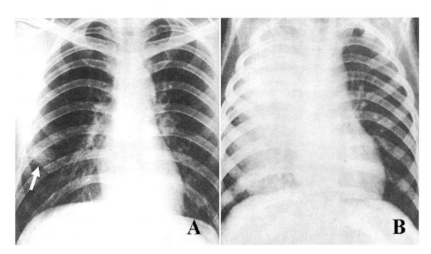

图2-1-48　结核球（瘤）与干酪性肺炎X线表现
图A　结核球，右肺下野类圆形结节，边界清楚（箭头）；图B　干酪性肺炎，右肺野内大片致密影，边界模糊，右下野尚能见含气肺组织，纵隔无移位

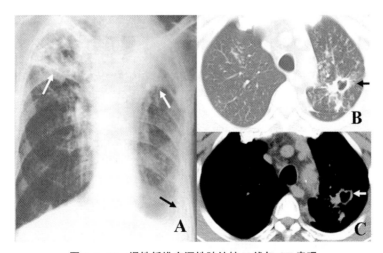

图2-1-49　慢性纤维空洞性肺结核X线与CT表现
图A　胸片正位，双上肺纤维化（白箭头），右上肺内见空洞，左下胸膜增厚（黑箭头）；图B、C　胸部CT轴位，左肺上叶尖后段空洞（箭头），周围可见纤维条索影

4. 结核性胸膜炎（Ⅳ型） 多发生于儿童和青少年，可见于原发型或继发型结核。可与肺结核同时发生，也可单独发生。多数为渗出性结核性胸膜炎，继续发展可出现胸腔积液，临床表现主要为胸痛，并与呼吸有关。

X线、CT表现为不同程度的胸腔积液，有游离性胸腔积液、肺底积液、包裹性积液、叶间积液等。慢性者有胸膜广泛或局限性肥厚，可见胸膜钙化（图2-1-50）。

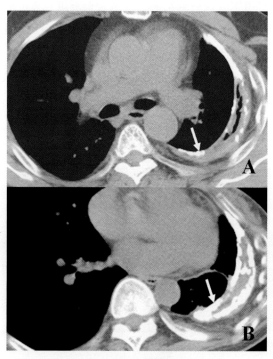

图2-1-50　结核性胸膜炎CT表现
图A　左侧胸膜增厚、钙化，内见少量液体；
图B　左侧胸膜明显增厚、钙化

【诊断与鉴别诊断】

肺结核的影像学表现复杂繁多，结合病史以及痰液检查结果，常规X线胸片可以解决肺结核的大部分诊断，并可用于肺结核的普查。CT检查可以发现胸片难以显示的隐蔽性病灶，提供结核病灶的细节，有助于鉴别诊断。结核性空洞需注意与癌性空洞、肺脓肿鉴别。结核球需与周围型肺癌、慢性肺炎鉴别（表2-1-3，表2-1-4）。

表2-1-3　结核球与周围型肺癌的鉴别诊断

	结核球	周围型肺癌
好发部位	上叶尖后段，下叶背段	肺任何部位
大小	2~3cm多见	3cm以上多见
形态	无分叶或有波浪状边缘常见	有分叶者常见
边缘	边缘光滑	边缘常有毛刺
密度	可有钙化或空洞	密度均匀多见
卫星病灶	多见	无

表 2-1-4　肺结核与中央型肺癌、慢性肺炎的鉴别诊断

	肺结核	中央型肺癌	慢性肺炎
好发部位	上叶尖后段，下叶背段	任何部位	右上叶、右中叶、左下叶
肺叶、段支气管狭窄或阻塞	很少见	常见	很少见
病灶密度	可不均匀，有空洞或钙化	均匀	可不均匀，有蜂窝状影或空洞
纵隔或肺门淋巴结增大	少见	可见	少见
病程	1 年以上多见	3～6 个月多见	3～6 个月多见

六、肺肿瘤

肺肿瘤分原发性与转移性两类。原发性肿瘤又分良性、恶性。良性肿瘤少见，恶性肺肿瘤中绝大多数为原发性支气管肺癌，少数为肺肉瘤等。转移性肿瘤为肺外或肺内原发恶性肿瘤转移。

（一）肺癌

原发性支气管肺癌（primary bronchogenic carcinoma）简称肺癌，指起源于支气管、细支气管、肺泡上皮和腺体的恶性肿瘤，是肺部最常见的恶性肿瘤，发病率有逐渐增高的趋势。影像学在肺癌诊断与鉴别诊断中有非常重要的作用。

【病理与临床】

肺癌根据生物学行为分为小细胞肺癌和非小细胞肺癌，后者包括鳞癌、腺癌和大细胞癌。大体病理上，根据肺癌的发生部位，分为中央型、周围型和弥漫型。

中央型指发生在肺段及段以上支气管的肺癌，鳞癌多见。其生长方式有管内型、管壁型、管外型。肿瘤的生长使支气管狭窄或阻塞，可引起"三阻征"，即阻塞性肺气肿、阻塞性肺炎及阻塞性肺不张。

周围型指发生于肺段支气管以下、细支气以上的肺部，腺癌多见。常为肺内结节或肿块。发生在肺尖部的周围型肺癌称为肺上沟瘤，又称肺尖癌。

弥漫型指肿瘤发生在细支气管、肺泡或肺泡壁，呈弥漫性生长。分为结节型、肺炎型、混合型。多发结节型为癌组织沿淋巴管蔓延，形成小结节或粟粒状病灶；肺炎型为癌组织沿肺泡壁蔓延，形成肺泡实变如肺炎样，表现为一叶或多叶实变。

肺癌好发于 40 岁以上中老年人，早期多无临床表现。发展到一定阶段，可出现相应的临床体征，典型表现为刺激性咳嗽、咯血、胸痛，可伴有消瘦、乏力、杵状指等。咯血多表现为间断性痰中带血，是肺癌的重要临床表现。凡在好发年龄，无论男女，无论何原因，偶发此症状，均需警惕本病的发生。其病因尚不明确，认为与吸烟、空气污染、长期接触铀、镭等放射性物质及其衍化物等密切相关，也与遗传、免疫功能降低、代谢及内分泌功能失调等有一定关系。

【影像学表现】

1. 中央型肺癌

（1）X 线表现　早期胸片上可无异常发现，或表现为肺段或肺叶阴影，还可表现为因支气管阻塞引起的条状或小斑片状阻塞性肺炎或肺不张。

进展期：主要表现有：①肺门区肿块，呈分叶状，边界较清。②支气管腔狭窄。③伴有阻塞性肺炎、阻塞性肺气肿或阻塞性肺不张（图 2-1-51A）。导致右肺上叶肺不张时，可见上叶体积缩小并向上移位，水平叶间裂随之上移，呈凹面向下，其与肺门肿块隆起的下缘相连，形成反置或横置的"S"形，称为"反 S 征"。④纵隔淋巴结转移可引起纵隔影增宽。⑤其他转移，表现有肺内结节、胸腔积液、肋骨破坏及心包积液等。

（2）CT 表现　早期可表现为支气管壁的不规则增厚、管腔狭窄或腔内结节等改变。进展期：①肺门区肿块，形态不规则或有分叶征，可见不规则空洞或钙化灶，边缘不规则，常有相邻肺门区淋巴结肿大，需增强扫描以助鉴别；②支气管腔内或壁外肿块，管壁不规则，管腔呈鼠尾状狭窄或杯口状截断；③支气管阻塞征，肿块以远区域可见阻塞性肺炎或阻塞性肺气肿，当有阻塞性肺不张时，肿块常与肺不张无分界，增强扫描有时可见肿块影，肿块一般呈不均匀强化，较小时可均匀强化。另外，CT 增强扫描在显示中央型肺癌侵犯纵隔结构、纵隔、肺门淋巴结转移等征象时较为敏感（图 2-1-51B、C，图 2-1-52，图 2-1-53）。

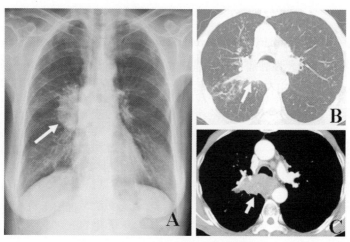

图 2-1-51　中央型肺癌 X 线与 CT 表现
图 A　胸部正位，右肺门区肿块，边界较清；图 B、C　CT 平扫与增强，
右肺门区软组织肿块，向纵隔内生长，右主支气管狭窄（箭头）

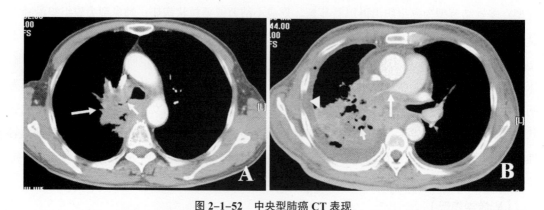

图 2-1-52　中央型肺癌 CT 表现
图 A　右肺门不规则肿块（长箭头），右支气管壁增厚，管腔明显狭窄（短箭头）；
图 B　（同一病例）肿块向纵隔内侵犯，右肺动脉癌栓形成（长箭头）、
肿块内多发空洞（短箭头）、阻塞性肺不张（箭头），右侧胸腔少量积液

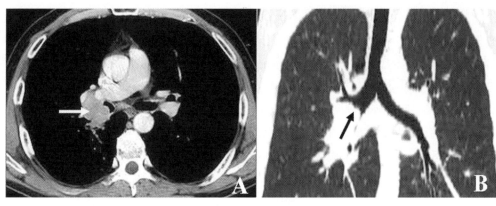

图 2-1-53　中央型肺癌 CT 表现
图 A　右肺门区肿块，不均匀强化（箭头），右中间段支气管狭窄；
图 B　MPR 重建，肿块阻塞右中间段支气管（箭头）

（3）MRI 表现　MRI 的三维成像可表现为支气管壁增厚，管腔狭窄和腔内结节，淋巴结肿大。瘤体在 T_1WI 呈高信号，T_2WI 为低信号，增强扫描表现为不张肺中瘤体呈较低信号。

2. 周围型肺癌

（1）X 线表现　①肿瘤的形态与密度：2cm 以下的小肺癌多为结节状影，也可为小片状磨玻璃样密度影，较大的肿瘤多有"分叶征"，即肿瘤边缘凹凸不平，为生长快慢不均所致；肿瘤内也可形成空洞，并可见残存支气管征，为短管状样透明影。②肿瘤的边缘与邻近结构：多数癌灶边缘毛糙，形成"短毛刺征"，为癌性淋巴管炎所致。邻近胸膜可有"胸膜凹陷征"，为肿瘤刺激周围肺组织引起纤维组织增生，牵拉邻近的脏层胸膜形成线形或幕状致密影。

（2）CT 表现　平扫及增强扫描，特别是 HRCT 较 X 线片更易显示肿瘤形态、密度、内部结构、边缘、分界、向周围侵袭情况及转移征象，可见有残存支气管征、边缘短毛刺征、分叶征或脐凹征、胸膜凹陷征以及肿瘤所致周围的血管集束征等，增强扫描肿块常呈均匀或不均匀强化，动态增强的时间 – 密度曲线呈逐渐上升（图 2-1-54）。此外，CT 检查对纵隔、胸廓骨质的转移均易显示。

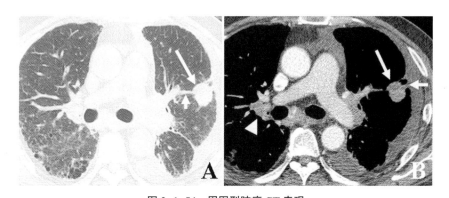

图 2-1-54　周围型肺癌 CT 表现
图 A　左肺外带区结节（长箭头），相邻血管增粗（短箭头）；图 B　肿块呈不均匀强化
（长箭头），胸膜凹陷征（短箭头）、右肺门淋巴结转移（箭头），左侧胸水

（3）MRI 表现　MRI 检查可显示肿瘤结节边缘毛糙、分叶征和胸膜凹陷征。肿瘤在 T_1WI 呈中等均匀信号，T_2WI 为高信号，当肿瘤有空洞、坏死时，信号常不均匀。MRI 有助于判断

肺门及纵隔淋巴结肿大和肺血管受侵等情况。

3. 弥漫型肺癌

（1）X 线表现　为两肺多发弥漫结节影，呈粟粒大小至 1cm 不等，以两肺中下部多见，或表现为多发斑片状致密影（图 2-1-55A、B）。

（2）CT 表现　两肺弥漫或多发的斑片状或大片状影像，斑片影常合并多发的小结节影，对于提示本病的诊断具有重要作用（图 2-1-55C）。此外，斑片影内含气的支气管不规则、粗细不均、分支不全、细小分支消失截断等对本病的诊断有意义。CT 增强可见"血管造影"征，即在实变影中出现血管强化影。

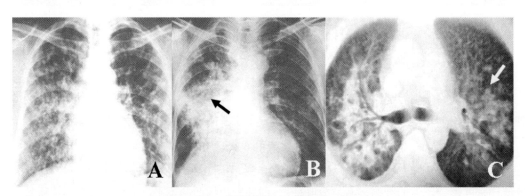

图 2-1-55　弥漫型肺癌 X 线与 CT 表现
图 A　胸片，双肺弥漫性不规则结节；图 B　胸片，右肺野内斑片影，其内见小结节影（箭头）；
图 C　CT 肺窗，两肺多发片状影，右肺为著，其内可见多发结节灶（箭头）

【诊断与鉴别诊断】

1. 诊断　根据肺内或肺门区肿块、支气管狭窄及支气管的阻塞改变，可高度提示肺癌的存在，但最后确诊特别是组织类型的诊断，尚需依靠病理学检查。

2. 鉴别诊断

（1）中央型肺癌应与支气管内膜结核鉴别　后者表现为支气管管壁内缘不规则而外缘光滑，一般不形成管壁肿块，管壁轻度增厚。

（2）周围型肺癌应与炎性假瘤、结核球及肺错构瘤鉴别　炎性假瘤一般为边缘光滑，无或有分叶；结核球形态常较规则，边缘清楚，肿块内可有环状或斑片状钙化，病变周围常有卫星灶；肺错构瘤边缘光滑锐利，无毛刺，若有骨骼或脂肪成分，则可明确诊断。此外，肺癌尚有倍增时间（病灶直径增大 1.25 倍则体积增大一倍，时间为 2 ～ 3 个月）可资鉴别。

（3）弥漫型肺癌的实变型需与肺炎鉴别　实变区内支气管不规则或残缺等，或经抗感染治疗经久不吸收，伴淋巴结肿大，血常规无明显改变等均有助于与肺炎的鉴别诊断。

（二）肺转移瘤

肺转移瘤（pulmonary metastatic tumors）是指原发于其他部位或肺的恶性肿瘤，通过血行转移、淋巴道转移和直接侵犯至肺内形成的肿瘤。肺是转移瘤的好发部位。CT 检查在确定转移瘤方面，其敏感性明显高于常规 X 线胸片。

【病理与临床】

肺转移瘤以血行转移最为常见。瘤栓可浸润并穿过血管壁，在周围间质及肺泡内生长，形成肺转移瘤。淋巴转移是肿瘤细胞穿过血管壁侵入周围淋巴管，形成多发的小结节病灶。胸膜、胸壁及纵隔的恶性肿瘤可直接向肺内转移。

肺转移瘤病变的患者初期可无任何症状,其后可引起咳嗽、呼吸困难、胸闷、咯血和胸痛等。多数患者以原发肿瘤的症状为主,常伴有恶病质。

【影像学表现】

1. X线表现 ①典型的肺转移瘤表现为两肺多发的结节及肿块影,以中下肺野、肺的边缘带较多见;②病灶形态规则,呈圆形或类圆形,类似棉花团样,大小不一,密度均匀,部分病灶内可见空洞影,边界清楚,与周围肺纹理无明确关系;③大多数转移灶为多发结节或肿块,少数为单发;④淋巴转移表现为网状及多发细小结节影,两肺门或纵隔淋巴结增大。

2. CT表现 更易显示以上表现(图2-1-56)。HRCT对淋巴转移的诊断有独特优势,表现为沿淋巴管分布的结节,显示支气管血管束增粗,常有结节,小叶间隔呈串珠状改变或不规则增粗。常合并胸腔积液,纵隔及肺门淋巴结肿大。

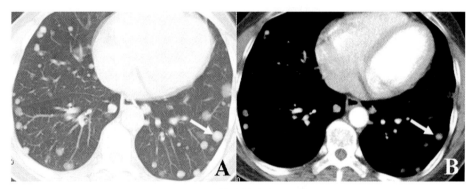

图 2-1-56 转移性肺癌 CT 表现
图 A 肺窗;图 B 增强扫描
两肺可见多发结节灶,形态规则,密度均匀,可有强化(箭头)

【诊断与鉴别诊断】

具有原发恶性肿瘤、肺内出现典型转移结节或肿块时,诊断不难。但肺内单个转移瘤,且原发肿瘤又不明确时诊断有一定困难,应结合病史,详细检查各脏器,必要时行肺部肿块穿刺活检以明确诊断。肺转移瘤需与肺结核、肺炎、霉菌病、胶原病、尘肺、结节病等鉴别。

七、纵隔肿瘤与肿瘤样病变

纵隔内组织器官较多,胚胎发育结构复杂,但纵隔肿瘤与肿瘤样病变的发病部位常有一定的规律:胸廓入口区多为胸内甲状腺肿;前纵隔区多见胸腺瘤或畸胎瘤;中纵隔区淋巴瘤多见,尚可见支气管囊肿;后纵隔区多见神经源性肿瘤,主动脉、食管走行区病变分别多见主动脉瘤或主动脉夹层、食管癌等。

X线检查价值有限,仅表现为纵隔影增宽或钙化影,CT平扫及增强扫描或MRI能清楚显示其结构,为目前主要的检查方法。

(一)胸内甲状腺肿

【病理与临床】

胸内甲状腺肿(intrathoracic goiter)分两类:一类是胸骨后甲状腺肿,与颈部甲状腺相连,

NOTE

较多见。另一类为迷走甲状腺肿，与颈部甲状腺无任何联系，少见。

临床上可无症状，较大时可出现邻近结构受压的症状。查体可感知颈部肿物随吞咽而上下移动。病理上为甲状腺肿大，可伴有甲状腺囊肿、甲状腺瘤等，多为良性，仅少数为恶性。

【影像学表现】

1. CT 表现   位于胸廓入口以下、胸内气管周围边缘清楚的圆形或分叶状的肿块。病变多为稍高密度，常可见囊变、出血、钙化等，增强扫描肿块可有均匀或不均匀的明显强化。良、恶性鉴别较难（图 2-1-57）。

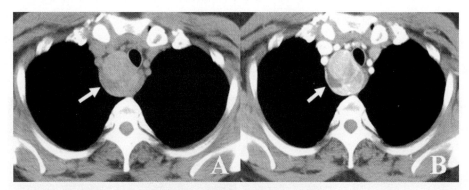

图 2-1-57   胸内甲状腺肿 CT 表现
图 A   平扫；图 B   增强扫描
上纵隔内肿块，其上缘与甲状腺相连，其内密度较高稍高于肌肉组织，
增强后强化明显，边缘光滑锐利（箭头）

2. MRI 表现   常表现为稍长 T_1 长 T_2 信号。肿块内常出现囊变或钙化，此时其密度或信号强度可不均匀。

（二）胸腺瘤

胸腺瘤（thymoma）起源于未退化的胸腺组织，是前纵隔最常见的肿瘤。

【病理与临床】

胸腺瘤分为侵袭性与非侵袭性。呈良性特征（非侵袭性）时包膜光整；呈恶性特征（侵袭性）时包膜不完整，向邻近结构侵犯，如侵及胸膜可引起胸腔积液，侵及心包可引起心包积液。

好发于成年人。除有纵隔肿瘤压迫所致的一般表现外，胸腺瘤常与重症肌无力有明显关系。

【影像学表现】

1. CT 表现   肿瘤呈类圆形，可有分叶，多位于前纵隔中部。部分胸腺瘤可有囊变。增强扫描肿瘤实性部分呈较均匀性强化（图 2-1-58）。侵袭性胸腺瘤呈浸润性生长，边缘不规则，侵及胸膜可见胸膜结节及胸腔积液。

2. MRI 表现   一般 T_1WI 肿瘤为低信号，T_2WI 呈高信号。增强扫描肿瘤强化，显示更为明确。

（三）淋巴瘤

淋巴瘤（lymphoma）为原发于淋巴结和结外淋巴组织的恶性肿瘤。

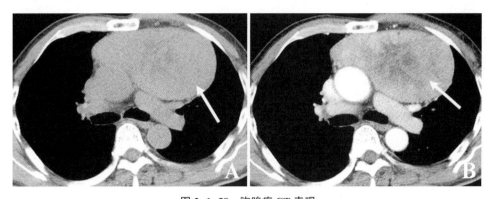

图 2-1-58　胸腺瘤 CT 表现
图 A　平扫，前纵隔偏左侧巨大肿块（箭头）；图 B　增强后肿块呈不均匀强化，中心坏死

【病理与临床】

淋巴瘤分为霍奇金病和非霍奇金淋巴瘤。霍奇金病以侵犯淋巴结为主，常从颈部淋巴结开始，然后向邻近淋巴结扩散；非霍奇金淋巴瘤病变广泛，呈跳跃式，常累及结外器官。

纵隔淋巴瘤常位于前、中纵隔，以淋巴结的肿大为主要表现。好发于 20 ～ 30 岁或 60 ～ 80 岁两个高峰年龄段。早期常无症状，或仅触及表浅淋巴结肿大，中晚期出现发热、疲劳、消瘦等全身症状。气管、食管、上腔静脉受压则出现相应压迫症状。

【影像学表现】

1. CT 表现　纵隔内可见多组淋巴结肿大，并可融合成团块，纵隔内结构可受压移位。侵犯胸膜、心包及肺组织可表现为胸腔积液、心包积液、肺内浸润病灶（图 2-1-59）。

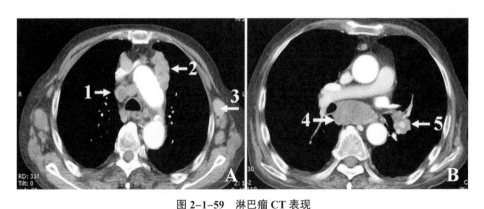

图 2-1-59　淋巴瘤 CT 表现
增强扫描：前纵隔及中纵隔多组淋巴结肿大，并呈环状强化
1、4. 中纵隔淋巴结　2. 前纵隔淋巴结　3. 腋窝部淋巴结　5. 左肺门区淋巴结

2. MRI 表现　可明确显示肿大淋巴结的分布，T_1WI 呈等信号，T_2WI 呈中高信号。

（四）神经源性肿瘤

神经源性肿瘤（neurogenic neoplasm）主要位于后纵隔椎旁间隙，为常见的纵隔肿瘤。

【病理与临床】

后纵隔神经源性肿瘤主要分为交感神经源与周围神经源两大类。前者以节神经细胞瘤为常见，后者常见的有神经鞘瘤、神经纤维瘤和恶性神经鞘瘤。

临床上多无明显症状与体征，常偶然发现，肿瘤较大时可出现压迫症状。

【影像学表现】

1. X 线表现 胸部平片上肿瘤多位于后纵隔脊柱旁，常呈类圆形或哑铃状，可见椎间孔扩大，邻近骨质有吸收或破坏（图 2-1-60）。

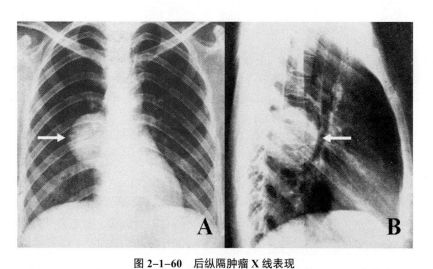

图 2-1-60 后纵隔肿瘤 X 线表现
图 A 正位，脊柱右缘肿块（箭头）；图 B 侧位，脊柱旁肿块（箭头），边界清楚、光滑

2. CT 表现 瘤灶大多位于脊柱沟旁，呈密度较均匀类圆形。良性者边缘光滑锐利，可压迫邻近骨质造成骨质吸收，边缘较光整。向椎管内外生长时，可显示病变呈典型"哑铃状"形态，即椎间孔处较细，椎管内外为较大肿块（图 2-1-61）。恶性者呈浸润性生长，边界不清楚，内部密度不均匀。

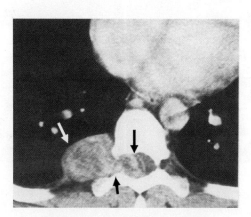

图 2-1-61 神经源性肿瘤 CT 表现
后纵隔脊柱旁哑铃状肿块，肿块于椎管内
（黑长箭头）与椎管外（白长箭头）较大、
椎间孔处（短黑箭头）较细，椎间孔扩大

3. MRI 表现 呈长 T_1、T_2 信号，瘤内囊变呈更长 T_1、更长 T_2 信号。增强扫描瘤体有明显强化。对骨质破坏的显示不如 CT，但对瘤体与椎管的关系及脊髓是否受压等显示则明显优于 CT。

第五节 阅片实践

病例一

患者，男，37岁，受凉后出现寒战、发热，体温最高达41℃，咳嗽，咳铁锈色痰，右胸疼痛，咳嗽时加重。血常规检查：白细胞计数（WBC）$12×10^9$/L，中性粒细胞百分率（NEUT%）78%，淋巴细胞百分率（LYM%）22.2%。临床诊断：肺炎。行胸部X线后前位摄影（图2-1-62）。

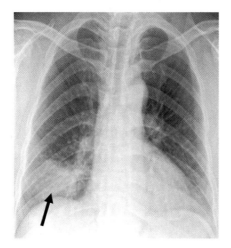

图2-1-62 胸部X线平片

胸片所见：右肺下野见较大片致密影，其内密度均匀，边界模糊，上缘较清晰（图2-1-62，箭头），提示右肺下野肺实变，结合临床资料，应考虑为右下肺炎，诊断意见：右下肺炎。

为进一步了解病情，行胸部CT平扫（图2-1-63）。

CT所见：肺窗示右肺中叶外段片状实变影，其内可见"支气管气像"（图2-1-63A，黑箭头），后缘锐利，为斜裂胸膜（图2-1-63A，白箭头）；同一层面纵隔窗示实变影内密度均匀，支气管无明显阻塞征，尚可见多条支气管影，右侧胸腔少量液性低密度（图2-1-63B，箭头）。

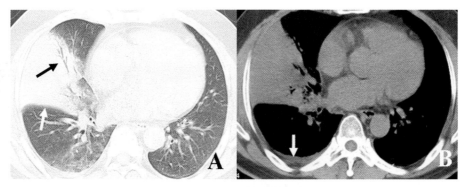

图2-1-63 CT肺窗与纵隔窗

诊断意见：右肺中叶大叶性肺炎，伴右侧胸腔少量积液。

病例二

患者，男，65岁，活动后憋喘1年7个月，呼气困难，乏力，近日加重，咳嗽，痰中带血丝，胸痛。肿瘤标志物：AFP 4.3IU/mL（＜11.3IU/mL），CEA 12.33ng/mL（＜5ng/mL），CA199 11.03U/mL（＜37U/mL），CA125 28.06U/mL（＜35U/mL），CA153 9.79U/mL（＜3000U/mL）。为了解肺部情况，行胸部X线正侧位片（图2-1-64）。

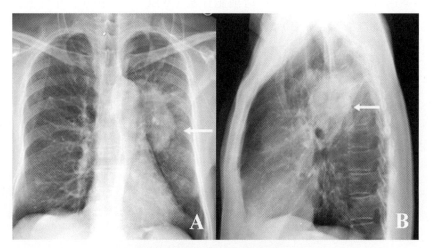

图2-1-64　胸部X线正侧位

胸片所见：胸部正侧位片：左肺门区可见11cm×6cm肿块影，呈浅分叶，其内密度欠均（图2-1-65A，箭头），后方见肺不张改变（图2-1-65B，箭头），下缘整齐锐利，多系阻塞性肺不张。诊断意见：左肺门上区占位性病变，伴左肺上叶尖后段阻塞性肺不张，建议CT检查以证实。

行CT平扫及增强扫描（图2-1-65）。

CT所见：CT平扫肺窗：左肺门上区类圆形致密影，边界较清（图2-1-65A，箭头），肿块周边肺组织呈磨玻璃样改变；纵隔窗：左肺门上区软组织肿块影，密度均匀，近外缘处见一较小空洞，病灶边缘较清（图2-1-65B，箭头），与左肺动脉干、降主动脉分界不清。增强扫描：肿块呈不均匀强化（图2-1-65C，长箭头），左主支气管阻塞，左肺动脉弓受压变细，并分界不清（图2-1-65C，短箭头）。

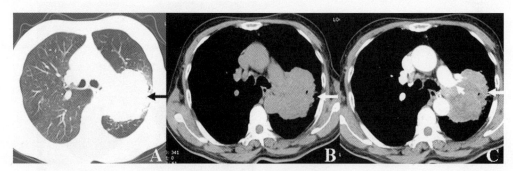

图2-1-65　CT平扫及增强扫描

诊断意见：考虑左肺门上区中央型肺癌，侵犯纵隔、左肺动脉弓及降主动脉。

支气管镜检报告：左肺上叶支气管开口可见一菜花样肿物，表面覆盖坏死物，触之易出血。免疫组织化学染色 CK5 和 6 阳性、CK18 阳性、p63 阳性、TTF-1 阴性、PE-10 阴性，结果符合鳞状细胞癌（低分化）。

最后确诊：左肺上叶中央型支气管肺癌（低分化鳞状细胞癌）。

学习拓展

一、肺结核的中西医结合影像学研究

肺结核属中医学"肺痨"范畴，是由正气虚弱，感染痨虫，侵蚀肺脏，灼伤肺阴，继之阴虚愈甚，虚火上炎，病久耗伤脾气、肺脾两虚，后期则发展为肺脾肾三脏俱亏，阴损及阳。依据国家中医药管理局《中医病证诊断疗效标准》将其分为：肺阴亏虚证、阴虚火旺证、气阴两虚证和阴阳两虚证。

胸部 X 线结合痰培养有助于明确诊断。有研究发现，肺阴亏虚证多见于本病初期，临床上有年纪轻、病程短、症状少等特点，肺部病灶的范围小，病灶密度较淡、边缘模糊；阴虚火旺证则见肺部病灶有所扩大或呈粟粒样病变，临床表现为明显中毒性症状；气阴两虚证，病变已转入慢性期，可见肺部病灶进一步扩大，并经反复破坏和修复，出现纤维化征象和代偿性肺气肿时，肺功能受到一定程度损害；阴阳两虚证，临床多有年龄大、病程长、心慌、气喘等特点，肺部呈现广泛纤维化、肺组织萎缩、重度破坏、更加损害肺功能，逐渐引起肺循环障碍，并影响心脏功能，则出现肺气肿、肺动脉高压、肺心病等征象。

二、肺癌的中西医结合影像学研究

中医认为肺癌是全身性疾病的一个局部表现，多属于中医学的"肺积""痞癖""咳嗽""咯血""胸痛"等范畴。根据《中医肿瘤学》分型标准可分为阴虚内热型，痰湿阻肺型，气血瘀滞型，肺肾两虚型。

肺癌的诊断多依赖影像学手段。有研究发现，在 X 线征象中，阴虚内热型以肺不张多见，痰湿阻肺型可有多种表现，而气血瘀滞型则以阻塞性肺炎多见，肺肾两虚型亦以肺内孤立性阴影多见。从病理分型来看，腺癌以阴虚内热型出现率最高；鳞癌以痰湿阻肺型出现率最高；未分化癌以气血瘀滞型为主。早期肺癌以气血瘀滞型和痰湿阻肺型为多；中晚期肺癌以阴虚内热型及肺肾两虚型为多。有学者分别从中央型和周围型肺癌研究发现，中央型肺癌以肺肾两虚型和痰湿阻肺型多见；痰浊壅肺型属实证，正气尚未虚损，病程较早，以 TNM Ⅲ 期以下多见且多伴有阻塞性肺炎；肺肾两虚型病程多属于晚期，常伴淋巴结转移、肺内或其他脏器的远处转移和胸水，故 TNM Ⅳ 期多为此型。周围型肺癌患者痰湿阻肺型和阴虚型较多见。分叶征和血管集束征在气阴两虚型中较多见；胸膜凹陷征在痰湿阻肺型中多见；增强显影后气阴两虚型病灶强化明显。

NOTE

学习小结

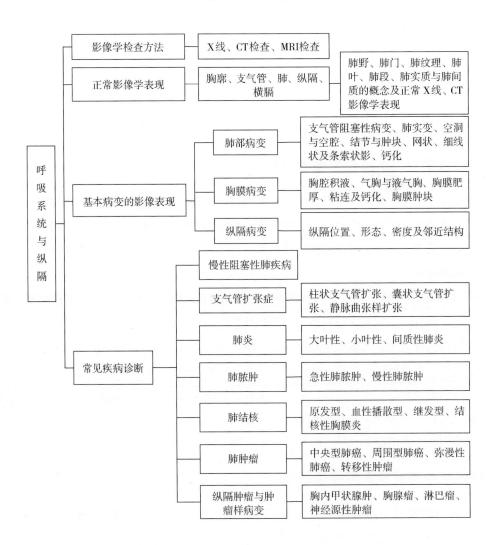

呼吸系统与纵隔	影像学检查方法	X线、CT检查、MRI检查
	正常影像学表现	胸廓、支气管、肺、纵隔、横膈 → 肺野、肺门、肺纹理、肺叶、肺段、肺实质与肺间质的概念及正常X线、CT影像学表现
	基本病变的影像表现	肺部病变 → 支气管阻塞性病变、肺实变、空洞与空腔、结节与肿块、网状、细线状及条索状影、钙化
		胸膜病变 → 胸腔积液、气胸与液气胸、胸膜肥厚、粘连及钙化、胸膜肿块
		纵隔病变 → 纵隔位置、形态、密度及邻近结构
	常见疾病诊断	慢性阻塞性肺疾病
		支气管扩张症 → 柱状支气管扩张、囊状支气管扩张、静脉曲张样扩张
		肺炎 → 大叶性、小叶性、间质性肺炎
		肺脓肿 → 急性肺脓肿、慢性肺脓肿
		肺结核 → 原发型、血性播散型、继发型、结核性胸膜炎
		肺肿瘤 → 中央型肺癌、周围型肺癌、弥漫性肺癌、转移性肿瘤
		纵隔肿瘤与肿瘤样病变 → 胸内甲状腺肿、胸腺瘤、淋巴瘤、神经源性肿瘤

第二章　循环系统

影像学检查对循环系统的诊治具有重要价值，部分检查不仅能进行形态学成像，同时还能进行功能学分析，从而反映心脏大血管的功能状态。目前超声检查是循环系统的常规检查方法，超声心动图可实时显示心脏大血管的断面形态、运动规律和血流状态，但对肥胖、肺气肿和胸廓畸形患者检查具有局限性，也不适用于肺内血管检查。因此，CT、MRI 对循环系统的检查已渐为广泛。

第一节　影像学检查方法

一、X 线检查

胸部 X 线检查可初步观察心脏形态，估计各房室大小，评价肺血改变，从而间接反映心脏功能情况。X 线检查方法主要有胸部透视和 X 线摄片。因超声、CT 及 MRI 等检查设备和检查技术的快速发展，现已极少采用心脏摄片的方法诊断心脏血管疾病。

二、CT 检查

MSCT 的快速发展已成为循环系统检查的重要手段之一，适用于复杂心血管畸形诊断、冠心病筛查，对心包、心脏肿瘤、大血管、外周血管病变亦有一定价值。CT 扫描中对比剂的引入和心电门控的应用提高了心脏 CT 检查价值和准确性，能清晰显示心脏大血管轮廓及其与纵隔内器官、组织的毗邻关系。特别是丰富的后处理技术，包括多平面重组（MPR）、最大密度投影法（MIP）、容积再现（VR）、曲面重建（CPR）和冠状动脉 CT 仿真内镜（CTVE）等技术，可立体观察心脏，获得心脏短轴位和长轴位等图像，以观察心肌、心腔和瓣膜，并剖析细小而弯曲的冠状动脉以及各大血管及其分支血管的病变。

心脏及血管 CTA 的快速成像及无创伤检查，主要用于心脏及冠状动脉、外周血管疾病的筛查，为临床常用的检查方法。

三、MRI 检查

心脏 MRI 检查能实时动态成像，无辐射，无须双比剂即可成像，并可评价血流灌注、心功能及心肌活性等情况。一次心脏 MRI 检查，可获得心脏全部信息，为一站式（one stop shop）检查。但目前对冠状动脉的成像仍在研发中。MRI 检查对大血管病变、先天性心脏病及心包病变具有极高的诊断价值，对心肌病变、心脏肿瘤等也有诊断优势。

四、心血管造影检查

将水溶性碘对比剂经导管快速注入心脏，可以观察心内结构与血流方向，估计心脏瓣膜功能、心室容量与心室功能。包括有心腔造影和选择性冠状动脉造影等（图2-2-1）。主要应用于复杂先天性心脏病、冠状动脉的检查确诊及介入治疗，属于有创性检查。选择性冠状动脉造影仍是诊断冠状动脉病变最可靠的方法，为诊断复杂血管性疾病的"金标准"。

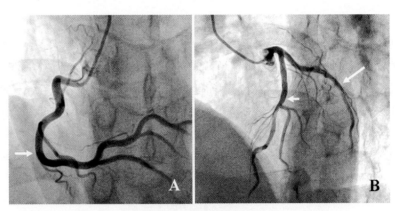

图2-2-1 冠状动脉造影
图A 右冠状动脉造影（箭头）；
图B 左冠状动脉造影，左前降支（长箭头），左回旋支（短箭头）

第二节　正常影像学表现

一、X线表现

1. 心脏大血管的正常投影　平片上，心脏房室和大血管在X线上的投影彼此重叠，仅能显示各房室和大血管的轮廓，不能显示心内结构和分界。正常情况下心包缺乏对比不显影。后前位心脏有心左缘与心右缘（图2-2-2），侧位常摄取左侧位片。

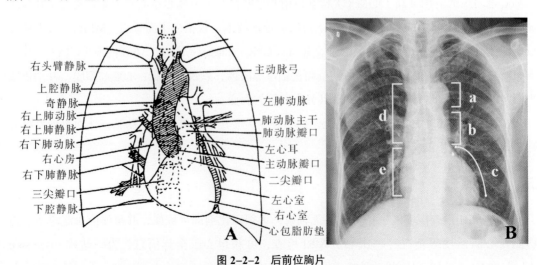

图2-2-2 后前位胸片
图A 心脏投影示意图；图B 心正位片（后前位片）
a.主动脉弓 b.肺动脉段 c.左心室段 d.升主动脉与上腔静脉 e.右心房段

2.心脏形态　在后前位 X 线片上，正常心脏形态可分为横位心、斜位心和垂位心。横位心多见于矮胖体形，膈位置较高，心膈面较宽，心胸比率略大于 0.5，主动脉结明显，心腰部凹陷。斜位心主要见于适中体形，心胸比率约为 0.5，心腰平直。垂位心多见于瘦长体形，膈位置较低，心膈面较窄，心胸比率小于 0.5（图 2-2-3）。

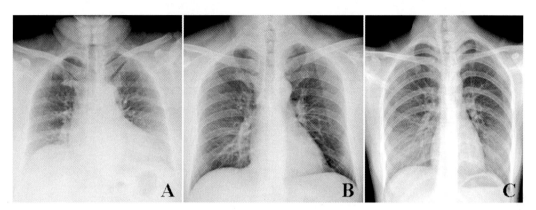

图 2-2-3　正常心影分型
图 A　横位心；图 B　斜位心；图 C　垂位心

3.心脏大小　测量心胸比率是确定心脏有无增大最简单、最常用的方法。心胸比率为心影最大横径与胸廓内径之比，心脏最大横径指胸廓正中线分别至左、右心缘最大径之和（T_1+T_2），胸廓内径指通过右侧膈肌最上缘所作直线与胸廓内缘相交的距离（T）（图 2-2-4）。深吸气后摄片，正常成人心胸比率为（T_1+T_2）/T ≤ 0.50。

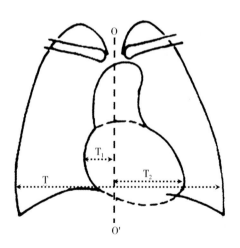

图 2-2-4　心胸比率测量示意图

二、CT 表现

1.横轴位　为心脏 CTA 检查常用体位，注射对比剂后可清楚显示心脏的结构，各房室间的解剖关系以及心脏房室的大小（图 2-2-5）。CT 检查可以显示心包，是对心包无创又较敏感的检查方法，通常显示的是壁层心包，正常厚度为 1 ~ 2mm（图 2-2-5F）。此外，横轴位尚能显示冠状动脉主干断面及其走行（图 2-2-6）。

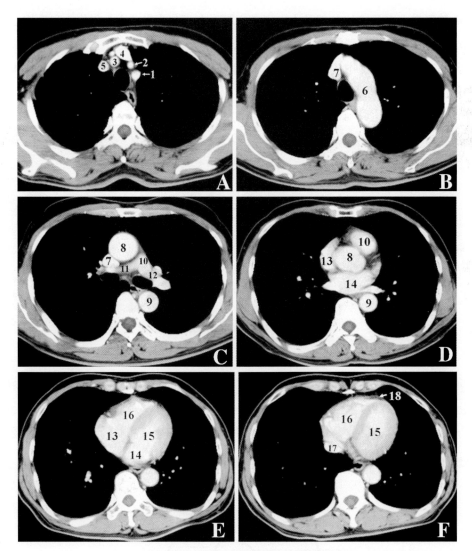

图 2-2-5　正常心脏大血管 CT 横断面
图 A　主动脉弓上层面；图 B　主动脉弓层面；图 C　肺动脉层面；
图 D　主动脉根部层面；图 E　心脏四腔层面；图 F　心室层面
1. 左锁骨下动脉　2. 左颈总动脉　3. 头臂干　4. 左头臂静脉　5. 右头臂静脉　6. 主动脉弓
7. 上腔静脉　8. 升主动脉　9. 降主动脉　10. 肺动脉干　11. 右肺动脉　12. 左肺动脉弓
13. 右心房　14. 左心房　15. 左心室　16. 右心室　17. 下腔静脉　18. 心包

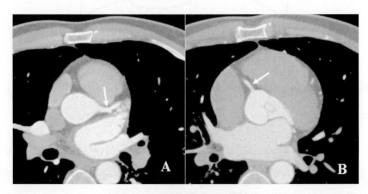

图 2-2-6　冠状动脉 CT 横轴位
图 A　左冠状动脉（箭头）；图 B　右冠状动脉（箭头）

在横断面的基础上，后处理技术 MPR 通过任意截面的三维体积数据可获得任意剖面的重组图像（心脏的冠状面、矢状面、短轴位、长轴位及任意角度斜面），从不同角度观察心脏、血管的形态和解剖关系。

2. 短轴位　主要用于观察左心室壁心肌，结合电影软件还可动态观察心肌的收缩运动和各室壁厚度，可显示左室前间隔壁、侧壁、侧后壁、后壁及室间隔（图 2-2-7A）。

3. 长轴位　主要用于观察瓣膜（主动脉瓣及二尖瓣）、左室流出道及心尖部的情况。左室流出道层面可清楚显示左室流出道、主动脉瓣及升主动脉根部。左室腔内可见乳头肌影，并可见左心房、二尖瓣（图 2-2-7B、C）。

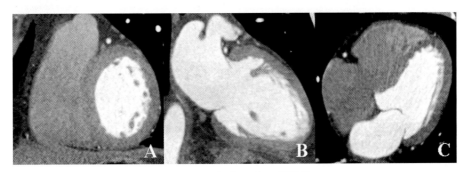

图 2-2-7　心脏 CT 短、长轴位
图 A　垂直于室间隔的短轴位；图 B　平行于室间隔的长轴位（左心两腔位）；
图 C　垂直于室间隔的长轴位（心脏四腔位）

4. 后处理技术　容积再现技术（VRT）能以三维立体模型直观地显示整个心脏、冠状动脉与大血管，显示其解剖细节与毗邻关系，曲面重组（CPR）技术可将迂曲的血管全程沿冠状动脉走向显示（图 2-2-8）。

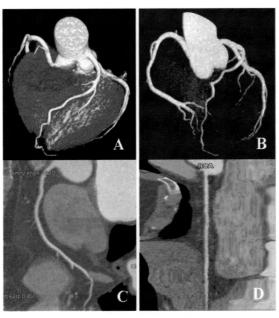

图 2-2-8　正常冠脉 VR 与 CPR
图 A　正常冠脉 VR；图 B　正常冠脉树；
图 C　正常右冠状动脉 CPR；图 D　右冠状动脉拉直显示

三、MRI 表现

横轴位、长轴位、短轴位上心脏房室和大血管解剖所见与 CT 所见相同（图 2-2-9）。

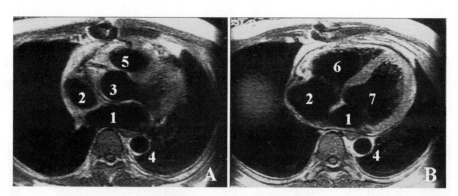

图 2-2-9　正常心脏 MRI
1. 左心房　2. 右心房　3. 升主动脉　4. 降主动脉　5. 肺动脉干　6. 右心室　7. 左心室

1. 心肌　在 SE 序列，肌呈中等信号强度，右室壁较薄，仅相当于左室壁的 1/3。心肌厚度应在舒张末期长轴位和短轴位测量。正常左室心肌厚度在收缩期比舒张期至少增加 30%。

2. 瓣膜　可清晰显示二尖瓣、三尖瓣和主动脉瓣，一般呈中等信号强度，比心肌信号略高。电影序列上可观察瓣膜的形态和功能。

3. 心包　因其壁层纤维组织的质子密度低，故心包在 SE 序列呈线样低信号，周围有高信号脂肪衬托。正常心包厚度不超过 4mm。

4. 冠状动脉　冠状动脉 MRA 与传统血管造影相比具有无创性、无射线辐射、不需要碘对比剂等特点。不同扫描体位和层面在心外脂肪的衬托下可见冠状动脉，但由于冠状动脉纤细，走行迂曲，且有心脏与呼吸运动等干扰，左回旋支相对较难显示，所以 MRA 冠状动脉显示不稳定，需进一步提高。

第三节　基本病变的影像表现

一、心脏形态、大小异常

心脏增大包括心壁肥厚和心腔扩大，或两者并存。普通 X 线检查不能区分，故统称增大。判断心脏增大最简便的方法是测量心胸比率：0.50 ～ 0.55 为轻度增大；0.55 ～ 0.60 为中度增大；超过 0.60 为重度增大。

心脏病中各房室大小的改变各异，心脏各房室增大，使心脏失去正常形态。常分为三型：二尖瓣型、主动脉型和普大型心脏（图 2-2-10）。

1. 二尖瓣型　心影呈梨形，肺动脉段凸出，左心缘圆隆，主动脉球缩小或无改变。常见于二尖瓣病变、房间隔缺损、肺动脉高压、肺源性心脏病等。

2. 主动脉型　心影呈靴形，左心缘下段向左扩展、隆突，心尖向左下移位，心腰凹陷，主动脉结增宽、迂曲。常见于主动脉瓣病变、高血压心脏病、主动脉缩窄等。

3. 普大型　心脏向两侧均匀或不均匀增大，肺动脉段平直，主动脉结可无改变。常见于心包积液、心肌炎、全心衰竭等。

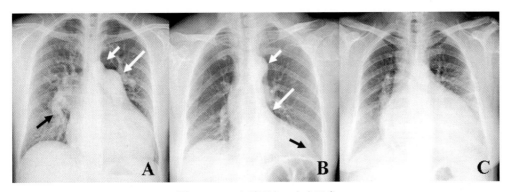

图 2-2-10　心脏形态、大小异常

图 A　二尖瓣型：主动脉球缩小（白短箭头），肺动脉段膨隆（白长箭头），
右下肺动脉呈残根状（黑箭头）；图 B　主动脉型：主动脉结迂曲、延长（白短箭头），
心腰凹陷（白长箭头），左心室段延长、心尖下移（黑箭头）；图 C　普大型

二、心包异常

1. 心包积液　正常情况下，心包腔内有少量液体，如液体量超过 50mL，即为心包积液。X 线检查可显示中量以上积液，表现为心影向两侧增大，状如烧瓶（图 2-2-11），心脏搏动减弱或消失。CT 可显示少量积液，表现为心包腔增宽，腔内液体多呈水样密度（图 2-2-12A）。MRI 表现为 T_1WI 呈均匀低信号，T_2WI 为高信号。

2. 心包增厚　X 线平片可见心缘异常，上腔静脉增宽和肺淤血等征象，心脏搏动减弱或消失。超声、CT 和 MRI 均可直接显示增厚的心包，厚度在 4mm 以上，重者合并不同程度的心室舒张功能受限。

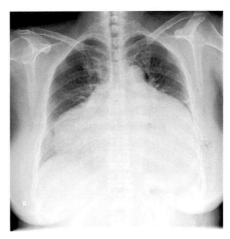

图 2-2-11　心包积液

心影向两侧增大，状如烧瓶

3. 心包钙化　X 线检查可见蛋壳样钙化包绕心影。CT 对于心包钙化的诊断具有较高的敏感性和特异性，表现为心包区线样或蛋壳样均匀高密度影，边缘清晰（图 2-2-12B）。MRI 表现为线条样无信号或低信号区。钙化广泛时伴有腔静脉扩张、心房扩大和心室舒张功能受限等。

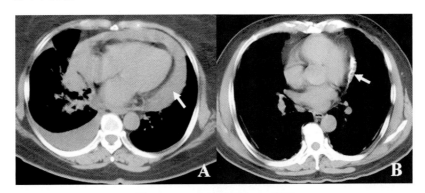

图 2-2-12　心包异常的 CT 表现

图 A　心包积液（箭头）；图 B　心包增厚并钙化（箭头）

NOTE

三、肺循环异常

1.肺充血   指肺动脉内血流量增多。主要表现为肺纹理增粗，成比例地向外周伸展，边缘清晰锐利（图2-2-13），可同时伴有高容量性肺动脉高压。常见于左向右分流的先天性心脏病，如房间隔或室间隔缺损、动脉导管未闭，亦可见于循环血量增加的甲状腺功能亢进和贫血。

2.肺少血   由右心排血受阻，造成肺循环血流量减少所致。主要表现为肺野透明度增加，肺门影变小，肺血管纹理稀疏、变细，肺动脉段平直或凹陷（图2-2-14）。常见于三尖瓣狭窄、肺动脉狭窄等。

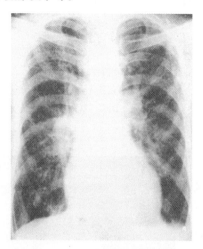

图 2-2-13   肺充血 X 线表现
两肺纹理增多增粗，边界清楚，两侧肺门增大

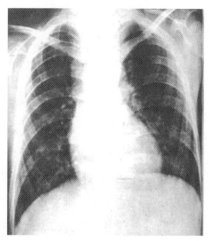

图 2-2-14   肺少血 X 线表现
两肺纹理明显减少，两侧肺门影缩小

3.肺动脉高压   指肺动脉收缩压增高，有两种类型：①高容量性肺动脉高压，由肺动脉血流量增加、心排血量增加所致；②阻塞性肺动脉高压，由肺小动脉阻力增加及胸肺疾病（如肺纤维化、慢性支气管炎）等引起。共同表现为肺动脉段膨隆，肺门影增大，右下肺动脉干管径超过 15mm。高容量性肺动脉高压透视下可见肺动脉段与两侧肺门血管搏动增强，称为"肺门舞蹈"征（hilar dance），常见于先天性心脏病肺血流量增多；阻塞性肺动脉高压还表现为肺门区动脉大分支扩张而外周分支变细，右下肺动脉呈残根状，称为"肺门截断征"（图2-2-15）。常见于肺心病及肺栓塞等。

4.肺静脉高压   指肺静脉压增高，超过 25mmHg 时血浆外渗则会引起肺水肿。主要由左心房阻力增加（如二尖瓣狭窄、左心房肿瘤）、左心室阻力增加（如主动脉瓣狭窄、左心功能不全）、肺静脉阻力增加（如肺静脉狭窄）等引起。

（1）**肺淤血**   指静脉回流受阻，血流滞留在肺静脉系统内。主要表现有肺门影增大、模糊，肺野中外带、上肺纹理明显增多，边缘模糊，呈网状改变，肺野透光度减低。当肺静脉压力进一步升高时出现肺静脉高压。

（2）**间质性肺水肿**   由于肺毛细血管内的血浆较大

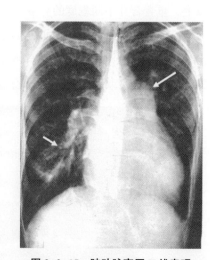

图 2-2-15   肺动脉高压 X 线表现
心脏呈二尖瓣型，肺动脉段突出（长箭头），右下肺动脉增粗呈残根状（短箭头）

量渗透到肺间质所引起的肺水肿。主要表现为肺门轮廓模糊不清，肺纹理模糊，肺野密度增高，肺野内可看到细小网状影及小叶间隔线。

（3）实质性肺水肿 又称肺泡性肺水肿，为肺泡内水分积聚。表现为两侧肺野内见大片致密影，边缘模糊，内中带较多，典型者呈两侧对称分布，表现为"蝶翼状"（图2-2-16）。短期内变化迅速是肺泡性肺水肿的重要特征。常见于急性左心衰竭和尿毒症。

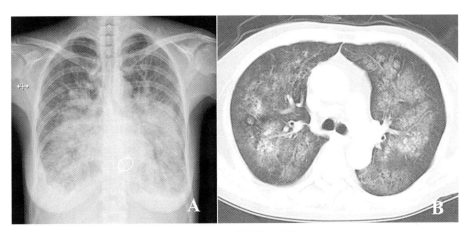

图 2-2-16 肺泡性肺水肿
图A 胸部平片，两肺蝶翼状斑片影；图B 胸部CT肺窗，两肺实变影

第四节 常见疾病的影像诊断

一、冠状动脉粥样硬化性心脏病

冠状动脉粥样硬化性心脏病（coronary atherosclerotic heart disease）或缺血性心脏病，指冠状动脉粥样硬化使血管腔狭窄或阻塞，导致心肌缺血缺氧而引起的心脏病变，常伴有冠状动脉功能性改变（如痉挛），故与后者统称为冠状动脉性心脏病（coronary heart disease，CHD），简称冠心病。世界卫生组织将冠心病分为无症状心肌缺血（隐匿性冠心病）、心绞痛、心肌梗死、缺血性心力衰竭和猝死5种临床类型，冠心病已经成为人类死亡率最高的疾病之一。

【病理与临床】

主要病理改变为冠状动脉壁脂质沉着，内膜结缔组织细胞增生、肿胀和纤维化，形成粥样硬化斑块，斑块发生溃疡致血栓形成，使管腔进一步狭窄甚至阻塞，主要侵犯主干及大分支。

管腔狭窄在50%以下时，休息及运动状态冠状动脉供血充足。狭窄程度在50%以上时，静息状态下冠状动脉血流量仍保持稳定，但心脏负荷增加时，病变处心肌供血不足，临床表现为心绞痛。重度冠状动脉狭窄（75%～95%）或闭塞（>95%），可发生急性心肌梗死。大面积透壁性心肌梗死伴有梗死心肌纤维化可使局部心肌变薄，收缩功能消失，经心腔内压的冲击向外膨突形成室壁瘤，为心肌梗死的重要并发症。

冠心病主要发病人群为中老年，高血压、高血糖、高血脂、高体重者为高危人群。临床表现主要有胸闷、胸痛、心悸、心绞痛、心肌梗死、心力衰竭，严重者可发生猝死。疼痛可波及心前区，或放射至左上臂。疼痛发作时经休息或含服硝酸甘油制剂后可缓解。需注意尚有部分

NOTE

隐匿性冠心病，发作时直接表现为心律失常、心力衰竭甚至猝死，所以冠心病的早期筛查、诊断具有重要价值。

【影像学表现】

影像学检查可以确定病变的部位、程度、范围，是否存在并发症，并可鉴别诊断。

1. X线表现　胸部X线检查不能用于确定冠心病的有无，但对于心肌梗死后的一些并发症有一定的诊断价值，可有左心室增大、肺淤血、肺水肿，可伴有左心房增大。心肌梗死后综合征，包括心包积液、胸腔积液及肺下叶渗出性等改变。

2. CT表现　平扫可显示冠状动脉钙化（图2-2-17），CTA及后处理重建技术可良好地显示冠状动脉的内腔、粥样斑块及管腔的狭窄，尤其是中度或中度以上狭窄（图2-2-18），可以满足冠心病介入治疗筛选的需要。另外，可以通过对冠状动脉钙化的定量分析（钙化积分）来反映冠状动脉狭窄，并对冠心病的发展及其程度进行预测，随着钙化积分增高，冠心病发病的可能性随之增加。对于冠心病支架或搭桥术后的评估，CTA能清楚显示支架内部情况和桥血管解剖结构、毗邻关系（图2-2-19）。对于心梗后的室壁瘤亦可清晰显示。

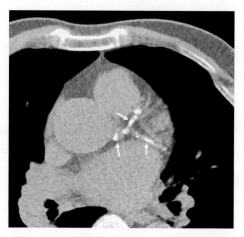

图2-2-17　左冠状动脉钙化CT表现（箭头）

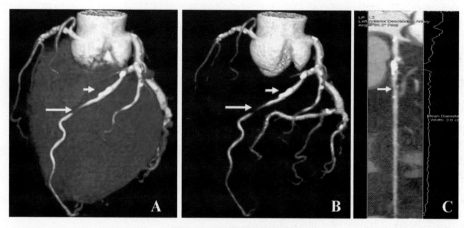

图2-2-18 冠状动脉狭窄

图A　心脏冠状动脉VR；图B　去房室后VR，左冠状动脉前降支中段狭窄（长箭头），
钙化斑块（短箭头）；图C　另一病例，右冠状动脉拉直处理，示近段钙化斑及狭窄（箭头）

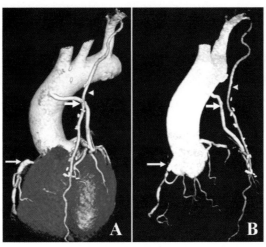

图 2-2-19　冠状动脉支架放置与搭桥术后 CT 表现

图 A　冠状动脉 VR；图 B　冠状动脉 MIP

大隐静脉桥（短箭头）左内乳动脉桥（箭头）右冠状动脉（RCA）近端支架（长箭头）

缺血心肌在心脏收缩期室壁增厚率减低或消失，正常心室壁的厚度代偿性增加。测量不同时相心腔大小，借此可计算左室射血分数的改变。心肌梗死的 CT 表现为：①缺血坏死心肌 CT 值低于正常心肌 5～10HU；②局部心肌壁变薄；③收缩期心肌壁无明显增厚；④节段性室壁运动功能异常（包括运动减弱、消失、矛盾运动或不协调）；⑤整体及节段射血分数减低。室壁瘤及腔内附壁血栓时，表现为局部室壁膨突，节段性室壁变薄，局部反向运动及腔内附壁血栓所致充盈缺损（图 2-2-20）。

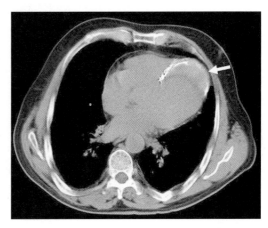

图 2-2-20　室壁瘤伴钙化 CT 表现（箭头）

3. MRI 表现　能良好地显示心室壁的形态、厚度及信号特征，对冠心病可从形态、功能、心肌灌注及延迟期心肌存活方面进行综合评价，对冠心病及并发症的诊断具有重要价值。MRI 对冠心病的诊断依赖于显示冠状动脉狭窄和首过心肌灌注异常，特别是在延迟期坏死心肌信号增强，可以判断心肌梗死后是否有存活心肌，对治疗方案的选择有重要价值。

（1）心绞痛　指急性心肌缺血但未发生心肌梗死时，心脏的形态、大小和信号强度多正常，或 T_2WI 信号强度增加，室壁运动减弱；电影 MRI 表现为节段性运动减弱；心肌灌注首过期成像，缺血区心肌信号低于正常供血区即灌注减低；延迟期成像无异常。

（2）急性心肌梗死　①梗死心肌信号强度增高，尤其在 T_2WI 更明显，为梗死心肌水肿所致；②梗死心肌壁变薄；③节段性室壁运动减弱、消失，收缩期室壁增厚率减低或消失；④心肌灌注成像显示灌注减低或缺损；延迟期显示梗死心肌呈明显高信号。

（3）陈旧性心肌梗死　①梗死心肌信号强度减低，T_2WI 更明显，为梗死心肌发生纤维化；②梗死处心肌室壁变薄，室壁运动、心肌灌注首过成像和延迟期成像异常同急性期。

（4）心肌梗死并发症　①室壁瘤：左室扩大，局部室壁显著变薄并向心脏轮廓外膨突；瘤壁信号异常，急性期呈高信号，陈旧期呈低信号；局部室壁运动消失或呈反向运动，收缩期室壁增厚率消失；室壁瘤附壁血栓形成时，表现为血栓 T_1WI 呈中等信号，与心肌相似，T_2WI 信号强度较心肌高。②室间隔穿孔：室间隔连续性中断，电影 MRI 可显示心室水平左向右分流。③左室乳头肌断裂和功能不全：电影 MRI 显示心室收缩期左房内有起自二尖瓣口低信号血流束，为二尖瓣关闭不全，并左心房扩大。

4. 心血管造影表现　冠状动脉造影常与左心室造影同时进行。前者显示冠状动脉的分布、病变及其程度，如狭窄、闭塞、硬化斑块或血栓、痉挛、溃疡、扩张、夹层及侧支循环等，亦可评估支架术后情况（图 2-2-21）；后者用于显示左心室形态、大小和左心室整体及阶段性的运动功能，并测量左心室收缩及舒张末期容积，计算左心室射血分数。左心室造影还可用于显示心肌梗死后并发症，如室壁瘤、室间隔穿孔等，乳头肌断裂和功能不全表现为不同程度的二尖瓣反流。

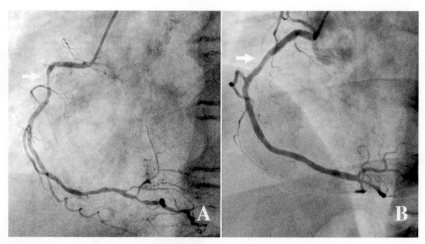

图 2-2-21　冠状动脉（RCA）支架放置前后 DSA
图 A　支架放置前，RCA 近段狭窄（箭头）；图 B　支架放置后狭窄消除（箭头）

【诊断与鉴别诊断】

冠心病的诊断主要依靠患者的临床表现、心电图和实验室检查，影像学检查则能进一步明确冠心病的程度及其并发症，为临床治疗提供依据。目前，冠状动脉造影仍是诊断冠心病的"金标准"，同时还可进行介入治疗。此外，影像学检查还有助于与临床表现相似的急性肺栓塞和主动脉夹层等鉴别。

二、主动脉瘤

主动脉瘤（aortic aneurysm）指主动脉壁局部或弥漫性的病理性扩张。扩张的主动脉内径常大于邻近正常管径的 1.5 倍或以上。

【病理与临床】

主动脉瘤分为真性与假性两类。真性动脉瘤由动脉壁的三层组织结构组成；假性动脉瘤为动脉瘤动脉壁破裂后由血肿与周围包绕的结缔组织构成。病因有粥样硬化、感染、创伤、先天性大动脉炎、梅毒、白塞病与马方综合征等。粥样硬化引起的主动脉瘤常发生在降主动脉，特别是腹主动脉；马方综合征的主动脉瘤常发生在升主动脉。主动脉瘤依形态可分为囊状、梭状和混合型。

临床表现取决于动脉瘤大小、部位、病因、对周围组织器官的压迫和并发症。轻者可无任何症状和体征，重者可表现为疼痛（持续性或阵发性，突发性撕裂样或刀割样胸痛），压迫症状，如压迫呼吸道引起的呼吸困难、气短、咳嗽、声音嘶哑等，体表搏动性膨突，听诊可有杂音与震颤。严重者可以发生主动脉瘤破裂，而导致失血性休克乃至死亡。

【影像学表现】

1. X 线表现　平片可见纵隔影增宽，或局限性块状影与主动脉相连，透视可见肿块有扩张性搏动；瘤壁常发生钙化，瘤体压迫或侵蚀周围器官（如气管、骨）。腹主动脉瘤在 X 线平片上无法显示。

2. CT 表现　可显示动脉瘤的大小、形态、部位、瘤壁钙化及与周围结构关系。增强扫描后能清晰显示附壁血栓、主动脉瘤渗漏或破入周围组织脏器等，VR 能立体显示主动脉瘤的形态、大小及动脉瘤与主动脉及其分支血管的关系（图 2-2-22）。

3. MRI 表现　可显示主动脉内腔、管壁及其与周围组织结构的关系等及血流动态变化，MRA 三维成像有利于显示主动脉瘤的形态、大小、类型、病变的范围、瘤壁、附壁血栓及瘤体与主动脉及其分支的关系。

4. 血管造影表现　可直接显示瘤体内状况。主要征象：①与主动脉同时显影，瘤腔内有对比剂充盈，可观察其形状、大小等情况；②如瘤周有对比剂外渗，则为动脉瘤渗漏。

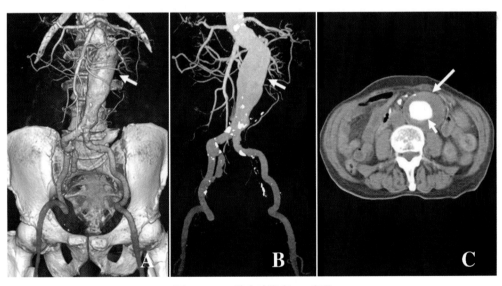

图 2-2-22　腹主动脉瘤 CT 表现
图 A　VR，腹主动脉瘤（箭头）；图 B　MIP，腹主动脉瘤（箭头）；
图 C　轴位，附壁血栓（长箭头），血管腔（短箭头）

【诊断与鉴别诊断】

CT、MRI 和血管造影均可以直接显示胸（腹）主动脉瘤，诊断不难。应注意主动脉瘤内有无血栓、瘤体大小及增长速度，以评估动脉瘤破裂的危险性；主动脉重要血管分支与动脉瘤的关系，如肾动脉开口等，以了解有无重要脏器功能受损。需注意与老年性主动脉迂曲、扩张鉴别，后者为普遍性扩张且扩张程度相对较轻。

三、主动脉夹层

主动脉夹层（aortic dissection，AD）为主动脉壁内膜局部撕裂、剥离，腔内的血液通过内膜的破口进入主动脉壁并在内膜与中膜之间形成血肿，也称为主动脉夹层分离，简称主动脉夹层。本病是一种严重危害人类健康的危急病症之一，男性多于女性。如治疗不及时，多数病例在起病后数小时至数天内死亡。

【病理与临床】

主动脉夹层是主动脉异常中膜结构和异常血流动力学相互作用的结果。由于多种病因致中膜结构缺损或退行性变，血管顺应性降低，高压的血流使内膜与之剥离或撕裂，并经内膜破口灌入主动脉壁，在内膜与中膜间形成血肿，并使血肿在动脉壁内向远端扩展延伸，形成"双腔"，即扩张的假腔和受压变形的真腔。多数在主动脉壁内可见入口与出口两个破口。

根据内膜撕裂的起始点及累及范围，常用 Debakey 分型：Ⅰ型：内膜破口起自升主动脉并向主动脉弓或远端扩展。Ⅱ型：夹层局限于升主动脉。Ⅲ型：内膜破口起自降主动脉并向远端延伸。夹层可累及主动脉的主要分支，如冠状动脉、头臂动脉和肾动脉等，引起相应脏器的缺血或梗死。

常见症状是突发剧烈胸背痛，犹如撕裂、刀割，可向颈及腹部放射。常伴有心率增快、呼吸困难、晕厥、两侧肢体血压与脉搏可不对称；心底部杂音和急性心包压塞征象的出现，为主动脉关闭不全及夹层破入心包的表现。严重者可发生休克、充血性心力衰竭、猝死、脑血管意外和截瘫等。

【影像学表现】

检查方法应首选无创性检查（超声、CT 和 MRI），CT 或 MRI 为常用方法。影像诊断应包括以下内容：①破裂口位置及内膜片情况；②真假腔及病变累及范围，包括主要分支受累情况；③左心室和主动脉功能情况；④有无心包积液和胸腔积液。

1. CT 表现　平扫可显示撕裂内膜片的钙化并向主动脉腔内移位，CTA 检查：①可显示由内膜片分裂的真腔和假腔，通常真腔较小，充盈对比剂快，假腔宽大，对比剂充盈慢（图 2-2-23，图 2-2-24）；②可显示内膜破口及主要分支血管受累情况，三维重建或虚拟再现可立体显示所累及范围；③还可观察主动脉瓣和左心室功能情况。

2. MRI 表现　可观察夹层的解剖变化和血流动态，大视野、多体位直接成像，无须对比剂增强，即可显示撕脱的内膜片及破口；对比增强 MRA 能清晰显示真假腔及腔内血栓，并满足分型的诊断要求，但目前图像质量不如 CTA。

3. 血管造影表现　行胸主动脉造影可观察夹层范围和病变全貌，对比剂在真腔通过主动脉管壁内膜破口喷射、外溢或壁龛样突出。当对比剂进入假腔后，在真假腔之间可见线、条状透亮影，为撕脱的内膜片。有时见充盈缺损，为附壁血栓。部分病例可见再破口，对比剂进入真腔。

【诊断与鉴别诊断】

主动脉夹层诊断并不难，有突发性撕裂样疼痛病史应考虑此病。增强 CT 或 MR 检查在主动脉腔内见到撕脱的内膜片和真假腔，即可确诊。注意与主动脉扩张、主动脉瘤鉴别，显示内膜片是主动脉夹层诊断的依据。

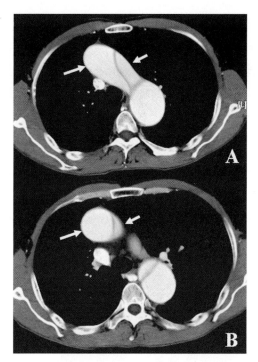

图 2-2-23　主动脉夹层 CT 表现

真腔较小（短箭头），假腔较大（长箭头）

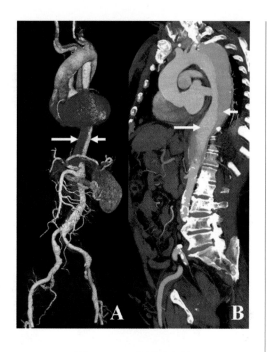

图 2-2-24　主动脉夹层

图 A　Debakey Ⅰ型；图 B　Debakey Ⅲ型

真腔（短箭头）与假腔（长箭头）

四、肺动脉栓塞

肺动脉栓塞（pulmonary embolism，PE）又称肺栓塞，是内源性或外源性栓子堵塞肺动脉或其分支引起肺循环障碍的综合征，可致猝死。并发肺出血或坏死者称为肺梗死。PE 是一种常见病，易造成误诊漏诊。

【病理与临床】

肺栓塞的栓子最多来源于静脉系统和右心，深静脉血栓多见。常多发，右肺较左肺多见，下叶多于上叶，主要影响呼吸系统、血液动力学及血管内皮功能，从而产生一系列心肺功能异常及血管内皮功能改变。常见的诱因有卧床少动、妊娠、外科手术后、心肌梗死、心功能不全、充血性心力衰竭、静脉曲张及抗血栓因子Ⅲ的缺乏等。肺栓塞的病理改变取决于肺血液循环状态和栓子大小及数目。

肺栓塞的临床表现多样，主要决定于栓塞的位置和累及的范围，可无症状，也可因严重循环障碍而猝死。常见的症状有突发的呼吸困难，活动后明显，及胸痛、咳嗽、咯血、心悸惊恐、呼吸急促、紫绀、晕厥甚至休克等。实验室检查可发现低氧血症、胶原纤维蛋白降解产物（D-Dimer）升高等。

【影像学表现】

1. X 线表现　肺动脉较大分支栓塞或多发性小分支可出现异常，主要征象为：①局限肺缺血：又称韦斯特马克（Westermark）征，当肺叶或肺段动脉栓塞时，相应区域内肺血灌注量下降，表现肺纹理减少或消失，透光度增加。多发性肺小动脉栓塞引起广泛性肺缺血，显示肺纹理普遍减少和肺野透光度增加。②肺动脉的改变：嵌塞在肺动脉内的血栓使相应部位血管影增宽，阻塞远端因血流减少而变细。③肺体积缩小：肺栓塞多发生在右下叶，表现为下叶体积缩小，膈肌升高，可合并盘状肺不张。④心影增大：较大肺动脉栓塞或多发性小动脉栓塞可引起心影增大，主要是右心室增大，同时有肺动脉高压表现。

2. CT 表现 肺栓塞的诊断需行 CT 肺动脉成像（CT pulmonary angiography，CTPA），能直接显示肺动脉血管内血栓，同时还可显示继发改变。对诊断主肺动脉至肺段动脉的栓塞有很高的准确性，对急慢性 PE 及无症状 PE，应列为首选方法。

（1）直接征象 管腔内的充盈缺损，包括偏心性、中心性及完全阻塞性。①急性肺动脉栓塞表现为中心性充盈缺损，呈轨道征，或突向腔内的附壁性充盈缺损。②慢性肺动脉栓塞则表现为偏心性充盈缺损，提示附壁血栓。血管壁不规则或呈结节状改变，伴有血栓钙化、管腔变窄或合并肺动脉高压等（图 2-2-25）。③如为完全阻塞，表现为血管腔截断，阻塞端可呈多种形态，如杯口状或隆起状等，其远端血管不显影。

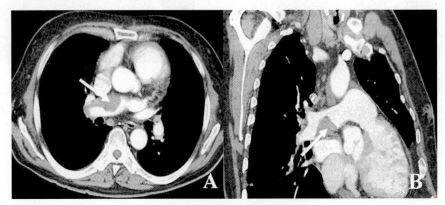

图 2-2-25 右肺动脉栓塞 CT 表现
图 A 横轴位；图 B MPR，栓子表现为充盈缺损（箭头）

（2）间接征象 可见有局限性韦斯特马克征、肺梗死灶，局限肺纹理稀疏、肺动脉增宽、右心室增大或胸腔积液等。

3. MRI 表现 MRA 三维成像能显示肺段和部分亚段级的肺动脉分支，并可确定肺动脉栓塞的部分和范围，对于肺段以上的大分支还可显示狭窄程度；对于较小的血管栓塞，MRI 灌注成像可显示为缺血的肺组织。因此，与 CTPA 相比，MRA 的优势在于更能敏感显示外周肺动脉的栓塞。

4. 肺动脉造影表现 肺动脉造影是最直接、最可靠的方法，为诊断 PE 的"金标准"，但不宜作为首选。只有在临床高度怀疑 PE 而其他检查又难以确诊时选用，但在较大的肺动脉栓塞或危急病人需开胸行栓子摘除术时，则是一种相对安全有效的方法。其表现为：①血管腔内的充盈缺损，呈半圆形或半弧形，可位于肺动脉的管腔中央，致管腔的不规则狭窄；②大分支闭塞则为杯口状充盈缺损；③肺动脉分支阻塞则表现为缺支，或粗细不均，肺野无血流灌注，肺动脉分支充盈和排空延迟等；④同时也能检测血流动力学和心脏功能；⑤栓塞发生于 72 小时之内，肺动脉造影对诊断有极高的敏感性、特异性和准确性。

【诊断与鉴别诊断】

对于有下肢静脉栓子脱落可能的患者，临床表现起病急、咯血和剧烈胸痛，影像检查肺血管腔内有血栓即可明确诊断。但需注意：①首先要提高对本病的认识。对临床上如有导致本病的基础疾病及诱因，出现不明原因的发作性呼吸困难、紫绀、休克及胸痛；无心肺疾病史突然出现明显的右心负荷过重及心衰等，应考虑肺动脉栓塞。②影像学检查对明确诊断与鉴别诊断非常重要，但应结合多种检查，如肺灌注、通气显影，也可利用放射免疫显像技术等。本病需与冠状动脉供血不足、急性心肌梗死、急性心肌炎、急性心包炎、急性胸膜炎、支气管哮喘、肺不张、急性呼吸窘迫综合征、主动脉夹层及心包压塞等鉴别。

五、肺源性心脏病

肺源性心脏病（pulmonary heart disease，PHD）简称肺心病，是由于肺、胸廓或肺动脉慢性病变所致的肺循环阻力增加，肺动脉高压，进而出现右心肥厚、扩大甚至发生右心衰竭的心脏病。

【病理与临床】

主要为肺的功能和结构的改变，发生反复的气道感染和低氧血症，导致一系列的体液因子和肺血管的变化，使肺血管阻力增加，肺动脉高压。

多发于40岁以上人群，可导致肺、心功能衰竭。发展缓慢，除原有肺、胸疾病的各种症状和体征外，主要是逐步出现肺、心功能衰竭以及其他器官损害的征象。临床表现有慢性咳嗽、咳痰、气急，活动后可感心悸、呼吸困难、乏力和劳动耐力下降等。部分病例可见颈静脉充盈。严重者可出现呼吸衰竭和（或）心力衰竭。

【影像学表现】

胸部X线平片可以同时了解胸肺疾病与心脏大小的改变，CT或MRI可进一步了解胸肺疾病的细节，包括肺动脉等肺循环改变，同时可参考心电向量图、超声心动图、肺阻抗血流图、肺功能等检查。本病无须进行血管造影检查。

1. X线表现　主要表现为肺部慢性病变、肺动脉高压、肺气肿和右心室增大。肺部改变为肺纤维化与支气管病变。肺动脉高压表现为肺动脉段突出，肺动脉主干、分支明显增粗，肺门区增粗的右下肺动脉突然变细，形成"肺门截断征"（图2-2-26A）。右心室增大以肥厚为主，心影不大，因同时有肺气肿，故心胸比率不大。

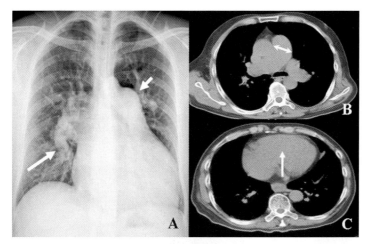

图2-2-26　肺源性心脏病
图A　胸片，心脏增大，肺动脉段突出（短箭头），右下肺动脉呈截断征（长箭头）；
图B　CT轴位，肺动脉主干管径明显增粗（双向箭头）；图C　右心室增大（箭头）

2. CT 表现

（1）急性肺源性心脏病（acute corpulmonal） 较为少见，主要见于肺动脉栓塞。

（2）慢性肺源性心脏病（chronic corpulmonal） 主要有两方面：①胸肺改变，可表现为双肺弥漫性病变，如慢性支气管炎、肺气肿，胸廓饱满，双肺透光度增高，肺纹理增粗、紊乱等；②心血管方面的改变，表现为主肺动脉和左、右肺动脉主干增粗，管腔扩大（主肺动脉内径大于 30mm）（图 2-2-26B、C）。

3. MRI 表现　慢性肺源性心脏病，SE 序列 T_1WI 主肺动脉内表现血流高信号，提示有肺动脉高压；右心室壁增厚（厚度大于 5mm），可等于或超过左心室壁的厚度，室间隔向左心室侧凸出，右心房亦可扩大，腔静脉扩张，晚期左心房室亦可扩大。GRE 序列电影 MRI 可见三尖瓣（收缩期）和肺动脉瓣（舒张期）的反流，同时可直观反映右心室收缩和舒张功能。但 MRI 的缺点在于显示肺实质结构和病变有较大的限制，因此掩盖了部分原发性疾病。

【诊断与鉴别诊断】

结合临床有长期慢性肺性疾病病史，肺内较广泛性病变，主肺动脉增粗，右心室增大，可以明确诊断。对于急性肺源性心脏病，CT 与 MRI 对肺动脉栓塞的诊断有重要价值。尚须与下列疾病鉴别：①冠心病：肺心病与冠心病均多见于老年人，有许多相似之处，而且常有两病共存。冠心病有典型的心绞痛、心肌梗塞病史或心电图表现。②原发性心肌病：多为全心增大，无慢性呼吸道疾病史，无肺动脉高压的 X 线表现等。

六、下肢动脉粥样硬化性疾病

外周血管疾病，指主动脉分支以远的周围血管的病变，尤指外周动脉的病变，下肢动脉的粥样硬化引起的动脉狭窄和闭塞为最常见，其他病变有血管炎、动脉瘤、动静脉畸形等。

【病理与临床】

临床表现可以无症状，也可以有间歇性跛行，少数有缺血性疼痛，极少数有溃疡或坏疽。常与糖尿病、高胆固醇血症等疾病有关，导致管壁粥样硬化，并出现狭窄，甚则呈节段性闭塞。

【影像学表现】

1. CT 表现　平扫可见动脉壁的钙化。下肢血管 CTA，轴位显示管腔狭窄，或节段性无对比剂充盈（图 2-2-27），MIP、MPR 或 VR 重建图像可见受累血管狭窄、闭塞、钙化斑块形成并显示病变的范围和程度（图 2-2-28A、B）。下肢远端的动脉直径小，对扫描技术要求高，同时需要用高空间分辨率成像，从而获得更佳的诊断准确性。

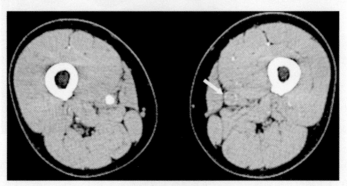

图 2-2-27　左股动脉闭塞 CT 表现（轴位）
左股动脉内无对比剂充盈（箭头），右侧充盈良好

2. MRI 表现　主要通过静脉注射对比剂后完成下肢血管的检查，由于空间分辨率高和对比度好，对下肢动脉闭塞性疾病有较高的诊断准确性（图 2-2-28C）。

3. 血管造影表现　可显示受累血管腔狭窄或闭塞，并明确病变的范围和程度，为介入手术做引导，还可评估介入手术的效果。

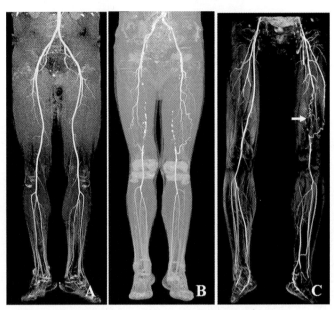

图 2-2-28　下肢动脉 CTA 与 MRA 表现
图 A　正常下肢动脉 CTA；图 B　下肢动脉 CTA，双下肢动脉广泛钙化、
节段性闭塞；图 C　下肢动脉 MRA，左股动脉节段性闭塞（箭头）

【诊断与鉴别诊断】

CT、MRI 和 DSA 均能直接显示周围血管病变，诊断较容易；同时还可了解其病因，如动脉粥样硬化引起的血管狭窄、血管炎、动脉瘤、动静脉畸形等，对其鉴别病因有较大帮助。

第五节　阅片实践

患者，男，44 岁。突发胸背部撕裂样疼痛，伴呼吸困难、心率加快 1 小时。

患者于下午工作时，突然出现剧烈胸痛，位于背部中央，呈持续性撕裂样疼痛，并向下放射，疼痛不能缓解，无恶心、呕吐，疼痛程度与体位无关，与咳嗽无关，随即送院急诊。查体：T 36.9℃，P 88 次 / 分，R 24 次 / 分，BP 155/95mmHg。意识较清，能对答，无定向障碍，双瞳等大等圆，对光反射可，颈软，颈静脉无怒张，肝 – 颈反流征阴性，气管居中，胸廓正常，两肺呼吸音清，无啰音，心界正常范围，心率 88 次 / 分，心律欠整齐，无杂音，腹平软，无压痛。

入院后行急诊 CT 平扫，提示胸主动脉明显增粗，随后行 CTA（图 2-2-29），并行冠矢状位 MIP、VR 重建（图 2-2-30）。

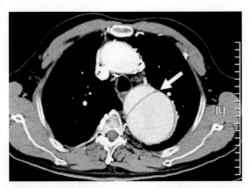

图 2-2-29　CTA 轴位

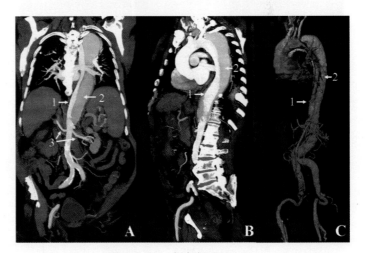

图 2-2-30　主动脉 MIP、VR

CT 所见：CTA 轴位：降主动脉明显增粗，其内见一低密度线影（图 2-2-29，箭头），此为破裂的内膜。MIP、VR：左锁骨下动脉开口以远的降主动脉至髂动脉水平，动脉管腔增粗，管腔内可见隔膜影，将血管分真假两腔，真腔小密度高，假腔大密度低（图 2-2-30,1 为真腔，2 为假腔，3 为肾动脉），并可见双侧肾动脉、肠系膜上动脉及腹腔干均起自真腔。

诊断意见：主动脉夹层（DeBakey Ⅲ 型）。

讨论：冠心病、肺动脉栓塞、主动脉夹层均能引起急发胸痛，在影像学常被称作"胸痛三联症"，属临床急症，需作临床鉴别。冠心病急性心肌梗死的胸痛为心前区疼痛，开始不甚剧烈，逐渐加重，或减轻后再加剧，不向胸部以下放射，服用硝酸甘油不缓解，冠状动脉 CTA 可见明显狭窄或梗塞；肺动脉栓塞所致胸痛，起病急，常有下肢静脉血栓或其他血栓成因，突然呼吸困难、发绀和休克等，肺动脉 CTA 可见主肺动脉的栓子，远端或较细动脉影像诊断困难；若突发剧烈胸痛、血压高、两侧脉搏不等或触及搏动性肿块应考虑为主动脉夹层，主动脉 CTA 大多能确诊。

学习拓展

冠心病属中医"厥心痛""胸痹""心痛"等范畴，以心、脾、肾阳虚为本，久病阴阳俱虚，寒凝、血瘀、痰浊、气滞为标，痹阻血脉则为心痛。可分为血瘀证与气虚气滞证。

　　CTA、DSA 检查发现，心绞痛血瘀证患者冠状动脉狭窄（大于 50%）病变明显多于气虚气滞证组，后者冠状动脉狭窄程度不重，或仅有痉挛表现，累及冠状动脉狭窄支数，两证无明显差异。血瘀证主要表现为陈旧性心肌梗塞、劳累性心绞痛，多为器质性病变；气虚气滞证自发性心绞痛、不典型心绞痛表现居多，以功能性改变和血液动力学异常为主。

学习小结

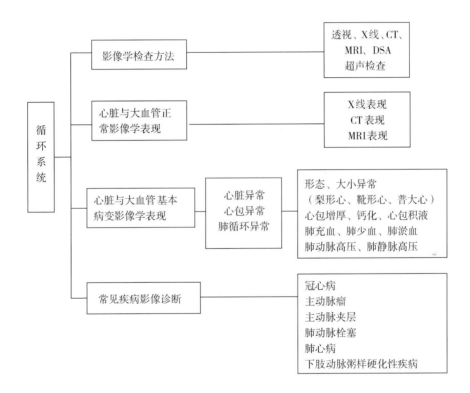

第三章　消化系统

消化道主要包括食管与胃肠道，由于缺乏自然对比，常用钡剂造影检查；肝、胆、胰、脾更多使用超声与 CT、MRI 检查。

第一节　食管与胃肠道

一、影像学检查方法

1. X 线检查　腹部平片和透视目前主要用于急腹症和腹部外伤的检查，对消化道穿孔和肠梗阻的急腹症诊断有所帮助。

2. 消化道造影检查　主要为钡剂造影检查，常用的方法有口服法和灌肠法，是观察食管与胃肠道病变首选的检查方法。

（1）上消化道或全消化道钡餐造影　包括食管吞钡餐造影。患者服用医用硫酸钡混悬液，同时在透视下动态观察消化道形态、黏膜、管腔大小、轮廓及蠕动等情况，主要用于食管、胃及十二指肠，有时也用于了解全消化道排空功能等。

（2）钡剂灌肠造影　从肛门注入一定量的医用硫酸钡混悬液，使其充满整段结肠和直肠，在透视下观察结肠和直肠的形态、黏膜、管腔大小、轮廓及蠕动等情况。

钡剂造影检查最常用的是气钡双重造影，即在上述两种造影方法时，使用一定量医用硫酸钡混悬液，再服用产气剂或注入气体，使气钡混合，并让患者改变体位使钡剂均匀涂抹肠腔内壁，这样既能观察充盈肠管，同时也能观察腔壁黏膜，可检测胃肠道细微病变。

（3）检查前准备及注意事项　造影前三日不服用含重金属药物。上消化道造影前应禁食 6 小时以上，钡剂灌肠前一日服缓泻剂（如番泻叶）清洁肠道，或 1～2 小时前清洁灌肠。

消化道穿孔、1 周内消化道大出血的患者不宜用钡剂消化道造影检查，肠梗阻患者不能进行上消化道钡剂造影检查。

3. 血管造影检查　主要用于消化道的血管性疾病的诊断与介入治疗，如消化道出血性疾病，可同时进行栓塞止血治疗。

4. CT、MRI 检查　检查前应口服约 500mL 的对比剂以充盈胃肠道，结合增强扫描。主要用于消化道的占位性病变，以观察了解病变的内部情况及与周围组织器官的关系。

二、正常影像学表现

（一）X线表现

钡剂造影显示的是胃肠道内腔，钡剂的外缘即为管腔的内壁。

1. 咽部（喉咽）　吞钡正位观察，上方正中为会厌，两旁充钡小囊状结构为会厌溪。会厌溪外下方是梨状窝，两侧对称，梨状窝中间为喉头。吞钡时梨状窝钡剂可随吞咽动作排出（图2-3-1）。

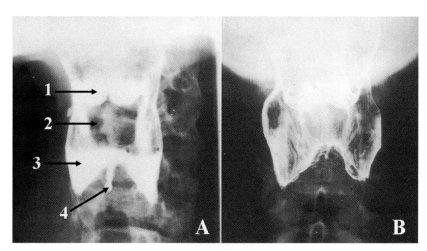

图 2-3-1　正常咽部 X 线表现

图 A　充盈像；图 B　黏膜像

1. 会厌溪　2. 喉头　3. 梨状窝　4. 食管

2. 食管　起于第六颈椎水平与下咽部相连。分为颈段、胸段和腹段。上为食管入口，下为贲门。正常食管吞钡充盈像，轮廓光滑整齐，管壁柔软，舒缩自如。右前斜位前缘可见三个生理性压迹，分别为主动脉弓压迹、左主支气管压迹、左心房压迹。正常食管黏膜像，表现为数条纵行、相互平行的纤细条纹状影，呈黑白相间，钡剂充填的为黏膜沟（图2-3-2）。

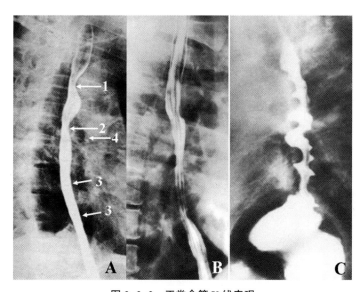

图 2-3-2　正常食管 X 线表现

图 A　右前斜位，充盈像；图 B　黏膜像；图 C　食管下段第三收缩波呈锯齿状

1. 主动脉弓压迹　2. 左主支气管压迹　3. 左心房压迹，4. 左主气管

贲门上方一小段食管为食管前庭段，正常时为生理性高压区，有防止胃内容物反流的作用。下食管括约肌左侧壁与胃底形成一个锐角切迹，称为食管胃角或贲门切迹。

食管的蠕动自上而下推进，第一蠕动波由下咽动作激发，第二蠕动波由食物团对食管壁的压力引起，始于主动脉弓水平下，又称为继发蠕动波。第三收缩波为食管环状肌局限性不规则收缩运动，形成锯齿状边缘，出现突然，消失迅速，多发生于食管下段（图2-3-3）。

3. 胃　胃分为胃底、胃体、胃窦三部分。正位像，右缘为胃小弯，左缘是胃大弯，侧位可见胃的前、后壁。胃底立位时含气，称胃泡。贲门至胃角（胃体与胃窦小弯拐角处，也称胃角切迹）之间称胃体。胃角至幽门管之间为胃窦。幽门为一短管，连接胃与十二指肠（图2-3-3A）。

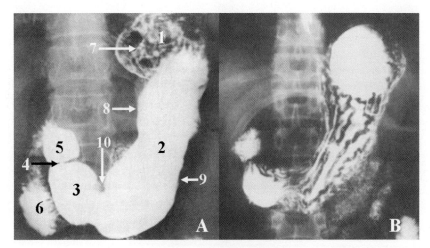

图2-3-3　正常胃的X线表现

图A　充盈像；图B　黏膜像

1. 胃底（胃泡）　2. 胃体　3. 胃窦　4. 幽门管　5. 十二指肠球部
6. 十二指肠降部　7. 贲门　8. 胃小弯　9. 胃大弯　10. 胃角切迹

正常胃的形态根据体型、张力及神经系统的功能状态分为四种类型（图2-3-4）。①牛角型：位置、张力均高，呈横位，上宽下窄，胃角不明显，形如牛角。多见肥胖体型。②钩型：位置、张力中等，胃角明显，胃的下极大致位于髂嵴水平，形如鱼钩。③瀑布型：胃底多呈囊袋状向后倾，胃泡大，胃体小，张力高。充钡时，钡剂先进入后倾的胃底，充满后再溢入胃体，犹如瀑布。④长型：又称为无力型胃，位置、张力均低，胃腔上窄下宽如水袋状，胃下极位于髂嵴水平以下。多见于瘦长体型。

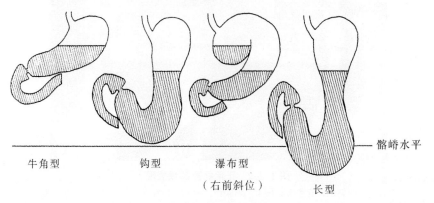

牛角型　　　钩型　　　瀑布型　　　　　　　　髂嵴水平

（右前斜位）　　　长型

图2-3-4　胃的分型

胃轮廓在小弯侧及胃窦光滑整齐，胃体大弯侧略显粗糙。

胃黏膜像，黏膜沟呈致密的条纹状影，黏膜皱襞显示为条状透亮影。小弯侧的黏膜 3～5 条，平行走行。角切迹以后，一部分沿胃小弯平行走向胃窦，一部分呈扇形分布走向大弯侧。胃体大弯侧的黏膜皱襞为斜行、横行而呈现不规则之锯齿状。胃底部黏膜皱襞排列不规则，相互交错呈网状（图 2-3-3B）。

胃蠕动由胃体上部开始，有节律地向幽门方向推进，波形逐渐加深，一般同时可见 2～3 个蠕动波。胃窦整体向心性收缩呈一细管状。胃一般于服钡后 2～4 小时排空。

4. 十二指肠 十二指肠全程呈 C 形，称为十二指肠肠环，包绕胰头部，上连幽门，下接空肠，分球部、降部、水平部和升部。球部呈锥形，轮廓光滑整齐，黏膜皱襞为纵行、彼此平行的条纹。降部及以下黏膜皱襞呈羽毛状（图 2-3-5）。球部的蠕动为整体性收缩，降、升部的蠕动多呈波浪状向前推进。

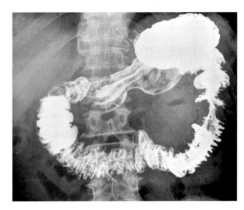

图 2-3-5 正常十二指肠 X 线表现

5. 空肠与回肠 空肠与回肠无明确分界。空肠大部分位于左中上腹，蠕动活跃，常显示为羽毛状影像或雪花状影像。回肠皱襞少而浅，蠕动不活跃，常显示为充盈像，边缘光滑（图 2-3-6）。末端回肠自盆腔向右上行与盲肠相接，相接处有回盲瓣，在充钡的盲肠内侧壁形成透明影。空回肠的蠕动是推进性运动，空肠蠕动迅速有力，回肠慢而弱。服钡后 2～6 小时钡头可达盲肠，7～9 小时排空。

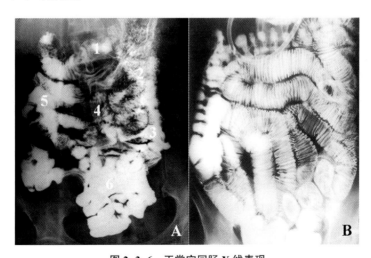

图 2-3-6 正常空回肠 X 线表现

图 A 充盈像；图 B 气钡双重造影黏膜像

1. 十二指肠升部 2. 空肠上部 3. 空肠中部 4. 空肠下部 5. 上部回肠 6. 下部回肠

6. 结肠与直肠 结肠包括盲肠、阑尾、升结肠、横结肠、降结肠、乙状结肠，绕行于腹腔四周。升、横结肠转弯处为肝曲，横、降结肠转弯处为脾曲。结肠充钡后，可显示结肠袋，表现为对称的袋状突出（图 2-3-7A），结肠袋之间有半月皱襞间隔。阑尾一般可显影，呈长条状影，位置变化较大，正常时亦可不显影，或因其内有粪石形成充盈缺损影（图 2-3-8）。结肠黏膜皱襞为纵、横、斜三种方向交错结合状表现（图2-3-7B）。结肠的蠕动为整段运动，排空时间一般服钡后6小时可达肝曲，12小时可达脾曲，24～48小时排空。

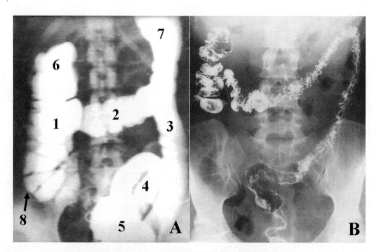

图 2-3-7　正常结肠与直肠 X 线表现

图 A　充盈像；图 B　黏膜像

1.升结肠　2.横结肠　3.降结肠　4.乙状结肠　5.直肠　6.结肠肝曲　7.结肠脾曲　8.结肠袋

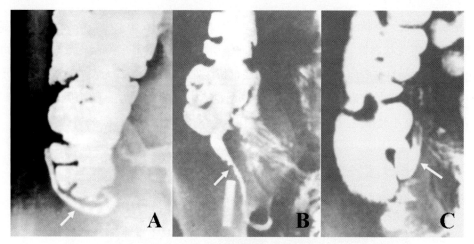

图 2-3-8　正常阑尾 X 线表现（箭头）

（二）CT 表现

1. 食管　CT 能显示食管断面的形态及其与邻近结构的关系。表现为圆形或类圆形结节影，其内可有少量气体，管壁厚度一般不超过 3mm（图 2-3-9A）。

2. 胃　胃适度扩张后，胃壁的厚度不超过 5mm。胃底左后方为脾脏，右前方为肝左叶。胃体垂直部分断面呈圆形，与肝左叶、空肠、胰尾及脾的关系密切，胃窦与十二指肠共同包绕胰头（图 2-3-9B）。

3. 十二指肠　十二指肠上接胃窦，向下绕过胰头及钩突，水平段横过中线，走行于腹主动脉、下腔静脉与肠系膜上动脉、静脉之间。其肠壁厚度与小肠相同。

4. 空肠与回肠　充盈良好正常的小肠壁厚约 3mm，回肠末端肠壁厚可达 5mm。CT 图像往往难以判断具体某一段肠袢。

5. 结肠与直肠　结肠壁外脂肪层较厚，CT 图像显示清晰，轮廓光滑，边缘锐利。正常结肠壁厚 3 ～ 5mm，肠内常含有气体及粪便（图 2-3-9C、D）。

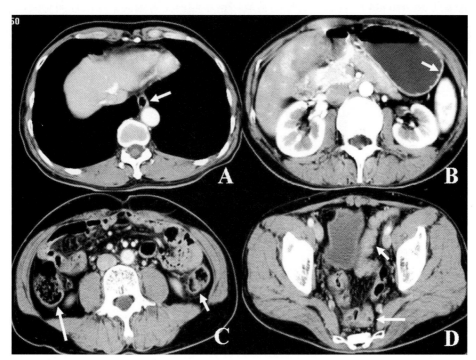

图 2-3-9　正常食管、胃、结肠与直肠 CT 表现（增强扫描）
图 A　食管下段（箭头）；图 B　胃壁黏膜（箭头）；图 C　升结肠（长箭头）、
降结肠（短箭头）；图 D　乙状结肠（短箭头）、直肠（长箭头）

三、基本病变的影像表现

（一）位置改变

正常胃肠道均有较固定的位置分布，但当变异和病变时可使其位置发生持续性的改变，见于先天性与后天性改变。如胸腔胃或腹部肿块，可造成对胃肠道的压迫移位，此时可见胃肠道的弧形压迹。胰头癌常致十二指肠环扩大。

（二）管腔大小改变

1. 管腔狭窄　指超过正常管径的持久性缩小。有先天性与后天性狭窄，后天性可见于慢性炎症、肿瘤等病变（图 2-3-10）。

2. 管腔扩张　指超过正常管径的持续性增大。有先天性与后天性扩张，如先天性巨结肠，后天性多见于远端的梗阻所致近段的扩张，如肿瘤、肠梗阻等（图 2-3-10）。

（三）轮廓改变

1. 龛影（niche）　胃肠道壁因病变产生溃烂、坏死、液化，造影时被钡剂充填，切线位观察表现为突出于腔外的含钡影，轴位显示为钡斑（图 2-3-11），是溃疡的直接征象。若为腔内的

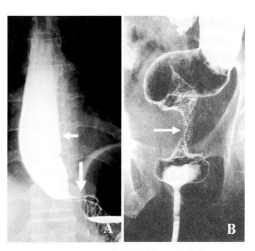

图 2-3-10　狭窄与扩张 X 线表现
图 A　贲门失弛缓症，胃食管前庭段狭窄（长箭头），致近段扩张（短箭头）；图 B　直肠癌，肿瘤所在位置明显狭窄（箭头），近段扩张

龛影，则多为肿瘤的糜烂，提示为恶性龛影，见于溃疡型肿瘤。

2. 憩室（diverticula） 胃肠道管壁的薄弱区由于腔内压力增大，局限性向外突出或由于腔外病变的粘连、牵拉造成管壁全层局限性向外突出形成。钡剂造影切线位表现为胃肠道壁外的含钡囊袋状影，其内的黏膜皱襞形态正常，并有蠕动功能（图2-3-12）。

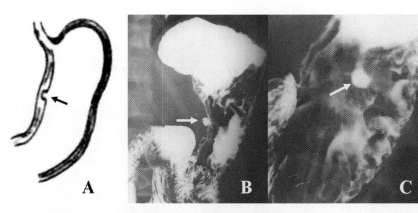

图 2-3-11　龛影 X 线表现

图 A　示意图，胃壁的溃烂（箭头）；图 B　切线位造影后所见龛影（箭头）；

图 C　轴位：龛影为钡斑（箭头）

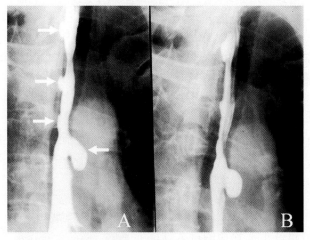

图 2-3-12　食管憩室 X 线表现

图 A　食管多发袋状突起的憩室，边缘光滑（箭头）；

图 B　随着管壁蠕动，较小憩室明显收缩变小

3. 充盈缺损（filing defect） 指充盈钡剂的胃肠道轮廓内，向腔内局限突入，无钡剂充盈而显示为低密度的影像。为肿瘤的直接征象。此外，亦可见于炎性肉芽肿、异物及肠道内蛔虫、粪便等（图2-3-13）。

（四）黏膜皱襞的改变

1. 黏膜皱襞增宽和迂曲 表现为透明条纹的黏膜影像增宽，伴有走行迂曲，结构紊乱。多见于慢性胃炎和静脉曲张（图2-3-14A）。

2. 黏膜皱襞破坏 正常黏膜被病理组织所取代，表现为黏膜皱襞中断、消失，代之以杂乱而不规则的钡影。多为恶性肿瘤所致（图2-3-14B）。

3. 黏膜皱襞纠集　表现为黏膜皱襞从四周向病变区聚集，呈放射或车辐状。见于慢性溃疡（图 2-3-14C）。

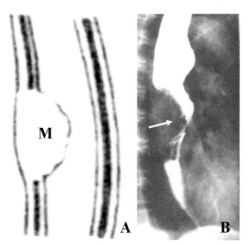

图 2-3-13　充盈缺损 X 线表现
图 A　示意图，由管壁突向腔内的肿块（M）；
图 B　食管下段癌，局部充盈损坏（箭头）

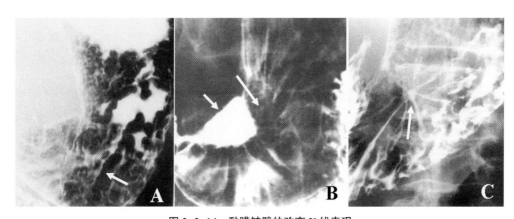

图 2-3-14　黏膜皱襞的改变 X 线表现
图 A　黏膜皱襞增宽（箭头）；图 B　溃疡型胃癌，黏膜皱襞于长箭处中断，
胃腔内可见恶性龛影（短箭头）；图 C　胃溃疡，黏膜皱襞均向龛影（箭头）处纠集

（五）功能性改变

功能性改变包括张力、蠕动、分泌功能和运动力等改变。

1. 张力改变　张力增高造成管腔缩窄，如炎症所致的肠道激惹征。张力低则使管腔扩大，位置降低，如胃下垂。痉挛是局部张力增高，多为暂时性。

2. 蠕动改变　指蠕动波多少、深浅、运动速度及运动方向的改变。蠕动增强表现为蠕动波增多、加深、运行加快，见于肠道激惹征；蠕动减弱或消失表现为蠕动波减少、变浅、运行减慢，见于肠麻痹或肠道恶性肿瘤。

3. 分泌功能改变　胃分泌增加造成空腹状态下胃液增多，在站立位可见胃内液平面，服钡后钡剂不能均匀地涂布在胃壁上而呈絮状下沉和不均匀分布。小肠分泌增加使黏膜皱襞显示模糊或钡剂分散呈不定形片状影。结肠分泌增多时，钡剂附着不良，肠管的轮廓显示不清，多见于胃肠道炎症。

4. 运动力改变 运动力即胃肠道运送食物的能力，服钡造影时观察各部分的排空时间。服钡后 4 小时胃尚未排空为胃排空延迟；服钡后钡头小于 2 小时到达盲肠即为小肠运动力增强，超过 6 小时为运动力减弱；超过 9 小时小肠尚未排空为排空延迟。

四、常见疾病影像诊断

（一）食管异物

食管异物（esophageal foreign body）是因误吞异物，停留于食管内，若不及时取出，可发生感染、穿孔或大出血等并发症。

【病理与临床】

儿童因误吞含在口内的硬币、别针及小玩具等异物所致，成人则多见食物中的鱼刺、碎骨片或脱落的假牙等所致。异物易停留在食管的生理狭窄处，时间较长可引起食管水肿、充血，形成溃疡，尖锐异物可刺破管壁发生穿孔，引起食管周围炎甚至脓肿，异物停留在大血管附近可引起大出血。

多有误吞异物史，临床表现为吞咽梗阻或局部疼痛等症状。

【影像学表现】

1. X 线表现

（1）不透 X 线异物（阳性异物） 大部分的阳性异物通过平片即可诊断。透视或摄片可清楚显示如金属、骨类的不透 X 线异物影，并能明确其位置、形状、大小等（图 2-3-15）。

（2）透 X 线异物（阴性异物） 可行钡棉造影检查，但为避免加重伤害，更多采用 CT 检查。

（3）异物穿破食管壁 异物穿破食管壁，可见食管周围软组织肿胀，有气体积存或有气液平面阴影。钡餐检查时见钡剂呈不规则外溢现象，且不能排空。还可发生食管 – 气管瘘、食管 – 支气管瘘、食管 – 胸腔瘘等并发症。

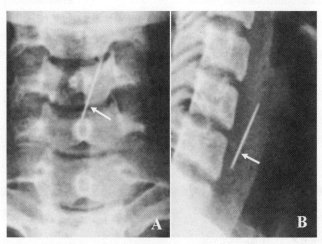

图 2-3-15 食管内缝衣针（箭头）X 线表现
图 A 正侧位；图 B 正侧位

2. CT 表现 CT 对食道异物诊断的准确性高于食道钡棉检查，且不会加重异物对食道的损伤，基本可取代食道钡棉检查，还可发现异物所致的并发症，如食管周围软组织肿胀、各种瘘道的形成、肺内的感染。

【诊断与鉴别诊断】

有误吞异物史，结合平片，阳性异物诊断容易。但有时需与气管内阳性异物相鉴别：在侧位胸片上，气管异物位于气管的透明影内，食管异物则位于气管后方，CT 检查更易明确其所在部位。

（二）食管静脉曲张

食管静脉曲张（esophageal varices）是门静脉高压症的重要并发症，常见于肝硬化，也可见于胰腺癌。

【病理与临床】

正常情况下，食管下段的静脉网与门静脉系统的胃冠状静脉、胃短静脉之间存在吻合，当门静脉血流受阻时，大量血液进入食管黏膜下静脉和食管周围静脉丛，再经奇静脉进入上腔静脉，造成食管下段和胃底静脉曲张。

食管黏膜由于静脉曲张而变薄，易被粗糙的食物损伤，或因黏膜面发生溃疡或糜烂，破裂后致呕血、柏油样大便。门静脉高压所致者大多伴有脾肿大、脾功能亢进、肝功能异常及腹腔积液等表现。食管静脉曲张出血严重者可致休克甚至死亡。

【影像学表现】

1. X 线表现　钡餐造影检查是诊断食管静脉曲张的安全、有效、简便、经济的方法。①轻度：静脉曲张早期最初局限于食管下段，表现为黏膜皱襞稍增宽，略显迂曲而不平行，管腔边缘稍不平整，呈浅锯齿样表现；②中度：曲张范围可累及食管中段及下段，黏膜皱襞增粗呈结节样、串珠状或蚯蚓样充盈缺损（图 2-3-16）；③重度：范围更广甚至波及食管全长，除上述表现更明显外，因食管肌层受压退变致食管明显扩张，张力减低，管壁蠕动减弱，排空延迟。

2. CT 表现　食管周围曲张的静脉平扫表现为结节状软组织影，增强扫描结节明显强化，强化程度与周边静脉一致（图 2-3-17）。

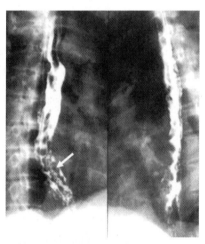

图 2-3-16　食管静脉曲张 X 线表现
食管黏膜皱襞增粗、迂曲，呈蚯蚓样充盈缺损（箭头）

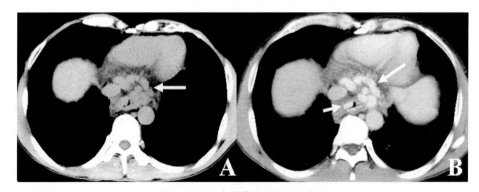

图 2-3-17　食管静脉曲张 CT 表现
图 A　CT 平扫，食管壁增厚，周围见多个结节；图 B　增强扫描，食管壁曲张静脉（短箭头），周边扩张的静脉丛（长箭头）

【诊断与鉴别诊断】

结合有门静脉高压症的病史、食管钡餐造影检查具有的特征影像表现，食管静脉曲张诊断不难。但尚需与食管下段癌鉴别，后者管壁僵硬，管腔狭窄，黏膜破坏。食管静脉曲张管壁柔软，无管腔狭窄表现，无黏膜破坏。

（三）食管癌

食管癌（esophageal carcinoma）系指由食管鳞状上皮或腺上皮的异常增生所形成的恶性病变，在我国发病率较高。

【病理与临床】

食管癌的发病与多种因素有关，如饮酒过量、吸烟、亚硝胺、霉菌毒素、遗传因素等。病变发生于黏膜，以鳞状上皮癌多见，因食管无浆膜层，癌组织易穿透肌层直接侵及邻近器官，转移途径多为淋巴与血行转移。

早期食管癌，指肿瘤仅侵及黏膜层和黏膜下层，而无淋巴结转移。中晚期食管癌，是指肿瘤已累及肌层或达外膜（纤维膜）或外膜以外，并有局部或远处淋巴结转移。从病理形态上分为三型：①增生型：肿瘤向腔内生长，形成肿块；②浸润型：肿瘤沿管壁生长，致管壁环状增厚，管腔狭窄；③溃疡型：肿块累及肌层或穿透肌层形成深大溃疡。以上各型可同时并见。

食管癌好发于 40～70 岁，男性多见，早期症状不明显，或仅有食物通过滞留感或异物感等，进展期典型表现为进行性吞咽困难，胸骨后疼痛，恶病质。

【影像学表现】

1. X 线表现　食管吞钡造影是诊断食管癌的常用方法，多为首选，表现为：①腔内充盈缺损，形状不规则，为肿瘤向腔内突入形成；②管腔狭窄，狭窄范围一般较局限，其上方食管扩张；③不规则龛影，早期为浅小龛影，溃疡型则表现为较大长形龛影，长径与食管纵轴一致，周围有不规则充盈缺损；④黏膜皱襞破坏、中断或消失；⑤肿瘤所在局部蠕动消失，管腔僵硬（图 2-3-18）。

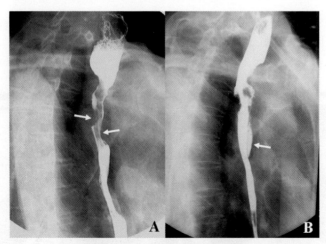

图 2-3-18　食管癌 X 线表现
图 A　浸润型食管癌，管腔内不规则充盈缺损（箭头），管壁僵硬；
图 B　溃疡型食管癌，不规则充盈缺损，其中可见腔内龛影（箭头）

需注意，对于吞咽不畅或有异物感的患者，若出现以下影像，则提示早期食管癌可能，应及时行纤维镜活检，以利于早期诊断：①食管局部黏膜增粗、扭曲、紊乱，可有局部黏膜中断破坏，且病灶边缘毛糙；②病灶部位可见小龛影或小充盈缺损。

食管癌并发症有：①食管癌可导致穿孔，从而形成瘘管，此时可见钡剂的外溢；②肿瘤穿入纵隔形成纵隔炎或纵隔脓肿，表现为纵隔影增宽，或有液平面，钡剂可流入其中；③形成食管 - 支气管瘘，则会造成肺内感染，多表现为左肺下叶的实变。

2. CT 表现　CT 增强扫描可明确食管癌的病变内部情况、与相邻组织的关系、有无直接侵犯、有无纵隔淋巴结的转移等，以明确手术指征，确定手术方案（图 2-3-19）。

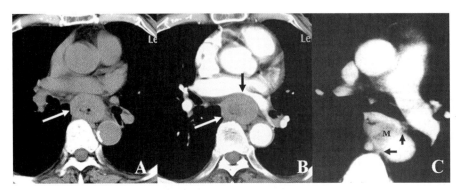

图 2-3-19　食管癌 CT 表现
图 A　平扫，食管壁环形增厚，食管管腔狭窄（箭头）；图 B（同一病例）增强扫描，
食管壁轻度强化（白箭头），边界尚清，左心房受压（黑箭头）；图 C　另一病例，
食管壁偏心性狭窄，软组织肿块（M）与降主动脉无分界（箭头）。

【诊断与鉴别诊断】

根据影像学表现，结合临床症状，食管癌可以明确诊断。应注意与以下疾病鉴别：①食管静脉曲张：无黏膜破坏及持续管腔狭窄表现，食管壁常柔软有蠕动。②食管平滑肌瘤：来自一侧壁的局限性肿块，边缘光滑锐利，黏膜大多光整。

（四）消化性溃疡

消化性溃疡指胃及十二指肠溃疡，是一种常见病。多发生于十二指肠，十二指肠溃疡发病率为胃溃疡的 4 ～ 5 倍。

【病理与临床】

胃溃疡（ulcer of the stomach）常单发，多在胃小弯与胃角附近。从黏膜层开始，经黏膜下层，常达肌层，病理改变主要为胃壁溃烂缺损，形成壁龛，多呈圆形或椭圆形，溃疡口部周围呈炎性水肿。当慢性溃疡深达浆膜层时，称为穿透性溃疡；慢性穿孔时则形成穿孔性溃疡；溃疡周围伴有坚实的纤维结缔组织增生者，称为胼胝性溃疡（图 2-3-20）。溃疡愈合后，常有不同程度的瘢痕形成，其结果可因瘢痕程度不同而引起胃壁短缩，严重者胃壁变形、胃腔狭窄。

十二指肠溃疡（duodenal ulcer）多发生在球部后壁或前壁，常呈圆形或椭圆形，周围有炎性浸润、水肿及纤维组织增生。溃疡浅小可完全愈合，黏膜可恢复正常；溃疡较深大时可遗留瘢痕，肠壁增厚或球部变形。若与胃溃疡同时存在，称为复合型溃疡。

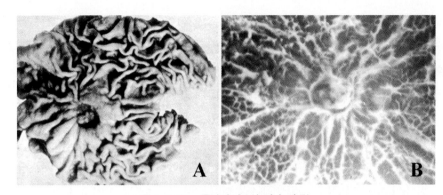

图 2-3-20　胃溃疡病理标本与造影
图 A　病理标本,溃疡呈火山口样改变,周围黏膜纠集;图 B　造影后影像

消化性溃疡好发于 20～50 岁,多见于男性,临床表现多为反复性、周期性和节律性上腹疼痛,饥饿时明显,进食后可缓解,伴有泛酸、嗳气。当有梗阻、穿孔等并发症时可出现相应的临床表现。需注意约有 1% 胃溃疡可以恶变。

【影像学表现】

1. 胃溃疡　主要通过钡餐造影检查,其表现为两类改变:直接征象,即溃疡本身的改变;间接征象,溃疡所致的功能性与瘢痕性改变。

胃溃疡直接征象为龛影,切线位呈乳头状、锥状或其他形状,边缘光滑,密度均匀,底部平整或略不平;龛影口部常有一环状黏膜水肿形成的透明带,可表现为黏膜线、项圈征、狭颈征。黏膜线为龛影口部一条宽 1～2mm 的光滑整齐的透明线;项圈征为龛影口部的透明带,宽 0.5～1cm;狭颈征为龛影口部明显狭小,犹如龛影具有一个狭长的颈。慢性溃疡周围可见黏膜皱襞均匀性纠集,如车轮状向龛影口部集中且达口部边缘(图 2-3-21A、B)。

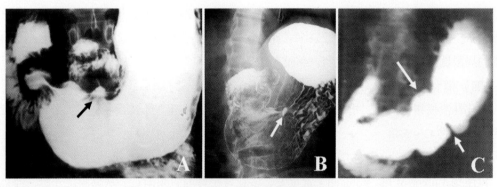

图 2-3-21　胃溃疡 X 线表现
图 A　胃小弯溃疡狭颈征:龛影口部狭长的透明带(箭头);图 B　黏膜纠集(箭头);
图 C　痉挛切迹(短箭头),小弯侧可见龛影(长箭头)

胃溃疡的功能性改变:①痉挛性改变:胃溃疡可表现为溃疡对侧胃壁凹陷(切迹)(图 2-3-21C),胃窦及幽门也常出现痉挛性改变;②胃液分泌增多:出现少至中量的胃内空腹滞留液,钡剂不易附着于胃壁;③胃蠕动的变化:蠕动增强或减弱,张力增高或减低,排空加速或延缓。

胃溃疡的瘢痕收缩可致胃变形,如幽门与贲门靠近、胃体呈环状狭窄而形成"葫芦胃"或"哑铃胃"等(图 2-3-22A)。

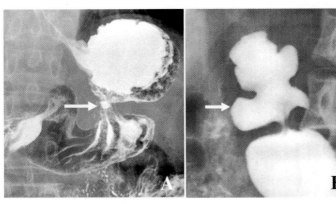

图 2-3-22 胃、十二指肠溃疡变形 X 线表现
图 A 胃小弯溃疡（箭头），胃变形成"葫芦状"；
图 B 十二指肠球部溃疡，球部变为不规则形（箭头）

2. 十二指肠溃疡 十二指肠溃疡绝大多数发生于球部，表现为球部龛影或类圆形钡斑，球部变形，黏膜纠集，可为球部一侧壁的切迹样凹陷；有时龛影不能确切显示，仅可见球部变形，为山字形、三叶形或葫芦形等，多提示溃疡的存在（图 2-3-22B）。

【诊断与鉴别诊断】

临床典型表现、钡餐造影检查显示龛影及相关黏膜与功能性改变，诊断胃、十二指肠溃疡不难。需注意良性溃疡应与恶性溃疡相鉴别（见胃癌）。

（五）胃癌

胃癌（gastric carcinoma）是发生于黏膜上皮或腺上皮的胃肠道最常见的恶性肿瘤，可发生于胃的任何部位，以胃窦部、小弯侧和贲门区常见。

【病理与临床】

按大体病理形态胃癌分为三型：①蕈伞型：肿瘤向腔内生长，表面凹凸不平如菜花状，边界较明显；②浸润型：肿瘤沿胃壁浸润生长，常侵犯胃壁各层，使胃壁增厚、僵硬，弹性消失，分界不清；③溃疡型：肿瘤深达肌层，形成较大溃疡，此溃疡又称恶性溃疡。

胃癌好发年龄为 40 ～ 60 岁，早期症状不明显，典型表现为上腹部持续性疼痛、消瘦与食欲减退，呈渐进性加重，贫血与恶病质，可有恶心、呕咖啡样物或黑便，若出现转移则有相应的症状与体征。

【影像学表现】

1. X 线表现 钡餐造影检查表现：①形状不规则的充盈缺损。②胃腔狭窄，胃壁僵硬，呈皮革状胃。③恶性龛影，表现为"半月综合征"，指龛影多呈半月形，外缘平直，内缘不整齐而有多个尖角，龛影位于胃轮廓之内，龛影外围绕以宽窄不等的透明带形成"环堤"，轮廓不规则但锐利，其中常见结节状或指压状充盈缺损。④黏膜皱襞破坏、中断或消失。⑤病变区蠕动消失（图 2-3-23）。

早期胃癌，指肿瘤局限于黏膜或黏膜下层，可表现为三种基本类型：①隆起型：肿瘤呈类圆形突向胃腔，显示为大小不等、不规则的充盈缺损，高度超过 5mm，边界锐利，基底宽，表面粗糙。②浅表型：肿瘤表浅、平坦，沿黏膜及黏膜下层生长，形状不规则，肿瘤边界多数清楚，也可不清楚。气钡双重对比剂可显示胃小区和胃小沟破坏，呈不规则颗粒状杂乱影，有轻微的凹陷与僵直，多数病灶界限清楚。③凹陷型：肿瘤形成明显凹陷，深度超过 5mm，形状不规则。双重对比造影显示为形态不规则，边界明显的龛影，其周边的黏膜皱襞可出现截断杵状或融合等。

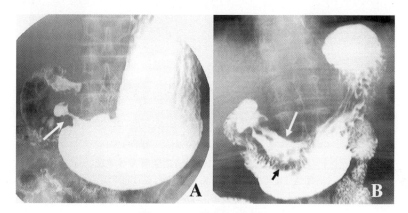

图 2-3-23　胃癌 X 线表现
图 A　胃窦部蕈伞型胃癌，胃窦部偏心性充盈缺损、胃窦狭窄（箭头）；
图 B　胃窦部溃疡型胃癌，半月综合征（长箭头），黑短箭为环堤

2. CT、MRI 表现　应在胃充盈情况下观察，表现为胃壁的局限性结节或肿块，或肿块内有不规则凹陷，或为较广泛的胃壁环状增厚，增强扫描病灶呈不均匀强化，并可见胃癌向周围组织的侵犯情况（图 2-3-24）。

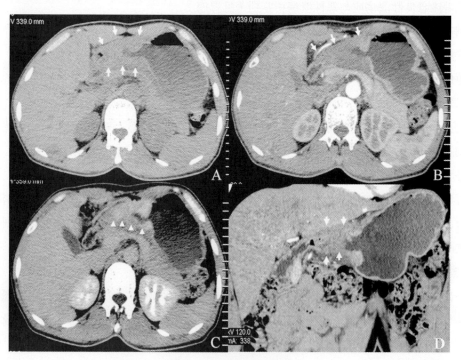

图 2-3-24　胃癌 CT 表现
图 A　胃窦部癌，胃窦壁增厚，胃腔狭窄（箭头）；图 B　增强动脉期：肿块轻度强化（箭头）；
图 C　平衡期：肿块不均匀强化（箭头）；图 D　冠状位重建：肿块与肝脏分界欠清

【诊断与鉴别诊断】

胃癌影像学表现较为典型，结合临床症状与体征，可以诊断。应注意胃癌与平滑肌瘤鉴别，后者充盈缺损外形光滑平整，无黏膜破坏、管壁僵硬表现。还应注意良性溃疡与恶性溃疡的鉴别（表 2-3-1）。

表 2-3-1 胃良性溃疡与恶性溃疡鉴别诊断

	良性溃疡	恶性溃疡
龛影形状	圆形或类圆形，边缘光滑	不规则、扁平，有多个尖角
龛影位置	胃轮廓外	胃轮廓内
龛影周围情况	黏膜线、项圈征、狭颈征	黏膜破坏、中断或消失
	黏膜纠集达龛影口部	周围有指压充盈缺损，形如环堤
所在胃壁	柔软、有蠕动	僵硬、蠕动消失

（六）肠结核

肠结核（tuberculosis of intestine）为结核杆菌侵及肠道所致的慢性特异性感染，常与腹膜结核和肠系膜淋巴结结核同时存在。好发于回盲部、升结肠和回肠。

【病理与临床】

病理分为溃疡型、增殖型与混合型。①溃疡型肠结核以溃疡形成为主，病变形成干酪样坏死，向肠腔破溃后形成溃疡，其大小不一，表浅多发，呈线状或星状，并沿肠壁淋巴管横行或环形扩展，肠系膜淋巴结肿大。②增殖型肠结核以肠壁结核性肉芽组织和纤维组织增生为主，在腔内形成大量结节和肿块，肠壁增厚，肠腔狭窄，可继发肠梗阻。③混合型肠结核为多个溃疡形成伴大量结核性肉芽组织和纤维组织增生。

结肠结核多由回盲部开始，盲肠受侵较显著，并常延及升结肠，其次为横结肠，而左侧结肠受累少见。因肠系膜受累，增厚、变硬及粘连收缩而使盲肠向上牵引。

肠结核多继发于肺结核，青壮年多见，常见症状有腹痛、腹泻、发热。实验室检查有血沉增快，结核菌素试验阳性等。

【影像学表现】

1. X 线表现 主要通过钡剂造影检查。

（1）溃疡型肠结核 ①钡剂通过时表现为"肠道激惹征"，即钡剂通过病变区速度加快，局部无钡剂或仅有极少钡剂存留，近端与远端肠管充盈良好，犹如跳跃一段肠管，又称"跳跃征"；②病变处黏膜皱襞不规则增粗、紊乱，有时可见斑点状龛影，充盈的肠管也可为边缘不规则的锯齿状，病变发展至后期，可见管腔变窄、变形，近段肠管扩张淤滞（图 2-3-25A）。

（2）增殖型肠结核 ①肠管不规则变形、狭窄，可伴有黏膜增粗紊乱及多发小息肉样或占位样充盈缺损，少有龛影与激惹征。②回肠结核多伴有局限性腹膜炎，常与周围肠管粘连致肠管分布紊乱，盲肠也可向上牵拉变形，病变段与正常肠管之间无明显分界。③若同时伴有结肠结核可出现结肠袋消失，回盲瓣受累，后者表现为盲肠内侧壁凹陷变形，末端回肠扩大及小肠排空延迟。若累及升结肠与横结肠，可表现为肠管短缩、狭窄、向内下移位（图 2-3-25B）。

2. CT、MRI 表现 可发现肠结核段肠管壁明显增厚，肠腔狭窄，增强扫描病变区肠壁明显强化，并有分层现象。此外，可见腹腔淋巴结肿大。

【诊断与鉴别诊断】

肠结核影像表现较为典型，结合临床表现不难诊断。但需注意与以下疾病鉴别：

1. 小肠结核与 Crohn 病 均好发于回盲部，后者为节段性受侵，边界明显，小肠系膜一侧受损较重，游离缘常有假憩室变形，溃疡以纵行、横行、线状为特征，黏膜增粗如铺路石状，肠瘘或瘘道较肠结核多见。

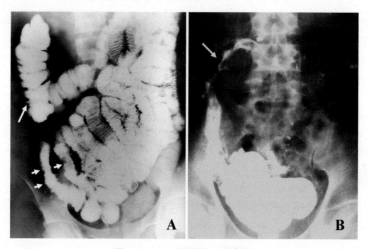

图 2-3-25 肠结核 X 线表现

图 A 溃疡型，回肠末端管腔不规则狭窄，边缘可见毛刺状龛影
（短箭头），盲肠、升结肠缩短，见毛刺状突起（长箭头）；
图 B 增殖型，升结肠与横结不规则充盈缺损（箭头），管腔狭窄

2. 增殖型结核与肿瘤 后者充盈缺损较大，边界清楚局限，而前者病灶较小而多发，伴有管腔不规则狭窄、短缩。

（七）结肠癌

结肠癌（colon carcinoma）指发生于结肠黏膜上皮或腺体的恶性肿瘤，临床较为常见。

【病理与临床】

大多数结肠癌为腺癌，其次为黏液癌、胶样癌等，大体病理分三型：①增生型：肿瘤向腔内生长，呈菜花状，表面可有浅溃疡；②浸润型：病变常绕肠壁呈环形生长，致肠腔形成环形狭窄；③溃疡型：癌肿中央部分坏死形成巨大溃疡，形态不一，深而不规则。

结肠癌好发于 40～60 岁，男性多于女性，可发生于结肠任何部位。常见临床症状为腹部肿块、便血与腹泻，或有顽固性便秘，亦可出现脓血便与黏液样便。

【影像学表现】

1. X 线表现 钡灌肠造影表现：①增生型：结肠腔内不规则充盈缺损，轮廓不光整，多位于肠壁的一侧，黏膜皱襞有破坏中断或消失，局部肠壁僵硬平直，结肠袋消失（图 2-3-26A）。②浸润型：病变区肠管狭窄，可偏侧性或环状狭窄，轮廓可光滑整齐，也可不规则，肠壁僵硬，黏膜破坏消失，界限欠清，常引起梗阻。③溃疡型：肠腔内出现较大龛影，形状多不规则，边界多不整齐，有尖角，龛影周围有充盈缺损与狭窄；黏膜破坏中断，肠壁僵硬，结肠袋消失。

2. CT、MRI 表现 肠腔内出现不规则软组织肿块或肠壁增厚，增强扫描显示病灶不均匀强化（图 2-3-26B、C）。部分可见肿大淋巴结转移、其他脏器浸润或转移。CT 仿真结肠镜技术可观察结肠癌完全性梗阻时阻塞近端肠腔内的情况。

【诊断与鉴别诊断】

结肠癌具有较典型的影像表现，诊断不难，但应注意与良性肿瘤及息肉鉴别，后者充盈缺损常光滑整齐，黏膜规则，蠕动正常，而结肠癌的充盈缺损不规则，黏膜皱襞破坏中断，且管壁僵硬。

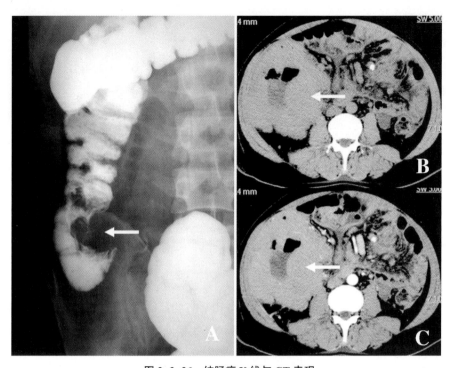

图 2-3-26　结肠癌 X 线与 CT 表现

图 A　盲肠内侧见分叶状充盈缺损，邻近结肠袋消失（箭头）；图 B　CT 平扫，盲肠部管壁明显增厚，局部形成肿块（箭头），管腔狭窄；图 C　CT 增强，管壁中度强化（箭头）

第二节　肝胆胰脾

　　肝脏、胆道系统与胰腺是重要的消化器官，解剖与生理学关系密切，疾病发生发展常互为因果。脾脏虽不是消化器官，但与消化系统关系密切。肝、胆系、胰及脾脏常见疾病有炎症、结石、肿瘤等。

一、影像学检查方法

　　肝、胆系、胰及脾的检查应首选超声检查以筛查病灶，进一步检查可以选用 CT 或 MRI 检查，此外，对胆道系统的检查可以选用经皮经肝胆管造影（percutaneous transhepatic cholangiograhy，PTC）、经内镜逆行性胆胰管造影（endoscopic retrograde cholangiopancreatography，ERCP），胆道系统术后可选用 T 形管造影等。

1. CT 检查

　　（1）CT 平扫　应于检查前 15 ～ 30 分钟口服 2% 含碘对比剂（如泛影葡胺）500mL 左右，以充盈胃肠道。扫描范围应包括膈顶至肝下缘。需注意平扫常因病变可能为等密度或小病灶而漏诊，或难于定性，因此应常规进行增强扫描。

　　（2）增强扫描　静脉团注碘对比剂，并分别于注射后 20 ～ 25 秒、50 ～ 60 秒、110 ～ 120 秒进行快速扫描，以获得肝脏动脉期、门静脉期和平衡期的图像。对占位性病灶必要时还应在 5 ～ 15 分钟后进行延迟期扫描。此外，还可对病灶在注射后进行连续动态扫描，以获得时间－

密度曲线，即灌注扫描。

2. MRI 检查

（1）MRI 平扫　常进行轴位和冠状位扫描，常规采用 SE 和 FSE 序列，包括 T_1WI 和 T_2WI，并进行脂肪抑制成像，必要时还可进行 DWI 成像。

（2）增强扫描　当发现病灶时，利用顺磁性物质（如 Gd-DTPA），进行各期相增强扫描，对病变的定性诊断与鉴别诊断有重要价值。

（3）其他特殊成像　对胆道系统及胰管，还可进行磁共振胆胰管成像（MRCP），即通过增加 TE 回波时间，获得重 T_2WI，胆胰管内因富含静态或缓慢流动的自由水而表现为极高信号，背影为极低信号，从而仅显示胆管树和胰管的影像。

二、正常影像学表现

1. 肝脏　位于右上腹腔内，分上下两面，上为膈面，紧贴横膈及前腹壁，边缘光滑，外缘紧贴腹壁，肝膈顶至肝下缘一般不超过 15cm。由后方的冠状韧带与上方镰状韧带固定。肝脏纵向以肝中静脉为界分为左、右叶，肝右静脉将右叶分为前后段，镰状韧带将肝左叶分为内、外段，尾状叶为单独一段，位于门静脉与下腔静脉之间。

（1）CT 表现　正常肝脏边缘光滑锐利，实质密度均匀，呈软组织密度，CT 值为 55 ~ 75HU，高于脾脏密度，血管呈条形或圆点状低密度影。肝门区轴位像上，以门静脉主干上缘作水平线，可以测量肝左叶与右叶的前后径；以右缘作垂线可以测量右叶、尾状叶的最大横径。正常肝叶比例为右叶 / 左叶前后径比值为 1.2 ~ 1.9，右叶 / 尾状叶横径比值为 2 ~ 3（图 2-3-27）。

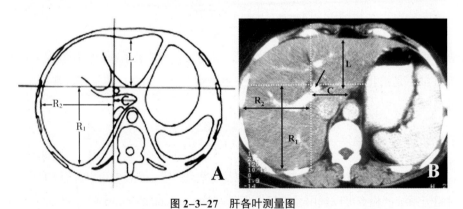

图 2-3-27　肝各叶测量图
图 A　示意图；图 B　增强扫描，门静脉呈高密度影（箭头）

增强扫描：动脉期仅肝动脉强化，呈线状、点状高密度影；门静脉期肝实质呈均一强化，门静脉及其分支强化明显，由肝门区向边缘逐渐变细（图 2-3-27B）；平衡期肝实质强化略有下降，可见左、中、右三支静脉回流入下腔静脉（即第二肝门区）。

（2）MRI 表现　肝脏为均匀中等信号，T_1WI 高于脾脏，T_2WI 低于脾脏，肝内血管呈信号流空影。增强扫描后肝实质 T_1WI 均匀强化，信号增高。

2. 胆囊与胆管　胆囊位于肝脏脏面，居肝右叶与方叶之间，可呈圆形或卵圆形，分为胆囊底、体、漏斗部及胆囊颈。肝内胆管呈树枝状走行，于肝门区汇合形成肝总管，出肝门后与胆囊管汇合形成胆总管，经胰头部开口于十二指肠降段乳头部。

（1）CT表现　胆囊内呈均匀的水样密度，壁光滑锐利，厚度2～3mm，增强扫描后呈均匀强化。肝内胆管平扫多不显示，胆总管可见圆形断面影，直径为6～8mm，其内呈水样密度，增强扫描后无强化。

（2）MRI表现　胆汁T_1WI均呈低信号，胆囊内胆汁可因成分不同显示不同信号，可见分层现象，T_2WI均呈高信号。MRCP能显示胆道系统形态。

3.胰腺　胰腺形态、大小及位置存在一定差异，儿童胰腺丰满，老年则逐渐萎缩。胰尾位置最高，胰头的钩突位置最低，最下方向内呈楔形。前方有肠系膜上动、静脉，外侧方为十二指肠降段，下方为水平段。

（1）CT表现　胰腺实质密度均匀，CT值40～50HU，与脾脏密度相近或略低，主胰管一般不显示，胰腺边缘可呈锯齿状，周围为低密度的脂肪组织，增强扫描后胰腺实质呈均匀强化，胰腺体尾部后方较上层面可见较细的脾动脉，较下层面为粗大的脾静脉（图2-3-28C、D）。

（2）MRI表现　胰腺实质表现为均匀信号，与肝脏相近，增强后呈均匀明显强化。

4.脾脏　脾脏位于左上腹腔内，横断面呈新月形，脾门区呈凹陷的半圆形。

（1）CT表现　脾脏实质密度均匀，略低于肝，边界光滑锐利，轴位像上其外缘一般不超过5个肋单元（CT平面上1个肋骨或1个肋间隙）。增强扫描后动脉期脾脏呈不均匀强化，称为"花斑脾"，为正常表现，随后逐渐呈均匀密度（图2-3-28）。

（2）MRI表现　脾脏T_1WI呈均匀略低信号，低于肝和胰腺；T_2WI高于肝和胰腺（图2-3-29），增强扫描表现与CT类似。

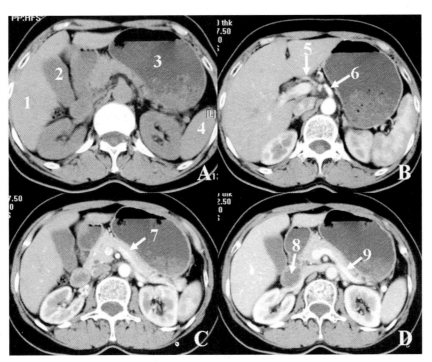

图2-3-28　正常肝、胆、胰、脾CT表现

图A　平扫；图B　增强扫描动脉期，脾呈不均匀强化（花斑脾）；

图C　门静脉期；图D　平衡期，脾实质呈均匀强化

1.肝脏　2.胆囊　3.胃体　4.脾脏　5.肝动脉　6.腹腔干

7.胰腺　8.十二指肠环　9.脾静脉

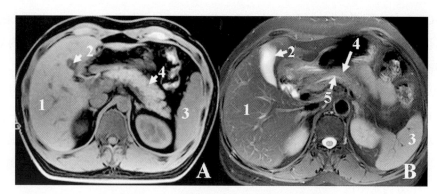

图 2-3-29 正常肝、胆、胰、脾 MRI 表现
图 A T_1WI；图 B T_2WI
1. 肝脏 2. 胆囊 3. 脾脏 4. 胰腺 5. 主胰管

三、基本病变的影像表现

1. 实质脏器大小与形态异常 体积增大见于占位性病灶、急性炎症、淤血、水肿等；体积缩小、轮廓不规则见于慢性感染、肝硬化等。

2. 实质脏器密度、信号异常 分为局灶性与弥漫性密度、信号异常。①局灶性异常：CT平扫为低密度占位性病灶，见于囊肿、寄生虫病、脓肿、血管瘤、腺瘤、原发性肝癌、转移性肝癌等；低密度斑片影见于灌注不良、梗死、炎症、局限性脂肪浸润等。MRI 平扫大多表现为T_1WI 呈低或稍低信号，T_2WI 呈高或稍高信号；高密度病灶多见于血肿或钙化。②弥漫性异常：见于脂肪浸润、炎症、水肿、淤血、肿瘤侵犯等。

3. 实质脏器血管异常 包括肝动脉、肝静脉和门静脉、脾静脉的异常，CTA、MRA 成像可见肝血管增粗、变细、狭窄或阻塞、门静脉充盈缺损，多见于门静脉高压、肝动静脉短路或动静脉瘘、癌栓形成等。

4. 胆道系统异常 胆道系统远端的狭窄可导致近段的扩张，肝内胆管扩张表现为肝内见胆管显影，胆总管扩张表现为胆总管直径大于 8mm，可见于：①胆总管炎症：呈移行性变细，管壁增厚，有强化；②结石：胆总管变形，可呈新月状，无强化；③胰头部肿瘤：胆总管多呈截断征，即扩张的胆总管在下一层面突然消失。MRI 显示胆道异常及判断病变性质优于 CT检查。

5. 胆囊大小、形态和位置异常 胆囊增大，表现为胆囊直径大于 5cm，见于急性胆囊炎或胆总管梗阻；胆囊缩小，常伴有胆囊壁增厚，并有强化，多见于慢性胆囊炎、胆囊腺肌病。

四、常见疾病的影像诊断

（一）脂肪肝

脂肪肝（fatty liver）指脂质（主要为甘油三酯）在肝细胞内过度沉积，引起肝脏的代谢和功能异常。

【病理与临床】

正常肝脏脂肪含量低于 5%，超过 5% 则为肝脏脂肪浸润，即脂肪肝。根据脂肪浸润范围，脂肪肝可分为弥漫性和局灶性。

临床多数无明显症状，或有肝肿大、上腹部不适或肝功能异常等。脂肪肝具有可逆性，当潜在的代谢异常纠正后，脂肪肝可消失，CT、MRI 检查能够准确反映出此类变化。

【影像学表现】

1. CT 表现　平扫显示肝脏密度降低，并低于正常脾脏密度。弥漫性脂肪浸润表现全肝密度减低，局灶性浸润则表现肝叶或肝段局部密度降低。重度脂肪肝时，肝实质密度明显减低，肝内血管呈相对高密度而清晰显示，其走向、排列、大小、分支正常，无受压移位或被侵犯征象（图 2-3-30A、B）。增强扫描显示肝的强化程度低于脾脏，肝内血管增强扫描显示更为清晰。

2. MRI 表现　T_1WI 呈稍高信号或等信号，抑脂序列该高信号消失；T_2WI 抑脂序列为等信号；正相位图像脂肪肝为稍高或等信号，反相位图像为稍低或低信号（图 2-3-30C、D）。基于化学位移成像的正反相位图像是目前最敏感的少量和微量脂质检出技术。

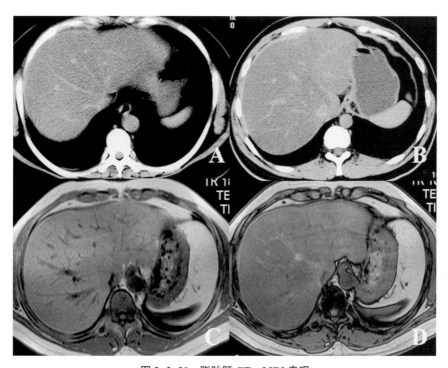

图 2-3-30　脂肪肝 CT、MRI 表现

图 A、B　肝实质密度明显减低，肝内血管呈相对高密度影；

图 C　正相位，肝为稍高信号；图 D　反相位，肝信号降低

【诊断与鉴别诊断】

对于局灶性脂肪肝，CT 平扫可表现为片状或类圆形低密度区，需与肝癌等占位性病变鉴别，脂肪肝的低密度区内有分布正常的增强血管，肝癌等占位性病灶可致血管受压移位。超声成像或 CT 平扫多能明确脂肪肝的诊断，鉴别诊断困难时，可选择 MRI 检查。

（二）肝硬化

肝硬化（liver cirrhosis）是以肝广泛纤维化和弥漫性再生结节为特征的一种慢性肝损害性疾病，常见病因有病毒性肝炎、酗酒、血吸虫病、营养缺乏、慢性胆管梗阻等，我国以乙肝为多见。

【病理与临床】

肝硬化早期，肝细胞弥漫性变性、坏死，进一步发展致纤维组织增生和肝细胞结节状再生，使得肝变形、变硬、体积变小，肝叶萎缩或增大，各叶比例失调，并产生门静脉高压。

临床上代偿期可无症状，失代偿期有明显的肝功能异常和门静脉高压症状，如乏力、疲劳、腹胀、纳差、体重下降、腹腔积液、黄疸、消化道出血和肝性脑病等，预后不良。

【影像学表现】

1. X 线表现　胃肠道钡餐造影可显示食管及胃底静脉曲张。动脉造影可见肝动脉分支变小、变少、扭曲；脾静脉及门静脉扩张。

2. CT 表现　①肝各叶大小比例失调，常见尾叶、右叶和左叶内侧段萎缩、左叶外侧段增大，亦可表现为全肝萎缩；②肝边缘凹凸不平；③肝门、肝裂增宽；④肝内再生结节形成；⑤门静脉高压征象，门静脉增粗，胃底与食管静脉曲张等；⑥脾大；⑦腹水（图 2-3-31A）。

3. MRI 检查　肝脏大小、形态改变和脾大、门静脉高压征象与 CT 表现相同（图 2-3-31B）。肝血管分支细小，若同时存在脂肪变性或肝炎时可见肝实质信号不均匀，另可显示再生结节，表现为 T_1WI 呈等信号、T_2WI 呈低信号的结节影。

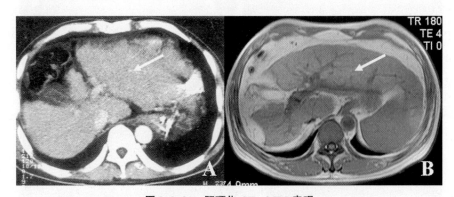

图 2-3-31　肝硬化 CT、MRI 表现
图 A　CT 增强扫描，肝右叶萎缩，左叶增大（箭头），肝裂增宽，肝表面粗糙；
图 B　T_1WI，左叶增大（箭头）

【诊断与鉴别诊断】

CT 和 MRI 一般都可以对中晚期肝硬化做出明确诊断。再生结节注意与早期肝癌相鉴别，前者多为门静脉供血，后者多为肝动脉供血，CT 增强扫描再生结节动脉期无强化，门脉期轻度强化，与大多数肝癌的增强表现不同。另外，若再生结节 T_2WI 由低信号转变为等或高信号时，提示有癌变可能。

（三）原发性肝癌

原发性肝癌（primary hepatic carcinoma）指肝细胞或肝内胆管细胞恶性肿瘤，90% 以上为肝细胞肝癌（hepatocellular carcinoma，HCC），胆管细胞肝癌较少见，两者混合的肝癌罕见。原发性肝癌为我国最常见的恶性肿瘤之一，死亡率高。

【病理与临床】

原发性肝癌大多与下列因素有关：酒精性肝炎、病毒性肝炎、活动性肝炎、胆源性肝硬化和铁过载肝硬化等。病理学上分为三型：①巨块型：肿瘤直径 ≥ 5cm，最常见；②结节型：癌结节直径 < 5cm，可为单个结节或多结节；③弥漫型：癌结节小，直径 < 1cm，呈弥漫分布。

此外，若直径不超过 3cm 的单发结节，或 2 个结节直径之和不超过 3cm，称为小肝癌。

肝癌的血供 90% 以上来自于肝动脉，易造成门静脉系统或肝静脉、下腔静脉受侵，癌栓形成，并可发生肝内或肝外转移；淋巴转移最常发生在肝门区，也可在胰头周围、腹膜后腹主动脉或腔静脉旁等处；晚期可发生肺、骨骼、肾上腺等远处转移。种植性转移最少见，可种植于大网膜或邻近其他脏器表面。

成年男性多见，也可见于其他年龄组的男性和女性。早期一般无症状，中晚期表现为肝区疼痛，消瘦乏力，腹部包块。大部分患者 AFP 阳性。

【影像学表现】

1. CT 表现　平扫肝实质内可见单发或多发圆形、类圆形低密度肿块影，边界清楚或模糊（图 2-3-32A）。合并出血、坏死时，其内可见高、低密度影，少数病灶可发生钙化。较大肿瘤周围可见线状更低密度影的肿瘤包膜，为纤维包膜。常合并见肝硬化、门静脉高压、脾大等表现。

增强扫描对肝癌的诊断与鉴别诊断，以及小肝癌的检出十分重要。应进行三期扫描，必要时可增加延迟期扫描与血管瘤鉴别。典型表现为：①动脉期，病灶出现不规则明显强化，小肝癌则表现为较均匀的明显强化影。②门静脉期，病灶密度迅速下降，呈低密度改变。③平衡期，病灶密度继续下降，即对比剂在病灶内呈"快进快出"特征（图 2-3-32B、C、D）。④肿瘤侵犯胆管、门静脉、肝静脉及下腔静脉时，可出现相应的胆管扩张及血管内充盈缺损。⑤肝门部或腹主动脉旁、腔静脉旁淋巴结增大提示淋巴结转移。⑥还可显示肝血液改变情况，动脉期发现肝静脉或下腔静脉提前显影，则提示癌灶中存在肝动脉 – 静脉瘘；门静脉系统提前显影，则提示肝动脉 – 门静脉瘘的可能。

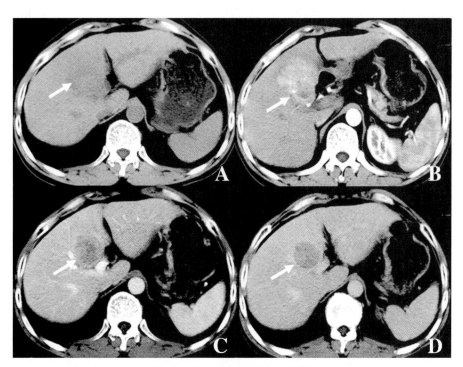

图 2-3-32　肝左叶肝癌 CT 表现

图 A　平扫，肝左叶内低密度灶，边界不清（箭头）；图 B　动脉期明显强化（箭头）；

图 C、D　门静脉期及延迟期，病灶呈低密度（箭头），门静脉分支受压并绕行

2. MRI 表现   T₁WI 肿瘤表现为低或稍低信号，如肿瘤内出现高信号，则多为出血或脂肪变性，若出现坏死囊变则表现为更低信号。T₂WI 肿瘤表现为不均匀高或稍高信号，动态增强扫描表现与 CT 相似。肿瘤包膜 T₁WI 显示较敏感，表现为环绕肿瘤周围的完整或不完整的低信号带，厚度不一，肿瘤信号降低，但肿瘤包膜可逐渐强化，呈流出效应（图 2-3-33）。

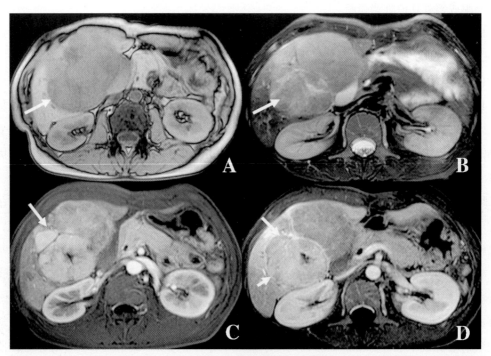

图 2-3-33   巨块型肝癌 MRI 表现

图 A   肝实质内巨大占位性病灶（箭头），T₁WI 呈低信号；图 B   T₂WI，病灶呈稍高信号，信号不均匀（箭头）；图 C、D   增强扫描，肿块表现"快进快出"特点（箭头），肿块周围可见肿瘤包膜强化

【诊断与鉴别诊断】

影像学检查在肝癌的临床诊断中具有重要价值。当有明确肝硬化，CT 检查为低密度实性肿块，MRI 表现 T₁WI 低或等信号，T₂WI 为稍高信号，肿块边缘出现假包膜征，周围有卫星灶，多期动态增强扫描肿块表现为"快进快出"等典型征象时，应考虑原发性肝癌。此外，影像学检查还可以发现静脉内癌栓，肝门或腹膜后淋巴结增大等转移征象。MRI 对小肝癌的鉴别诊断优于 CT 和超声。对于影像学表现不典型的肝癌应与肝血管瘤、肝硬化再生结节、局灶性结节增生、肝转移瘤、肝腺瘤等疾病相鉴别，需结合临床病史及实验室资料，全面综合评价。

（四）肝转移瘤

肝转移瘤（hepatic metastases）是较常见的恶性肿瘤。肝脏是转移性肿瘤的好发部位，因肝具有双重供血特点，消化道恶性肿瘤易经门静脉系统转移至肝，其他部位的肿瘤主要经肝动脉系统转移所致。

【病理与临床】

肝转移瘤的大小、形态及数目差异较大，常多发，大小不等。多数转移瘤为少血供，少数血供丰富，如来自肾癌、神经内分泌肿瘤的转移瘤。结肠癌的转移瘤可发生钙化。

多见于老年人，也可见于中青年。多数有明确的恶性肿瘤病史，部分可首先发现转移瘤存在。临床上多无明显症状，或有肝脏肿大、食欲下降、体重减轻等表现。

【影像学表现】

1. CT 表现　平扫可见肝实质内多发圆形或类圆形的低密度结节或肿块，单发病灶较少见。肿块密度均匀，发生钙化或出血时，其内可见高密度灶，若出现液化坏死或囊变则呈水样密度。肝转移瘤坏死、液化常见，即使肿瘤很小也可发生。

增强扫描病灶边缘强化，外层密度稍高、中心无强化呈低密度区，典型表现为"牛眼征"或"靶征"（图 2-3-34）。少数病灶中心可强化。

2. MRI 表现　肝内多发或单发、边缘清楚的瘤灶。T$_1$WI 表现为低或稍低信号，T$_2$WI 则呈稍高或高信号，呈"靶征"。部分肿瘤周围还可出现 T$_2$WI 高信号环，称为"亮环征"或"晕征"，这可能与肿瘤周边水肿或丰富血供有关。Gd-DTPA 多期动态增强扫描表现与 CT 类似。

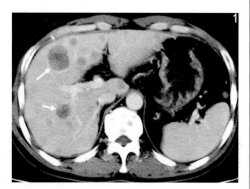

图 2-3-34　结肠癌肝转移 CT 表现
CT 增强扫描，肝内多发大小不等结节及肿块，
呈典型"牛眼征"（箭头）

【诊断与鉴别诊断】

原发恶性肿瘤诊断明确，一旦发现肝内多发结节，表现为典型的"牛眼征"，即可诊断肝转移瘤。此外，肝内原发恶性肿瘤，也可致肝内转移。在原发癌灶不明的情况下，肝转移瘤需注意与不典型肝脓肿、肝结核等肝内多发病变鉴别。

（五）肝海绵状血管瘤

肝血管瘤是肝脏常见的良性肿瘤，肿瘤生长缓慢，以海绵状血管瘤（hepatic cavernous hemangioma）多见。最危险的并发症是肿瘤破裂所引发的大出血，可导致死亡。

【病理与临床】

肝海绵状血管瘤多为单发，瘤体较小者多为实体性，大者可为囊性，超过 5cm 者称巨大海绵状血管瘤。大体病理标本上肿瘤呈海绵样，充满血液，边界清楚。光镜下肿瘤由内衬单层扁平内皮细胞、扩张且相互连接的薄壁血管构成，血管之间有纤维分隔，瘤体内可出现局灶血栓、纤维化和钙化。

各种年龄均可发生，女性常见。瘤体较小时无症状，常在体检中偶然发现，当血管瘤巨大时可出现压迫症状，如腹痛、上腹部不适等。

【影像学表现】

1. CT 表现　平扫为肝实质内单发或多发的圆形或类圆形低密度灶，边界清楚。

增强扫描：①动脉期，可见肿瘤边缘出现斑片状或结节状明显强化区，其密度接近动脉密度。②门静脉期，强化区向肿瘤中央扩展并可融合。③延迟期，可见整个肿瘤强化，呈等密度表现，并持续一段时间，表现为典型的"早出晚归"特征。较大病灶内有出血、坏死时，强化区内可见不规则无强化灶（图 2-3-35）。④直径小于 3cm 的病灶，动脉期即可完全强化，门静脉和延迟期可呈等密度。

2. MRI 表现　血管瘤的 MRI 信号具有特征性：T$_1$WI 呈均匀的低信号，T$_2$WI 呈均匀的高信号，随着回波时间延长，信号强度增高，在肝实质低信号背景的衬托下，肿瘤表现为边缘锐利的极高信号灶，称为"灯泡征"（图 2-3-36）。增强扫描后行多期扫描，肿瘤强化过程及表

NOTE

现与 CT 相同。较大病灶（5cm 以上）中心常出现条状、裂隙状或星芒状影（T_1WI 多呈低信号，T_2WI 为高信号）。

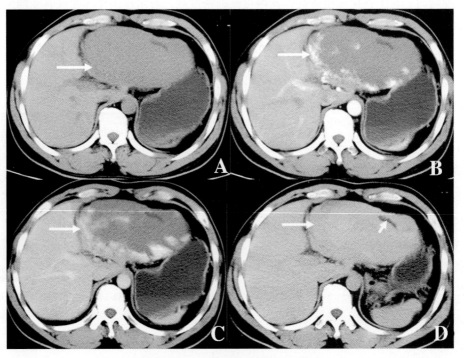

图 2-3-35　肝左外叶血管瘤 CT 表现

图 A　平扫，左叶外段巨大低密度灶（箭头）；图 B　增强扫描动脉期，病灶边缘呈斑点状强化（箭头）；图 C　门静脉期，强化逐渐向病灶中心区充填（箭头）；图 D　延迟期，病灶呈等密度（长箭头），其内可见低密度纤维瘢痕，无强化（短箭头）

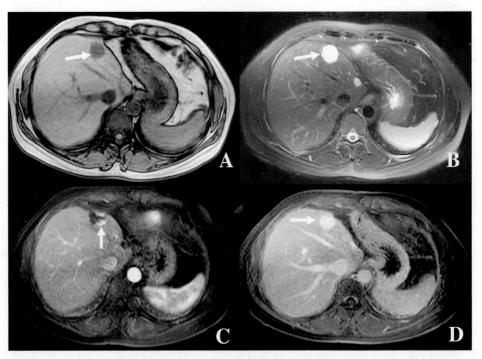

图 2-3-36　肝左叶多发血管瘤 MRI 表现

图 A　肝左叶内多个 T_1WI 低信号灶；图 B　T_2WI，病灶呈高信号，表现为"灯泡征"（箭头）；图 C　动脉期，病灶边缘斑点状强化（箭头）；图 D　延迟期呈高信号（箭头）

【诊断与鉴别诊断】

大多数海绵状血管瘤影像学表现比较典型，如"早出晚归"的增强特点及"灯泡征"等，诊断不难。但对于不典型的海绵状血管瘤，需注意与肝细胞癌或肝转移癌鉴别，增强后延迟扫描可以帮助鉴别。

（六）肝囊肿

肝囊肿（liver cyst）是肝脏最常见的囊性病变，可单发，亦可多发。

【病理与临床】

肝囊肿分为先天性及后天性，前者少见。一部分是由于在生长过程中产生变异，肝内残留的内皮细胞在成年后再次发育所致；一部分可由于肝内胆管的逐渐退化形成。

绝大多数无临床症状，仅在超声查体或 CT、MRI 检查时偶然发现。少数可因囊肿巨大而出现腹痛、腹胀等。

【影像学表现】

1. CT 表现　平扫肝实质内圆形或类圆形低密度病灶，边界光滑锐利，囊内密度均匀，呈水样密度，CT 值为 0～20HU。需注意较小囊肿因部分容积效应其 CT 值可偏高，此时应行薄层扫描。增强扫描囊内无强化，囊肿边界更加清楚，囊壁菲薄一般不能显示。

2. MRI 检查　囊肿呈边缘光滑、锐利，T_1WI 呈低信号，T_2WI 呈极高信号的圆形或类圆形病灶（图 2-3-37）。少数囊肿含蛋白或细胞成分较多时，T_1WI 信号可偏高，但增强后均不强化。

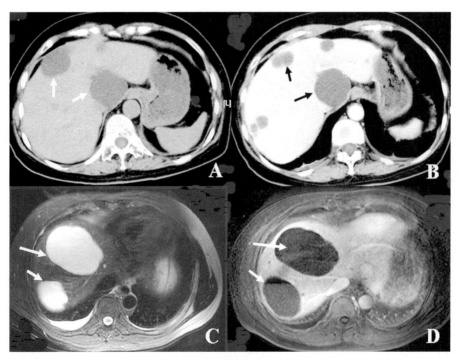

图 2-3-37　肝脏多发囊肿 CT、MRI 表现

图 A　CT 平扫，肝实质内多发低密度灶（箭头），边界锐利；图 B　CT 增强，病灶均无强化（长、短箭头），部分病灶边界欠清（短箭头），为部分容积效应所致；图 C　T_2WI 呈极高信号（长短箭头），部分见液平面（短箭头）；图 D　T_1WI 增强，病灶无强化（长、短箭头）

【诊断鉴别诊断】

典型的肝囊肿 CT 及 MRI 都容易诊断。不典型病例需与囊性转移瘤、肝脓肿、囊型肝棘球蚴病等鉴别，根据病变囊壁的显示、厚度、钙化和强化表现，通常不难鉴别。

（七）急性胰腺炎

急性胰腺炎（acute pancreatitis）是常见的胰腺疾病，也是常见的急腹症之一。病情轻重不一，重症胰腺炎常危及生命。

【病理与临床】

急性胰腺炎是胰蛋白酶原溢出被激活成胰蛋白酶，引发胰腺及其周围组织自身消化的一种急性炎症。病因多与酗酒、胆管疾患、暴饮暴食有关，可分为急性水肿型和出血坏死型两种。急性水肿型多见，占 80%～90%，胰腺肿大变硬，间质充血水肿，有中性粒细胞和单核细胞浸润。出血坏死型较少见，病变以广泛的胰腺坏死和出血为特征，常有并发症。

急性胰腺炎多见于中年男性，主要临床表现为突发中上腹部剧痛，并可向腰背部放射，伴有恶心、呕吐、发热等症状，有压痛、反跳痛和腹肌紧张等腹膜炎体征。严重者可出现低血压、休克以及多器官功能衰竭的表现。实验室检查除白细胞计数升高外，一般还有血、尿淀粉酶升高。

【影像学表现】

1. X 线表现　平片可显示上腹部肠管扩张，以及由于肠系膜水肿所致的胃与横结肠间距增大，并可见肺底炎症浸润和胸腔积液等改变，对急性胰腺炎的诊断价值有限。

2. CT 表现　检查前不宜口服对比剂。急性胰腺炎典型表现为胰腺局部或弥漫性肿大，密度稍减低，胰腺周围常有炎性渗出，致胰腺边缘不清，邻近肾前筋膜增厚。

（1）急性水肿型胰腺炎　CT 平扫表现为胰腺体积明显增大，多为弥漫性增大，也可为局限性。胰腺水肿致胰腺密度减低，炎性渗出致胰腺边缘模糊，与周围器官分界不清，有时可见胰周的积液。增强扫描上述征象更加明显，胰腺呈均匀强化（图 2-3-38A）。

（2）出血坏死型胰腺炎　CT 平扫胰腺体积明显增大，胰腺内的坏死灶为更低密度区，急性出血则呈高密度。可见胰周积液和腹水，主要位于小网膜囊和肾周间隙。增强扫描胰腺出血及坏死区均无强化（图 2-3-38B）。

胰腺分泌液具有高侵蚀性，可沿着组织间隙弥漫性扩散形成炎性混合物，继而可出现液化、化脓或吸收好转。急性水肿型胰腺炎此病变程度较轻，出血坏死型胰腺炎者上述改变显著。

胰腺炎的炎性渗出液内含有消化酶，极具侵蚀性，并有一定流动性，聚积在胰内外的病变可扩散至小网膜、脾胃周围、肾前旁间隙、升降结肠周围间隙、肠系膜及盆腔等处。积液如未能及时吸收，被纤维组织粘连包裹，则可形成胰腺假性囊肿，可发生在胰腺内或胰腺外，表现为边界清楚的囊状低密度区（图 2-3-38B、C、D）。

胰腺及胰周坏死也可继发感染而形成脓肿，为胰腺炎的重要并发症，CT 表现与坏死区相似，为局限性低密度灶，出现气体是脓肿的特征。脓肿诊断时需与假性囊肿鉴别，必要时可穿刺抽吸活检。

3. MRI 表现　当 CT 检查不能明确胰腺炎诊断及并发症的程度和范围时，可行 MRI 检查。肿大的胰腺 T_1WI 信号减低，T_2WI 信号增高，边缘多模糊不清。MRI 对胰周少量炎性渗出的显示更为敏感，表现为 T$_2$WI 胰周明显的高信号影。增强扫描正常胰腺组织均匀强化，而坏死区不强化，呈低信号区。出血 T$_1$WI 为高信号影。假性囊肿 T$_1$WI 表现为低信号，T$_2$WI 为均匀高信号，边界清楚。

【诊断与鉴别诊断】

CT 检查对急性胰腺炎的诊断有重要作用，对了解病变的范围和程度、有无并发症的发生有重要价值，急性发作期应选择 CT 检查，MRI 检查因扫描时间太长、患者呼吸配合困难而不宜选用。

急胰性腺炎常有明确病史、典型症状，结合血、尿淀粉酶明显升高，可初步明确诊断。影像学检查除明确诊断外，还应帮助确定病变的病理类型、病变的范围和程度、有无并发症的发生，这些对评价病情、决定治疗方案及预后评估，都有很大帮助。需注意临床诊断胰腺炎，影像学无典型表现，仅有肾周筋膜增厚时，也应提示胰腺炎的存在。

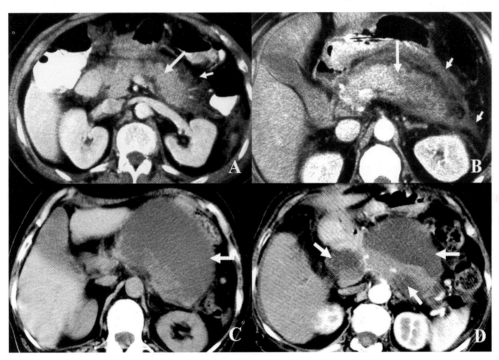

图 2-3-38 急性胰腺炎 CT 表现

图 A　水肿型胰腺炎，增强扫描，胰腺略有肿大，中度强化（长箭头），周围渗液，
筋膜增厚（短箭头）；图 B　坏死型胰腺炎，胰腺弥漫性明显肿大，体尾部密度不均匀
降低（长箭头），周围筋膜明显增厚；图 C、D　胰腺假性囊肿（箭头），增强后无强化

（八）慢性胰腺炎

慢性胰腺炎（chronic pancreatitis）是指由各种因素造成胰腺局部、节段性或弥漫性的慢性进展性炎症，导致胰腺实质和胰管组织的不可逆性损害。

【病理与临床】

肉眼观察胰腺呈结节状，质较硬。病理上胰腺间质细胞浸润，常有一定量的纤维组织增生，腺泡和胰腺组织萎缩、消失，有钙化或结石形成，胰管呈不同程度扩张。

慢性胰腺炎病因是多方面的，可与长期酗酒、胆石症及胆管炎有关。临床上患者可有上腹痛、恶心呕吐等症状，往往无特异性，可合并糖尿病，常伴有胆系疾病。

【影像学表现】

1. X 线表现　平片偶可见胰腺区钙化和胰管内小结石影。ERCP 对慢性胰腺炎诊断较敏感，表现为胰管的狭窄、扩张，呈串珠样改变，胰管内结石表现为充盈缺损影。

2. CT 表现　①胰腺体积增大或萎缩；②胰管不同程度扩张，可呈串珠样改变；③胰腺走行区有钙化及结石形成，呈斑点状致密影，沿胰管分布，此为其特征性表现（图 2-3-39）；④合并假性囊肿形成时表现为边界清楚的囊状低密度区，呈水样密度；⑤胰周脂肪密度增高。

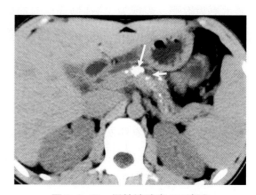

图 2-3-39　慢性胰腺炎 CT 表现
CT 平扫，胰腺体积萎缩，胰体内多发不规则形钙化影（长箭头），主胰管扩张（短箭头）

3. MRI 表现　①由于胰腺的纤维化，T_1WI 脂肪抑制和 T_2WI 均表现为胰腺的低信号区；②慢性胰腺炎合并假性囊肿时，T_1WI 呈囊状低信号，T_2WI 呈高信号；③增强扫描：胰腺纤维化区及假性囊肿无强化。钙化是慢性胰腺炎的重要改变，但在 MRI 上难以识别，远不如 CT 敏感。

【诊断与鉴别诊断】

慢性胰腺炎，特别是慢性胰腺炎所致的胰头局限性增大，需注意与胰腺癌鉴别：均表现为胰头增大及胰体尾部萎缩。鉴别要点：胰头慢性炎性肿大以纤维化改变为主，T_1WI、T_2WI 均呈低信号，动态扫描强化规律与正常胰腺一致，胰头癌在动脉期为低密度或低信号；发现钙化、假性囊肿，提示慢性胰腺炎可能性大；胰腺癌更易累及胰腺邻近血管或被包埋；胰腺癌较早即可能出现肝脏、腹膜后淋巴结转移。

（九）胰腺癌

胰腺导管细胞癌，简称胰腺癌（pancreatic carcinoma），系胰腺最常见的恶性肿瘤，约占全部胰腺恶性肿瘤的 95%，其他还有内分泌细胞肿瘤及非上皮性肿瘤。

【病理与临床】

病理上胰腺癌为致密的纤维硬化性病变。胰腺癌多发生于胰头部，占 60% ~ 70%，其次为胰体、胰尾，全胰腺癌较少见。胰腺癌的大小和外形不一，边缘可清楚，或模糊不清。呈硬结节样，肿块中心常有坏死，常发生其他脏器或淋巴结的转移。

好发于 40 ~ 70 岁中老年人，男性多见，发病率随年龄增长而增高。早期多无症状或症状不明显，可出现持续性腹痛、腰背痛或发现上腹深部肿块时而就诊。胰头癌常直接侵犯或压迫胆总管胰内段，多出现进行性阻塞性黄疸，临床就诊相对较早。胰腺癌预后较差。

【影像学表现】

1. X 线表现　造影检查可见十二指肠环扩大，其内侧缘出现压迹、双边征或反“3”字征。十二指肠内侧壁黏膜皱襞平坦、消失破坏、肠壁僵硬。ERCP 可显示胰管狭窄和阻塞，如已有阻塞性黄疸，PTC 可显示胆总管在胰腺段的梗阻。

2. CT 表现　CT 平扫肿瘤常呈等密度或稍低密度，易漏诊，故 B 超筛查较为重要，此时应注意观察胰腺形态、大小的变化。胰腺局部体积可增大，病灶内如出现坏死、液化，则形成低密度区。

增强扫描：①肿块强化不明显，为胰腺内相对低密度，因其血供较少；②胆总管、主胰管扩张可形成"双管征"，为胰腺癌的常见征象（图 2-3-40）；③胰腺癌可伴有胰体尾部萎缩或引起远端潴留性假性囊肿；④胰腺癌进一步发展，可使胰周脂肪层消失，邻近组织血管可被推移或包埋；⑤胰周、腹膜后、肝门淋巴结和肝内可发生转移。CT 对胰腺癌术前分期具有一定价值，对判断手术切除的可能性与准确性较高。

3. MRI 表现　表现为胰腺局部肿大，轮廓不规则。① T_1WI 肿瘤呈等或低信号，T_2WI 则为稍高信号且不均匀；② T_1WI 脂肪抑制和动态增强，病灶区呈低信号（图 2-3-40）；③扩张的肝内外胆管及胰管 T_1WI 为低信号，T_2WI 为高信号；④ MRCP 可以直接显示胆管梗阻的部位、形态和程度；⑤胰腺癌多向周围侵犯，常伴邻近组织、血管受累和淋巴结转移，T_2WI 脂肪抑制像和动态增强 T_1WI 脂肪抑制像能够明确显示淋巴结转移的情况，表现为中等程度的高信号。

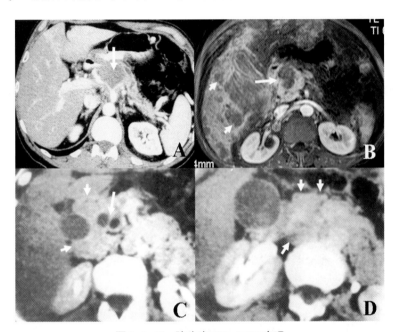

图 2-3-40　胰头癌 CT、MRI 表现

图 A　胰头癌无明显强化，脾动脉及肝总动脉分支角度加大（箭头）；图 B （另一病例）T_1WI 增强，胰头部低信号肿块无明显强化（长箭头），肝脏多发转移（短箭头）；图 C、D　CT 增强，双管征（长箭头），胰头部肿大（短箭头）

【诊断与鉴别诊断】

多数病例根据影像学典型表现可做出诊断，需注意与慢性胰腺炎鉴别。

（十）胆囊炎、胆石症

胆囊炎（cholecystitis）是细菌性感染、胆汁刺激（胆汁成分改变）、胰液向胆道反流以及胆红素和类脂质代谢失调等引起的胆囊炎性病变，为胆囊的常见病。分为急性胆囊炎（acute cholecystitis）与慢性胆囊炎（chronic cholecystitis）。

胆石症（cholelithiasia）是胆道系统中最常见的疾病，包括胆囊结石和胆管结石。

【病理与临床】

在胆汁淤滞和胆管感染等因素的影响下，胆汁中胆色素、胆固醇、黏液物质和钙盐物质析出、凝集而形成胆道结石。根据不同的成分可分为胆固醇、胆色素和混合性胆结石。①胆固醇结石：多为单发，圆形且较大；②胆色素结石：大小不等，小如泥沙，大如黄豆，常多发，易随胆汁流动，成为胆总管结石；③混合性结石：中心多为胆固醇，形成同心圆分层状，可单发或多发，较大结石多位于胆囊内。

胆囊炎与胆囊结石互为病因、互相转化，结石嵌顿于胆囊颈或胆囊管、细菌感染、可致急性胆囊炎；当治疗不彻底或反复发作可成为慢性胆囊炎，慢性胆囊炎胆囊的排空功能障碍易致胆囊结石。急性胆囊炎病理表现为胆囊壁充血水肿，炎症细胞浸润，黏膜溃疡形成，胆囊增大和积脓。慢性胆囊炎黏膜有破坏、萎缩，胆囊壁增厚，并可钙化，胆囊浓缩及收缩功能受损。

多见于 35～55 岁的中年人，女性多见，尤多见于肥胖且多次妊娠的妇女。临床表现为右上腹疼痛，急性呈阵发性绞痛，放射至右肩胛部，伴有寒战、高热。右上腹压痛，墨菲（Murphy）征阳性。慢性期症状可不典型，或有腹胀、上腹隐痛，多合并胆囊结石、梗阻性黄疸。

【影像学表现】

1. X 线表现　仅能显示阳性结石，表现为右上腹部大小不等、环形或菱形或多角形致密影，或可聚集似石榴子。

2. CT 表现　急性胆囊炎表现为胆囊增大，直径大于 5cm，囊壁弥漫性增厚超过 3mm，胆囊窝多有积液，增强可见胆囊壁强化（图 2-3-41A、B）。慢性胆囊炎表现为胆囊缩小，壁均匀增厚，可有钙化，胆囊内多合并结石。

CT 易于发现阳性结石：①胆囊结石：胆囊内单发或多发圆形或类圆形环状高密度影，中心为低密度，形如"蛋壳样"（图 2-3-41C），多合并胆囊炎；②胆总管结石：胆总管内高密度影，周围伴或不伴有低密度胆汁影环绕；③肝内胆管结石：沿胆管走向分布的点状、不规则状高密度影（图 2-3-41D）。

3. MRI 表现　胆囊炎 MRI 表现与 CT 相似，胆囊增大，胆囊壁呈均匀增厚，T_1WI 呈低信号、T_2WI 为高信号。

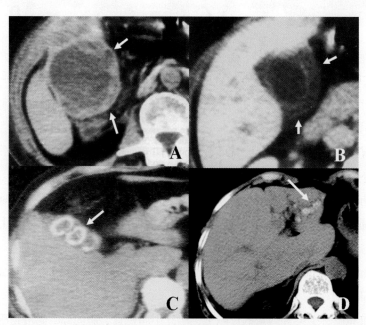

图 2-3-41　胆囊炎、胆结石 CT 表现

图 A　胆囊炎，胆囊壁弥漫性增厚（箭头）；图 B　胆囊炎，胆囊窝内积液；

图 C　胆囊内蛋壳样结石（箭头）；图 D　肝内胆管结石（箭头）

胆结石的信号改变与其成分有关，T_1WI 常为低信号，与胆汁相似而难以识别，部分为高信号或混杂信号。在胆汁呈高信号的背景下，结石 T_2WI 表现为低信号的充盈缺损，易于显示。MRCP 可显示肝内、外胆管的全貌（图 2-3-42），既可观察到低信号结石的部位、大小、形态、数目等，又能显示胆管扩张及其程度。

【诊断与鉴别诊断】

胆囊炎、胆石症的影像学表现较明显、直观，诊断不难。慢性胆囊炎需与厚壁型胆囊癌鉴别，后者表现为胆囊形态不规则，胆囊壁局限性或弥漫性增厚。

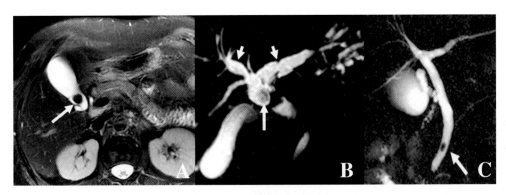

图 2-3-42　胆结石 MRI 表现

图 A　胆囊内结石，T_2WI 呈低信号充盈缺损（箭头）；图 B　MRCP，肝总管结石（长箭头），肝内胆管扩张（短箭头）；图 C　MRCP，胆总管下段结石充盈缺损（箭头）

第三节　急腹症

急腹症（acute abdomen）是一组以急性腹痛为主要表现的疾病总称，涉及消化、泌尿、生殖及循环等多个系统。此外，某些全身性疾病，如低血钾、败血症等也可出现类似急腹症的表现。急腹症往往发病急，进展快，需要早期诊断和紧急处理。本节仅介绍胃肠道穿孔、肠梗阻及肝脾损伤。其余疾病所致的急腹症见相关章节。

急腹症常用检查方法包括 X 线检查、CT 检查及超声检查，检查目的在于明确疾病的有无、病变部位、范围、性质及并发症。

检查前一般不需做胃肠道准备，最好在胃肠减压、放置肛管、灌肠及使用吗啡类药物前进行。X 线检查包括透视与摄片，摄片体位常用仰卧前后位，仰卧水平正、侧位，站立正、侧位等。CT 检查多用平扫，病情稳定时可行增强扫描。

（一）胃肠道穿孔

胃肠道穿孔（gastrointestinal perforation）常继发于消化道溃疡、创伤破裂、炎症以及肿瘤等，尤以胃十二指肠溃疡穿孔最为常见。

【病理与临床】

穿孔导致胃肠道内容物和气体外溢至腹腔中，造成气腹和急性腹膜炎。其临床表现主要为突发性上腹部疼痛并逐渐加重，多伴有腹肌紧张、压痛与反跳痛等急性腹膜刺激征象。穿孔较小或穿孔被堵塞，腹腔漏出物少者，临床症状可不典型。

【影像学表现】

1. X 线表现　腹部透视及腹部平片是诊断胃肠道穿孔最简单、有效的方法，可确定有无穿孔，但不能明确穿孔的部位。

膈下游离气体为其主要 X 线征象。穿孔造成胃肠道气体外溢入腹腔形成气腹，气体集中在腹腔的最高处，立位透视或腹部平片时可见双侧膈肌下方线条状、新月形或镰刀状透亮影，边界清楚，其上缘是膈肌，下缘分别为肝、脾的上缘（图 2-3-43）。左侧卧水平侧位片显示右侧腹壁下新月形透亮影，其上缘为右侧腹壁腹膜，下缘肝脏或肠壁的外缘（图 2-3-43B）。阑尾及小肠内气体较少，发生穿孔后较少表现明显游离气腹。发生于胃后壁的穿孔气体可局限于网膜囊内；腹膜间位肠管后壁穿孔可导致气体入腹膜后间隙内，腹腔内并无游离气体。因此，胃肠道穿孔并不一定出现游离气腹 X 线征象。腹膜炎所致腹腔积液及腹腔脓肿等征象 X 线检查不易显示。

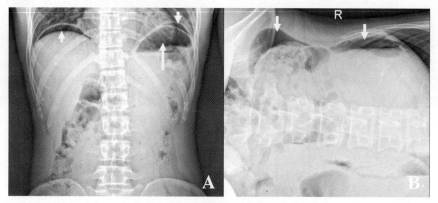

图 2-3-43　游离气腹 X 线表现
图 A　立位腹部平片，两侧膈肌下方新月形透亮影（短箭头），为膈下游离气体，左侧见扩张积气的胃（长箭头）；图 B　左侧卧水平侧位片，右侧腹壁下新月形透亮影为腹腔内游离气体（箭头）

2. CT 表现　CT 检查不仅能够提高游离气体的检出率，对腹膜炎所致腹腔积液的显示也较 X 线检查敏感，还可根据腹腔内游离气体的分布部位，与周围脏器的关系等征象，提示穿孔的部位。表现为：①腹腔内散在游离气体影，多见于前腹壁下（图 2-3-44）；②腹腔积液，主要分布于穿孔周围，呈新月形、带状液体低密度影；③胃肠道壁的改变，穿孔局部管壁不规则增厚、边界不清楚；④腹膜炎所致腹腔内局限性脓肿。

【诊断与鉴别诊断】

X 线、CT 检查发现腹腔游离气体，结合临床症状、体征和发病经过，可提示胃肠道穿孔可能。有时穿孔的气体局限于小网膜囊或其他腹膜后间隙，腹腔内未形成游离气体，诊断需结合继发腹膜炎征象，主要是腹腔积液、邻近胁腹脂线变模糊、腹腔脓肿等，此时 CT 检查会更有价值。

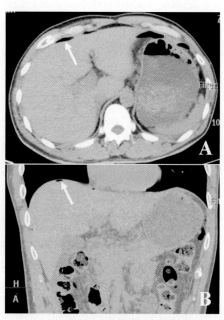

图 2-3-44　膈下游离气体 CT 表现
图 A　CT 轴位平扫；图 B　冠状重建，膈下见低密度气体影（箭头）

（二）肠梗阻

肠梗阻（intestinal obstruction）指肠内容物运行障碍所致的急腹症，临床常见。肠梗阻不但可引起肠管本身解剖与功能的改变，还可导致全身性生理功能紊乱，临床症状复杂多变。

【病理与临床】

肠梗阻一般分为机械性、动力性和血运性三种类型，根据梗阻程度可分为完全性和不完全性肠梗阻。①机械性肠梗阻：临床最常见，是由于各种原因引起肠腔变狭小，而使肠内容物通过发生障碍。分单纯性与绞窄性两类，前者无血液循环障碍，后者同时伴有血液循环障碍。②动力性肠梗阻：肠腔本身并不狭窄，而是由于肠壁肌肉运动的紊乱，使肠内容物不易通过。分为麻痹性肠梗阻与痉挛性肠梗阻。③血运性肠梗阻：是由于肠系膜血管血栓形成或栓塞，使肠管血液循环障碍，继而发生肠麻痹而使肠内容物不能运行。

梗阻一旦发生，梗阻以上肠管蠕动增加，肠腔因气体及液体的聚积而膨胀，肠腔压力不断增高，到一定程度时可使肠壁血液循环障碍，严重者可出现肠管缺血坏死。

肠梗阻临床可表现为腹痛、呕吐、腹胀及肛门停止排气、排便。

【影像学表现】

影像学检查的目的在于：首先明确有无肠梗阻，若有梗阻则应进一步明确梗阻的类型，并判断是完全性还是不完全性梗阻。此外，还需确定梗阻的位置并寻找梗阻的原因，指导临床治疗。

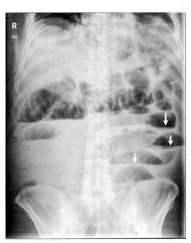

图 2-3-45　单纯性小肠梗阻 X 线表现
立位腹部平片，肠管积气扩张，
可见多个阶梯状气液平面（箭头）

1. X 线表现　肠梗阻最好在发病后 3～6 小时进行，此时肠管有较多的气体和液体的聚积，易于发现。基本 X 线表现：梗阻近段的肠管积气扩张，在立位透视和腹部平片可见充气扩张的肠管下方有高低不等的阶梯状气液平面，充气扩张的肠袢上缘呈拱门形，梗阻以下肠管空虚（图 2-3-45）。麻痹性肠梗阻时肠管扩张积气更加明显，常为整个胃肠道普遍性扩张，液平面少于机械性肠梗阻。

（1）梗阻部位判断　根据扩张肠袢的形态、液平面的部位及肠黏膜皱襞的特点大致可判断肠梗阻的部位。①空肠梗阻：扩张肠管较宽，管径一般在 3cm 以上，积气的肠管内可见多数横贯肠管、密集排列的线条状或弧线形如"鱼肋骨"样黏膜皱襞，位置多在上腹部或左上腹部，而中下腹回肠内则无气或少气。②回肠梗阻：扩张的肠管管径较小，无黏膜皱襞影像，位置多在中下腹部。立位可见较多的液平面。③结肠梗阻：由于回盲瓣的单向通过作用，梗阻早期主要为结肠的积气和积液，扩张的肠管位于腹部周围，管径扩张最大，可达 5～7cm 以上，可显示出结肠袋形。后期若回盲瓣开放，则小肠亦可以扩张。

（2）梗阻程度的判断　按其梗阻程度，可分为完全性和不完全性梗阻。由于梗阻远段肠管呈萎陷状态，根据其内肠内容物和气体存在状况，可判断梗阻的程度，确定是否为完全性肠梗阻。完全性小肠梗阻时，肠内容物不能通过梗阻部位，梗阻远段肠道无积气和积液，梗阻后 24 小时复查结肠内仍无积气，且小肠积气、积液加重；不完全性小肠梗阻时，肠腔内容物可以部分通过梗阻部位，故其远段肠腔内可显示少量气体，梗阻部位以上肠曲扩张程度常较轻，

NOTE

结肠内有气体存在。多次复查，结肠内仍有气体，可时多时少。

（3）绞窄性肠梗阻的判断　绞窄性肠梗阻常见于扭转、内疝、套叠和粘连等，造成2个以上的梗阻点，形成闭襻。由于肠系膜血管受到压迫，引起梗阻肠壁伴有不同程度的血液循环障碍，导致受累肠壁淤血、水肿、渗出，最终可致肠管的缺血坏死，因此常需早期做出判断。以下征象有助于判断绞窄性肠梗阻：①假肿瘤征：梗阻肠管闭襻内充满大量积液，在邻近充气的肠曲衬托下呈软组织密度包块影，因并非真正的肿瘤形成，故称假肿瘤征，它是完全性绞窄性小肠梗阻的典型征象（图2-3-46A）；②咖啡豆征：小肠不完全性绞窄性梗阻时，气体可自近侧梗阻处进入，却不能排出，以致封闭的肠曲显著扩张，相互平行的肠曲内壁因水肿而增厚且靠拢，紧密贴在一起形成一条致密线影，线影的两侧为充气扩张的透亮的肠腔，形似咖啡豆，故称咖啡豆征；③空回肠换位征：大段小肠沿其系膜根部扭转，可致具有较多环状黏膜皱襞的空肠曲位于下腹偏右，而环状黏膜皱襞较少的回肠位于上腹偏左，与正常排列相反，形成空回肠换位征；④小跨度蜷曲肠襻：闭襻的系膜水肿、缩短而牵拉闭襻肠管可致小肠排列紊乱，出现多个小跨度蜷曲肠襻，可排列成"8"字形、花瓣状、一串香蕉状等不同形态（图2-3-46B）；⑤若出现肠坏死可见肠壁内出现线状或小泡状气体影。

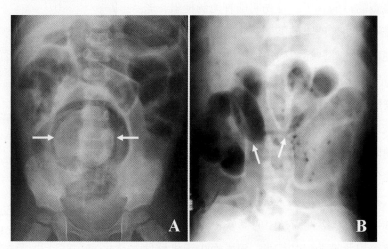

图 2-3-46　绞窄性肠梗阻 X 线表现
图 A　假肿瘤征，中腹部见圆形软组织密度，周边有低密度带环绕，
邻近肠管扩张积气（箭头）；图 B　小跨度蜷曲肠襻，
多个积气扩张的小跨度蜷曲肠襻，呈香蕉状排列（箭头）

2. CT 表现　梗阻部位近端肠腔显著扩张，小肠肠管直径常 ≥ 2.5cm，结肠肠管直径常 ≥ 6.0cm。扩张肠管内伴或不伴有气液平面，可见到"移行段"（图2-3-47，图2-3-48），即扩张肠管与空虚肠管或正常管径肠管交界区，此为判断梗阻部位的重要依据。根据以下征象，可提示是否存在绞窄性肠梗阻：①梗阻段肠壁增厚，小肠肠壁厚度 ≥ 2mm，结肠壁厚度 ≥ 5mm，肠壁呈多层环状改变，形成"靶环征"；②增强扫描肠

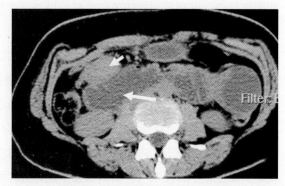

图 2-3-47　绞窄性肠梗阻 CT 表现
CT 平扫，可见近端扩张肠管（长箭头）、
远端塌陷肠管（短箭头）

壁不强化或轻度强化；③肠壁积气或门静脉积气，可伴有腹水；④肠系膜水肿，密度增高，边缘模糊。

【诊断与鉴别诊断】

诊断肠梗阻首选的检查方法为腹部 X 线平片，结合肠梗阻的典型临床症状，见到阶梯状气液平面可明确诊断。结合临床表现，通过 X 线平片、CT 检查不仅可以明确梗阻有无，还可对梗阻部位、程度及类型做出判断。

（三）腹部外伤

腹部外伤主要是指腹部受到外力撞击而产生的闭合性损伤，常累及肝、脾、肾等实质性脏器以及胃肠道等空腔脏器。腹部外伤既可以是单一器官损伤，也可以是多器官复合伤，影像学检查是其主要的确诊手段。

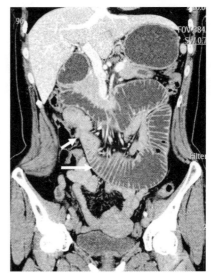

图 2-3-48　绞窄性肠梗阻 CT 表现

同上一病例，冠状面重组，疝入网膜孔的肠道管腔狭窄，肠壁增厚，均匀强化，与近段扩张积液的肠管（长箭头）有一移行段（短箭头）

【病理与临床】

实质性脏器闭合性损伤可在实质内或包膜下形成血肿，亦可破裂合并邻近腹腔间隙、陷窝内积血。肝、脾破坏多见，其次可损及肾或胰等。空肠脏器主要为胃肠道破裂、穿孔，其内容物及出血可进入腹膜腔可导致急性腹膜炎；腹膜后肠腔破裂，则累及腹膜后间隙。

临床表现可出现持续性腹痛、面色苍白、脉搏加快，严重时血压不稳甚至休克。

【影像学表现】

1. X 线表现　X 线平片诊断腹部外伤价值有限。仅可见膈下游离气体、腹腔积液、脏器增大和界限模糊等间接征象。

2. CT 表现　CT 检查扫描时间短、成像清晰，可较准确显示闭合性腹部损伤的部位和程度，为临床治疗提供诊断依据和监测保障，是腹部外伤的首选检查方法。

（1）实质脏器包膜下血肿　包膜下有局限性积血，压迫相应脏器实质，使其内陷或呈锯齿状。新鲜血肿呈高或等密度新月形影，随时间推移密度逐渐减低；增强扫描血肿不强化。

（2）实质脏器内血肿　实质内见不规则低密度或高低混杂密度影。急性出血，血肿区密度较高；出血较久，密度减低；增强扫描血肿区不强化。

（3）实质脏器破裂　包膜不完整，轮廓局部不光整，实质内密度不均，可见不规则低密度撕裂征。此外，膈下、肝肾隐窝、肾周、盆腔及左右结肠旁沟区域均可出现相应积血（图 2-3-49）。

【诊断与鉴别诊断】

腹部闭合性损伤可有脏器实质内或包膜下血肿，腹腔内积气、积血和急性腹膜炎征象等影像学表现，结合明确的外伤史、相应的临床症状与体征，可以诊断。

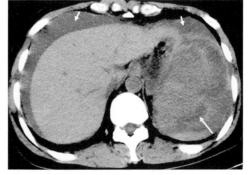

图 2-3-49　脾破裂 CT 表现

CT 平扫，脾脏内密度不均匀，可见多发低密度带（长箭头），为撕裂征，肝脾周围见积血（短箭头）

NOTE

第四节　阅片实践

患者，男，48岁，吞咽困难，进行性加重1个月。

1个月前逐渐出现胸闷，胸痛，进食时不适，近日出现进食时胸骨后疼痛，打嗝，无明显恶心、呕吐，上腹部无明显压痛，大小便无明显异常。无家族性遗传病史及肿瘤史。查体及实验室检查未见明显异常。临床诊断：食管癌待排。行食管吞钡造影检查（图2-3-50）。

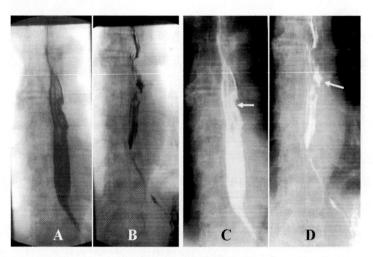

图2-3-50　食管钡餐造影

造影透视下所见（图2-3-50A、B）：钡剂于食管胸段梗阻，流动欠通畅，局部形态不规则，并见充盈缺损，始终不能充盈，管壁僵硬，蠕动呈跳跃征。

造影时摄片：食管胸段不规则狭窄，累及范围约6cm，呈不规则充盈缺损（图2-3-50C，箭头），边缘不光整，食管黏膜中断；病灶部位见较大钡斑，边缘有毛刺状凸起（图2-3-50D，箭头）。

诊断意见：胸段食管癌。

病理结果：中分化鳞癌，浸润至肌层。

讨论：食管癌主要表现为充盈像：轮廓不完整，可见有充盈缺损、或向心性狭窄、或腔内龛影；黏膜像：黏膜破坏中断；功能改变：可见管壁僵硬，蠕动消失，一般食管吞钡造影可明确诊断。但食管癌向周围侵犯或转移情况尚需进行CT或MRI检查。

学习拓展

一、胃脘痛的中西医结合影像学研究

胃脘痛，为中医病名，是由于胃气阻滞，胃络瘀阻，胃失所养，不通则痛，导致的以上腹胃脘部发生疼痛为主症的一种病证，以消化性溃疡者较多见。按照2002年《中药新药临床研究指导原则》辨证分为五种类型，包括气滞证、郁热证、阴虚证、虚寒证、瘀血证。

　　钡餐造影检查是消化系统疾病诊断的重要依据。有研究发现，气滞证以长型胃、低位胃、低张力胃及胃排空减慢多见；郁热证以胃分泌增多、张力改变及器质性疾病多见；虚寒证以肠道动力减弱多见。另外，通过对可引起胃脘痛的疾病之一的消化性溃疡的研究发现，以郁热证、气滞证和阴虚证多见，其中，气滞证可见胃张力偏高，蠕动增加，排空较快；阴虚者蠕动功能较强，功能紊乱；郁热和虚寒证排空功能较弱，张力较低，胃液分泌增多；气滞血瘀者可见排空功能较强，张力较高，机能亢进。这在一定程度上反映了中医"证"的特征，即异病同"证"。

二、肝癌的中西医结合影像学研究

　　肝癌是临床上常见的恶性肿瘤，属于中医"肝积""鼓胀""肝癖""积聚""癥瘕"范畴，以脏腑气血亏虚为本，气、血、湿、热、瘀、毒互结为标，主病在肝，渐为癥积。临床上分为气阴两虚型、气滞血瘀型、肝胆湿热型，亦有分为肝热血瘀型、肝盛脾虚型和肝肾阴虚型者。

　　B超、CT、MRI对其均有良好的诊断价值。经超声研究发现，肝郁脾虚型以小肝癌较多见，无声晕，癌结节内血流信号较少；气滞血瘀型以块状型居多，有声晕，肿瘤内及周边有较丰富血流信号；肝肾阴虚型以结节型多见，多属中晚期，有声晕；气阴两虚型以弥漫型居多，多属终末期，门脉多有癌栓，因肝功能差而出现腹腔积液。亦有研究发现，肝郁脾虚型患者，其CT表现不典型，平扫可不见明显低密度肿块，部分可表现为等密度或高密度病灶。因其肿块分化良好，其密度与正常肝实质密度十分接近，肝脏密度下降与病灶密度差异缩小，可显示为等密度，其临床症状和体征表现不明显。气滞血瘀型、湿热蕴结型及肝肾阴虚型，影像表现较为明显，可见明显低密度肿块影，因其肿块分化欠佳，容易出现液化坏死，较肝实质密度低。利用MRI研究发现，气阴两虚型以结节型为主，气滞血瘀型以巨块型为主，肝胆湿热型较为分散，其中DWI上信号不均匀者主要为气滞血瘀型。研究还发现，肝热血瘀型平扫和动脉期病灶最高CT值高于肝盛脾虚型，而门脉期则低于后者。

学习小结

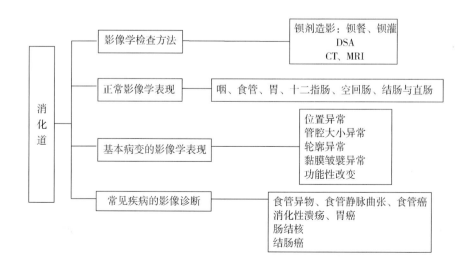

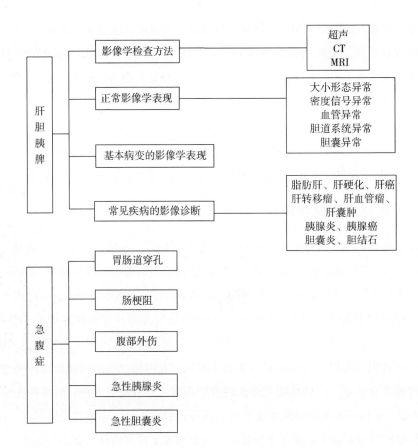

第四章　泌尿系统及肾上腺

泌尿系统疾病种类较多，常见的有先天发育异常、结石、结核、肿瘤、外伤以及肾血管疾病等，影像学检查是泌尿系统疾病诊断的主要手段，主要有超声检查、X线平片或造影、CT、MRI检查等。肾上腺与肾脏解剖关系密切，影像学对其疾病的诊断具有较高价值。

第一节　泌尿系统

一、影像学检查方法

（一）X线检查

1. 腹部平片　常用于泌尿系统结石或钙化的检查，造影前应常规摄取腹部平片。

2. 尿路造影　依据对比剂引入途径不同可分为排泄性尿路造影和逆行性尿路造影。

（1）排泄性尿路造影（excretory urography）　又称静脉肾盂造影（intravenous pyelography，IVP），是将对比剂注入静脉后，由肾小管滤过排入肾盂、肾盏，可使肾盂、肾盏、输尿管和膀胱显影，并以此了解双侧肾脏的排泄功能。造影时，常用压迫器或腹带压迫两侧输尿管通路，以利于对比剂在肾盂内积聚（图2-4-1A）。

（2）逆行性尿路造影（retrograde urography）　包括逆行性肾盂造影、逆行性膀胱造影和逆行性尿道造影。逆行性肾盂造影是将导管插入到肾盂内，并缓慢注入对比剂，以使肾盂、肾盏显影。此检查较痛苦，且易发生逆行性感染，一般用于排泄性尿路造影显影不佳者（图2-4-1B）。逆行性膀胱和尿道造影则是分别将导管插入膀胱内，或将注射器抵住尿道口并注入对比剂，以使膀胱或尿道显影。

（3）选择性肾动脉造影（selective renal arteriography）　通常采用经皮股动脉穿刺插管技术，将导管插入一侧肾动脉，注入造影剂并连续拍片，主要用于检查肾血管病变（图2-4-1C）。

（二）CT检查

1. CT平扫　扫描包括全部肾脏，如需观察输尿管，则继续向下扫描，直至输尿管的膀胱入口。膀胱检查需检查前1～2小时分次口服稀释对比剂500mL以上，以识别盆腔内肠管，并充盈膀胱。

2. 增强扫描　在静脉内注入对比剂，于30～60秒和2分钟行双肾区扫描，分别称为肾皮质期和肾实质期，可观察肾皮质、髓质的改变。5～10分钟再次扫描双肾区和输尿管，为肾盂期，此时对比剂充盈肾盂、肾盏和输尿管，有利于观察其形态。应用多层螺旋CT扫描后可进行三维重建，得到肾动脉的 CT 血管造影（CT angiography，CTA）图像及类似 IVP 的肾盂肾盏图像，即 CT 尿路造影（CT urography，CTU）（图 2-4-2）。

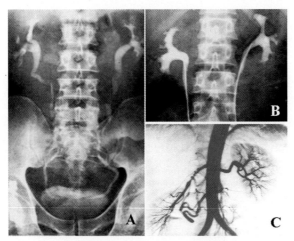

图 2-4-1　泌尿系统 X 线检查
图 A　IVP；图 B　逆行性肾盂造影；图 C　选择性肾动脉造影

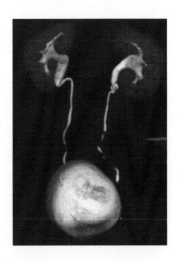

图 2-4-2　泌尿系统 CTU

（三）MRI 检查

1. 普通检查　常规用梯度回波序列和快速自旋回波序列，行轴位和冠状位 T_1WI 和 T_2WI 成像，必要时辅以矢状位扫描。应用 T_1WI 并脂肪抑制技术有助于肾脏解剖结构的分辨和含脂类病变的诊断。

2. 增强检查　顺磁性对比剂 Gd-DTPA 经静脉注入后由肾小球滤过，快速梯度回波序列 T_1WI 成像可获得不同期相肾脏的增强图像。

3. 磁共振尿路造影（MR urography，MRU）　利用 MR 水成像技术原理，在不使用造影剂情况下，使含尿液的肾盂、肾盏、输尿管和膀胱成为高信号，周围背景结构为极低信号，主要用于检查尿路梗阻性病变。

二、正常影像学表现

（一）肾脏

1. X 线表现

（1）腹部平片　由于肾脏周围脂肪组织的对比，于脊柱两侧常可观察到双肾轮廓。正常肾脏呈蚕豆形，边缘光滑，密度均匀。其内缘中部略凹，为肾门所在。肾影长 12 ～ 13cm，宽5 ～ 6cm，位于第 12 胸椎至第 3 腰椎之间，一般右肾略低于左肾。肾的长轴自内上斜向外下，与脊柱纵轴间形成一定角度，称肾脊角，正常为 15°～ 25°。侧位片上，肾影与脊柱重叠。

（2）尿路造影　排泄性尿路造影注入对比剂后 1 ～ 2 分钟，肾实质显影；2 ～ 3 分钟后肾盏和肾盂开始显影，15 ～ 30 分钟显影最浓（图 2-4-3A、B）。

1）肾实质：肾实质显影密度均匀，两侧肾脏显影一致。

2）肾盂肾盏：肾盏包括小盏和大盏。①肾小盏分体部和穹隆部：体部又称漏斗部，是与肾大盏相连的短管；穹隆部为管的远端，其顶端由于肾乳头突入而形成杯口状凹陷。②肾大盏：边缘光整，呈长管状，顶端与数个肾小盏相连，基底部与肾盂相连。肾大盏、小盏的形态有很大差异，数目亦常不相同，两侧也多不对称。肾盂略呈三角形，上缘隆凸，下缘微凹，边缘光滑整齐。③肾盂形态多有变异，部分肾盂直接与肾小盏相连而无明确肾大盏，为壶腹型肾盂；若肾盂不明显，被两个长形的肾大盏代替，为分支型肾盂。

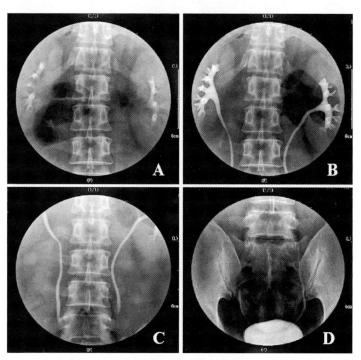

图 2-4-3　静脉肾盂造影（IVP）
图 A　注入对比剂 3 分钟，肾盂肾盏开始显影；图 B　注入对比剂
20 分钟肾盂肾盏及上端输尿管显示清晰；图 C　解除腹部两侧
压迫后双侧输尿管显影；图 D　下段输尿管及膀胱显影

2. CT 表现

（1）CT 平扫　肾脏表现为脊柱两侧的圆形或椭圆形软组织密度影，边缘光滑、锐利，中部层面见肾门内凹，指向前内。肾动脉和静脉呈窄带状软组织影，自肾门向腹主动脉和下腔静脉走行。肾实质密度均匀，不能分辨皮质与髓质；肾窦脂肪呈较低密度，肾盂呈水样密度（图 2-4-4A）。

（2）增强扫描　肾皮质期肾血管和肾皮质明显强化，皮质强化为环形高密度影，部分强化的皮质还伸入肾髓质内，形成肾柱，而髓质仍呈较低密度。肾实质期，髓质强化程度类似或略高于皮质，分界消失，整个肾脏均匀高密度影。肾盂期，肾实质强化程度减低，肾盏、肾盂明显强化（图 2-4-4B、C、D）。

3. MRI 表现

（1）平扫　T_1WI 由于肾皮质含水量低于髓质，其信号高于髓质；T_1WI 脂肪抑制像上，皮质、髓质信号差异更为显著。T_2WI 皮质、髓质均呈较高信号，而髓质信号高于皮质（图 2-4-5）。肾窦脂肪组织在 T_1WI 和 T_2WI 分别呈高信号或中等信号。肾动脉和静脉由于流空效应均表现为低信号。

（2）增强检查　表现类似于 CT 增强检查。

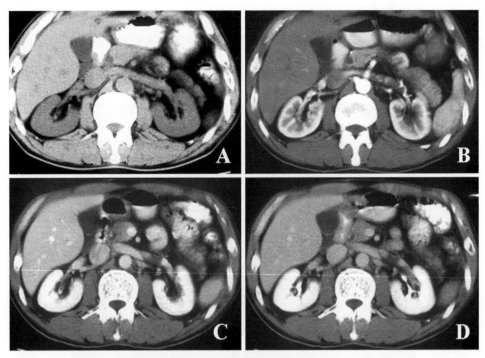

图 2-4-4 正常肾脏的 CT 表现

图 A　CT 平扫，肾实质密度均匀，肾窦呈低密度；图 B　增强扫描皮质期，皮质强化明显，可见肾柱伸入髓质；图 C　实质期髓质明显强化，皮质、髓质不能分辨；图 D　肾盂期：肾盂肾盏开始显影

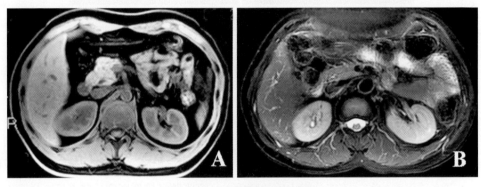

图 2-4-5 正常肾脏 MRI 表现

图 A　T_1WI，肾皮质信号高于髓质；图 B　T_2WI 抑脂序列：肾皮、髓质呈较高信号

（二）输尿管与膀胱

1. X 线表现

（1）腹部平片　正常输尿管、膀胱一般不显影。

（2）尿路造影　IVP 解除腹部压迫后，输尿管和膀胱显影（图 2-4-3C、D）；行排尿动作，可使尿道显影。

1）输尿管：全长 25～30cm，在第 2 腰椎水平起于肾盂，于腹膜后沿腰大肌前缘下行，在骶髂关节内侧越过骨盆缘入盆。输尿管有 3 个生理性狭窄区，即与肾盂连接处、越过骨盆缘和进入膀胱处。输尿管管腔大小随蠕动有所变化，走行可有迂曲或折曲。

2）膀胱：造影所示为膀胱腔，其边缘为膀胱内壁。膀胱大小、形态取决于充盈程度及相邻结构对膀胱的推压情况。膀胱正常容量为 350～500mL；前后位观察，充盈较满的膀胱呈类圆或横置的椭圆形，位于耻骨联合上方，边缘光滑整齐，其顶部可以略凹，系子宫或乙状结肠压迫所致。

2. CT 表现

（1）输尿管 CT 平扫正常输尿管显示不佳；增强检查，肾盂期输尿管腔内充盈对比剂而呈点状致密影，可自肾盂向下连续观察输尿管全程。

（2）膀胱 CT 平扫膀胱易于识别，完全充盈的膀胱呈圆形、椭圆形或类方形，膀胱腔内尿液为均一水样低密度。膀胱壁在周围低密度脂肪组织及腔内尿液对比下，显示为厚度均一的薄壁软组织影，其边缘光滑，厚度不超过 3mm。增强扫描，早期显示膀胱壁强化，30 ～ 60 分钟延迟扫描对比剂充盈膀胱表现为均一高密度。

3. MRI 表现

（1）输尿管 平扫难以显示，输尿管内如有尿液，T_1WI 表现为点状低信号，T_2WI 为高信号。

（2）膀胱 T_1WI 表现为低信号，T_2WI 表现为高信号。膀胱壁呈厚度一致的薄壁环状影，其信号类似肌肉（图 2-4-6）。

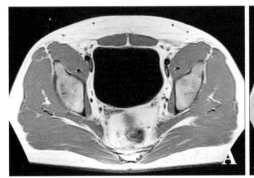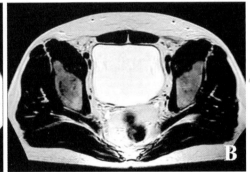

图 2-4-6 膀胱正常的 MRI 表现
图 A T_1WI，膀胱内尿液表现为低信号，膀胱壁信号较高；
图 B T_2WI，膀胱内尿液表现为高信号，膀胱壁表现为低信号

三、基本病变的影像表现

（一）肾脏的基本病变

1. 肾脏数目、大小、位置和形态异常 单纯肾脏数目、大小和位置的异常主要见于先天性发育异常，肾脏形态的异常多伴有肾脏大小的改变，局部增大见于肾脏肿瘤、肾囊肿、肾脓肿等，肾脏体积缩小见于萎缩或瘢痕形成。

2. 肾脏肿块 肾盂内肿块 X 线造影表现为充盈缺损，CT 或 MRI 易发现肾实质内的肿块，如各种类型的肾脏肿瘤、囊肿、脓肿和血肿。肾脏肿瘤多表现为软组织或混杂密度、T_1WI 低信号、T_2WI 高信号或混杂信号，增强扫描多呈不均一强化；肾囊肿为无强化的水样密度或信号。

3. 肾脏异常钙化 主要位于肾实质区，可见于肾结核、肾细胞癌和肾囊肿等。肾结石 X 线、CT 表现为肾集合系统区域的致密影，MRI 呈低信号。

4. 肾脏结构异常　肾结核或肾肿瘤侵犯肾实质、肾盂、肾盏，可表现为肾实质内充满造影剂的不规则腔隙，肾盂、肾盏边缘不规则、毛糙。肾结石或肿瘤，可致肾盂、肾盏扩张、积水。

5. 肾血管异常　常见的有肾动脉异常，表现为管腔不规则、狭窄甚至闭塞，或肾肿块所致肾动脉分支形态、管径、位置发生改变。左肾静脉狭窄可见于"胡桃夹综合征（nutcracker phenomenon）"，即左肾静脉压迫综合征。

（二）输尿管与膀胱

1. 输尿管与膀胱异常钙化　腹部平片即可显示，CT 检查很敏感，表现为致密影，MRI 不敏感，T_1WI 和 T_2WI 均表现为极低信号，见于结核。

2. 输尿管与膀胱肿块　CT 检查表现为软组织密度，增强扫描后可有强化；造影检查中表现为充盈缺损，多见于肿瘤或肿瘤样病变。

3. 输尿管扩张积水　多见于结石或肿瘤所致梗阻。

4. 膀胱壁的增厚　膀胱充盈时其壁厚度超过 5mm 即为异常。弥漫性增厚常为炎症和结核，局限性增厚主要见于肿瘤。

四、常见疾病的影像诊断

（一）肾与输尿管先天畸形

【病理与临床】

肾和输尿管先天畸形较为常见且种类繁多，这与泌尿系统胚胎发育过程复杂密切相关，其中包括来自不同始基的肾曲管与集合系统连接、肾轴的旋转以及肾脏自盆腔升至腰部等，在此过程中的任何阶段发生失常，都会导致先天发育异常。

【影像学表现】

1. 肾缺如（renal agenesis）　均为单侧，又称孤立肾，腹部平片可显示一侧肾影消失，对侧肾影代偿性增大；尿路造影检查单侧无肾脏和肾盂肾盏显示；CT、MRI 检查仅有单侧肾脏。此时应排除异位肾的存在，需全面检查后方可诊断肾缺如。

2. 马蹄肾（horseshoe kidney）　表现为两肾的下极或上极融合，以下极融合多见，位置多较低（图 2-4-7）。

3. 异位肾（ectopic kidney）　是肾在发育过程中未上升、上升不足或过度上升，致其位于盆部、髂窝、下腹、膈下或胸腔内。异位肾可为单侧或双侧性，常伴有旋转不良（图 2-4-8）。

4. 肾盂输尿管重复畸形（duplication of kidney）　表现为一个肾脏分上、下两部，各有一套肾盂和输尿管，上部肾体多较小，下部较大。重复的输尿管向下走行时可相互汇合，称不完全性重复畸形；也可分别汇入膀胱，称完全性重复畸形（图 2-4-9）。

5. 输尿管膨出（ureterocele）　又称输尿管囊肿，为输尿管末端在膀胱内的囊状膨出，由于输尿管口先天性狭窄，其膀胱壁内段扩张所致。典型表现为病侧输尿管膀胱入口处膨大，与其上方扩张输尿管相连，犹如伸入膀胱的蛇影，囊肿即为蛇头，称为"蛇头"征。当囊肿与膀胱内均有对比剂充盈时，囊壁表现为细线样透亮影；囊肿内无对比剂时，表现为充盈缺损（图 2-4-9）。

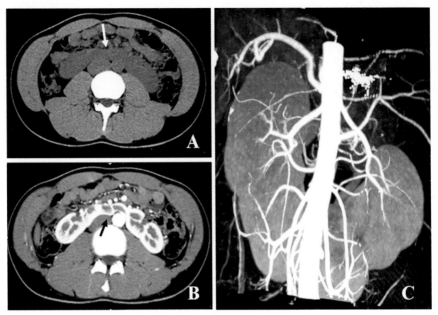

图 2-4-7　马蹄肾的 CT 表现

图 A　平扫；图 B　增强扫描皮质期，双侧肾皮质相连、两肾下极
融合（箭示两侧肾下极相连）；图 C　MIP，两肾下极相连

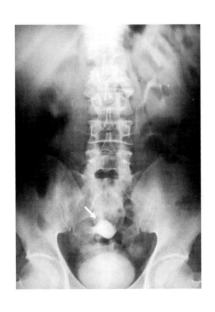

图 2-4-8　异位肾的 IVP 表现

右侧肾脏位于盆腔内并
伴有旋转不良（箭头）

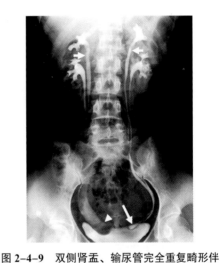

**图 2-4-9　双侧肾盂、输尿管完全重复畸形伴
双侧输尿管膨出**

两侧上部肾盂所连接的输尿管扩张（短箭头），输
尿管末端膨出形成囊肿，形似蛇头；左侧输尿管
囊肿与膀胱内均有对比剂，囊壁表现为线样透亮
影（长箭头）；右侧囊肿表现为充盈缺损（箭头）

（二）泌尿系统结石

泌尿系统结石临床常见，以肾与输尿管结石多见。本病常见于青壮年，男性多于女性。约
90% 的结石以钙盐为主，可由 X 线平片显示，称为阳性结石；少数结石如以尿酸盐为主者则
难在平片上显示，称为阴性结石。有一定比例的阴性结石也可由 CT 或超声检查发现。

【病理与临床】

结石常由多种成分组成，其中包括草酸钙、磷酸钙、胱氨酸盐、尿酸盐和碳酸钙等，其
中以草酸钙、磷酸钙或其混合物为主的结石最为常见。结石梗阻可造成肾盏、肾盂、输尿管的

NOTE

扩张。

肾与输尿管结石表现为下腹和会阴部的放射性疼痛，有镜下或肉眼血尿，继发感染可见尿急、尿频、尿痛。膀胱结石主要见于男性，多为 10 岁以下的儿童和老年人，临床表现为排尿疼痛、尿流中断、尿频、尿急和血尿等。

【影像学表现】

1. X 线表现

（1）X 线平片　多用于阳性结石的检查。

肾结石（renal calculus）：①为单或双侧肾区高密度影，其中桑椹状、珊瑚状、鹿角状及分层状均为肾结石的特征性表现（图 2-4-10A）；②侧位肾结石与脊柱重叠。

输尿管结石（ureteral calculus）：①典型者呈米粒大小的椭圆形致密影，边缘多毛糙，长轴与输尿管走行一致；②多数由肾结石下移所致，常停留于输尿管 3 个生理性狭窄处。

膀胱结石（bladder calculus）：①表现为耻骨联合上方圆形、椭圆形或不规则致密影，密度均匀、不均或分层；②结石常随体位改变，有一定活动度。

（2）造影检查　①可以发现阴性结石，表现为位于肾盏肾盂、输尿管和膀胱内的充盈缺损；②可以明确阳性结石的具体位置；③显示结石引起的上方肾盏、肾盂和输尿管扩张积水。

2. CT 和 MRI 表现　CT 平扫即可确切显示肾实质、肾盂肾盏、输尿管和膀胱内的高密度结石影，结合增强扫描可以确诊（图 2-4-10）。MRI 检查不易显示泌尿系统结石。但两者都可显示结石造成的肾盂和输尿管的扩张。

【诊断与鉴别诊断】

多数泌尿系统阳性结石表现典型，诊断不难；泌尿系统阴性结石在造影时显示为充盈缺损，需与血块、气泡、肿瘤鉴别，CT 平扫可显示高密度结石影，而血块、气泡和肿瘤的 CT 值均远远低于结石。

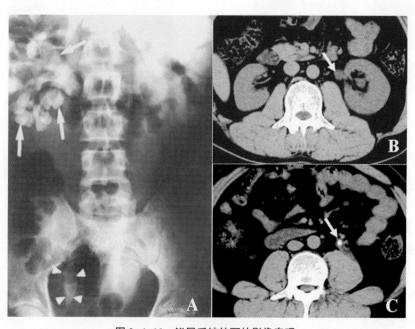

图 2-4-10　泌尿系统结石的影像表现

图 A　腹部平片，右侧肾结石呈鹿角状（长箭头），右侧输尿管
下段结石（箭头）；图 B、C （另一病例）CT 平扫，左侧上段
输尿管扩张积水（箭头），下方输尿管内可见高密度结石影（箭头）

（三）泌尿系统结核

泌尿系统结核多为继发性，来源于身体其他部位结核，主要为肺结核，可以经血液、尿路、淋巴管播散和直接蔓延，其中血行播散是重要途径。输尿管和膀胱结核多继发于肾结核。

【病理与临床】

泌尿系统结核中最常见的是肾结核，结核杆菌随血流侵入肾皮质形成感染灶；病变继续进展，侵犯髓质并形成干酪样变和结核性脓肿；肾乳头受累继发溃疡，造成肾盂、肾盏的破坏。而输尿管和膀胱结核则多为肾结核的向下蔓延。

早期无症状，当病变波及肾盂、输尿管和膀胱时，可出现尿频、尿痛、脓尿和血尿，以及消瘦、乏力和低热等全身症状。

【影像学表现】

1. 肾结核（renal tuberculosis）

（1）X线表现　腹部平片：肾区可见云絮状钙化；当病变范围广泛，肾脏功能明显减退或消失，引起肾脏体积缩小、全肾弥漫性钙化，称为"肾自截"（图2-4-11A）。

尿路造影：①早期可表现正常；②病变进展，肾小盏边缘呈不规则虫蚀状改变；③如肾实质形成空洞并与肾小盏相通时，显示为肾实质内正常肾小盏以外的小团状影（图2-4-11B、C）；④广泛破坏或形成肾盂积脓时，排泄性尿路造影常显影不良或不显影，若行逆行性尿路造影，表现为肾盂、肾盏扩大或形成不规则的空腔。

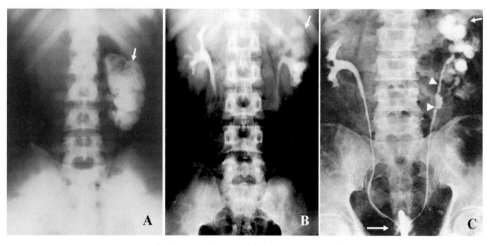

图2-4-11　泌尿系统结核的X线表现
图A　KUB平片，左肾结核，广泛钙化，肾自截（箭头）；图B　IVP（不同病例），
左肾结核，左肾内多个脓腔（箭头）；图C　IVP（不同病例），肾、输尿管、膀胱结核，
左肾内脓腔（短箭头），输尿管粗糙，边缘不光整（箭头），膀胱挛缩（长箭头）

（2）CT表现　平扫可见肾脏内不规则钙化。早期肾实质内低密度灶，边缘不整，增强检查可有对比剂进入，提示肾实质内结核性空洞；病变进展，部分可致全部肾盏、肾盂扩张，呈多个囊状低密度灶，CT值略高于水，肾盂壁增厚（图2-4-12）。

（3）MRI表现　可显示肾实质信号的异常、结核空洞、肾周异常和肾与尿管积水。

2. 输尿管结核（ureteral tuberculosis）

（1）腹部平片　可见输尿管散在钙化影。

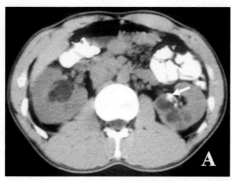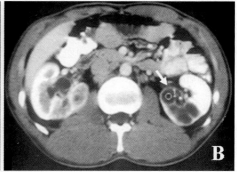

图 2-4-12　肾结核的 CT 表现

图 A　CT 平扫，左肾实质内多房囊状低密度影，并可见不规则钙化（箭头）；

图 B　增强扫描，囊状病灶内部强化不明显，部分间隔轻度强化（箭头）

（2）造影检查　①典型表现为管壁蠕动消失；②输尿管出现多发狭窄与扩张相间而呈串珠状；③输尿管严重僵硬和短缩还可形如笔杆。

（3）CT、MRI 表现　早期仅显示输尿管轻度扩张，后期则显示输尿管壁增厚并管腔多发狭窄，近段扩张。

3. 膀胱结核（tuberculosis of urinary bladder）

（1）造影检查　①膀胱壁内缘不规则；②后期可见膀胱挛缩，体积变小，边缘呈锯齿状改变（图 2-4-11C）。

（2）CT、MRI 表现　可发现膀胱壁内缘不规则，膀胱壁增厚和膀胱腔缩小。

【诊断与鉴别诊断】

泌尿系统结核的诊断，主要依据尿中查出结核杆菌及影像学检查。影像学检查以尿路造影和 CT 检查为主，尿路造影能显示早期的肾盏的改变，CT 检查能发现病灶内的钙化和管壁的增厚。膀胱结核表现为膀胱挛缩时，应与慢性膀胱炎鉴别，后者无肾及输尿管结核的相应改变，且临床表现也不相同。

（四）肾囊肿与多囊肾

肾脏内囊性病变有肾囊肿与多囊肾，两者有共同表现，但也有明显区别。肾囊肿是最常见的肾脏良性病变，属肿瘤样病变。

【病理与临床】

单纯性肾囊肿（simple cyst of kidney），简称肾囊肿，是肾最常见的病变，成年人好发。临床上多无症状。可单发或多发，其内充满浆液，囊壁较薄。肾囊肿由后天形成，多由肾小管憩室发展而来，并随年龄增长而增多增大。

多囊性肾病简称多囊肾，为遗传性病变，成人型多见。中年后随囊肿增多、增大出现症状，表现为腹部肿块、血尿、高血压，晚期可发生尿毒症。其病理改变为晚期肾实质几乎完全被大小不等的囊肿代替，常合并多囊肝。

【影像学表现】

1. 单纯性肾囊肿　①尿路造影表现：较大或位置较深囊肿可使相邻肾盂、肾盏受压变形，但不会造成其破坏；较小或向肾外生长的囊肿不易显示。②CT 表现：表现为肾脏内或向肾外生长的圆形水样低密度灶，密度均匀，边缘清晰锐利，可单发或多发，增强扫描病灶无强化（图 2-4-13），当伴有出血时密度可增高。③ MRI 表现：囊肿呈水样信号，T₁WI 为低信号，T₂WI 为高信号，增强扫描无强化。

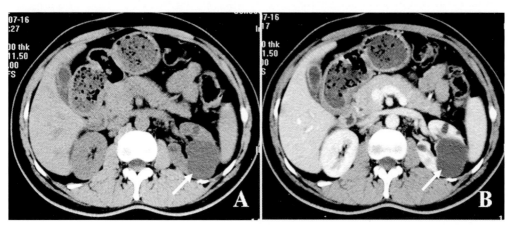

图 2-4-13　左侧单纯肾囊肿 CT 表现
图 A　CT 平扫，左肾多发类圆形水样低密度灶，边界光滑锐利（箭头）；图 B　增强扫描，病灶无强化（箭头）

2. 成人型多囊肾（autosomal dominant polycystic kidney disease，ADPKD） ①尿路造影表现：双侧肾盏、肾盂普遍受压、拉长、变形和分离，呈"蜘蛛足"状改变。②CT 表现：双肾体积增大，其内满布多发大小不等圆形或卵圆形水样低密度灶，增强扫描无强化，部分囊肿内有出血而呈高密度；常并发多囊肝（图 2-4-14）。③ MRI 表现：囊肿呈水样信号，T₁WI 为低信号，T₂WI 为高信号，增强无强化，有时部分囊肿呈出血性信号。

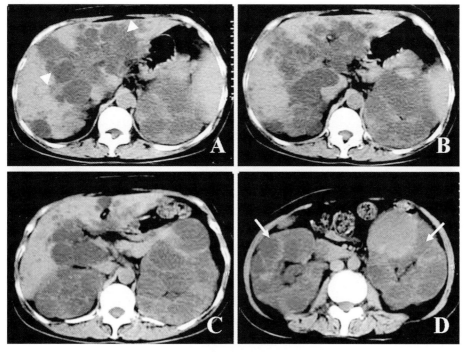

图 2-4-14　多囊肾合并多囊肝的 CT 表现
双肾轮廓增大，形态失常，实质弥漫分布囊状液性密度影，部分囊内密度稍高，
肾窦受压（长箭头）；肝实质亦可见多发大小不等囊状水样密度影，成簇状排列（箭头）

【诊断与鉴别诊断】

无论 CT 或是 MRI 检查，单纯性肾囊肿或成人型多囊肾的表现均具特征，易于诊断。但当单纯性肾囊肿合并出血、感染或钙化时，需增强扫描以利鉴别。

（五）肾血管平滑肌脂肪瘤

肾血管平滑肌脂肪瘤（renal angiomyolipoma）是肾脏较为常见的良性肿瘤，又称错构瘤。本病发展缓慢，可单发或双侧多发。

【病理与临床】

血管平滑肌脂肪瘤为一种无包膜组织的错构性肿块，由不同比例的血管、平滑肌和脂肪构成，肿瘤大小从数毫米至 20cm 以上不等。

多见于 40 ～ 60 岁女性，临床上早期无症状，肿瘤较大时可触及肿块，若引起肾脏破裂，导致剧烈的腰部疼痛。

【影像学表现】

1. X 线表现　平片可见较大肿块所致的轮廓改变。尿路造影检查，肿瘤较小时可无异常，较大肿瘤可致肾轮廓发生改变，并致肾盂、肾盏受压、移位和变形。

2. CT 表现　典型表现为肾实质内混杂密度肿块，内有脂肪性低密度灶及软组织密度区；增强扫描，其内脂肪性低密度灶无强化，血管性结构发生较明显强化（图 2-4-15）。

3. MRI 表现　肿块 T_1WI 和 T_2WI 均呈混杂信号；脂肪抑制序列，高信号脂肪灶变为低信号，具有特征性；增强检查，病灶呈不均匀强化。

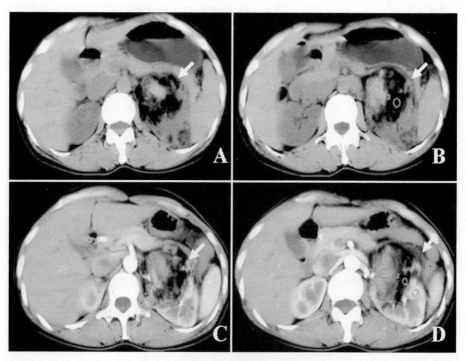

图 2-4-15　左肾血管平滑肌脂肪瘤的 CT 表现
图 A、B　平扫，左肾上极混杂密度肿块影（箭头），内有脂肪及软组织密度，
肿块向肾周间隙突出；图 C、D　增强扫描，肿块不均匀强化（箭头）

【诊断与鉴别诊断】

本病主要通过 CT 或 MRI 诊断，平扫及增强扫描以肾实质不均匀肿块内有确切脂肪与血

管成分为主要特征。但脂肪含量较少的肾血管平滑肌脂肪瘤多不能与肾细胞癌鉴别。

（六）肾细胞癌

肾细胞癌（renal cell carcinoma，RCC）简称肾癌，是最常见的肾脏恶性肿瘤。

【病理与临床】

肿瘤易发生在肾上极或下极，来自肾小管上皮细胞，其中以透明细胞癌常见，瘤内富有血管，常合并有出血和坏死。

40 岁以上男性多见，典型表现为无痛性血尿、胁腹部疼痛和肾区可触及肿块，早期小肾癌可无任何症状。

【影像学表现】

1. CT 表现　①肾实质肿块，呈类圆形或分叶状，可致肾轮廓外突。②较小肿瘤密度可均匀，呈等或略高密度；较大肿瘤密度多不均匀，内有不规则低密度灶，为陈旧性出血或坏死。少数肿瘤内可见点状或不规则钙化影。③增强扫描，皮质期肿瘤多为不均匀强化，实质期由于强化程度减弱而密度低于周围肾实质（图 2-4-16）。

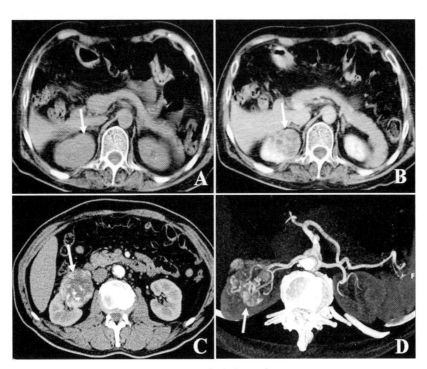

图 2-4-16　肾癌的 CT 表现

图 A　CT 平扫，右肾实质密度均匀，仅上极边缘略凸（箭头）；图 B　增强扫描，右肾实质内占位，呈不均匀强化（箭头）；图 C　（另一病例）增强扫描，右肾肿块不均匀强化（箭头）；图 D　MPR，显示肿瘤血管及其来源（箭头）

2. MRI 表现　① T_1WI 肿瘤信号强度多低于正常肾皮质，T_2WI 呈混杂信号，病变周边常见低信号环，为肿瘤假性包膜（图 2-4-17）。②增强检查，肿瘤呈不均一强化。CT、MRI 检查还可明确肾静脉和下腔静脉内瘤栓，表现为血管内充盈缺损。

【诊断与鉴别诊断】

肾癌的影像学诊断可进行超声和 CT、MRI 检查，多具有典型的表现，结合临床，诊断并不难。需注意与下列疾病鉴别：①肾盂癌：病变主要位于肾窦区，一般不造成肾脏大体轮廓的改变，呈轻度强化；②肾血管平滑肌脂肪瘤：其内常含有脂肪成分，可根据 CT 值的测量和 MRI 抑脂序列检查明确诊断。

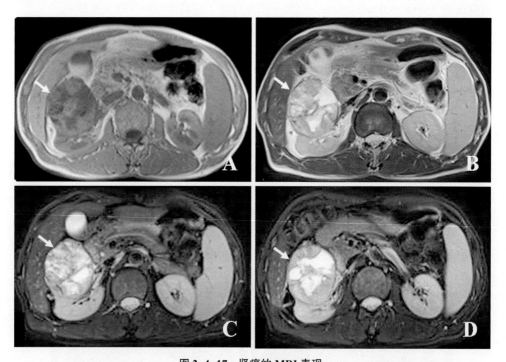

图 2-4-17　肾癌的 MRI 表现
图 A　T_1WI；图 B　T_2WI，右侧肾脏局部见混杂信号肿块影（箭头）；
图 C、D　T_2WI 抑脂序列，肿瘤假性包膜显示清晰（箭头）

（七）肾盂癌

肾盂癌（renal pelvic carcinoma）发生在肾盂或肾盏上皮的肾恶性肿瘤。

【病理与临床】

多数为移行细胞癌，可分乳头状癌和非乳头状癌，前者为息肉突出样病变，后者表现为肾盂壁增厚，界限不清；少数为鳞癌和腺癌，其恶性程度远高于移行细胞癌。肿瘤向下可种植至输尿管和膀胱。

常见于 40 岁以上男性，临床常见无痛性全程血尿，并有胁腹部疼痛。

【影像学表现】

1. X 线表现　造影检查可见肾盂肾盏内不规则充盈缺损，并可由于肿瘤梗阻导致肾盂肾盏扩张积水。

2. CT 表现　①肾窦内肿块，其密度低于肾实质但高于尿液；②肾积水；③增强扫描肾窦肿块仅轻度强化（图 2-4-18）。

3. MRI 表现　与 CT 表现类似。T_1WI 肿块信号高于尿液，类似于肾实质，T_2WI 低于尿液，MRU 能清晰显示肾盂肾盏扩张积水。增强扫描肿瘤轻至中度强化，侵犯肾皮质时，肿块与其分界不清。

【诊断与鉴别诊断】

肾盂肾盏内结节或肿块是肾盂癌的直接征象。肾盂癌应与血凝块鉴别：后者在增强扫描无强化。

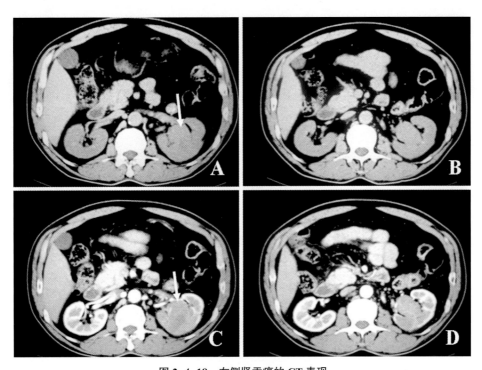

图 2-4-18　左侧肾盂癌的 CT 表现
图 A、B　CT 平扫，左侧肾盂内肿块影，与肾实质分界不清（箭头）；
图 C、D　增强扫描，肿块呈轻度强化（箭头）

（八）膀胱癌

膀胱癌（bladder carcinoma）指膀胱内细胞的恶性过度生长。起源于膀胱的黏膜上皮，为常见的膀胱恶性肿瘤。

【病理与临床】

病理上多为移行上皮细胞癌，少数为鳞癌和腺癌。分为增生型、浸润型和混合型。增生型多形成肿块，自膀胱壁突向腔内；浸润型则沿膀胱壁生长，造成膀胱壁局限性增厚；混合型可同时见有肿块和膀胱壁增厚。膀胱癌易发生在三角区和两侧壁，晚期肿瘤较大时，内有坏死，并可侵犯膀胱全层或向膀胱外侵犯，常发生局部淋巴结或远处转移。

多见于 40 岁以上男性，主要临床表现为间歇性全程无痛性肉眼血尿，伴有尿频、尿急。

【影像学表现】

1. X 线表现　膀胱造影检查，乳头状癌表现为自膀胱壁向腔内突出的结节状或菜花状充盈缺损，表面多凹凸不平；非乳头状癌常表现为膀胱壁局部僵硬。

2. CT 表现　①平扫：可见膀胱壁结节或肿块，突入腔内，常位于膀胱侧壁和三角区；或见膀胱壁局限性增厚。少数肿瘤表面可有点状或不规则钙化。②增强检查：肿瘤多为均一强化（图 2-4-19）。③CT 检查还能发现肿瘤向周围组织和邻近器官的侵犯，如膀胱精囊三角消失。

3. MRI 表现　其形态、侵犯情况与 CT 表现类似。T_1WI 肿块信号类似于正常膀胱壁，T_2WI 为中等信号，明显高于正常膀胱壁；增强扫描有明显强化。

【诊断与鉴别诊断】

根据影像学检查表现，结合临床表现，多能明确膀胱癌的诊断。膀胱癌应与膀胱阴性结

NOTE

石、血块等鉴别：前者位置固定，后两者可随体位变换而发生位置变化，增强扫描无强化。

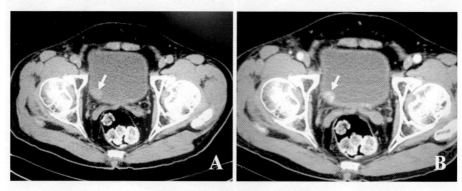

图 2-4-19　膀胱癌的 CT 表现
图 A　CT 平扫，膀胱右侧后壁软组织结节（箭头）；图 B　增强扫描，病灶较均匀强化（箭头）

第二节　肾上腺

　　肾上腺是人体重要的内分泌腺，具有分泌多种激素的功能，其组织结构复杂，可发生多种类型病变。影像学检查的目的在于确定病变的位置、数目、大小、范围和性质，主要检查方法有 CT、MRI 平扫和增强扫描。

一、影像学检查方法

　　（一）CT 检查

　　1. 平扫检查　检查前应于空腹后口服对比剂 200 ～ 400mL，以区别胃肠道结构。层厚用 3 ～ 5mm，结合靶扫描技术，后者有利于肾上腺功能性小病变的检出。

　　2. 增强检查　当平扫发现肾上腺病变，特别是有结节或肿块时，需行增强扫描或行延迟扫描。

　　（二）MRI 检查

　　1. 常规检查　行 SE 序列 T_1WI 和 FSE 序列 T_2WI 横断面检查，必要时行冠状位或矢状位扫描。层厚均为 3 ～ 5mm。梯度回波序列的同相位和反相位成像技术，能确定病变内是否含有相当比例的脂质，常用于肾上腺腺瘤的诊断与鉴别诊断。

　　2. 增强检查　多数肾上腺肿块需行增强 MRI 检查。

二、正常影像学表现

　　1. CT 检查　在周围低密度脂肪组织的对比下，能够清晰显示肾上腺。CT 平扫肾上腺呈均匀的软组织密度，增强后呈均匀强化。右侧肾上腺常显示为"人"字形，外支有时不显示；左侧表现为倒"Y"字形，边缘光滑，无结节状，侧支厚度小于 10mm（图 2-4-20A、C）。

　　2. MRI 检查　正常肾上腺的位置、形态、大小、边缘与 CT 表现相同，其信号明显低于周围脂肪组织，增强后呈均匀强化。

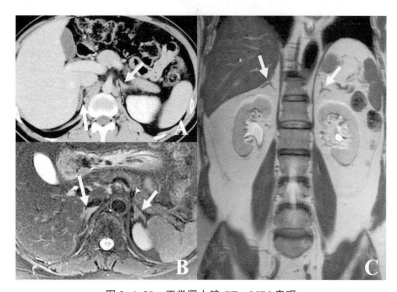

图 2-4-20 正常肾上腺 CT、MRI 表现

图 A　CT 增强扫描，两侧肾上腺均匀强化（箭头）；图 B　T_2WI 抑脂序列（轴位），
双侧肾上腺呈稍高信号（箭头）；图 C　T_2WI 冠状位，肾上腺呈低信号（箭头）

三、基本病变的影像表现

1. 肾上腺大小的改变　肾上腺增大多为双侧性，表现为腺体弥漫性增大，侧支厚度大于
10mm，面积大于 150mm²，见于肾上腺增生。双侧肾上腺变小，提示肾上腺萎缩，主要见于
垂体功能低下或特发性肾上腺萎缩。

2. 肾上腺结节或肿块　见于肿瘤或囊肿。良性肿瘤尤其是功能性肿瘤一般较小，直径多在
3cm 以下，密度或信号均匀，恶性肿瘤或非功能性肿瘤常较大，直径多在 5cm 以上，密度或
信号不均匀。

四、常见疾病的影像诊断

（一）肾上腺增生

肾上腺增生（adrenal hyperplasia）绝大多数发生在肾上腺皮质，属于功能亢进性病变。

【病理与临床】

肾上腺增生的组织结构不同，其临床表现各异：①库欣综合征（Cushing sydrome）：多由
肾上腺增生所致，常见于中年女性，表现为向心性肥胖、满月脸、皮肤紫纹和血、尿皮质醇增
高；②原发醛固酮增多症：即 Conn 综合征，少数因肾上腺增生所致，主要表现为高血压、肌
无力、低血钾和血、尿醛固酮水平增高；③先天性肾上腺皮质增生：由于合成皮质醇的酶先天
性缺陷，常表现为男性假性性早熟和女性假两性畸形。

【影像学表现】

肾上腺皮质不同组织结构的增生具有相似的影像学表现。CT、MRI 均可见双侧肾上腺弥
漫性增大，侧支厚度大于 10mm 或面积大于 150mm²，但形态、密度或信号强度仍维持正常。
有时在增大肾上腺边缘可见一个或多个小结节影，结节直径常小于 1.0cm，其密度与信号与肾
上腺相同（图 2-4-21）。

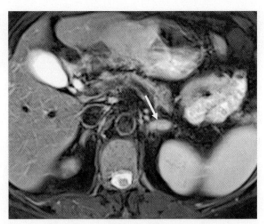

图 2-4-21   左侧肾上腺增生 MRI 表现
T$_2$WI 抑脂序列，左侧肾上腺外支均匀性
增厚（箭头），周围脂肪清晰

【诊断与鉴别诊断】

当临床诊断为库欣综合征、原发醛固酮增多症或肾上腺性征异常时，若影像学检查显示双侧肾上腺弥漫性增大，则可确诊为肾上腺皮质增生。应注意约有半数的肾上腺增生虽造成功能异常，但无明显形态学改变，CT 检查可显示正常。

（二）肾上腺腺瘤

肾上腺腺瘤（adrenal adenoma）是发生于肾上腺皮质的良性肿瘤，分为功能性与非功能性。

【病理与临床】

功能性肾上腺腺瘤根据其分泌素不同分为 Cushing 腺瘤、Conn 腺瘤，偶为分泌性激素的腺瘤，临床上分别具有相应的症状和体征；非功能性腺瘤发生率较高，无症状，常于检查时意外发现。各种腺瘤均有完整包膜，内含丰富的脂质，其中功能性者直径多在 3cm 以下，非功能性者通常较大。

【影像学表现】

1. CT 表现   ①各种类型腺瘤的共同点：常表现为单侧圆形或椭圆形肿块，边缘光滑，因富含脂质密度较低；增强扫描，肿块多均匀强化，边界清楚（图 2-4-22）。②不同点：Cushing 腺瘤直径常为 2～3cm，同侧其余部分和对侧肾上腺萎缩；Conn 腺瘤直径多在 2cm 以下；非功能腺瘤常为 3～5cm，甚至更大。

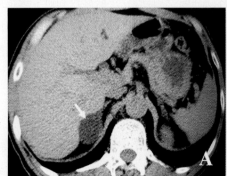
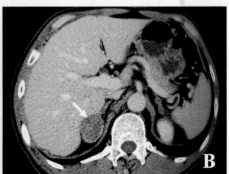

图 2-4-22   右侧肾上腺腺瘤 CT 表现
图 A   平扫，右侧肾上腺类圆形低密度结节（箭头）；图 B   增强扫描，病灶轻度强化（箭头）

2. MRI 表现　肾上腺类圆形肿块，T_1WI 和 T_2WI 上均类似肝实质信号，且由于富含脂质而在梯度回波反相位上常有明显信号强度下降。

【诊断与鉴别诊断】

当临床诊断为库欣综合征或 Conn 综合征，若影像学检查发现肾上腺肿块并具有上述表现，可确诊为 Cushing 腺瘤或 Conn 腺瘤；非功能性腺瘤与转移瘤鉴别，前者 CT 增强肿块均匀强化、边界清楚，MRI 反相位检查信号明显下降是其特征性表现。

（三）肾上腺嗜铬细胞瘤

肾上腺嗜铬细胞瘤（adrenal pheochromocytoma）是发生于肾上腺髓质的肿瘤，多为良性，但也可为恶性。

【病理与临床】

肾上腺是嗜铬细胞瘤的好发部位，约占 90%。嗜铬细胞瘤又称为"10% 肿瘤"，即约 10% 肿瘤位于肾上腺外，10% 为多发肿瘤，10% 为恶性肿瘤，10% 的肿瘤具有家族性。

可发于任何年龄，20 ~ 40 岁多见。肿瘤分泌儿茶酚胺，常见阵发性高血压、头痛、心悸、多汗，发作数分钟后症状缓解。

【影像学表现】

1. CT 表现　常为单侧肾上腺结节或肿块，呈圆形或椭圆形，直径多在 3 ~ 5cm，也可更大。较小肿瘤密度均匀，类似肾脏；较大肿瘤密度不均匀，其内常有因出血、坏死导致的低密度区；少数肿瘤可见钙化。增强扫描肿块实体部分发生明显强化（图 2-4-23）。

2. MRI 表现　肿瘤 T_1WI 信号类似肌肉，T_2WI 呈明显高信号。较大肿瘤易发生出血、坏死和囊变，表现为信号不均。增强扫描类似 CT 表现。

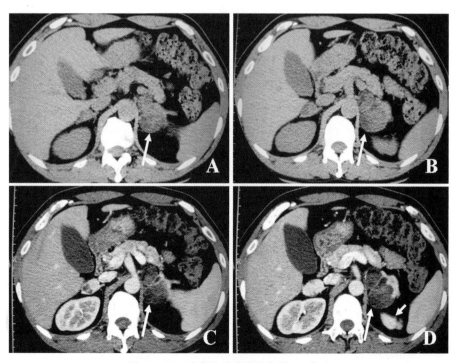

图 2-4-23　左肾上腺嗜铬细胞瘤 CT 表现

图 A、B　CT 平扫，左侧肾上腺呈较大分叶状肿块，密度不均匀，边界清晰（箭头）；

图 C、D　增强扫描，肿块不均匀强化（长箭头），D 图短箭头为左肾上极

【诊断与鉴别诊断】

临床表现有嗜铬细胞瘤的体征，CT 或 MRI 检查发现肾上腺结节或肿块，具有上述征象，可诊断肾上腺嗜铬细胞瘤；若肾上腺区未发现异常，应考虑异位嗜铬细胞瘤的可能，可检查其他部位，常位于腹主动脉旁、髂血管旁、膀胱壁或纵隔内；当查及肾上腺或肾上腺外肿块，并发现其他部位转移灶时，应考虑恶性嗜铬细胞瘤的可能。

（四）肾上腺转移瘤

肾上腺转移瘤（adrenal metastasis）较为常见，多为肺癌转移，也可为乳腺癌、甲状腺癌或肾癌等转移。

【病理与临床】

肾上腺转移瘤开始发生的部位是髓质，其后累及皮质。病变常为双侧性，肿瘤内可有坏死和出血。

临床症状和体征主要为原发肿瘤的表现，极少影响肾上腺皮质功能。

【影像学表现】

CT、MRI 常表现为双侧或单侧肾上腺结节或肿块，呈类圆、椭圆形或分叶状，直径常为 2 ～ 5cm，也可更大。密度或信号均匀，类似肾脏；较大肿瘤内可有坏死性低密度区（图 2-4-24）或 T₂WI 高信号灶。增强扫描，肿块呈均一或不均一强化。

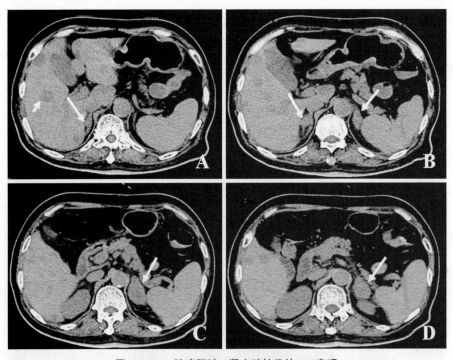

图 2-4-24　肺癌肝脏、肾上腺转移的 CT 表现
双侧肾上腺局限性软组织结节影（长箭头），左侧较大，结节中央可见片状稍低密度影；
肝实质内多发类圆形稍低密度灶，为肝内转移（图 A 短箭头）

【诊断与鉴别诊断】

绝大多数肾上腺转移瘤并不影响肾上腺皮质功能，故其影像学诊断仍依赖于临床资料：①有肾上腺外恶性肿瘤，当发现双侧肾上腺肿块时，应考虑为肾上腺转移瘤；②有肾上腺外恶性肿瘤，若仅发现单侧肾上腺肿块，又不具有腺瘤表现特征，不能排除转移瘤可能，需细针活检；③若为单侧肾上腺肿块时，不论有无原发肿瘤，此时 MRI 的反相位检查虽有助于与无功能腺瘤鉴别，但仍不能与其他无功能性肿瘤如神经节细胞瘤等鉴别，需随诊检查或行细针活检以明确诊断。

第三节 阅片实践

患者，男，74 岁。发现无痛性血尿 1 周，常感腰痛，尿常规血细胞（++++），行 CT 平扫及增强扫描（图 2-4-25）。

CT 所见：平扫显示右肾体积明显增大，形态不规则，实质区见较大不均匀软组织密度肿块影，向肾外生长，突入肾周间隙，向内突向肾窦，外缘尚清晰（图 2-4-25A、B，箭头）；增强扫描：肿块不均匀强化（箭头），中央见不规则低密度影，外缘尚完整（图 2-4-25C、D，箭头）。

CT 诊断意见：右肾细胞癌。

讨论：本例为肾实质肿块，呈不规则状向肾内外突出，已突破肾包膜，其内无脂肪、钙化等组织；增强扫描，呈不均匀强化，内有坏死无强化区，应考虑恶性占位，符合肾细胞癌诊断。此外，CT 检查尚可对肾癌进行分期（Robson 分期法）：Ⅰ期：位于肾包膜内；Ⅱ期：侵入肾周围脂肪，但仍局限于肾周围筋膜内；Ⅲ期：侵犯肾静脉、下腔静脉或淋巴结；Ⅳ期：侵犯邻近器官或远处转移。本例应属肾癌Ⅱ期。

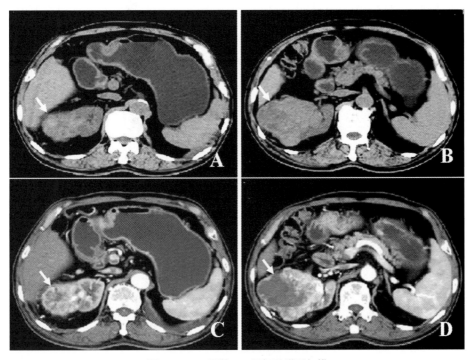

图 2-4-25 双肾 CT 平扫及增强扫描

学习拓展

　　泌尿系统结石是常见病、多发病，包括肾、输尿管、膀胱结石，属中医"石淋""血淋"范畴。《内经》认为："淋之为病，肾虚膀胱热也。"根据《中医病证诊断疗效标准》将其分为湿热蕴结型、瘀血阻滞型和肾元亏虚型。

　　影像检查为泌尿系统结石的首选方法。有研究发现，湿热蕴结型临床多见，且以青壮年为主，常见于泌尿系统结石急性发作期伴感染，以输尿管结石为主，一般小于 0.8cm，肾功能无明显改变。瘀血阻滞型多见于泌尿系统结石亚急性期，常有明显的反复发作史，多因结石久滞于肾、输尿管，直径多大于 1cm，伴中度肾积水。肾元亏虚型以中老年患者居多，病程长，病变由实转虚，肾功能有不同程度损害，结石多发，其直径多大于 1.5cm，有明显的梗阻征象。

学习小结

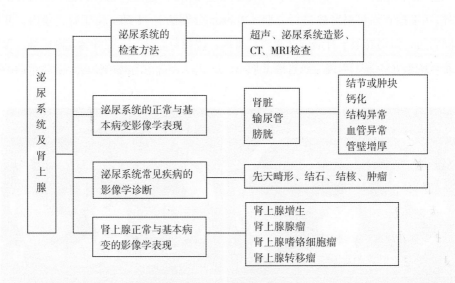

第五章　生殖系统与乳腺

第一节　男性生殖系统

男性生殖系统包括前列腺、精囊腺、睾丸、附睾及输精管，其中前列腺病变常见。X 线平片价值有限，主要利用超声、CT、MRI 检查。CT 检查能明确显示前列腺增大，对晚期前列腺癌能明显诊断，并能明确肿瘤的侵犯范围及淋巴转移或骨转移；对睾丸积液、睾丸癌的腹膜后淋巴结转移、腹股沟内隐睾均能显示。MRI 能清楚区分前列腺各叶，对于评价前列腺癌的侵犯范围也相对准确，因此，其价值明显优于 CT 检查和超声成像，特别是局限于包膜内的早期前列腺癌优势明显。

一、影像学检查方法

1. X 线检查　骨盆平片仅能显示骨盆的形态、大小，骨盆各骨质情况，及生殖系统区域内的钙化等。

2. CT 检查　检查前，在空腹状态下口服对比剂 800 ～ 1000mL，以识别肠管、充盈膀胱；必要时需清洁乙状结肠和直肠，以排除其肠道干扰。常规进行增强扫描、双期或多期扫描。

3. MRI 检查　应在膀胱充盈状态下常规行 SE 序列 T_1WI 和 FSE 序列 T_2WI 横断面、冠状面、矢状面扫描，脂肪抑制技术 T_2WI 检查，层厚一般为 5mm。有可疑病灶时可进行增强检查，静脉内快速注射顺磁性对比剂 Gd–DTPA 后，进行脂肪抑制前、后的 T_1WI 扫描。此外，根据病变特点还可进行磁共振功能成像，主要包括磁共振波谱成像和磁共振弥散成像，两者对前列腺良性增生和前列腺癌的鉴别具有较高价值。

二、正常影像学表现

1. 前列腺（prostate）　前列腺呈栗子形或倒锥形，尖端向下，位于耻骨后、直肠前，其内有尿道和射精管通过。正常前列腺随年龄增长逐渐增大，成年人上端左右径约 4cm（老年人应小于 5cm），上下径为 3 ～ 4cm，前后径约为 2cm，可分为前叶、中叶、后叶和两侧叶。前叶和中叶相当于内腺，包括尿道周围组织和移行区，左、右侧叶和后叶相当于外腺，包括中央区和周围区。CT 断面不能分辨各叶，表现为均匀软组织密度。MRI 检查前列腺 T_1WI 呈均匀低信号，T_2WI 移行区和中央区呈低信号，周围区为较高信号（图 2-5-1）。

2. 精囊（seminal vesicles）　精囊位于膀胱后方、前列腺上缘，由卷曲的细管构成，呈对称性卵圆结构，大小为 3.0cm×1.0cm，富含水分。CT 表现为前列腺上方、膀胱后方两侧对称性的卵圆形软组织密度影,膀胱后壁与精囊前缘之间为尖端向内的低密度脂肪间隙,为膀胱精囊三角(图 2-5-2)。精囊 MRI 表现为 T_1WI 低信号、T_2WI 高信号影,增强扫描腺管壁强化呈蜂窝状结构。

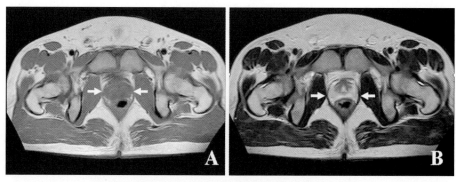

图 2-5-1 正常前列腺的 MRI 表现
图 A T_1WI,前列腺呈均匀的低信号(箭头);图 B T_2WI,
前列腺移行区和中央区呈低信号,周围区呈较高信号(箭头)

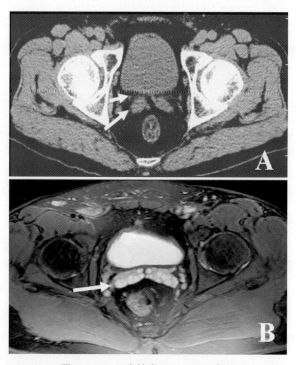

图 2-5-2 正常精囊 CT、MRI 表现
图 A CT 平扫,精囊(长箭头)呈软组织密度,与膀胱后壁形成
膀胱精囊三角(短箭头);图 B T_2WI,精囊内精曲小管(箭头)

3. 睾丸(testes) 正常睾丸呈卵圆形,边界清楚,密度或信号均匀,T_1WI 呈均匀低信号,T_2WI 为高信号,周边有一较薄环状低信号,为白膜。睾丸鞘膜内正常时有少量液体。

三、基本病变的影像表现

1. 前列腺、精囊、睾丸大小及形态异常 前列腺横径大于 5cm,或在膀胱、耻骨联合上 2cm 仍见前列腺,即为前列腺增大,见于前列腺增生、炎症和前列腺癌。精囊增大,膀胱精囊三角变窄或消失,常见于精囊炎,后者还可见于膀胱癌的侵犯。睾丸增大多见于肿瘤,阴囊内未见睾丸提示隐睾丸，应寻找睾丸位置。

2. 前列腺、精囊内部密度或信号异常　前列腺、精囊钙化 CT 检查能精确显示，提示慢性病变；前列腺内低密度灶见于脓肿、囊肿及肿瘤坏死；T_2WI 显示前列腺移行带增大并呈中等或较高信号时，常提示前列腺增生；周围带显示有低信号灶，提示前列腺癌。睾丸肿块多为睾丸肿瘤，非精原细胞瘤表现为 T_2WI 不均匀稍高信号，但比正常睾丸信号低。

四、常见疾病的影像诊断

（一）前列腺增生

【病理与临床】

前列腺增生（prostatic hyperplasia）是 50 岁以上男性常见疾病。病变多发生于前列腺的中叶及外侧叶，主要是前列腺细胞的增多，致其体积增大，从而压迫膀胱，挤压尿道。临床出现膀胱刺激症状，如尿频、尿急、夜尿增多，和尿道梗阻性症状，如排尿困难，严重时可发生尿潴留。

【影像学表现】

1. CT 表现　①前列腺呈弥漫性或结节性增大，表现为横径大于 5cm，或在耻骨联合上方 2cm 的层面仍可显示前列腺；②前列腺边缘光滑，密度均匀，可有钙化；③增强检查前列腺成对称性均匀强化（图 2-5-3）。

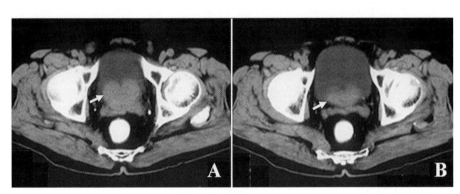

图 2-5-3　前列腺增生的 CT 表现

CT 平扫，前列腺对称性增大，并突向膀胱底（箭头）

2. MRI 表现　① T_1WI 增大的前列腺呈均匀低信号，边缘光整，形态对称。② T_2WI 中央区和移行区体积明显增大，当以腺体增生为主时，呈结节性不均匀高信号，以基质增生为主时，则以中等信号为主。③前列腺的周围带仍维持正常的较高信号，并显示受压变薄。

【诊断与鉴别诊断】

前列腺增生主要表现为前列腺体积对称性增大，以移行区增大为主。MRI 检查具有较高诊断价值，T_2WI 表现为增大的前列腺周围区受压变薄而信号正常，诊断不难。

（二）前列腺癌

【病理与临床】

前列腺癌（prostate cancer）是老年男性常见的恶性肿瘤。前列腺癌绝大多数为腺癌，好发生部位为前列腺周围区。癌肿可直接侵犯邻近组织，也可发生淋巴转移和血行转移，骨转移多见。临床主要表现为尿频、尿急和排尿困难，晚期可有膀胱或会阴疼痛，以及转移引起的骨痛、脊髓压迫和病理性骨折等。

【影像学表现】

1. CT 表现 　早期仅可见前列腺增大，密度无异常改变；增强扫描病灶强化程度高于正常组织，呈不均匀强化。进展期前列腺呈不规则分叶样增大。膀胱精囊三角的消失提示肿瘤侵及精囊。肿瘤还可通过尿道黏膜累及膀胱。

2. MRI 表现 　对前列腺的诊断、分期及确定大小、范围有较高价值。T_1WI 癌肿信号与正常组织无明显差别，T_2WI 表现为在正常较高信号的周围区内出现低信号结节影，边界清楚。增强检查肿瘤强化，呈明显的高信号结节（图 2-5-4）。

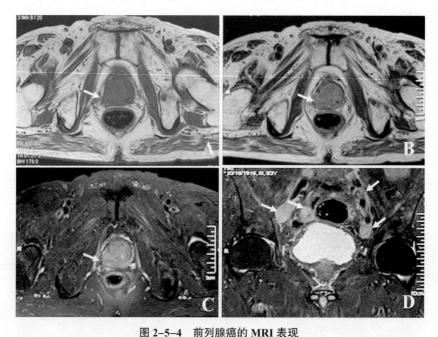

图 2-5-4 　前列腺癌的 MRI 表现

图 A、B 　T_1WI，前列腺右侧周围区局部隆起，信号较低，与中央区界限不清（箭头）；

图 C 　T_2WI 抑脂序列，肿瘤呈稍高信号（箭头）；图 D 　冠状位，盆腔多发肿大淋巴结（箭头）

【诊断与鉴别诊断】

对于早期局限于前列腺被膜内的前列腺癌，MRI 为首选检查方法。T_2WI 较高信号的周围区内出现低信号结节是诊断的主要依据，动态增强 MRI、DWI 和 MRS 检查有助于前列腺癌和良性前列腺增生的鉴别，特别是对位于中央区和移行区的早期前列腺癌具有较高价值。

第二节　女性生殖系统

影像学检查对女性生殖系统具有较高的诊断价值，主要检查方法包括超声、子宫输卵管造影、CT 及 MRI 检查等，对确定疾病的位置、大小、性质、范围及恶性肿瘤分期具有重要意义。

一、影像学检查方法

1. 超声成像 　具有较大优势，尤其对盆腔肿块的诊断，确定其解剖来源、囊性或实性、良性或恶性均有较高的敏感性及准确性，经阴道超声优势明显，并且检查方便，价格低廉。

2. 子宫输卵管造影（hysterosalpinography，HSG）　是经宫颈口注入含碘对比剂以显示子宫和输卵管内腔的一种检查方法，主要用于观察宫腔的大小、形态，了解子宫有无畸形，观察输卵管通畅性，判断管腔有无狭窄或扩张，确定有无梗阻及梗阻位置等，临床常用于寻找不孕症的原因。

3. CT 检查　应做肠道清洁与并在膀胱充盈状态下进行，阴道检查时应放置阴道栓。常规进行平扫及增强扫描，主要用于发现隐匿病变，对病变进行定位，确定其起源和性质，如囊性、实性、脂肪性、钙化等，对恶性肿瘤还可判断其浸润和转移情况，有无盆腔淋巴结转移，邻近组织是否受侵，并对其进行分期。

4. MRI 检查　对软组织分辨率高，可以做多平面（轴位、矢状与冠状位）扫描，T_1WI、T_2WI 及抑脂序列是常规扫描序列，必要时进行增强扫描，在盆腔内器官的解剖、病变的侵犯范围及深度等方面可提供详细的信息。

二、正常影像学表现

影像学检查范围包括子宫、输卵管、卵巢、阴道。

1. X 线表现　子宫输卵管造影能观察子宫、输卵管的整体形态、大小及密度。子宫呈倒置三角形，成年女性的子宫长 5 ～ 7cm，宽 4 ～ 5cm，厚 2 ～ 3cm，分为底、体、颈。子宫密度均匀，两侧壁和子宫底光滑整齐，子宫腔上部两侧为子宫角，与输卵管相通。子宫颈长2.5 ～ 3.0cm，绝经后子宫可萎缩。子宫颈管呈长柱形，边缘呈羽毛状。两侧输卵管自子宫角向外并稍向下走行，呈迂曲柔软的线条状影。输卵管近子宫的一段细而直，为峡部；远段较粗大，为壶腹部。壶腹部末端呈漏斗状扩大，为输卵管的伞端。连续观察造影剂可弥散进入盆腔，呈波浪状改变（图 2-5-5）。

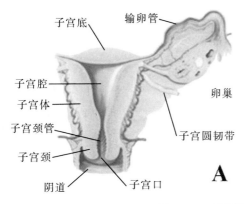
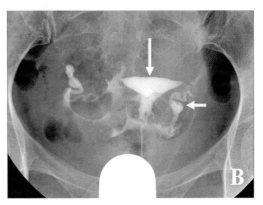

图 2-5-5　正常子宫、输卵管造影与解剖
图 A　子宫、输卵管、卵巢解剖；图 B　子宫输卵管造影，子宫腔（长箭头）及输卵管壶腹部（短箭头）

2. CT 表现　子宫表现为横置的圆形或椭圆形软组织密度影，边界清楚，子宫体中央密度稍低，子宫颈在宫体下层面，呈梭形软组织影，长径一般不超过 3cm。正常卵巢与输卵管一般不显影，当卵巢内有较大的卵泡时，可表现为子宫两侧圆形囊性低密度影，边缘光滑。增强检查，子宫肌呈明显均匀强化，中心无强化区为宫腔，卵巢和输卵管仍不能显示。子宫前方为膀胱，后方为直肠（图 2-5-6）。

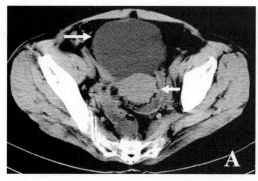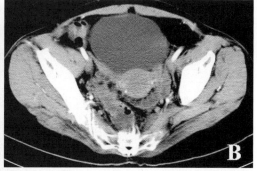

图 2-5-6　正常盆腔 CT 表现
图 A　平扫，正常子宫（短箭头）及膀胱（长箭头）；图 B　CT 增强，子宫均匀强化

3. MRI 表现　生育期妇女子宫体在矢状位和横断位显示最佳，T_1WI 呈中等信号，T_2WI 宫体内有三种信号，肌层为中等信号，内膜及宫腔黏液为高信号，两者之间有一薄而较低信号的结合带。卵巢呈卵圆形结构，T_1WI 呈均匀低信号，T_2WI 卵巢边缘部的卵泡呈高信号。输卵管难以识别（图 2-5-7）。

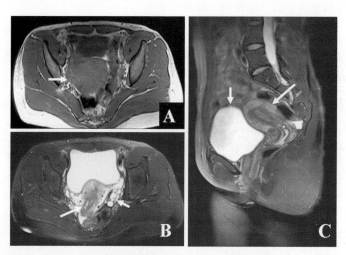

图 2-5-7　正常盆腔 MRI 表现
图 A　T_1WI，子宫呈中等信号（箭头）；图 B　T_2WI 抑脂，子宫（长箭头）、
卵泡（短箭头）；图 C　T_2WI 矢状位，膀胱（短箭头）及子宫（长箭头）

三、基本病变的影像表现

1. 子宫形态、大小异常　整体异常主要见于各类子宫畸形，如单角子宫、双角子宫、双子宫、纵隔子宫等。双角子宫在子宫输卵管造影上表现为一个宫颈管上连接两个梭形子宫腔，在两个梭形子宫腔的顶端各连接一根输卵管，两个子宫腔之间的距离一般比较宽（图 2-5-8）。双子宫则除了有两个宫腔外，子宫腔各有一宫颈，可伴有阴道纵隔。局部长大与形态异常，主要见于子宫占位性病变。

2. 子宫密度、信号异常　子宫内密度或信号不均匀，多见于子宫肌瘤（图 2-5-9）和子宫癌。肌

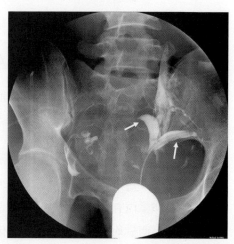

图 2-5-8　双角子宫造影表现
双角子宫（箭头）

瘤CT表现密度尚均，其内可有钙化；MRI表现为均匀的中等或低信号。子宫癌CT、MRI表现为密度或信号不均，内有坏死液化灶，同时，伴有子宫形态异常。

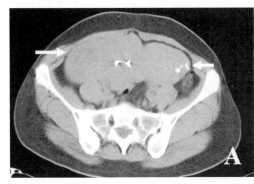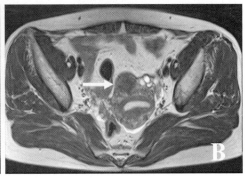

图2-5-9　子宫密度与信号异常（子宫肌瘤）
图A　CT平扫，子宫增大（长箭头），左侧等密度肿块，内见斑点状钙化（短箭头）；
图B　T₂WI，子宫前壁低信号结节（箭头）

3. 卵巢异常　卵巢病变多表现为盆腔肿块，可见子宫一侧或两侧的囊性、囊实性、实性肿块，见于卵巢囊肿、囊腺瘤、囊腺癌、畸胎瘤（图2-5-10）或卵巢癌等。

4. 输卵管阻塞　见于炎症、结核或肿瘤，可出现完全性梗阻或部分性梗阻，输卵管造影时推注造影剂压力增大，对比剂不能进入盆腔，或壶腹部扩张积液（图2-5-11）。

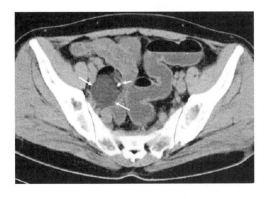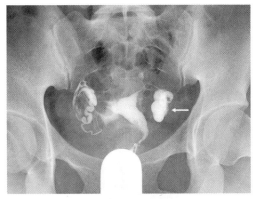

图2-5-10　卵巢畸胎瘤CT表现
右侧卵巢混杂密度肿块（长箭头），
其内见牙釉组织（短箭头）

图2-5-11　左侧输卵管阻塞
子宫输卵管造影，左侧输卵管远端阻塞，
壶腹部扩张积液（箭头），右侧输卵管通畅

四、常见疾病的影像诊断

（一）子宫肌瘤

子宫肌瘤（uterine leiomyoma）又称子宫平滑肌瘤，是女性生殖器最常见的一种良性肿瘤，根据肌瘤所在子宫的不同部位，可分为肌壁间肌瘤、浆膜下肌瘤、黏膜下肌瘤、子宫颈肌瘤。

【病理与临床】

子宫肌瘤的确切原因尚不清楚，可能与长期和过度的雌激素刺激有关，绝经后肌瘤可萎缩退化。大体病理表现为肿瘤组织致密，细胞呈束状交错编织或旋涡状排列。

好发于30～50岁妇女，多无症状，少数有月经过多或阴道出血，腹部触及肿物以及压迫症状等，若发生蒂扭转或其他情况时可引起疼痛。肌瘤较大可扪及下腹部包块，若压迫膀胱、

NOTE

直肠可引起尿频、排尿或大便困难等症状。

【影像学表现】

1. CT 表现　①肌瘤呈等密度，黏膜下和肌层内小肌瘤难以显示；当肌瘤体积较大或生长在浆膜下时，表现为子宫局部增大或整体增大，向外突起；若有坏死时，子宫内可见低密度。②增强扫描：肌瘤强化程度与子宫相近，有坏死时，中心无强化（图 2-5-12）。

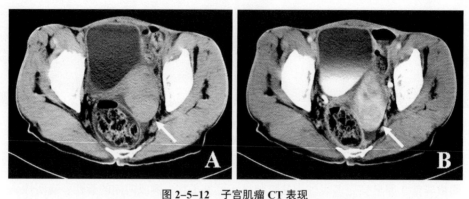

图 2-5-12　子宫肌瘤 CT 表现
图 A　CT 平扫，子宫增大，后壁见等密度肿块（箭头）；
图 B　增强扫描，子宫与肌瘤明显强化，肌瘤较正常肌层密度略低（箭头）

2. MRI 表现　MRI 检查能分辨直径 2mm 的小肌瘤。①肌瘤表现为均匀的中等或低信号，边界清晰，有包膜，子宫局部或整体增大。黏膜下肌瘤可致宫腔内膜结构受压变形，浆膜下肌瘤表现为子宫向外突出的肿块。②增强扫描肌瘤呈轻中度强化。但肌瘤发生变性时，信号复杂：肌瘤囊性变时 T_1WI 呈低信号，T_2WI 呈高信号；黏液变性、红色样变、脂肪变性时或玻璃样变性时表现为高低混杂信号（图 2-5-13）。

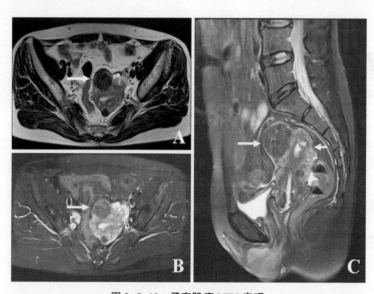

图 2-5-13　子宫肌瘤 MRI 表现
图 A　T_2WI，子宫前壁低信号肿块（箭头）；图 B　T_2WI 抑脂，肿块更明显（箭头）；图 C　矢状位，肌瘤位于子宫前壁浆膜下（长箭头），短箭为子宫体

【诊断与鉴别诊断】

子宫肌瘤的超声及 MRI 检查具有诊断优势，CT 诊断子宫肌瘤相对较难。应注意与以下疾病鉴别：①子宫内膜癌：多见于 60 岁以上绝经期妇女，临床上阴道不规则流血，表现为子宫

体整体增大，癌肿为低密度，位于子宫中央，形态不规则，盆腔内常见淋巴结转移。②子宫腺肌病：子宫内膜组织侵入子宫肌层引起平滑肌增生所致，临床上有明显的痛经病史，MRI 显示病变区内斑点状出血灶具有鉴别意义。

（二）子宫内膜癌

子宫内膜癌（endometrial carcinoma），又称为子宫体癌，是妇科常见的恶性肿瘤，发病率仅次于子宫颈癌。

【病理与临床】

病理组织类型可分为腺癌、腺角化癌、鳞腺癌、透明细胞癌，多为腺癌。大体病理分为弥漫型和局限型，前者呈绒毛状或多发息肉状，广泛侵犯子宫腔，后者为息肉状病变，常局限于子宫内膜表面，呈突入子宫腔的肿块或结节，后壁较前壁多见。

多见于绝经后老年妇女，确切病因尚不清楚，可能与外源性雌激素有关。本病的首发症状为无痛性阴道流血，妇科检查可见子宫增大。

【影像学表现】

1. CT 表现　①子宫体局部或整体增大，子宫中央呈不规则低密度区。②增强扫描：肿瘤中度强化，中心坏死区无强化；子宫肌层受侵时，表现为强化的子宫肌层内局限性低密度区（图 2-5-14）。晚期表现为肿瘤直接侵犯盆腔脏器，广泛盆腔内播散，盆腔内淋巴结肿大。

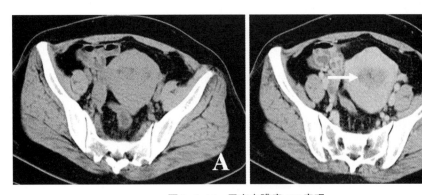

图 2-5-14　子宫内膜癌 CT 表现
图 A　CT 平扫，子宫增大，宫腔内见低密度病灶；
图 B　增强扫描，宫腔内病灶中度强化，中央见斑点状坏死，无强化（箭头）

2. MRI 表现　①早期肿瘤局限在内膜内，进展期表现为子宫内膜不光整，有结节样异常信号，T_1WI 呈等信号，T_2WI 为高信号；T_2WI 结合带不规则或部分中断，提示肿瘤向肌层侵犯（图 2-5-15）；肿瘤侵犯宫颈时，表现为 T_2WI 中等信号的肿块延伸至宫颈；肿瘤继续增大时，子宫体积增大，内膜广泛性增厚，盆腔内及腹膜后淋巴结肿大。②增强扫描，肿瘤中度以上强化。增强扫描有助于了解子宫受累程度。

【诊断与鉴别诊断】

子宫内膜癌具有子宫增大、密度不均、边界不清、增强扫描后呈不均匀强化等征象，结合临床表现可以诊断。应注意鉴别：①子宫颈癌：病变位于子宫颈部，当肿瘤阻塞子宫颈口时也可导致子宫腔扩大，鉴别要点是子宫内膜癌和子宫颈癌的原发部位不同。②子宫平滑肌瘤、平滑肌肉瘤：发生在子宫黏膜下和子宫肌层的肌瘤或肉瘤同样可以引起子宫增大，但肌瘤的密度或信号与子宫肌一致，可有钙化，增强扫描有中度以上强化。

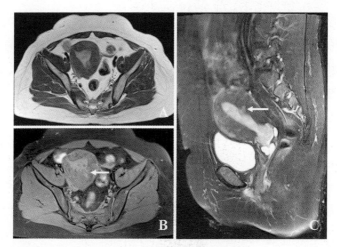

图 2-5-15　子宫内膜癌 MRI 表现

图 A　T$_2$WI，宫内膜增厚，呈高信号；图 B　T$_1$WI 增强扫描，宫腔内病灶轻度强化（箭头）；

图 C　矢状位，高信号病灶延至子宫颈管，子宫后壁局部结合带中断（箭头）

（三）卵巢囊肿与卵巢肿瘤

卵巢囊肿与卵巢肿瘤是女性盆腔肿物的主要病变。常见的有单纯性囊肿、浆液性囊腺瘤和黏液性囊腺瘤、浆液性囊性癌和黏液性囊腺癌、畸胎瘤等。

【病理与临床】

卵巢囊肿分单纯性囊肿和功能性囊肿，后者包括滤泡囊肿、黄素囊肿和黄体囊肿。卵巢肿瘤根据细胞来源可分为上皮源性、性索间质源性、生殖细胞源性及转移瘤四大类。

从幼儿到老年都可发生，卵巢肿瘤种类较多，早期多无症状，随肿瘤增大可有下坠、腹胀等轻微不适，某些产生雌激素的肿瘤可引起月经紊乱，肌瘤较大可扪及下腹部包块，若压迫膀胱、直肠可引起尿频、排尿或大便困难等症状，晚期卵巢癌多伴有腹水，可出现气憋、腹胀、食欲减退、消瘦、发热等症状。卵巢肿瘤的合并症有瘤蒂扭转、破裂及感染，均可引起急性腹痛、发热甚至休克等急症表现。

【影像学表现】

1. 卵巢囊肿

（1）CT 表现　体积较小，一般大小不超过 5cm，边界清楚，囊壁菲薄，囊内无分隔，呈水样密度，增强扫描后无强化（图 2-5-16）。

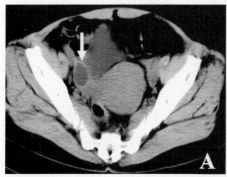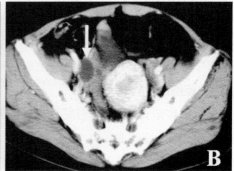

图 2-5-16　卵巢单纯性囊肿 CT 表现

图 A　CT 平扫，子宫右侧附件区见囊肿（箭头）；图 B　CT 增强扫描，卵巢囊肿无强化（箭头）

（2）MRI 表现　　与 CT 类似表现，囊内信号均匀，表现为 T_1WI 低信号，T_2WI 明显高信号（图 2-5-17）。若囊内含有较多蛋白质样物质，T_1WI 及 T_2WI 均表现为高信号。

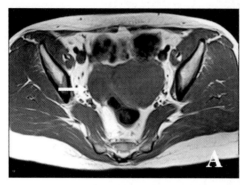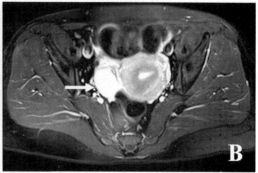

图 2-5-17　卵巢囊肿 MRI 表现

图 A　T_1WI 平扫，子宫右侧附件区类圆形稍低信号（箭头）；图 B　T_2WI 抑脂，卵巢囊肿呈明亮高信号（箭头）

2. 卵巢囊腺瘤

（1）CT 表现　　为较大的单房或多房性囊性肿物，囊壁薄，轮廓光整，其内为接近水样密度的液体。黏液性囊腺瘤为多房囊性较大肿物，轮廓光整，囊内有分隔，分隔清晰，由于黏液性囊腺瘤囊内容物的蛋白含量高，其密度高于浆液性囊腺瘤，增强扫描囊壁或分隔表现为中度以上强化（图 2-5-18）。

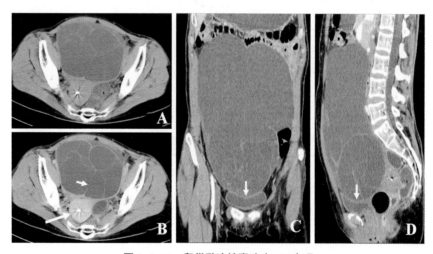

图 2-5-18　卵巢黏液性囊腺瘤 CT 表现

图 A　CT 平扫，子宫前方多房囊性病灶，边界清楚，内见线状分隔；图 B　CT 增强
扫描，囊壁及分隔中度强化（短箭头），子宫位于后方（长箭头）；图 C　CT 增强
扫描冠状面；图 D　CT 增强扫描矢状面，病灶占据盆腔及中腹部，膀胱受压（箭头）

（2）MRI 表现　　为囊性肿物，囊壁薄而规则，常为单侧，也可双侧。浆液性囊腺瘤囊内信号均一，在 T_1WI 为低信号，T_2WI 为高信号；黏液性囊腺瘤囊内常见有分隔，囊内成分因富含蛋白在 T_1WI 及 T_2WI 均为高信号（图 2-5-19）。

3. 卵巢囊腺癌

（1）CT 表现　　①平扫表现为盆腔内较大肿块，多呈囊实性，少数表现为完全囊性或实性，肿块实性部分形态不规则，密度不均匀，常有坏死，囊内分隔厚薄不均，部分有实性结节，肿块占据盆腔或下腹部，常见腹水和淋巴结转移。发生腹膜腔转移时，可造成大网膜弥漫性增厚，密度增高，腹膜腔内多发大小不等结节。②增强扫描肿块实性部分、囊壁、分隔及壁结节可见不均匀强化，坏死区无强化（图 2-5-20）。

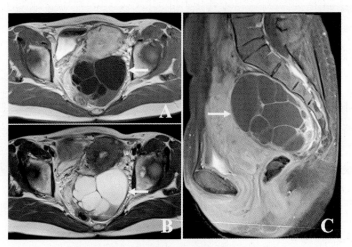

图 2-5-19　交界性黏液性囊腺瘤 MRI 表现
图 A　T₁WI，子宫后方多房囊性病灶，呈低信号，病灶后部呈稍高信号；
图 B　T₂WI，病灶呈高信号，病灶后部呈稍高信号；
图 C　T₁WI 增强扫描矢状面，囊内分隔及后壁中度强化，病灶后壁增厚

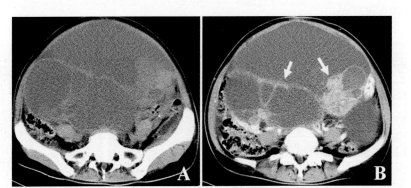

图 2-5-20　卵巢中分化浆液性腺癌 CT 表现
图 A　CT 平扫，盆腔巨大囊实性肿块，肿块已超出小骨盆，囊内见分隔；
图 B　CT 增强扫描，实性部分及分隔明显强化（箭头）

（2）MRI 表现　为囊实性肿块。①平扫实性成分 T₁WI 呈等信号，T₂WI 呈中高信号，囊性部分信号依据囊内成分而有所不同，浆液性囊腺癌 T₁WI 为低信号，T₂WI 为高信号；黏液性囊腺癌 T₁WI 及 T₂WI 均为高信号。②增强扫描肿瘤实性部分明显强化，坏死区与囊性成分无强化（图 2-5-21）。

4. 卵巢良性畸胎瘤

（1）CT 表现　呈圆形、椭圆形或分叶状，边界光滑，瘤内呈混杂密度，含有脂肪、软组织和钙化或牙釉组织，肿块内可见脂肪液 - 液平面，所含脂肪 CT 值低于 -40HU，增强扫描呈不均匀强化（图 2-5-22）。

（2）MRI 表现　为盆腔内混杂信号肿块，其内含脂肪成分，T₁WI 为高信号，T₂WI 为中或高信号（图 2-5-23）；囊内液态成分与碎屑间有分层，有时可见到多发脂肪球征。MRI 表现钙化或牙釉组织不敏感。

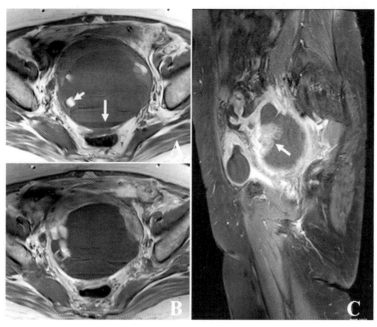

图 2-5-21　卵巢乳头状浆液性腺癌 MRI 表现

图 A　T_1WI 平扫，子宫上方囊实性病灶，以低信号为主，下部见液 - 液
平面（长箭头），前部见弧形带状实性等信号，两侧部见小片状高信号
（短箭头）；图 B　T_1WI 增强扫描，病灶前部实性部分中度强化；图 C　矢
状位，囊壁及实性部分中度强化，前壁见不规则结节状突起（箭头）

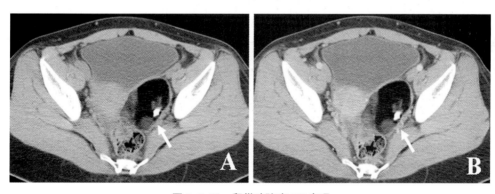

图 2-5-22　卵巢畸胎瘤 CT 表现

图 A　CT 平扫，子宫左侧混杂密度肿块，以脂肪密度为主，内有结节状高密度影；
图 B　CT 增强扫描，畸胎瘤各成分无强化

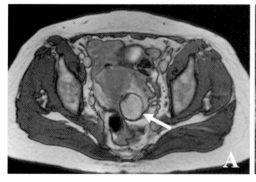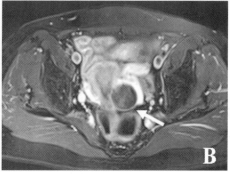

图 2-5-23　卵巢畸胎瘤 MRI 表现

图 A　T_2WI，子宫左后方类圆形高信号病灶（箭头）；图 B　T_2WI 抑脂，病灶信号被抑制呈低信号（箭头）

【诊断与鉴别诊断】

单纯性卵巢囊肿、畸胎瘤均具有较典型的影像学表现，诊断不难。浆液性囊腺瘤和黏液性囊腺瘤、浆液性囊性癌和黏液性囊腺癌，诊断较困难，特别是肿瘤常较大，需首选进行准确定位；其次，应注意彼此之间的鉴别诊断，必要时可进行穿刺活检。

第三节 乳 腺

乳腺疾病是妇女常见病、多发病。影像学检查目的是为了检出病变，做出诊断与鉴别诊断；对乳腺癌进行分期及预后评估；乳腺疾病治疗后的随访等。目前诊断乳腺疾病的设备主要有数字乳腺 X 线机、乳腺超声、CT 与 MRI 检查，各设备都有自身的优势与不足。其中，数字乳腺 X 线、超声检查是主要检查方法，MRI 是对两者检查的重要补充，具有重要的诊断价值，CT 检查一般不直接应用于乳腺疾病检查。

一、影像学检查方法

1. 数字乳腺 X 线检查 常规采用内外侧斜位及头足位，尽量投照双侧乳腺以利对比。由于乳腺腺体组织随月经周期变化，最佳检查时间应为月经后 1～2 周。乳腺导管造影是经乳头溢液开口注入对比剂，主要适用于乳腺导管疾病。

数字乳腺 X 线检查最大优势是能发现微小钙化灶，为发现导管内癌的主要检查方法，不足之处是不能分辨肿块的囊实性；对致密性乳腺的分辨率低，容易造成漏诊。

2. MRI 检查 取俯卧位，双乳自然悬垂，使用乳腺相控阵表面线圈。进行 T_1WI、T_2WI 及增强扫描，并可行 MR 扩散加权成像（DWI）和 MR 波谱成像（MRS），有助于乳腺良、恶性病变的鉴别。

乳腺 MRI 检查具有高度的软组织分辨能力，不受乳腺致密度的影响，对丰乳术后患者有很好的分辨率，能分辨囊实性，比 X 线、超声能更好地显示肿瘤形态和血液动力学特征，可大大提高小乳腺癌的诊断率。

二、正常影像学表现

乳腺的影像表现受年龄、月经周期、妊娠、经产、哺乳、内分泌状态等变化有所改变，其实质的厚度与密度也会产生变化。因此，应注意结合临床资料、双侧对比综合分析诊断。

1. X 线表现

（1）乳头及乳晕 乳头呈类圆形致密影，周围为乳晕，呈盘状高密度影，其皮肤厚度 1～5mm。

（2）皮肤及皮下脂肪 皮肤呈线样影，厚度均匀一致，0.5～3mm。皮下脂肪层介于皮肤与浅筋膜浅层之间，为低密度透亮带。

（3）悬吊韧带 又称 Cooper 韧带，具有支持与固定作用。发育不佳者可不显示，或在皮下脂肪层中见到细线状影，前端指向乳头方向；发育良好者表现为狭长的三角形或锯齿状影。

（4）腺体组织 表现为片状致密影，边缘较模糊。腺体组织变化也较大，具有三种类型：

①致密型乳腺：年轻女性或中年未育者，因腺体及结缔组织多较丰富，脂肪组织较少，多数表现为乳腺广泛致密影；②中间混合型乳腺：中年女性随着年龄增长，腺体组织逐渐萎缩，脂肪组织相对增加，表现为散在片状致密影内有脂肪透亮区；③脂肪型乳腺：有生育史的老年女性，乳腺大部分或全部由脂肪组织、乳导管、结缔组织及血管所构成，表现为大片透亮区。

（5）乳导管　正常人有 15～20 支导管，开口于乳头，向深部呈树枝状分支，终止于腺泡。X 线可显示大导管，表现为纤细而密度均匀的线样影。

（6）乳腺后脂肪　表现为位于乳腺组织和胸壁之间的透亮线。

（7）血管　表现为乳腺皮下脂肪层中的线条状影，多为静脉，小的动脉一般不能显示。

此外，乳腺内的淋巴结一般不显影（图 2-5-24）。

2. MRI 表现

（1）腺体组织　致密型腺体组织在 T_1WI 和 T_2WI 表现为一致性的中等或稍高信号，周围脂肪表现为高信号；脂肪型主要由高信号的脂肪组织构成，残留的部分条索状乳腺小梁则表现为低或中等信号；中间混合型表现介入以上两者之间。

（2）脂肪组织　均呈高信号，脂肪抑制序列呈低信号，增强后无强化。

（3）增强扫描　正常乳腺实质表现为轻度、渐进性强化。

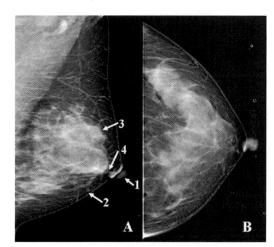

图 2-5-24　正常乳腺钼靶 X 线表现
1. 乳头　2. 悬吊韧带　3. 乳腺　4. 乳导管

三、基本病变的影像表现

1. 肿块　可见于良性、恶性病变。应注意观察其形状、边缘、密度、大小、肿块周围透亮线及透亮晕的改变，有助于鉴别良恶性。

2. 钙化　良恶性病变均可见钙化，但良性钙化多表现为粗大、颗粒状、爆米花样等，密度高，较分散；恶性则多呈细小沙粒状、线样等，大小、密度不等，多呈簇状分布。

3. 结构扭曲、变形　乳腺实质与脂肪间界面发生扭曲、变形、紊乱，多见于恶性；仅有结构扭曲见于良性病变。

4. 局限性不对称致密　前后时间对照、两侧乳腺对比有不对称局限致密区，或新出现者，并呈进行性密度增高、扩大，应考虑浸润性癌的可能。

四、常见疾病的影像诊断

（一）乳腺增生症

乳腺增生症（cyclomastopathy）是乳腺组织在内分泌失调（主要为雌/孕激素比升高）引起，是育龄期妇女中常见的良性病变。

【病理与临床】

基本病理改变为乳腺导管和腺泡上皮增生致导管膨胀，或呈乳头状增生伴导管囊状扩张，乳腺间质组织增生伴有淋巴细胞浸润等。

多见于 30～45 岁妇女，单侧或双侧发病，外上象限多见。临床表现乳房胀痛、刺痛，查体常可触及乳房内结节感，边界不清，有一定活动度，多与月经周期有关，经前明显，经后减轻或消失。

【影像学表现】

1. X 线表现　乳腺增生表现为腺体组织密度不均匀，结构稍紊乱，可见弥漫性、团状、片状密度增高影或多个结节状影，边界欠清，部分可见散在分布的点状或弧形钙化（图 2-5-25）。

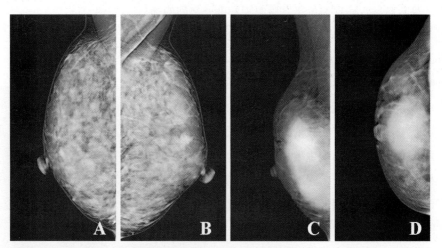

图 2-5-25　乳腺增生 X 线表现
图 A、B　双乳轴位，双乳腺体密度不均，结构较紊乱，其中可见弥漫性
分布的多个中等密度结节状影，边界不清，内未见钙化；图 C、D　右乳
轴位、斜位，右乳晕上见团块状高密度影，边界不清，周围结构较紊乱

2. MRI 表现　T_1WI 增生的导管、腺体组织表现为中等信号，T_2WI 增生组织含水量多信号越高，增强扫描呈渐进性强化，强化程度与增生呈正相关。囊肿不强化。

【诊断与鉴别诊断】

乳腺增生症以中青年女性为主，临床症状与体征与月经有关，常为双侧乳腺多发病灶，结合影像学表现，特别是有钙化、增强后强化特征可以诊断，需注意与乳腺纤维瘤、乳腺癌鉴别。

（二）乳腺纤维腺瘤

乳腺纤维腺瘤（fibroaderloma of breast）是乳腺常见的良性肿瘤，其发病与体内雌激素作用过于活跃有关，月经初潮前与绝经后较为少见。

【病理与临床】

乳腺纤维腺瘤由乳腺纤维组织和腺管增生共同构成，以前者为主，有完整包膜、生长缓慢。

好发于年轻女性，以 30 岁左右为发病高峰，临床表现为触及乳房内单发或多发性无痛性肿块，质韧，边界清晰，活动度好，可以在数年内无明显增大。

【影像学表现】

1. X 线表现　为圆形或卵圆形结节或肿块，直径多为 1～3cm，边缘光滑，密度均匀，有时可见细窄透明晕，为推压的脂肪组织。肿瘤钙化是纤维腺瘤常见的 X 线征象，多由血运障碍、组织坏死而形成。钙化多表现粗颗粒状、分支状或斑点状（图 2-5-26）。

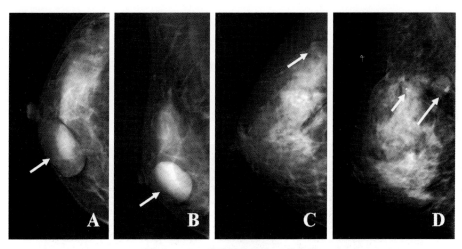

图 2-5-26　乳腺纤维腺瘤 X 线表现
图 A、B　右乳轴位、斜位，右乳晕内下椭圆形中密度肿块（箭头）；图 C、D　右乳轴
位、斜位，右乳外上见类圆形中密度结节（短箭头），后者内见 1 个粗大钙化（长箭头）

2. MRI 表现　T_1WI 表现为低或中等信号，圆形、卵圆形或分叶状，边界清晰；T_2WI 根据其内含水量、细胞、纤维成分含量不同而信号不一，但内部结构多较均匀。增强后多呈缓慢渐进性均匀强化，或由中心向外强化。

【诊断与鉴别诊断】

乳腺纤维瘤为良性疾病，其肿块密度或信号均匀一致，增强扫描呈中度均匀强化，无液体密度或信号。若囊性小叶增生合并纤维瘤时鉴别困难，有时与乳腺癌鉴别不易，必要时需行穿刺活检。

（三）乳腺癌

乳腺癌（breast carcinoma）是女性常见的恶性肿瘤，在部分大城市已跃居女性恶性肿瘤的首位。发病与家族史、生育与哺乳史、年龄、月经情况、饮食习惯及嗜好、乳腺手术和外伤史等因素有关。

【病理与临床】

乳腺癌属于来源于上皮组织，分为非浸润性癌、早期浸润性癌和浸润性癌。早期浸润癌包括早期浸润小叶癌和早期浸润导管癌。浸润性癌可分为浸润性特殊型癌、浸润性非特殊型癌和其他罕见癌，其中浸润性非特殊型癌包括单纯癌、硬癌、髓样癌，浸润性特殊型癌包括乳头状癌和黏液腺癌。

女性 35～55 岁为乳腺癌的高发年龄。早期多无明显症状，乳腺肿块为首发体征。伴或不伴疼痛，触及肿块不规则，质硬，边界不清，活动度差，晚期可有酒窝征及橘皮征，部分可触及腋下肿大淋巴结。

【影像学表现】

1. X 线表现　主要有直接征象及间接征象（图 2-5-27）。

（1）直接征象　乳腺内肿块与钙化。①肿块：是乳腺癌最常见的 X 线征象。主要特征为：密度较高；常为圆形、分叶状、不规则形或星形；边缘毛糙，常有长短不一的毛刺。当临床测量肿块显著大于 X 线所示时，提示恶性可能性较大。②钙化：钙化有助于诊断乳腺癌。钙化可伴随肿块或单独出现，可见小簇分布、沿导管分布、树枝状、泥沙样、精盐样及多形性钙化等。

（2）间接征象 ①血供丰富：X线表现为同侧血管增粗或瘤周小血管增多；②局限性不对称致密；③皮肤增厚、凹陷：为癌性淋巴管炎引起水肿、充血及纤维组织的收缩而致；④乳头回缩、漏斗征：癌细胞侵犯乳晕后大导管，引起纤维组织增生形成三角形致密影为漏斗征，纤维组织收缩则引起乳头内陷；⑤牛角征：癌细胞浸润悬韧带导致其增厚所致；⑥间桥征：癌细胞沿导管向乳头蔓延所致。

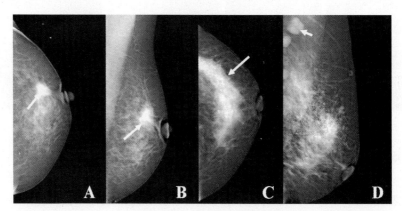

图 2-5-27 乳腺癌 X 线表现

图 A、B 左乳轴位、斜位，左乳晕外上高密度肿块（箭头），有毛刺及低密度
水肿环；图 C、D 左乳上方及外上象限片状密度增高，其中有多量聚集的、
段样分布的精盐样钙化（长箭头），左腋下见多个肿大淋巴结影（短箭头）

2. MRI 表现 T₁WI 肿块为低信号，T₂WI 肿块在高信号脂肪组织围绕时呈相对低信号，抑脂序列为高信号，信号不均。形态多不规则，呈星芒状或蟹足样，边缘可见毛刺。动态增强呈不均匀强化，肿瘤呈快速明显强化，快速减低，多由边缘向中心强化。

【诊断与鉴别诊断】

乳腺癌主要根据其恶性病变影像学表现，特别是钙化与增强后强化特点可以诊断。需注意乳腺癌与乳腺良性肿瘤鉴别（表 2-5-1）。

表 2-5-1 乳腺癌与乳腺良性肿瘤鉴别

	良性	恶性
肿块形态	规则，呈圆形、类圆形或分叶状	不规则，或呈结节状、分叶状
肿块大小	X线片上等于或大于临床测量值	X线片上小于临床测量值
肿块密度	均匀，与腺体密度相近	不均匀，多高于腺体密度
肿块边缘	光滑、锐利	有毛刺，浸润状
周围组织	仅有受压推移，并有环形透亮带	受浸，不规则的水肿带，边缘不整
钙化	少见，较粗大，斑点状、环状等	多见，泥沙样、精细盐样等
强化特征	缓慢渐进性均匀强化，中心向外强化	快速不均匀强化，快速减低，由边缘向中心强化

第四节 阅片实践

患者，女，40 岁，发现盆腔肿物半年，下腹胀 1 个月余。入院时腹部膨隆，感下腹坠胀，月经紊乱，呈不规则阴道出血，下腹部可扪及包块、压痛，有尿频、排尿困难等症状。食欲减退，消瘦，低热，超声提示右侧卵巢区不均匀回声肿块。行盆腔 CT 平扫及增强扫描（图2-5-28）。

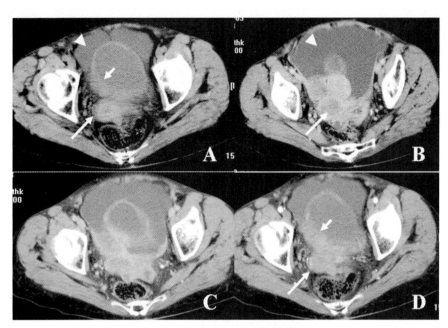

图 2-5-28 盆腔 CT 平扫及增强扫描

CT 所见：平扫：子宫右上方卵巢区见一不规则肿块（图 2-5-28A 长箭头），其内密度不均，边界欠清，相邻膀胱后壁明显增厚（图 2-5-28A，短箭头），盆腔内见积液征（图 2-5-28A，箭头）；增强扫描后，肿块呈不均匀强化，其内见坏死液化区无强化（图 2-5-28B 长箭头），边界不清，膀胱后、侧壁受累明显增厚（图 2-5-28D 短箭头），盆腔大量积液。

CT 诊断意见：右卵巢囊腺癌。

讨论：子宫两侧旁为附件所在位置，若见肿块应考虑来自附件的占位病变；若呈囊实性，实性部分形态不规则，密度不均匀，增强扫描肿块实性部分及囊壁呈不规则强化、囊性部分无强化，并见有盆腔内积液，应考虑恶性肿瘤可能，肿瘤在子宫右侧，呈囊实性改变，则考虑卵巢囊腺瘤。

学习拓展

一、乳腺增生症的中西医结合影像学研究

乳腺增生症为女性乳腺疾病中的常见病和多发病，属中医学"乳癖"范畴。其病机为肝郁脾虚、肾虚冲任失调，以致日久气滞，瘀血阻络，血脉不利，痰瘀互结于乳络，最终发展成乳腺癌。根据中医辨证，可分为肝郁气滞型、痰瘀互结型、冲任失调型。

影像学对乳腺疾病的诊断具有重要价值。根据乳腺增生发展的不同阶段和形态变化，结合钼靶 X 线表现，将乳腺增生分为腺性小叶增生、囊性小叶增生和纤维性小叶增生等。肝郁气

滞型乳腺疼痛与月经有关，以胀痛为主，肿块多为结节型，质地较软；痰瘀互结型多与月经无关，以刺痛、隐痛为主，肿块多为片块型，质地韧、硬；冲任失调型多与月经无关，以闷痛、隐痛为主，肿块多为片块型，质韧。钼靶 X 线表现为，腺性小叶增生者多属肝郁气滞型，囊性小叶增生者多属痰瘀互结型，纤维性小叶增生者多属冲任失调和痰瘀互结型。另外，经彩色多普勒超声研究发现，在腺体增生所致的肿块内血流信号改变方面，痰瘀互结型的血流显示率明显高于其他证型，且新生血管增多；肿块周围新生血管血流动力学方面，痰瘀互结型收缩期最大血流速度明显加大，阻力指数明显升高，并提出痰瘀互结型可能为乳腺癌的癌前病变。

二、子宫内膜癌的中西医结合影像学研究

子宫内膜癌是常见的妇科肿瘤，临床常用国际妇产科协会分类法，将其分为四期：Ⅰ期：肿瘤局限于宫体，同时依据对肌层的侵犯情况再分为 Ia、Ib、Ic 期；Ⅱ期：宫颈黏膜受侵，并判断宫颈黏膜及基质的侵犯情况；Ⅲ期：子宫外侵犯；Ⅳ期：膀胱、直肠及骨盆受侵。子宫内膜增生被认为属于子宫内膜癌的癌前病变，分为单纯增生、复杂增生及不典型增生。中医虽对子宫内膜增生或子宫内膜癌无专门的论述，但可依据临床表现将其归类于"五色带""崩漏""经断复来"，辨证分为肝郁化火、湿热蕴结、阴虚火旺、气虚和血瘀五种证型。

B 超、CT、MRI 均可作为盆腔病变的检查手段。结合相关资料，有研究发现，子宫内膜增生以气虚和血瘀证型为多，而子宫内膜癌以阴虚火旺、湿热蕴结、肝郁化火证型为多。子宫内膜癌的血瘀证多属 Ia 期，MRI 上可见内膜局限性的突起或弥漫性增厚；湿热蕴结证的病变多出现在肌层或宫颈的侵犯，MRI 上表现为低信号结合带 T_2WI 不规则或部分中断；肝肾亏虚证多属Ⅲ～Ⅳ期，出现子宫周围器官、盆腔侵犯及远处转移。

学习小结

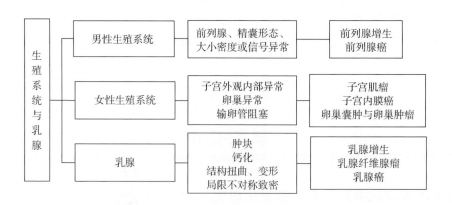

第六章　骨关节与肌肉系统

骨关节与肌肉系统（简称骨肌系统）疾病种类繁多复杂，主要有外伤、炎症、结核、肿瘤等疾病，此外，营养代谢和内分泌等全身性疾病也可引起骨骼的改变。医学影像学能不同程度地反映疾病的病理变化，对骨关节与肌肉系统疾病具有较高的诊断价值。

第一节　影像学检查方法

骨肌系统影像学常用检查方法主要有 X 线、CT 及 MRI 检查。X 线平片是骨关节系统检查最常用、最基本的检查方法；CT 检查能够清晰显示病变的内部结构，发现骨质内细小病变，特别是其丰富的后处理技术，对于复杂部位外伤性疾病尤为重要；MRI 对显示骨髓、软组织病变更具优势。

一、X 线检查

X 线检查有摄片与透视，X 线摄片为临床首选检查方法。

X 线摄片应注意以下几点：①任何部位一般摄取正侧位，某些部位加摄斜位、切线位、轴位；②摄片的范围须包括周围的软组织，四肢长骨摄片须包括邻近的一个关节；③两侧对称的骨关节，可摄取对侧相应部位，以便对比，尤其是儿童。

二、CT 检查

当 X 线检查发现骨关节病变，为进一步明确诊断可行 CT 检查。对骨骼解剖较复杂的部位（如脊柱、骨盆、四肢关节）可进行 CT 后处理重建，如骨三维成像。对软组织病变可行增强扫描，确定病变的性质和范围。

三、MRI 检查

MRI 能很好显示软组织如肌肉、肌腱、韧带、脂肪、骨髓、软骨等，对水肿、出血、坏死、肿块等病变亦能清晰显示，但对钙化、细小骨化的显示不如 X 线平片和 CT。一般对一个部位至少应包括 T_1WI、T_2WI 在内的冠状、矢状位扫描。MRI 动态增强扫描可显示不同组织和病变内不同成分的信号强度随时间的变化情况，了解其血液灌注情况，有利于判定病变的性质。

NOTE

第二节　正常影像学表现

一、骨的结构和发育

（一）骨的结构

人体骨骼按形状分为长骨、短骨、扁骨和不规则骨；按骨质结构分为密质骨和松质骨。密质骨构成长骨的骨皮质和扁骨的内外板。骨的结构由外向内包括骨外膜、骨皮质与骨松质、骨内膜、骨髓腔、骨髓。①骨膜：骨外膜内层有丰富的血管、神经与成骨细胞，骨内膜有破骨细胞，正常时均不显影。②骨皮质：由哈氏系统构成，中心为哈氏管，周围为同心圆状的哈氏骨板。X线平片显示为密度高而均匀的影像；CT表现为高密度线状或带状影；MRI表现为极低信号影。③松质：由骨小梁交叉排列组成，构成长骨的骨松质和扁骨的板障，骨小梁间充以骨髓，X线平片显示为海绵状或网状结构。④骨髓腔：在X线平片中表现为中等密度（重叠所致）（图2-6-1），MRI表现为中等或高信号影。

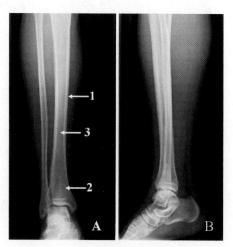

图 2-6-1　骨的正常结构
图 A　胫腓骨正位；图 B　胫腓骨侧位
1. 骨皮质　2. 骨松质　3. 骨髓腔

（二）骨的发育

骨由透明软骨发育而成，起源于中胚层的间充质，由骨细胞、骨基质、矿物盐和骨纤维组成。骨的发育包括骨组织的形成（成骨）过程和骨组织的吸收（破骨）过程。成骨有两种方式：一种是膜内化骨，如颅盖骨、面骨等，由间充质细胞演变为成纤维细胞，形成结缔组织膜，在膜的一定部位开始骨化，逐步扩大，完成骨的发育；另一种是软骨内化骨，如四肢管状骨、躯干骨、颅底骨等，由间充质细胞演变为软骨原基，再由成骨细胞的成骨活动形成原始骨化中心，以后出现继发骨化中心，继发骨化中心不断扩大，与原始骨化中心互相融合形成整骨，最终完成骨骼的发育。锁骨、下颌骨兼有膜内化骨和软骨内化骨两种形成。

骨骼在生长过程中，根据生理功能的需要，通过破骨细胞的骨质吸收活动进行改建塑型，骨髓腔的形成是骨发育过程中骨内膜破骨细胞破骨活动形式。

1. 儿童骨骼的影像学特点　儿童长骨一般有3个以上的骨化中心，包括骨干的原始骨化中心，骨两端的继发骨化中心（或二次骨化中心）。出生时，长骨骨干已大部分骨化，两端仍为软骨，即骺软骨。儿童长骨分为骨干、干骺端、骨骺（骺核）、骺板（骺线）等部分（图2-6-2）。

骨干是长管状骨中部较细的部位，骨干周围为骨皮质，中部皮质最厚，越近两端越薄；干骺端为松质骨。骨骺为长管状骨两端的软骨，到一定年龄在骺中央出现二次骨化中心（骺核），X线片上表现为骨性致密影，随着年龄增长，骺核不断长大。干骺端为骨干两端近骺的部位，周边为薄层骨皮质，其内为松质骨。干骺板（骺线）为干骺端与骺核之间的骺软骨，较宽时，

X线片上表现为横行半透明带，称骺板，较窄时，称为骺线，随年龄增长最终消失，使骺与干骺端完全融合，成为一整骨，即为成年人的长骨。

在骨的发育过程中，原始骨化中心和二次骨化中心的出现时间、骨骺与干骺端骨性融合及形态变化都是按照一定时间顺序进行的，由此来推算的年龄称为骨龄。从骨X线片上，根据骨龄与实际年龄相比较，能判断骨发育是否正常，是否有过早或过迟。对诊断一些先天性畸形综合征及内分泌性、代谢性、营养性等疾病有一定价值。

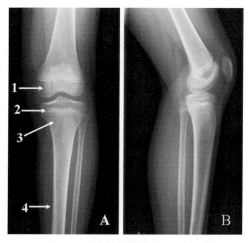

图 2-6-2　正常儿童长骨 X 线表现
1. 骨骺　2. 骺线　3. 干骺端　4. 骨干

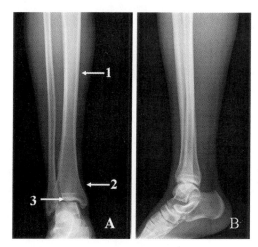

图 2-6-3　正常成人长骨 X 线表现
1. 骨干　2. 骨端　3. 骨性关节面

2. 成人长骨　成人长骨的骺线（板）已消失，骺与干骺端完全融合。成人骨骼 X 线片显影的有骨干、骨端、骨性关节面（图 2-6-3）。

3. 骨的血供　骨一般有两套供血系统，一是由哈氏系统中心的哈氏管内滋养动脉供血，一是由骨膜下动脉（位于骨外膜内层）供血。当缺乏骨外膜的骨如股骨头、股骨颈、髌骨等出现外伤或病理损害时，易致血供中断停止而出现骨质坏死。

4. 骨的新陈代谢　骨的生长发育是由成骨活动与破骨活动共同完成的。另外，骨的钙磷代谢也需适应生长发育的需要，某些疾病如肾功损害或胃肠功能紊乱、维生素 D 缺乏等都将影响钙磷代谢，从而影像响骨的生长，出现如佝偻病的骨发育异常。

二、关节

骨与骨的连接，称为关节，由两骨或数骨构成。分为活动关节、微动关节、固定关节。骨与骨之间由关节囊、韧带连接。脊椎椎间盘、骶髂关节、耻骨联合、胸骨联合等为微动关节，无关节囊，主要靠纤维软骨、纤维化、韧带连接。

1. X 线、CT 表现　可见骨性关节面、关节间隙、关节囊等结构（图 2-6-4）。CT 图像有的关节软骨可显影，如膝关节半月板显示为轮廓光整、密度均匀的"C"形或"O"形软组织密度影。

2. MRI 表现　可显示关节内及周围的微细结构。骨性关节面 T_1WI、T_2WI 呈低信号，关节软骨 T_1WI 呈低信号，T_2WI 呈略高信号，韧带和关节囊 T_1WI、T_2WI 呈低信号，脂肪 T_1WI、T_2WI 呈高信号（图 2-6-5）。

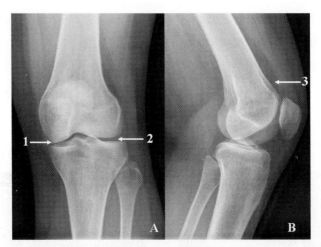

图 2-6-4　正常膝关节 X 线表现

图 A　膝关节正位；图 B　膝关节侧位

1. 骨性关节面　2. 关节间隙　3. 关节囊

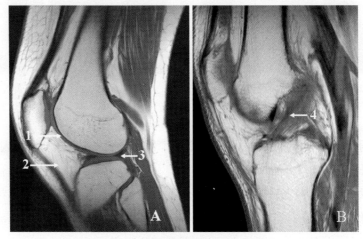

图 2-6-5　正常膝关节 MRI（T_1WI）

图 A、B 膝关节矢状位的不同层面

1. 关节软骨　2. 髌下脂肪垫　3. 半月板　4. 前交叉韧带

三、脊柱

脊柱由脊椎骨、骶骨和尾骨构成，借椎间盘、韧带和椎小关节连接。脊椎由椎体和附件构成，附件包括椎弓根、椎板、棘突、横突、上关节突、下关节突。寰椎只有前、后弓和两个侧块。脊柱内部有纵形的椎管容纳脊髓。

1. X 线表现

（1）正位　椎体呈长方形，从上向下依次增大。周围为高密度的骨皮质，其内密度稍低，为松质骨。椎体两侧可见横突，内侧为椎弓根，椎弓根上下方为上下关节突，椎弓根向后延续为椎板，在中线处融合为棘突，呈三角形环状致密影。（图 2-6-6A）

（2）侧位　椎体居前方，椎弓位于后方，上下椎弓根切迹围成椎间孔。椎管显示为纵行半透明影。椎体之间为低密度的椎间隙。（图 2-6-6B）

2. CT 表现　椎体表现为外围密度较高的骨皮质包绕海绵状松质骨。椎体后缘、椎弓根、椎弓板围成椎管，椎管中央有硬膜囊，其内结构由外向内有硬脊膜、硬膜下腔、蛛网膜、蛛网膜下腔、软脊膜、脊髓灰白质及神经根、血管等，表现为均匀的低密度。硬膜囊外间隙主要为脂肪构成，内有血管、神经及淋巴管等，称为硬膜囊外间隙。椎体间有椎间盘，由髓核、纤维环构成，两者无明显密度差，表现为均匀的软组织密度影，形态大小与相邻椎体一致，上下椎体终板不显示。（图 2-6-7）

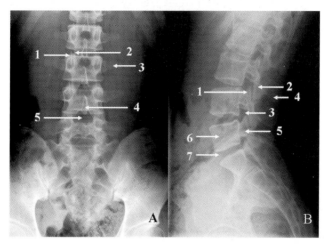

图 2-6-6　正常腰椎 X 线表现
图 A　腰椎正位　1. 上关节突　2. 下关节突　3. 横突　4. 棘突　5. 椎管
图 B　腰椎侧位　1. 上关节突　2. 下关节突　3. 椎间孔　4. 棘突　5. 椎弓根　6. 椎体　7. 椎间隙

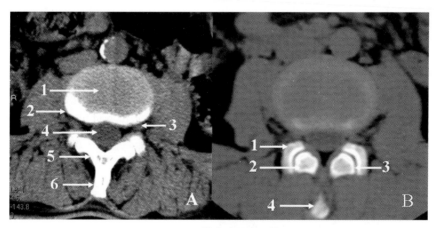

图 2-6-7　腰椎间盘的 CT 横断面
图 A　椎间盘软组织窗　1. 椎间盘　2. 部分椎体边缘　3. 神经根　4. 硬膜囊　5. 椎板　6. 棘突
图 B　椎间盘骨窗　1. 上关节突　2. 下关节突　3. 关节突间隙　4. 棘突

3. MRI 表现　骨皮质呈低信号，骨髓呈高或等信号。椎间盘 T_1WI 呈低信号，T_2WI 纤维环呈低信号、髓核呈高信号。脊髓 T_1WI 呈高于脑脊液的中等信号，T_2WI 呈低信号，并能分辨脊髓灰白质。前后纵韧带、黄韧带均为低信号。（图 2-6-8）

四、骨关节周围软组织

骨关节的软组织缺乏密度差异，X 线平片不能显示其结构。脂肪在 X 线片上呈低密度，软组织呈中等密度。CT 软组织窗能够清晰显示肌肉、肌腱、关节软骨、骺软骨。MRI 图像纤维软骨、肌腱、韧带呈低信号，肌肉、透明软骨呈中等偏低信号，骨髓在 T_1WI 和 T_2WI 上均呈较高信号。

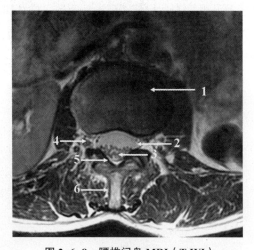

图 2-6-8 腰椎间盘 MRI（T_2WI）
1. 椎间盘 2. 硬膜囊 3. 马尾神经 4. 椎间孔 5. 黄韧带 6. 棘突

第三节 基本病变的影像表现

一、骨骼基本病变

（一）骨质疏松

骨质疏松（osteoprosis）是单位体积内正常骨组织含量减少，骨组织内有机成分和无机成分的含量比例仍正常。可分为广泛性与局限性骨质疏松。广泛性骨质疏松常见于老年人、绝经期妇女或营养不良、代谢或内分泌障碍等疾病；局限性骨质疏松多见于肢体失用，如骨折后、炎症、恶性骨肿瘤、关节功能障碍等引起的继发性骨质疏松。

1. X 线、CT 表现 ①骨密度减低；②骨小梁变细、减少，骨小梁间隙增宽；③骨皮质变薄，骨髓腔扩大（图 2-6-9）；④疏松的骨骼易发生骨折。

2. MRI 表现 ①骨外形的异常；②老年性骨质疏松表现为骨髓 T_1WI 和 T_2WI 信号增高，骨皮质变薄，其内见线状高信号影，为哈氏管扩张、黄骨髓侵入的表现；③炎症、外伤等周围骨质疏松表现为边界模糊的长 T_1（T_1WI 低信号）、长 T_2（T_2WI 高信号）信号影。

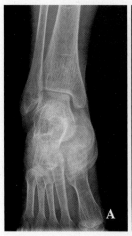
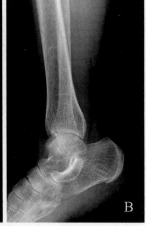

图 2-6-9 骨质疏松 X 线表现
右踝关节各骨密度减低，骨皮质变薄，
骨小梁稀疏，骨髓腔增宽

（二）骨质软化

骨质软化（osteomalacia）是指单位体积内骨组织的矿物质含量减少，但有机成分仍正常。多系全身性疾病所致骨的改变，常见于佝偻病、骨软化症、多种代谢性骨疾病。

X线、CT表现：①骨密度减低；②骨小梁变细，边缘毛糙；③骨皮质变薄，干骺端边缘不光整；④常出现承重骨骼变形，可出现假骨折线（Loose带），表现为宽1～2mm的光滑透明线，与骨皮质垂直，边缘略致密，好发于耻骨支、股骨颈、肋骨等；⑤骨骺未闭合前，表现为骺板增宽，临时钙化带不规则或消失，干骺端呈杯口状，骨骺发育小，边缘模糊（图2-6-10）。

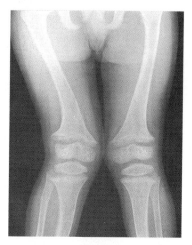

图2-6-10　骨质软化X线表现
股骨、胫腓骨呈"X"形，骨密度减低，
骨小梁稀疏，边缘模糊，骺板增宽，
股骨干骺端呈杯口状

（三）骨质破坏

骨质破坏（distruction of bone）是局部正常骨组织被病理组织所取代而造成的骨组织消失。常见于炎症、结核、肿瘤或肿瘤样病变、神经营养性障碍。

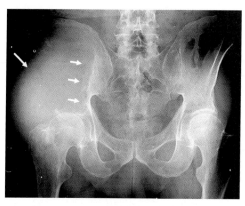

图2-6-11　溶骨性骨质破坏X线表现
右髂骨大片状骨破坏，边界模糊（短箭头），
伴软组织肿块（长箭头）

1. X线表现　①骨质局部密度减低，骨质缺损，其内无骨质结构。②早期破坏表现为斑片状骨小梁中断或消失，骨皮质呈筛孔状、虫蚀状改变；骨破坏发展到一定程度可出现骨皮质和骨松质的大片缺失（图2-6-11）。③破坏区骨容易出现病理性骨折。

2. CT表现　比X线更早、更易显示骨质破坏。易于区分骨松质和骨皮质的破坏。松质骨的破坏为斑片状或大片状骨质缺损；皮质骨的破坏为其内筛孔样破坏，内外表面不规则虫蚀样破坏，后期呈斑片状缺损（图2-6-12）。

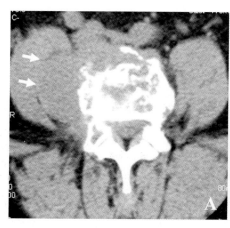
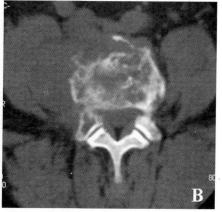

图2-6-12　腰椎骨质破坏CT表现
图A　软组织窗；B　骨窗
椎体内不规则骨质破坏，伴右侧软组织肿块（箭头）

NOTE

3. MRI 表现　低信号的骨质被不同信号强度的病理组织所取代。骨皮质破坏表现与 CT 表现相同，破坏区的骨髓呈模糊的长 T_1、长 T_2 信号，骨松质破坏常表现为高信号的骨髓被较低信号或混杂信号所取代。

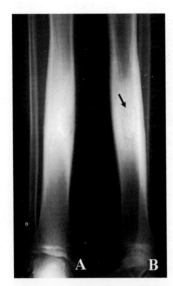

图 2-6-13　骨质硬化 X 线表现
右胫骨中段局限性骨密度增高，
骨皮质增厚，骨髓腔变窄消失，
其内见死骨（箭头）

（四）骨质增生硬化

骨质增生硬化（hyperostosis and osteosclersis）是单位体积内骨量的增多。包括局限性与全身性骨质增生硬化。局限性骨质增生硬化见于慢性炎症、退行性骨关节病、外伤后的修复、成骨性骨肿瘤，或见于老年性改变等。全身性骨质增生硬化少见，见于某些代谢、内分泌障碍或中毒性疾病，如肾性骨硬化、氟中毒、铅中毒。

1. X 线、CT 表现　①骨密度增高；②骨小梁增粗、扭曲，或骨小梁间隙变窄、消失；③骨皮质增厚，边缘不光整，呈波浪状，骨髓腔变窄或消失（图 2-6-13）。骨质增生还可表现为骨刺、骨桥、骨赘或骨唇等，常发生于骨端边缘，肌腱、韧带等附着处。

2. MRI 表现　增生硬化的骨质 T_1WI 和 T_2WI 均为低信号。

（五）骨质坏死

骨质坏死（necrosis of bone）是骨组织血供中断、局部代谢的停止，坏死的骨质称为死骨。骨质坏死多见于慢性化脓性骨髓炎、骨缺血坏死、外伤骨折后、服用激素类药物后、放射性损伤等。

1. X 线、CT 表现　①早期骨小梁和钙质含量无变化时，X 线无异常表现；②中期死骨表现为相对骨密度增高；③随后坏死骨组织被压缩，新生肉芽组织侵入并清除死骨，死骨周围出现骨质疏松区和囊变区；④晚期，当死骨被清除，新骨形成，表现为骨密度绝对增高（图 2-6-13B，图 2-6-14）；⑤CT 检查能更早发现骨质坏死，更易发现细小的死骨。

2. MRI 表现　对骨质坏死的显示早于 X 线和 CT。在骨密度和形态尚无变化前即可显示骨髓信号的改变，坏死区 T_1WI 上呈均匀或不均匀的等信号或低信号，T_2WI 为等信号及稍高信号。死骨外周为 T_1WI 呈低信号、T_2WI 呈高信号的肉芽组织和软骨化生组织带；最外侧为 T_1WI 和 T_2WI 均呈低信号的新生骨质硬化带。晚期，坏死区出现纤维化和骨质增生硬化，T_1WI 和 T_2WI 一般均呈低信号。

（六）骨膜增生

骨膜增生（periosteal proliferation）又称骨膜反应，是因骨膜受到刺激，骨外膜内层成骨细胞活动增加形成骨膜新生骨。多见于炎症、肿瘤、外伤、骨膜下出血等。

1. X 线、CT 表现　表现为骨皮质外新生

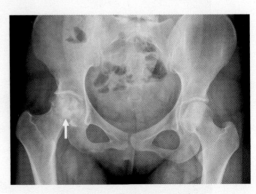

图 2-6-14　骨质坏死 X 线表现
双侧股骨头密度不均，其内见不规则死骨及囊性
透光区，右侧明显，右股骨头变形，边缘不光滑

骨，形式有多样，常见的有与骨皮质平行的细线状、层状、花边状、针状和放射状致密影（图2-6-15A、C），CT 检查显示重叠部位的骨骼、扁平骨、不规则形骨的骨膜反应优于 X 线。

2. MRI 表现　表现早于 X 线和 CT 检查所见。①早期骨膜反应 T_1WI 为中等信号，T_2WI 为高信号（图 2-6-15B）；②骨膜形成新生骨在各序列均为低信号。

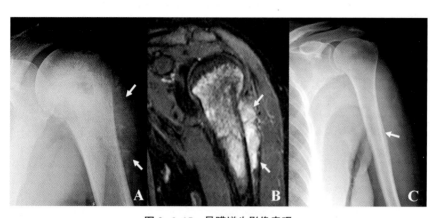

图 2-6-15　骨膜增生影像表现
图 A　X 线平片，左肱骨上段放射状骨膜增生（箭头）；图 B　T_2WI，同一病例，
骨膜增生呈高信号（箭头）；图 C　X 线平片（另一病例），骨膜增生呈线状（箭头）

（七）骨骼变形

骨骼变形多与骨骼大小改变并存，可累及单骨、多骨或全身骨骼。多见于局部或全身性疾病，如某些骨肿瘤或肿瘤样病变可引起骨的局部膨大，垂体功能亢进可引起全身骨骼增大。

（八）矿物质沉积

铅、磷、铋等矿物质进入体内，大部分沉积于骨内，生长期主要沉积于生长较快的干骺端。X 线表现为干骺端多条平行致密带。

二、关节基本病变

（一）关节肿胀

关节肿胀（swelling of joint）指关节积液、关节囊及其周围软组织的充血、水肿。常见于关节炎症、外伤、出血性疾病。

1. X 线表现　①关节周围软组织肿胀，密度增高，软组织层次不清（图 2-6-16）；②大量关节积液可见关节间隙增宽。

2. CT 表现　①关节囊肿胀、增厚；②关节腔内水样密度影，合并出血或积脓时密度可较高；③关节附近的滑液囊积液表现为关节邻近含液的囊状影。

3. MRI 表现　①关节囊增厚，T_2WI 可见关节囊滑膜层的高信号；②关节周围软组织肿胀 T_1WI 呈低信号，T_2WI 呈高信号，合并出血时 T_1WI 和 T_2WI 均为高信号。对关节周围软组织肿胀、关节腔内的液体、关节囊增厚的显示优于 CT。

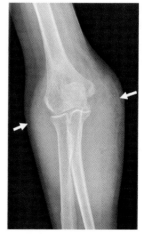

图 2-6-16　关节肿胀 X 线表现
右肘关节周围肿胀、软组织密度增高，软组织层次不清

NOTE

（二）关节破坏

关节破坏（destruction of joint）是关节软骨及其下方的骨性关节面骨质为病理组织侵犯、代替所致。见于化脓性关节炎、关节结核、类风湿关节炎、骨肿瘤等。

1. X 线、CT 表现 ①关节软骨破坏时，仅见关节间隙狭窄；②骨性关节面破坏时，可见相应区的骨破坏和缺损（图 2-6-17）；③严重时，可引起关节半脱位和变形；④CT 检查可发现关节软骨下细微的骨质破坏。

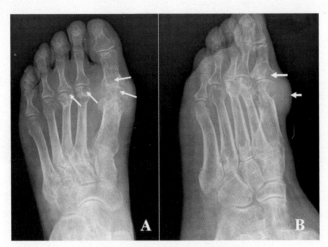

图 2-6-17 关节破坏 X 线表现

图 A 正位，右足第一、二、三跖趾关节面下骨
破坏（箭头）；图 B 斜位，关节破坏显示更清
（长箭头），关节周围软组织肿胀（短箭头）

2. MRI 表现 ①早期可见关节软骨表面毛糙，凹凸不平，表面缺损致关节软骨变薄；②严重时关节软骨不连续，呈碎片状或大部分破坏消失；③骨性关节面破坏表现为低信号的骨性关节面中断、不连续。

（三）关节退行性变

关节退行性变（degeneration of joint）是关节软骨变性、坏死、溶解，逐渐为纤维组织或纤维软骨所代替，出现关节间隙狭窄，继而引起骨性关节面骨质增生硬化，并于关节面边缘形成骨赘，关节囊肥厚，韧带骨化。多见于老年、运动员、长期负重患者，以承重的脊柱和髋、膝关节为明显。某些职业病和地方病也可引起继发性关节退行性变。

1. X 线、CT 表现 ①早期表现为骨性关节面模糊；②中晚期表现为关节间隙狭窄，软骨下骨质囊性变；③骨性关节面边缘骨赘形成；④关节面增生硬化（图 2-6-18）。

2. MRI 表现 ①关节面下的骨质增生 T_1WI 和 T_2WI 均为低信号；②骨赘的表面是低信号的骨质，其内为高信号的骨髓；③关节面下囊变 T_1WI 呈低信号、T_2WI 呈高信号，大小不等，边界清晰。

（四）关节强直

关节强直（ankylosis of joint）是骨组织或纤维组织连接于相应骨性关节面，使关节失去了正常活动功能，是关节破坏的结果。分为骨性强直和纤维性强直，分别见于急性化脓性关节炎愈合后和关节结核后期。

X 线、CT 表现：①骨性强直为关节间隙消失，并有骨小梁通过关节连接两侧骨端（图

2-6-19）；②纤维性强直可见关节间隙狭窄，构成关节的两侧骨端无骨小梁通过。

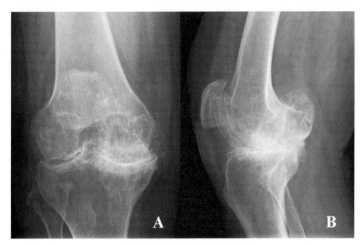

图 2-6-18　关节退行性变 X 线表现
右膝关节间隙变窄，骨性关节面增生硬化，
关节面下囊性变，关节面边缘骨赘形成

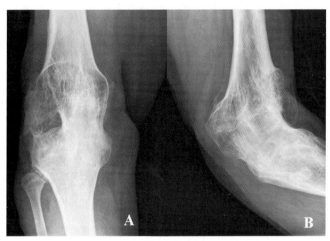

图 2-6-19　关节强直 X 线表现
右膝关节间隙消失，骨小梁连接两侧骨端

（五）关节脱位

关节脱位（dislocation of joint）是指构成关节的骨骼失去了正常的对应关系。分为完全脱位和半脱位。多见于外伤性，关节疾病造成关节破坏后亦可引起关节脱位，称为病理性关节脱位。

1. X 线表现　①完全脱位为组成关节的骨骼完全失去正常的对应关系，原来相对的关节面彼此不对应（图 2-6-20）；②半脱位为相对的关节面有部分对应。

2. CT 表现　易于显示一些平片难以发现的关节脱位，例如胸锁关节前后脱位、骶髂关节脱位，骨三维重建易于多方位观察脱位详情。

3. MRI 表现　除显示关节脱位，还可显示关节脱

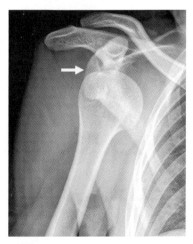

图 2-6-20　关节脱位 X 线表现
右肱骨头向内下方脱位，肩胛盂空虚（箭头）

NOTE

位合并的损伤如关节内积血、囊内外韧带和肌腱断裂、关节周围软组织损伤。

三、软组织基本病变

（一）软组织肿胀

软组织肿胀（soft tissue swelling）主要指软组织的充血水肿、出血改变。见于炎症、外伤等。

1. X 线表现　软组织密度增高，层次模糊不清，肌间隙消失（图 2-6-16），皮下组织可见网状影。

2. CT 表现　明显优于 X 线，CT 可清晰显示 X 线不能显示或显示不清的一些病变。①水肿表现为局部肌肉肿胀，肌间隙模糊，密度正常或略低，邻近的皮下脂肪层密度增高并出现网状影；②血肿表现为边界清晰或不清晰的高密度区；③脓肿边界较清晰，内可见液体密度影。

3. MRI 表现　分辨血肿、水肿、脓肿优于 CT。①水肿、脓肿为 T_1WI 低信号，T_2WI 高信号；②出血或血肿形成时期不同呈现不同信号，多表现为 T_1WI 低信号，T_2WI 高信号。

（二）软组织肿块

软组织肿块（soft tissue mass）多见于软组织肿瘤或恶性骨肿瘤，某些炎症也可形成软组织肿块。

X 线检查观察软组织肿块有一定限度，CT、MRI 检查易于观察。一般良性肿块边界清楚，密度或信号均匀，形态较规则；恶性肿瘤边界不清，密度或信号可不均匀，形态不规则。含脂肪组织肿块有特殊的密度和信号，有助于定性诊断。

（三）软组织内钙化和骨化

软组织钙化和骨化（ossification）可发生在肌肉、肌腱、关节囊、韧带、血管及淋巴结等处。见于出血、退变、坏死、结核、肿瘤、血管病变和寄生虫感染等。

X 线表现：大小不一、形状不同的高密度影（图 2-6-21）。骨化性肌炎多呈片状钙化；成骨性肉瘤多呈云絮状或针状钙化。

CT 检查显示软组织内钙化、骨化最佳。

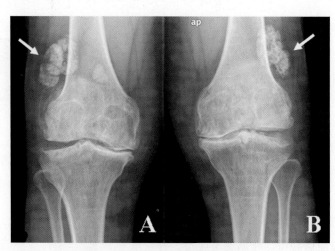

图 2-6-21　软组织内钙化 X 线表现
双侧股骨髁上方软组织内见团状钙化（箭头）

第四节　常见疾病的影像诊断

一、骨关节先天畸形

骨关节先天畸形是骨关节形成或生长障碍引起的异常。发病原因与单基因遗传病、染色体病及环境因素相关。主要表现有两大类：一类是骨关节发育异常，形成各种骨的不发育、发育不全和过度发育；另一类是分节异常，形成错分节、多余骨，联合畸形。此外，肌肉、肌腱和韧带的发育异常也可引起骨关节的先天畸形。畸形种类较多，简要介绍常见的髋关节脱位及脊柱畸形。

（一）先天性髋关节脱位

先天性髋关节脱位（congenital hip dislocation）是较常见的先天性骨关节畸形。病因及发病机制尚不明确，可与髋关节发育不良有关，或髋关节囊松弛所致。髋臼发育不良，关节囊增大等为脱位后的继发改变。发病年龄较小，女性多于男性，主要临床表现为患儿站立行走较晚，跛行或呈左右摇摆如鸭步，下肢缩短。

X线表现：骨盆前后片可清楚显示先天性髋关节脱位。①髋臼：髋臼变浅，髋臼角增大，髋臼角正常值一般为10°～30°，随着年龄增长髋臼角逐渐变小，一周岁儿童为23°，到十岁时约为10°，即成年人髋臼角，先天性脱位者可达50°～60°。②股骨头：患侧股骨头骨骺出现比健侧晚，小而扁平，且不规则。股骨头向外上移位，位于Perkin方格的外上象限，Shenton线不连续；股骨头可与髂骨翼形成假关节，股骨颈可变短小（图2-6-22）。

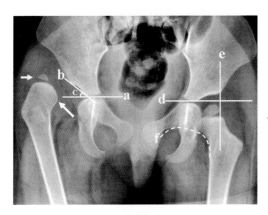

图2-6-22　右侧先天性髋关节脱位X线表现
右侧髋臼角增大，左股骨头骨骺小而扁平，向外上移位，位于Perkin方格的外上象限，Shenton线不连续。髋臼角：a与b的夹角（锐角c）；Perkin方格：d与e所组成的方格；Shenton线：f（虚线）

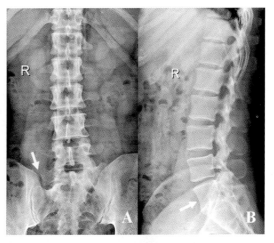

图2-6-23　骶椎腰化X线表现
图A　正位，第1骶椎右侧骶骨翼分离；
图B　侧位，第1骶椎腰化（箭头）

（二）脊柱先天畸形

1. 移行椎与阻滞椎　移行椎（transitional vertebra）是最常见的脊柱发育异常，由于脊柱错分节所致。常见的有腰椎骶化、骶椎腰化（图2-6-23）。阻滞椎（block vertebra）指脊椎发育过程中的分裂停滞，导致椎体先天性互相融合和数量减少，多见于颈椎。多表现为相邻两个椎体的融合，椎间隙消失，甚至多个椎体融合一起。临床常见为活动障碍和颈腰痛（图 2-6-24）。

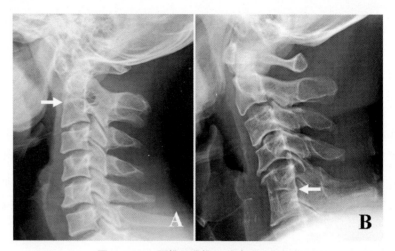

图 2-6-24　颈椎阻滞椎 X 线表现（侧位）
图 A　第 2、3 颈椎融合（箭头）；图 B　第 5、6 颈椎椎体融合（箭头）

2. 脊椎滑脱症　脊柱滑脱症（spondylolisthesis）　指相邻两个椎体的位置异常，一般指上一椎体相对于下一椎体的移位。其发病机理可分为先天性和创伤性两种。先天性可能为脊椎的椎弓峡部发育异常导致排列不稳而形成滑脱。创伤性是继发于椎弓峡部断裂所致。

（1）X 线表现　脊柱滑脱症的 X 线摄片表现为椎体之间的位置关系异常，以下位椎体为基础，描述上位椎体移位情况。主要为侧位与斜位片观察。

1）侧位片：显示脊柱的生理弧线不连续，呈阶梯状改变。判断滑脱程度一般采用 Meyerding 测量方法：将滑脱椎体下缘纵行分为四等份，根据其与下位椎体的位置依次分为 I 度～Ⅳ度，即滑脱在 1/4 椎体以内为 I 度滑脱、在 1/4 ～ 2/4 为Ⅱ度滑脱、2/4 ～ 3/4 为Ⅲ度滑脱、大于 3/4 为Ⅳ度滑脱（图 2-6-25A）。

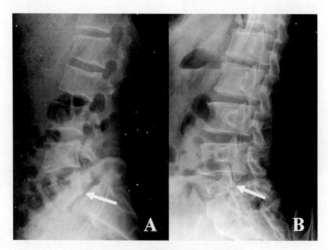

图 2-6-25　腰椎滑脱症 X 线表现
图 A　侧位片，第 5 腰椎向前滑脱，Meyerding 法测量，为Ⅱ度
滑脱（箭头）；图 B　左斜位片，椎弓峡部见线样裂隙（箭头）

2）斜位片：斜位片是诊断椎弓峡裂的最佳位置，正常椎弓的投影似"猎狗"形，狗嘴为同侧横突，颈部为椎弓峡部，耳为上关节突，眼为椎弓根的断面，狗体部为椎板，前腿为下关节突，后腿为对侧的下关节突，狗尾部为对侧横突。若有椎弓峡部裂，狗颈部见一带状透亮裂

隙，犹如项圈（图 2-6-25B）。

（2）CT 表现　CT 扫描和重建是最佳的显示和诊断的方法，对于附件异常容易发现并清晰显示。

二、骨关节创伤

骨关节创伤是骨科常见病，包括骨折、关节脱位和软组织创伤等。X 线平片是骨关节创伤首选的检查方法，CT 和 MRI 检查能进一步判断骨折的细节、类型，评价其功能与确定有无并发症。

影像学检查的目的：①明确有无骨折、脱位、骨质的损伤情况、肌腱韧带有无损伤与断裂；②了解骨折、脱位的详情，包括骨折脱位的类型、断端的对位对线情况；③摄片可记录骨关节创伤，并有利于治疗后的复查对比，需要时可进行透视下复位；④定期复查了解愈合情况及有无并发症、后遗症发生；⑤判断有无病理性骨折。

（一）创伤骨折

骨折（fracture）指因外力作用，致骨的完整性和连续性中断。

【病理与临床】

一般都有明确外伤史。受伤局部疼痛、压痛、肿胀、功能障碍。体征有局部畸形、异常活动、骨擦音和骨擦感等。

【影像学表现】

1. X 线表现

（1）骨折线　骨折线是诊断骨折的直接征象，一般表现为锐利的透明线（图 2-6-26）。此外，尚有特殊的表现形式：①致密线（带）：见于嵌入性或压缩性骨折，断端间有骨小梁嵌插（图 2-6-27）；②骨皮质皱折、成角、凹折、裂痕：见于不完全骨折及青枝骨折。儿童骨骼柔韧性较大，骨折时一侧折裂，一侧相连，或局部骨皮质发生皱折、凹陷或成角，则称为青枝骨折（图 2-6-28）；③骨骺分离：儿童长骨发生骨折时，由于骨骺尚未与干骺端愈合，外力可经过骺板，从而使骨骺分离，即称为骺离骨折或骨骺分离（图 2-6-29）。青枝骨折与骨骺分离为儿童骨折的特点。

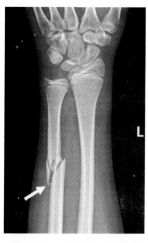

图 2-6-26　骨折 X 线表现
左尺骨中段见清晰
锐利透明线（箭头）

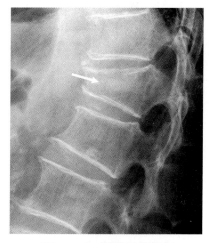

图 2-6-27　骨折 X 线表现
胸 12 椎体压缩呈楔形，椎体
中部见横行致密带（箭头）

NOTE

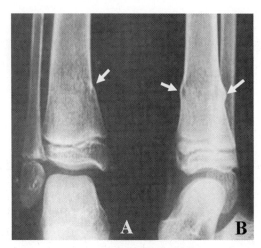

图 2-6-28　青枝骨折 X 线表现
图 A　正位，右胫骨远段内侧骨皮质皱褶、隆突
（箭头）；图 B　侧位，骨皮质隆突（箭头）

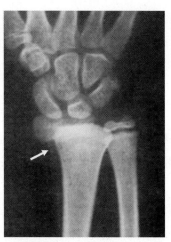

图 2-6-29　骨骺分离 X 线表现
左桡骨远端向尺侧移位，
骨骺分离（箭头）

　　根据骨折线的方向及其形态可分为横形、斜形、螺旋形、粉碎性、"T"形、"Y"形、压缩性、塌陷性等。根据骨折线有无贯通分为完全性骨折和不完全性骨折。

　　（2）骨折的对位对线　发生完全性骨折后，需了解骨折断端的情况。以长骨为例，以骨折的近断端为参考端，描述远断端的情况。①对位：两断端位置的关系，包括上下的重叠与分离、左右与前后的移位情况。②对线：是指骨折端轴线的关系，包括纵轴成角和纵轴旋转两个方面。纵轴成角是指断端沿纵轴方向的成角情况，两断端成角的尖端所指的方向即为成角的方向（图 2-6-30）；纵轴旋转为远折端围绕骨纵轴向内或向外旋转。

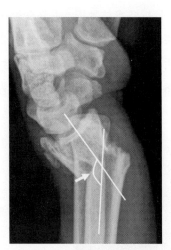

图 2-6-30　骨折对位对线关系
左桡尺骨远端骨折（Colles 骨折），远断
端向背侧移位，并向掌侧成角（箭头）

　　（3）骨折的愈合　骨折愈合是一个复杂、连续的病理生理过程。骨折后 3 天内，骨折断端间形成血肿、水肿，骨折线清晰。3 天～ 10 周，骨折周围水肿逐渐吸收、血肿机化，成骨性肉芽组织增生，形成纤维性骨痂，继而成骨细胞进行成骨，形成骨样骨痂，表现为骨折线仍可见；骨折周围局限性骨膜增生；骨折断端间出现密度较低的斑点状、斑片状、棉絮状骨痂影，范围逐渐扩大（图 2-6-31）。8 ～ 12 周，矿物盐（钙盐）沉积后，形成骨性骨痂，骨痂范围扩大，骨痂连接。表现为骨折线模糊；骨折部位骨密度增高，骨痂梭形连接，局部骨骼不同程度增粗变形。此时断端不能活动，称为临床愈合。机体为适应负重和活动的需要，愈合的骨折要经过改建、塑形，可经过数月、数年甚或十几年，表现为骨折线消失，断端间骨小梁贯通，骨痂吸收；骨皮质连续；骨髓腔再通（图 2-6-32），达到骨性愈合。

　　（4）骨折的并发症　骨折的并发症较多，常见的有以下几种：骨折延迟愈合或不愈合；畸形愈合：指骨折对位或对线不良的愈合；骨关节感染；骨质疏松；骨缺血性坏死；关节强直、关节退行性变、骨化性肌炎等。

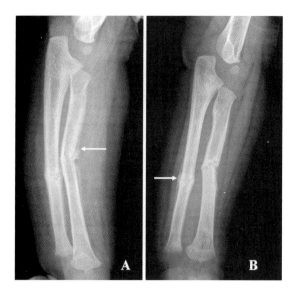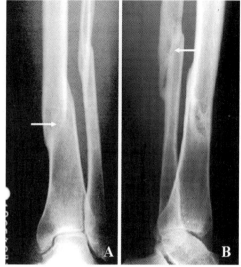

图 2-6-31　骨折愈合 X 线表现
骨折后 4 周，骨折线模糊，骨折
周围局限性骨膜增生（箭头）

图 2-6-32　骨折愈合 X 线表现（续）
图 A　左胫腓骨中下段骨折，胫骨髓腔已
再通（箭头）；图 B　腓骨尚未完全达到
骨性愈合，髓腔未完全再通（箭头）

2. CT 表现　CT 检查不作为常规的检查方法，是 X 线平片的重要补充，可以显示平片不能显示的隐匿骨折、骨性重叠及结构复杂部位的骨折。

3. MRI 表现　显示骨折线不如 CT 检查，但能清晰显示骨折断端和周围软组织血肿、水肿和软组织损伤情况，能更清晰地显示关节软骨、关节周围的肌肉、肌腱、韧带的损伤，脊髓的损伤，能更敏感发现隐匿骨折、骨挫伤和骨骺损伤。骨折后骨髓内的水肿或渗出表现为 T_1WI 低信号，T_2WI 高信号。骨折后骨折端血肿及肉芽组织形成时间与演变过程不同，可表现为多种信号。

（1）骨挫伤（bone contusion）　属隐匿性的骨损伤，是外力作用引起的骨小梁断裂和骨髓水肿、出血，X 线平片和 CT 检查常无异常发现。MRI 检查可以显示早期、轻微的骨髓水肿。骨挫伤在 T_1WI 上表现为模糊不清的低信号区，在 T_2WI 上表现为高信号（图 2-6-33）。MRI 检查过程中一定要进行多序列检查，以免遗漏病变，同时也应注意鉴别诊断、追踪复查，以免误诊。

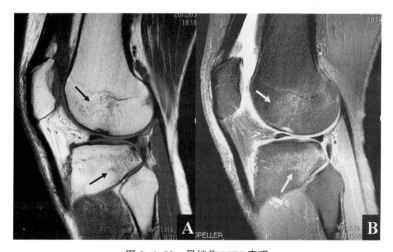

图 2-6-33　骨挫伤 MRI 表现
股骨、胫骨关节面下骨挫伤（箭头），T_1WI 呈低信号，T_2WI 呈高信号

（2）骨骺损伤（epiphysis injury） 指发生在骨骺部的创伤。包括骨骺部有明确骨折线的骨折及无骨折线的骨骺分离、骺板压缩，后者需注意与健侧对比才能诊断，主要通过 MRI 检查。正常骺板 T_2WI 表现为高信号，骺板急性断裂或损伤表现为局灶线性低信号。干骺端及骨骺骨折 T_1WI 呈线性低信号，T_2WI 呈高信号影。若骨折线通过骺板，可形成纤维桥，进一步形成骨桥，表现为连接骨骺和干骺端跨越骺板的低信号区。

（二）疲劳骨折

疲劳骨折（fatigue fracture）是指长期、反复的外力作用于骨的某一部位引起的骨折，又称应力骨折。

【病理与临床】

战士、运动员、舞蹈演员、劳动者发生率高。好发部位为胫腓骨、第 2 及第 3 跖骨、肋骨、股骨颈等部位。起病缓慢，最初的症状为局部疼痛，逐渐加重，并引起功能障碍。

【影像学表现】

1. X 线、CT 表现 骨折线呈横行，多发生于一侧骨皮质，不贯穿整个骨干。骨折线周围可有骨膜反应，皮质增厚，局部增生硬化（图 2-6-34），CT 检查更易在不规则硬化中发现骨折线。

2. MRI 表现 骨折线呈低信号，新生的软骨性骨痂在 T_1WI 呈低信号，T_2WI 呈高信号，骨性骨痂均为低信号。骨折端周围的骨髓及软组织水肿 T_1WI 呈低信号，T_2WI 呈高信号，脂肪抑制序列 T_2WI 上呈明显高信号。

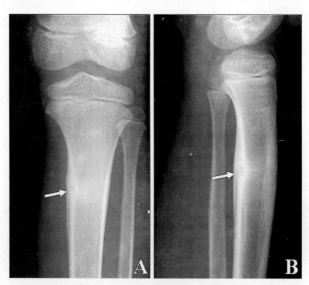

图 2-6-34 疲劳骨折 X 线表现
右胫骨上段骨硬化、骨膜反应（箭头）

（三）病理性骨折

病理性骨折（pathological fracture）是指已有骨病变使其强度下降，即使轻微的外力或无明显的外力也可发生的骨折。包括骨质破坏、骨质疏松等基本病变。

【病理与临床】

轻微的外力，或是因自身的重力作用即可自发骨折。临床表现为局部疼痛、功能障碍等。

【影像学表现】

1. X 线、CT 表现　可见局部骨骼的病变和不规则的骨折线。良性病变局部为囊状骨破坏、边界多清晰，骨皮质变薄或筛孔状破坏（图 2-6-35）。恶性病变表现为骨折部位骨的变形、溶骨性破坏、边界模糊，骨折线模糊。CT 显示骨质破坏比 X 线敏感。

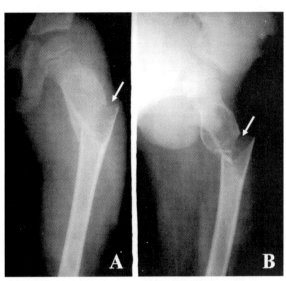

图 2-6-35　病理骨折 X 线表现
左股骨上段囊肿，伴病理骨折，边界清楚（箭头）

2. MRI 表现　显示骨髓的病理变化及骨质破坏最敏感，为病理骨折提供更明确的诊断。

（四）关节脱位

关节脱位（dislocation of joint）分为完全脱位和半脱位。关节脱位可伴有骨折、关节内积血、关节软骨骨折和韧带肌腱撕裂。关节脱位并发症有骨缺血坏死、骨性关节炎、关节强直等。

【病理与临床】

最常见于青壮年。有明确的外伤史。常见于肘、肩、髋关节等。外伤后关节局部疼痛、压痛、肿胀、关节畸形、功能障碍。

【影像学表现】

1. X 线表现　X 线检查，绝大部分脱位可明确诊断。轻度半脱位常需准确的关节测量，或与健侧对比。①完全脱位：构成关节各骨的对应关系完全脱离（图 2-6-36）；②部分脱位：相对应的关节面失去正常关系，关节面部分错位、关节间隙宽窄不均。

2. CT 表现　解剖关系复杂的关节脱位，常用螺旋 CT 扫描并骨三维重建观察脱位各骨的位置及骨折情况。

3. MRI 表现　可显示关节内积血、关节软骨骨折、韧带肌腱撕裂等。

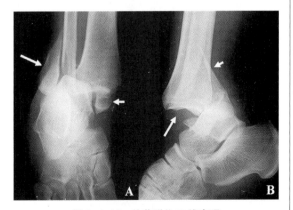

图 2-6-36　关节脱位 X 线表现
图 A　正位，外踝（长箭头）骨折伴重叠、内踝（短箭头）骨折；图 B　侧位，右踝关节向前完全脱位（长箭头），胫骨下段骨折伴向前成角

NOTE

（五）关节软骨损伤

关节软骨损伤（articular cartilage injury）病因主要有急性外伤和慢性劳损。外伤致关节骨端的骨折常引起关节软骨的损伤或断裂；慢性劳损形成关节退行性变。

【病理与临床】

外伤后关节局部疼痛、肿胀、活动功能障碍，可伴有关节畸形。慢性劳损多见于中老年，好发于负重较大的膝关节、髋关节、脊柱、手指关节等，主要症状是疼痛、关节活动不灵活等。

【影像学表现】

1. X 线、CT 表现　不能直接显示关节软骨骨折，当 X 线上显示骨折线累及骨性关节面时，应考虑合并有关节软骨骨折。慢性劳损表现为关节退行性改变。

2. MRI 表现　①关节软骨骨折表现为低信号的关节软骨中有较高信号区；关节软骨与骨性关节面呈阶梯状；受损的骨髓腔内可见局部水肿和出血。②软骨损伤时，软骨组织磨损、软骨周围肿胀，MRI 表现为 T_1WI、T_2WI 软骨内的高或稍高信号影（图 2-6-37）。

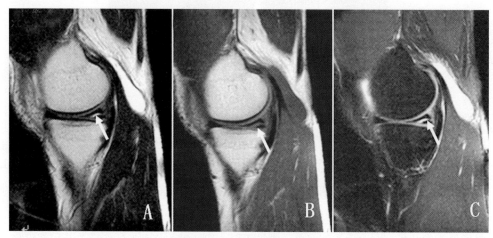

图 2-6-37　半月板撕裂 MRI 表现

图 A　T_2WI，半月板内线形高信号影（箭头）；图 B　T_1WI，半月板内线形稍高信号影（箭头）；图 C　抑脂序列，半月板内线形极高信号影（箭头）

（六）软组织创伤

软组织创伤（soft tissue trauma）主要指肌腱与韧带损伤，多由于急性外伤所致，少数由于劳损引起韧带的变性甚至断裂。

【病理与临床】

肌腱韧带急性损伤后，局部肿胀、疼痛、皮下瘀斑、关节活动受限；肌腱韧带完全断裂，查体可出现关节异常活动、关节间隙增宽等。

【影像学表现】

1. CT 表现　可清晰显示周围软组织肿胀、关节内积液、撕脱骨折，肌腱韧带的显示不如MRI。

2. MRI 表现　①肌腱韧带完全断裂：T_1WI 和 T_2WI 表现为很低信号的肌腱或韧带完全断裂，断裂处 T_1WI 表现为稍高信号，T_2WI 表现为高信号，肌腱、韧带的走行方向发生改变（图2-6-38）；②肌腱韧带部分断裂：低信号的肌腱或韧带内出现高信号区，并可见部分连续的低信号纤维影。

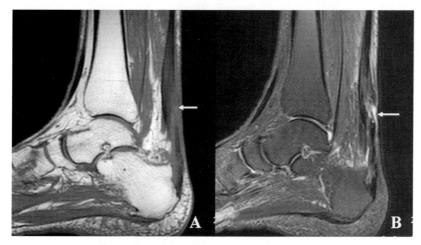

图 2-6-38　跟腱断裂 MRI 表现
图 A　T₁WI，跟腱断裂，断裂处表现为稍高信号（箭头）；
图 B　T₂WI，断裂处表现为高信号（箭头）

三、骨关节感染

（一）急性化脓性骨髓炎

急性化脓性骨髓炎（acute suppurative osteomyelitis）是常见的感染。感染途径以血源性感染最多见，也可由周围软组织或关节的化脓性感染直接蔓延；或可由开放性的创口致病菌直接侵入所引起。

【病理与临床】

急性化脓性骨髓炎可同时累及骨松质，骨密质、骨髓和骨膜，是具有破坏性的全骨炎。①细菌经血液进入骨髓引起局部化脓性炎症并形成脓肿，穿破骨皮质形成骨膜下脓肿，破入软组织形成软组织脓肿，甚至穿破皮肤形成瘘管。由于骨膜下脓肿扩大，骨膜被掀起，使血液中断，同时供血动脉发生血栓性动脉炎，导致大片骨质坏死，形成死骨。②发病10天后开始出现修复，坏死骨吸收、新生骨形成，在骨破坏周围出现反应性骨质增生，但程度较轻，骨膜受到炎症刺激出现明显骨膜增生，包围坏死骨质。③骺板软骨对化脓性感染有一定阻挡作用，一般不会侵及骨骺，成人易侵入关节。

好发于儿童和青少年，男性多于女性；好发部位为四肢长骨干骺端。本病起病急，进展快，症状重，多有高热、寒战，局部皮肤可呈红、肿、热、痛等炎症表现和患肢功能障碍；实验室检查可见白细胞计数明显增高。

【影像学表现】

1. X 线表现　①软组织肿胀：发病 2～3 天后出现。②骨质破坏：发病约 10 天后，干骺端松质骨中出现局限性骨质疏松，逐渐形成不规则的骨质破坏区，边缘模糊。骨质破坏范围扩大，向骨干延伸，可达骨干 2/3 或全骨干。骨质破坏很少跨过骺板累及骨骺。③骨膜增生：可为单层、多层或花边状。④死骨形成：多为长条状死骨，形态不整、大小不一，平行于骨长轴，死骨周围见透亮带环绕。⑤窦道形成。⑥骨质增生硬化：破坏区周围也可见到范围较局限的骨密度增高影。⑦可引起病理性骨折（图 2-6-39）。

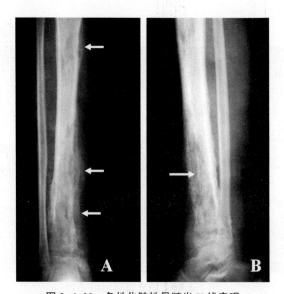

图 2-6-39 急性化脓性骨髓炎 X 线表现
图 A 正位，胫骨内弥漫性骨质破坏，并可见较广泛的层状骨膜增生（箭头）；图 B 侧位，远端骨质破坏内有长条状死骨（箭头），长轴平行于骨干

2. CT 表现 CT 检查能发现较小的骨质破坏、死骨、骨髓腔内脓液、软组织脓肿，还能清晰地显示骨质增生硬化、骨瘘、软组织窦道等。

3. MRI 表现 骨质破坏前的早期感染，T_1WI 表现为低信号或较低信号，病变区与正常骨髓分界模糊，骨质破坏后分界趋向清晰。受累骨周围软组织肿胀，肌间隙和皮下脂肪模糊不清。炎性病灶、骨髓脓腔、骨膜下脓肿 T_2WI 表现为高信号，死骨呈低信号，骨膜呈线样低信号。增强后脓肿壁可出现环形强化，脓肿周围肉芽组织呈高信号。

【诊断与鉴别诊断】

结合好发年龄、临床症状与体征、实验室检查，具有典型的影像表现即可诊断。主要与下列疾病鉴别：①尤文瘤：好发于骨干，多发虫蚀样骨质破坏，层状骨膜反应，Codman 三角。临床表现为低热，局部无炎性表现。②骨结核：骨质破坏范围小、局限、边缘较锐利，不受骺板限制可累积骨骺，死骨细小，多无骨膜增生。

（二）慢性化脓性骨髓炎

慢性化脓性骨髓炎（chronic suppurative osteomyelitis）多为急性化脓性骨髓炎治疗不及时或不彻底转变而来。近年来由于健康意识及医疗水平的提高、抗生素的广泛应用，慢性化脓性骨髓炎已不多见。

【病理与临床】

慢性化脓性骨髓炎骨质破坏和死骨可长期存在，骨质破坏缩小局限，并刺激病灶周围骨质增生硬化和骨膜反应。破坏区残留死骨，周围充满脓液和肉芽组织，并常有瘘管形成。

多无全身症状，急性发作时可有发热、寒战等全身症状；局部红、肿、疼痛，形成窦道，病变反复发作，可迁延日久。

【影像学表现】

1. X 线、CT 表现 ①骨质增生硬化：在骨质破坏区周围有明显的、广泛的骨质增生硬化，骨的正常结构消失，骨皮质增厚，髓腔变窄、闭塞。②骨膜反应：呈层状或花边状，部分与骨皮质融合，骨干轮廓增粗，外形不规则。③死骨形成：骨质破坏区内可见密度增高的长条形或方形死骨，长轴与骨干平行，死骨周围环形密度减低，为隔离死骨与正常骨质间的肉芽组织或脓液（图2-6-40）。CT表现比X线平片敏感。

2. MRI表现　炎性病变、水肿、肉芽组织和脓液 T_1WI 均表现为低信号或稍高信号；T_2WI 呈高信号。骨质增生硬化、死骨和骨膜新生骨均呈低信号。增强扫描，肉芽组织强化，坏死和脓液无强化，呈低信号强度。瘘管内因含脓液 T_1WI 呈稍高信号，T_2WI 呈高信号，表现为粗细不均的索条影从骨内脓腔向皮肤表面延伸。

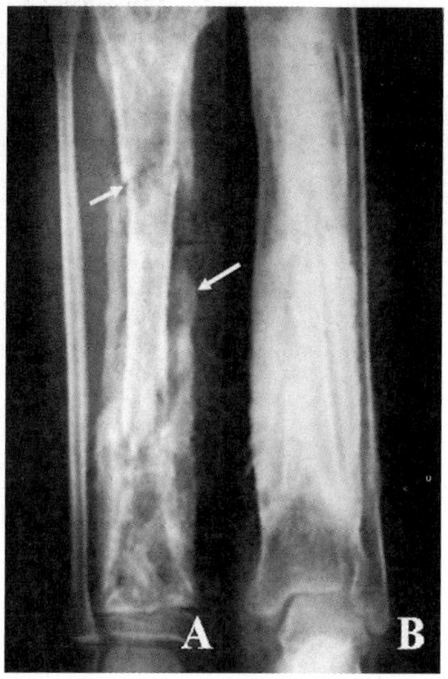

【诊断与鉴别诊断】

具有典型病史，影像表现主要有骨质破坏与增生硬化并重、骨膜反应显著、死骨形成，诊断不难。注意与成骨型骨肉瘤鉴别，后者影像表现为骨质内大片状致密影为象牙质样肿瘤骨，无死骨，周围软组织内可有针状瘤骨，常有 Codman 三角。

图 2-6-40　慢性化脓性骨髓炎 X 线表现
图 A　正位，股骨弥漫性骨质增生硬化，内见局限性骨质破坏和死骨，骨膜增生（长箭头），并见病理性骨折（短箭头）；图 B　侧位，骨皮质增厚、髓腔消失、骨干增粗

（三）化脓性关节炎

化脓性关节炎（pyogenic arthritis）是比较严重的急性关节病，发病率低于化脓性骨髓炎。致病菌主要经血行感染关节滑膜而引起，也可由邻近化脓性骨髓炎继发侵犯关节所致，或创伤后直接感染所致。

【病理与临床】

早期化脓性关节炎，致病菌首先侵犯关节滑膜，引起滑膜充血、水肿、白细胞浸润、浆液渗出、关节腔内积液。继而滑膜变性坏死、脓液渗出，侵蚀关节软骨和软骨下骨质，以关节面承重部分为著，引起关节间隙的狭窄、关节脱位和半脱位；同时累及关节周围软组织，形成脓肿及瘘孔。晚期可致关节骨性强直。

本病可累及全身任何关节，多见于承重的较大关节，如髋关节和膝关节等。常单发，偶见多发，儿童好发。一般发病急骤，全身症状比较明显，可引起高热、寒战、白细胞增多，血沉快等全身中毒症状。病变关节红、肿、热、痛、活动障碍，关节压痛，触之有波动感，还可引起关节脱位或半脱位。

【影像学表现】

1. X线、CT表现　①早期关节软组织肿胀。②关节面下局限性骨质疏松，骨的细微结构减少或消失。③骨性关节面模糊，逐渐出现广泛的虫蚀状或小片状骨质破坏，边缘模糊，以关节承重面出现早而明显（图2-6-41），晚期关节结构严重破坏；病情严重时，引起骨端骨髓炎，可出现广泛骨质破坏、大块死骨。④早期关节间隙由于积液增宽，关节软骨破坏时，关节间隙变窄。⑤关节破坏，关节脱位。⑥愈合期可出现骨质增生硬化、严重时造成关节强直。⑦CT检查能较早显示关节肿胀、关节积液及关节破坏。

NOTE

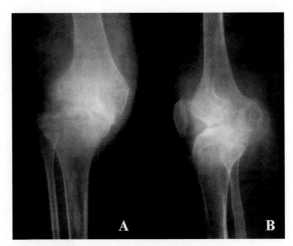

图 2-6-41 化脓性关节炎 X 线表现
膝关节关节面弥漫性骨质破坏，边缘模糊，
内侧关节间隙变窄、外侧增宽，关节半脱位

2. MRI 表现   ①滑膜水肿，T_1WI 呈片状低信号，T_2WI 呈高信号，边界不清；②关节软骨破坏，表现为虫蚀状或小片状软骨缺损，T_1WI 呈低信号，T_2WI 呈等信号；③骨性关节面呈局灶性骨质破坏，T_1WI 为低信号，T_2WI 呈略高信号；④关节周围软组织增厚，层次模糊不清，T_1WI 呈低信号，T_2WI 呈高信号。

【诊断与鉴别诊断】

临床症状与体征明显，结合影像学表现可以诊断。需与关节结核鉴别，后者表现为关节周围局限性骨质疏松，骨质破坏从关节边缘非持重部位开始；晚期多为纤维性强直，窦道常易形成，且不易愈合。

（四）管状骨结核

骨关节结核（tuberculosis of bone and joint）是一种常见的骨关节慢性疾病，进展缓慢，病程较长，多继发于肺结核。结核杆菌通过血液循环进入血运丰富的椎体、扁骨、短管状骨以及长管状骨的干骺端、骨骺和活动较多、负重大的髋、膝等关节的滑膜发病。

管状骨结核包括长骨结核与短骨结核。长骨结核以骨骺、干骺端结核最多见，短骨结核好发于近节指（趾）骨骨干。

【病理与临床】

病理改变为长骨干骺端骨松质内出现结核性渗出、增殖和干酪样坏死，病变进展缓慢，引起局部骨小梁的萎缩和破坏，出现局限性骨质疏松和骨质破坏，破坏区内可出现体积较小的死骨，邻近无明显骨质增生和骨膜反应，骺板对结核杆菌无屏蔽作用。

骨骺、干骺端结核发生于儿童、青少年，股骨上端、尺骨、桡骨远端多见。临床表现主要为低热、盗汗、食欲减退等全身的结核性中毒症状，局部可出现肿胀、疼痛、局部皮肤无发红、发热等，邻近关节功能障碍，在负重或活动后加重，夜间睡前尤为显著。

短骨结核又称结核性指（趾）骨炎或骨气鼓，多见于 5 岁以下儿童，病变常为双侧，局部可见肿胀，大多可自愈，或可形成瘘道。

【影像学表现】

1. X 线、CT 表现   CT 较 X 线片显示骨质破坏、死骨等更加敏感。

（1）骨骺、干骺端结核　①早期出现局限性骨质疏松，继而出现骨质破坏，周围无明显增生硬化、无骨膜反应；低密度破坏区内可见稍高密度的斑点状死骨；②病变可向骨骺和关节方向发展，穿过骨骺板侵及骨骺，或侵入关节内，很少向骨干方向发展（图2-6-42A）；③后期病灶可突破骨皮质，在周围软组织内形成干酪样坏死灶，或穿破皮肤形成窦道，此时病灶区则可出现骨质硬化与骨膜增生。

（2）短骨骨干结核　常累及多骨，早期软组织肿胀，局部骨质疏松，骨干出现圆形或卵圆形囊状骨质破坏，病灶位于中央，骨皮质变薄，骨干膨胀，形成"骨气鼓"，其中可见斑点状死骨（图2-6-42B）。可有骨质硬化、轻度层状骨膜增生。

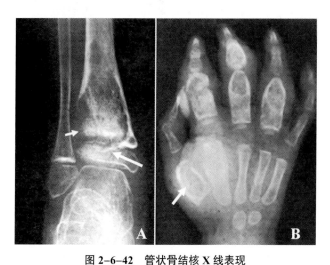

图2-6-42　管状骨结核X线表现

图A　胫骨远端骨骺、干骺端局限性骨质破坏，跨越骺线侵及骨骺（长箭头），骨质破坏区内见斑点状死骨（短箭头）；图B　短骨结核，右手多个指、掌骨呈膨胀性骨质破坏，形成"骨气鼓"（箭头）

2. MRI表现　可以显示早期的骨髓水肿，表现为长T_1、长T_2信号，T_2WI抑脂序列呈高信号，骨质破坏T_2WI显示较好，表现为混杂高信号。但对于显示骨质增生硬化、骨膜增生以及死骨的能力远不及X线平片和CT检查。

【诊断与鉴别诊断】

结合临床症状、体征与影像学表现可以明确诊断。需注意与化脓性骨髓炎、慢性局限性骨脓肿鉴别，后者在长骨干骺端表现为局限性圆形或类圆形密度减低影，边缘光滑整齐，周围见骨质增生硬化带，但无骨膜反应以及软组织改变。

（五）关节结核

关节结核（tuberculosis of joint）是一种常见的慢性关节疾病，分为滑膜型关节结核和骨型关节结核。病变多发生于髋、膝等关节。

【病理与临床】

滑膜型关节结核是结核杆菌经血流侵犯关节滑膜引起的结核性滑膜炎，滑膜充血、水肿、渗出、增殖，早期以渗出性为主，并在滑膜表面形成结核性肉芽肿，肉芽组织侵蚀破坏关节软骨、软骨下骨质、关节非承重面，后期纤维增生引起滑膜增厚。

骨型关节结核多继发于骨骺、干骺端结核，病灶蔓延至关节，侵蚀关节滑膜和关节软骨，并造成关节软组织肿胀。

发病缓慢，症状较轻微，在活动期表现为低热、盗汗、食欲减退、消瘦、乏力等全身症状。局部表现为疼痛、肿胀、皮温不高、活动受限，继而出现相邻肌肉萎缩、窦道、关节畸形、关节脱位、关节纤维性强直。

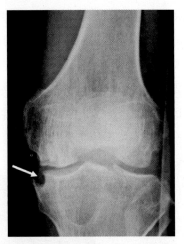

图 2-6-43　关节结核 X 线表现
左侧胫骨内侧髁局限性骨质破坏，
边缘锐利（箭头）

【影像学表现】

1. X 线、CT 表现

（1）滑膜型关节结核　①早期：关节软组织肿胀、密度增高，邻近骨质疏松、关节间隙正常或略增宽。②进展期：关节边缘非承重部位出现不规则的虫蚀状骨质破坏，周围骨质疏松。③晚期：关节软骨及骨性关节面大部分破坏，关节间隙不对称狭窄，可见关节脱位（图 2-6-43）。④愈合期：骨质破坏停止，骨性关节面边缘锐利，可导致关节纤维性强直和关节畸形。

（2）骨型关节结核　在骨骺、干骺端结核的基础上，同时出现关节周围软组织肿胀，关节软骨和骨质破坏，以及关节间隙不对称性狭窄等。

2. MRI 表现

能较清晰显示关节肿胀、滑膜增厚以及关节腔积液，结核性肉芽组织 T_1WI 呈均匀低信号，T_2WI 为等、高混杂信号，关节软骨破坏表现为软骨变薄、不连续、碎裂或大部分消失，T_1WI 信号减低，邻近骨髓出现反应性水肿，表现为 T_1WI 低信号、T_2WI 高信号、抑脂序列 T_2WI 高信号影；晚期关节周围脓肿，呈 T_1WI 低信号，T_2WI 高信号，其内可见斑点状和条索状低信号钙化以及纤维化。增强检查时，关节滑膜、肉芽组织以及脓肿壁可见明显强化。

【诊断与鉴别诊断】

关节结核结合影像学表现可以诊断，需注意下列疾病鉴别：①急性化脓性关节炎：发热，局部红、肿、热、疼痛剧烈。进展快，受累范围广泛，首先侵犯关节承重区，晚期骨性强直。关节结核进展慢，先侵犯关节非承重区，晚期多为纤维强直。②类风湿性关节炎：关节肿胀，关节周围骨质疏松明显，晚期可见肌肉萎缩和关节畸形与关节结核表现相似。但类风湿性关节炎表现为最早累积手足小关节，常对称性侵犯全身多个关节。

（六）脊柱结核

脊柱结核（tuberculosis of spine）是最常见的骨关节结核，以腰椎多见，胸椎、颈椎次之，病变主要累及椎体，并好发于相邻的两个椎体。

【病理与临床】

结核杆菌经血液侵犯椎体，局部渗出和增殖，形成结核性肉芽肿，引起干酪样坏死，导致椎体局限性骨质疏松和骨质破坏。坏死组织穿破骨皮质进入椎旁软组织内或沿筋膜间隙向下流注形成干酪性脓肿，称为冷脓肿。脓肿壁可出现钙化。椎体软骨终板和周围韧带对结核杆菌无屏蔽作用，易造成邻近椎体受累。

临床上起病隐匿，发展缓慢，全身表现为低热、盗汗、食欲不振、消瘦、乏力等，但症状较轻。局部表现为钝痛和叩击痛、活动受限、脊柱后突畸形、椎旁脓肿，如累积脊髓出现肢体感觉、运动障碍或瘫痪等。

【影像学表现】

根据椎体骨质最先破坏的部位，分为椎体结核与附件结核，前者多见，又分为中央型、边缘型和韧带下型。附件结核较少见。

1. X 线、CT 表现　①骨质破坏：中央型多见于胸椎，椎体内骨质破坏，其中有时可见沙粒状死骨；边缘型为椎体的上下缘局部骨质破坏，继而累及椎体和椎间盘；韧带下型表现为椎体前缘骨质破坏，为病变主要在前纵韧带下内蔓延；附件型主要累及附件，可跨越关节突关节。②椎间隙变窄或消失：为软骨板破坏并侵及椎间盘，相邻椎体可相互融合。③脊柱后突畸形：为椎体压缩变为楔形所致。④椎旁脓肿：主要表现为：颈椎脓肿位于咽后壁，侧位上呈弧形前突的软组织影像；胸椎脓肿为椎旁局限性梭形软组织肿胀影；腰椎脓肿为腰大肌轮廓模糊不清或呈弧形突出影。脓肿日久可有钙化（图 2-6-44，图 2-6-45）。⑤CT 表现可较早、较清楚显示较小的骨质破坏和较小的死骨，其骨质破坏、死骨、椎旁脓肿更易显示（图 2-6-46）。

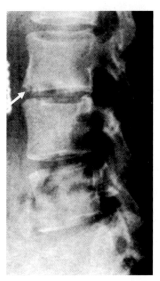

图 2-6-44　脊柱结核 X 线表现
腰椎侧位示椎体下缘局限虫蚀状
破坏（箭头），椎间隙略变窄

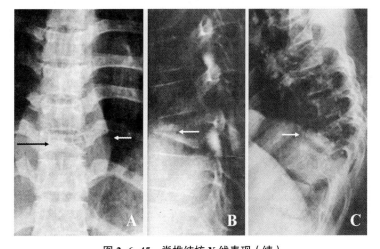

图 2-6-45　脊椎结核 X 线表现（续）
图 A　胸椎正位，椎旁脓肿（白箭头），相邻椎体压缩（黑箭头）；图 B　侧位示同一
椎体呈楔形改变；图 C　病变进展，椎体呈三角形（箭头），脊柱为后突畸形

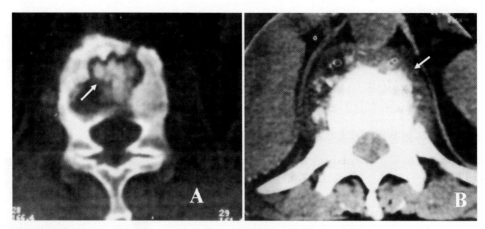

图 2-6-46　脊椎结核 CT 表现
图 A　骨窗，椎体内骨质破坏，边缘锐利，其内见斑点状死骨（箭头）；
图 B　软组织窗，椎旁脓肿形成（箭头）

2. MRI 表现　①椎体骨质破坏 T_1WI 呈低信号，T_2WI 多为混杂高信号；②椎间盘变性坏死时，T_1WI 呈低信号，T_2WI 呈混杂高信号，增强检查呈斑片状强化，晚期出现椎间隙变窄或消失时，T_1WI、T_2WI 均呈低信号；③椎旁软组织影，包括结核肉芽肿和脓肿，T_1WI 多呈低信号，少数呈等信号，T_2WI 呈不均匀混杂高信号，增强检查多呈环状强化；④椎管内改变，可显示椎管内硬膜外和硬膜下脓肿，以及硬膜囊受压脊髓变性水肿，T_2WI 出现异常高信号。

【诊断与鉴别诊断】

影像表现主要有椎体的骨质破坏、椎旁冷脓肿形成、较小死骨、脊柱的变形等，诊断不难。需注意与脊柱转移瘤鉴别，后者表现为溶骨性椎体破坏的同时常伴有附件的破坏、软组织肿块，很少累及椎间盘，椎间隙不变窄，并有原发病灶。

四、骨肿瘤与肿瘤样病变

骨肿瘤（bone tumour）是指起源于构成骨骼的各种组织细胞，异常生长所形成的新生物。分为原发性和继发性骨肿瘤。原发性骨肿瘤包括良性和恶性；继发性骨肿瘤包括恶性肿瘤的骨转移和骨良性肿瘤恶变。肿瘤样病变指影像学、病理、临床表现与骨肿瘤相似，具有骨肿瘤的某些特征的疾病，但不是真正肿瘤。

影像学能清晰地显示肿瘤的部位、大小、邻近骨骼和软组织的改变，还能帮助判断良性或恶性、原发性或转移性，对确定治疗方案和估计预后十分重要。

表 2-6-1　良性骨肿瘤与恶性骨肿瘤的鉴别

	良性骨肿瘤	恶性骨肿瘤
生长情况	缓慢、不侵及邻近组织，无转移	迅速、易侵及邻近组织、器官，有转移
局部骨破坏	膨胀性骨质破坏，界限清楚，边缘锐利 骨皮质变薄	浸润性骨质破坏、界限模糊，边缘不整 骨皮质破坏缺损，可有肿瘤骨
骨膜增生	无（病理骨折时少量，新生骨不被破坏）	有，并可被肿瘤破坏
软组织改变	软组织肿胀	软组织肿块，分界不清

（一）骨软骨瘤

骨软骨瘤（osteochondroma）又称外生骨疣，是常见的良性骨肿瘤。

【病理与临床】

骨软骨瘤分单发和多发，单发多见。多发性常为对称性生长，是常染色体显性遗传病，有遗传性及家族史。多发性者较易恶变。

骨软骨瘤起源于软骨内化骨的骨骼，肿瘤组织包括骨及软骨组织；由骨性基底、软骨帽和纤维包膜三部分构成。骨性基底内为骨小梁和骨髓，外被薄层骨皮质，两者均分别与母体骨的相应部分相连续，其顶端有透明软骨覆盖，形成软骨帽。随着年龄增长，软骨帽可骨化。

多发生于儿童，男性多见。好发于四肢长骨干骺端，下肢多于上肢，尤以膝部周围骨骼多发。单发性早期一般无症状，多为意外发现。肿瘤增大时可有轻度压痛和局部畸形，近关节者可引起活动障碍，或可压迫邻近的神经而引起相应的症状。若肿瘤突然长大或生长迅速，应考虑有恶变的可能。

【影像学表现】

1. X 线、CT 表现　①多位于长骨干骺端邻近骺线处，背向关节生长；②呈骨性肿块突出于长骨，其中有骨松质与骨密质；③肿块外缘与正常骨皮质连续；④顶部为软骨覆盖，随年龄增长可以为不规则钙化（图 2-6-47）。

2. MRI 表现　显示骨软骨瘤内的骨髓与骨干内的骨髓组织相连续，信号一致；其顶端覆盖的软骨帽，T_1WI 呈低信号，T_2WI 呈等信号，T_2WI 脂肪抑制为明显的高信号。由于 MRI 能清楚显示软骨帽，对估计骨软骨瘤是否恶变有一定的帮助，若软骨帽厚度大于 2cm，则提示恶变可能性较大。

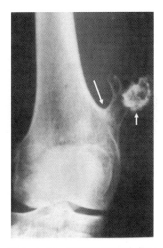

图 2-6-47　骨软骨瘤 X 线表现
股骨远端骨性突起，骨皮质与
骨干相连（长箭头），软骨帽
钙化（短箭头）

【诊断与鉴别诊断】

骨软骨瘤为良性肿瘤，具有良性肿瘤特征，依据影像学表现不难认诊断。需注意鉴别：①骨旁骨瘤：肿瘤来自骨皮质表面，不与母体骨的髓腔相通。②周围型软骨肉瘤：为恶性肿瘤，表现为软骨帽明显增厚，形成软组织肿块，肿块内见不规则点状、环状钙化影；瘤体和骨性基底被破坏，以及骨皮质和髓腔被侵犯。

（二）骨巨细胞瘤

骨巨细胞瘤（giant cell tumor）系起源于骨髓结缔组织的间充质细胞，肿瘤主要由单核基质细胞与多核巨细胞构成，是介于良、恶性肿瘤间的一种较常见特殊类型的骨肿瘤。

【病理与临床】

肿瘤质软而脆，似肉芽组织，易出血。可有囊性变，内含黏液或血液。根据肿瘤细胞分化程度不同，分级为良性、生长活跃与恶变。

好发年龄为 20～40 岁，男女发病率相近，好发于四肢长骨骨端和骨突部，如股骨远端、胫骨近端、肱骨近端与远端。起病缓慢，局部肿胀、压痛和关节活动障碍。病变进展时，疼痛加剧，由间歇性转为持续性。肿瘤增大时可触及坚硬或软硬不一的肿块，表面光滑或有结节状。部分肿瘤压之可有似捏乒乓球样的感觉。局部皮肤可有温度增高、潮红、静脉曲张。

【影像学表现】

1. X线、CT表现 ①长骨端的偏心性、膨胀性、囊性骨质破坏区；②破坏区可有分房型，内可见骨嵴（图2-6-48），也可为溶骨型，为单一破坏区，无骨嵴（图2-6-49）；③肿瘤呈偏侧性膨胀性生长，骨皮质变薄，横向生长大于纵向，并抵达骨性关节面；④易出现病理骨折，伴有出血时形成骨膜增生；⑤当骨质破坏区的包壳不完整，并逐渐形成软组织肿块时，为肿瘤生长活跃的表现；⑥当肿瘤边缘包壳呈筛孔状或虫蚀状破坏、分房的骨嵴残缺紊乱、并有软组织肿块时，则为恶变的表现（图2-6-50）；⑦CT增强肿瘤组织有较明显的强化，囊变区无强化（图2-6-51）。

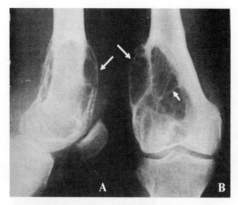

图2-6-48　骨巨细胞瘤X线表现（分房型）
胫骨近端囊状膨胀性骨质破坏，边缘锐利，骨皮质膨胀变薄（长箭头），其内见骨嵴（短箭头）

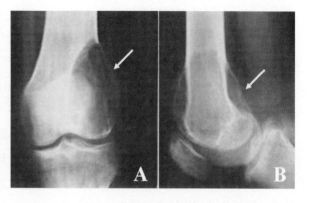

图2-6-49　骨巨细胞瘤X线表现（溶骨型）
股骨远端骨质破坏，骨皮质完整、变薄（箭头）

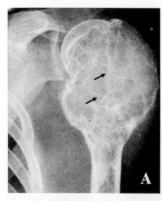

图2-6-50　骨巨细胞瘤X线表现（恶变）
图A　左肱骨上端骨质破坏，其内见完整骨嵴（箭头）；
图B　骨皮质不完整，大部分骨嵴消失、破坏

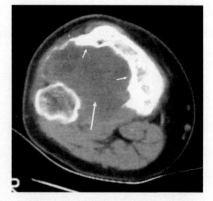

图2-6-51　骨巨细胞瘤CT表现
右侧胫骨近端囊状膨胀性骨质破坏，边缘锐利（短箭头），骨皮质中断，软组织肿胀（长箭头）

2. MRI表现 肿瘤T_1WI多呈低或中等信号强度，T_2WI多为高信号。坏死囊变区T_1WI信号较低，T_2WI呈高信号。肿瘤内出血T_1WI和T_2WI均为高信号。

【诊断与鉴别诊断】

骨巨细胞瘤具有较特征性的影像学表现，诊断不难。但为溶骨型时，需注意与下列病变鉴别：①骨囊肿：好发于儿童和青少年，发生在干骺端，常居干骺端中心，并渐向骨干生长，纵

向扩展为主，膨胀不如骨巨细胞瘤。②动脉瘤样骨囊肿：好发于四肢长骨干骺端和脊柱，常有硬化边，骨壳常完整，CT、MRI 表现为骨破坏区内有多个液 – 液平面，囊壁钙化或骨化。

（三）骨肉瘤

骨肉瘤（osteogenic sarcoma）是常见的原发恶性骨肿瘤，起源于成骨间叶组织，以肿瘤细胞能直接形成肿瘤骨为特征。

【病理与临床】

骨肉瘤开始在骨髓腔内生长，产生不规则骨破坏；肿瘤骨形成；侵入骨膜下则出现平行、层状骨膜增生，并可被肿瘤进一步破坏；当侵入周围软组织时，则形成肿块。由于恶性程度高，进展快，早期可发生远处转移，主要为肺转移。肿瘤内可见多少不等的肿瘤新生骨。

好发于青少年，男性较多见，好发于长骨干骺端。主要临床表现为局部进行性疼痛、软组织肿胀和功能障碍，最初为间歇性隐痛，迅速发展至持续性剧痛，局部皮温常较高。常发生乏力、贫血。实验室检查血清碱性磷酸酶常增高。

【影像学表现】

1. X 线表现　根据肿瘤所含瘤骨量和成分，可分为溶骨型、成骨型和混合型。

（1）溶骨型　以骨质溶解破坏为主，早期呈筛孔样骨质破坏，继而呈虫蚀状、大片状骨质破坏，边界不清（图 2-6-52A）。在骨质破坏和软组织肿块中可见少量、形态不规则肿瘤骨（无正常骨小梁等结构）。骨膜增生易被肿瘤破坏，形成"骨衣三角"，或称 Codman 三角，由肿瘤边缘、骨膜增生、骨皮质构成（图 2-6-53）。

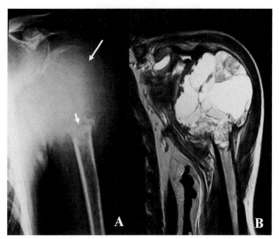

图 2-6-52　骨肉瘤 X 线、MRI 表现（溶骨型）
图 A　X 线平片，肱骨近端片状骨质破坏，边缘模糊（短箭头），周围软组织肿块（长箭头）；图 B　T$_2$WI，大片高信号

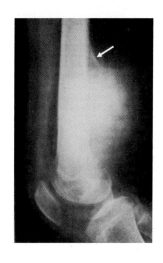

图 2-6-53　骨肉瘤 X 线表现（溶骨型）
股骨下段软组织肿块，骨衣三角形成（箭头）

（2）成骨型　以肿瘤区内成骨为主，呈"象牙"质样、"针状"瘤骨（图 2-6-54），骨膜新生骨较明显，有软组织肿块，在肿块中也有较多肿瘤骨。

（3）混合型　成骨性及溶骨性骨质破坏同时存在、程度相近。可见多种瘤骨形态及各种骨膜反应，同时有软组织肿块存在（图 2-6-55）。

2. CT 表现　可显示病灶和软组织肿块中的少量肿瘤骨、肿瘤内部的出血、坏死，增强扫描肿瘤的非骨化部分明显强化。可见肿瘤包绕或紧邻血管，其间脂肪间隙消失。

3. MRI 表现 肿瘤呈不均匀 T_1WI 低信号、T_2WI 高信号，肿瘤骨呈斑片状 T_1WI 低信号，T_2WI 低信号。瘤内坏死多呈 T_1WI 等、低信号，T_2WI 高信号（图 2-6-52B）。增强扫描，肿瘤常呈边缘快速强化及中心强化较延迟，呈不均匀强化。

【诊断与鉴别诊断】

骨肉瘤以骨质破坏、肿瘤骨形成、骨膜反应、软组织肿块形成，发展迅速，早期可发生血运转移（如肺转移）为特点，因此，早期诊断对预后有较大帮助。主要应注意鉴别：①慢性骨髓炎：髓腔弥漫性密度增高，皮质增厚，骨干增粗，可有死骨，但无肿瘤骨，一般无大块骨质破坏，无软组织肿块。②尤文氏瘤：好发于长骨干，范围广，髓腔呈虫咬状破坏，骨膜反应多呈"葱皮"状。

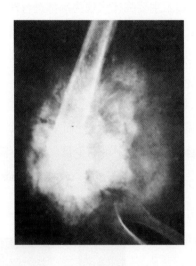

图 2-6-54　骨肉瘤 X 线表现（成骨型）
肱骨远端斑片状密度增高，边缘不清，
呈"象牙"质样，周围软组织肿块

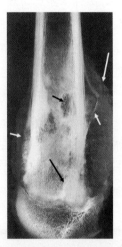

图 2-6-55　骨肉瘤 X 线表现（混合型）
肱骨下段多发骨质破坏区（短黑箭头）、
肿瘤骨（长黑箭头）、骨膜增生（短白
箭头）、软组织肿块（长白箭头）

（四）骨髓瘤

骨髓瘤（myeloma）起源于红骨髓，以骨髓内大量浆细胞润为特征。可单发，称为浆细胞瘤；常为多发，称多发性骨髓瘤。

【病理与临床】

肿瘤由骨髓浆细胞组成，为圆而脆软的实质性肿物，呈深红或深灰色，血管丰富。初期浆细胞在骨髓腔内蔓延，骨外形无异常，后期骨质破坏，并侵入软组织。脊柱为好发部位，其次为肋骨、颅骨、骨盆和股骨。

男性多于女性，临床表现为全身性骨骼疼痛、贫血、血钙升高，尿中查见 Bence Jones 蛋白（本周蛋白），易致病理性骨折。

【影像学表现】

1. X 线、CT 表现 早期可无异常表现，典型者呈穿凿样骨质破坏，边缘无硬化。单发者破坏区周围可见软组织肿块，多发者软组织肿块不明显。发生于脊柱时常为多个椎体同时受累（图 2-6-56），也可一个椎体内单发或多发病灶。椎体因破坏严重可发生压缩性骨折。需注意应避免 CT 增强扫描。

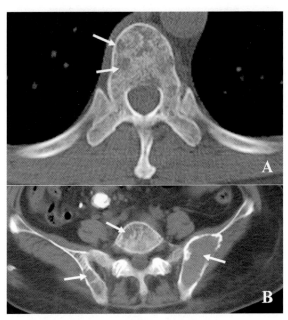

图 2-6-56　多发性骨髓瘤 CT 表现
胸椎、骶椎及髂骨内可见多个骨质破坏区（箭头）

2. MRI 表现　T_1WI 表现为高信号，T_2WI 病灶显示欠清，T_2WI 抑脂序列呈高信号，典型表现为"椒盐样"改变。

【诊断与鉴别诊断】

骨髓瘤以骨骼疼痛、贫血、血钙升高，尿中查见本周蛋白，较广泛骨质破坏为特征，诊断不难，需注意与骨转移瘤鉴别。

（五）骨转移瘤

骨转移瘤（skeletal metastasis）是指骨外其他组织、器官的恶性肿瘤直接或经血行、淋巴侵蚀骨骼而发病。各部位的恶性肿瘤均可发生骨转移，常见于前列腺癌、甲状腺癌、肾癌、乳腺癌及肺癌等。

【病理与临床】

骨转移瘤包括溶骨性，成骨性或混合性三种，以溶骨性最多见。骨转移瘤以多发多见，也可单发。前列腺癌、膀胱癌等以成骨性转移为主。

骨转移瘤常发生于中老年人，以多发为主，也可单发，好发部位以脊柱、骨盆、肋骨多见，其次是股骨、肱骨、肩胛骨、颅骨等，膝关节和肘关节以下的骨质很少被累及。主要临床表现为疼痛，早期为间歇性疼痛，晚期多为持续性，夜间加重。可出现肿块、病理骨折和压迫症状，可有贫血及恶病质表现。成骨性转移者碱性磷酸酶增高；溶骨性转移者血清钙、磷增高。

【影像学表现】

1. X 线、CT 表现　①溶骨型：表现为骨松质中多发或单发小的虫蚀状骨质破坏，可融合成大片状溶骨性骨质破坏区（图 2-6-57，图 2-6-58），一般无骨膜增生。常并发病理性骨折。②成骨型：表现为圆形、类圆形、云絮状或不规则致密影，其内缺乏正常骨结构，弥漫性病灶可使骨皮质增厚（图 2-6-59）。③混合型：溶骨与成骨同时混合存在。

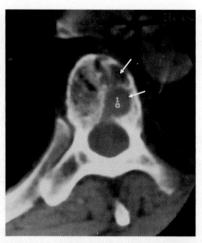

图 2-6-57　骨转移瘤 CT 表现（溶骨型）
胸椎椎体内多发类圆形骨质破坏（箭头），边缘锐利

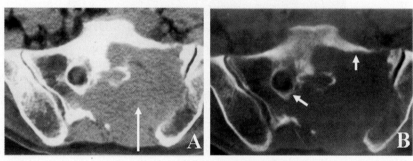

图 2-6-58　骨转移瘤 CT 表现（溶骨型）
图 A　软组织窗，骶骨内大片骨质破坏区，软组织肿块（箭头）；
图 B　骨窗，骨质破坏边界不规则（箭头）

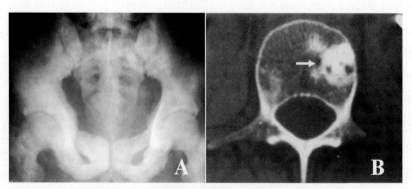

图 2-6-59　骨转移瘤 X 线与 CT 表现（成骨型）
图 A　X 线平片，骨盆多骨弥漫性多发圆形、类圆形、不规则密度增高影，骨小梁
增粗、其内结构紊乱；图 B　CT 扫描，椎体内成骨转移，呈团状致密影（箭头）

2. MRI 表现　大多数溶骨型转移瘤 T_1WI 呈低信号（图 2-6-60），T_2WI 呈混杂信号，内有程度不同的高信号，增强扫描明显强化，软组织肿块多见。T_2WI 脂肪抑制除显示高信号肿瘤外，还可显示瘤周水肿带。多数成骨型转移 T_1WI 和 T_2WI 均呈低信号。

【诊断与鉴别诊断】

　　转移瘤多有原发病灶，常为多发，若是首先发现的病灶，需注意与骨髓瘤鉴别：后者为原发骨肿瘤，常多发，病灶大小较一致，呈穿凿样骨质破坏，常伴有明显的全身性骨质疏松。患者血清球蛋白增高，骨髓穿刺可见骨髓瘤细胞，尿中见本周蛋白。

（六）骨囊肿

骨囊肿（benign bone cyst）为单发性的骨肿瘤样病变，发病原因不明。

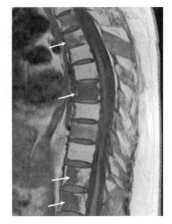

图 2-6-60　骨转移瘤 MRI 表现（溶骨型）
T_1WI，多个胸椎椎体呈低信号，
为转移性骨质破坏

【病理与临床】

囊肿为骨内囊腔，圆形或长圆形，内衬一层纤维包膜，囊内含浅黄色液体，边缘有整齐的骨壁，有骨嵴向囊肿伸入，呈灰白色，囊壁为薄层骨质，随长骨纵向生长。

好发于青少年，男性多见。好发于长管状骨干骺端，如肱骨近端。一般无症状或仅有隐痛并在运动后酸痛，多因病理性骨折后被发现。

【影像学表现】

1. X 线表现　①骨干或干骺端中心区的圆形、卵圆形、纵向生长的透明区，不跨越骺板；②骨皮质变薄。囊肿内多为单房，无明显骨嵴，少数可呈多房（图 2-6-61）；③易致病理骨折，骨折后可见少量骨膜新生骨，骨折片可陷入囊肿内。

2. CT 表现　囊肿内呈均匀一致的水样密度，若囊内有出血则 CT 值可较高。增强扫描囊内无强化。

3. MRI 表现　囊内容物的信号常与水的信号一致，即 T_1WI 为低信号，T_2WI 为明显的高信号。若病理骨折合并囊内出血，则 T_1WI 和 T_2WI 均为高信号，并见液 - 液平面。增强扫描，囊壁和分隔可见强化。

【诊断与鉴别诊断】

骨囊肿为肿瘤样病变，具有良性病变的特征，较易诊断。需注意与溶骨型巨细胞瘤、骨纤维异常增殖症鉴别，后者儿童多见，好发于股骨粗隆间，膨胀轻微，病变的范围大，髓腔内可呈多弧状改变，其特征性表现为破坏区呈磨玻璃样改变。

五、股骨头缺血性坏死

股骨头缺血性坏死（ischemic necrosis of femoral head）是指在无菌的状态下，由于血供不足或中断，股骨头发生坏死。多由于创伤、皮质激素治疗和酗酒等因素所致。

【病理与临床】

股骨头易发生缺血坏死，与其解剖结构与血供有关。圆韧带动脉仅供应股骨头紧邻小凹部位，其余部分和股骨颈由旋股内、外动脉供血，无骨膜下动脉，因此易出现血供障碍而发生骨细胞变性、坏死，周围软组织充血、水肿、渗出，淋巴细胞

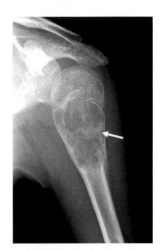

图 2-6-61　骨囊肿 X 线表现
肱骨近端囊状膨胀性骨破坏，
长轴与骨干长轴平行，
其内可见分隔（箭头）

和浆细胞浸润的病理改变。随后出现修复反应，坏死的骨组织被肉芽组织清除代替，周围出现成骨活动。进而发生股骨头塌陷变形，关节间隙改变，髋关节半脱位、畸形，髋关节退行性骨关节病。

本病好发于 30 ～ 60 岁男性，多为单侧性病变，继而可累及双侧。早期症状轻微，逐渐出现髋部疼痛、压痛、活动受限、跛行及"4"字试验阳性。晚期，关节活动受限、疼痛加重，同时可有肌肉萎缩、肢体短缩、畸形等。成人股骨头缺血坏死其发病率远远超过儿童股骨头骨骺缺血坏死。

【影像学表现】

1. X 线表现　①早期：股骨头骨质、髋关节间隙无异常，仅示坏死区密度相对增高；②中期：股骨头内出现斑片状增生硬化、骨质吸收带或囊变，股骨头皮质下骨折，出现新月状透亮影，称为"新月征"；③晚期：股骨头变形变扁、增生硬化与囊变同时存在，大块骨碎裂、塌陷，关节间隙变窄（图 2-6-62）。

2. CT 表现　能够清晰显示骨小梁变模糊、呈磨玻璃样改变，局限性骨质疏松、囊变，周围密度增高，股骨头塌陷及股骨头变扁（图 2-6-63）。

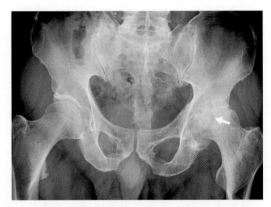

图 2-6-62　股骨头缺血性坏死 X 线表现
左侧股骨头变形、密度增高，其内有囊变（箭头）

3. MRI 表现　股骨头前上部边缘的异常条带影，T_1WI 为低信号、T_2WI 呈低信号或内高外低两条并行信号带。早期骨髓呈正常信号，晚期骨髓则呈低信号，提示骨髓脂肪被纤维增生组织或骨质增生硬化替代。

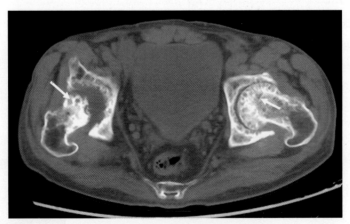

图 2-6-63　股骨头缺血性坏死 CT 表现
双侧股骨头变扁，其内结构紊乱、密度不均、
内有囊变（箭头），周围局限性骨密度增高

【诊断与鉴别诊断】

影像学具有骨质囊变或死骨、股骨头变形，诊断不难。需注意与退行性骨关节病鉴别，后者表现为关节间隙狭窄，骨质增生和关节面下囊变显著，老年患者多见。

六、退行性骨关节病

退行性骨关节病（degenerative osteoarthropathy）是关节软骨退化变性或损伤后所引起的一种关节病变。临床极为常见，好发于活动度较大的承重关节。分为原发性和继发性两类，其中原发性多见于 40 岁以上的中老年人，因机体新陈代谢功能减退导致关节软骨退化变性；而继发性则可见于较年轻患者，多有较明确的原发病史，如关节外伤、畸形或感染等，造成关节软骨退变。

【病理与临床】

主要病理改变为早期的关节软骨退化变性，进而出现关节囊、韧带附着处骨质增生硬化、骨赘形成和韧带钙化，关节间隙变窄；另外，还可出现软骨剥脱、骨赘碎裂形成游离体，甚至造成关节对应关系的紊乱等改变。

临床主要表现为相应关节疼痛不适，活动时加重，重症者可出现关节畸形、功能受限等。

【影像学表现】

1. X 线、CT 表现　①关节间隙不对称狭窄；②骨性关节面硬化，关节骨端边缘骨赘形成；③关节面下囊肿或假囊肿形成；④少数可见软骨剥脱、骨赘碎裂形成游离体；⑤严重者甚至出现关节对应关系的紊乱畸形（图 2-6-64）。

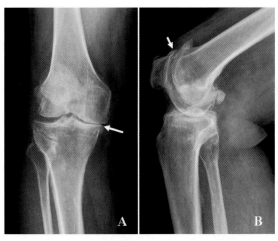

图 2-6-64　膝关节退行性变 X 线表现

膝关节内侧关节面不光整，骨端可见骨质增生硬化，关节间隙不对称狭窄（长箭头），髌骨上缘韧带钙化（短箭头）

2. MRI 表现　可显示早期关节软骨的退行性变，表现为不同程度的软骨关节面毛糙、不均匀变薄以及局灶性信号的减低，甚至出现局部的中断或缺损等改变。

【诊断与鉴别诊断】

本病临床表现以及影像学表现都具有一定的特征性，诊断不难。需注意与下列疾病鉴别：①类风湿性关节炎：病变多发，两侧对称性发病，好发于手足小关节，周围软组织肿胀，关节面下小囊变或骨质疏松，并可形成关节强直，结合类风湿因子阳性可资鉴别。②痛风性关节炎：累及手足小关节，但骨质边缘呈穿凿性骨破坏，结合临床发作性疼痛，血尿酸增高可予鉴别。

七、脊柱病变

（一）脊柱外伤

脊柱外伤常见脊柱骨折和脱位。多因车祸、运动、高空坠落或重物砸落等间接传导暴力或直接暴力所致。由于脊柱结构的特点，易累及脊髓引起相应神经功能障碍。大多数脊柱外伤好发于活动度较大的部位，如寰枢椎和胸腰段椎体，且以单个椎体多见。

【病理与临床】

脊柱骨折包括椎体及其附件的骨折，以及所包含的椎管、硬膜囊、神经、脊髓、椎间盘、韧带的损伤等。主要依靠 X 线、CT 检查以明显椎体及其附件的骨折、移位情况，同时，脊柱的骨折大多可伤及脊髓，因此对脊髓损伤评估应进行 MRI 检查。

临床上主要表现为局部疼痛，活动功能障碍，部分出现相应脊髓神经损伤的并发症，甚至还可出现脊柱后突畸形等。脊柱外伤多由纵向暴力作用于椎体的间接应力造成，因而受伤时脊柱所处的状态不同决定了损伤的部位和类型的不同。

【影像学表现】

1. X 线、CT 表现　影像学诊断可参照以下脊柱三柱分类法：椎体和椎间盘的前 2/3 属前柱，后 1/3 属中柱，后柱包括椎弓、黄韧带、棘间韧带及椎管内结构（图 2-6-65）。

根据三柱划分，脊柱骨折可分为六型（参照 Mc Afee and Magerl 分类法）：

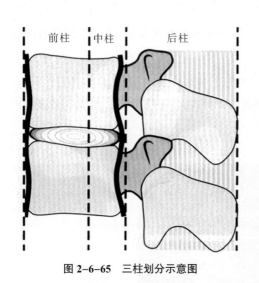

图 2-6-65　三柱划分示意图

（1）挤压骨折（impacted compression fracture）或称楔形骨折（wedge fracture）　此型仅限于前柱骨折。椎体压缩呈楔形，为通常所称的单纯性压缩性骨折（图 2-6-66）。

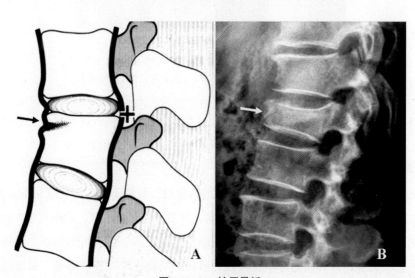

图 2-6-66　挤压骨折
图 A　示意图；图 B　X 线平片，第 1 腰椎压缩骨折（箭头）

（2）不完全爆裂骨折（incomplete bursting fracture）　此型骨折累及脊柱前柱和中柱，脊柱的后柱不受影响，因而仍保留了脊柱的稳定性，但破碎的椎体与椎间盘可以突入椎管内，损伤脊髓而产生神经症状（图2-6-67）。

（3）完全爆裂骨折（complete bursting fracture）　此型骨折使前、中、后三柱同时受累，为不稳定骨折，出现创伤后脊柱后突和进行性神经症状（图2-6-68）。

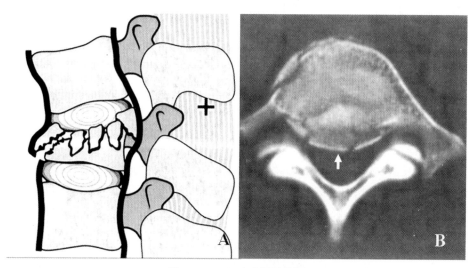

图2-6-67　不完全爆裂骨折
图A　示意图；图B　CT横断像，椎体爆裂骨折，
椎体后缘挤入椎管内，骨性椎管狭窄

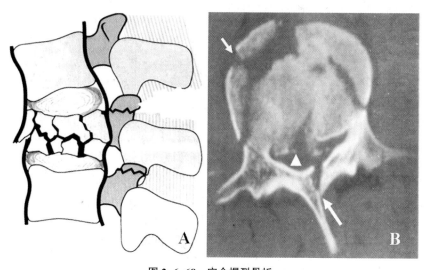

图2-6-68　完全爆裂骨折
图A　示意图；图B　CT横断像，椎体内多条骨折线（短箭头），椎板骨折
（长箭头），椎体后缘骨折并挤入椎管（箭头），骨性椎管变形、狭窄

（4）机遇骨折（chance fracture）　或称安全带型骨折。此型骨折亦同时累及前、中、后三柱，为椎体水平撕裂性损伤。为脊柱过度屈曲时所受暴力的后果，这种骨折也是不稳定性骨折，临床上比较少见（图2-6-69A）。

（5）屈曲-分离损伤（flexion-distraction injury）　此类骨折是潜在性不稳定型骨折，原因是黄韧带，棘间韧带和棘上韧带都有撕裂（图2-6-69B）。

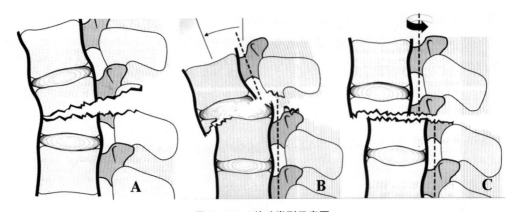

图 2-6-69   特殊类型示意图

图 A   机遇骨折；图 B   屈曲分离型；图 C   传输骨折

（6）传输骨折（translation injury）   又名移动性损伤。如车祸时暴力直接来自背部后方的撞击，或弯腰工作时，重物高空坠落直接打击背部，损伤平面通常通过椎间盘、同时还有旋转力量的参与，因此脱位程度重于骨折。这类损伤极为严重，脊髓损伤亦难免，预后较差（图2-6-69C）。与前一类型骨折临床均较少见。

2. MRI 表现   在观察椎体挫伤、椎间盘突出、韧带撕裂、椎管内血肿、脊髓受压以及挫裂伤等方面具有明显优势。①椎体挫伤和骨折：所引起的水肿、出血表现为椎体内长 T1 长 T2 信号影（图 2-6-70）。②椎间盘突出和变性：矢状面 T_2WI 显示清晰，可见脊膜囊和脊髓可受压、移位，晚期表现为椎间盘退变 T_2WI 上信号减低。③脊柱周围韧带损伤或断裂：周围韧带连续性低信号影中断，因水肿、出血 T_2WI 抑脂序列呈不同程度的高信号影。④脊髓受压和损伤：突入椎管的游离骨碎片可压迫和损伤脊髓，T_2WI 抑脂序列呈不同程度的高信号影，严重时可出现脊髓断裂，神经根以及硬膜囊撕裂影。

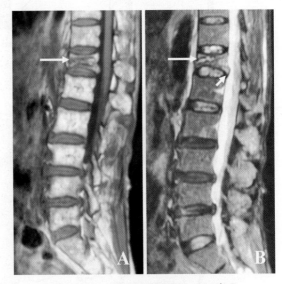

图 2-6-70   椎体压缩性骨折 MRI 表现

图 A   矢状位 T_1WI，胸 12 椎体压缩，椎体内低信号（长箭头）；图 B T_2WI，椎体内高信号（长箭头），椎体后缘突入椎管，硬膜囊受压（短箭头），后方的脊髓无受压移位

【诊断与鉴别诊断】

脊柱外伤多有明确外伤史，结合影像学改变，诊断不难。主要与脊椎结核、脊椎肿瘤等病变所导致的椎体压缩性改变鉴别，后两者均无明确的外伤史，常见于多个椎体，伴骨质疏松或骨质破坏，椎间隙可出现变窄或消失，还可见椎旁脓肿或软组织肿块等。

（二）脊柱退行性变

脊柱退行性变（degenerative spinal diseases）是椎间盘和椎小关节的关节软骨退行改变并累及椎体和椎旁韧带所引起的一种病变。临床常见，好发于活动度较大的中下段颈椎和下腰椎。主要包括椎间盘膨出、突出、脱出、许氏结节（软骨结节形成）、椎小关节退变、附属各韧带的增厚、钙化、骨性椎管狭窄等。

【病理与临床】

脊柱最先发生退变的是椎间盘，由于髓核脱水并纤维化，同时纤维环变性出现环状或放射状裂隙，导致椎间盘突出，椎间隙狭窄；椎体软骨板变性后引起软骨板下骨质增生硬化，甚至骨赘形成。另外，由于椎间盘退变负重力降低，使椎小关节发生退变以及脊柱周围韧带发生钙化或骨化等改变，并可继发椎间孔和椎管狭窄，或可致退变性椎体滑脱。

临床主要表现为脊柱相应部位僵硬、疼痛和脊髓、神经根和血管受压所引起的症状和体征。

【影像学表现】

1. X 线表现　①正位：可见椎小关节的骨质增生变尖、硬化、可伴有脊柱侧弯；②侧位：脊柱曲度变直或反弓、椎体滑脱、椎体前后缘骨质增生、硬化，甚至骨赘、骨桥的形成，椎间隙变窄，周围韧带钙化（图 2-6-71）；③斜位：可显示椎间孔变窄。

2. CT 表现　能全面反映椎间盘、椎体及椎小关节、各韧带、骨性椎管的退变类型，以及硬膜囊和神经根的受压情况等（图 2-6-72）。

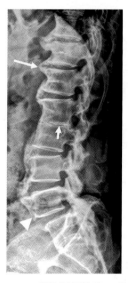

图 2-6-71　脊柱退行性变 X 线表现
胸 12、腰 1 椎体前缘骨桥形成（长箭头），腰 2、3 椎间隙显著变窄（短箭头），腰 5 椎体向前 I 度滑脱（箭头）

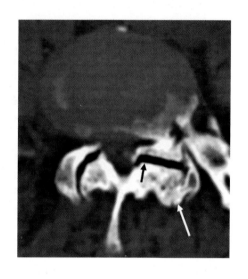

图 2-6-72　腰椎退行性变 CT 表现
关节突关节间隙增宽，内见"真空征"（黑箭头），骨质增生变尖、硬化并形成骨赘（白箭头）

（1）椎间盘膨出　为髓核变性，纤维环膨胀所致，常见于老年性病变，表现为椎间盘均匀地向周围膨隆，超出椎体的外缘，后缘向前微凹与相邻椎体形态基本保持一致，也可呈平直或呈轻度均匀外凸的弧形影（图 2-6-73A）。

（2）椎间盘突出　指在椎间盘退行性变的基础上，因急性外伤或长期反复慢性损伤等，导致椎间盘的髓核经纤维环破裂处向外突出到椎间盘的边缘，压迫脊膜囊和神经根。好发于活动度较大的下腰段，其次为下颈段，胸椎间盘较少见。表现为椎间盘向正后或侧后方呈局限性突出的弧形软组织密度影，基底较宽，边缘光滑，硬膜囊受压变形（图 2-6-73C）。

（3）椎间盘脱出　在椎间盘突出基础上，髓核物质疝出到椎间盘外，形成椎间盘碎块，可在椎管内上下游离，表现为椎管内椎间隙上下缘的软组织碎片影，常导致硬膜囊或神经根的明显受压（图 2-6-74A）。

（4）许氏结节（Schmorl's node） 为椎体内软骨结节，是椎间盘脱出的特殊类型，即软骨板断裂，椎间盘疝入到椎体内致骨小梁增粗，局部骨质吸收。表现为椎体内类圆形低密度灶，常高于椎间盘密度，病灶边缘硬化（图 2-6-74C），若发生于椎体后份可致骨性椎狭窄。

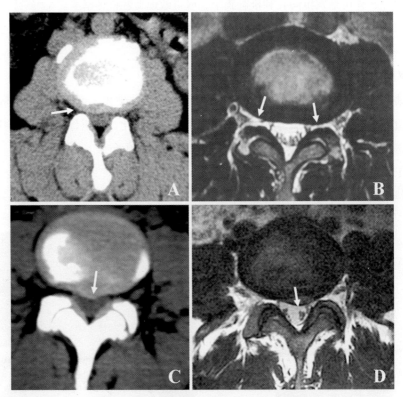

图 2-6-73 椎间盘膨、突出 CT 与 MRI 表现
图 A CT 轴位；图 B T₂WI 轴位，椎间盘向后膨出（箭头），硬膜囊受压；
图 C CT 轴面；图 D T₂WI 轴位，椎间盘向后突出（箭头），硬膜囊受压

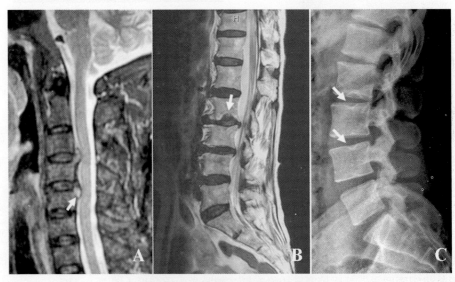

图 2-6-74 椎间盘脱出及许氏结节
图 A T₂WI，椎间盘碎块向后脱出（箭头），硬膜囊受压；图 B T₁WI，
椎体内许氏结节形成（箭头）；图 C X 线平片，许氏结节形成（箭头）

（5）小关节退变　包括关节软骨溶解软化所致的关节间隙变窄、关节内真空征、关节绞锁（常合并椎体滑脱）。

（6）骨性椎管狭窄　主要指后纵韧带钙化或骨化、黄韧带增厚（超过5mm）、钙化、椎体后缘的骨质增生所致骨赘形成等原因，使骨性椎管矢状径（椎体后缘与椎板联合间的距离）颈椎小于11mm、腰椎小于12mm，即为骨性椎管狭窄，常导致硬膜囊或神经根受压。

3. MRI表现　可直观显示椎间盘变性以及各型椎间盘退变征象，其表现与CT相同（图2-6-73B、D，图2-6-74A、B），常通过矢状位显示椎间盘变性及压迫硬膜囊情况。

【诊断与鉴别诊断】

本病在临床表现以及影像学表现具有一定的特征性，诊断不难，但有时不典型的椎间盘突出症需与椎管内硬膜外肿瘤鉴别，后者无论从肿块的部位还是形态多与椎间盘突出不同，且与椎间盘无联系，常伴有邻近椎体的骨质破坏、椎管或椎间孔扩大，增强扫描多有强化。

（三）脊椎血管瘤

脊柱肿瘤指发生于脊椎骨及椎管内硬膜外附属组织的新生物，包括原发性肿瘤、继发性肿瘤和肿瘤样病变。其中良性肿瘤常见有脊椎血管瘤、骨巨细胞瘤和骨软骨瘤等，恶性肿瘤有转移瘤、骨髓瘤和脊索瘤等，肿瘤样病变较少见，包括嗜酸性肉芽肿和动脉瘤样骨囊肿等。

脊椎血管瘤（hemangioma）是指起源于脊椎骨内且分布于增粗的骨小梁和脂肪组织间的瘤样增生的血管组织。按组织学上分为海绵状血管型、毛细血管型、静脉血管型和混合血管型。

【病理与临床】

主要病理变化为低压力、薄壁、慢血流的血管组织掺杂于椎体的骨小梁间，造成病变区骨小梁吸收，周边或纵向的骨小梁反应性增粗。根据骨皮质的完整性分为非侵袭性血管瘤和侵袭性血管瘤。

好发于任何年龄，尤其以中年以后女性居多，胸椎常见。一般无明显临床症状，多为偶然发现。极少数可表现为侵袭性生长，突破骨皮质形成周围软组织肿块。可致椎体压缩性骨折，产生相应脊髓受压症状。

【影像学表现】

1. X线表现　典型表现为椎体破坏呈栅栏状或蜂窝状改变，即椎体溶骨性破坏的低密度病灶中见垂直或网状增粗的高密度骨小梁（图2-6-75A）。非侵袭性血管瘤椎体外形和椎间隙正常；侵袭性血管瘤可见椎体膨胀性改变，甚或出现椎体压缩变扁和椎旁软组织肿块，椎间隙变窄。

2. CT表现　为椎体骨质吸收区内多发点状的高密度影，呈"圆点花布"或"栅栏状"改变（图2-6-76A），即椎体溶骨性破坏的低密度病灶中见增粗骨小梁的横断面影。非侵袭性血管瘤椎体骨皮质完整，病变区边界较清晰，密度较低含脂肪基质，无椎旁软组织肿块；侵袭性血管瘤椎体骨皮质吸收中断或压缩性骨折，常累及整个椎体或椎弓，病变区边界欠清呈软组织密度，可伴有椎旁软组织肿块或脊髓受压等改变。

3. MRI表现　非侵袭性血管瘤椎体病变区T_1WI、T_2WI均表现为高信号，增粗的骨小梁呈低信号（图2-6-75B、C，图2-6-76B）；侵袭性血管瘤椎体病变区T_1WI呈稍低信号，T_2WI呈稍高信号，增强检查呈明显强化。

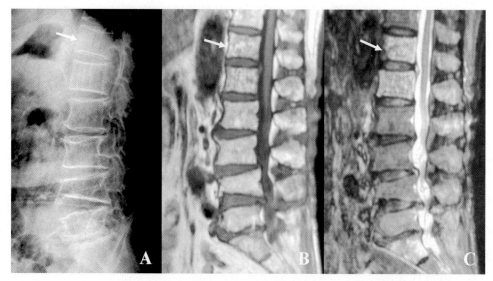

图 2-6-75　椎体血管瘤
图 A　X 线平片，胸 12、腰 1 椎体内，见多发垂直条纹状的高密度粗大骨小梁影，呈"栅栏"样改变（箭头）；图 B　T_1WI；图 C　T_2WI，椎体内呈点状高信号灶（箭头）

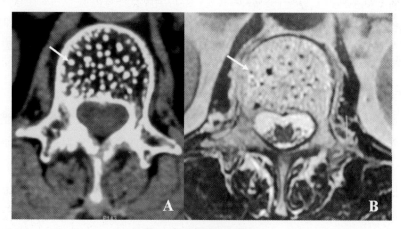

图 2-6-76　椎体血管瘤
图 A　CT 断面示椎体内多发点状的高密度影，呈"圆点花布"样改变（箭头）；图 B　T_2WI，椎体内粗大的骨小梁呈低信号（箭头）

【诊断与鉴别诊断】

椎体血管瘤非侵袭性占绝大多数，本病多无临床症状，同时影像学表现上具有典型表现，诊断不难。

第五节　阅片实践

病例一

患者，男，46 岁，腰部疼痛伴左下肢放射性麻木 1 周。无发热、咳嗽、咳痰等明显呼吸系统症状，骨科门诊就诊，临床初诊为腰椎间盘突出症，行 $L_3 \sim S_1$ 椎间盘 CT 扫描（图 2-6-77）。

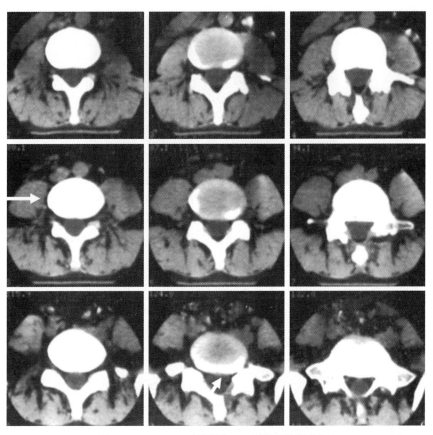

图 2-6-77　L₃ ~ S₁ 椎间盘 CT 扫描（软组织窗）

CT 所见：软组织窗示 L_5 ~ S_1 椎间向左后轻度突出（图 2-6-77，短箭头），硬膜囊略有受压，L_4 椎体形态及大小未见异常（图 2-6-77，长箭头），周围无软组织异常改变。但骨窗示 L_4 椎体内多个云絮状致密影（图 2-6-78，箭头），骨皮质完整光滑锐利。

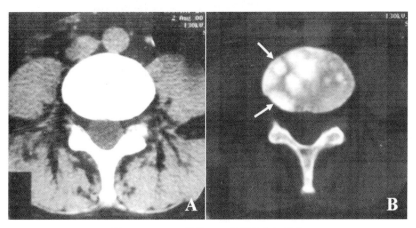

图 2-6-78　L₄ 椎体 CT 软组织窗与骨窗

CT 诊断意见：提示骨转移瘤可能。

为寻找原发灶，需做全身检查，首先应排除肺内病变，建议行胸部 CT 扫描，发现右肺门区肿块，遂行胸部增强扫描（图 2-6-79）。

胸部 CT 所见：右肺门上区较大肿块，呈浅分叶，边界较清，并向纵隔内生长，与相邻组织无分界，增强后肿块边缘强化（图 2-6-79，箭头），为右肺门上区中心型肺癌。

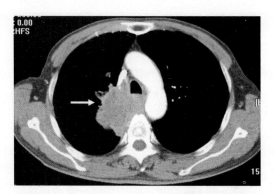

图 2-6-79　胸部 CT（纵隔窗）

结合腰椎与胸部 CT 检查诊断：右肺门上区中心型肺癌伴腰椎成骨性转移。

讨论：椎体内成骨型转移大多无明显症状，往往以其他疾病（如腰椎间盘突出症）或体检时发现，CT 扫描椎体形态大小均可无异常，亦无软组织肿块表现，应特别注意常规骨窗观察，以免漏诊。

病例二

患者，女，72 岁。跌倒伴胸背部疼痛两天。既往有反复胸背部疼痛不适病史。体检：胸腰段活动轻度受限，有压痛、叩击痛，双下肢活动无明显受限、感觉无异常。实验室检查无明显异常。行胸腰椎正侧位片（图 2-6-80）、CT 检查（图 2-6-81）与 MRI 检查（图 2-6-82）。

X 线所见：显示胸腰段后突畸形，胸腰段所示椎体可见骨质增生变尖、硬化，胸 11 椎体压缩楔形改变（图 2-6-80，箭头），胸 10、11 椎间隙变窄。

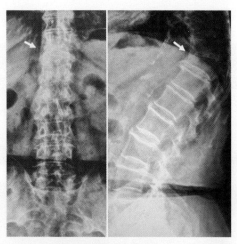

图 2-6-80　胸腰椎正侧位

X 线诊断：胸腰椎退行性变，并胸 11 椎体压缩性改变。

CT 所见：胸 11 椎体形态不规则，可见骨质增生硬化以及许莫氏结节，前缘骨皮质部分中断（图 2-6-81，箭头），周围软组织未见明显肿胀。

CT 诊断：胸椎退行性变，胸 11 椎体压缩骨折。

MRI 所见：矢状位显示胸 10、11 椎体轻度变扁，T_1WI 呈低信号（图 2-6-82A，箭头），

T_2WI 呈中低信号（图 2-6-82B，箭头），T_2WI 抑脂序列呈高信号（图 2-6-82C，箭头），椎间盘变薄。

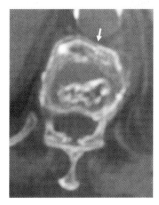

图 2-6-81　胸 11CT 横断面（骨窗）

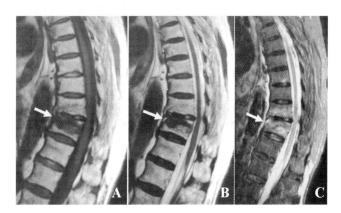

图 2-6-82　胸腰椎 MRI 表现

MRI 诊断：胸 10、11 椎体及椎间盘退行性变，并胸 10、11 椎体骨折。

讨论：①该病例为老年人，临床有外伤病史，既往有反复胸背部疼痛不适。②影像检查中平片显示胸腰段后突，部分椎体骨质增生硬化，且胸 11 椎体楔形变，进一步 CT 检查显示胸 11 椎体形态不规则，并可见许莫氏结节以及前缘骨皮质部分中断，尤其 MRI 检查见胸 10、11 椎间隙变扁，T_2WI 信号减低，胸 10、11 椎体骨质增生硬化，在低信号周围骨髓 T_2WI 抑脂序列呈高信号水肿影。以上均提示在胸 10、11 椎体及椎间盘退行性变的基础上合并有胸 10、11 椎体骨挫伤改变。

学习拓展

腰椎间盘突出症是髓核经纤维环向周围组织突出，常伴有髓核和纤维环的变性，属中医"腰腿痛""痹证"等病范畴。根据 1994 年发布的《中医病证诊断疗效标准》此病可分为气滞血瘀证、风寒湿滞证、湿热痰滞证和肝肾亏虚证。

X 线、CT 和 MRI 在腰椎间盘突出症的诊断上各有优势。有研究发现，气滞血瘀证的表现主要为椎体生理曲度改变，椎间隙前窄后宽，椎体后缘骨赘形成，椎间盘突出以偏侧型突出为主，突出程度较重；风寒湿滞证主要表现为椎体序列变直，椎间隙前窄后宽，椎体后缘增生，椎间盘突出以中央型为主，常伴有纤维环膨出，小关节增生、失稳及椎间孔狭窄；湿热痰滞证主要表现为椎间隙变窄，椎体后缘骨质增生，多伴椎体滑脱，椎间盘突出类型明显差异，常伴髓核钙化，纤维环膨出，椎间孔变窄，小关节增生、错位；肝肾亏虚证则主要表现为腰椎侧弯，椎间隙变窄伴椎体滑脱，多伴骨质疏松或增生，突出的椎间盘钙化或骨化，绝大多数伴纤维环膨出，小关节增生、错位。其中，血瘀证在椎间盘突出症中发生率最高，寒湿证次之，湿热证发病率最低，且气滞血瘀证多伴外伤史。

学习小结

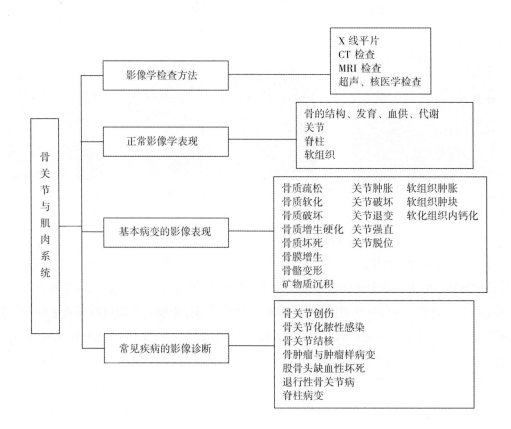

骨关节与肌肉系统

影像学检查方法
- X 线平片
- CT 检查
- MRI 检查
- 超声、核医学检查

正常影像学表现
- 骨的结构、发育、血供、代谢
- 关节
- 脊柱
- 软组织

基本病变的影像表现
- 骨质疏松　　关节肿胀　　软组织肿胀
- 骨质软化　　关节破坏　　软组织肿块
- 骨质破坏　　关节退变　　软化组织内钙化
- 骨质增生硬化　关节强直
- 骨质坏死　　关节脱位
- 骨膜增生
- 骨骼变形
- 矿物质沉积

常见疾病的影像诊断
- 骨关节创伤
- 骨关节化脓性感染
- 骨关节结核
- 骨肿瘤与肿瘤样病变
- 股骨头缺血性坏死
- 退行性骨关节病
- 脊柱病变

第七章　中枢神经系统

中枢神经系统的影像检查内容主要包括颅脑和脊髓，常用 X 线、CT、MRI 和 DSA 影像检查方法，能对疾病做出定位、定量及定性诊断。

第一节　颅　脑

一、影像学检查方法

（一）X 线检查

主要为头颅 X 线平片，常规摄头颅正侧位片，对观察头颅骨性结构及颅内钙化有一定价值，但对颅内病变及颅骨的细微结构不能显示，由于 CT 及 MRI 的广泛应用，目前已较少使用。

（二）CT 检查

颅脑 CT 检查为断层成像，具有较高的密度分辨率，已成为颅脑疾病的首选检查方法，适用于各种颅脑疾病的检查。

1. 平扫　以听眦线或听眶线为基线向上扫描，扫描范围自颅底至颅顶。颅底检查需用薄层扫描，脑垂体检查多采用冠状位扫描。

2. 增强扫描　是经静脉注射含碘的对比剂后进行 CT 扫描，有利于病变显示。正常脑组织有血脑屏障，对比剂无法通过，因此，正常脑组织无强化表现；没有血脑屏障的组织结构，如垂体、脉络丛等则有强化；当病灶破坏血脑屏障时，可有强化表现。

3. CT 血管成像（CT angiography，CTA）　主要用于脑血管性疾病、血管与周围组织或病灶间关系的检查。但对小血管、动静脉连续动态显示有一定限制，其诊断准确性、空间分辨率及时间分辨率不如 DSA。

4. CT 灌注成像（CT perfusion imaging）　是 CT 功能成像技术，静脉注射碘对比剂后，动态 CT 扫描局部或全脑，测定脑组织血流灌注量。可以更直接地反映病变组织的循环规律，更精确计算病变组织的灌注量和描绘灌注曲线，主要用于急性或超急性期脑局部缺血的诊断、脑梗死及缺血的判断，对肿瘤良恶性的鉴别亦有较大帮助。

（三）MRI 检查

1. 平扫　常规采用横断面成像，依据病变选择冠状位或矢状位成像。常用序列包括 SE-T_1WI、FSE-T_2WI 以及 FLAIR 的水抑制技术。此外，当疑有急性梗死、炎症或肿瘤等病变时，可进行 MR 弥散加权成像（MR diffusion weighted imaging，DWI），以了解水分子的弥散情况。

磁共振常规平扫广泛用于颅脑各种疾病的检查，是目前最有价值的检查方法之一。

2. 增强扫描　静脉团注顺磁性对比剂钆喷替酸葡甲胺（常用 Gd-DTPA）后行 SE 序列 T_1WI 扫描，缩短 T_1 时间有利于小病灶的检出，了解血供情况，对病变的鉴别与定性有较大帮助。

3. MR 血管成像　MRA 为非创伤性血管造影，常用时间飞跃法（time of fly，TOF）、相位对比法（phase contrast，PC）和对比增强法（contrast enhancement MRA，CE-MRA）三种成像方法。临床常采用 TOF-MRA 对脑血管成像（图 2-7-1），CE-MRA 主要用于颅内肿瘤血管或肿瘤对血管侵犯的显示。

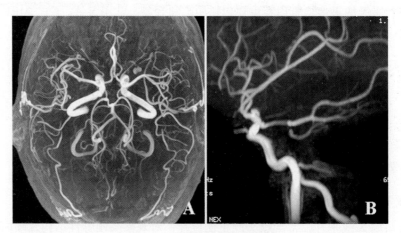

图 2-7-1　脑血管 MRA 表现
图 A　轴位；图 B　矢状位

4. MR 灌注加权成像（MR perfusion weighted imaging，PWI）　PWI 主要反映组织微观血流动力学信息，成像方法较多，目前常用的有对比剂首次通过法和动脉自旋标记法（arterial spin lableing，ASL）两种。对比剂首次通过法通常以 Gd-DTPA 为介质，获得时间 - 信号强度曲线，经数学模型计算得到脑组织的局部血容量（rCBV）、局部血流量（rCBF）和平均通过时间（MTT），主要用于脑梗死的预后、溶栓疗效评估、脑肿瘤的鉴别诊断等。ASL 通过特殊的脉冲序列对流入组织前的血液质子进行标记，再检测所标记的质子流经受检部位时引起的组织信号强度变化，基本可以得到和对比剂首次通过法相似的检查效果。

5. MR 波谱（MRS）　MRS 是对活体组织进行化学物质检测的方法，可提供组织的代谢信息，有助于疾病的早期诊断。临床上主要应用 ^1H-MRS 和 ^{31}P-MRS，以 ^1H-MRS 常用，用化合物的化学位移值来反映不同的代谢产物。脑 ^1H-MRS 常检测胆碱（Cho）、肌酸（Cr）、N-乙酰天门冬氨酸（NAA）、乳酸（Lac）、脂质（Lip）、肌醇（Ins）等代谢产物的峰值变化，对脑缺血、肿瘤、癫痫、肝性脑病等疾病的诊断具有重要价值。

6. 脑功能成像（fMRI）　fMRI 通常是指基于血氧合水平依赖（BOLD）效应的脑功能成像技术。当不同活动刺激后，相应的大脑皮质特定区域被激活，该区域脑组织耗氧量增加，血流灌注亦增加，导致氧合血红蛋白与脱氧血红蛋白比例增加，在 T_2WI 上相应区域信号强度增高，从而反映相应大脑皮质功能变化。目前多用于疾病对局部功能区的损伤、活动状况以及针刺穴位的脑皮质功能区效应等研究。

7. 磁敏感加权成像（susceptibility weighted imaging，SWI）　SWI 是新近发展起来的 MRI 技术，其本质上是一个三维采集、完全流动补偿的高分辨率、薄层重建的梯度回波序列。有别

于传统的 T_1WI、T_2WI 及质子密度加权成像，其可充分显示组织之间内在磁敏感特性的差别，如静脉血、出血、铁离子等沉积等。SWI 目前主要用于中枢神经系统，对脑创伤、脑血管病变、退行性神经变性疾病、脑肿瘤等有重要的诊断价值（图 2-7-2）。

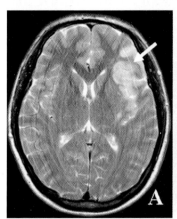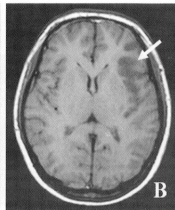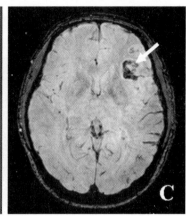

图 2-7-2　颅脑 T_1WI、T_2WI 与 SWI 对照
图 A　T_1WI；图 B　T_2WI，左侧大脑中动脉供血区皮层梗死（箭头）；
图 C　SWI 示继发出血，呈脑回样低信号影（箭头）

（四）脑血管数字减影（DSA）

通过动脉插管技术，将造影剂注入颈内动脉或椎动脉，显示颅内血管及各级分支，主要用于脑血管性疾病的诊断与介入治疗。

此外，脑组织的影像学检查方法尚有颅脑多普勒（TCD）超声检查、SPECT 脑血流灌注显像、PET/CT 等。

二、正常影像学表现

（一）正常 CT 影像表现

颅脑 CT 显示颅脑断面图像，常采用脑组织窗和骨窗，分别观察脑组织及骨质结构（图 2-7-4，图 2-7-5）。

1. 脑实质　脑组织由大脑、间脑、小脑及脑干组成。脑实质分为皮质和髓质，脑皮质密度高于髓质，CT 图像上可以清晰分辨。①大脑由左右大脑半球构成，每个大脑半球的中央沟、外侧沟和顶枕沟把半球分成额叶、顶叶、枕叶、颞叶和岛叶。CT 图像上主要靠位置及脑沟裂辨别。②两侧大脑半球之间为纵行的大脑纵裂，底面为胼胝体，分为膝部、体部及压部。大脑后下方由小脑幕分隔小脑与大脑，轴位像小脑幕根据层面不同有"八"字形、"M"形、"Y"形，其中心区为小脑，外围区为枕叶。③基底神经节包括尾状核、豆状核、屏状核和杏仁核，为灰质团，呈灰白色，埋藏在大脑半球深部。④内囊位于背侧丘脑、尾状核和豆状核之间，密度低于周围组织，CT 图像呈稍低密度带状影。⑤间脑包括上丘脑、背侧丘脑、后丘脑、下丘脑和底丘脑五部分，位于第三脑室的两侧。⑥脑干由中脑、脑桥和延髓三部分组成。⑦小脑位于后颅窝，小脑半球中间缩窄部分为小脑蚓部。

2. 脑室系统　包括两侧脑室、第三脑室、中脑导水管和第四脑室，其内充满脑脊液，CT 表现为均匀的水样密度影，边界清楚锐利。侧脑室有前角、后角、下角（颞角）各一对。

3. 颅内血管 动脉系统可显示重要的 Willis 环。Willis 环又称大脑动脉环，位于脑底下方，由颈内动脉虹吸段、大脑前动脉、大脑后动脉、前交通动脉及后交通动脉构成，在 CT 增强扫描或 CTA 及 MRA 可以显示，表现为鞍上池层面的封闭血管环，近呈六边形，沟通颈内动脉系与椎 – 基底动脉系（图 2-7-3），其余动脉为大脑动脉环的延续及分支。静脉系统可显示部分脑内静脉、大脑大静脉、矢状窦、直窦、窦汇、海绵窦、横窦及乙状窦等。

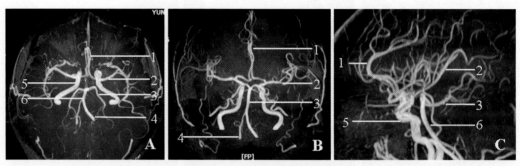

图 2-7-3　MRA 正常颅内动脉
图 A　轴位；图 B　冠状位；图 C　矢状位
1. 大脑前动脉　2. 大脑中动脉　3. 大脑后动脉　4. 椎动脉　5. 颈内动脉　6. 基底动脉

4. 颅内腔隙 ①蛛网膜下腔是指蛛网膜与软脑膜之间的腔隙，内为脑脊液，充填于脑沟、脑裂，生理性扩大形成脑池，CT 表现为水样低密度影，形状各异。由下向上分别有桥前池、桥小脑角池、鞍上池、脚间池、四叠体池、环池、外侧裂池、大脑大静脉池等。②硬膜外间隙及硬膜下腔，分别是颅骨与硬脑膜、硬脑膜与蛛网膜构成的腔隙，其间隙较小，正常时不显影。

5. 颅内生理性钙化 正常情况下，随年龄增长颅内某些结构可以钙化，称为生理性钙化。常见的有松果体、缰联合、脉络丛、大脑镰、苍白球等钙化，CT 图像呈高密度。松果体、缰联合钙化位于三脑室后部，松果体钙化靠后，缰联合钙化居前。脉络丛钙化主要见于侧脑室三角区，呈圆形或不规则形致密影，双侧对称或不对称。大脑镰钙化多呈沿大脑镰走行的条状、梭形或球形致密影。苍白球钙化在老年人群中常见，一般双侧对称；若年轻人出血钙化，需考虑是否有甲状旁腺功能低下的可能性。齿状核钙化偶见于老年人，无明确临床意义。生理性钙化一般有固定的位置及分布特征，并与年龄有关，在临床工作中应注意与病变相区分。

6. 颅骨 由顶骨、颞骨各两块和额骨、枕骨、蝶骨、筛骨各一块共 8 块组成。颅腔自前向后分为前、中、后颅窝。CT 骨窗可以观察颅骨内外板、板障和颅缝的结构。颅底薄层扫描可以观察到颅底各骨及枕骨大孔、颈静脉孔、卵圆孔、破裂孔、视神经管、内耳道、乳突气房、鼻窦等，对颅底骨折及其他疾病诊断有重要意义。

7. 头颅 CT 常见伪影 CT 图像上可出现各种各样的伪影，应注意与病变鉴别。如脑桥低密度区伪影呈横行带状低密度影，位于两侧岩骨之间，称之为亨氏暗区。还有头部活动产生的运动伪影、颅骨隆突（如颅底的岩骨、枕内隆突等）或金属产生的放射状伪影等。

CT 图像应按一定顺序进行连续观察（图 2-7-4，图 2-7-5），主要层面有：

后颅窝层面：主要显示小脑、脑桥、第四脑室，同层面尚可见眼球、筛窦、蝶窦等。后颅窝伪影较多，其中包括脑桥的亨氏暗区，小脑因伪影显示欠佳。

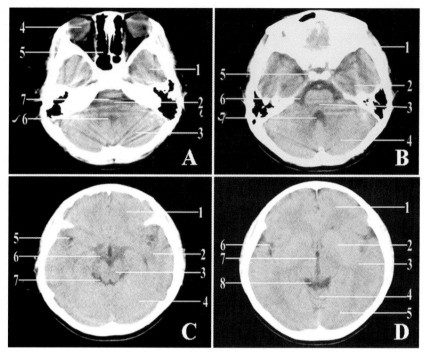

图 2-7-4　正常头颅各层面结构

图 A　后颅窝层面：1. 颞叶　2. 脑桥　3. 小脑　4. 眼球　5. 筛窦　6. 第四脑室　7. 亨氏暗区

图 B　蝶鞍层面：1. 额叶　2. 颞叶 3. 脑桥　4. 小脑　5. 鞍背　6. 桥小脑角池　7. 第四脑室

图 C　鞍上池层面：1. 额叶　2. 颞叶　3. 中脑　4. 小脑　5. 外侧裂池　6. 鞍上池　7. 环池

图 D　第三脑室层面：1. 额叶　2. 基底节区　3. 颞叶　4. 小脑蚓部　5. 枕叶　6. 外侧裂池　7. 三脑室　8. 四叠体池

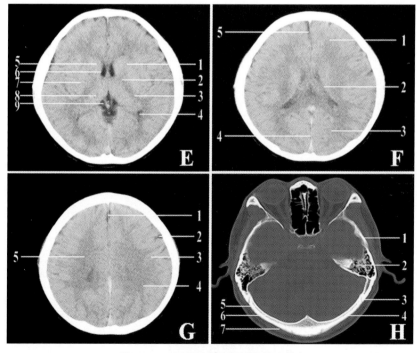

图 2-7-5　正常头颅各层面结构（续）

图 E　基底节层面：1. 内囊前肢　2. 内囊膝部　3. 内囊后肢　4. 侧脑室三角区

　　　5. 尾状核头部　6. 侧脑室前角　7. 豆状核　8. 丘脑　9. 大脑大静脉池

图 F　侧脑室体部层面：1. 额叶　2. 侧脑室体部　3. 枕叶　4. 大脑镰　5. 前纵裂

图 G　侧脑室上方层面：1. 大脑镰　2. 脑沟　3. 顶叶　4. 脑灰白质分界　5. 大脑半卵圆中心

图 H　正常头颅 CT 骨窗：1. 颞骨　2. 乳突气房　3. 人字缝　4. 枕骨颅板　5. 内板　6. 板障　7. 内板

蝶鞍层面：主要显示小脑、脑桥、颞叶、额叶、第四脑室及桥小脑角池、鞍背等。

鞍上池层面：主要显示额叶、颞叶、中脑、小脑、鞍上池、外侧裂池及环池。鞍上池因扫描基线不同，可表现为菱形、五角星形或六角星形。

第三脑室层面：主要显示额叶、颞叶、基底节区、岛叶、枕叶、小脑幕、第三脑室、外侧裂池及四叠体池。第三脑室呈裂隙状低密度影，正常宽度小于 0.5cm，下接中脑导水管。大脑各叶脑灰白质分界较清，密度均匀。

基底节层面：主要显示额叶、颞叶、枕叶、丘脑、基底节、内囊和大脑大静脉池。内囊分为内囊前肢、膝部和内囊后肢，内侧为尾状核和丘脑，外侧为豆状核，显示为对称的"＞＜"形状的稍低密度带。大脑大静脉池位于胼胝体压部下方，内有两侧大脑内静脉汇合成大脑大静脉，前方为松果体。

侧脑室体部层面：主要显示额叶、顶叶、枕叶。中线部见大脑纵裂池及大脑镰。两侧侧脑室体部呈对称性的裂隙状水样密度影。

侧脑室上方层面：主要显示额、顶叶、半卵圆中心、大脑镰。脑白质部分为半卵圆中心。脑沟位于脑表面，随年龄增大显示更清，一般不超过 5mm。

（二）正常 MRI 影像表现

MRI 图像为多方位、多参数成像，观察时应首先辨别 MRI 成像序列，再从不同方位观察颅脑解剖结构（图 2-7-6，图 2-7-7）：

1. 脑实质　脑髓质较皮质含水量少而含脂量多，在 T_1WI 上髓质信号高于皮质，在 T_2WI 上则低于皮质。MRI 显示基底节及其周围结构比较清楚，豆状核、尾状核、丘脑、内囊、外囊、屏状核、岛叶清晰可辨。脑实质内常见一些铁沉积较多的核团，如苍白球、红核、黑质及齿状核等，在 T_2WI 上表现为低信号。

2. 脑室系统、脑池、脑沟　脑室、脑池及脑沟内均含脑脊液，在 T_1WI 上呈低信号、T_2WI 上呈高信号。

3. 脑血管　动脉因血流较快形成流空效应，表现为无信号区；静脉血流缓慢在 T_1WI 上呈高信号。MRA、MRV 可直接显示颅内血管的走行、分布和形态。

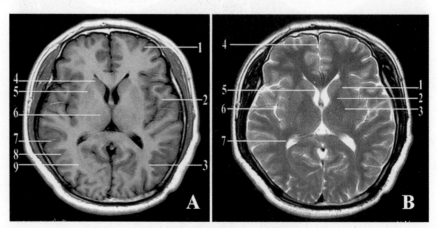

图 2-7-6　正常轴位 MRI 表现（基底节层面）
图 A　T_1WI：1. 额叶　2. 颞叶　3. 枕叶　4. 尾状核头部　5. 豆状核　6. 丘脑　7. 脑沟　8. 脑皮质　9. 脑白质
图 B　T_2WI：1. 内囊前肢　2. 内囊膝部　3. 内囊后肢　4. 纵裂　5. 侧脑室前角　6. 外侧裂池　7. 侧脑室后角

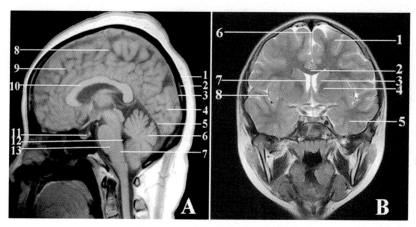

图 2-7-7　正常头颅 MRI 表现

图 A　正中矢状位 T_1WI：1. 颅骨外板　2. 板障　3. 内板　4. 枕叶　5. 小脑幕　6. 小脑
7. 延髓　8. 顶叶　9. 额叶　10. 胼胝体　11. 垂体　12. 第四脑室　13. 脑桥
图 B　正中冠状位 T_2WI：1. 顶叶　2. 胼胝体　3. 尾状核头部　4. 内囊前肢
5. 颞叶　6. 大脑纵裂　7. 侧脑室前角　8. 外侧裂池

4. 脑神经　高分辨率 MRI 可以节段性的显示除嗅神经以外的各对脑神经，在 T_1WI 上呈细线样等信号、在 T_2WI 上稍低信号。磁共振水成像能较好显示第Ⅲ～Ⅻ对脑神经脑池段影像，对于脑神经本身及其周围结构病变的诊断具有重要意义。

5. 颅骨及头皮　颅骨内外板、硬脑膜、骨内含气腔隙、鼻窦等几乎不含氢质子或氢质子极少，MRI 表现为无信号或低信号；板障内静脉血流较慢，且富含脂肪，表现为高信号。头皮及皮下软组织含大量脂肪，在 T_1WI、T_2WI 上均呈高信号。

颅脑 MRI 横断面图像和 CT 横断面图像基本一致，并可从矢状面、冠状面进一步显示颅脑的内部结构。

三、基本病变的影像表现

（一）脑实质异常

1. CT 密度异常　密度异常分为高、低、等密度及混杂密度。①高密度病变：常见于新鲜的出血、钙化和脑肿瘤等；②等密度病变：常见于某些肿瘤、吸收期的血肿、早期或"模糊效应"期的脑梗死等；③低密度病变：见于炎症、脑水肿、脑梗死、脑软化、囊肿、脓肿及囊性肿瘤等；④混合密度病变：常见于出血性梗死或某些肿瘤等。

2. MRI 信号异常

（1）T_1WI 低信号、T_2WI 高信号　大部分病变呈此类改变，主要有以下三种表现：

1）T_1WI 信号低于脑实质但高于脑脊液，T_2WI 明显高信号：见于脑梗死、脑白质脱髓鞘改变、脑炎、星形细胞瘤、脑水肿和脑挫伤等。

2）T_1WI 低信号、T_2WI 高信号均类似于脑脊液信号：见于囊肿和囊性病变，如蛛网膜囊肿、脑穿通畸形、囊性软化灶等。

3）T_1WI 信号稍低于脑实质、T_2WI 信号稍高于脑实质：见于各种细胞密度的实质性脑肿瘤，如脑膜瘤、神经纤维瘤、垂体巨腺瘤、髓母细胞瘤、淋巴瘤等。

（2）T_1WI、T_2WI 均为高信号　主要见于富含蛋白的病变、恶急性出血和含脂肪的病变。

NOTE

（3）T_1WI、T_2WI 均为低信号　见于较细小钙化或骨化。

（4）T_1WI 高信号、T_2WI 低信号　主要见于胶样囊肿和黑色素病变。

（二）脑室大小异常

包括脑室扩大和脑室缩小。

1. 脑室扩大　主要见于脑积水、脑萎缩或正常变异。①脑积水包括梗阻性脑积水和交通性脑积水。梗阻性脑积水为脑脊液循环通路某些部位阻塞所致，表现为梗阻部位以上脑室扩大，脑池无增宽，见于畸形、感染、出血、肿瘤等；交通性脑积水因蛛网膜下腔脑脊液吸收减少或第四脑室出口阻塞所致，表现为全脑室系统普遍扩大。②局限性脑萎缩为萎缩区脑室扩大，弥漫性脑萎缩多表现为两侧脑室、第三脑室扩大，与脑积水不同的是，侧脑室前后角仍锐利，脑积水的脑室扩大则表现为前后角圆钝（图2-7-8）。③一侧脑室扩大亦可见于正常变异，或一侧脑萎缩等。

2. 脑室缩小　见于弥漫性脑肿胀，或见于局限占位病变（如肿瘤、水肿等）引起相邻区域的脑室受压变小。

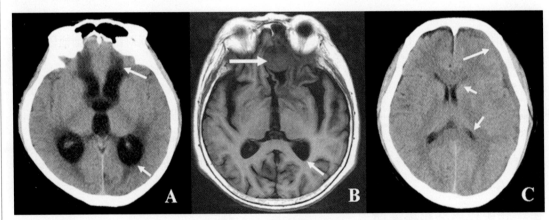

图 2-7-8　脑室系统异常

图 A　CT轴位，脑积水，侧脑室后角扩大、圆钝（短箭头），尚可见脑脊液外渗（长箭头）；

图 B　T_1WI轴位，脑萎缩，侧脑室后角扩大、锐利（短箭头），此外，见额极有占位灶（长箭头）；

图 C　CT轴位，左侧脑室前角、后角受压变小（短箭头），为左额颞部亚急性硬膜下血肿（长箭头）所致

（三）脑结构异常

主要见于各种发育畸形，如胼胝体发育不良、脑裂畸形和脑灰质异位等，表现为密度、信号与形态、位置的异常。

（四）异常强化

CT 或 MRI 增强扫描可出现各种异常强化。均匀性强化常见于脑膜瘤、动脉瘤、神经鞘瘤等；非均匀性强化常见于脑胶质细胞瘤、转移瘤或血管畸形等；环状强化常见于脑脓肿、部分转移瘤和胶质细胞瘤等。脑回样强化是脑梗死的一种特征性强化。无强化见于脑囊肿、脑水肿等。

（五）颅骨病变

常见于骨折、肿瘤等。颅内病变可根据颅骨的增厚、变薄或吸收破坏等改变判断肿瘤的部位和性质。

四、常见疾病的影像诊断

（一）自发性脑出血

脑血管疾病（cerebrovascular disease）是人类三大致死病因之一，其早期诊断、及时治疗是减少致残率和死亡率的关键。脑血管疾病包括血管本身的病变及其并发症，如动脉瘤、血管畸形、血管狭窄与阻塞、颅内出血、脑梗死等。

自发性脑出血（cerebral hemorrhage）是由多种原因导致的脑内血管破裂出血，并形成血肿，压迫相邻组织，引起颅内压力增高。引起脑出血的原因很多，包括高血压、血管畸形、动脉瘤、血液病及脑肿瘤等。以高血压性脑出血最常见，为临床急症。

【病理与临床】

根据发病后的时间，病理分期为：①超急性期（≤6小时）：红细胞完整，主要含有氧合血红蛋白。②急性期（6～72小时）：出血凝成血块，氧合血红蛋白逐渐转变为脱氧血红蛋白。③亚急性期（3～6天）：红细胞内的脱氧血红蛋白转变为正铁血红蛋白，这种转变从外周向中心扩展。④亚急性晚期（1～2周）：红细胞溶解，正铁血红蛋白释放到细胞外。⑤慢性期（2周以后），正铁血红蛋白进一步氧化成半色素，同时由于巨噬细胞吞噬作用使含铁血黄素沉积，较大的血肿完全吸收后可遗留为囊腔。

临床特点为起病急，症状与出血部位和出血量有关，主要表现为头痛、呕吐、偏瘫、失语及昏迷等。出血好发部位是基底节区、丘脑、脑干和小脑，可以破入脑室系统，血肿周围有脑水肿，并引起脑组织受压、坏死。

【影像学表现】

1. CT 表现 CT上血肿演变一般分为急性期、吸收期、囊变期，不同时期的出血CT平扫呈现不同的密度（图2-7-9）。

（1）急性期 血肿表现为边界清楚的高密度影，形状以肾形、类圆形或不规则形多见，密度均匀，CT值60～90HU，并伴有周围轻度低密度水肿带和占位效应，可以破入脑室、脑池及蛛网膜下腔，2周左右水肿达到高峰期。

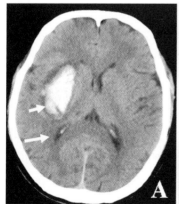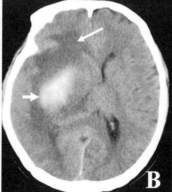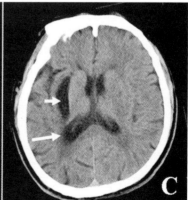

图 2-7-9 脑出血 CT 各期表现

图 A 急性期脑出血，右侧基底节高密度血肿（短箭头），周围少许水肿带，右侧脑室受压（长箭头）；图 B 血肿吸收期，血肿略有缩小，边缘模糊（短箭头），周围水肿更明显（长箭头），右侧脑室受压更显著，中线向左移位；
图 C 囊腔形成期，右侧基底节低密度囊腔（短箭头），边缘清楚，邻近脑室扩大（长箭头）

（2）吸收期　血肿逐渐向心性缩小，边缘模糊，密度逐渐降低，从高密度、等密度转变为低密度，吸收初期血肿周围水肿带增宽，以后水肿逐渐减轻、消失。增强扫描在血肿周围形成环状强化。

（3）囊变期　约 2 个月后，血肿完全吸收后遗留大小不等的脑脊液样密度的囊腔，边界清楚，邻近脑室、脑池可以扩大，并可形成穿通畸形，呈"负占位效应"，即牵拉相邻组织。

2. MRI 表现　MRI 信号因出血时期不同而有很大的变化，能较准确反映血肿的病理变化（表 2-7-1），影像表现亦有较大差异（图 2-7-10）。

表 2-7-1　脑出血各期 MRI 信号

	T_1WI 信号	T_2WI 信号	病理
超急性期	等	等	氧合血红蛋白不影响 T_1、T_2 时间
急性期	等或稍低	低	脱氧血红蛋白可缩短 T_2 时间
亚急性期	高，外周向中心扩展	早期　低 晚期　高	正铁血红蛋白可缩短 T_1 时间 正铁血红蛋白释放到细胞外
慢性期	早期　高 晚期　低	高 高	出血周围低信号环为含铁血黄素沉积

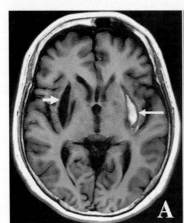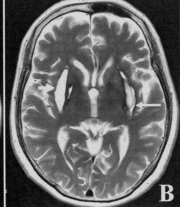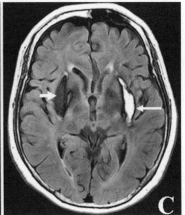

图 2-7-10　脑出血 MRI 表现

图 A　T_1WI，左侧外囊区亚急性期血肿呈高信号，周围有低信号环（长箭头），右侧外囊区慢性期血肿，已囊变呈低信号（短箭头）；图 B　T_2WI，亚急性期血肿呈高信号（长箭头），慢性期血肿呈高信号（短箭头）；图 C　T_2WI 水抑制成像（T_2FLAIR），亚急性期血肿呈高信号，周围有低信号环（长箭头），慢性期血肿呈低信号（短箭头）

【诊断与鉴别诊断】

根据典型的 CT、MRI 表现和临床突然发病的特点，脑出血诊断不难。脑出血的影像学诊断要点是：急性期 CT 平扫呈高密度，亚急性期 T_1WI 呈高信号。亚急性期出血 CT 平扫呈等密度，可类似于各种实质性脑肿瘤，可行 MRI 检查或增强扫描鉴别；超急性期和急性期出血 T_1WI 呈等信号，也类似于实质性肿瘤，可行 CT 平扫鉴别。出血量的粗略估计大多采用的公式：体积（V）=（a×b×c）/2，其中 a 为血肿的最大左右径，b 为最大前后径，c 为最大上下径。

（二）脑梗死

脑梗死（cerebral infarction）是脑血管闭塞所致脑组织缺血坏死，发病率和致残率较高。主要病因包括：①血管内各类栓子形成，包括血栓、空气、脂肪滴等；②脑内大或中等血管的动脉粥样硬化、终末小动脉炎性或非炎性脉管炎等疾病，导致脑血管狭窄和闭塞；③低血压及血液疾病所致的血凝状态。

【病理与临床】

病理分期：①超急性期（发病6小时内）：大体病理改变常不明显。②急性期（发病6～72小时）：可见梗死区脑组织肿胀变软，脑回变平，脑沟变窄，切面上灰白质分界不清，有局限性脑水肿形成，即由最初的细胞毒性水肿发展到血管源性水肿，并在2～5天达到高峰。③亚急性期（发病3～10天）：水肿逐渐减轻，局部坏死、液化，并出现巨噬细胞浸润，周围胶质细胞增生和肉芽组织形成，坏死组织逐渐被吞噬、移除。④慢性期：可持续数月或数年，表现为坏死脑组织逐渐被液化清除，形成囊腔，邻近脑组织萎缩。

脑梗死好发于中老年人，多在休息和睡眠中发病，表现为不同程度的偏瘫、失音、失语感觉障碍、共济失调、呛咳，重者可出现休克、昏迷等。

【影像学表现】

分为三种类型，即缺血性、出血性、腔隙性脑梗死。

1.缺血性脑梗死 主要指单纯性较大面积梗死，与出血性脑梗死相对而言（图2-7-12，图2-7-13A）。

（1）CT表现 ①超急性期：CT平扫常无异常表现，偶尔可出现大脑中动脉密度增高（中动脉内血液凝固），表现为"致密动脉征"（图2-7-11）。②急性期与亚急性期：梗死区密度逐渐减低呈低密度改变，皮质和髓质同时受到累及，多呈扇形或三角形，可有轻度占位表现。2～3周时可出现"模糊效应"（图2-7-12B），为梗死区因脑水肿消失和吞噬细胞浸润，密度相对增高而成为等密度，此时表现为病灶明显缩小。增强扫描可见脑回状强化。③慢性期：病灶呈低密度改变，1～2个月后形成脑脊液样低密度囊腔（图2-7-12C）。

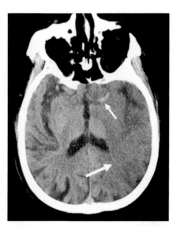

图2-7-11 致密动脉征CT表现

左大脑中动脉密度明显增高（短箭头），左颞枕叶实质密度略有降低（长箭头）

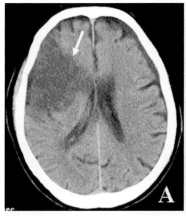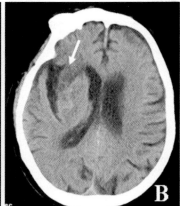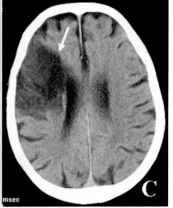

图2-7-12 缺血性脑梗死各期CT表现（同一病例）

图A 右额颞叶缺血性脑梗死急性期，病灶呈扇形低密度，边界模糊（箭头），右侧脑室明显受压；

图B 两周后，病灶明显变小，为"模糊效应"，右侧脑室受压略有改善；

图C 45天后，病灶范围恢复（箭头），密度更低，为慢性期改变

（2）MRI 表现　①超急性期：T₁WI、T₂WI 常无异常表现，DWI 和 PWI 诊断价值较高，DWI 上表现为高信号，PWI 呈低灌注。②急性期：T₁WI 呈稍低信号，T₂WI 和 DWI 呈高信号，梗死区脑组织肿胀，脑沟变小或消失。梗死区形态具有与血供分布一致的特点，多呈楔形或三角形。③亚急性期：T₁WI 呈低信号，T₂WI 和 DWI 呈高信号。④慢性期：T₁WI 呈很低信号，T₂WI 呈很高信号，信号接近脑脊液，DWI 呈低信号（图 2-7-14）。

2. 出血性脑梗死　常发生在脑梗死一周后，由于血栓或栓子溶解、脱落等原因，梗死脑组织再灌注而继发出血。CT 平扫为梗死低密度内出现不规则斑点、片状高密度血肿，占位效应更明显（图 2-7-13B）。增强扫描可见边缘脑回状强化，与单纯脑出血不同。

3. 腔隙性脑梗死　系深部髓质小动脉闭塞所致，好发于基底节、内囊、丘脑、小脑、脑干和大脑半球白质内，缺血灶范围为 5 ~ 15mm 之间，单发或多发。CT 表现为大小不等的圆形或类圆形低密度灶，无占位效应（图 2-7-13C）。慢性期密度更低，类似脑脊液密度，境界清楚。MRI 表现为 T₁WI 呈低信号，T₂WI 呈高信号。扩散加权成像（DWI）对区别新旧病灶有帮助，新病灶 DWI 呈高信号，陈旧病灶呈等或低信号（图 2-7-14）。

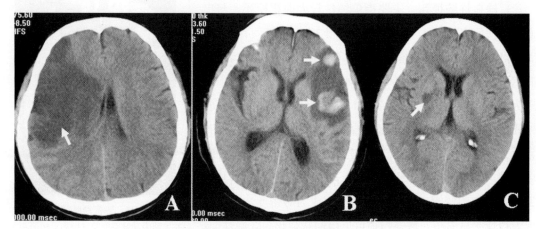

图 2-7-13　脑梗死 CT 表现
图 A　缺血性脑梗死，右侧额颞叶大片扇形低密度灶（箭头），边缘模糊，轻度占位表现；
图 B　出血性脑梗死，左侧额颞叶大片低密度灶内见两个高密度血肿（箭头）；
图 C　腔隙性脑梗死，右侧基底节区局限性低密度灶（箭头）

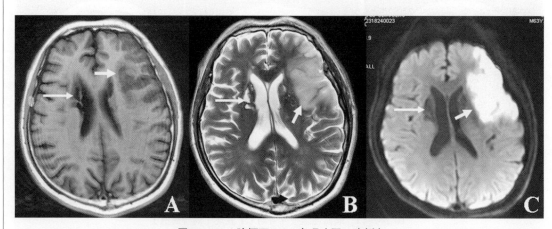

图 2-7-14　脑梗死 MRI 表现（同一病例）
图 A　T₁WI，左侧额颞叶急性期脑梗死呈稍低信号（短箭头），右侧基底节慢性期脑梗死呈低信号（长箭头）；
图 B　T₂WI，急性期病灶呈稍高信号（短箭头），慢性期病灶呈高信号（长箭头）；
图 C　DWI，急性期病灶呈高信号（短箭头），慢性期病灶呈低信号（长箭头）

【诊断与鉴别诊断】

脑梗死的诊断要点为梗死区形态与血供分布一致，CT 表现为低密度，T_1WI 呈低信号，T_2WI 呈高信号，结合临床特点不难诊断。亚急性脑梗死可出现明显的占位效应，需与胶质瘤、转移瘤、单纯性脑水肿等相鉴别：增强扫描肿瘤常呈环状强化，与脑梗死的脑回状强化不同；单纯性脑水肿形态不规则，多数只累及脑髓质，脑皮质能清楚显示。

需注意 MRI 检查在超急性期脑梗死、腔隙性脑梗死的诊断以及鉴别新鲜梗死与陈旧性梗死等方面明显优于 CT 检查。

（三）动脉瘤

颅内动脉瘤（aneurysm）是指颅内动脉的局限性异常扩张，可发生于任何年龄，女性略多于男性。

【病理与临床】

颅内动脉瘤的 90% ～ 95% 起自颈内动脉系统，5% ～ 10% 起自椎动脉系统。多呈囊状，常发生于动脉分叉处，大小不等、可单发或多发。瘤腔内常形成血栓，血栓和瘤壁可发生钙化。

动脉瘤破裂多发生在 30 ～ 70 岁。动脉瘤未破裂时多无临床症状，部分病人可有癫痫、头痛及不同程度的颅神经压迫症状。

【影像学表现】

1. DSA 表现　可明确显示动脉瘤的部位、大小、数目、形态、与载瘤动脉的关系，表现为圆形、卵圆形或葫芦状，可有蒂与动脉血管相连。

2. CT 表现　可分三型：Ⅰ型无血栓动脉瘤，平扫呈圆形高密度灶，增强后呈均匀强化；Ⅱ型部分血栓动脉瘤，平扫中心或偏心性高密度区，增强后中心和瘤壁强化，其间血栓无强化，呈"靶征"；Ⅲ型完全血栓动脉瘤，平扫呈等密度，多不能发现，或可有弧形或点状钙化，增强后呈环形强化，瘤内血栓不强化。CTA 可直接显示动脉瘤及其与载瘤动脉关系（图 2-7-15）。

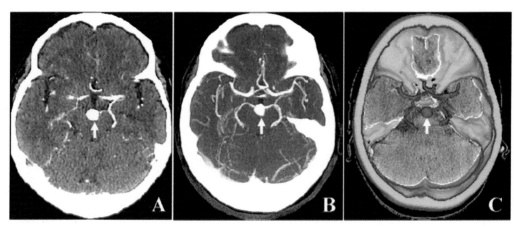

图 2-7-15　基底动脉瘤 CT 表现

图 A　CT 增强扫描，基底动脉分叉处明显强化结节（箭头）；图 B、C　MIP 及 VR，基底动脉瘤（箭头）

3. MRI 表现　无血栓形成的动脉瘤 T_1WI 和 T_2WI 均表现为圆形或卵圆形流空无信号区，边缘锐利（图 2-7-16）。有血栓形成时 T_1WI 和 T_2WI 均表现为混杂信号。MRA 可显示 5mm 以上的动脉瘤。动脉瘤破裂后可表现为蛛网膜下腔出血、脑内血肿、脑积水等改变。

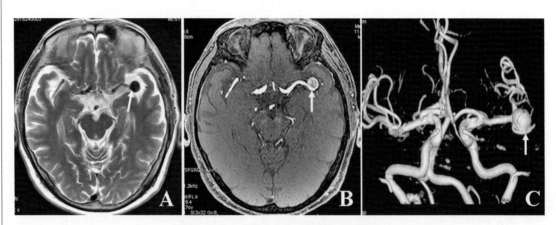

图 2-7-16　左侧大脑中动脉瘤 MRI 表现
图 A　T_2WI，大脑中动脉扩大的流空信号影（箭头）；图 B　3D TOF 血管成像，
瘤体呈高信号（箭头）；图 C　VR 成像，显示瘤体与周围血管关系（箭头）

【诊断与鉴别诊断】

CT 增强扫描呈类圆形或圆形显著强化，T_1WI 和 T_2WI 呈圆形流空无信号区。DSA、CTA 和 MRA 均可较好地显示动脉瘤、瘤内血栓及载瘤动脉，可以确诊。

（四）脑动静脉畸形

血管畸形系胚胎期脑血管的发育异常，包括有脑动静脉畸形（cerebral arteriovenous malformation，AVM）、静脉畸形、毛细血管畸形、大脑大静脉瘤和海绵状血管瘤等。其中 AVM 最常见。

【病理与临床】

AVM 好发于大脑前、中动脉供血区，由供血动脉、畸形血管团与引流静脉构成。血管团部分血管壁菲薄，极易破裂出血。

AVM 多数在 20 ～ 40 岁之间发病，临床表现可有头痛、癫痫和破裂出血引起的体征。

【影像学表现】

1. DSA 表现　可直接显示增粗的供血动脉、畸形血管团和提前显影的引流静脉。

2. CT 表现　显示为不规则混杂密度影，可有钙化，无水肿及占位效应，增强后呈蚯蚓状、点状或条样强化。

3. MRI 表现　T_1WI 和 T_2WI 呈多发流空信号的血管影，增强后明显强化（图 2-7-17）。

【诊断与鉴别诊断】

DSA、CTA 和 MRA 均可显示 AVM 的粗大、扭曲的血管团以及供血动脉和引流静脉，对其做出准确的诊断。不明原因或非高血压脑出血好发部位的出血，应考虑 AVM 的可能。

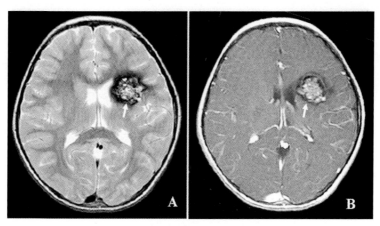

图 2-7-17 左侧颞叶脑动静脉畸形 MRI 表现
图 A　T_2WI，左侧颞叶多发流空信号及混杂信号灶（箭头）；图 B　增强
T_1WI，病灶明显不均匀强化，周围有低信号，为含铁血黄素沉着（箭头）

（五）皮质下动脉硬化性脑病

皮质下动脉硬化性脑病（subcortical arteriosclerotic encephalopathy）又称 Binswager's 病，是发生于脑动脉硬化基础上形成的，可因退行性变、脑梗死、营养缺乏等导致的脑白质继发脱髓鞘改变。

【病理与临床】

脑白质呈斑块状或弥漫性变性，以枕叶和额叶深部白质最严重，相应部位的小动脉管壁增厚，管腔变细，常合并有局灶性梗塞、脑萎缩。

多起病于 40 岁以后，临床上以进行性痴呆为特征。多隐渐起病，呈进行性记忆障碍，严重者精神衰退，言语不清，反复发生的神经系统局灶体征，如偏瘫、失语、偏盲等，病情可缓解和反复加重。

当无明显临床症状，而仅有影像学改变时，常诊断为脑白质脱髓鞘改变，临床较为常见。

【影像学表现】

1. CT 表现　主要表现为脑白质的斑片状低密度灶，好发于两侧脑室旁白质区及半卵圆中心，侧脑室前后角旁白质区更多见。病灶常为两侧对称性，其密度减低不如脑梗死明显，边界模糊。基底节区、内囊、丘脑及脑干区常伴多发腔隙性梗死灶，同时可见脑室系统扩大、脑沟、脑池增宽，即弥漫性脑萎缩改变（图 2-7-18A）。

2. MRI 表现　两侧侧脑室旁白质区、半卵圆中心较广泛斑片状 T_2WI 高信号，T_1WI 病灶可不明显，表现为等信号或稍低信号（图 2-7-18B）。

【诊断与鉴别诊断】

两侧脑室旁白质对称性低密度或 T_2WI 高信号、临床无明显症状和体征可诊断为脑白质脱髓鞘改变，若症状与体征明显时可诊断本病。需注意与原因尚不明确的一组脑白质脱髓鞘疾病如多发性硬化等鉴别。

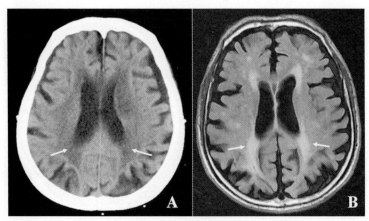

图 2-7-18　脑白质脱髓鞘改变 CT、MRI 表现

图 A　CT 平扫，两侧脑室旁白质区对称性斑片状低密度影，边缘模糊（箭头）；图 B　T₂FLAIR，两侧脑室前后角旁白质区斑片状高信号灶（箭头）

（六）颅脑外伤

颅脑外伤是一种严重的损伤，重型脑外伤死亡率高。急性期选择 CT 检查，CT 与 MRI 检查及随访复查可对其诊断、治疗提供重要的客观依据。

【病理与临床】

颅脑外伤包括颅骨骨折、硬膜外血肿、硬膜下血肿、蛛网膜下腔出血、脑挫裂伤、脑内血肿等，多种病变常可同时存在。

有明确颅脑外伤史，临床表现根据受伤部位、轻重不同而表现多样，轻者恶心、呕吐、颅内高压征及神经定位征，重者可出现休克，甚至死亡，属临床急症。

【影像学表现】

1. 颅骨骨折　颅骨骨折（skull fracture）常见，CT 扫描及后处理技术能很好显示颅骨骨折线、颅缝分离、颅内碎骨片与异物、颅内低密度积气等，颅底骨折常伴发鼻窦与中耳乳突积液、颅内积气等。

2. 硬膜外血肿　硬膜外血肿（epidural hematoma）指血液积聚于硬脑膜与颅骨内板之间，多系脑膜血管破裂，以脑膜中动脉常见，血肿较局限，呈梭形或凸镜形。

CT 表现：①多位于受力部位，常伴有颅骨骨折。②血肿位于颅骨内板下，呈梭形高密度影，密度多数均匀，边缘光滑，一般不跨越颅缝。③局部脑组织受压，但一般无脑水肿（图2-7-19A）。④可迟发。因此，需注意根据病情发展随访复查。

3. 硬膜下血肿　硬膜下血肿（subdural hematoma）见于颅脑外伤，亦可发生于自发性脑出血，多由桥静脉或静脉窦损伤出血，血液积聚于硬脑膜和蛛网膜之间，沿脑表面广泛分布，血肿多数呈新月形，可跨越颅缝。硬膜下血肿可分为急性（3 天内）、亚急性（4 天～ 3 周）和慢性（3 周以上），CT 或 MRI 均表现为颅骨内板下新月形或半月形病灶。

（1）急性硬膜下血肿　CT 表现为颅骨内板下与脑表现之间呈新月形或半月形高密度影，边界清楚，周围无水肿，向内推移脑组织，可有明显的占位表现（图 2-7-19B）。

（2）亚急性硬膜下血肿　CT 表现为等密度、稍高或稍低密度、混杂密度影（图 2-7-19C）；MRI 表现为 T₁WI 和 T₂WI 均呈高信号（图 2-7-20）。

（3）慢性硬膜下血肿 CT 表现为低密度影，MRI 表现为 T_1WI 稍低或低信号，T_2WI 呈高信号。

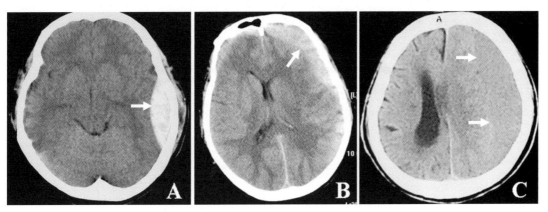

图 2-7-19 急性硬膜外与硬膜下血肿 CT 表现

图 A 左侧颞部急性硬膜外血肿，血肿呈梭形高密度，边缘光滑（箭头）；图 B 左侧额颞部急性硬膜下血肿，血肿呈新月形高密度（箭头）；图 C 左侧额顶部亚急性血肿，血肿呈等密度（箭头），脑组织移位，左侧脑室受压

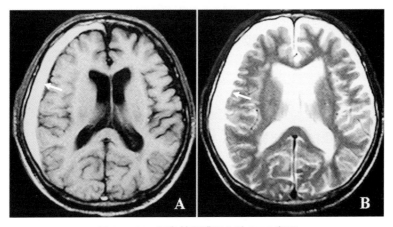

图 2-7-20 亚急性硬膜下血肿 MRI 表现

图 A T_1WI；图 B T_2WI

右侧额颞部新月形亚急性硬膜下血肿（箭头），均呈高信号

4. 蛛网膜下腔出血 蛛网膜下腔出血（subarachnoid hemorrhage，SAH）可见于脑外伤、动脉瘤与血管畸形破裂、脑内出血等致血液进入蛛网膜下腔。临床表现有头痛、恶心、呕吐等症状，腰穿以血性脑脊液为特点。

CT 表现：主要为脑池、脑沟增宽，密度增高，出血较多时可形成脑池铸型（图 2-7-21A）；出血吸收较快，一般在 7 天左右，此时 CT 表现可呈阴性，但 MRI 仍可发现高信号出血灶改变。注意与大脑镰、小脑幕鉴别。

5. 脑挫裂伤 脑挫裂伤（contusion and laceration of brain）指头颅受加速或减速作用，致脑组织撞击颅板或硬脑膜皱褶而产生。脑挫伤指脑肿胀、静脉淤血和脑内散在小出血灶，如伴有脑膜、脑和血管撕裂，则为脑裂伤，两者常合并存在，因此统称为脑挫裂伤。多累及额叶，主要病理变化是脑组织碎裂、坏死、出血和水肿。病情轻重与脑挫裂伤的部位、范围和程度有关。

（1）CT 表现　为形态多样、大小不等、边缘清晰的低密度区，内可见散在斑点状高密度小血肿，有占位表现（图 2-7-21B）。严重者表现为广泛性脑水肿或脑内血肿，脑室、脑池、脑沟变小。

（2）MRI 表现　脑水肿 T_1WI 呈稍低信号，T_2WI 呈高信号，血肿信号变化与血肿期龄有关。

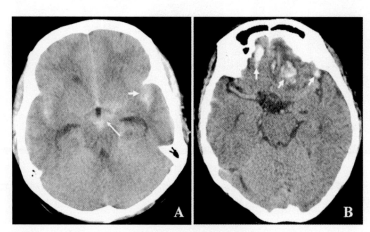

图 2-7-21　蛛网膜下腔出血与脑挫裂伤 CT 表现
图 A　蛛网膜下腔出血，鞍上池（长箭头）及外侧裂池（短箭头）密度增高；图 B　两侧额叶脑挫裂伤、多发小血肿（箭头），周围见低密度水肿

【诊断与鉴别诊断】

结合外伤史及典型 CT 与 MRI 表现，一般能做出准确诊断。CT 显示急性脑出血优于 MRI，MRI 显示亚急性或慢性脑出血优于 CT。

（七）星形细胞肿瘤

星形细胞肿瘤（astrocytic tumors）是最常见的胶质瘤类型，属于神经上皮组织肿瘤。胶质瘤（glioma）起源于神经间质细胞成分，包括星形细胞瘤、少突胶质细胞瘤、室管膜瘤等，占全部颅内肿瘤的 40%～50%。

【病理与临床】

WHO 将星形细胞肿瘤分为 4 级：Ⅰ级分化良好，呈良性，包括毛细胞星形细胞瘤和室管膜下巨细胞星形细胞瘤；Ⅱ级介于良恶性之间，包括多形性黄色星形细胞瘤和弥漫性星形细胞瘤；Ⅲ～Ⅳ级分化不良，弥漫浸润性生长，分界不清，呈恶性，血供丰富，易发生坏死出血，包括间变性星形细胞瘤（Ⅲ级）和胶质母细胞瘤（Ⅳ级）。

临床表现因肿瘤的分级、部位不同而各异。成人多发生与大脑，儿童多位于小脑。主要临床表现为颅内高压症状、如头痛、呕吐，癫痫发作、神经定位体征及精神症状等。

【影像学表现】

1. CT 表现　肿瘤常位于脑白质内。①Ⅰ级星形细胞瘤平扫为低密度灶，边界清楚，无或轻度周围水肿和占位效应，增强扫描一般无强化，或轻度强化，但毛细胞星形细胞瘤可有明显强化。②Ⅱ～Ⅳ级肿瘤呈略高密度、混杂密度或囊性肿块，边界不清、形态不规则，其内可有斑点状钙化和瘤内出血（瘤卒中），占位效应和瘤周水肿明显，多呈环状强化或不规则强化，环壁厚薄不一，在环壁上出现明显强化肿瘤结节（图 2-7-22）。

2. MRI 表现　平扫 T_1WI 呈低信号或混杂信号，肿瘤内部及瘤周水肿 T_2WI 呈高信号，环形肿瘤壁及瘤结节呈低信号，增强后肿瘤环状或不均匀强化（图 2-7-23），恶性程度越高，强化越明显。

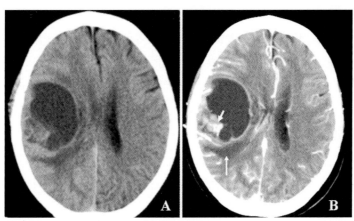

图 2-7-22　星形细胞瘤（Ⅲ级）CT 表现
图 A　CT 平扫，右侧颞叶囊实性肿块；图 B　增强扫描，肿块环状强化及
明显强化肿瘤结节（短箭头），周围低密度水肿（长箭头），占位效应明显

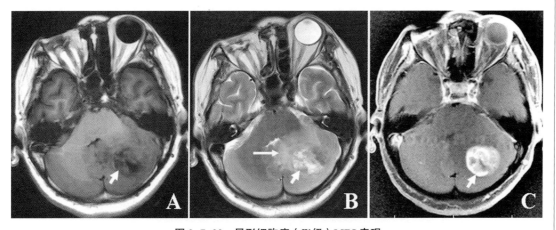

图 2-7-23　星形细胞瘤（Ⅳ级）MRI 表现
图 A　T_1WI，左侧小脑半球等、低信号肿块（短箭头）；图 B　T_2WI，肿块呈等、高信号
（短箭头），周围大片稍高信号水肿（长箭头）；图 C　增强扫描，肿块不均匀强化（短箭头）

【诊断与鉴别诊断】

根据上述典型表现，多数肿瘤可以定位、定量、定性诊断，但在判断肿瘤的恶性程度上有困难，近年来 MRS、PWI、DWI 等功能成像提高了肿瘤恶性程度的判断准确性。

Ⅰ级星形细胞瘤需与脑梗死、胆脂瘤等鉴别：脑梗死的低密度累及皮质和髓质，有脑回状强化；胆脂瘤密度更低，CT 值可为负值，T_1WI 和 T_2WI 均呈高信号。

环状强化肿瘤需与转移瘤、血管母细胞瘤、脑脓肿等鉴别：单发转移瘤与星形细胞瘤表现相似，但少有肿瘤结节；血管母细胞瘤好发于小脑半球，瘤结节小，囊壁常无强化；脑脓肿壁厚薄均匀且光滑，无瘤结节。

（八）脑膜瘤

脑膜瘤（meningioma）是颅内最常见的脑膜内皮细胞脑肿瘤，属脑外肿瘤，占颅内肿瘤的 15% ～ 20%。

【病理与临床】

主要起源于蛛网膜粒帽细胞，绝大多数位于脑实质外，好发于大脑凸面和矢状窦旁处，其次可见于蝶骨嵴、嗅沟、桥小脑角、大脑镰及小脑幕等处，少数可位于脑室内。多为良性，生长缓慢，有完整包膜。由脑膜动脉分支供血，血供丰富。脑膜瘤多呈球形或分叶形，质地坚硬，分界清楚。

多见于中年人，40 ～ 60 岁好发，女性多见。肿瘤较小时常无临床症状，较大时可有颅内高压、邻近结构压迫等症状。

【影像学表现】

1. CT 表现 ①脑膜瘤多呈圆形或类圆形，少数可呈扁平状，与颅骨或硬脑膜面呈宽基底连接；②位于大脑镰和小脑幕的脑膜瘤，可以跨脑膜而表现为葫芦状；③肿瘤多呈稍高密度或等密度，密度均匀，边界清楚，少数肿瘤内可见钙化、出血、坏死和囊变；④多数脑膜瘤周围无水肿，少数可有不同程度的水肿；⑤增强扫描，脑膜瘤多数呈均匀性明显强化，坏死囊变区不强化（图 2-7-24）；⑥邻近骨质可有增生或破坏。

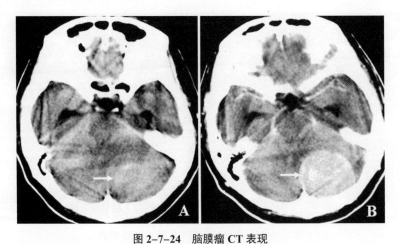

图 2-7-24 脑膜瘤 CT 表现
图 A CT 平扫，左侧枕部脑膜瘤，呈等密度肿块（箭头）；
图 B 增强扫描，肿块明显均匀强化，边界清楚（箭头），周围无水肿

2. MRI 表现 T_1WI 呈稍低或等信号，T_2WI 呈等或稍高信号。增强后均匀性强化，部分脑膜瘤由于邻近脑膜增厚，出现线条样强化，超出肿瘤与硬脑膜相连的范围，向周围延伸，称"脑膜尾征"，具有一定特征（图 2-7-25）。

【诊断与鉴别诊断】

脑膜瘤的 CT 和 MRI 表现典型，结合好发部位与临床容易诊断。良性脑膜瘤的瘤脑界面光滑，当瘤脑界面不光滑同时瘤周水肿明显时，应当怀疑脑膜瘤恶变可能。特殊部位的脑膜瘤需要与不同的疾病鉴别：鞍区脑膜瘤需要与垂体瘤和动脉瘤鉴别；桥小脑角区脑膜瘤需要与听神经瘤鉴别。

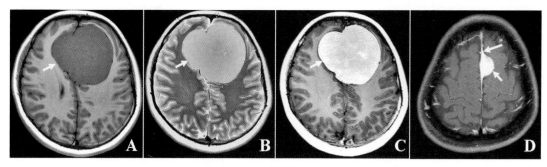

图 2-7-25　脑膜瘤 MRI 表现

图 A　大脑镰脑膜瘤，T₁WI，肿瘤呈稍低信号（箭头）；图 B　T₂WI，肿瘤呈稍高信号（箭头），周围无水肿；

图 C　增强扫描，肿瘤均匀性明显强化；图 D　肿瘤向脑膜延伸形成脑膜尾征（长箭头），短箭为瘤体

（九）垂体腺瘤

垂体瘤中绝大多数为垂体腺瘤（pituitary adenoma），是鞍区最常见的肿瘤，约占所有颅内肿瘤的 10%。

【病理与临床】

垂体腺瘤按其是否分泌激素分为非功能性和功能性腺瘤。功能性腺瘤包括泌乳素腺瘤、生长激素、性激素、促肾上腺皮质激素腺瘤等，泌乳素腺瘤好发于青年女性。肿瘤直径小于 1cm 者称为垂体微腺瘤，大于 1cm 者称为垂体大腺瘤，大于 4cm 则称为垂体巨腺瘤。垂体腺瘤多数位于垂体内，呈膨胀性生长或浸润性生长。肿瘤浸润达硬脑膜之外的骨骼、蝶窦和海绵窦等，称为侵袭性垂体腺瘤。

好发于 30～60 岁，女性居多。垂体大腺瘤一般无内分泌功能，偶然发现较多，有时因肿瘤压迫邻近结构产生临床症状而被发现，如压迫视神经交叉出现视力障碍等。垂体微腺瘤多有分泌功能，泌乳素腺瘤主要表现为闭经、泌乳和不孕三联征，生长激素腺瘤在青春期前发病者表现为巨人症，成人后发病者表现为肢端肥大症。促肾上腺皮质激素腺瘤临床表现为 Cushion 综合征。

【影像学表现】

1. CT 表现　CT 平扫可见从鞍内向鞍上生长的等密度或略高密度肿块，可有囊变和出血，均匀、不均匀或环状强化；蝶鞍扩大，骨质吸收破坏；肿瘤向上突入鞍上池，向下进入蝶窦，向两侧侵犯海绵窦（图 2-7-26）。

2. MRI 表现　肿瘤 T₁WI 呈等信号或稍低信号，T₂WI 呈等信号或稍高信号。增强扫描呈均匀或环状显著强化。肿瘤向鞍上生长，占据鞍上池，压迫视交叉和三脑室前下部。肿瘤也可向鞍旁发展，侵犯海绵窦，包裹海绵窦内的血管（图 2-7-27）。

垂体微腺瘤，表现为垂体高度增大，高径 ≥ 8mm，垂体腺上缘对称性或不对称性膨隆，垂体柄可因肿瘤压迫向对侧移位。肿瘤密度和信号可能有异常，CT 平扫呈低密度，T₁WI 呈低信号，T₂WI 呈高信号。增强扫描时，周围正常垂体明显强化，肿瘤仍呈低密度或低信号（图 2-7-28）。

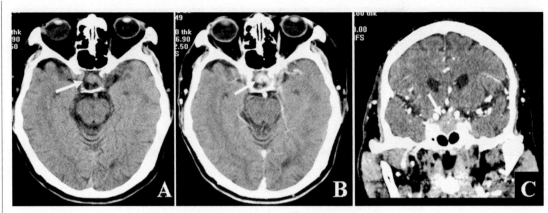

图 2-7-26　垂体瘤 CT 表现

图 A　CT 平扫，鞍内等密度小结节（箭头）；图 B　增强扫描，结节明显强化（箭头）；

图 C　冠状位，肿块从鞍内向上生长（箭头）

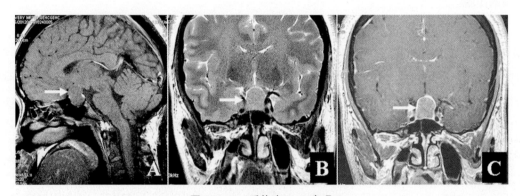

图 2-7-27　垂体瘤 MRI 表现

图 A　矢状位 T_1WI，鞍内肿块呈等信号（箭头）；图 B　冠状位 T_2WI，肿块呈等信号（箭头）；

图 C　增强冠状位，肿块强化，边缘强化明显（箭头），鞍上池变小

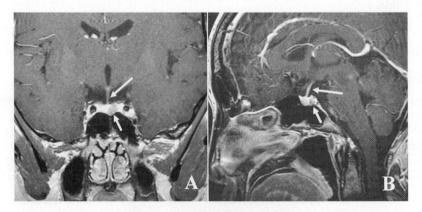

图 2-7-28　垂体微腺瘤 MRI 表现

图 A　冠状位 T_1WI 增强，垂体左份较小占位灶，呈轻度强化（短箭头），垂体柄略右偏（长箭头）；

图 B　矢状位 T_1WI 增强，垂体后叶稍低密度占位灶（短箭头），垂体柄略前移（长箭头）

【诊断与鉴别诊断】

垂体大腺瘤 CT 与 MRI 表现典型，肿瘤来自于鞍内，蝶鞍扩大，诊断不难。MRI 检查诊断垂体微腺瘤优于 CT，具有较高的特异性和准确性，尤其是动态 MRI 增强扫描对诊断很有帮助。

（十）听神经瘤

听神经瘤（acoustic neurinoma）是桥小脑角区最常见的肿瘤，约占该区肿瘤的 80%，占颅内肿瘤 8% ～ 10%。

【病理与临床】

听神经瘤起源于前庭部分的神经鞘细胞，为生长缓慢的良性肿瘤，呈圆形或分叶状，有包膜，分界清楚。较大肿瘤内多见囊变和坏死。肿瘤位常起源于听神经的内耳道段，向内侧桥小脑角池方向生长。

好发于中年人。临床表现主要包括耳鸣、听力障碍、眩晕、面神经麻痹以及脑干压迫症状。

【影像学表现】

1. CT 表现 桥小脑角区实性、囊性或囊实性圆形肿块，均匀、不均匀或环状强化，边缘光滑，周围一般无水肿或轻度水肿，第四脑室受压伴脑积水；内听道扩大，周围骨质破坏（图 2-7-29）。

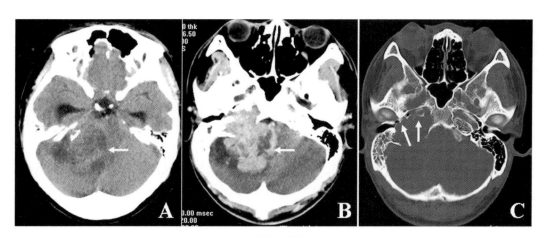

图 2-7-29 右侧巨大听神经瘤 CT 表现
图 A　CT 平扫，右侧桥小脑角区等、低密度肿块（箭头）；图 B　增强扫描，肿块不均匀明显强化（箭头），内有低密度坏死，周围轻度水肿；图 C　骨窗，右侧内听道及周围大范围骨质破坏（箭头），边缘不整齐

2. MRI 表现 能显示微小听神经瘤，表现为听神经局部增粗，显著均匀强化。肿瘤较大，引起内听道口部扩大，在内听道口附近形成肿块，典型的表现为从内听道向外生长，肿块 T_1WI 呈等信号或稍低信号，T_2WI 呈稍高信号，增强扫描显著强化。较大肿瘤常出现坏死囊变，囊变部分在 T_1WI 呈低信号，T_2WI 呈高信号，增强扫描呈单环或多环不规则强化（图 2-7-30）。

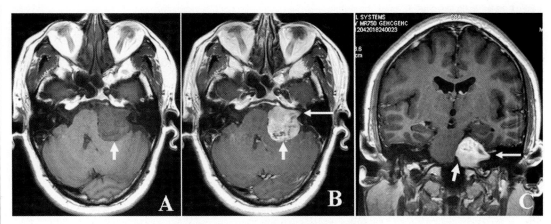

图 2-7-30　左侧听神经瘤 MRI 表现

图 A　T₁WI，左侧桥小脑角区稍低信号肿块（箭头）；图 B、C　轴位与冠状位增强扫描，
肿块不均匀强化（短箭头），一部分位于内听道内，内听道扩大（长箭头）

【诊断与鉴别诊断】

听神经瘤的诊断要点为肿瘤位于内听道口或以内听道口为中心生长，表现为内听道周围的占位性病变特征。需注意与脑膜瘤、表皮样囊肿等鉴别：脑膜瘤广基贴于桥小脑角区的颞骨，与之成钝角，邻近颅骨可见骨质增生，内听道口不扩大；皮样囊肿形态为分叶状或不规则，有"见缝就钻"的特点，增强扫描时囊壁常不强化。

（十一）脑转移瘤

脑转移瘤（metastatic tumor of the brain）较常见，好发年龄 40 ～ 70 岁。原发病灶在男性以肺癌居首位，女性多来自乳腺癌，其他来源有肾癌、胃肠道癌肿、甲状腺癌、卵巢癌和前列腺癌等。

【病理与临床】

脑转移瘤最常见于幕上大脑半球，尤其是大脑中动脉供血区的灰白质交界处，也可见于小脑和脑干，少数单发，多数多发。肿瘤内常可见坏死、囊变、出血，瘤周水肿常很显著。

临床症状主要由占位效应所引起，包括头痛、恶心、呕吐及视乳头水肿。少数发病类似于急性脑梗死或脑出血。

【影像学表现】

1. CT 表现　典型表现是较大面积水肿带与脑内单发或多发的圆形或类圆形结节与肿块大小不成比例，常因转移结节呈等密度或低密度，CT 平扫时仅见水肿区，病灶增强扫描时可显示，多呈均匀或环状强化，此外，转移灶可发生坏死或出血（瘤卒中）（图 2-7-31）。

2. MRI 表现　T₁WI 呈稍低信号，T₂WI 呈稍高信号，增强扫描呈显著均匀强化。发生坏死后，T₁WI 坏死区呈低信号，环壁呈等信号或稍低信号，T₂WI 坏死区呈很高信号，环壁则呈等或稍高信号，增强扫描呈环状强化，环壁厚而不规则。瘤周水肿表现为 T₁WI 低信号，T₂WI 高信号（图 2-7-32）。

【诊断与鉴别诊断】

脑转移瘤的诊断要点包括多发病灶、明显水肿、结节呈环形强化，结合临床恶性肿瘤病史，通常容易诊断。当表现为单个肿块时，应与胶质瘤鉴别；表现为单个或多个小结节时，应与肉芽肿病变鉴别；病变呈环形强化应与脑脓肿、胶质母细胞瘤鉴别。

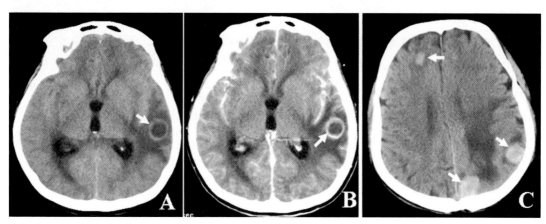

图 2-7-31　脑转移瘤 CT 表现

图 A　左侧颞叶较小环形结节（箭头），周围水肿范围较大；图 B　CT 增强扫描，结节呈环状强化（箭头）；
图 C　CT 平扫，右侧额叶与左侧枕顶叶内多发结节，伴瘤内出血（瘤卒中），密度较高（箭头）

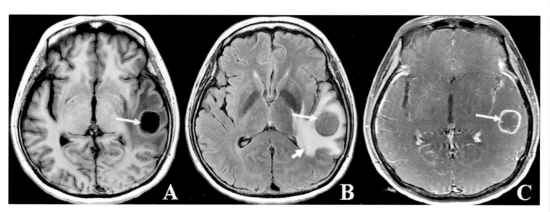

图 2-7-32　脑转移瘤 MRI 表现

图 A　（同前一病例）T_1WI，转移结节呈低信号（箭头）；图 B　T_2FLAIR，结节呈等信号（长箭头），
瘤周水肿呈高信号（短箭头）；图 C　增强扫描，结节呈环状强化（箭头）

（十二）颅内感染性疾病

颅内感染可分为细菌性、病毒性、真菌性和寄生虫感染，脑膜和脑组织均可受累。CT 与 MRI 检查对确定病变的有无、发生部位、累及范围有较高价值，尤其是 MRI 有较大优势，但定性诊断尚需结合临床及实验室检查。其中，脑脓肿是常见感染性疾病。

脑脓肿（brain abscess）是由于化脓性细菌进入脑组织内引起化脓性炎症而形成。细菌进入颅内的途径以耳源性感染为主，其次有血源性、外伤性、隐源性。病灶多位于幕上，颞叶最多见，可单发或多发。常见致病菌为金黄色葡萄球菌、链球菌和肺炎球菌等。

【病理与临床】

脑脓肿病理上分为三个时期：①急性炎症期：发病 1 周内，脑内局限性炎症，中心可出现坏死，周围脑组织水肿。②化脓期：发病 1～2 周，坏死、软化区扩大，脓液形成。③脓肿壁形成期，发病 2～3 周，脓肿壁形成，主要由肉芽结缔组织增生而形成。

病变初期，患者常表现为剧烈头痛、呕吐、高热等急性颅内感染症状。脓肿壁形成后，上述症状可减轻，但可有颅内压进一步增高的症状。

【影像学表现】

1. CT 表现　①急性炎症期：平扫呈大片低密度影，边缘模糊，无强化，有占位效应；②化脓期：平扫病灶中心密度更低，增强后不均匀性强化；③脓肿壁形成期：低密度病灶区周围出现等密度脓肿壁，增强扫描呈环形强化，壁薄而均匀，有张力，部分脓腔内有分隔，脓肿周围可见水肿带，并有一定占位效应（图2-7-33A）。血源性脑脓肿常多发。

2. MRI 表现　脓肿壁 T_1WI 呈稍高或等信号，T_2WI 呈低信号，增强 T_1WI 明显强化呈高信号，脓腔内及周围水肿呈 T_1WI 低信号，T_2WI 高信号（图2-7-33B）。DWI 由于脑脓肿脓液黏稠，ADC 值较低，而呈高信号，具有一定特征性。

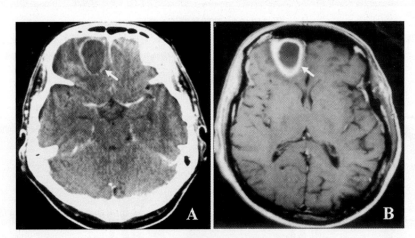

图 2-7-33　脑脓肿 CT 与 MRI 表现
图 A　CT 增强扫描，右侧额叶脓肿壁环状强化（箭头），周围轻度水肿；
图 B　MRI 增强扫描，脓肿壁环状强化（箭头）

【诊断与鉴别诊断】

环形强化，环壁薄而均匀，有张力，是脑脓肿的诊断要点。主要与脑转移瘤和星形细胞瘤等鉴别，后两者增强扫描时也呈环形强化，但环壁厚薄不均或有结节，DWI 呈高信号，结合临床病史一般容易鉴别。

（十三）胼胝体发育不全

颅脑先天性疾病是由于胚胎期神经系统发育异常所致的一类疾病，部分发育畸形为遗传因素和子宫内环境共同影响所致。胼胝体发育不全常见。

【病理与临床】

胼胝体发育不全（dysgenesis of the corpus callosum）可单独发生，也可合并有中枢神经系统的其他畸形，包括脑膨出、交通性脑积水、Chiari 畸形、Dandy–Walker 畸形、脑裂畸形等。可以表现为完全缺如或部分缺失，常合并脂肪瘤。临床表现可有癫痫或伴随其他先天畸形等症状。

【影像学表现】

1. CT 表现　双侧侧脑室体部分离平行，侧脑室前角、后角扩张，呈"蝙蝠翼"状，是胼胝体发育不良的特征性表现。第三脑室升高，可合并脂肪瘤。

2. MRI 表现 矢状位 T$_1$WI 可显示胼胝体缺失的部位、范围和程度，以压部多见；冠状位表现为双侧侧脑室前角分离，内侧呈凹面，外侧角变尖，室间孔延长，颞角扩大。脂肪瘤呈 T$_1$WI 和 T$_2$WI 高信号，抑脂序列扫描信号降低（图 2-7-34）。

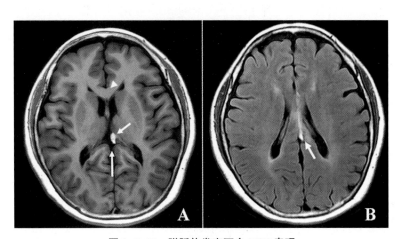

图 2-7-34 胼胝体发育不全 MRI 表现

图 A T$_1$WI，胼胝体压部缺如（长箭头），合并有脂肪瘤（长箭头），膝部尚完整（箭头）；

图 B T$_2$FLAIR，胼胝体压部缺如，并可见脂肪瘤形成（箭头）

（十四）小脑扁桃体下疝畸形

小脑扁桃体下疝畸形为颅脑先天性疾病之一，又称 Chiari 畸形（Chiari's malformation）。

【病理与临床】

小脑扁桃体下疝畸形为小脑扁桃体下疝到椎管内，延髓、第四脑室延长并部分向下移位。根据扁桃体下疝的程度分为 4 种类型：Ⅰ 型仅有为小脑扁桃体向下疝入椎管，小脑扁桃体下端低于枕骨大孔平面 5mm，延髓和第四脑室正常，不伴有脊髓脊膜膨出；Ⅱ 型除小脑扁桃体疝入椎管外，伴有脑桥、延髓和第四脑室部分下移，多同时伴有腰骶部脊髓脊膜膨出；在 Ⅱ 型基础上，若同时伴有上颈或枕部脑膜脑膨出为 Ⅲ 型；同时伴有严重的小脑发育不良为 Ⅳ。临床以 Ⅱ 型最常见，多发在婴幼儿和新生儿，Ⅰ 型次之，多见于青少年，Ⅲ 型和 Ⅳ 型罕见。

【影像学表现】

1. CT 表现 幕上脑积水，脑干周围缺乏脑脊液。枕骨大孔下椎管内见类圆形下疝的小脑扁桃体。

2. MRI 表现 矢状位可清楚显示小脑扁桃体，并能准确判断下疝的程度。Chiari 畸形 Ⅰ 型表现为扁桃体下缘低于枕大孔连线 5mm 以上（图 2-7-35）。Ⅱ 型除扁桃体向下疝入椎管外，可见第四脑室受压变形、延长，室顶尖消失并向下疝入椎管内。Ⅲ 型除具有 Ⅱ 型的表现外，最显著的特征是存在脑膜脑膨出。Ⅳ 型同时伴有严重的小脑发育不良

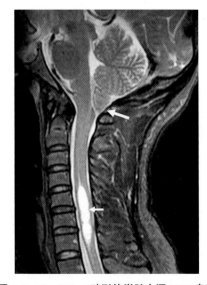

图 2-7-35 Chiari 畸形伴脊髓空洞 MRI 表现

T$_2$WI 抑脂序列，小脑扁桃体下疝到椎管内（长箭头），伴脊髓空洞形成（短箭头）

NOTE

表现。

第二节　脊　髓

一、影像学检查方法

1. X 线检查　X 线平片不能显示正常脊髓，仅能观察脊柱的骨性结构变化，仅在脊髓病变的介入诊断和治疗时，采用透视下引导。

2. CT 检查　脊柱 CT 平扫，仅上颈段脊髓在周围蛛网膜下腔脑脊液的衬托下能显示其大致轮廓，其余脊髓与周围组织或腔隙无密度差，因此，对脊髓的病变诊断价值有限。

CT 脊髓造影（CT myelography，CTM），即经腰穿或在寰枢椎侧方穿刺到蛛网膜下腔并注入碘对比剂，而使蛛网膜下腔显示，以显示脊髓及周围结构的方法，为有创性检查，并有一定风险。CT 增强扫描可了解椎管内的血供情况。

3. MRI 检查　脊髓 MRI 检查能区分脊髓与蛛网膜下腔，脊髓内的灰白质亦有信号强度不同，是诊断脊髓病变的主要方法。检查以矢状面为主，可全面地观察脊髓的解剖和病变，辅以横断面和冠状面，以确定病变与周围组织的关系。常规用自旋回波序列 T_1WI 和 T_2WI，必要时增强扫描。

磁共振脊髓造影（MR myelography，MRM），是利用脂肪抑制加重 T_2，在增强脑脊液信号强度的同时，抑制了周围组织的背景信号，从而获得高质量的椎管影像，不需要造影剂，安全可靠、为无创检查，可获得脊髓蛛网膜下腔脑脊液影像。

二、正常影像学表现

1. CT 表现　软组织窗可见硬脊膜囊，包括硬脊膜、硬膜囊下腔、蛛网膜、蛛网膜下腔、软脊膜及脊髓，均无明显密度差，表现为类圆形的均匀密度，略低于软组织，称为硬脊膜囊或硬膜囊（图 2-7-36A）。

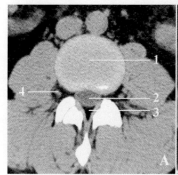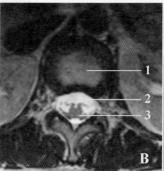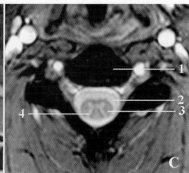

图 2-7-36　脊髓的 CT 与 MRI 表现
图 A　腰椎 CT 椎间盘层面：1. 椎间盘　2. 硬膜囊　3. 硬膜囊后间隙　4. 脊神经节；
图 B　腰椎 MRI 椎间盘层面：1. 椎间盘　2. 蛛网膜下腔　3. 马尾；
图 C　颈椎 MRI：1. 颈椎　2. 蛛网膜下腔　3. 脊髓白质　4. 脊髓灰质

2. MRI 表现　轴位上，脊髓、脊神经与周围椎管骨质和韧带的关系显示清楚，脊髓内尚可见脊髓灰白质影像。矢状位 T_1WI 脊髓呈带状中等信号，边缘光整、信号均匀，位于椎管中心，前后有低信号的蛛网膜下腔衬托，T_2WI 蛛网膜下腔呈高信号，脊髓呈中等信号（图 2-7-36B、C，图 2-7-37）。

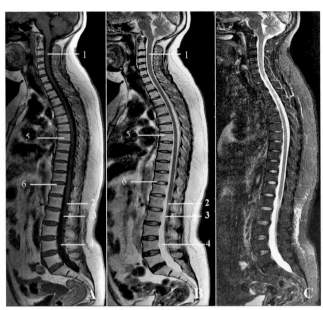

图 2-7-37　正常脊髓 MRI 矢状位

图 A　T_1WI；图 B　T_2WI；图 C　抑脂序列

1. 颈髓　2. 脊髓圆锥　3. 终丝　4. 蛛网膜下腔 5. 椎体　6. 椎间盘

三、基本病变的影像表现

1. 脊髓形态改变　脊髓增粗常见于脊髓内肿瘤、炎症、损伤和梗死急性期；脊髓变细主要见于脊髓萎缩、受压；脊髓断裂见于外伤。

2. 脊髓密度和信号异常　CT 检查可显示高密度的钙化与低密度的脂肪组织；MRI 检查则能显示绝大多数脊髓病变，多表现为 T_1WI 低信号、T_2WI 高信号。若 T_1WI 为高信号应考虑脂肪瘤、海绵状血管瘤、皮样囊肿或表皮样囊肿等。

四、常见疾病的影像诊断

（一）脊髓损伤

脊髓损伤（spinal cord injury）见于脊柱外伤，常由于椎体压缩骨折、滑脱、骨碎块压迫所致，好发于颈髓和胸腰段。

【病理与临床】

脊髓损伤按轻重程度可分为脊髓震荡、脊髓挫裂伤和水肿、脊髓内血肿和脊髓断裂。脊髓震荡最轻，形态可无异常改变；脊髓挫裂伤表现为脊髓内水肿，伴有小灶性出血；脊髓断裂可为部分性或完全性断裂，常伴有出血。损伤后期可有脊髓软化、囊变、蛛网膜粘连和脊髓萎缩等。

临床主要表现损伤平面以下的运动和感觉消失。

【影像学表现】

1. X线表现　可显示椎体及附件的骨折、椎体滑脱及椎管的继发性狭窄，椎间孔变形的征象。

2. CT表现　可见椎管内骨碎片、变形、狭窄、硬膜囊内血肿、脊髓的压迫程度。

3. MRI表现　脊髓挫裂伤表现为脊髓局部膨大，脊髓内信号不均匀，合并有出血灶 T_1WI 和 T_2WI 呈高信号灶。脊髓水肿 T_1WI 呈低信号，T_2WI 呈高信号（图 2-7-38）。

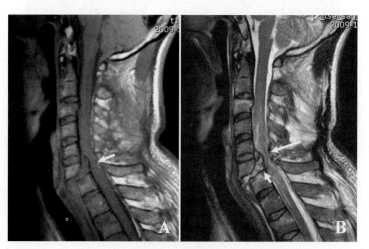

图 2-7-38　颈椎滑脱伴脊髓挫伤 MRI 表现

图 A　矢状位 T_1WI，C_7 椎体向前Ⅱ度滑脱，脊髓受压（箭头）；

图 B　T_2WI，椎间盘向后突出（短箭头）致脊髓局部明显受压，其内见高信号（长箭头）

【诊断与鉴别诊断】

脊髓损伤常有明显外伤史和典型 X 线表现。CT 与 MRI 上可见到相应椎体附件骨折和滑脱征象，相应脊髓平面上可见不同程度的脊髓损伤征象，可以明确诊断。

（二）脊髓内肿瘤

脊髓内肿瘤（intramedullary tumor），主要有室管膜瘤和星形细胞瘤，前者多见。此外还有少数为脂肪瘤、皮样囊肿、胆脂瘤等。

【病理与临床】

室管膜瘤起源于脊髓中央管室管膜上皮细胞或终丝等部位的室管膜残留物，好发于胸髓、脊髓圆锥及终丝等部位，上下蔓延生长，多具有假包膜，表面光滑，与脊髓分界清晰，可伴有坏死囊变后出血。星形细胞瘤起源于脊髓的星形细胞，颈髓与上胸髓多见，呈浸润性生长，范围较广。

室管膜瘤以 30～50 岁多见，星形细胞瘤多见于儿童或青少年。临床主要表现均为感觉障碍或神经根性疼痛。

【影像学表现】

1. X线表现　可显示椎管扩大、椎弓根间距增宽。

2. CT表现　可见脊髓不规则膨大，其内密度不均匀，边缘模糊，增强扫描肿瘤轻度或不均匀强化。

3. MRI 表现　脊髓明显增粗、形态不规则，T$_1$WI 呈等或稍低信号，T$_2$WI 呈高信号。肿瘤发生囊变与出血时，其内信号不均。室管膜瘤多呈纵椭圆形，边界清，可伴小囊变，不均匀强化（图 2-7-39）。星形细胞瘤常见脊髓增粗，形态不规整，边界不清，呈轻度斑片状强化（图 2-7-40）。血管母细胞瘤呈大囊套小结节表现，结节强化明显，囊壁不强化。

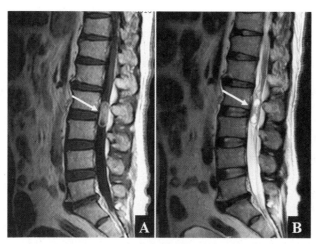

图 2-7-39　脊髓室管膜瘤 MRI 表现
图 A　腰椎 2～3 段水平室管膜瘤，T$_1$WI，肿瘤增强呈不均匀强化（箭头），其内坏死区无强化；图 B　T$_2$WI，肿瘤呈高信号（箭头）

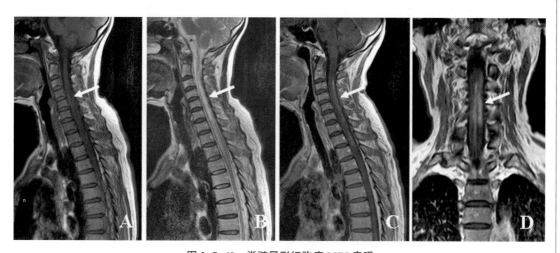

图 2-7-40　脊髓星形细胞瘤 MRI 表现
颈胸段脊髓内星形细胞瘤，肿瘤所在脊髓增粗，病灶边界不清
图 A　T$_1$WI 稍低信号；图 B　T$_2$WI 稍高信号；图 C～D　增强后斑片状强化

【诊断与鉴别诊断】

根据 MRI 表现，脊髓内肿瘤较易诊断。室管膜瘤与星形细胞瘤均属胶质瘤，其鉴别要点主要有：前者发病年龄偏大；前者多发生于脊髓下段、圆锥及终丝，后者以颈髓、胸髓上段多见。

（三）脊髓外肿瘤

脊髓外肿瘤分为髓外硬膜下肿瘤与硬膜外肿瘤，前者多见。髓外硬膜下肿瘤主要有神经鞘瘤（neurinoma）、神经纤维瘤（neurofibroma）和脊膜瘤（meningioma）。神经鞘瘤位居所有椎管肿瘤第一，约占29%；脊膜瘤位居第二，约占25%。硬膜外肿瘤以转移瘤、淋巴瘤等恶性肿瘤多见。脊髓外肿瘤还有少数是脂肪瘤、皮样囊肿、胆脂瘤、畸胎瘤、恶性纤维组织细胞瘤、神经母细胞瘤等。

【病理与临床】

神经鞘瘤为髓外硬膜内肿瘤，起源于神经鞘膜的Schwann细胞，好发于腰段及颈段。肿瘤偏心性生长，呈圆形或卵圆形，有包膜，可有囊变。肿瘤易沿神经根生长，并穿过椎间孔形成哑铃状形态，椎间孔明显增大，并可同时累及脊髓内和硬膜囊外。神经纤维瘤起源于神经纤维母细胞，可多发，呈梭形生长，很少发生囊变与坏死。

神经鞘瘤好发于20～60岁，男性稍多于女性。神经纤维瘤好发于20～40岁。临床主要症状表现神经性疼痛、肢体麻木、感觉与运动障碍等。

【影像学表现】

1. X线表现　可见椎弓根骨质吸收、侵蚀性破坏及椎间孔的增大。

2. CT表现　肿瘤呈圆形或卵圆形，稍高密度，脊髓受压移位。神经鞘瘤平扫可见椎旁哑铃状软组织肿块，邻近椎间孔扩大，增强扫描肿瘤有强化。

3. MRI表现　突向椎管外的肿块，分界清晰，肿瘤可合并囊变坏死，信号不均匀。T_1WI呈稍低或等信号，T_2WI呈高信号。增强扫描，肿瘤实质显著强化（图2-7-41，图2-7-42）。

【诊断与鉴别诊断】

神经鞘瘤与神经纤维瘤多具有较典型影像学表现。神经鞘瘤起于椎管内，穿过椎间孔向外生长，有典型的哑铃状改变征像。神经纤维瘤多在椎管内脊髓外，呈梭形，信号较均匀。

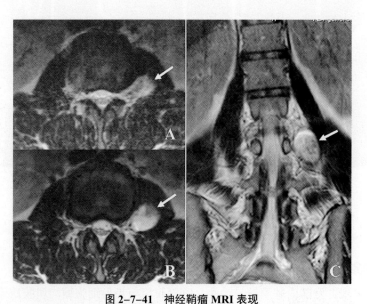

图2-7-41　神经鞘瘤MRI表现

图A、B　腰椎MRI，T_2WI轴位，肿瘤向椎间孔外生长，呈椭圆形高信号（箭头）；

图C　增强扫描，冠状位，肿瘤不均匀强化，其内有坏死灶（箭头）

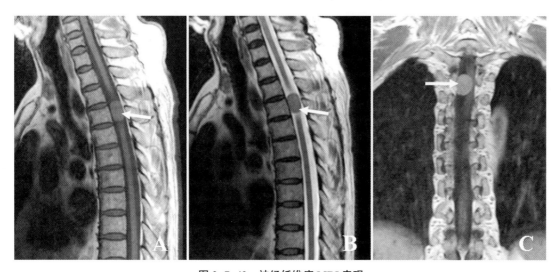

图 2-7-42　神经纤维瘤 MRI 表现

图 A　T$_1$WI；图 B　T$_2$WI 椎管内占位灶（箭头），信号均匀，其内无坏死灶，边界清楚；
图 C　冠状位增强扫描，肿瘤呈均匀强化（箭头），脊髓向左侧推移

（四）脊髓空洞症

脊髓空洞症（syringomyelia）有先天性与继发性两类。

【病理与临床】

病理特征为脊髓内液体淡清或微黄透明，成分类似脑脊液，空洞壁由星形细胞或室管膜细胞构成。多发生于颈和上胸段，或可累及脊髓全长。先天性多伴有小脑扁桃体下疝畸形，后天性则多为外伤并发症。

好发于 25 ～ 40 岁，临床表现为进行性、阶段性、分离性疼痛、温度觉丧失，触觉及深感觉保存，肌肉萎缩、无力及皮肤营养障碍等。

【影像学表现】

1. CT 表现　硬膜囊内脊髓区边界清晰的低密度囊腔，CT 值与脑脊液相近。

2. MRI 表现　囊腔 T$_1$WI 呈低信号，T$_2$WI 呈高信号，并与脑脊液信号一致，空洞与正常脊髓之间分界清晰，能明确单发空洞或多个囊腔相连的空洞（图 2-7-43）。

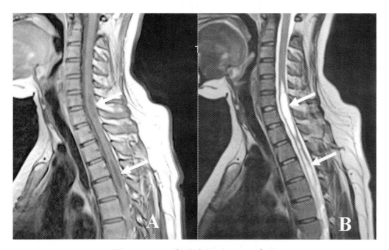

图 2-7-43　脊髓空洞症 MRI 表现

图 A　T$_1$WI，颈 6 ～胸 5 椎段脊髓内见囊腔，呈低信号（箭头）；图 B　T$_2$WI 呈高信号

【诊断与鉴别诊断】

脊髓空洞症 CT 显示脊髓内与脑脊液相同密度影，CTM 可进一步诊断。囊腔 T_1WI 呈低信号，T_2WI 呈高信号均与脑脊液一致。MRI 能够确定囊腔的部位与大小，明确囊腔与蛛网膜下腔的联系。

第三节　阅片实践

病例一

患者，女，78 岁，突发左侧肢体偏瘫、口眼歪斜、口齿不清 3 小时。

素有高血压病史 15 年，服降压药血压稳定在 145/95mmHg 左右，于晚饭后散步时突发左侧肢体无力，口眼歪斜，语言不利，头胀痛，欲呕吐，神志尚清，入院时临床诊断为脑血管疾病，行 CT 扫描（图 2-7-44）。

CT 所见：右侧外囊区见较大出血灶，形态不规则，边界较清，大小约 4.0mm×3.0mm×4.0mm，周围有少许水肿带，左侧脑室明显受压变小，血肿未破入脑室系统，中线无明显移位（图 2-7-44，箭头）。

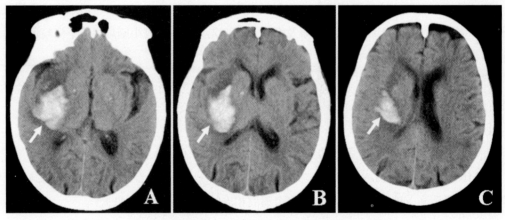

图 2-7-44　头颅 CT 平扫（连续层面）

诊断意见：右侧外囊区脑出血，出血量约 24mL。

讨论：基底节区为高血压脑出血的好发部位，多种诱因可使其血管破裂出血，发病后 CT 急诊检查可表现为明显高密度，周围伴有水肿带，可有轻度占位效应，同侧脑室受压变小，CT 扫描即可确诊。

病例二

患者，女，42 岁，右侧肢体活动受限 2 天。

既往有风湿性心脏病病史。入院时右侧肢体无力，感头昏头痛，恶心呕吐，神志尚清，失语，临床诊断为脑梗死，行 CT 扫描（图 2-7-45）。

CT 所见：左侧额颞顶叶扇形低密度影，边界欠清，同侧脑室略有受压，尚可见脑回影，中线无移位（图 2-7-45）。

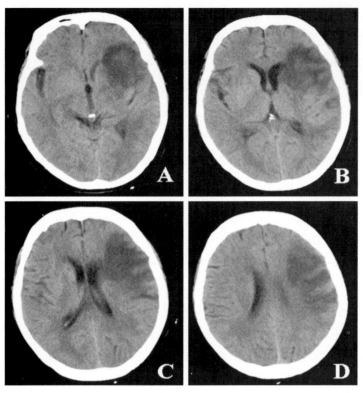

图 2-7-45　头颅 CT 平扫（连续层面）

诊断意见：左额颞顶叶脑梗死。

12 小时后，头昏头痛等症状加重，尚有意识，行 MRI 扫描（图 2-7-46）。

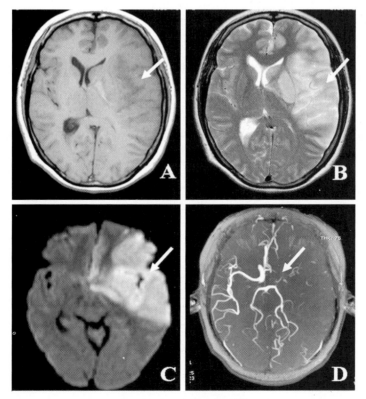

图 2-7-46　头颅 MRI 扫描

图 A　T₁WI；图 B　T₂WI；图 C　DWI；图 D　脑血管 MRA

MRI 平扫所见：左侧额颞叶见大片扇形长 T_1、长 T_2 信号灶（图 2-7-46A、B，箭头），内部信号均匀，边缘与正常脑组织分界不清。左侧脑室受压，左侧裂池及脑沟消失，提示脑组织肿胀有占位效应。DWI 显示病灶呈高信号（图 2-7-46C，箭头），提示细胞毒性水肿。脑血管 MRA 见左侧大脑中动脉起始段及分支血管均未显影（图 2-7-46D，箭头）。

诊断意见：左侧大脑中动脉起始段闭塞，左额颞顶叶脑梗死。

讨论：典型的扇形病灶形态，CT 低密度区，T_1WI 呈低信号，T_2WI 呈高信号，异常信号区范围与闭塞血管供血区一致，MRA 图像提示左侧大脑中动脉闭塞，结合临床患者右侧肢体偏瘫，颅内病变应在左侧，有风湿性心脏病，常合并有附壁血栓脱落，诊断结果与临床相符合。

学习拓展

中风病属中医重大疾病，与脑血管疾病关系密切，其病位在头颅。根据多年研究，其分期辨证与影像关系规律如下（表 2-7-2）：

1. 根据中风病 CT 影像所反映的病理改变，明确将中风病分为 3 期 11 证，即中风先兆期、中风急性期、中风康复期（包括中风恢复期与中风后遗症期）。其中中经络中 1 型为脉络空虚、风邪入中证；2 型为肝肾阴虚、风阳上扰证；后遗症期分为 3 级：1 级为神志清醒，肢体运动、语言功能完全恢复，生活能自理，有或没有遗留口眼歪斜。2 级介于 1、3 级之间，生活能部分自理。3 级为肢体运动、语言功能未能恢复，生活完全不能自理。

2. 中风病各期各主证、部分次证头颅 CT 影像有明显的不同，具有各自的特点，各主、次证间具有一定的规律性，特别是中风急性期各证在病性、病位、病变的定量等方面有明显的变化规律，病位特征为"类同心球"状分布规律（图 2-7-47）。

3. 中风先兆期与某些血液流变学指标存在相关性，中风康复期康复前景与康复治疗开始的时间有关。

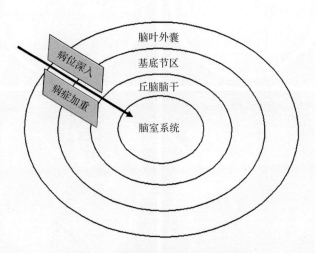

图 2-7-47　中风急性期病位与病证的关系

表 2-7-2　中风病各中医分期辨证与头颅 CT 影像规律

中医分期辨证			头颅 CT 影像
中风先兆期：中风先兆症状出现后至急性发作前			主要为局限性和（或）弥漫性病变。局限性病变：有腔隙性脑梗死与皮质梗死、少量脑出血、脑肿瘤等表现，多位于中线外围区域；弥漫性病变：主要为白质慢性缺血改变、弥漫性脑萎缩改变
中风急性期：中风症状急性发作后至3周	中经络证	共同表现	主要表现为缺血性病变，脑梗死多见，也有部分为出血性病变，多位于基底节，少见于脑叶、皮质区，病变较小，无明显占位效应
		1型	多见基底节区腔隙性脑梗死，尚可见皮质区梗死，病变较小，一般无占位效应。亦见基底节区脑出血，若出血量小于 10mL，一般不遗留软化灶
		2型	基底节区脑出血比例增加，基底节腔隙性脑梗死也占有不小比例，但出血量较少，占位效应轻，中线结构无明显移位，一般不破入脑室。有时 CT 表现难以与中经络 1 型鉴别
	中脏腑证	共同表现	主要表现为脑出血，出血部位大多位于脑干或丘脑区，出血量不大，脑室系统略有受压变小，或可破入脑室系统；若位于基底节区或脑叶，出血量较大，占位效应较明显，出血常破入邻近脑室系统
		闭证 阴闭	出血主要位于基底节区或脑叶，但出血量较大，水肿明显，占位效应亦明显，中线结构移位，常破入脑室系统
		闭证 阳闭	出血主要位脑干、丘脑或基底节区，前者出血量可较小，但脑室系统均有受压，后者表现与阴闭证不易鉴别
		脱证	出血可位于任何部位，同时出血量均较大，常超过 50mL，占位效应显著，中线结构明显移位，有脑疝形成，出血均破入邻近脑室系统，病侧脑室系统或可闭塞，形成梗阻性脑积水表现
中风康复期：中风病急性期以后的时期（为病变的吸收、缩小、液化、囊变，或者消失）	中风恢复期：发病后3周至8周之间		病灶的恢复表现，主要表现为病灶的吸收、缩小、CT 值较快降低，脑室或中线结构的受压、移位情况恢复，周围水肿开始消退，占位效应消失。中风恢复期是中风病患者远期良好恢复的关键时期，应在此期尽早开始功能锻炼
	中风后遗症期：发病8周之后	共同表现	病灶的软化、囊变、穿通畸形、脑萎缩为主，病灶的动态变化不大，CT 值保持相对恒定，此时临床可以无阳性体征，但 CT 仍遗留有少许病灶，或也可有临床后遗症状而 CT 无确切阳性表现
		1级	CT 可无阳性表现，或急性期少于 10mL 出血量，可以完全吸收，或均仅残留裂隙状的软化灶
		2、3级	主要表现为软化灶，范围较广，大多有穿通畸形，脑室扩大程度第 3 级较第 2 级严重。第 3 级中大多数伴有同侧或两侧的半球实质脑萎缩，一般见于大脑中动脉、后动脉供血区域脑组织梗死后，以及较大范围的脑出血，并且有出血破入脑室之后期改变

学习小结

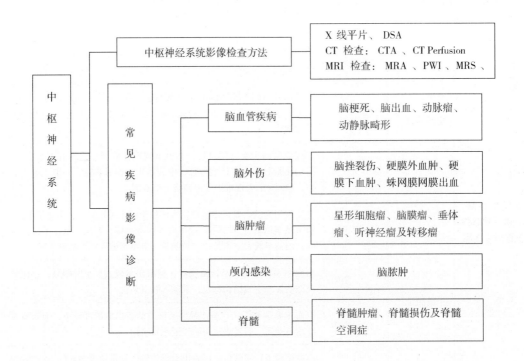

中枢神经系统 —— 中枢神经系统影像检查方法 —— X 线平片、 DSA
CT 检查：CTA 、 CT Perfusion
MRI 检查：MRA 、 PWI 、 MRS 、

常见疾病影像诊断

脑血管疾病 —— 脑梗死、脑出血、动脉瘤、动静脉畸形

脑外伤 —— 脑挫裂伤、硬膜外血肿、硬膜下血肿、蛛网膜网膜出血

脑肿瘤 —— 星形细胞瘤、脑膜瘤、垂体瘤、听神经瘤及转移瘤

颅内感染 —— 脑脓肿

脊髓 —— 脊髓肿瘤、脊髓损伤及脊髓空洞症

第八章　头颈部

头颈部指颅底至胸廓入口的区域，包括眼、耳、鼻与鼻窦、咽部、喉部、涎腺、颌面、甲状腺、甲状旁腺、颈部淋巴结和颈部间隙等，结构精细，解剖复杂，与颅脑及重要神经、血管关系密切。影像学检查方法有 X 线平片、DSA、超声成像、CT、MRI 检查等，其中 CT、MRI 检查是头颈部疾病诊断的主要方法，可准确定位、定量，多数病变能定性诊断。

第一节　眼　部

一、影像学检查方法

眼部影像学检查包括 X 线、超声、CT、MRI、DSA 检查等。

1. X 线检查　主要了解眼眶骨性结构及眶内异物。

2. CT 检查　常规采用薄层螺旋扫描、多方位（冠矢状位）图像重组、软组织窗及骨窗观察。

3. MRI 检查　常规轴位、冠状位、沿视神经的斜矢状位扫描，常规 T_1WI、T_2WI 扫描结合脂肪抑制技术。

4. DSA 检查　用于血管性病变，如颈内动脉 – 海绵窦瘘的诊断。

如有任何征象提示肿瘤、富血管病变或病灶累及颅脑等结构，均应进行 CT 或 MRI 增强扫描。

二、正常影像学表现

眼部包括眼眶、眼球、眼睑及泪器。眼眶由额骨、筛骨、蝶骨、腭骨、泪骨、上颌骨及颧骨七块颅面骨构成倒锥形结构，分眶顶、外、下及内壁，眶内含眼球、视神经、眼外肌、眶脂体、泪器等结构，经视神经管、眶上裂与颅中窝相通，经眶下裂与翼腭窝、颞下窝相通。眼球壁由巩膜、葡萄膜、视网膜构成，又称眼环。眼球内有晶状体和玻璃体等结构。

1. CT 表现　眼眶骨性结构为高密度，其内侧壁骨质菲薄，紧邻筛窦。眼环呈等密度，晶状体为致密凸透镜影，前后房和玻璃体呈水样密度，眼外肌为等密度略呈梭形分布于眼球周边，四条眼直肌汇聚于眶尖，构成的圆锥形空间称肌锥，肌锥内外充满低密度的脂肪组织。视神经呈等密度起于眼球后极，在肌锥内后行经视神经管出眶入颅（图 2-8-1A，图 2-8-2A）。双眼球外上方等密度类椭圆形影为泪腺，位于泪腺窝内。

2. MRI 表现　眼外肌、视神经、泪腺、眼环、晶状体呈等信号，房水、玻璃体 T_1WI 呈低信号，T_2WI 呈高信号，眶内脂肪 T_1WI、T_2WI 均为高信号，抑脂序列脂肪呈低信号。MRI 可显示视神经与视神经鞘之间的蛛网膜下腔（图 2-8-1B，图 2-8-2B）。

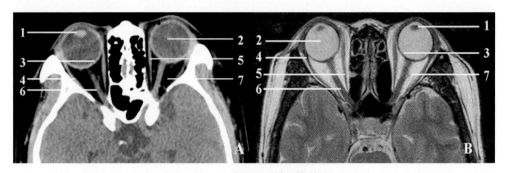

图 2-8-1 正常眼眶眼球层面轴位

图 A CT；图 B MRI

1.晶状体 2.玻璃体 3.眼球壁 4.外直肌 5.内直肌 6.视神经 7.肌锥内间隙

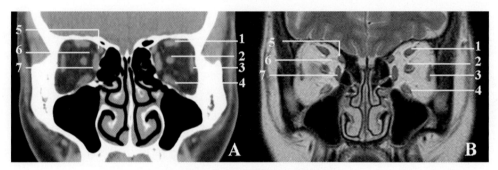

图 2-8-2 正常眼眶球后层面冠状位

图 A CT；图 B T_1WI

1.上直肌 2.视神经 3.外直肌 4.下直肌 5.上斜肌 6.眼上静脉 7.内直肌

三、基本病变的影像表现

1.眼眶、眶壁异常　眼眶扩大见于占位性病变，眼眶浅小见于发育畸形；眶壁骨质异常有眶壁骨折；骨质增生硬化见于骨纤维异常增殖症、扁平型脑膜瘤等；眼眶骨质破坏见于恶性肿瘤；骨质缺失见于神经纤维瘤病、朗格汉斯细胞组织细胞增生症等；眶内肿块常见有海绵状血管瘤、神经源性肿瘤、炎性假瘤、脑膜瘤等。

2.眼球异常　①眼球增大见于发育异常、球内肿瘤、青光眼、严重近视等；眼球缩小见于发育异常、眼球萎缩；眼球突出可见于球后肿块、肌肉病变、动静脉瘘、眶内血肿、鼻窦肿瘤推挤等；眼球内陷见于外伤后眶内脂肪脱出、静脉曲张等；眼球变形见于外伤、术后、外压、进行性近视等；眼球密度增高见于球内肿块（图 2-8-3）、出血等。②眼环增厚见于各种葡萄膜肿瘤、炎症、球筋膜囊病变等；眼环分离见于视网膜脱离、脉络膜脱离，常伴膜下积液、信号异常。③晶状

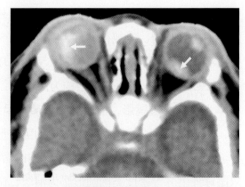

图 2-8-3 双侧视网膜母细胞瘤 CT 表现（箭头）

体位置、密度或信号改变见于外伤后脱位、白内障，玻璃体密度或信号改变见于外伤、炎症、发育异常、异物等原因。

3. 眼球外结构异常　①眼外肌增粗见于甲状腺相关眼病、炎症、动静脉瘘等，眼外肌萎缩见于眼球运动神经麻痹；眼外肌内不规则的密度或信号改变，见于甲状腺相关眼病眼外肌脂肪沉积。②视神经、视交叉增粗见于视神经肿瘤、炎症、颅高压等。③泪腺增大见于炎症和肿瘤；泪腺密度信号改变见于肿瘤；泪腺移位多为前移，见于老年人或眶内压增高时；眼睑增厚见于炎症、静脉回流障碍、肿瘤等。

四、常见疾病的影像诊断

（一）眼外伤

眼球及其附属器官因受外来的机械性、物理性或化学性损伤，引起各种病理性改变而损害其正常功能者，称为眼外伤。眼外伤临床常见，影像学检查在诊断中有重要作用。

【病理与临床】

眼外伤可涉及眼眶各部，包括眼眶骨折、眼部异物及眼眶内容物（眼球、眼外肌、视神经、泪器等）损伤，呈现不同的临床症状，病理状态包括眶壁骨折、眼球与眼眶异物、眼球破裂、晶状体脱位及视神经挫伤和其他软组织损伤等。眼外伤可有颈动脉海绵窦瘘、眶尖综合征、继发感染、鼻窦积血等并发症。

【影像学表现】

1. X 线表现　由于金属异物不易为 X 线穿透而显影，多表现为眼眶内不规则、均匀高密度影。

2. CT 表现　包括眶壁骨折、眶内或球内异物、眼球损伤及眼眶软组织损伤。

（1）眼眶骨折　眼眶骨壁中断，可见断端移位，碎骨片游离，因眼眶内侧壁即筛窦外侧壁薄如纸板，有时骨折线不显示，可见相邻鼻窦气房积血积液，骨膜下血肿，可有眼外肌嵌入于骨壁，表现为眼外肌走行异常，局部增粗（图 2-8-4A）。

（2）眼眶、眼球异物　高密度金属异物 CT 表现为点状、不规则致密影，定位准确（图 2-8-4B），但对于普通玻璃、树枝类等低密度异物不易发现，可能漏诊。

（3）眼球损伤　眼球破裂可见眼球呈不规则形状，体积缩小，有时见眼环不连续；眼球出血可见眼球密度增高；晶状体脱位时见晶状体缺如或移位。

（4）眼眶软组织损伤　眼外肌、视神经等肿胀甚至中断，眶内可见血肿或积气。

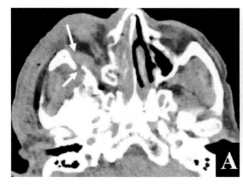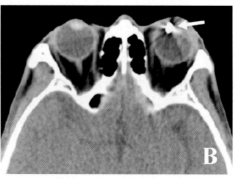

图 2-8-4　右眼外伤 CT 表现

图 A　眶内外侧壁骨折（短箭头），周围血肿（长箭头）；图 B　左眼球内异物（箭头），周围有放射状伪影

【诊断与鉴别诊断】

病史明确一般确诊不难。眼部结构较多，须仔细观察各种外伤征象，注意鉴别眼眶生理性钙化如滑车钙化、肿瘤合并钙化、陈旧性创伤后钙化、人工晶体和义眼等，勿误诊为异物。

（二）眼型格氏病

甲状腺相关眼病是引起突眼的常见原因，是与甲状腺功能异常相关的自身免疫性眼眶炎症，突眼伴甲状腺功能异常者被称作 Grave's 眼病，甲状腺功能正常者被称作眼型格氏病。

【病理与临床】

眼型格氏病早期为眼外肌水肿、炎性细胞浸润，眼外肌肌腹增粗，晚期眼外肌纤维化；眶脂体充血、增殖，病变活动期明显。

多见于中年女性，临床表现无痛性突眼、上睑退缩、迟落、肿胀、复视、眼球运动障碍，严重者眶尖视神经受压引起视力减退。

【影像学表现】

1. CT 表现 ①眼外肌肌腹呈梭形增粗，常始于下直肌、内直肌，两眼可不对称；②眶脂体增大，眶窝扩大，眼球前突，严重时视神经受压；③可伴泪腺增大、眼睑增厚、眼上静脉扩张等。

2. MRI 表现 ①眼外肌梭形增粗，T_1WI 呈等或稍低信号，T_2WI 呈等或稍高信号，信号强度与病变活跃程度有关。② T_2WI 抑脂序列可见眶脂体内有斑片状边界模糊的等或稍高信号，提示炎性反应存在。突眼、眼眶扩大与 CT 所见相似，观察视神经受压优于 CT。③泪腺肿大、眼睑增厚与 CT 表现类似，眶内血管增粗增多，可见流空效应（图 2-8-5）。

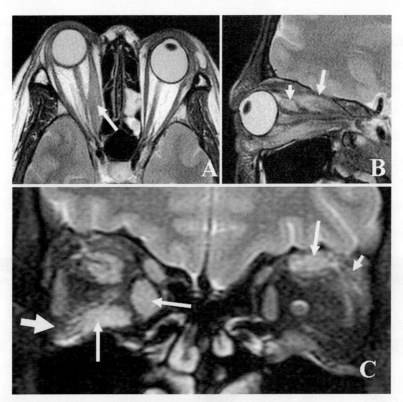

图 2-8-5　眼型格氏病 MRI 表现

图 A　T_2WI 轴位，右侧突眼，内直肌肌腹增粗（箭头）；图 B　T_2WI 矢状位，眼肌增粗，呈稍高信号（长箭头），球后脂肪呈斑片状高信号（短箭头）；图 C　T_2WI 冠状位，多条眼肌增粗（细长箭头），泪腺肿胀（细短箭头），眶内脂肪浸润（粗箭头）

【诊断与鉴别诊断】

突眼和眼外肌的影像表现具有特征性，即眼外肌呈梭形状增粗，下、内直肌多见，一般诊断不难。

（三）炎性假瘤

炎性假瘤（inflammatory pseudotumor）病因不清，可能与免疫功能异常有关。

【病理与临床】

据炎症累及范围可分为眶隔前型、肌炎型、泪腺炎型、巩膜周围炎型、视神经束膜炎型、肿块型及弥漫型炎性假瘤。

急性期临床表现为眼周不适或疼痛、眼球活动受限、眼球突出、球结膜充血水肿、眼睑红肿、复视及视力下降等。亚急性期及慢性期病理为大量纤维血管基质形成，并逐渐纤维化，临床表现可缓慢发生。对激素治疗有效但易复发。

【影像学表现】

1. CT 表现　眶隔前型表现为眼睑组织肿胀增厚；肌炎型为眼外肌增粗，以肌腹和肌腱同时增粗为主，上直肌、内直肌最易受累（图 2-8-6）；巩膜周围炎型为眼环增厚；视神经束膜炎型为视神经增粗，边缘模糊；肿块型表现为眶内软组织肿块；弥漫型为眶内弥漫软组织影，可累及眶隔前软组织、肌锥内外间隙、眼外肌、泪腺及视神经等，病变无明显界限；泪腺炎型表现为泪腺增大，一般为单侧，也可为双侧。

2. MRI 表现　急性期 T_1WI 呈略低信号，T_2WI 呈高信号；慢性期 T_1WI 呈等信号，T_2WI 呈低信号；增强扫描后为中度或明显强化。可累及眶周结构。

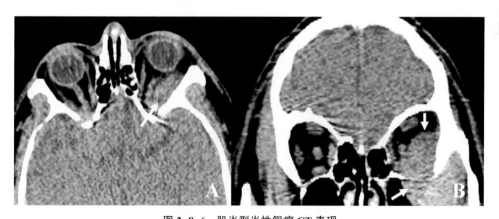

图 2-8-6　肌炎型炎性假瘤 CT 表现
图 A　轴位增强；图 B　冠状位
左眼外直肌及下直肌弥漫性增粗（箭头），中度强化

【诊断与鉴别诊断】

炎性假瘤以炎性浸润为主，其范围较广，边界模糊，增强扫描后可中度或明显强化，可以诊断。但需注意与鉴别：①脑膜瘤：形态较规则，密度均匀，边界清楚，增强后明显强化，常有邻近骨质吸收；②与不典型转移瘤、淋巴瘤鉴别困难，可行活检鉴别。

第二节 耳 部

一、影像学检查方法

1. CT 检查 常规应使用 CT 靶扫描、HRCT 及各类重建技术。CT 检查侧重于显示颞骨正常骨性结构和解剖变异、畸形、炎症、外伤及肿瘤引起的骨质改变等。

2. MRI 检查 常规 MRI 检查包括 T_1WI、高分辨率 T_2WI、内耳水成像等序列，MRI 对显示内耳膜迷路、软组织和蜗后听觉传导通路及颅内结构、血管性病变和颅底骨髓腔病变等有优势，但骨组织和气体信号极低，观察效果不如 CT 检查。

观察外耳、中耳结构首选 CT，观察内耳迷路 CT、MRI 均适用，内耳或神经病变及听觉中枢异常首选 MRI。内耳或神经炎症、发现肿块或病变侵犯颅内时需做 CT、MRI 增强。

二、正常影像学表现

耳的主要结构位于颞骨内，颞骨分鳞部、鼓部、乳突部、岩部和茎突五个部分，相关的重要结构有外耳道、中耳（包括听骨链）、内耳（包括迷路、内听道）、乳突、岩尖、位听神经、血管（包括颈内动脉管、颈静脉窝）等。

1. CT 表现 可清楚显示含气的外耳道、鼓室、鼓窦及乳突气房，含液的耳蜗、前庭、半规管，和含神经的面神经管，因与骨组织密度差较大，构成良好的自然对比（图 2-8-7，图 2-8-8，图 2-8-9）。

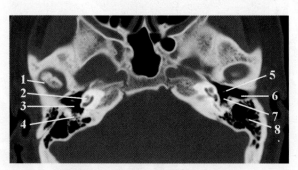

图 2-8-7 正常耳蜗层面 CT 轴位
1. 颞下颌关节 2. 耳蜗 3. 下鼓室 4. 面神经降段 5. 砧骨 6. 外耳道 7. 镫骨 8. 乳突气房

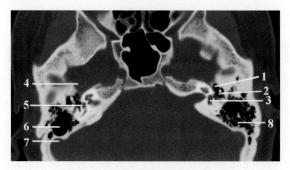

图 2-8-8 正常上鼓室层面 CT 轴位
1. 上鼓室 2. 锤砧关节 3. 前庭 4. 颞叶 5. 卵圆窗 6. 鼓窦 7. 乙状窦 8. 乳突气房

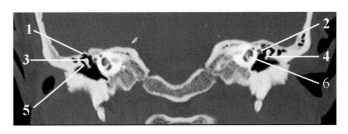

图 2-8-9　耳部正常 CT 冠状位
1.鼓室盖　2.面神经水平段　3.锤骨头　4.锤骨柄　5.鼓棘　6.耳蜗

2. MRI 表现　内耳迷路和含液的耳蜗、前庭、半规管、内听道呈 T_2WI 高信号显示清晰，面神经管和听神经呈中等信号，颞骨骨性结构与耳道、鼓室鼓窦内气体均呈低信号（图 2-8-10）。内耳水成像还可进行三维内耳迷路成像。

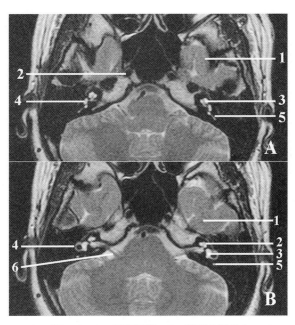

图 2-8-10　正常耳部 MRI 表现（轴位）
图 A　耳蜗层面：1.颞叶　2.颈内动脉　3.耳蜗　4.前庭　5.后半规管
图 B　内听道层面：1.颞叶　2.耳蜗　3.前庭　4.水平半规管　5.后半规管断面　6.听神经

三、基本病变的影像表现

1.外耳道狭窄、闭锁见于先天性发育异常、肿瘤、胆脂瘤、纤维化等；骨质破坏见于恶性肿瘤。鼓室狭小见于先天异常。

2.鼓室扩大见于胆脂瘤、肿瘤；鼓室内结构异常见于炎症、肿瘤、胆脂瘤、外伤等。

3.内耳结构异常，多为内耳不发育或发育异常，也可继发于外伤、骨性病变、炎症、出血、肿瘤等。

四、常见疾病的影像诊断

本节主要介绍中耳乳突炎。

NOTE

【病理与临床】

中耳乳突炎（otitis media and mastoiditis）为最常见的耳部感染性疾病，临床表现为耳部疼痛、耳道分泌物及传导性听力减退。

【影像学表现】

1. CT 表现   ①乳突气房透明度降低或不含气，或见不规则致密影；②局部骨质增生硬化或破坏、吸收；③鼓室内若见条状软组织影，并有钙化提示鼓室硬化症；鼓室或上鼓室软组织肿块，伴骨质破坏，有强化提示胆固醇肉芽肿型，无强化则提示胆脂瘤形成（图 2-8-11）。

2. MRI 表现   ①乳突气房内 T_1WI 为等或低信号，T_2WI 为等或高信号；②对骨质改变不敏感；③疑有颅内并发症时，需进行增强扫描。

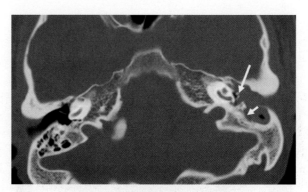

图 2-8-11   中耳乳突炎 CT 表现
左鼓室、鼓窦扩大，充满软组织，提示胆脂瘤形成（短箭头），
边缘硬化光整，听小骨移位（长箭头）

【诊断与鉴别诊断】

乳突气房的密度改变、骨质硬化或骨质破坏，结合临床表现，可以诊断。需注意胆脂瘤与耳部恶性肿瘤鉴别：①胆脂瘤型中耳炎并非肿瘤，为脱落的角化鳞状上皮，伴有肉芽组织、胆固醇成分，骨质破坏边缘较锐利，增强后无强化；②恶性肿瘤多继发于乳突炎或乳头瘤恶变，软组织肿块明显，骨质破坏范围较广泛，边缘不规则，肿块增强后呈不规则强化。

第三节　鼻与鼻窦

一、影像学检查方法

1. X 线检查   单纯鼻骨侧位 X 线片可用以诊断骨折，但漏诊误诊率较高。鼻窦 X 线摄片曾有华氏位、卡氏位，目前已经很少使用。

2. CT 检查   为主要检查方法。常规薄层轴位扫描，冠状位图像重组或扫描，后者是显示钩突、筛泡、筛漏斗等结构的最佳方位。随着鼻内镜手术的推广，鼻窦冠状位 CT 扫描已成为术前常规检查。

3. MRI 检查　对复杂病变可进行 MRI 检查，冠状位和矢状位对于某些疾病是必需的，必要时还可进行增强扫描。

如有任何征象提示肿瘤、富血管病变或病灶累及窦外结构，均应进行 CT 或 MRI 增强扫描。

二、正常影像学表现

鼻和鼻窦由多块不规则骨构成，鼻骨由左右两骨片合成。鼻窦分为前组和后组。前组有上颌窦、前组筛窦及额窦，开口于中鼻道；后组有后组筛窦及蝶窦，开口于上鼻道。

1. CT 表现　鼻和鼻窦基本两侧对称，鼻骨和鼻窦壁呈骨性密度，鼻甲为软组织围绕骨片结构，各鼻窦腔呈透亮的低密度气体影。额窦、筛窦、蝶窦及上颌窦均与眼眶毗邻（图 2-8-12，图 2-8-13）。

2. MRI 表现　其结构同 CT 表现，但对软组织显示更清，骨性结构欠佳（图 2-8-14）。

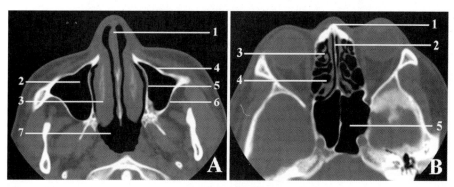

图 2-8-12　鼻窦正常 CT 表现（轴位）

图 A 上颌窦层面：1. 鼻中隔　2. 上颌窦　3. 下鼻甲　4. 上颌窦前壁　5. 上颌窦内侧壁　6. 上颌窦外侧壁　7. 后鼻孔
图 B 蝶窦层面：1. 鼻骨　2. 鼻中隔　3. 前组筛窦　4. 后组筛窦　5. 蝶窦

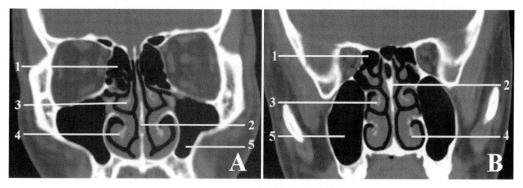

图 2-8-13　鼻窦正常 CT 表现（冠状位）

图 A 前组筛窦层面；图 B 眶尖层面
1. 筛窦　2. 鼻中隔　3. 中鼻甲　4. 下鼻甲　5. 上颌窦

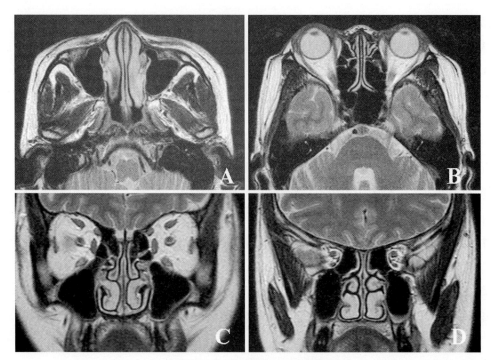

图 2-8-14 正常鼻窦 MRI 表现

图 A、B 轴位；图 C、D 冠状位

三、基本病变的影像表现

1. 窦腔积液 见于炎症、外伤等。根据其成分不同，CT 值接近或高于水密度（图 2-8-15A），T_1WI 呈低信号，T_2WI 呈高信号，积液黏稠时 T_1WI 信号增高。

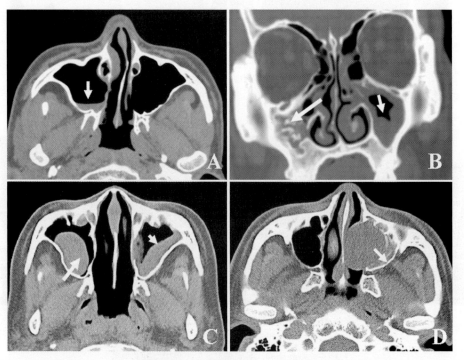

图 2-8-15 鼻窦基本病变 CT 表现

图 A 轴位，窦腔积液，右侧上颌窦内见液平面（箭头）；图 B 冠状位，右侧上颌窦腔内
钙化（长箭头），左侧黏膜增厚（短箭头）；图 C 轴位，右侧上颌窦囊肿（长箭头），
左侧黏膜增厚（短箭头）；图 D 轴位，黏液囊肿，致窦腔扩大，窦壁变薄（箭头）

2. 鼻窦黏膜增厚　CT 表现为沿窦壁内侧走行的条状软组织密度影，T_1WI 呈低信号，T_2WI 呈高信号，主要见于各种炎症（图 2-8-15B、C）。

3. 鼻窦肿块　包括骨性肿块、囊肿、软组织性肿块、息肉等，其密度信号各有特点（图 2-8-15C、D）。长期的息肉内部有纤维组织增生，密度可增高，T_2WI 信号可降低。单纯囊肿边界光滑清晰，水样密度，T_1WI 呈低信号、T_2WI 呈高信号，液体含大分子蛋白成分较多时 T_1WI 信号可增高。恶性肿块一般具备侵袭性生长的特点。

4. 鼻窦钙化　见于骨性、软骨性肿瘤及真菌感染等，多为分布于软组织影内的致密斑点（图 2-8-15），也可为团块状斑片状致密影。

5. 鼻窦骨性结构异常　包括骨质增生、骨质破坏、窦腔受压膨大、骨壁压迫吸收等（图 2-8-15D），见于骨原发性病变或继发于窦腔内炎症、肿瘤等病变。

四、常见疾病的影像诊断

（一）鼻窦炎

鼻窦炎为临床常见病，上颌窦和前组筛窦为好发部位，往往反复发生，迁延不愈，以化脓性和真菌性鼻窦炎最为常见，主要进行 CT 检查。

【病理与临床】

鼻窦炎可由化脓性细菌或真菌等感染所致，多数合并有鼻窦黏膜纤毛的清除功能不良和鼻窦鼻腔结构发育异常所引起的引流不畅。急性期仅黏膜充血水肿，分泌物增多滞留，重者累及骨质，甚至引起窦壁化脓性骨髓炎，慢性期黏膜增厚，腺体增生、息肉形成，窦壁骨质增生硬化。

常见症状有鼻塞、流涕、失嗅、头痛等，也可无明显症状。

【影像学表现】

1. X 线表现　鼻窦部分密度增高或普遍混浊，有气液平者见清晰的气体、液体密度分界。

2. CT 表现　①黏膜增厚，可均匀，也可凹凸不平呈息肉状；②窦腔可见内分泌物，有时见液平面；③窦壁骨质可因吸收而密度下降，也可因慢性刺激增生见窦壁硬化；④可显示窦腔结构异常及引流受阻的原因（图 2-8-16）。

3. MRI 表现　①增厚的黏膜 T_1WI 呈低信号，T_2WI 高信号，增强后明显强化；②窦腔分泌物信号因含蛋白质浓度有多种改变。

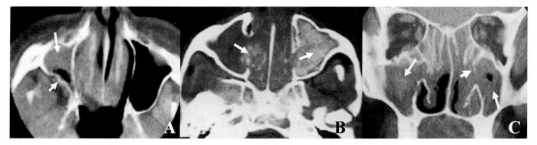

图 2-8-16　鼻窦炎 CT 表现

图 A　轴位，窦腔内软组织密度（长箭头），后壁骨髓炎，骨质吸收（短箭头）；图 B　轴位，真菌性鼻窦炎，上颌窦及鼻道充满软组织密度影，呈散在或团状致密影（箭头），右侧上颌窦密度较低；图 C　冠状位，变态反应性鼻窦炎，多组鼻窦内充满软组织密度影（长箭头），窦腔扩大，骨质吸收（短箭头）

【诊断与鉴别诊断】

鼻窦炎主要表现为鼻窦黏膜增厚、窦腔可有积液，有时伴骨质增生或吸收，结合临床症状，诊断不难。

（二）鼻窦肿瘤

1. 良性肿瘤 多见内翻性乳头状瘤，男性多见，多发生于 40～50 岁，临床表现为鼻塞、流涕、鼻出血、失嗅、溢泪等，易复发，并可恶变。

CT 表现为鼻腔或鼻窦内软组织肿块，较小时呈乳头状，密度均匀，轻度强化，可向周围生长，侵入眶内或前颅窝（图 2-8-17）。若肿瘤生长迅速，骨质破坏范围扩大，应考虑恶变可能。

2. 恶性肿瘤 包括上皮性恶性肿瘤（鳞癌、腺癌和未分化癌等）和非上皮性恶性肿瘤（如嗅神经母细胞瘤、横纹肌肉瘤、淋巴瘤等），其中鳞癌最常见。

CT 表现为鼻腔、鼻窦内软组织肿块，增强后呈中度或明显不均匀强化，肿瘤呈侵袭性生长，窦壁溶骨性破坏，边界不清，可侵及邻近结构如眼眶、翼腭窝、颞下窝，甚至颅内（图 2-8-18）。

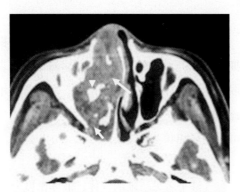

图 2-8-17 鼻道与上颌窦乳头状瘤 CT 表现
右侧上颌窦及鼻道内肿瘤（长箭头），破坏骨壁（短箭头），软组织内有特征性钙化（箭头）

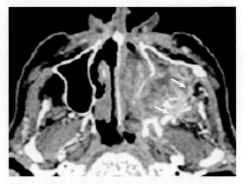

图 2-8-18 左侧上颌窦癌 CT 表现
左侧上颌窦软组织肿块，不均匀强化，侵犯鼻道，破坏窦壁（箭头），并侵入翼腭窝

第四节　咽　部

一、影像学检查方法

1. CT 检查 由于咽与邻近结构之间具有较好的自然对比，CT 检查能清晰显示相关结构，在临床上得到普遍应用。

2. MRI 检查 对软组织显示有优势，对颅底骨破坏敏感，与 CT 检查比较有更大的优势，是咽部病变的最佳检查手段，常规序列 T_1WI、T_2WI，横轴位和冠状位、矢状位扫描结合使用脂肪抑制技术。

二、正常影像学表现

咽的上下范围由颅底至食管上端，位于鼻腔、口腔、喉的后方，以黏膜覆盖的肌肉围绕而成，通常以软腭、会厌为界自上而下分为鼻咽、口咽和喉咽三个部分。

鼻咽部最为宽阔，前接后鼻孔，顶后壁为颅底，黏膜下有咽扁桃体。咽外侧壁从前向后依次有咽鼓管咽口、咽鼓管圆枕、咽隐窝，咽鼓管与中耳相通。口咽与口腔相通，前方有舌根、舌扁桃体，两侧有扁桃体窝，容纳腭扁桃体。喉咽位于喉的后面，会厌软骨和环状软骨之间，喉入口将之分为两侧梨状窝，梨状窝呈漏斗状，与喉关系密切。

CT、MRI 显示咽腔空气为低密度或低信号，肌肉、淋巴组织均为等密度或等信号。与咽有关的筋膜间隙有咽旁间隙和咽后间隙，含淋巴和脂肪组织等，正常咽腔形态两侧对称（图2-8-19，图 2-8-20 ）。

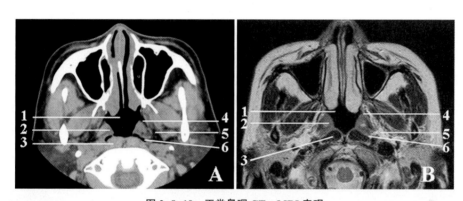

图 2-8-19　正常鼻咽 CT、MRI 表现
图 A　CT 轴位；图 B　T₂WI 轴位
1. 鼻咽腔　2. 咽鼓管圆枕　3. 头长肌　4. 咽鼓管咽口　5. 咽旁间隙　6. 咽隐窝

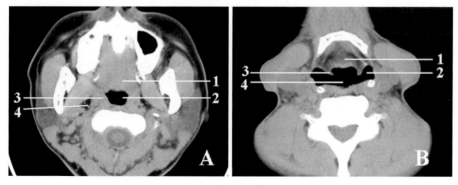

图 2-8-20　正常口咽、喉咽 CT 表现
图 A　口咽轴位：1. 舌根　2. 口咽腔　3. 咽侧壁　4. 咽旁间隙
图 B　喉咽轴位：1. 会厌　2. 梨状窝　3. 勺会厌皱襞　4. 喉前庭

三、基本病变的影像表现

炎症、肿瘤可造成咽壁增厚、咽腔狭窄、咽旁间隙的异常改变。一般炎症改变范围广泛，肿瘤病变范围相对局限。

四、常见疾病的影像诊断

本节主要介绍鼻咽癌。

鼻咽癌（nasopharyngeal carcinaoma）占头颈部恶性肿瘤的80%，南方地区多见，男性好发，病因与遗传、环境和EB病毒感染等因素有关。分化程度不等，肿瘤外形多样，位置常隐蔽。主要以CT、MRI检查为主，MRI检查对鼻咽癌的诊断、分期和治疗后随访较佳。

【病理与临床】

鼻咽癌好发于咽隐窝，早期可无症状，仅见黏膜粗糙或轻微隆起，进展期除向腔内突起外，主要沿黏膜下生长，侵犯邻近结构，如颅底骨质破坏、下颌部及颈部淋巴结转移等。鳞癌多见。

典型临床表现为回缩性血涕、鼻塞、耳闷、听力下降、偏头痛等。

【影像学表现】

1. CT 表现   肿瘤平扫为等密度，坏死区见低密度，增强后轻中度强化，有时边界不清，因肿瘤范围不同影像表现多样。具体表现：①鼻咽壁局限性增厚，鼻咽腔形态改变；②咽隐窝变浅或消失，肿块向后周围生长时，咽旁间隙消失、堵塞后鼻孔、侵犯上颌窦、破坏颅底骨质、甚至侵犯颅内等；③颅底骨质受侵常见斜坡、蝶骨破坏和硬化，颅底自然孔道扩大；④侵犯咽鼓管咽口时，可继发分泌性中耳炎；⑤多见咽后和颈深淋巴结转移，晚期可有远处转移（图2-8-21）。

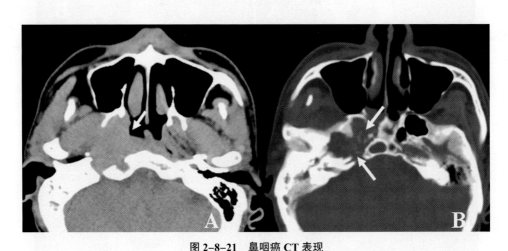

图 2-8-21　鼻咽癌 CT 表现
图 A　鼻咽右侧壁增厚（箭头），咽鼓管咽口及咽隐窝消失，咽旁间隙消失；
图 B　鼻咽癌向上侵犯颅底，致颅底骨质破坏（箭头）

2. MRI 表现   肿瘤呈T_1WI等或低信号，T_2WI呈高信号，脂肪抑制发现鼻咽癌敏感。分辨肿瘤侵犯范围、有无颅底、颅内侵犯、小淋巴结转移、分泌性中耳炎比CT检查更敏感，并可区分颅内肿瘤转移和放疗后改变，鉴别肿瘤治疗后纤维化和复发（图2-8-22）。

【诊断与鉴别诊断】

鼻咽部不对称，结构变形为主要表现，临床症状不明显时，主要依赖影像学检查，但确诊仍需活检。需注意与腺样体增生、青少年鼻咽纤维血管瘤鉴别，前者是指位于鼻咽顶部的一组淋巴结，在儿童期的生理性肥大，5岁时最明显（图2-8-23），以后逐渐缩小，15岁左右达成人状态。后者多见于男性青少年，有反复大量鼻出血病史为特征，CT、MRI 可见鼻咽部软组织肿块侵袭性生长，增强后显著强化，颅底有侵蚀性骨破坏，T_2WI 信号较高，可见"胡椒盐"征（图 2-8-24）。

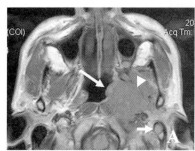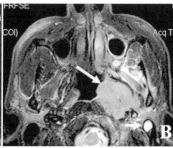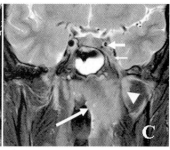

图 2-8-22　鼻咽癌 MRI 表现

图 A　T_1WI，左鼻咽等信号肿块（长箭头），向后侵犯咽后壁肌，向外侵犯咽旁间隙（箭头），左乳突气房信号增高（短箭头）；图 B　T_2WI 抑脂序列，肿瘤呈等高信号，边界更清晰，咽鼓管咽口闭塞，左乳突气房呈极高信号（短箭头），提示渗出性乳突炎；图 C　冠状位 T_2WI，鼻咽左侧顶壁明显增厚（长箭头），左翼内外肌受侵（箭头），病变沿卵圆孔入颅（细短箭头），左颈内动脉变细（粗短箭头）

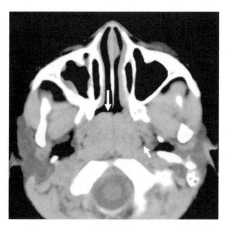

图 2-8-23　腺样体增生 CT 表现

男孩，6 岁，鼻咽腔内软组织影充填，密度均匀，鼻后孔堵塞（长箭头），咽旁间隙存在（短箭头）

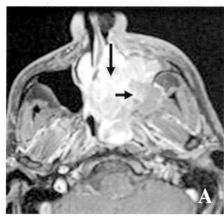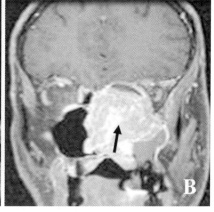

图 2-8-24　青少年鼻咽纤维血管瘤 MRI 表现

图 A　T_1WI 增强，鼻咽腔巨大软组织肿块，血供极丰富（长箭头），侵犯上颌窦，经窦壁（短箭头）侵犯翼腭窝；图 B　冠状位 T_1WI 增强，肿瘤（长箭头）向上突入蝶窦

第五节　喉　部

一、影像学检查方法

1. CT 检查　常规进行薄层轴位扫描，多方位重组，需要时可进行发音时相扫描声带，观察运动情况。

2. MRI 检查　常规有轴位、冠状位、矢状位成像，常规序列有 T_1WI、T_2WI，MRI 对发现软骨破坏较敏感。

喉部检查以 CT 为主，必要时结合 MRI，发现软组织肿块、观察颈部淋巴结需增强扫描。

二、正常影像学表现

喉的范围从会厌软骨上缘至环状软骨下缘，以声带上下缘为界可分声门上区、声门区和声门下区。喉的主要结构包括多个软骨，有会厌软骨、甲状软骨和环状软骨、勺状软骨等，软组织有勺会厌襞、室带、声带以及喉室腔、会厌前间隙、声门旁间隙。

1. CT 表现　喉部肌肉、韧带、黏膜、血管、淋巴结等各种软组织均呈等密度，软骨的密度接近于软组织，钙化的喉软骨、气管软骨呈高密度，各脂肪间隙呈低密度。平扫时血管和颈淋巴结不易区分（图 2-8-25A，图 2-8-26A）。

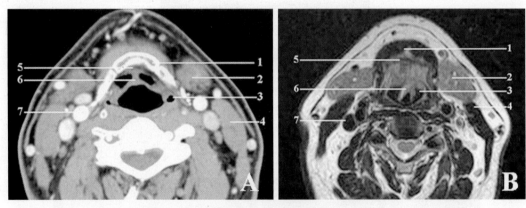

图 2-8-25　正常喉部 CT、MRI 表现（会厌层面）
图 A　CT 增强；图 B　T_2WI
1. 舌骨　2. 颌下腺　3. 梨状窝　4. 胸锁乳突肌　5. 会厌前间隙　6. 会厌　7. 颈内动脉

2. MRI 表现　能清楚显示喉部黏膜、肌肉和韧带、脂肪间隙、软骨、骨与钙化的软骨组织，其信号各有其特点（图 2-8-25B，图 2-8-26B）。

三、基本病变的影像表现

1. 喉腔狭窄　见于肿瘤、外伤、炎症等。肿瘤引起的喉腔狭窄，常为局限性、非对称性，外伤、炎症引起的狭窄常弥漫而对称，密度信号均匀。

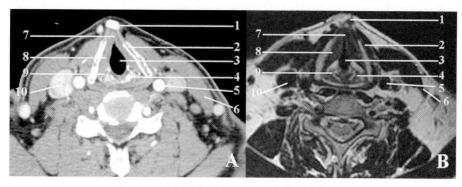

图 2-8-26　正常喉部 CT、MRI 表现（声带层面）
图 A　CT；图 B　T_2WI
1. 喉结　2. 甲状软骨板　3. 声门　4. 环状软骨　5. 颈总动脉　6. 胸锁乳突肌
7. 声带前联合　8. 真声带　9. 勺状软骨　10. 颈静脉

2. 喉部结节、肿块　见于炎症、肿瘤、外伤、息肉等，常表现真、假声带对称或不对称增厚、肿块、结节。

3. 喉周围间隙异常　会厌前间隙、声门旁间隙的移位或消失为肿瘤深部侵犯的标志，也可见于炎症。会厌前间隙富于淋巴组织，喉咽癌、声门上癌均容易侵犯会厌前间隙，表现为脂肪透亮影或高信号影变形、消失，或为肿瘤组织所占据。

4. 声带麻痹　两侧声带位置不对称，或一侧声带固定不动，见于肿瘤、外伤等。

5. 喉软骨钙化、破坏　喉软骨钙化常不对称，有时难于与破坏鉴别。破坏主要见于恶性肿瘤（图 2-8-27），MRI 显示软骨侵犯的敏感性和特异性都高于 CT，表现为肿软骨为中等信号的肿瘤组织所替代。

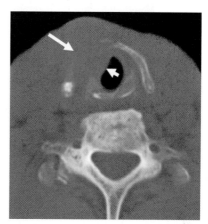

图 2-8-27　甲状软骨破坏 CT 表现
喉癌（短箭头）侵入气道，右侧甲状软骨破坏（长箭头）

四、常见疾病的影像诊断

本节主要介绍喉癌。

喉癌（carcinoma of the larynx）是喉部最常见的恶性肿瘤，CT 是最常用的检查方法，可了解肿瘤部位、范围及颈部淋巴结情况，有助于临床治疗和估计预后。

【病理与临床】

根据发生部位喉癌分声门上型、声门型与声门下型，前两者多见。当病变范围同时累及声门上下时，称跨声门型。病理以鳞癌为主，早期为乳头状结节，继而向黏膜下及周围组织浸润，晚期向喉外发展，出现淋巴结转移、血行转移。

中年以上男性好发，临床表现为喉异物感、声嘶、喉痛等。

【影像学表现】

1. CT 表现　①喉部结构不对称，可见等低密度结节或肿块，增强有不同程度的强化；②肿瘤侵犯梨状窝、喉室可使之变形、缩小甚至消失，侵犯会厌前间隙、声门旁间隙时，间隙内脂肪密度被软组织密度代替；③侵犯喉部软骨时，破坏的喉软骨密度可降低或增高；

④后期伴颈部淋巴结转移（图 2-8-28）。

2. MRI 表现　①病灶 T_1WI 呈等信号、T_2WI 呈等高信号，有强化；②梨状窝、喉室变形、缩小甚至消失，脂肪间隙高信号消失；③软骨破坏时见软骨信号被病灶信号所代替；④能明确显示淋巴结肿大。

【诊断与鉴别诊断】

中老年男性，出现声嘶、呼吸困难、喉咽痛等，CT、MRI 见喉部结构不对称、软组织肿块，提示喉癌可能性大，但影像学表现不具有特异性。需注意鉴别：①声带息肉：多位于声带前部，边界清楚，病灶局限，可带蒂，不影响声带运动。部分宽基底者依赖活检与喉癌鉴别。②乳头状瘤：见于声带、室带或声门下区，可带蒂或不带蒂，不带蒂且浸润广泛的乳头状瘤靠活检与喉癌鉴别。

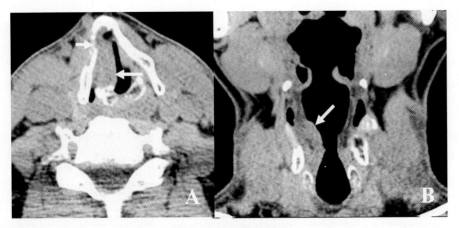

图 2-8-28　右侧声门癌
图 A　CT 轴位，右侧声带增厚（长箭头），右侧甲状软骨骨质破坏（短箭头）；
图 B　冠状位，右侧真假声带增厚（长箭头），声门旁间隙消失

第六节　颈　部

颈部主要包括甲状腺、颈部淋巴结的影像诊断。

一、影像学检查方法

1. X 线检查　气管 M-V 片（Mueller-Valsava 法，病人做深呼吸，以鼻吸气，行咽鼓管充气）用于甲状腺肿大严重压迫气管、气管软化的检查。

2. CT 检查　在颈部应用广泛，增强扫描可提高颈部血管、淋巴结的分辨率，也有助于病变的分区定位。

3. MRI 检查　比 CT 有更大的优势，平扫可分辨血管，对大小在正常范围内的异常淋巴结敏感。常规序列包括 T_1WI、T_2WI、DWI，结合抑脂技术。有软组织性病变时需增强检查。疑有甲状腺肿瘤时，CT、MRI 扫描范围应扩大到上胸部。

NOTE

二、正常影像学表现

甲状腺由左右两叶和中间的峡部构成，位于甲状软骨下方、气管的两侧，上极约平甲状软骨中点，下极至第六气管软骨水平，有时达胸骨上窝或胸骨后。在甲状腺两叶背面的被膜间隙内，附有上下各一对甲状旁腺。

1. CT 表现　甲状腺由于富含碘，平扫呈高密度，两侧对称，边界清晰、光滑，密度均匀，增强后甲状腺与血管均明显均匀强化（图 2-8-29A）。

2. MRI 表现　甲状腺 T_1WI 呈中等信号，T_2WI 呈稍高信号，信号均匀，颈部血管呈低或无信号，与甲状腺关系显示清晰（图 2-8-29B）。

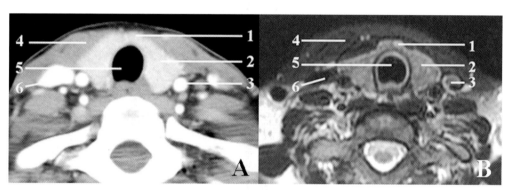

图 2-8-29　正常甲状腺 CT、MRI 表现

图 A　CT 增强；图 B　T_2WI

1. 甲状腺峡部　2. 甲状腺左叶　3. 颈总动脉　4. 颈前肌肉　5. 气管腔　6. 颈内静脉

三、常见疾病的影像诊断

本节主要介绍甲状腺疾病。

甲状腺疾病为临床常见病，非肿瘤性病变主要有甲状腺肿、甲状腺炎、甲亢、甲减等；肿瘤以良性者居多，主要为腺瘤，恶性肿瘤以甲状腺癌多见。

【病理与临床】

甲状腺肿（goiter）是甲状腺激素合成障碍，引起甲状腺滤泡上皮增生、滤泡肥大所致。甲状腺腺瘤（thyroid adenama）的发生可能与放射线、促甲状腺素的刺激有关。甲状腺癌（thyroid carcinoma）病因不明，病理类型有乳头状癌、滤泡状癌、髓样癌和未分化癌。

甲状腺肿和腺瘤均好发于中青年女性，无明显自觉症状，病变体积增大可引起声音嘶哑、呼吸困难等压迫症状，部分伴有甲状腺功能亢进。

甲状腺癌好发年龄、生长速度、预后均存在差异，临床表现常为无痛性肿块，可伴颈部淋巴结增大，晚期可出现疼痛、声音嘶哑、呼吸和吞咽困难，及肺、骨、脑等处转移。甲状腺髓样癌可分泌降钙素等生物活性物质而出现相应的内分泌症状。

【影像学表现】

1. CT 表现

（1）甲状腺肿　甲状腺弥漫性增大，其内或可见多发结节，大小不一，因常有囊变、出血、钙化而密度不均。增强扫描结节强化较弱（图 2-8-30）。

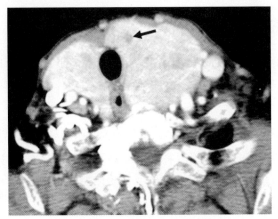

图 2-8-30　甲状腺肿 CT 表现
甲状腺弥漫性增大，内部见多个强化较弱的结节（箭头）

（2）甲状腺腺瘤　常有 1～2 枚孤立结节，边界清楚，密度多均匀，少数因囊变、出血、钙化而见密度不均。增强后结节可为轻度或显著强化（图 2-8-31）。

（3）甲状腺癌　①形态不规则的低密度影，形态不规则，边缘模糊，形态欠光整，可伴出血、钙化；②一般缺少特征性，但乳头状囊腺癌多呈囊实性肿块，以囊壁见乳头状结节伴斑点样、沙砾样钙化为特征；③增强后甲状腺癌强化不均，乳头状结节强化明显（图 2-8-32）；④早期可有淋巴结转移，多见于颈部、气管食管沟和上纵隔。转移淋巴结可呈现与原发灶类似的影像特点，增强后淋巴结常环状强化、乳头状结节强化。

2. MRI 表现　甲状腺肿和甲状腺腺瘤的信号因内部组织成分的不同而表现为多种多样，结节 T_1WI 呈低信号，T_2WI 呈高信号，伴出血囊变时 T_1WI 呈等或高信号。

甲状腺癌见甲状腺内不规则肿块，信号不均匀，T_1WI 呈等低信号，T_2WI 多为高信号，冠状位利于观察与气管和颈部大血管关系、淋巴结转移。颈深淋巴结肿大是诊断甲状腺癌转移的可靠征象，只要发现气管食管沟淋巴结，不论大小、淋巴结内部出现微小钙化或中央坏死、强化不均、边界模糊均提示淋巴结转移。此外，甲状腺癌淋巴结转移时，其短径 ≥ 5mm，或长短径之比 < 2。

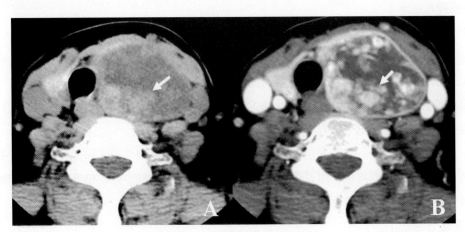

图 2-8-31　甲状腺腺瘤 CT 表现
图 A　平扫；图 B　增强扫描
甲状腺左叶巨大肿块，边界清楚、包膜光整，内部见多个结节（箭头）和
大范围囊性密度，实质部分强化明显

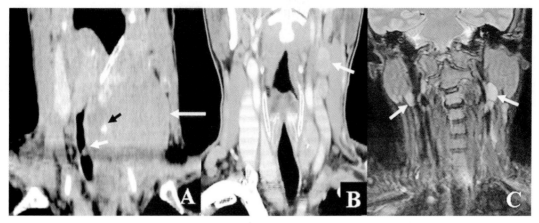

图 2-8-32 甲状腺乳头状癌 CT、MRI 表现
图 A CT 冠状位，甲状腺左叶巨大肿块（长箭头），内部见斑点状、不规则钙化
（黑箭头），气管受压变形移位（短箭头）；图 B （另一病例）CT 增强，左侧上方
血管旁两枚肿大淋巴结（箭头）；图 C T$_2$WI，颈深淋巴结肿大（箭头）

【诊断与鉴别诊断】

甲状腺良恶性病变有时难以鉴别，主要观察边界是否清晰、包膜是否完整。一般包壳状、弧形钙化提示良性病变，沙粒状或针尖样、泥沙样钙化提示恶性病变可能。

第七节　阅片实践

患者，男，65 岁，左侧面部麻木、左眼酸胀 1 周。查左眼外观无明显异常，左侧面颊部肤色正常，触诊觉稍隆起，质中等，无明显压痛。行鼻窦 CT 轴位平扫（图 2-8-33）。

CT 所见：左侧上颌窦较大软组织肿块（白长箭头），窦壁较广泛性骨质破坏（黑短箭头），肿块向前突破窦壁侵入面颊，向内进入鼻道，破坏鼻甲（白短箭头），向后延伸入后鼻孔，左侧鼻咽侧壁明显增厚（白箭头），鼻咽腔不对称，左侧咽鼓管咽口、咽隐窝消失。左侧翼突处肌肉肿胀（空箭头）。右侧上颌窦内充满稍低密度影，窦壁光整。

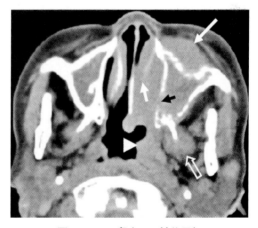

图 2-8-33 鼻窦 CT 轴位平扫

影像诊断：①左侧上颌窦恶性肿瘤，累及面颊、左侧鼻道和鼻咽，并浸润左侧翼内肌、翼外肌起始部和翼腭窝。②右侧上颌窦炎。

病理：左侧上颌窦淋巴瘤。

讨论：左侧以上颌窦为中心的软组织肿块，病灶范围广，呈弥漫性浸润生长，窦壁骨质广泛溶骨性骨质破坏，符合恶性病变生长方式，考虑为恶性肿瘤。鼻窦（包括上颌窦）内有鳞状上皮细胞、腺上皮细胞、免疫细胞（淋巴细胞、白细胞）、神经细胞、软骨和骨细胞等，这些细胞均可恶变为相应恶性肿瘤，如鳞状上皮癌、腺癌、淋巴瘤等。需注意与累及范围较广的内翻性乳头状瘤鉴别：后者为交界性病变，常同时侵犯鼻窦和鼻道，可造成周围软组织和骨质破坏。但一般起源于鼻道与上颌窦、筛窦相邻区域，范围相对局限，表面结节状，密度较高，若见点状、斑片状、弧线样钙化为特征性征象。

右侧上颌窦形态良好，腔内密度较低，骨质未见破坏，考虑为炎性病变。

此外，本例可进行 CT 增强，以了解病变的血供，确切观察病灶范围，了解其颅内侵犯，淋巴转移情况，为治疗方案的选择提供更多的依据。

学习拓展

鼻渊属中医病名，与急慢性鼻窦炎相似。中医辨证分为肺经风热证、胆经郁热证、脾胃湿热证、肺脾气虚证，研究表明，在中医辨证中各证均有不同程度的鼻甲、鼻窦黏膜的增厚，鼻窦腔内积液等改变。胆经郁热证表现较轻；肺脾气虚证与脾胃湿热证表现较重，后者因湿毒致中鼻甲黏膜增厚较重，上颌窦开口狭窄或阻塞，致上颌窦内积液也较多；肺脾气虚证因虚而致多个窦腔受累；肺经风热证鼻窦 CT 表现则介于胆经郁热证与后两者之间。

学习小结

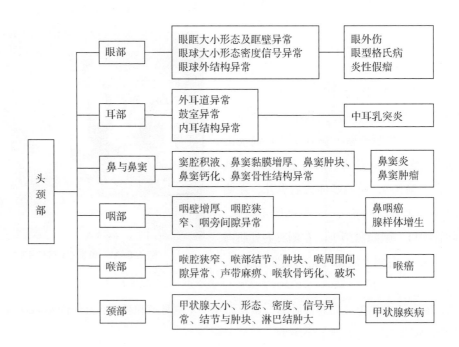

第九章　超声诊断

第一节　肝胆胰脾

与其他影像学检查方法相比，超声检查具有方便、快捷、安全、经济等优势，特别是在肝、胆、胰、脾等脏器的检查中，常作为首选的检查方法。

一、肝脏

正常肝脏有膈面和脏面，脏面可见左、右纵沟和中间的横沟形成"H"形。横沟为第一肝门，门静脉、肝动脉、肝总管等由此进出。右纵沟前方为胆囊窝，内有胆囊，后方为腔静脉窝，内有下腔静脉通过。左纵沟前方为肝圆韧带，后方是静脉韧带，分别是胎儿期脐静脉和静脉导管的遗迹。肝脏分为左叶、右叶及尾状叶。

（一）正常肝脏声像图

声像图表现：肝脏包膜光滑，轮廓线回声清晰，连续性好，实质为细小均匀点状回声（图2-9-1）。临床上常将正常肝脏和肾脏的实质回声称为等回声，作为基础对比回声。肝右叶横径小于10cm，肝右叶于肝右静脉切面，最大斜径14cm，左半肝厚度（包括尾状叶）小于6.0cm，左半肝长度小于9.0cm。

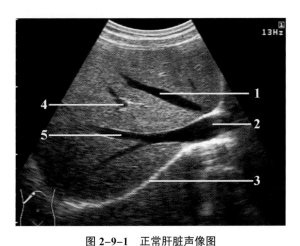

图 2-9-1　正常肝脏声像图
1.左肝静脉　2.下腔静脉　3.膈肌　4.门静脉右支横断面　5.右肝静脉

彩色多普勒：肝门区门静脉为进肝性血流，呈红色血流（图2-9-2A），主干直径1～1.2cm，管壁回声较强，伴行的胆总管直径为0.6～0.8 cm。肝静脉为出肝性血流，呈蓝色血流（图2-9-2B），管壁纤薄，管腔直径常小于1cm。彩色多普勒不仅能显示肝内血管与胆管系统，而且有可能显示二维图像上模糊不清或难以显示的次一级分支血流或细小血流。

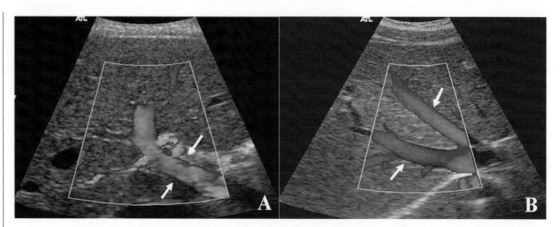

图 2-9-2 肝门静脉、肝静脉及其分支
图 A 门静脉呈红色血流信号（箭头）；图 B 蓝色血流为肝静脉（箭头）

（二）肝脏疾病的超声诊断

肝脏疾病包括：①弥漫性病变：包括肝硬化、脂肪肝、血吸虫肝损害、肝淤血、各型肝炎等。②实性占位性病变：良性肿瘤，包括血管瘤、肝细胞腺瘤、胆管细胞腺瘤、错构瘤、纤维瘤、增生性结节等；恶性肿瘤，包括原发性肝细胞癌、胆管细胞癌、血管肉瘤以及转移性肿瘤等。③囊性病变：包括肝囊肿、肝脓肿、肝包虫囊肿以及外伤性血肿等。

1. 脂肪肝 是由各种原因引起的肝细胞内脂肪堆积过多的病变，为隐蔽性肝硬化的常见原因。轻者可无症状，属可逆性疾病。

声像图表现：①肝脏可正常大小，也可弥漫性轻度或中度肿大，包膜光滑，肝下缘角较圆钝；②肝实质回声增强细密，后方回声可逐渐减弱甚至衰减，以至于远场膈肌显示不清楚（图 2-9-3）；③肝内血管及胆管分布走向欠清晰或模糊；④如果系非均匀性脂肪肝，肝实质内可出现局灶性低回声区（为正常肝组织回声），周围无声晕。

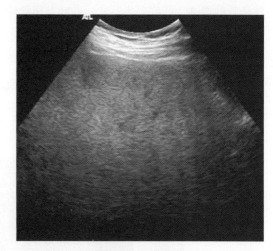

图 2-9-3 脂肪肝
肝回声增强细密

2. 肝硬化 肝细胞弥漫性变性坏死，继而出现纤维组织增生、肝细胞结节状和假小叶再生，这三种改变反复交错进行，使肝小叶结构和血液循环途径逐渐被改建，使肝变形、变硬而导致肝硬化。多见于乙肝所致者。

声像图表现：①肝脏形态异常，体积不规则缩小，肝左叶或尾叶增大；②肝包膜增厚不光滑，呈锯齿样改变（图 2-9-4A），肝实质回声粗糙，分布不均，有时可见结节样较强回声灶；③若为血吸虫性肝硬化，多呈"花斑状"或"网格状"回声（图 2-9-4B）；④若为胆汁性肝硬化，可显示肝内、外胆管扩张和结石；⑤若为淤血性肝硬化，可显示肝静脉、下腔静脉扩张；⑥脾肿大，脾静脉扩张，内径大于 0.8cm；⑦胆囊壁水肿样增厚模糊，可呈"双环征"改变；⑧可查及腹水液性暗区。

彩色多普勒：肝静脉扭曲、变细或显示不清，频谱多普勒可呈连续性频谱或反向波消失的门静脉样频谱。门静脉高压时主干扩张，内径大于1.3cm，血流速度降低甚至出现反向血流，血流信号不充盈，可出现脐静脉重新开放。肝静脉、门静脉在肝硬化失代偿期可查及局灶性低或稍强回声的血栓。

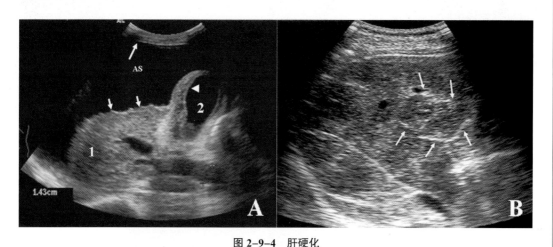

图 2-9-4　肝硬化
图 A　胆囊壁呈水肿样增厚，并可见锯齿样肝包膜（短箭头）、腹壁（长箭头）；
图 B　血吸虫性肝硬化：肝回声呈花斑状改变（箭头）。1. 腹水　2. 胆囊

3. 原发性肝癌　原发性肝癌分为巨块型、结节型、弥漫型和混合型。

声像图表现：①早期病灶以单发居多；②病灶回声常分为高回声型、低回声型、等回声型、混合回声型，多呈圆形或类圆形，肿块较大内部出现出血、坏死时，内部可见不规则的无回声暗区；③部分肿块周围常显示"低回声晕"，有较高的诊断特异性（图2-9-5）；④当有转移时，可伴有门静脉、肝静脉、下腔静脉癌栓及腹腔淋巴结肿大；⑤可查及腹腔积液无回声暗区。

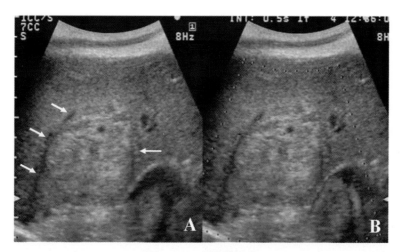

图 2-9-5　原发性肝癌
肿块周围可见"低回声晕"（箭头）

彩色多普勒：对肝内占位性病灶的良恶性鉴别有重要意义。肿块内血流信号丰富，并查及动脉频谱，阻力指数（RI）超过0.6，当肿块出现"低回声晕"时，显示血管包绕。

肝脏超声声学造影有助于肝癌的确诊，主要特点为与周边肝实质相比，肿块增强表现为

快进快出型，即注射造影剂后，从动脉期开始，肿块出现增强的时间早，迅速呈高回声，至门静脉期及延迟期，绝大多数肿块回声快速消退，呈低回声改变。此特点有较高的特异性和敏感性。

4. 转移性肝癌   常见于消化道和盆腔肿瘤转移，乳腺、甲状腺、肺等部位的恶性肿瘤亦可经肝动脉转移至肝脏。

声像图表现：①肝内多发肿块，呈圆形或类圆形，可弥漫性分布或融合成团块；②内部回声可为多种类型，典型表现为"靶征"（图 2-9-6），即肿块内部呈高回声区，周围为无回声环包绕，偶尔中央高回声内可有少许低或无回声区。

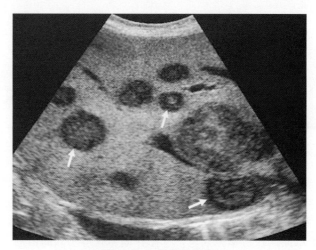

图 2-9-6   转移性肝癌
肝内转移灶呈低回声"靶征"（箭头）

彩色多普勒：肝脏肿块内血流信号较为丰富，有时可查及动脉频谱。

5. 单纯性肝囊肿   一般为先天性真性囊肿。

声像图表现：①肝内查及圆形的无回声暗区（图 2-9-7），囊壁薄而光滑，边界清楚；②后方可见回声增强效应；③极少数囊肿内可有分隔。

彩色多普勒：无血流信号显示。

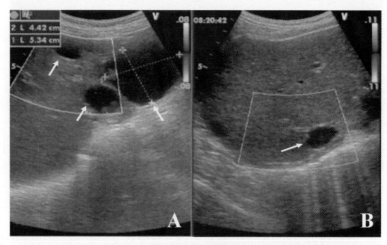

图 2-9-7   肝囊肿
肝囊肿呈无回声暗区（箭头）

6. 多囊肝　多囊肝绝大多数为先天性，系肝内胆小管发育障碍所致。在胚胎发育时期，多余的胆管自行退化而不与远端胆管连接。若肝内多余胆管未发生退化和吸收，并逐渐呈分节状和囊状扩张，则可形成多囊肝。多囊肝常伴有多囊肾、胰腺囊肿、肺或脾囊肿及其他畸形，如脑动脉瘤、憩室、双输尿管、马蹄肾或室间隔缺损等，部分中晚期多囊肝患者可出现肝功能损害甚至衰竭。

声像图表现：①肝脏形态失常，呈不规则增大；②肝内布满无数紧密相连、大小不等的囊性无回声暗区，囊肿直径几毫米至十几厘米不等；③正常肝组织被囊肿挤压或占据而减少，甚至显示不清（图2-9-8）；④多囊肝可合并多脏器多囊改变，如多囊肾。

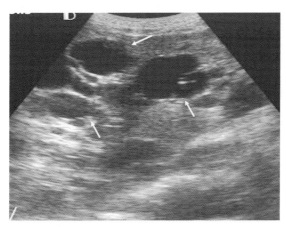

图 2-9-8　多囊肝
肝内见多个无回声暗区（箭头）

7. 肝血管瘤　是常见的肝脏良性肿瘤之一，原因不明。以肝海绵状血管瘤最为常见。

声像图表现：①可为单发或多发；②血管瘤大多表现为较强回声（图2-9-9），内部回声均匀，呈筛网状；③有的为低回声，周边常有强回声条状结构环绕，形态呈镶嵌状；④较大的海绵状血管瘤可为不均匀混合回声或偏低回声。

彩色多普勒：因血流速度较低，多数不能显示血流信号，只有较大海绵状血管瘤可显示局灶性血流信号。

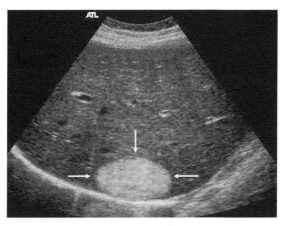

图 2-9-9　肝血管瘤
血管瘤呈较强回声团块（箭头）

　　肝脏超声学造影有助于血管瘤的确诊，动脉期表现为病灶周边环状增强，中央无增强，系血管瘤所特有征象，此后增强范围呈向心性填充扩大，至延迟期发展为全瘤均匀性增强。

　　8. 肝包虫病　指棘球蚴或泡球蚴绦虫的幼虫寄生在人体肝脏所致的寄生虫病，具有特定性流行病学史，是畜牧地区人畜共患的地方性疾病。

　　声像图表现：①肝区查及单个或大小、数目不等的囊性无回声暗区，有的囊液可有沙粒状回声沉积，可随体位改变；②囊壁较厚，可呈双层样，壁可有钙化灶强回声；③囊腔常有分隔，还可表现为包虫病特征性表现"囊中囊"征象，即大的囊腔内见小囊（图2-9-10），为子囊、孙囊；④肝内血管、胆管因囊肿挤压可移位或引起梗阻性改变。

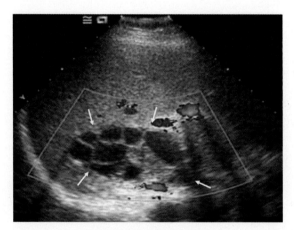

图2-9-10　肝包虫病
肝内可见"囊中囊"回声（箭头）

二、胆道系统

（一）正常胆道系统声像图

　　声像图表现：①胆囊壁薄而光滑，胆汁呈无回声暗区（图2-9-11）；②胆囊管不易显示，胆总管内径小于0.8cm，可显示左、右肝管及近端分支，左右肝管内径约0.2cm，肝内二级以下胆管不显示。

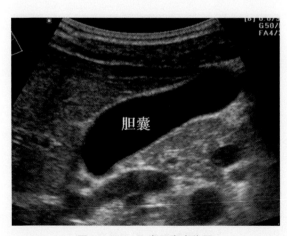

图2-9-11　正常胆囊声像图

（二）胆道系统疾病的超声诊断

超声能动态观察胆囊、胆管内病变，是胆道系统的首选检查方法，可对胆囊炎、胆囊息肉、胆囊癌、胆管炎、胆道结石、胆道蛔虫、胆管囊性扩张症、胆管癌等进行诊断。

1. 急性胆囊炎　指各种原因所致的急性胆囊炎性疾病。

声像图表现：①胆囊可增大（长径和横径均增大，以横径超过 4cm 更具有诊断意义），胆汁回声正常或轻微浑浊，胆囊壁增厚，炎症严重时胆囊壁可水肿样增厚，可见"双边"征；②胆囊有化脓倾向时，无回声暗区中出现弥散点状或絮状回声，胆囊内可见沉积物回声，胆囊壁呈"双层"或"多层"弱回声带（图 2-9-12）；③如发生穿孔，可显示胆囊变小，囊壁局部膨出或缺损，以及周围局限性积液；④常可查及结石。

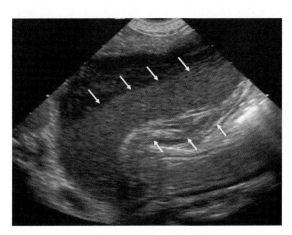

图 2-9-12　急性胆囊炎
胆囊内可见沉积物回声（箭头）

2. 慢性胆囊炎　由急性胆囊炎反复发作迁延形成，胆囊壁因纤维增生以及慢性炎性细胞浸润而增厚，毛糙，继而引起胆囊收缩功能减退，最终萎缩变小。

声像图表现：胆囊大小正常或萎缩，胆囊壁增厚，囊内透声差，多伴有结石，"脂餐试验"显示胆囊收缩功能下降或消失。

3. 胆囊息肉　是指胆囊壁向囊腔内呈息肉样隆起的一类病变，又称为胆囊息肉样病变，为胆囊增生性疾病，绝大多数为胆固醇性息肉，其余为腺肌瘤、腺瘤、炎症性息肉。

声像图表现：①胆囊的形态、大小一般正常；②息肉可单发或多发；③自囊壁向腔内突起的乳头状或隆起状稍强回声结节（图 2-9-13A），较大者通常不超过 1cm，息肉基底较窄，不随体位改变而移动，一般无声影；④如果基底较宽，或短期内生长迅速，需注意恶变可能。

彩色多普勒：胆囊息肉常无血流信号，如果显示血流信号，需排除恶变可能。

4. 胆囊结石　最常见的胆囊疾病，可单发或多发，甚至充满胆囊。有时可无症状，仅在体检中被检出。超声检查是诊断胆囊结石较准确的手段之一。

声像图表现：①胆囊内结石表现为强回声团，后方伴有声影（图 2-9-13B），较大者多呈新月形或者圆形，多发结石常较小，常常聚集成团，后伴宽带状声影；②结石嵌顿于颈部或胆囊管时，胆囊可肿大；③伴发炎症时可见胆囊壁增厚，或可出现胆汁浑浊。

5. 胆管结石　包括肝内、外胆管结石。肝内胆管结石多为原发性，一般不引起明显症状。肝外胆管结石多为继发性，近端胆管可扩张，当发生胆道梗阻和感染时可引起梗阻性黄疸和化脓性胆管炎。

声像图表现：①肝外胆管内结石表现为肝外胆管内强回声团，后方伴有声影，结石堵塞部位可出现胆道梗阻，梗阻部位以上胆管可扩张；②肝内胆管结石表现为肝内出现点状或团块状强回声，后方有声影，沿肝内胆管分布。

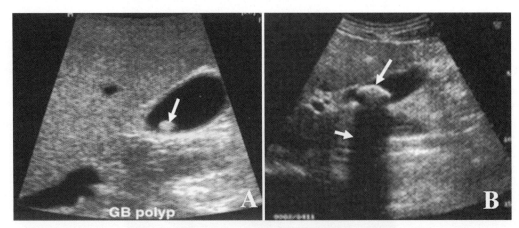

图 2-9-13　胆囊息肉与胆囊结石
图 A　胆囊内强回声团（箭头），为息肉；图 B　胆囊内强回声团，为结石，其后方可见声影（箭头）

6. 胆囊癌　多发生在胆囊底部，其次为体部和颈部，多为腺癌。根据形态，可分为结节型、蕈伞型、厚壁型和实块型。

声像图表现：①结节型：为胆囊癌的早期声像图表现，自囊壁向囊腔内突起的乳头状中等回声，基底部较宽，表面不平整，一般为 1～2.5cm。②蕈伞型：局部胆囊壁回声不连续，肿块呈蕈伞状突向囊腔，基底部较宽，边缘不整。③厚壁型：胆囊壁呈局限或者弥漫性不均匀增厚，逐渐浸润整个胆囊。晚期可导致整个胆囊壁僵硬。④实块型：为胆囊癌的晚期表现。胆囊肿大，边缘不规则，胆囊内液性无回声缩小或消失，胆囊内实性低回声肿块，回声不均，向周围组织浸润生长，界限不清。

7. 胆道蛔虫　是肠蛔虫症的常见并发症，蛔虫有钻孔的特性，常通过十二指肠乳头的开口钻入胆道致病。

声像图表现：胆道蛔虫可导致肝内外胆管不同程度扩张，管腔内查及"双线状"较强回声。有时可显示蛔虫在胆管内蠕动，具有特异性。

三、胰腺

胰腺为腹膜后器官，无包膜，横卧于上腹部，分为头、颈、体、尾四部分。胰头被十二指肠曲包绕，胰尾达脾门，胰内有胰管。超声可通过周围结构定位胰腺。右前侧是肝左叶，正前方是胃，后方有脾静脉、下腔静脉、腹主动脉和肠系膜上动脉。

（一）正常胰腺声像图

声像图表现：胰腺实质回声分布均匀（图 2-9-14），包膜光滑，胰头前后径小于 2.5cm，胰体尾前后径小于 2.0cm，由于个体差异，测量时还应结合胰腺内部回声和形态综合分析，胰管居中，管壁纤薄，管腔直径小于 2mm。

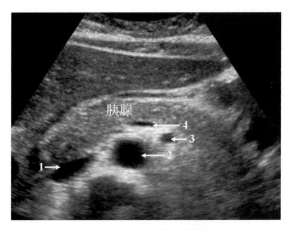

图 2-9-14　正常胰腺声像图
1. 下腔静脉　2. 腹主动脉　3. 肠系膜上动脉　4. 脾静脉

（二）胰腺疾病的超声诊断

胰腺疾病包括急慢性胰腺炎、胰腺良恶性肿瘤、胰腺真假性囊肿、胰腺外伤等，超声诊断有重要价值。

1. 急性胰腺炎　是常见的急腹症之一，分为急性水肿型胰腺炎和急性出血坏死型胰腺炎。

声像图表现：①胰腺弥漫性肿大，水肿型胰腺炎实质回声均匀，坏死型胰腺炎实质内或周围回声不均匀（图 2-9-15）；②胰管可扩张；③发病后 2～4 周可在胰腺内（外）形成假性囊肿，典型表现为胰腺实质内或周围无回声区，边界清楚，后方回声增强；④胰腺内、外积液。

彩色多普勒：胰腺血流信号可相对丰富。

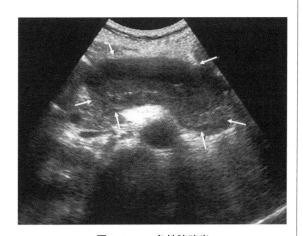

图 2-9-15　急性胰腺炎
胰腺肿大，周围呈局灶低回声（箭头）

2. 慢性胰腺炎　多由急性炎症反复发作演变而来。

声像图表现：①胰腺缩小，急性发作时可轻度肿大，实质回声粗糙、增强，分布不均匀；②胰腺与周围组织的界限不清；③胰管不规则扩张或壁增厚，常伴结石或钙化灶；④胰腺实质或周围可查及囊性无回声区，提示有假性囊肿形成。

彩色多普勒：胰腺血流信号无明显增加。

3. 胰腺囊肿　分假性囊肿与真性囊肿两大类，前者多见，常有胰腺炎病史或外伤史。

声像图表现：①胰腺局部可见囊性无回声区，边界清楚或欠清楚，多呈圆形，囊内可有分隔；②囊肿巨大时可挤压周围组织，使其受压或移位，也可使胰腺失去正常的形态。

4. 胰腺癌　胰头部多见，胰腺的体尾部亦可发生，全胰腺癌少见。

声像图表现：①胰头部或胰体尾部查及实性低回声，形态不规则，出现浸润时，呈蟹足样生长，早期胰腺局灶性肿大，晚期胰腺呈弥漫性肿大；②如系胰头癌，多浸润和压迫胆总管，常可查及胆道系统广泛扩张，主胰管扩张（图2-9-16）；出现转移时，胰腺周围腹膜后及腹腔内可见肿大的淋巴结或局限性肿块。

彩色多普勒：胰腺肿块内常查及血流信号和动脉频谱。

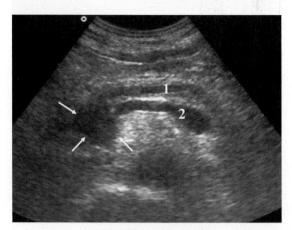

图2-9-16　胰头癌
胰头部低回声肿块（箭头）
1.扩张的主胰管　2.脾静脉

四、脾脏

脾脏位于左季肋部深处，膈面被第9～11肋遮盖，其长轴平行于第10肋。脾脏个体差异较大，一般长12～14cm，厚3～4cm。脾脏毗邻胃、胰尾、左肾和左肾上腺、结肠脾曲、膈肌。脾脏质软且脆，易因外伤破损。

（一）正常脾脏声像图

声像图表现：脾实质呈均匀低回声（图2-9-17），回声低于正常肝组织，包膜光滑。脾门区脾动静脉和脾内分支可清楚显示，脾内小血管常不易显示，脾静脉直径小于0.7cm。常有副脾，可有单个或多个，常位于脾门区及胰尾部，靠近脾动脉。副脾表现为包膜及边界清楚，实质呈均匀低回声（图2-9-17B），需与肿大淋巴结鉴别。

彩色多普勒：能显示脾动、静脉的血流及其流速。

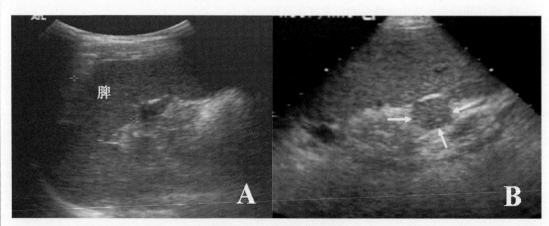

图2-9-17　脾与副脾声像图
图A　脾脏呈均匀低回声；图B　副脾呈类圆形低回声（箭头）

（二）脾脏疾病的超声诊断

1. 脾脏肿大　常见于门静脉高压、淋巴瘤、寄生虫病或疟疾等病所致。

声像图表现：①厚度超过 4cm 或长度超过 12cm；②仰卧位探测时，可在左侧肋缘下查及脾脏回声。

2. 脾外伤　根据受外伤的途径和程度，脾外伤可分为脾包膜下血肿、脾实质内血肿和脾破裂三种情况。

声像图表现：①包膜下血肿：表现为包膜下扁平状或梭形无回声暗区，内部可有散在分布的细小微弱回声，脾包膜局灶性隆起。②脾实质血肿：表现为实质内不规则无回声或低回声区。血肿机化，回声内可出现点状或絮状高回声，脾脏体积可增大。③脾破裂：表现为脾脏形态不规则，实质回声不均匀，内部可见局灶性出血灶低回声区（图 2-9-18），重要的是可在腹腔内查及游离无回声暗区。④需注意有些外伤导致脾脏延时破损，需要多次复查。

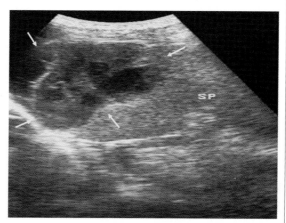

图 2-9-18　脾实质血肿
脾脏内局灶性出血灶，呈低回声区（箭头）

第二节　泌尿系统与前列腺

一、肾脏、输尿管

肾脏是腹膜后器官，位于腹膜后脊柱两旁。肾脏包括肾实质和肾窦。肾实质包括边缘的皮质和深部的髓质，髓质内有 8～15 个肾锥体，尖端为肾乳头，指向肾盏。肾窦内有肾大盏、肾小盏、肾盂、肾动静脉分支。乳头管汇成肾小盏，再汇成肾大盏、肾盂。肾脏内缘凹陷，为肾门，肾盂在此与输尿管相连。

两侧输尿管沿脊柱两侧下行，于膀胱三角区进入膀胱。

（一）正常肾脏声像图

声像图表现：肾包膜光滑，肾实质为低回声，实质内肾锥体回声更低于皮质，肾窦区（也称集合系统）呈较强回声，肾盂不分离或可轻微分离（图 2-9-19），当膀胱极度充盈时，可见生理性扩张。

彩色多普勒：可显示肾动、静脉及肾内的肾叶、肾段、弓形动静脉血流信号分布和走向，动静脉频谱也能清晰显示。

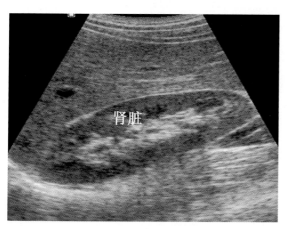

图 2-9-19　正常肾脏声像图

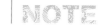

（二）肾脏疾病的超声诊断

肾脏疾病中囊肿、结石、积水、肿瘤、慢性肾功能不全、外伤等，超声检查可作为首选；急慢性肾炎、肾盂肾炎、肾病综合征、肾结核及肾的先天畸形等，超声检查有一定价值；对移植肾，超声检查主要观察有无术后并发症，如尿路梗阻（肾积水）、肾周围积液、肾血管病变（肾动脉狭窄阻塞、肾静脉血栓）、肾实质病变（急慢性肾排异、急性肾小球坏死）等。

1.肾、输尿管结石 可以发现阳性和阴性结石，确定结石的部位、大小和数量。

声像图表现：

（1）肾结石 肾区查及点、团状强回声，有的结石后方伴声影或彗星尾征（图2-9-20），有时可见铸形结石。

（2）输尿管结石 结石多位于输尿管生理性狭窄处，并可致输尿管梗阻、肾盂积水。输尿管中段结石常因肠管气体干扰而不易显示。检查前嘱患者排空大便，充盈膀胱，可提高输尿管结石检出率。

2.肾积水 各种原因造成尿路梗阻，导致肾盂、肾盏扩张，引起肾积水。梗阻部位可在泌尿系统的任何部位，也可以因周围肿块和妊娠子宫增大压迫输尿管而导致积水。

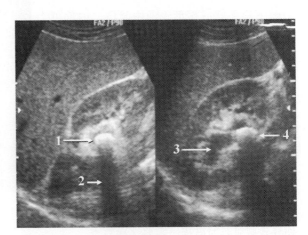

图 2-9-20 肾结石
1.肾结石 2.肾结石后方声影
3.肾盂积水呈无回声暗区 4.肾结石

声像图表现：①肾窦部或肾盏分离大于1cm，呈液性无回声暗区。②积水形态可呈"调色盘"形等（图2-9-21）。肾盏局灶性积水需与肾囊肿鉴别，积水的无回声区彼此相通，囊肿不相通。中、重度积水时，肾脏体积增大，肾实质受压变薄。发现肾积水后，需进一步向下延伸检查梗阻部位和原因。③当肾积水分离小于1～1.5cm时，应嘱患者排尿后复查，以排除膀胱过度充盈引起的一时性肾盂扩张。

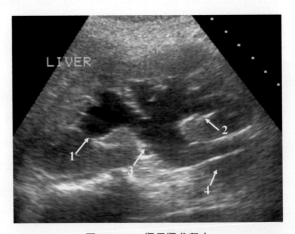

图 2-9-21 肾盂肾盏积水
1.扩张的肾上盏 2.扩张的肾下盏 3.肾盂积水 4.扩张的输尿管

3. 单纯性肾囊肿　为肾的囊肿性病变。

声像图表现：肾内见一个或多个圆形无回声暗区，壁薄，后方回声增强（图 2-9-22A）。囊肿可向包膜外突起，亦可向内压迫肾窦部。囊肿多发时，多个暗区互不相通。

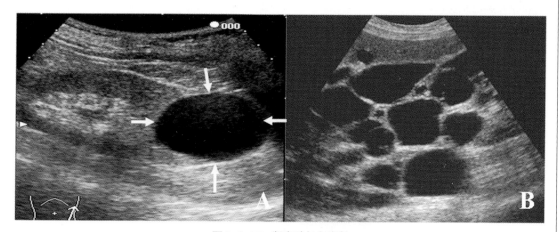

图 2-9-22　肾囊肿与多囊肾
图 A　肾下极的囊肿（箭头）；图 B　多囊肾

4. 多囊肾　为先天发育异常性疾病，有家族遗传倾向，双肾多受累，可合并多囊肝，后期常出现肾功能不全。

声像图表现：①肾实质内查及多个大小不等的囊性无回声暗区，较大囊肿甚至可超过10cm，正常肾组织回声明显减少，或不能查及（图 2-9-22）；②肾脏体积增大，形态失常，肾包膜不规则；③肾区内常查及肾结石。

彩色多普勒：肾内血流信号明显减少，分布紊乱。

5. 肾血肿　肾血肿按发病原因可分为三类，即外伤性、医源性和自发性。其中外伤性肾血肿由闭合性或开放性肾外伤而引起，医源性血肿常见于肾活检或碎石后肾脏出血。超声检查主要观察肾周围和肾组织破裂处的血肿，以及因肾撕裂伤所致的腹腔积血或尿液外溢。

声像图表现：肾周围及肾实质查及血肿，呈无回声区或低回声区；肾脏破裂时在损伤处可见血肿低回声区；血肿可位于肾的中部，或上、下极等处，随伤情而不同。陈旧性血肿由于血块机化，回声增加，类似实质。

6. 肾错构瘤　亦称血管平滑肌脂肪瘤，起源于肾间质细胞，较多见，是一种良性肿瘤，由成熟的血管、平滑肌和脂肪组织交织构成。

声像图表现：①肿瘤一般较小，可为边界清晰的圆形强回声，无声影，常位于肾的表面或接近肾的表面，在肾上极者尤为常见（图 2-9-23）；②肿瘤较大时，可呈洋葱样图形，由层层高低回声间隔组成，低回声区为肿瘤出血所致。

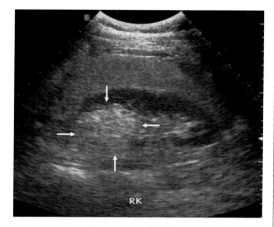

图 2-9-23　肾错构瘤
肾上极错构瘤，呈圆形强回声团，边界清晰（箭头）

7. 肾癌　即肾细胞癌，大多发生于一侧。

声像图表现：①肾内查及圆形或椭圆形实

性肿块，形态欠规则；②肿块回声因大小而异，直径为2～3cm的小肿瘤多为高回声，4～5cm的中等肿瘤多为低回声，较大肿瘤可导致肾脏外形异常，内部易出血坏死、液化、钙化，呈不均匀回声区（图2-9-24）；③同时要注意检查肾门周围及输尿管、膀胱，以发现是否有转移病灶和肿大淋巴结。

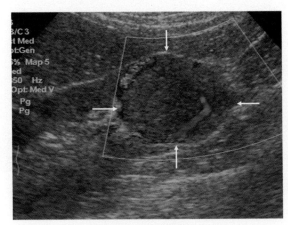

图 2-9-24　肾癌
肿瘤内丰富血流信号（箭头）

　　彩色多普勒：肾癌血流信号丰富，查及动脉频谱，彩色血流图常见有抱球型、星点型、丰富血流型和少血流型四种。肾癌的转移途径主要为血行转移，肾静脉和下腔静脉内常见癌栓的实性低回声灶，肾静脉、下腔静脉血流受阻或中断。

二、膀胱

　　膀胱为贮存尿液的锥体形囊状肌性器官，位于盆腔，其颈部接近耻骨联合上缘。膀胱壁可分为浆膜层、肌层、黏膜下层和黏膜层。成人膀胱容量为300～500mL。

　　（一）正常膀胱声像图

　　声像图表现：膀胱内尿液呈无回声暗区，充盈时见膀胱壁光整，无明显隆起，高分辨仪器可显示膀胱各层次结构。正常膀胱壁厚度1～3mm，尿液充盈时壁较薄。

　　（二）膀胱疾病的超声诊断

　　膀胱疾病主要有肿瘤、结石、异物、憩室及炎症等。

　　1.膀胱结石　多继发于肾结石下移至膀胱，亦可由膀胱内异物原发形成。

　　声像图表现：膀胱无回声暗区内出现强回声团伴有声影（图2-9-25A），并能随体位改变而滚动。应注意与血凝块鉴别，后者常为扁平状，易飘动于尿液内，声影不明显。

　　2.膀胱憩室　多由前列腺增生症、尿道狭窄等下尿路梗阻性疾病导致膀胱排尿困难、压力增高引起。憩室常发生在膀胱三角区周围，单发或多发。

　　声像图表现：膀胱壁处见囊性无回声暗区，紧靠膀胱，憩室和膀胱之间有口相通，呈椭圆形或圆形，壁薄，颇似囊肿（图2-9-25B），但排尿后囊腔缩小。

　　3.膀胱癌　为常见的泌尿系恶性肿瘤，分为上皮细胞性肿瘤、非上皮细胞性肿瘤及转移性肿瘤，前者发病率最高，其中以移行上皮乳头状癌为最常见，膀胱三角区好发。主要临床症状为无痛性血尿，尤其是老年患者要及时检查确诊，超声可以早期发现肿瘤。

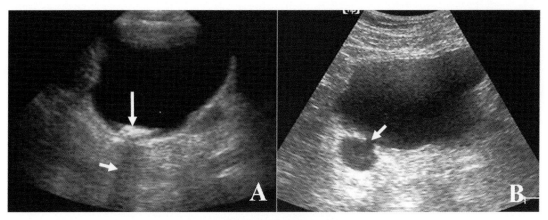

图 2-9-25　膀胱结石与憩室
图 A　膀胱结石及声影（箭头）；图 B　膀胱憩室与膀胱相通（箭头）

声像图表现：①在膀胱壁上可查及突向腔内的团状、菜花状、蕈状较强回声灶，较小者呈息肉状，不随体位而移动；②如肿瘤向膀胱肌层、浆膜层侵润，可见膀胱壁黏膜回声局部连续性中断。若膀胱壁黏膜回声连续，肌层回声清晰，则预后较好。

彩色多普勒：较小肿瘤内血流信号较少，较大者血流信号丰富，可见动脉频谱（图 2-9-26）。

三、前列腺

前列腺呈尖端向下的栗子形，分为前叶、中叶、后叶和两侧叶，前叶和中叶相当于内腺，包括尿道周围组织和移行区，左、右侧叶和后叶相当于外腺，包括中央区和周围区。其表面有筋膜鞘，称为前列腺囊。前列腺内有尿道通过，其分泌物是精液的主要组成部分。

图 2-9-26　膀胱癌
膀胱癌为膀胱内突起的肿块（箭头），肿瘤内可见丰富血流信号

（一）正常前列腺声像图

正常声像图表现：前列腺横切面呈栗状均匀低回声，纵切面中叶无突出。正常前列腺横径约 4cm，长径约 3cm，前后径约 2cm。前列腺实质致密，边缘光滑，一般不显示血流信号。

（二）前列腺疾病的超声诊断

前列腺疾病主要包括增生、结石、肿瘤、炎症等。

1. 前列腺炎　中青年常见，临床表现常有腰痛、尿道口烧灼感、尿急、尿频等症状，尿道口可有白色分泌物。

声像图表现：前列腺大小无改变或稍大，急性期实质回声偏低，慢性前列腺炎则显示回声不均，内有增强斑状回声。若有脓肿形成，可查及小的低回声暗区。部分前列腺炎亦可无异常表现。

2. 前列腺增生　50 岁以上多见，前列腺增生是因体内性激素代谢紊乱所致。临床表现有排尿不畅，次数增多，尿流变细无力，甚至排尿中断，严重者可出现血尿和尿潴留。

声像图表现：①前列腺体积增大，以内腺增大为主，外腺萎缩变薄，可见中叶突出（图2-9-27A）；②实质内部回声偏强，分布欠均匀，或有较强回声结节；③实质内常查及局灶性结石强回声，多分布于内外腺交界处。

彩色多普勒：前列腺内腺见增多的血流信号。

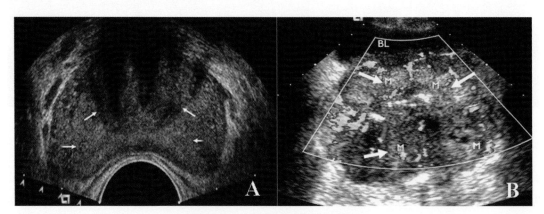

图 2-9-27 前列腺增生与前列腺癌
图 A 前列腺增生，增生的内腺（短箭头）与外腺（长箭头）；
图 B 前列腺癌，前列腺内可见多个边界模糊、强弱不均的低回声结节（箭头）

3. 前列腺癌 发生于前列腺内的恶性肿瘤，其病理发展为局限于前列腺内→侵犯前列腺包膜→突破前列腺包膜→侵犯精囊腺→转移至邻近区域淋巴结→转移至骨骼和其他脏器，为男性常见的恶性肿瘤。

声像图表现：①前列腺肿大，形态不规则，实质回声不均匀；②实质内部显示边界模糊、强弱不均的不规则低回声结节，外腺多见（图2-9-27B）；③晚期可向精囊腺、膀胱、直肠浸润；④用经直肠探头探查，可排除肠气干扰，提高对前列腺癌的检出率，在可疑部位用探头轻压，癌性结节质硬，压之不变形。

彩色多普勒：前列腺结节内血流丰富，常可查及动脉频谱。

第三节　女性生殖系统

超声检查在女性生殖系统应用广泛，为主要检查方法，因其简便、无辐射的特点，成为妇产科的常规检查方法。

一、正常声像图

1. 子宫、附件 子宫位于膀胱与直肠之间，呈倒置梨形或长茄形，是厚壁肌性器官，分为底、体、颈部。宫颈外口开口于阴道。子宫壁由外向内分为三层，即浆膜层、肌层和黏膜层。子宫体部和颈部长度比例随年龄而不同。子宫底两侧角部与输卵管相连。子宫两侧卵巢由韧带与子宫相连，位置可有变异（图2-9-28）。

膀胱充盈后方可进行腹部超声检查。子宫长径5.5～7.5cm，左右径4.5～5.5cm，前后径3.0～4.0cm。子宫肌层呈中等回声，分布均匀，内膜线居中。内膜厚度和回声随月经周期的不同时期而变化。宫颈回声稍强，宫颈管不分离。正常情况下双侧输卵管不显示。双侧卵巢大小约4cm×3cm×1cm，随月经周期时期的不同卵巢大小可发生变化。

2. 正常妊娠 临床分三期，早期妊娠为妊娠第12周末前，中期妊娠为妊娠第13～27周末，晚期妊娠为妊娠第28周以后。

（1）早期妊娠 宫内孕第5周时即可显示孕囊，第6～7周囊内可见胚芽组织。第7～8周胚芽组织内可见规律有力的原

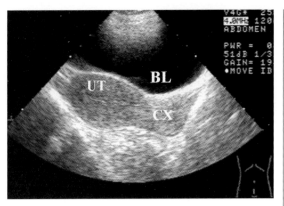

图2-9-28 子宫正常声像图（前位子宫）
BL：膀胱 UT：子宫 CX：子宫颈

始心管搏动。一般孕5周可见卵黄囊，12周消失。孕9周胎盘雏形出现。随妊娠周数增加，孕囊逐渐增大，胚芽组织逐渐增大，分出头体，出现胎动。第12周孕囊消失，可测量胎头臀径（图2-9-29A）。

（2）中、晚期妊娠 第12周出现胎头的椭圆形光环，第15周出现脑中线。可测胎儿双顶径、股骨长径、头围及腹围等。腹腔内肝、肾、胃、膀胱等组织均可清晰辨认。胎儿有脐带和胎盘相连，彩色多普勒血流显像可清晰显示脐带血流，测量脐动脉各参数，有助于了解有无胎儿宫内发育迟缓（图2-9-29B）。

（3）晚期妊娠 可观察胎位，确定胎头位置。亦可观察胎儿生理功能，如呼吸运动，胎动和肌张力；并可观察有无脐带绕颈；同时可观察胎盘的位置、厚度、成熟度、羊水量的多少等。

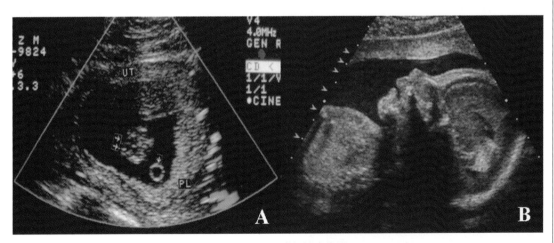

图2-9-29 正常妊娠声像图
图A 早期妊娠（孕8周）；图B 中晚期妊娠，可见胎儿颜面

二、生殖系统疾病的超声诊断

1. 子宫肌瘤 系妇科常见的良性肿瘤，与雌激素有关，主要由子宫平滑肌细胞增生而成，又称子宫平滑肌瘤，绝大多数发生在子宫体部。临床表现与肿瘤生长的部位有关，可有月经改变、肿块压迫症状、疼痛、阴道分泌物增多、不孕症、贫血等。

声像图表现：①子宫增大，形态不规则。②肌瘤可生长在浆膜下（图2-9-30）、肌壁间、黏膜下。③单发肌瘤多表现为结节状弱回声；多发浆膜下肌瘤常表现为子宫表面凹凸不平，如黏膜下肌瘤压迫宫腔，可见宫腔线偏移或消失。肌瘤可有液化、钙化、脂肪变性等改变，声像图表现为瘤体内出现不规则无回声、斑点状强回声、高回声等。

彩色超声多普勒：周边血流多于内部，动脉血流阻力指数 RI > 0.50。

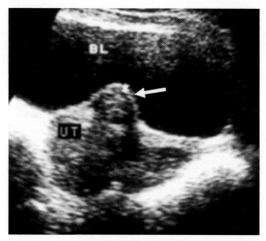

图 2-9-30　浆膜下肌瘤
肌瘤呈结节状弱回声（箭头）
UT：子宫　BL：膀胱

2. 子宫癌　是女性生殖器官最常见的恶性肿瘤之一，绝经期妇女多见。肿瘤发生在子宫内膜，且绝大多数为腺癌，分为弥漫型、局限型和息肉型，可向肌壁及宫颈浸润。临床表现有阴道流血、下腹痛、贫血和消瘦等。

声像图表现：早期多无特殊异常表现。中晚期的声像图表现有：①外形改变：子宫体积增大，其轮廓尚规则。如合并子宫肌瘤时形态可不规则，呈分叶状；②宫内回声异常：宫腔内内膜为不规则高、中、弱回声或杂乱分布粗糙不整的点状、小线状及团块状回声；③宫腔内有积液、积脓时，可见透声度减弱的无回声或弱回声区。

彩色多普勒：病灶多呈星点状血流，周边与肌壁间可见树枝状血流，频谱舒张期血流丰富，呈高速低阻型，RI < 0.50。

3. 卵巢肿瘤　为妇科常见的肿瘤，可发生于任何年龄，以 20～50 岁最为常见。卵巢肿瘤组织形态极为复杂，可分为功能性囊肿、出血性囊肿、囊腺瘤（包括浆液性囊腺瘤和黏液性囊腺瘤）、内膜样囊肿、畸胎瘤及卵巢癌。其声像图上大致分为三类，即囊性、实性和囊实性。

（1）囊腺瘤　是发生于体腔上皮的良性上皮瘤，系来自覆盖卵巢表面的生发上皮，具高度多能性，如向输卵管上皮化生则形成浆液性肿瘤，向宫颈柱状上皮化生则形成黏液性肿瘤。卵巢囊腺瘤较为常见，且恶变率高。若无蒂扭转，则临床无症状。

声像图表现：子宫一侧或两侧呈圆形或类圆形的无回声暗区，囊壁纤薄，光滑完整，形态规则。浆液性囊腺瘤暗区内可清亮无物，囊壁也可有少许小乳头状实质回声，暗区内可有光带分隔（图2-9-31）。黏液性囊腺瘤壁稍厚，暗区内可见散在低回声细小光点，常有光带暗区分隔成多房。

彩色多普勒：囊壁和囊内乳头上可见血流信号，可查见低速动脉频谱，囊内无回声区无血流信号。

（2）卵巢内膜样囊肿　子宫内膜可异位于许多器官，以卵巢为多见，50%以上累及双侧，又

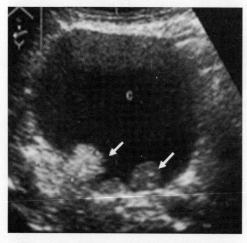

图 2-9-31　卵巢乳头状浆液性囊腺瘤（箭头）

称"巧克力"囊肿。有痛经史。

声像图表现：子宫一侧或两侧后方出现圆形或不规则无回声暗区，壁厚，内壁欠光滑，中等大小，囊内见细小光点。

（3）畸胎瘤 卵巢囊性畸胎瘤又称皮样囊肿，是常见的卵巢肿瘤。肿瘤内容物主要为外胚层组织，包括皮肤、皮脂腺、毛发，部分含牙齿及神经组织，亦可见中胚层组织如脂肪、软骨等，内胚层组织少见。

声像图表现：子宫旁可见类圆形混合回声暗区，其内可见如下征像：①面团征：暗区内可见附壁强光团，系毛发、脂质等紧密相裹所致（图2-9-32）；②脂液分层征：暗区内可见分界，上层为均匀密集的细小光点，是脂质回声，下层为无回声暗区；③瀑布征：暗区内附壁强光团后方逐渐衰减变暗，形如瀑布，是毛发与脂质相裹的松散结构；④紊乱混合结构征：暗区内可见强光团、光斑，扭曲乱绕的细光条、光点，后方可伴声影，可有衰减，是毛发、骨骼、牙齿、脂质等结构散在的组织回声，又叫复杂型。

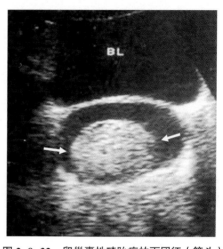

图2-9-32 卵巢囊性畸胎瘤的面团征（箭头）

（4）卵巢实性占位病变 以恶性为主，较囊性占位病变少见。

声像图表现：卵巢区的实质性光团。①良性光团形态规则，内光点分布均匀；②恶性光团边缘形态不规则，光团内光点杂乱不均，可出现不规则无回声暗区。

彩色多普勒：光团内有丰富血流信号。

4. 子宫发育异常 常见的有：①先天性无子宫：膀胱后方无子宫回声，有时可发现两侧卵巢；②幼稚子宫：子宫各径线小于正常，尤其前后径小于2cm，宫颈与子宫全长的比例为1:1或1:2，有宫腔内膜线，卵巢发育正常；③双子宫：盆腔见两个子宫回声，横切时呈蝴蝶形，宫颈较宽。

5. 病理产科

（1）流产 胎儿小于1000g、妊娠不足28周，胎儿及附属物从子宫腔内排除者称流产。根据临床发展过程不同，可分为7种类型，即先兆流产、难免流产、不全流产、完全流产、过期流产、习惯性流产、感染性流产，以先兆流产、难免流产及过期流产为常见。

声像图表现：①先兆流产：孕囊边界清，光滑规整；囊内具有胎芽及胎心搏动；宫壁与胎囊之间可见片状或线状液性暗区。②难免流产：孕囊形态不规则，呈低张性，孕囊下移，上界距宫底大于2cm，呈泪滴状，孕囊周边呈液性暗区，宫颈内口扩张（图2-9-33）。③过期流产：胚胎停止发育，超声见孕囊变形，胚芽组织较小，未见原始心管搏动，甚至只见空囊，无明显胚芽组织。

（2）异位妊娠 孕卵在子宫体腔以外部位着床，又称为宫外孕。按着床部位不同分为输卵管妊娠（间质部、峡部、壶腹部、漏斗部、伞端）、宫颈妊娠、卵巢妊娠、腹腔妊娠等。输卵管妊娠为最常见的异位妊娠，可发生在输卵管的任何部分，壶腹部多见。

声像图表现：①未破裂者：子宫稍增大，宫腔内无妊娠囊，而在子宫外某一侧见妊娠囊，壁厚，回声强，有时其内可见胚芽组织及原始心管搏动（图2-9-34）；②已破裂者：子宫某一侧见一个囊实性包块，形态不规则，回声不均，在包块周围和子宫直肠陷凹可见多少不等的液性暗区，内见细小光点。

彩色多普勒：未破裂者显示在妊娠囊周边可见彩环状血流信号。

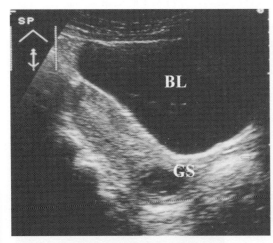 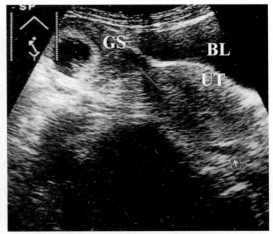

图2-9-33 难免流产
BL：膀胱 GS：孕囊

图2-9-34 输卵管、卵巢妊娠
BL：膀胱 UT：子宫 GS：孕囊

（3）滋养细胞疾病 妊娠滋养细胞疾病是一组来源于胎盘绒毛滋养细胞的疾病，绝大部分继发于妊娠，包括葡萄胎、侵蚀性葡萄胎、绒毛膜癌（简称绒癌）和一类少见胎盘部位滋养细胞肿瘤。

声像图表现：①葡萄胎：子宫明显增大，宫腔中布满大小不等的无回声区或分布均匀的光点、光斑，呈蜂窝状或落雪样改变；宫内常无妊娠囊及胎儿和胎心搏动（图2-9-35）；②侵蚀性葡萄胎和绒毛膜癌：子宫增大，宫腔内未见孕囊，可见落雪状结构，病灶局部与子宫肌层界限不清，病灶侵蚀子宫肌层间杂液性暗区，其内间杂丰富血流，呈火海状，动脉频谱呈高速低阻型，RI < 0.4。

（4）前置胎盘 妊娠晚期若胎盘附于子宫下段，甚至胎盘下缘达到或覆盖宫颈内口，其位置低于胎先露部，则可导致前置部分的胎盘自附着处剥离出血，是晚期妊娠出血的常见原因。

声像图表现：①边缘性前置胎盘：胎盘下缘紧靠宫颈内口边缘，但未覆盖；②部分性前置胎盘：胎盘部分覆盖宫颈内口；③完全性前置胎盘：胎盘分布于子宫峡部以下的前后壁，完全覆盖宫颈内口（图2-9-36，图2-9-37）。

注意事项：超声检查时要求膀胱适度充盈；膀胱过度充盈易造成假象。妊娠中期，胎盘部分遮盖宫颈内口，不宜过早诊断前置胎盘。

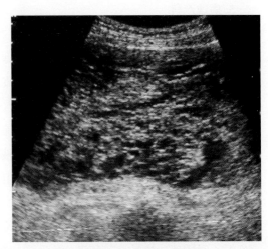

图2-9-35 完全性葡萄胎
宫腔中布满大小不等分布均匀的光点、光斑，呈蜂窝状改变

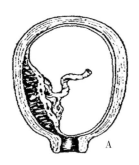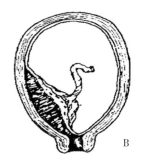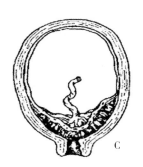

图 2-9-36　前置胎盘示意图
图 A　边缘性前置胎盘；图 B　部分性前置胎盘；图 C　完全性前置胎盘

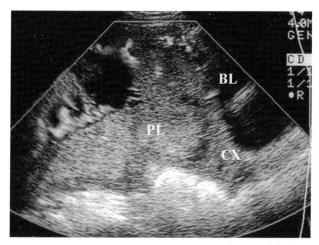

图 2-9-37　边缘性前置胎盘
PL：胎盘　CX：宫颈　BL：膀胱

（5）胎儿先天畸形　如无脑儿、脑积水、脊柱裂、内脏外翻、单脐动脉、先天胸水或腹水、阴囊鞘膜积液等先天畸形，均可在中期妊娠超声检查时发现特征性声像图改变。故中期妊娠超声常规检查，有助于优生。

第四节　心血管系统

心血管系统由心脏和血管组成。超声心动图在心脏检查中为常用检查方法，常用体位为左侧卧位及仰卧位。

一、正常声像图

心脏位于胸腔内纵隔的前下部，前面大部分由右心室和右心房构成，左侧部分由左心耳和左心室构成。心底朝向右后上方，心尖朝向左前下方。冠状沟将心脏分为在上的心房和在下的心室。心内由上方的房间隔和下方的室间隔将心脏分为左心和右心。房室口为二尖瓣和三尖瓣，发出的腱索和乳头肌相连。

1. 二维超声心动图　常用胸骨旁左室长轴切面、胸骨旁左室短轴切面、心尖四腔心切面等。

（1）胸骨旁左室长轴切面（图2-9-38）　自前向后依次为右室前壁、右室腔、前室间隔（室间隔的前部）、左室流出道和左室腔、二尖瓣前后叶及其腱索与乳头肌和左室后壁。于心底部分则为右室流出道、主动脉根部、主动脉瓣和左心房。瓣膜随心动周期规律性开放、关闭，室壁、房壁和主动脉壁随心动周期规律性的收缩、舒张。

（2）胸骨旁左室短轴切面　心底短轴观，可见中间的显示主动脉根部横切面，其中有三个随心动周期开放与关闭的半月瓣，舒张期瓣膜关闭呈"Y"形关闭线，主动脉根部后方为左右心房，中间有房间隔。二尖瓣水平短轴观，可见二尖瓣菲薄纤细，前后叶呈镜像运动，于舒张期呈鱼口样张开，有足够的开放面积，收缩期关闭。左室呈圆形，于收缩期呈一致性向心性收缩。左心室乳头肌短轴观，左、右心室与二尖瓣短轴切面所见相仿，可看到前外侧乳头肌和后内侧乳头肌。（图2-9-39）

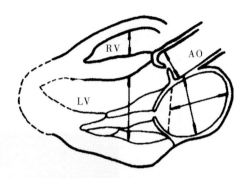

图2-9-38　胸骨旁左心室长轴切面
AO：主动脉　RV：右心室　LV：左心室

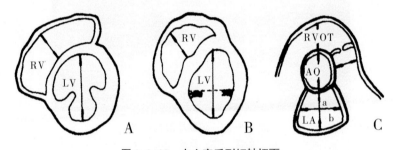

图2-9-39　左心室系列短轴切面
图A　胸骨旁左室短轴切面乳头肌水平；图B　胸骨旁左室短轴切面腱索水平；
图C　胸骨旁主动脉要部短轴切面
RV：右心室　LV：左心室　AO：主动脉　RVOT：右心室流出道　LA：左心房

（3）心尖四腔心切面　可见房间隔、室间隔、二尖瓣、三尖瓣将心脏分为左、右心室和左、右心房四个腔（图2-9-40）。在心尖四腔观的基础图像上，将探头略向心底部上抬可同时显示左室流出道与主动脉根部称心尖五腔观。

2. M型超声心动图　是在B型实时图像上利用M型取样线，取得心脏各层组织在心动周期各时相上的活动曲线，用于测量腔室内径、瓣膜、室壁及血管壁的运动幅度。检查方法是探头固定于胸骨旁3～4肋间，超声束在二维超声心动图胸骨旁左室长轴观的引导下，由心尖向心底作弧形扫描可获得以下5个标准曲线（图2-9-41）。

（1）二尖瓣前后叶波群（2b区）　声束通过二尖瓣前后叶，从前向后依次为右心室前壁、右心室、室间隔、左心室、二尖瓣前后叶及左心室后壁。左室腔内有二尖瓣前后叶曲线，前叶曲线依次见A、B、C、D、E、F、G点。舒张期曲线上升形成A峰、E峰。E峰是快速充盈的高峰，A峰是心房收缩形成舒张晚期的缓慢充盈高峰。正常情况下E峰大于A峰。前叶曲线呈"M"样，后叶曲线似"W"样，二者呈镜像运动。此区主要用于测量右心室内径及观察二尖瓣前后叶的运动关系。

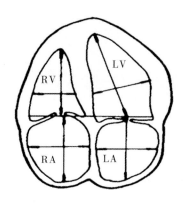

图 2-9-40　心尖四腔切面

RV：右心室　RA：右心房
LV：左心室　LA：左心房

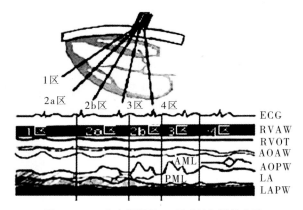

图 2-9-41　左室长轴及 M 型连续扫描模式图

1 区：心尖波群　2a 区：腱索水平波群　2b 区：二尖瓣
前后叶波群　3 区：二尖瓣前叶波群　4 区：心底波群

（2）心底波群（4 区）　由前至后声束依次通过右室流出道、主动脉根部和左心房。此区要测量主动脉瓣搏幅及主动脉和左房的宽度。可见主动脉前后壁两条平行曲线，收缩期向前，舒张期向后，舒张中期可见再次向前的重搏波。在主动脉根部管腔内可见主动脉瓣活动曲线，收缩期开放呈六边长方盒形，舒张期关闭呈一线。

3. 多普勒超声心动图

（1）彩色多普勒血流显像（CDFI）　在二维图像上将血流添加彩色编码，各切面上由于血流的方向不同而出现"红迎蓝离"的血流信号。正常情况下，各瓣膜口无反流信号，心内无分流信号。

（2）频谱多普勒　横坐标表示时间，纵坐标表示频移血流速度。正常红细胞以比较一致的方向和速度流动，称为层流，频谱呈窄带中空形。异常血流（反流、分流或瓣口狭窄时产生的湍流）频谱呈宽带充填形，同时记录的可闻声信号，层流为平顺的乐音，湍流为刺耳的噪音。纵坐标测量出峰值血流速度。又分为脉冲多普勒（PW）和连续多普勒（CW）。

二、常见心脏疾病的超声诊断

1. 风湿性心瓣膜病　主要是慢性风湿性心脏病，为急性风湿性心脏炎后所致的以心脏瓣膜病变为主的一种心脏病。炎性水肿的反复发作引起瓣膜根粘连，瓣叶纤维化、增厚、僵硬，赘生物形成，腱索纤维化、缩短，导致瓣膜口狭窄或关闭不全。慢性风湿性心瓣膜病中最易累及二尖瓣，其次为主动脉瓣、三尖瓣。兹以二尖瓣病变为代表介绍如下。

（1）二尖瓣狭窄　二尖瓣狭窄是心脏瓣膜病中最常见的疾病，主要见于风湿性心脏病、先天性畸形和老年人。超声技术已成为诊断二尖瓣狭窄的最重要检查方法，可判断房室大小，直接观察瓣膜形态学改变和功能障碍，也可通过多普勒超声对其所导致的血流动力学改变进行定量分析。

二维超声心动图：左室长轴、心尖两腔及四腔观：可见二尖瓣前后叶增厚，回声增强及瓣膜交界处粘连、融合，瓣膜活动度减低，开放瓣口变小。正常瓣口面积约 4cm²，舒张期跨二尖瓣口的平均压差为 0.667kPa（5mmHg）。轻度二尖瓣狭窄，跨二尖瓣口的平均压差约为 1.336kPa（10mmHg），瓣口面积 1.5 ～ 2.0cm²；中度二尖瓣狭窄，平均压差 1.336 ～ 2.6767kPa

（10～20mmHg），瓣口面积1.0～1.5cm²；重度二尖瓣狭窄，平均压差大于2.67kPa（20mmHg），瓣口面积小于1.0cm²。

M型超声心动图：二尖瓣曲线显示二尖瓣前叶于舒张期呈"城墙样"改变，EF斜率减低；严重时，瓣膜联合处粘连，A峰消失，前后叶呈同向运动（图2-9-42）。

多普勒超声心动图：①彩色多普勒血流显像：在二尖瓣狭窄时，由于舒张期经过二尖瓣口的血流受阻，左房压增高，通过二尖瓣口血流速度加快。彩色多普勒显示左室流入道血流

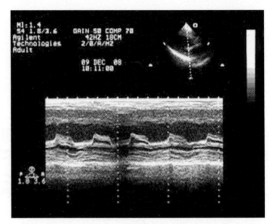

图2-9-42　二尖瓣狭窄M超声心动图
二尖瓣前叶于舒张期呈"城墙样"改变

经过二尖瓣口时变细，形成射流，射流束主要显示为红色，色泽明亮，在离开二尖瓣尖后，直径迅速增大，在左室内形成五彩镶嵌的"烛火状"形态。②脉冲多普勒检查：左房内血流速度减低，二尖瓣口流速增高，当其流速超过脉冲式多普勒的测量范围时，在曲线图中会出现混叠效应。当心房纤颤时，A峰消失，频谱曲线呈单峰状。③连续多普勒检查：可记录到二尖瓣口的舒张期射流频谱曲线，E波上升速度增加，峰值高于正常，E波下降速度明显减慢。A波峰值高于正常，下降速度增加。

（2）二尖瓣关闭不全　二尖瓣关闭不全可由多种原因引起，且多数合并二尖瓣狭窄。

二维超声心动图：①二尖瓣关闭不全时两瓣叶不能合拢，在胸骨旁左室长轴观和四腔观，可显示二尖瓣关闭时对合欠佳。二尖瓣口短轴观可显示瓣叶部分或全部瓣叶收缩期关闭有缝隙，二尖瓣开放幅度增大，但在风湿性心脏瓣膜病时，舒张期瓣口开放变小。②左房、左室扩大，二尖瓣前叶、室间隔、左室后壁运动增强，表现为左室容量负荷过重，肺静脉增宽。

M型超声心动图：二尖瓣曲线表现为二尖瓣活动增强，EF斜率增快。左室舒张末期内径增大，左室射血分数增高。二尖瓣脱垂时，可见二尖瓣前叶CD段呈"吊床"样改变，"吊床"与CD段距离一般超过3mm。风湿性二尖瓣狭窄合并关闭不全时，除二尖瓣活动受限，还可见CD段呈双线。

多普勒超声心动图：①彩色多普勒血流显像：测及收缩期起自二尖瓣口至左房的异常反流束是诊断二尖瓣反流最直接、最可靠的依据。反流束一般为蓝色或五彩镶嵌的血流信号。反流束的方向可指向左房中部或朝向心房侧壁。②脉冲多普勒检查：将取样容积置于二尖瓣环，可测及收缩期高速湍流血流信号。③连续多普勒检查：利用连续多普勒在左室流入道内扫查，记录到收缩期反流频谱曲线，可占据全收缩期，呈负向单峰波形。

2.心肌病　心肌病是指主要以心肌病变为主要表现的一组疾病。按照病因学分类，心肌病可分为原发性和继发性两种，原发性心肌病又可分为肥厚型、扩张型、限制型三种。

（1）扩张型心肌病　又称充血性心肌病。二维超声心动图特征为：①各房室腔径增大，以左室、左房为主，左室明显增大，形似球样。②四个瓣膜开放幅度均减低，开放时间缩短，以二尖瓣为著。③室间隔与左室后壁厚度正常，晚期可稍增厚，但与明显扩大的左室相比相对变薄。M型超声心动图：二尖瓣口开放幅度小，类似"钻石"样改变的波形曲线。E峰距室间隔

的距离明显增大，超过 15mm。室壁运动幅度普遍减小。频谱多普勒：显示各瓣口血流速度减慢，心腔内血流显色暗淡，可见反流信号。

（2）肥厚型心肌病 肥厚型心肌病是以心室肌明显非对称肥厚，心室腔变小为特征，伴左室高动力性收缩和左室血液充盈受阻，舒张期顺应性下降为基本病变的原因不明心肌病。超声诊断要点：①室间隔增厚，室壁也可增厚，厚度 ≥ 15mm，多数呈非对称性局部心肌增厚。梗阻型心肌病，左室流出道变窄，二尖瓣前叶有 SAM。②主动脉瓣可见收缩期扑动和收缩中期半关闭现象。③多普勒超声检查左室流出道可见射流，在 SAM 近主动脉瓣侧有湍流（梗阻型）。

（3）限制性心肌病 限制型心肌病较少见，其主要病理改变是心内膜 – 心肌的广泛纤维化，心腔可由纤维化和血栓形成而部分闭塞。心室腔中流入道为增生的纤维组织限制心室充盈，导致心室舒张功能的障碍。根据室间隔和左室后壁均匀增厚，心内膜呈弥漫性增厚，反射增强，活动幅度变小，左室舒张末期内径变小可做出诊断。

3. 先天性心脏病

（1）房间隔、室间隔缺损 均在二维超声心动图上见到房间隔或室间隔有回声连续中断，断口处可见穿隔分流血流信号（图 2-9-43）。可见全心动周期分流频谱。

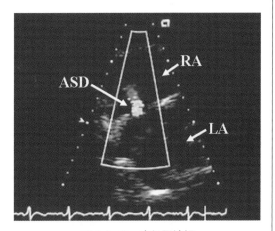

图 2-9-43 房间隔缺损
RA：右心房 LA：左心房 ASD：房间隔缺损

（2）动脉导管未闭 二维超声心动图可见降主动脉与肺动脉间有相通的液性管道和分流信号。缺损或导管细小时，二维超声图像显示不清，彩色多普勒血流显像观察分流的血流信号，频谱多普勒可测量其血流速度。

（3）法洛四联症 法洛四联症在紫绀型先天性心脏病中占首位，包括肺动脉狭窄、室间隔缺损、升主动脉骑跨及右心室肥厚的综合畸形，二维超声心动图和多普勒超声心动图呈特征性表现。

4. 其他心脏病 超声心动图还能观察主动脉弹性、室壁节段运动等，因此，可用以辅助诊断冠状动脉粥样硬化性心脏病、高血压性心脏病及慢性肺源性心脏病等，但诊断要密切结合临床。高血压性心脏病表现为左心室肥厚，主动脉增宽，主动脉弹性减低。慢性肺源性心脏病可见肺动脉高压、右心室肥大、肺动脉增宽。

第五节 浅表器官

超声检查的浅表器官主要有眼、甲状腺、腮腺、颌下腺、乳腺、阴囊、睾丸等。随着高频探头、彩色多普勒技术的运用，超声在该领域的应用日趋广泛。

一、眼部

眼为人体视觉器官，位置浅表，结构规则，层次清楚，超声波易于探查。超声波探测范围包括眼球、视神经、眼外肌、泪器、眶后脂肪组织、眶壁等。超声检查时取仰卧位，双眼微闭。采用直接探测法，用实时线阵高频探头，频率一般 7.5 ～ 10.0MHz。

（一）正常眼部声像图

玻璃体呈圆形无回声区，玻璃体前方可见角膜及虹膜的带状回声和晶状体后囊缘线状强回声，玻璃体后方有脂肪、血管及视神经，呈三角形强回声区，其中视神经表现为一带状低回声贯穿球后组织（图 2-9-44）。眼部动脉血管主要包括视网膜中央动脉、睫状后动脉及眼动脉，血流频谱均呈三峰双切迹状。

（二）眼部疾病的超声诊断

眼部疾病主要有：①视网膜疾病：视网膜脱离、视网膜母细胞瘤。②色素膜疾病：脉络膜脱离、脉络膜黑色素瘤、脉络膜血管瘤。③眼外伤：眼内异物、晶状体脱位。④眼眶疾病：眼眶肿瘤，有横纹肌瘤、泪腺混合瘤、皮样囊肿等；眶血管疾病，有海绵状血管瘤、视神经肿瘤和视乳头炎等。

1. 视网膜脱离　系视网膜神经上皮层与视网膜色素上皮层分离，由外伤、炎症、高度近视、肿瘤或变性等引起。

声像图表现：视网膜部分脱离时，玻璃体内可出现明亮的"弧形"线形回声；视网膜全脱离时，玻璃体内则出现"V"或"Y"形强回声，后端连于视盘区，前端两侧与锯齿缘相连，回声可随眼球转动而抖动（图 2-9-45）。

彩色多普勒：线形回声内可见与视网膜中央动、静脉相延续的血流信号。

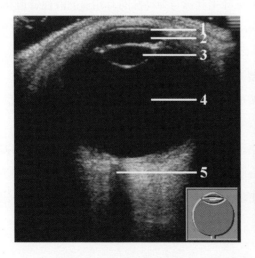

图 2-9-44　正常眼部声像图
1. 角膜　2. 前房　3. 晶状体
4. 玻璃体　5. 视神经

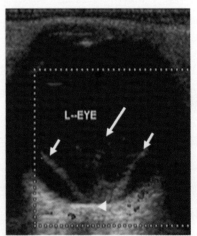

图 2-9-45　视网膜脱离
玻璃体内"V"形回声（短箭头），为
视网膜脱离，玻璃体内积血（长箭头），
视网膜可见血流信号（箭头）

2. 视网膜母细胞瘤　为眼内恶性肿瘤，多见于 3 岁以下儿童。临床表现为黑矇、猫眼、视力丧失、瞳孔区黄白色反应（白瞳症）。

声像图表现：玻璃体内见视网膜局部增厚，向玻璃体内隆起，呈半圆形回声团，内部回声分布不均，回声强弱不一，可见散在分布的钙化点，由于肿瘤推挤，常继发视网膜脱离。

彩色多普勒：肿瘤内血流较丰富，并与视网膜中央动脉、静脉连续。

3. 眼内异物 因外伤等意外引起，超声探查不受眼内异物是否是金属性质的限制。

声像图表现：玻璃体内可见各类形状强回声，金属异物可伴"彗星尾征"或"声影"，超声可准确定位异物位置，引导手术取出（图2-9-46）。

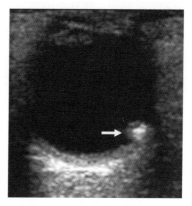

图 2-9-46 眼球内金属异物（箭头）

二、甲状腺

甲状腺位于颈前区，分左、右两侧叶及峡部，呈马蹄形或蝶形，随吞咽上下移动。甲状腺每一侧叶长 3～5cm，宽 2～3cm，厚 1～1.5cm。甲状腺超声检查前不需特殊准备，检查时取仰卧位。采用直接探测法，用实时线阵高频探头，频率一般 7.5～10.0MHz。

（一）正常甲状腺声像图

声像图表现：横切面呈马蹄形或蝶形，两侧叶之间为细长的峡部，甲状腺实质呈中等均匀细点状回声，包膜光滑完整，峡部后方为气管的低回声衰减暗带，侧叶外端分别有颈总动脉和颈内静脉（图2-9-47A）。

彩色多普勒：甲状腺实质内呈均匀细点状血流信号（图2-9-47B）。甲状腺上动脉较易显示，管径小于2mm，频谱显示为单向，急速上升，峰值速度 V_{max} < 30cm/s，阻力指数 RI 为0.5～0.6。

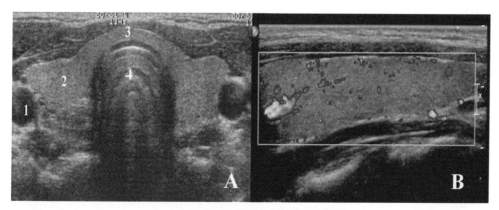

图 2-9-47 正常甲状腺声像图
图 A 甲状腺声像图横切面；图 B 甲状腺纵切面内血流信号
1. 颈总动脉 2. 甲状腺右侧叶 3. 甲状腺峡部 4. 气管食管

（二）甲状腺疾病的超声诊断

甲状腺疾病主要有：①甲状腺弥漫性肿大：包括单纯性甲状腺肿、毒性甲状腺肿、结节性甲状腺肿；②甲状腺炎：包括亚急性甲状腺炎、慢性淋巴细胞性甲状腺炎；③甲状腺肿瘤：包

NOTE

括甲状腺腺瘤、甲状腺癌等。

1. 毒性甲状腺肿　即 Graves 病，为代谢障碍引起甲状腺组织增生或腺体增大所致的甲状腺肿大。临床表现有心动过速、手部震颤、颈部肿大以及眼球突出等。

声像图表现：甲状腺呈弥漫性、对称性增大，左右两侧对称；内部回声正常或稍强，实质呈不均质粗糙回声（图 2-9-48A）。

彩色多普勒：可见甲状腺内血管扩张，血流信号极为丰富，呈"火海征"；血流加速，峰值速度可达 70～90cm/s 以上（图 2-9-48B）。

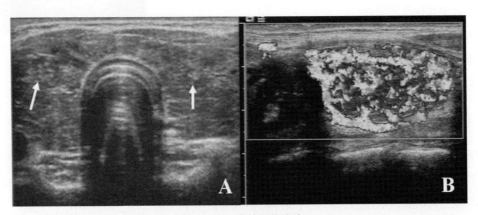

图 2-9-48　毒性甲状腺肿
图 A　甲状腺左右侧叶实质回声粗糙（箭头）；图 B　彩色多普勒，甲状腺实质血流呈"火海征"

2. 结节性甲状腺肿　由缺碘引起的甲状腺肿大、增生，补充碘后甲状腺可复旧，由于反复缺碘及复旧多次交替进行而形成多个增生结节。

声像图表现：甲状腺两侧叶增大，可不对称，表面不光滑，其内可见多发性大小不等的结节；结节之间有增强回声条形成，系纤维组织增生所致；结节无包膜，内部呈中低回声，囊性变或囊内出血时可见无回声区（图 2-9-49A）。

彩色多普勒：显示结节周围呈点状或在结节间穿行、绕行的血流信号，亦可沿结节包绕成环状。

3. 亚急性甲状腺炎　由病毒感染所致，女性多见。同时伴有上呼吸道感染、低烧、咽喉痛等，甲状腺轻度肿大、疼痛、局部压痛。

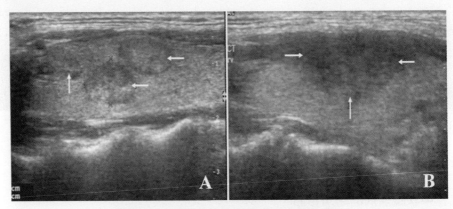

图 2-9-49　结节性甲状腺肿与亚急性甲状腺炎
图 A　结节性甲状腺肿，甲状腺内多发结节（箭头）；
图 B　亚急性甲状腺炎，呈不均匀炎性弱回声灶（箭头）

声像图表现：甲状腺呈对称性或不对称性轻度肿大，探头挤压时有压痛；边界模糊，表面不光滑，腺体内部回声偏弱不均匀；也可出现单个或多个弱回声团，边界不清，无包膜，后方无明显声衰减（图 2-9-49B）。

彩色多普勒：甲状腺内血流增多，呈点状并散在分布。

4. 慢性淋巴细胞性甲状腺炎　又称桥本病，是一种自身免疫性疾病，多见于中青年女性。早期甲状腺大小正常或略增大，晚期呈弥漫性肿大，常无特殊症状。

声像图表现：甲状腺呈弥漫性轻、中度增大，前后径及峡部增厚明显；腺体回声减弱不均匀，条状中强回声将实质分隔成网格状（图 2-9-50A）。

彩色多普勒：甲状腺内血流信号明显丰富，可近似"火海征"（图 2-9-50B）。甲状腺上、下动脉管径扩张，流速增快，其程度一般低于"原发性甲亢"。

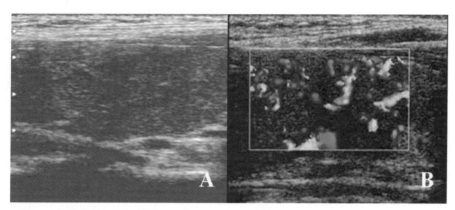

图 2-9-50　桥本病
图 A　甲状腺增大、实质回声减低；图 B　甲状腺内血流信号丰富

5. 甲状腺腺瘤　系甲状腺良性肿瘤，占甲状腺肿瘤的 70% ～ 80%，分为滤泡状腺瘤及乳头状腺瘤。以中青年女性多见，生长缓慢，一般无症状。部分腺瘤属高功能性，可引起甲状腺功能亢进。腺瘤较大时，可发生坏死、囊性变、钙化等。

声像图表现：患侧腺体多增大，腺瘤大多为单发，呈圆形或椭圆形，回声均匀，边界清楚，有包膜，周边有低回声晕，称为"晕环征"，后方无声衰减（图 2-9-51A）；可囊性变，表现为不规则的无回声区，部分可形成分隔或囊壁处残存少量实性回声。

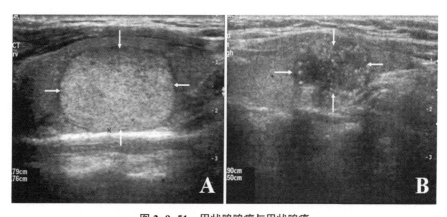

图 2-9-51　甲状腺腺瘤与甲状腺癌
图 A　甲状腺腺瘤，团块周围可见低回声的"晕环征"；图 B　甲状腺癌，
肿块回声不均匀（箭头），其内可见较多沙粒样钙化强回声

彩色多普勒：肿块内部及周边环绕较丰富的血流。

6. 甲状腺癌　多发生于中老年女性，常见病理类型有乳头状癌、滤泡癌、髓样癌等，肿块呈浸润性生长。

声像图表现：肿块形态多不规则，轮廓模糊，多无"晕环征"；肿块多为低回声且不均质，后方回声大多衰减，部分肿块内部可出现钙化而呈沙粒状强回声，此征象具有一定特异性；肿块较大时，可见出血坏死或囊性变，呈囊实混合性回声改变，有时还可累及邻近组织，如颈内静脉受压、气管移位、颈淋巴结肿大等（图 2-9-51B）。

彩色多普勒：肿块内有较丰富的动静脉血流信号，杂乱无章，可见穿支血管。

三、乳腺

成年女性乳腺的腺体主要由腺叶、小叶、腺泡及导管组成，其中还有脂肪及纤维组织等。乳腺由浅层至深层，依次为皮肤、皮下脂肪、乳腺腺体（包括腺管及结缔组织）、乳腺后间隙、胸大肌及肋骨等，乳腺主要由腋动脉分支及乳内动脉供血。乳腺超声检查前患者无需特殊准备，检查时多取仰卧位。多采用直接探测法，用实时线阵高频探头，频率一般 7.5～10.0MHz。

（一）乳腺正常声像图

乳腺受内分泌的影响而变化，在不同生理期超声图像有所不同。

性成熟期声像图表现：由浅至深，依次为皮肤，呈一增强回声带；皮下脂肪，呈点状低回声，库柏（Cooper）韧带穿行其间，呈线状强回声；腺体层呈强弱相间回声，排列整齐，层次清晰；乳腺导管呈管状无回声区；乳腺后间隙较菲薄，呈线状或带状弱回声；后方为胸大肌，呈长条形均匀低回声区（图 2-9-52）。

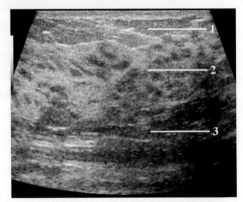

图 2-9-52　正常乳腺性成熟期声像图
1. 脂肪层　2. 腺体组织　3. 胸大肌

彩色多普勒：腺体内血流信号稀少，为稀疏点状或节段性细条状红、蓝色血流信号。

（二）乳腺疾病超声诊断

乳腺疾病主要有：①急性乳腺炎、化脓性乳腺炎：超声检查可作为首选；②乳腺组织增生；③占位性病变：良性者有乳腺囊肿、纤维腺瘤、乳管内乳头状瘤、脂肪瘤；恶性者有乳腺癌、乳腺肉瘤等，超声检查可作为首选。

1. 乳腺炎　多发生于哺乳期。

声像图表现：①当有炎性肿块时，乳腺内有局灶回声增强或减低，且不均匀，边缘局部增厚，边界模糊，肿块周边及内部可见散在点状血流信号；②若脓肿形成，可见不规则的低回声和无回声暗区，内部常有局灶性或弥漫性点状回声，探头加压时可见漂浮状，肿块后方可见增强效应（图 2-9-53A）。

2. 乳腺增生　本病与卵巢功能失调有关，平时乳房胀痛，月经来潮前 3～4 天疼痛加剧。

声像图表现：腺体层内部结构较紊乱，回声增粗分布不均匀，如有囊性扩张，乳房内可见大小不等的无回声区（图 2-9-53B）。

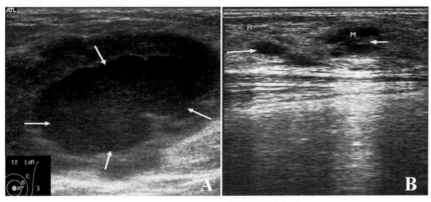

图 2-9-53　乳腺炎与乳腺增生
图 A　乳腺脓肿（箭头）内呈不规则的低回声；
图 B　乳腺囊性增生，增生结节（短箭头）和扩张的导管（长箭头）

彩色多普勒：腺体内血流信号较正常乳腺增多。

3. 乳腺囊肿　声像图表现：腺体层内有圆形或椭圆形无回声区，边界清晰，囊肿后壁回声增强，可有侧方声影（图 2-5-54A）。

4. 乳腺纤维腺瘤　属良性肿瘤，年轻妇女多见。

声像图表现：乳腺组织内出现圆形或椭圆形肿块，边界清楚，包膜完整光滑，内部回声减低，分布均匀，后方可有增强（图 2-5-54B）。

彩色多普勒：在较大的肿块内部及周边可检测到血流信号。

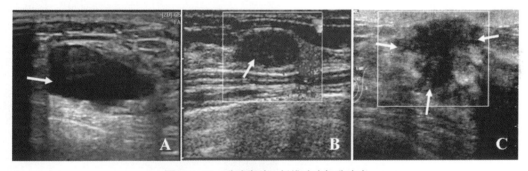

图 2-5-54　乳腺囊肿、纤维腺瘤与乳腺癌
图 A　乳腺囊肿为无回声区（箭头）；图 B　乳腺纤维腺瘤为低回声区（箭头）；
图 C　乳腺浸润性导管癌，为不均匀低回声（箭头）

5. 乳腺癌　病理类型较多，有低分化和高分化之分，最常见的为浸润性导管癌，其次为髓样癌和硬癌。

声像图表现：肿块无包膜，边界不规则，分叶状，呈浸润性生长，肿块前后径多大于横径，多呈不均匀低回声，后方常有衰减，可伴有沙粒状钙化强回声（图 2-5-54C）。

彩色多普勒：肿块周围和内部有丰富的动脉血流信号，常可见血管穿行于肿块，血流阻力指数多大于 0.7。

四、阴囊

阴囊分为左、右两部分，分别容纳两侧睾丸、附睾和部分精索。睾丸实质自外向内由鞘膜脏层、白膜和血管膜三层包裹。附睾呈新月形，分头、体、尾三部分，头部膨大，体尾部细长。输精管起自附睾尾，向上随精索通过腹股沟管进入盆腔。

（一）正常阴囊声像图

睾丸实质为均匀点状中等回声，成人正常测值一般为 4cm×3cm×2cm。睾丸上方可见附睾头，回声比睾丸低，呈新月形（图 2-9-55）。附睾体、尾部，位于睾丸背侧和下方，回声较低，易被遗漏。精索静脉呈管状无回声，彩色多普勒显示更清楚。

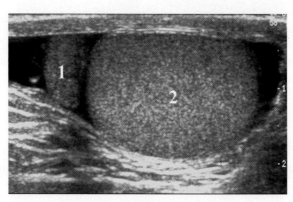

图 2-9-55 正常睾丸及附睾声像图

1. 附睾头 2. 睾丸

（二）阴囊疾病的超声诊断

1. 睾丸扭转 亦称精索扭转，是阴囊急症之一。好发于青少年，为精索工、睾丸活动度较大，因外力致睾丸发生 360° 或以上旋转。扭转后，精索静脉回流受阻，睾丸充血水肿，动脉血供被阻断后可造成睾丸缺血、坏死。临床表现为腹部或睾丸突然剧痛，睾丸肿大，伴恶心呕吐等。

声像图表现：早期睾丸肿大，数天后因缺血逐渐减小，位置可变异，呈横位或斜位；急性期睾丸内部回声减低欠均匀，如有细网状或小蜂窝状改变提示有坏死（图 2-9-56）。

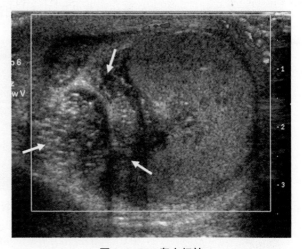

图 2-9-56 睾丸扭转

睾丸实质内局部呈不均匀回声，未见血流信号，提示坏死

彩色多普勒：具有诊断特异性，睾丸实质内无血流信号，或较健侧血流明显减少。

2. 精索静脉曲张 好发于 18～30 岁的青年，多导致男性不育，左侧常见。临床多无症状，或在体检发现阴囊内蚯蚓状团块，或因不育就诊时发现。

声像图表现：在精索走行区出现迂曲的管状、蜂窝状低或无回声，管径增宽；管腔内若见烟雾状回声，多为血流淤滞所致。深吸气后，管径可进一步扩张，大于 2mm 者即可诊断（图 2-9-57A）。

彩色多普勒：迂曲的管状结构中出现彩色血流信号，Valsalva 试验时血流更为明显，甚至出现反流信号（图 2-9-57B）。

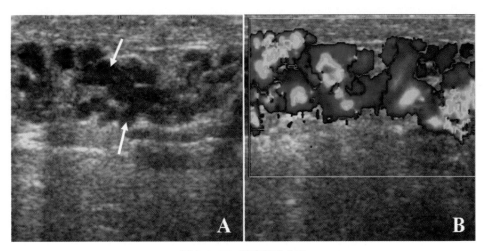

图 2-9-57　精索静脉曲张
图 A　扩张的精索静脉呈无回声区（箭头）；图 B　彩色多普勒，可见迂曲的精索静脉血流信号

3. 睾丸肿瘤　分为原发性与继发性，其中原发性肿瘤分为生殖细胞瘤与非生殖细胞瘤，精原细胞瘤为生殖细胞瘤最常见类型，20～40 岁多见，临床表现为睾丸无痛性肿大，睾丸沉重感，或乳房发育等。

声像图表现：患侧睾丸弥漫性肿大，并伴有局部隆起，形态不规则；精原细胞瘤表现为睾丸内低回声肿块，类圆形（图 2-9-58）；胚胎细胞癌表现为低回声肿块，形状不规则，其内光点增粗、增强，结构紊乱，有出血、坏死时可见无回声区；畸胎瘤则肿块呈囊实性改变。

彩色多普勒：肿块内可见丰富血流信号和动脉频谱。

4. 鞘膜积液　包括睾丸鞘膜积液、精索鞘膜积液、睾丸精索鞘膜积液和交通性鞘膜积液。其中以睾丸鞘膜积液最常见。

声像图表现：阴囊肿大，睾丸周围可见大片状无回声暗区包绕睾丸、附睾，当暗区内有细小点状、带状或絮状回声时，常提示有感染、出血。睾丸及附睾的大小、形态及回声一般无异常（图 2-9-59）。

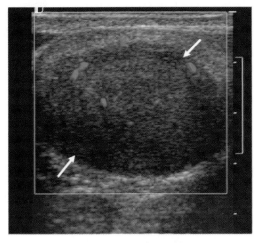

图 2-9-58　精原细胞瘤
肿块呈低回声（箭头）

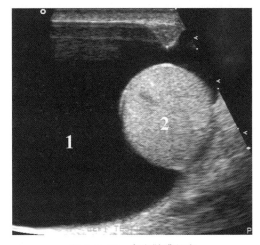

图 2-9-59　睾丸鞘膜积液
1. 鞘膜积液暗区　2. 睾丸

NOTE

学习拓展

中西医结合影像学研究涉及范围较广，对生殖系统、消化系统等的超声研究较多，其中肝硬化的中西医结合影像学研究具有典型性。

中医古籍并无肝硬化病名，只有与肝硬化相类似的症状。相关描述最早见于《内经》，《灵枢·水胀》篇云："鼓胀何如？岐伯曰：腹胀，身皆大，大与肤胀等也。"现代医学的肝硬化或肝硬化腹水属中医的"水臌"范畴。病机多由肝、脾、肾三脏功能失调，气、血、水相搏结，而成本虚标实、错综复杂之证。肝气郁滞、血脉瘀阻、水湿内停是形成鼓胀的三个重要环节。中医辨证可分为肝郁脾虚、湿热蕴结、气滞血瘀、水湿内停、脾肾阳虚、肝肾阴亏等证型。

超声检查是肝硬化的重要检查手段，有研究发现各证型超声表现具有一定规律性。

肝郁脾虚型：①肝脏大小可正常或轻度增大，肝包膜光滑，肝实质见密集或较密集的细小光点，回声普遍增强，透声性较差，网络清晰或欠清晰。②门静脉及其侧支循环正常或轻度扩张，门静脉主干内径（1.14±0.11）cm。肝脏轻度肿大，脾门部和脾实质内脾静脉有扩张征象，脾静脉主干内径 0.8 ～ 1.0cm。③胆囊壁增厚≥ 0.3cm，毛糙。④腹腔无液性暗区。

湿热蕴结型：①肝脏大小可正常或轻中度增大，肝包膜尚光滑，肝实质见密集的中小光点，回声明显增强，透声性差，网络清晰。②门静脉及其侧支循环轻度扩张，门静脉主干内径（1.21±0.08）cm。③脾脏轻中度肿大。脾门部和脾实质内脾静脉有扩张征象，脾静脉主干内径 0.8 ～ 1.1cm。④胆囊壁增厚≥ 0.3cm，毛糙。⑤腹腔未见液性暗区。

气滞血瘀型：①肝脏大小正常或各径线测值略小于正常值，以肝左叶缩小较为显著，肝被膜增厚，肝表面不规整，失去正常光滑的纤维亮线。肝内回声略粗，且分布欠均匀，回声弥漫性增强，光点大小不均，粟粒样影散在。②肝静脉直径变小，管腔粗细不一，走向不清，许多小分支回声消失。③脾脏中重度肿大，脾静脉内经 1.0 ～ 1.2cm，脾门明显扩张，脾静脉深入脾实质内呈树枝状分布。④门静脉主干内径（1.38±0.08）cm，肝左叶后方食管末端食管静脉增粗、曲张。⑤胆囊壁增厚，呈双边影。⑥腹腔无明显液性暗区或有少许暗区。

水湿内停型：①肝脏左右叶均缩小，肝表面凹凸不平，呈锯齿状或粗结节状，肝边缘角略变钝或不规整，肝内光点略粗或粗、密集，分布不均，网络不清。②肝内血管走向不清，门静脉主干内径（1.39±0.07）cm。肝左叶后方食管末端食管静脉增粗、曲张，脐静脉重新开放。③脾脏肿大明显，脾静脉明显扩张，脾门处脾静脉成网状。④胆囊壁增厚，呈双边影。⑤腹腔少许或中等量液性暗区，分布在缩小的肝脏周围。有少量腹水时，腹水先出现在肝、右肾间隙或肝边缘周围或下腹部盆腔处。

脾肾阳虚型：①肝脏体积明显缩小，肝表面凹凸不平，呈锯齿状或叠瓦状改变，肝边缘角变钝或不规则，肝内光点增粗，密集。少数病例可观察到较小的肝脏再生小结节，呈圆形或稍不规整低回声区，并有网状结构。②肝内血管走向不清，门静脉主干内径（1.43±0.26）cm。③脾脏肿大明显，脾静脉内径明显扩张，脾门处脾静脉成网状。④胆囊壁明显增厚，呈双边影。⑤肝脏周围有中量或大量液性暗区，其内可见飘浮的大网膜及间断蠕动的肠管。

肝肾阴亏型：①肝脏体积明显缩小，肝表面凹凸不平，呈锯齿状或粗结节状，肝边缘角变钝或不规整，肝内光点增粗、密集，分布明显不均，网络不清。部分病例可观察到直径 0.3～1.5cm 的肝脏再生小结节，呈圆形或稍不规整低回声区，并有网状结构，数目多。②肝内血管走行变异，门静脉主干内径（1.68±0.32）cm。③脾脏肿大明显，脾静脉明显扩张，脾门处脾静脉成网状。④胆囊壁呈双边影。⑤腹腔大量液性暗区分布在缩小的肝脏脾脏周围，腹水暗区可见飘浮的大网膜及间断蠕动的肠管。有的腹水暗区内可见纤维素带漂浮。

学习小结

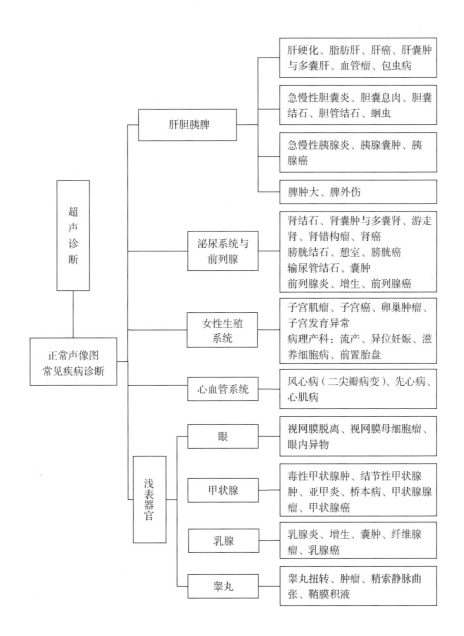

肝胆胰脾
　　肝硬化、脂肪肝、肝癌、肝囊肿与多囊肝、血管瘤、包虫病
　　急慢性胆囊炎、胆囊息肉、胆囊结石、胆管结石、蛔虫
　　急慢性胰腺炎、胰腺囊肿、胰腺癌
　　脾肿大、脾外伤

超声诊断 — 正常声像图常见疾病诊断

泌尿系统与前列腺
　　肾结石、肾囊肿与多囊肾、游走肾、肾错构瘤、肾癌
　　膀胱结石、憩室、膀胱癌
　　输尿管结石、囊肿
　　前列腺炎、增生、前列腺癌

女性生殖系统
　　子宫肌瘤、子宫癌、卵巢肿瘤、子宫发育异常
　　病理产科：流产、异位妊娠、滋养细胞病、前置胎盘

心血管系统
　　风心病（二尖瓣病变）、先心病、心肌病

浅表器官

眼
　　视网膜脱离、视网膜母细胞瘤、眼内异物

甲状腺
　　毒性甲状腺肿、结节性甲状腺肿、亚甲炎、桥本病、甲状腺腺瘤、甲状腺癌

乳腺
　　乳腺炎、增生、囊肿、纤维腺瘤、乳腺癌

睾丸
　　睾丸扭转、肿瘤、精索静脉曲张、鞘膜积液

第三篇　介入放射学

介入放射学（interventional radiology，IR）是以影像诊断为基础，在影像设备的导引下，利用穿刺针、导管等器材对疾病进行诊断和治疗的临床应用学科，是医学影像学的重要组成部分。介入放射学迅速兴起于 20 世纪 70 年代，使医学影像领域从单纯的影像诊断发展到诊断与治疗并重，影像诊断学逐渐形成为医学影像学。介入技术具有如下特点：①微创性；②可重复性；③定位准确；④疗效好，见效快；⑤并发症发生率低；⑥多种技术联合应用，简便易行。介入放射学与内科学、外科学治疗并称为现代三大治疗学。

第一章　介入放射学简介

介入放射学的形成和发展经历了漫长的探索过程，其中具有代表性的是：1904 年 Dawbon 对颜面血管瘤进行栓塞治疗；1928 年 Santos 等完成经皮直接穿刺主动脉造影；1953 年 Sven-Iver Seldinger 创立经皮血管穿刺技术；1964 年 Dotter 使用同轴导管技术，进行血管成形术；1967 年 Margulis 在《美国放射学杂志》最早提出介入放射学的概念；1976 年 Wallace 在《癌症》杂志上系统介绍。此后在全世界迅速推广，逐渐成为一门独立专业学科。

介入放射学以影像诊断为基础，在影像设备的引导或定位下，利用穿刺针、导管、导丝或其他介入器材，经皮穿刺或通过人体生理通道，对病变部位进行诊断和治疗。诊断主要包括取得病理细胞学、生理生化学、细菌学等资料，以明确病变性质；治疗包括局部药物注射、血管成形或栓塞、组织（包括肿瘤、神经、椎间盘等）毁损、腔道成形和支架植入等微创治疗方法。

介入放射学分为介入诊断学和介入治疗学。介入诊疗技术分为血管性介入技术和非血管性介入技术。

第一节　介入诊疗设备

介入诊疗中目前最常使用的影像设备为具有透视和 DSA 功能的 X 线机。因其机架形似英文字母"C"，故称之为C臂机。C臂的两端为X线球管和影像增强器或数字平板。C臂能以检查床为中心做多方向、多角度旋转，以获得多角度投照的图像（图3-1-1）。另外还需配备高压注射器，可以控制对比剂注射总量、压力、流速等参数。

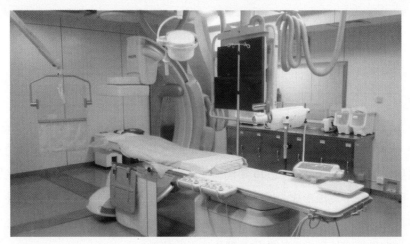

图3-1-1　C臂机实景

此外，多数影像设备均可用于介入诊疗。带有穿刺引导功能的数字乳腺X线机可为乳腺病灶活检精确定位。CT机因其横断面成像，对介入穿刺针的定位更为精确。超声检查使用方便，无辐射，在非血管性介入技术中应用较多。MRI亦无辐射，但其使用器械需具有磁共振兼容性，介入诊疗应用较少，目前已有移动式MRI机应用于临床。

第二节　介入诊疗器材与药物

介入放射学器材种类繁多，随着新技术的发明及机械工业的发展，不断有新的器材应用于临床。常用的有：

1. 穿刺针　为最基本的器材，主要用来建立进入体内通道。有血管穿刺针、肝胆管与肾脏穿刺针、组织活检穿刺针等（图3-1-2）。并可根据粗细、长短、是否带针芯与针鞘、针尖形状等分类。国外一般以"G"（gauge）表示穿刺针管径的大小，国内多以"号"表示（表3-1-1）。

表3-1-1　穿刺针标识对照表

号	G	管径
20	14	2.0mm
16	16	1.6mm
12	18	1.8mm
9	20	0.9mm
8	21	0.8mm
7	22	0.7mm

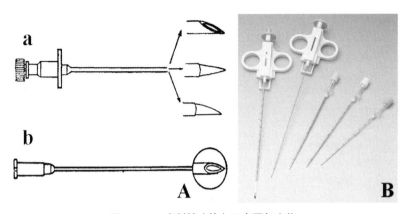

图 3-1-2 穿刺针（枪）示意图与实物
图 A 带针芯穿刺针（a）、不带针芯穿刺针（b）；图 B 实物图

2. 导管 是介入放射学的主要器材，种类繁多。根据用途分为造影导管（部分亦可用作药物灌注及栓塞治疗）、引流导管和球囊扩张导管等。导管前端形态各异（图 3-1-3）。根据导管直径不同，有微导管或同轴导管的分别，微导管根据用途也分为造影导管和球囊扩张导管。粗细一般是指外径，常以"F"（french）表示，1F 约为 0.333mm。球囊长度和直径用厘米（cm）表示，导管内径用英寸表示。

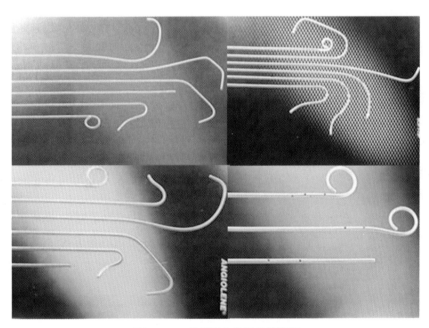

图 3-1-3 头端形态各异的导管图

3. 导丝 是对导管插入血管起到引导和支持作用的重要器材，在选择性和超选择性插管时能帮助导管安放到位。导丝细而长，根据导丝前端柔软段的形状可分为直形、弯形（即 J 形）。根据物理特性不同分超滑导丝、超硬导丝、超长的交换导丝。根据用途不同又有中空的溶栓导丝等。导丝直径以英寸表示（图 3-1-4D）。

4. 导管鞘 用于避免导管反复出入组织造成的局部损伤以及操作时造成的血管壁损伤。结构为带反流阀的外鞘及中空内芯，在防止血液外溢的同时导管可以反复通过，不会导致血管损伤。外鞘直径用 F 表示，导管大小必须与导管鞘一致或小于导管鞘（图 3-1-4C）。

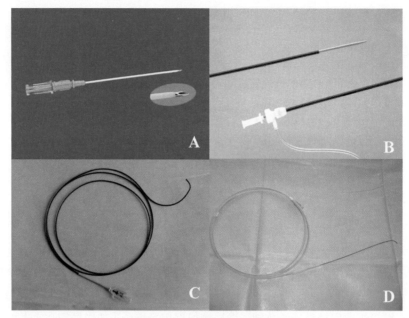

图 3-1-4　常用介入诊疗器材
图 A　穿刺针；图 B　导管鞘；图 C　导管；图 D　导丝

5. 支架　用于管腔成形、支撑狭窄管腔，有血管及非血管的金属支架和内涵管。常用自膨式裸支架、球囊扩张式支架和覆膜支架。自膨式支架有不锈钢自膨式支架和镍钛记忆合金支架，支架释放后依靠自身弹力或温度记忆效应而扩展并支撑狭窄的管腔；球囊扩张式支架则需借助球囊扩张展开支架；覆膜支架用聚合物覆盖支架以阻止管腔内膜过度增生和炎症反应，可有效地阻止肿瘤长入支架内，降低管腔闭塞及再狭窄的发生率，还可封堵瘘口及防止出血等。

6. 滤器　可以预防腔静脉系统栓子脱落而引起肺动脉栓塞。分临时性（置入 1 周内取出）、永久性（不取出）、临时及永久两用性腔静脉滤器。

7. 其他介入器材　包括扩张器、连接管、引流管、活检针或活检枪、切割器、网篮、激光微波冷冻器材等。

8. 介入常用药物　造影用对比剂（主要为碘对比剂，常用非离子型）、麻醉镇痛药、镇静药、止血药（如止血芳酸、止血敏等）、溶栓药（如尿激酶、链激酶等）、抗凝药（如肝素、华法林、阿司匹林等）、血管收缩药（如肾上腺素、加压素等）、血管扩张剂（如罂粟碱、硝苯地平）、相关的抗生素及抗肿瘤类药物等。

第二章　介入诊疗技术

第一节　血管性介入技术

血管性介入技术是在 Seldinger 技术基础上，将导丝、导管插至靶血管进行造影、样本采集或施行治疗的技术。其创伤小、操作简便、定位准确、并发症及副作用少，临床应用愈趋广泛，尤其是在恶性肿瘤和心血管疾病的治疗方面越来越受到重视。

血管性介入技术主要包括以下内容：① Seldinger 技术；②选择性和超选择性血管插管技术；③选择性血管造影术和药物性血管造影术；④经导管局部药物灌注术和（或）栓塞术；⑤经导管腔内血管成形术和（或）支架置放术；⑥经颈静脉肝内门腔分流术；⑦经皮血管内异物和血栓取出术；⑧选择性血样本采集；⑨心血管瓣膜成形术；⑩射频消融术等。以下介绍几种常用技术。

一、Seldinger 技术的原理及方法

Seldinger 技术最初只用于血管穿刺，目前已被广泛用于各种腔、道的置管。其技术方法和步骤（图 3-2-1）：①局部皮肤消毒，铺巾。②穿刺局部麻醉。③确定穿刺点后，用尖头手术刀片切开皮肤 1cm 左右。④左手食指、中指固定穿刺动脉近侧并指引穿刺方向，右手持穿刺针，经皮肤切口穿刺动脉，穿刺针与皮肤成 30°～45°，当针尖触及动脉时，快速进针，如有突破感则表明已进入动脉腔内，但常会同时穿透动脉前后壁（图 3-2-1A）。⑤拔出穿刺针内芯，如无血液喷出，则应缓慢向外拔针，直至有动脉血自针尾喷出（图 3-2-1B、C）。⑥经针尾插入导丝（图 3-2-1D）并深入血管内 20cm 以上，以确保不会滑出。在穿刺点近端压住导丝，拔出穿刺针。在导管进入以前用手压住穿刺点，以防出血或形成血肿。⑦沿导丝送入导管（目前多使用导管鞘）（图 3-2-1E、F），导管插到位后进行造影或其他操作。

1974 年，Driscoll 对 Seldinger 技术进行改良，将穿刺针改为无内芯针，边穿刺边观察针尾有无血液喷出，一旦血液喷出即刻停止进针。此法可避免穿透血管后壁。经皮静脉穿刺及其他腔道穿刺方法与动脉穿刺基本相同（图 3-2-1C～F）。

二、选择性和超选择性血管插管技术

随着插管技术不断提高，目前已能将导管插入主动脉的 2～3 级分支，利用同轴微导管，则可以进入 4～5 级或更小的分支。将导管插入主动脉称为非选择性插管，主动脉第 1 级分支插管称为选择性插管，2 级或以下分支的插管称为超选择性插管。

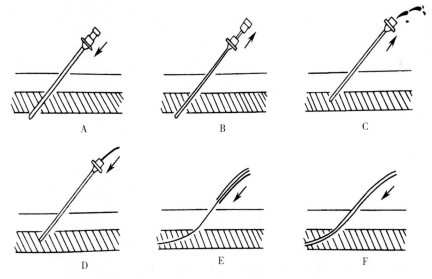

图 3-2-1　Seldinger 技术示意图

三、经导管动脉药物灌注和栓塞术

经导管动脉药物灌注和栓塞术（transcatheter arterial chemotherapy and embolization，TACE），包括经动脉内局部药物灌注和经导管动脉栓塞术。

经动脉内局部药物灌注主要针对恶性肿瘤的局部化疗、血栓性病变的溶栓、胃肠道出血性病变的动脉内灌注血管收缩剂、顽固性慢性炎症的抗炎等，将相应的治疗药物灌注入靶动脉，提高局部药物浓度和疗效，减轻全身副作用。

经导管动脉栓塞术是经插入靶动脉导管并注入栓塞剂以达到阻断血供的治疗目的。适用于多种实体性富血供性肿瘤的术前和姑息性治疗，常与动脉内化疗术合用；内科性内脏切除，如脾肿大和脾功能亢进的脾动脉栓塞减容、难治性肾性高血压肾动脉栓塞等；各种动静脉畸形、外伤性动静脉瘘的栓塞；难以控制的小动脉出血的止血等。

TACE 的禁忌证主要包括严重出血倾向；严重心肺肝肾功能不全；严重恶病质等；对不能超选择插入靶动脉或靶动脉有重要器官附属支者；栓塞后可能造成某重要器官功能衰竭者。

栓塞剂种类繁多，常用的有：①生物栓塞物质：如自体血凝块、冻干硬脑膜。②海绵类：如明胶海绵，为中期栓塞剂，栓塞后 14 ～ 19 天开始吸收，3 个月后完全吸收（图 3-2-2A）。聚乙烯醇颗粒也常用。③簧圈类：有不锈钢圈和微型铂金丝圈，为大型栓塞剂（图 3-2-2B）。④可脱落球囊：常用 Serbinenko 球囊和 Debrun 球囊。⑤组织坏死剂：有无水乙醇和鱼肝油酸钠。⑥微粒、微球、微囊类（图 3-2-2C）：是指 50 ～ 200μm 颗粒状栓塞剂，其中微球较常用，微球能栓塞微小动脉，克服了其他栓塞剂栓塞后短期形成侧支循环的缺点，近来有一种载药微球上市，能将药物（顺铂）与微球有机结合并缓慢释放，又弥补了单纯药物灌注一冲即过的不足。其他还有氧化纤维、微纤维胶原、聚丙烯腈、真丝微粒与线段、葡聚糖凝胶等。⑦碘油：主要应用于肝癌，碘油经肝动脉注射后长期滞留于肝癌组织内达数月甚至 1 年以上，而正常肝组织内数天后消失（图 3-2-2D）。⑧中药类：有白及和鸦胆子油微囊。

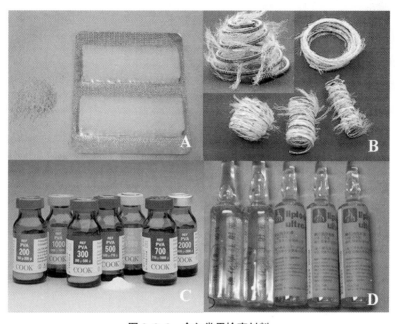

图 3-2-2　介入常用栓塞材料

图 A　明胶海绵；图 B　弹簧栓；图 C　聚乙烯醇颗粒栓塞剂；图 D　碘油

四、经皮腔内血管成形术

经皮腔内血管成形术（percutenous intraluminal angioplasty，PTA）是指经皮穿刺置入球囊导管、支架等器材，对狭窄段或闭塞血管进行扩张的技术。

适应证：动脉粥样硬化、大动脉炎、布-加综合征、放射治疗后等引起的血管狭窄或闭塞。

禁忌证：①严重出血倾向；②缺血器官功能已经丧失；③大动脉炎症活动期；④导管和导丝不能或未能插过血管狭窄（闭塞）段；⑤严重心肺肝肾功能不全。

第二节　非血管性介入技术

非血管介入技术是指经皮穿刺各部位器官，或通过自然孔道进入消化道、呼吸道、尿道所进行的介入诊疗操作。主要有两类：①实质性脏器穿刺介入技术：主要有经皮针吸活检术、经皮局部药物注射或消融术、经皮穿刺脓肿引流术、经皮椎间盘切割或消融术、经皮肺大泡固化术等。②非血管腔道介入技术：主要有非血管腔道（如消化道、胆道、泌尿道）的扩张成形和（或）支架置入术、输卵管再通术、腹水-静脉转流术、脑积水-腹腔或静脉转流术、经皮胃造瘘术、结石处理技术、T形管置换术等。

一、经皮穿刺技术

经皮穿刺技术是多种非血管介入技术的基本操作，穿刺到位后才能进行各种后续操作，包括取得细胞学或组织学标本，病灶内药物注射或消融，脓肿、胆汁、尿液的引流等。

NOTE

（一）适应证

1.需明确各部位特别是实质性脏器占位性病变，长期慢性的浸润性病变的组织学、病理学类型，以明确诊断及确定治疗方案。

2.肿瘤内的药物注射、射频或冷冻消融等治疗。

3.椎间盘突出症选择经皮椎间盘切吸术。

4.因肿瘤、骨质疏松等引起椎体压缩、疼痛明显者的椎体成形术。

5.胆道或泌尿道结石经皮穿刺置入简单器械进行直接取石、碎石等介入处理，避免大开放式外科手术。

6.非血管腔道阻塞所致的体液积聚，如胆道梗阻引起的阻塞性黄疸、泌尿道梗阻所致的肾积水和尿潴留等的穿刺引流。

7.炎症、外伤等引起的体腔积液，如胸腔积液、血胸、脓胸、心包积液、腹腔积血或盆腔脓肿等的穿刺引流。

8.实质脏器病变，如肝、脾、肾等的脓肿或巨大囊肿的穿刺引流。

（二）禁忌证

严重心肺肝肾功能不全、严重凝血功能障碍和出血倾向、无法避开的重要脏器等。

二、非血管腔道介入技术

非血管腔道介入技术可以微创的方式解除腔道狭窄造成的梗阻、取出结石等。

（一）适应证

1.消化道　放疗、烧伤、强酸强碱灼伤所致的食管狭窄；术后吻合口狭窄；肿瘤浸润或外压所致狭窄（图3-2-3）；贲门失弛缓症等。

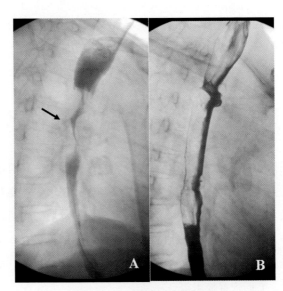

图 3-2-3　食管内支架植入图
图 A　食管癌，食管中度狭窄（箭头）；
图 B　支架术后狭窄变通畅

2.气道　先天性气管支气管狭窄；气管软化和气道塌陷；放疗后或术后吻合口狭窄；肿瘤浸润或外压所致狭窄等。

3. 胆管　良性狭窄，如术后、放疗后或结石所致狭窄；恶性狭窄，如胆管癌和肝脏、胆囊、肝门部或胰胃十二指肠区恶性肿瘤侵犯、压迫胆管造成狭窄或阻塞（图 3-2-4）。

4. 泌尿道　良性狭窄，如前列腺增生、手术创伤、结石、放疗后、感染、先天性及腹膜后纤维化所致狭窄；恶性狭窄，如腹盆部恶性肿瘤侵犯、压迫输尿管造成狭窄或阻塞，膀胱癌所致尿道梗阻等。

5. 输卵管　输卵管阻塞性不孕症特别是近中段输卵管阻塞者。

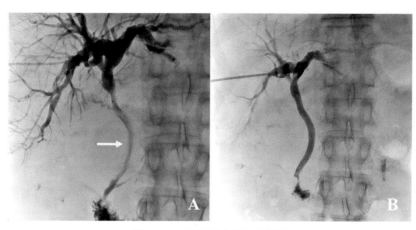

图 3-2-4　胆总管内支架植入图
图 A　胆总管狭窄（箭头）伴狭窄以上胆道扩张；
图 B　胆总管狭窄支架术后，胆总管通畅，以上胆道扩张解除

（二）禁忌证

严重心肺肝肾功能不全、严重凝血功能障碍和出血倾向、穿刺部位感染或全身感染、输卵管壶腹部远端和伞段阻塞、输卵管结核或术后闭塞不适宜行再通术。

第三节　中西医结合介入放射学

中医药与介入放射学结合应用，形成中西医结合介入放射学这门交叉学科，是医学领域颇有前途的学科之一。中西医结合介入放射学丰富了中医药的诊治方法，同时也促进中药剂型的改革，丰富了给药途径。

一、恶性肿瘤的介入治疗

在恶性肿瘤的诊治中，介入治疗是有效的姑息治疗方法。但是，由于化疗药物及栓塞剂的毒副作用及缺乏选择性，尤其是在肝癌的介入治疗中，对肝脏的物理损伤和化学毒性作用较大，同时肝癌病人常合并肝硬化，因此，易出现肝损害、黄疸而不得不终止治疗。因此，在进行介入化疗栓塞时选择高效低毒的抗癌药物，是提高疗效、改善预后的一个重要方面。发掘并以介入的方法应用某些有抗癌作用的中药，已日益受到重视。

抗癌中药多为攻邪之品，或清热解毒，或祛痰化湿，软坚散结。一些中药如斑蝥素、莪术油、华蟾素、鸦胆子油、康莱特、丹参以及乌骨藤的提取物制成的"消癌平"等，已在临床

上使用，不但有抗癌作用，而且低毒，甚至有提高机体免疫力、保肝益肾的功效，可提高肿瘤近期缓解率，改善患者生活质量，延长生存期。研究这类中草药的有效成分，制成适当的剂型，选择合适的给药途径（如介入用药），可提高疗效，减少毒副作用，祛邪而伤正不甚。

中医药应用还可以缓解介入化疗栓塞所引起的肝肾功能损伤、骨髓抑制、消化道反应以及全身毒副作用。如采用健脾理气方法可有效缓解肝动脉插管化疗和栓塞所引起的肝损伤等毒副作用，缩短疗程，疗效显著。采用中药配合针灸方法治疗肝癌介入栓塞后综合征如发热、腹痛、恶心、呕吐、呃逆等，均取得了较好疗效。

二、非肿瘤疾病的介入治疗

在非肿瘤介入治疗中，中医药也起到了积极作用。如在动脉灌注血管扩张、溶栓、疏通微循环药治疗股骨头缺血性坏死的同时，使用灯盏细辛注射液，利用活血祛瘀、通络止痛作用，在临床上取得了较好疗效。在介入治疗急性胰腺炎时，配以内服攻下、解毒、活血化瘀的中药，可以减轻胰酶的全身毒性反应，改善症状，缩短病程。如大承气汤的攻下作用能减轻全身炎症反应，降低多器官损害的发生率和程度，还能较快恢复胃肠道功能，改善毒血症状，减少细胞因子和炎性物质的过度产生，有利于胰腺炎患者的康复。另外在输卵管阻塞性不孕症介入治疗、冠心病介入治疗术后再狭窄的防治方面，结合中医药治疗，也取得了一定疗效。

第三章　常见疾病介入治疗简介

第一节　原发性肝癌

原发性肝癌目前治疗仍以手术切除为主。对于不能切除的肝癌，介入治疗为首选治疗方法；对于能手术切除者，亦可配合介入治疗，包括术前化疗栓塞可以防治卫星病灶、缩小瘤灶、预防转移；术后动脉化疗可以减少复发、延长生存期等。

一、治疗方法

（一）血管介入治疗

包括经肝动脉化疗或化疗栓塞、经门静脉化疗或化疗栓塞、经肝动脉－门静脉联合化疗或化疗栓塞（图 3-3-1）。

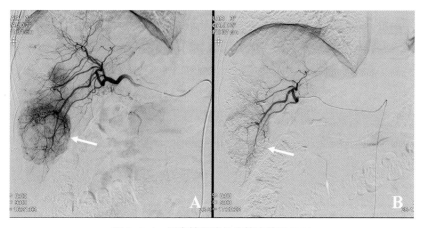

图 3-3-1　原发性肝癌化疗栓塞前后 DSA
图 A　原发性肝癌肝动脉栓塞前 DSA 显示肿瘤血管团（箭头）；
图 B　原发性肝癌化疗栓塞后 DSA 显示肿瘤血管团不显影（箭头）

（二）非血管介入治疗

包括经皮穿刺瘤内注射（如注射无水乙醇、醋酸等）、经皮穿刺消融术（包括激光、射频、微波、超声、氩氦刀等）、经皮穿刺置入放射性粒子内放疗等。

二、适应证

1. 不适宜手术切除的中晚期肝癌或希望非手术治疗的小肝癌。
2. 外科手术的术前与术后介入治疗。

3. 外科手术失败、术后复发或其他方法治疗失败者。

4. 肝癌动静脉瘘的堵塞、病灶破裂出血的止血、肝癌疼痛的止痛。

5. 肝癌肝移植术后复发者。

三、禁忌证

1. 肝功能严重障碍。

2. 大量腹水、恶液质。

3. 门脉主干完全被癌栓堵塞。

4. 严重凝血功能障碍。

5. 严重感染未控制。

6. 严重心肺肾功能不全。

四、疗效评价

肝癌治疗以综合治疗更为重要，如肝癌术前术后的介入化疗、介入治疗结合靶向治疗、生物免疫治疗，以及多种介入治疗手段的综合运用，配合中药治疗能够进一步提高疗效。其临床疗效取决于肿瘤大小与类型、肿瘤动脉供血、门静脉供血、动静脉短路、肝硬化、碘油充填等。

介入治疗成功的重要保证是术前认真评估，术中仔细造影检查确定栓塞剂用法与用量，术后密切观察、护理及支持治疗等环节。

非血管介入治疗的重要特点：①凝固坏死区有较规则的形态，坏死灶内无存活细胞，通过一次或多次消融，局部肿瘤有希望得到根治。②远期疗效可与外科手术相媲美。③该疗法最大程度地保护肝脏，有效预防肝切除术后的手术并发症。④微创手术，术后恢复快，避免了外科手术的较大创伤及其导致的免疫力下降。⑤凝固坏死后仍保持了肿瘤细胞的抗原特性，能刺激机体产生针对肿瘤的特异性免疫，治疗后免疫指标明显改善。

第二节 冠心病

经皮冠状动脉介入治疗（percutaneous coronary intervention，PCI）经外周动脉穿刺，在影像设备监视下引入导管、支架等器械，治疗冠状动脉狭窄或闭塞，恢复血流畅通。方法主要有腔内成形术、切割球囊技术、支架植入术、冠脉内旋切（旋磨）术、冠脉内血栓抽吸术等。最常用的是腔内成形术和支架植入术。

一、治疗方法

1. 经皮冠状动脉腔内成形术（percutaneous transluminal coronary angioplasty，PTCA）
经股动脉或桡动脉穿刺，将导管、导丝、球囊送至冠状动脉相应的狭窄部位，进行扩张，消除冠脉狭窄。

2. 支架植入术　冠脉内支架是一种可被球囊扩张开、由多孔不锈钢（或其他金属如钴合金）制成、起支撑作用的管状物。它附着在球囊的表面，在导管、导丝的引导下，由输送系统释放至血管狭窄处。

二、适应证

主要是不稳定心绞痛与急性心肌梗死。

急性心肌梗死发病 6 ～ 12 小时以内者应行急诊 PCI。急性心肌梗死溶栓疗法失败者、急性期后的心肌梗死者、已行 PCI 或冠脉搭桥出现再狭窄者皆可应用经皮冠状动脉介入治疗。

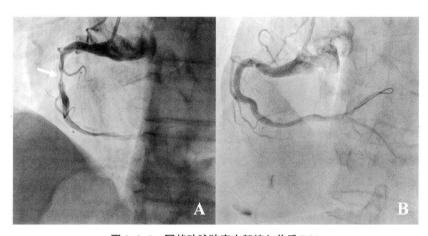

图 3-3-2　冠状动脉狭窄支架植入前后 DSA

图 A　右侧冠状动脉近端狭窄（箭头）；图 B　右侧冠状动脉支架植入后原狭窄处恢复通畅

三、禁忌证

1. 冠脉狭窄 < 50%。

2. 未控制的严重电解质紊乱或洋地黄中毒。

3. 活动性出血或严重出血倾向。

4. 严重肾功能衰竭或无尿。

5. 并发感染性疾病或其他未控制的全身性疾病。

6. 肿瘤的终末期，出现恶病质。

四、疗效评价

球囊扩张的机理是由于球囊的高压扩张导致血管内膜、中膜不规则撕裂，故 PTCA 有其自身的缺陷，具体有扩张时的血管壁撕裂、球囊撤离后血管的弹性回缩、血管壁夹层形成、血管急性闭塞等。单纯 PTCA 术后的再狭窄率仍较高。

支架植入解决了 PTCA 术后血管弹性回缩、负性重构所引起的再狭窄，药物涂层支架也使支架术后的再狭窄率明显降低，但会加重局部内膜增生，有支架内亚急性血栓形成等并发症。若出现了支架内的再狭窄，可再次使用冠状动脉腔内切割球囊成形术。

第三节　脑血管疾病

神经介入治疗因其微创、恢复快、效果好，近年来发展很快，在脑血管疾病的治疗中应用日趋广泛，主要有脑动脉瘤、脑动静脉畸形、脑栓塞的介入治疗。

一、脑动脉瘤

（一）介入方法

全麻下经 Seldinger 穿刺法建立动脉入路，在导丝引导下将导引导管置于动脉瘤侧的目标血管（颈内动脉或椎动脉），然后将微导管送入动脉瘤腔内，再将微弹簧圈沿微导管依次送入动脉瘤，机械解脱或电解解脱，弹簧圈最好能将动脉瘤完全致密填塞（图 3-3-3）。这种方法适用于瘤颈/瘤体≤1/3；如果瘤颈/瘤体比值介入 1/3～1 之间，则有可能不能完全栓塞；当比值大于 1 时，则不适宜栓塞。

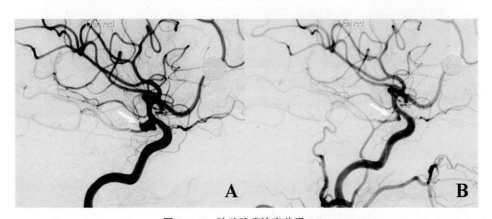

图 3-3-3　脑动脉瘤栓塞前后 DSA
图 A　颈内动脉瘤（箭头）；图 B　颈内动脉瘤微弹簧圈栓塞后（箭头）

（二）技术要点

1. 放置微弹簧圈前应对动脉瘤的部位、形态、大小、与载瘤动脉关系等充分了解，制定手术方案。

2. 为防治脑血管的痉挛，术前、术中使用尼莫地平，必要时可通过微导管缓注罂粟碱。

3. 由于血管内操作时间长，需全身肝素化至操作结束，预防脑血栓形成，操作结束后用鱼精蛋白 1∶1 中和。

4. 为了使微导管准确进入动脉瘤腔，应在操作中使用路径图（roadmap）。

5. 介入栓塞弹簧圈选择与释放，是介入治疗是否成功的关键。第一枚微弹簧圈的直径应与动脉瘤的宽径相吻，过大容易撑破动脉瘤，过小则不能完全填塞，术前须精密测量。最后一枚的释放应慎重，过长易游离出动脉瘤，因此应宁短勿长。

二、脑动静脉畸形

脑动静脉畸形（arterio-venous malformation，AVM）是常见的颅内血管畸形，血管内栓塞治疗、显微外科手术切除和立体定向放射治疗是三种主要方法，目前介入治疗越来越受重视。

（一）介入方法

经股动脉入路，导管置入颈内动脉或椎动脉，漂浮微导管沿导引导管进入，漂入 AVM 供血血管，抵近 AVM 血管团，造影后将栓塞剂（常用化学胶 NBCA、Ivalon、硅胶、真丝线段等）注入 AVM 血管团内，使其弥散、铸型，回抽栓塞剂的同时撤管，然后造影复查确认。

（二）技术要点

1. 对于供血血管的栓塞顺序，一般原则是先颈外动脉、后颈内动脉，先粗大的、后细小的。如合并动脉瘤者则先处理动脉瘤，后栓塞 AVM。如另有功能区的血管参与供血，则先栓塞非功能区的血管，后栓塞功能区的血管。

2. 由于 AVM 的盗血，正常脑组织长期处于低血流状态，相应的脑血管亦长期处于低灌注、低充盈状态。AVM 供血血管栓塞后，AVM 血供减少，而增加了其他脑血管的血流量和充盈程度，极易造成破裂出血，称为"正常灌注压突破机制"（normal perfusion pressure break-through mechanism）。所以，较大 AVM 的介入栓塞需分次进行，且栓塞后实行强制降压 48～72 小时，以利于脑血管的适应。

3. 在 AVM 介入治疗中，需使用微导管技术。常用 1.5F 或 1.2F 甚至更细的导管。一般用漂浮的方法进管，或用 0.010 英寸或 0.009 英寸的微导丝导引。

三、急性脑梗死

梗塞后的脑组织严重缺血，在很短时间内可造成不可逆的损害，但存在"缺血性半暗带"，即脑血管急性梗死后，在很短的时间内对缺血中心的脑组织造成不可逆损害，缺血周围的脑组织即"半暗带"，虽然失去正常的突触传递功能，但仍可存活数小时，如及时恢复血供，可改善脑功能。其恢复半暗带时间窗为 6 小时，因此在 6 小时以内使闭塞的血管再通，恢复脑组织的血供是治疗脑梗死的关键。

（一）介入方法

经股动脉常规插管，先做全脑血管造影以发现血栓。若血栓位于较大动脉，则可将微导管抵住血栓，或是配合导丝将导管插入血栓内进行接触性溶栓；若血栓位于豆纹动脉、脉络膜动脉等穿支动脉或细小的动脉分支，导管不能进入时，可将导管尽量接近血栓，进行非接触性溶栓。

（二）技术要点

1. 病例选择很重要，通过影像学检查（如 CT、MRI 检查），诊断为 6 小时以内的脑梗死，排除脑出血或出血性脑梗死。

2. 因脑梗死患者的血液处于高凝状态，在导管操作过程中，极易形成新的血栓栓子，造成新的血栓。如进行接触性溶栓应行全身肝素化，如仅是非接触性溶栓可用半肝素化。

3. 导管到位后，尽快接注射泵，泵入溶栓剂。溶栓剂的剂量、流速的控制应准确，一般尿激酶每 15 分钟注射 25 万 U 为宜，总量不超过 80 万 U。溶栓过程中间隔 10 分钟造影观察一次，发现血管再通后，可再进 5 万～10 万 U，然后停止溶栓，再造影证实。

4. 溶栓后可留置导管鞘 24 小时，因有些血栓在溶栓时并未完全溶解，而在数小时后溶解，血管再通，因此需 24 小时后再造影观察溶栓效果。

5. 溶栓过程中应监测凝血酶原时间、出凝血时间、纤维蛋白原等生化指标，尤其在拔管前必须检测，以免出血。

6. 约 50% 的患者，由于脑组织的损害，造成应激性溃疡，导致消化道出血。尤其在溶栓后，出血的几率较高。因此，在急诊溶栓过程中，应给予 H_2 受体阻滞剂，以预防出血。

7. 介入溶栓治疗后尚需继续抗凝治疗。可维持使用阿司匹林、低分子肝素等 30 天以上。低剂量的尿激酶有更好的抗凝及清除血液中血栓微粒的作用。

第四节　输卵管阻塞性不孕症

如果因输卵管堵塞，精子不能通过与卵子相遇造成的不孕，称为输卵管阻塞性不孕。介入治疗输卵管再通术，近年来已取得较好临床疗效。

一、适应证

子宫腔正常，输卵管间质部、峡部和壶腹部阻塞所致不孕症。

二、禁忌证

急性炎症；月经期；凝血功能障碍；严重心、肺、肝、肾脏功能不全；输卵管壶腹部远端及伞部阻塞；结核性输卵管阻塞及盆腔炎症。

三、技术要点

1. 月经干净后 3～7 天，仰卧，取截石位，消毒外阴，清洁阴道，以窥阴器显示宫颈，将真空装置的中心管锥形头插入宫颈外口，使真空帽吸住子宫颈。

2. 经中心管注入对比剂到子宫腔，行子宫、输卵管造影确定病变。

3. 经中心管引入同轴导管，9F 引导导管放置宫颈内口 1～2cm 处，5F 导管的弯头放置子宫角部，内部导丝探索输卵管，回撤导丝注射对比剂显示输卵管。

4. 5F 导管置输卵管开口，3F 导管和软导丝，进行输卵管疏通，成功后注入对比，见对比剂沿输卵管进入盆腔，说明再通成功，术后用抗菌药物 3～7 天（图 3-3-4）。

四、疗效评价

1. 输卵管阻塞性不孕症介入治疗后妊娠率差异较大，主要与病例选择、术后的后续治疗等因素有关。

2. 术后并发症主要有感染、子宫颈管或内膜轻微损伤、少量出血，输卵管扩张所致腹痛等。

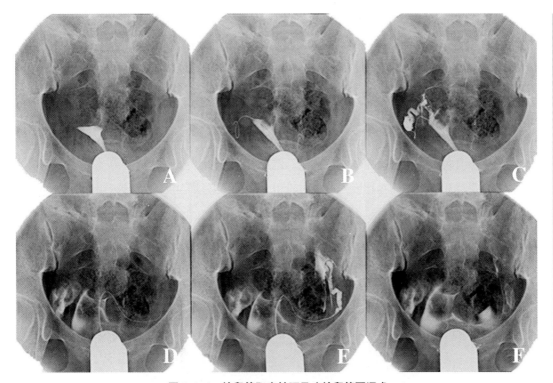

图 3-3-4 输卵管阻塞性不孕症输卵管再通术

图 A 两侧输卵管不通；图 B 右侧输卵管导丝疏通；图 C 右侧输卵管通畅；

图 D 左侧输卵管导丝疏通；图 E 左侧输卵管通畅；图 F 手术结束，回撤导丝、导管

3. 术中输卵管内注药（包括抗生素、糜蛋白酶、地塞米松等）、取消介入治疗后的宫腔通液、中医药治疗等有助于降低再阻塞率。

4. 关于介入术后的输卵管妊娠，一方面介入治疗可改善输卵管通畅性，有利于防止输卵管妊娠的发生；另一方面，输卵管若由不通变成不完全通畅，反而可导致输卵管妊娠。因此应及时发现，及时处理。

第五节 椎间盘突出症

针对椎间盘突出症的微创治疗有多种，根据具体情况选择合适的介入治疗方法。主要适应证为 3 个月以上的椎间盘突出症，保守治疗效果不佳者；首次发作有明显的临床症状如持续性下腰背疼痛、腰腿痛或坐骨神经痛；经影像检查确诊为包容性或单纯性椎间盘突出症，影像学检查与临床一致。主要禁忌证为椎间盘穿刺通道感染；邻近椎体结核；凝血功能障碍；心、肺、肝、肾功能不全；椎管内肿瘤或椎体内转移性肿瘤；椎间盘脱出、碎裂、游离或完全钙化、骨化；严重退行性变伴椎间隙狭窄；合并椎体滑移等。

一、经皮椎间盘摘除术

经皮椎间盘摘除术是在 CT 等影像设备的引导下，利用介入器械经皮穿刺后，切吸部分髓核组织，使椎间盘内压力减低，缓解对神经根及椎间盘周围痛觉感受器的刺激，从而达到消除症状的目的。

（一）器械选择

目前可用于经皮椎间盘摘除术的介入器械较多，主要有气动或电动旋切和往复式切吸刀、手动式往复或旋转式切吸装置、椎间盘镜（可提供直视式的切吸引导）。

（二）技术要点

1.在严密影像设备监测下操作，防止损伤大血管、神经和脊髓；穿刺后须确认切吸器械已经准确地位于责任椎间盘内。

2.麻醉不宜过深，以保证神经的敏感性，避免穿刺过程中的误伤。

3.切忌操作粗暴，椎间盘切吸器械相对较粗大，操作必须轻柔，尽量捻转前进，不可粗暴硬插。

4.注意多角度切吸。

（三）临床疗效评价

经皮椎间盘摘除术创伤较小，恢复快，且不干扰椎管内结构，操作简单，患者症状改善中、长期效果明显。影像学不能作为疗效评价的惟一依据，应以症状的缓解或消失为主。

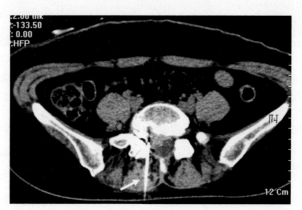

图 3-3-5　经皮穿刺椎间盘溶解术
CT 导引俯卧位行椎间盘穿刺，可见穿刺针
（箭头），针头位于突出的椎间盘内

二、经皮椎间盘髓核溶解术

（一）药物选择

胶原蛋白酶为目前化学性髓核溶解术最常用的药物，能特异性地作用于胶原分子的特定位置，使其裂解、灭活后被吸收。将其注射至突出的椎间盘组织后，可使其溶解吸收，使椎间盘内减压，解除其对神经根的刺激和压迫，达到消除临床症状的治疗目的。适应证和禁忌证与经皮椎间盘摘除术基本一致。

（二）技术要点

1.确定诊断，选择病例。术前利用腰骶部正侧位 X 线摄片、CT 或 MRI 扫描更利于选择适应病例。

2.定位准确，结合术前的影像学资料（主要使用 CT 定位），确定进针点和穿刺路径；穿刺后亦应再次进行影像学检查，并确认穿刺针头位置已准确位于责任椎间盘组织内。

（三）临床疗效评价

胶原酶能溶解髓核和纤维环，多不损伤邻近的组织和神经，被胶原酶溶解的椎间盘组织逐渐被透明纤维组织代替。缓解神经根压迫一般需 2 周，部分病例 1 ～ 2 个月才缓解，疗效观察应以 2 个月后临床表现来判断。

三、经皮椎间盘激光气化减压术

本法是利用激光的气化、变性和凝固作用，将部分椎间盘髓核组织气化并吸出，以降低髓核腔内的压力，达到治疗目的。适应证和禁忌证与经皮椎间盘摘除术基本一致。

（一）器械选择

影像导向设备可选择 C 臂 X 线机或 CT 机，18G 穿刺针用于穿刺椎间盘，光导纤维为传导激光能量所必备，而激光治疗机则为该项介入技术的核心器械。

（二）技术要点

1. 在影像设备监测下，将穿刺针刺入病变的椎间盘中，再将光导纤维通过穿刺针置入椎间盘的髓核，接通激光治疗机，设置激光量和气化时间，在微电脑控制下通过激光的热能将椎间盘髓核气化。

2. 其他部分参见经皮椎间盘摘除术。

（三）疗效评价

本项治疗具有出血少、损伤小、恢复快、安全性高的特点，整个操作过程时间短。部分患者会出现术后椎间盘内积气现象。

学习小结

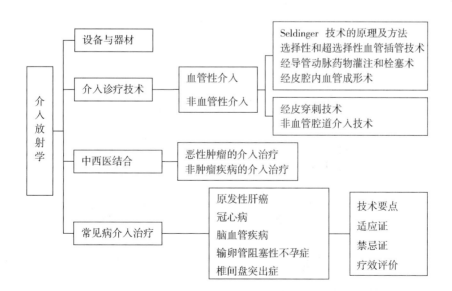

参考文献

1. 吴恩惠，冯敢生 . 医学影像学 . 第 6 版 . 北京：人民卫生出版社，2008

2. 郭启勇，刘玉清 . 实用放射学 . 第 3 版 . 北京：人民卫生出版社，2007

3. 白人驹，张学林 . 医学影像诊断学 . 第 3 版 . 北京：人民卫生出版社，2010

4. 陈星荣，沈天真 . 全身 CT 和 MRI. 上海：上海医科大学出版社，1994

5. 郭启勇 . 介入放射学 . 第 2 版 . 北京：人民卫生出版社，2005

6. 张东友 . 中西医结合影像学 . 武汉：湖北科学技术出版社，2000

7. 周翔平 . 医学影像学 . 北京：高等教育出版社，2008

8. 张云亭，于兹喜 . 医学影像检查技术学 . 第 3 版 . 北京：人民卫生出版社，2011

9. 李铁一 . 中华影像医学·呼吸系统卷 . 北京：人民卫生出版社，2010

10. 尹志伟 . 骨伤科影像学 . 北京：人民卫生出版社，2012

11. 张闽光 . 医学影像学 . 北京：科学出版社，2012

12. 李坤城 . 比较神经影像学 . 北京：科学技术出版社，2002

13. 金征宇 . 医学影像学 . 北京：人民卫生出版社，2005

14. 侯键，余朝骏 . 论中西医结合影像学研究 . 中国中西医结合影像学杂志，2003，1（1）：6-9

15. 侯键，李明富，余朝骏 . 中风先兆证的头颅 CT 影像及其与血液流变学关系研究 . 中国中西医结合影像学杂志，2004，2（2）：81-84

16. 耿道颖 . 脊柱与脊髓影像诊断 . 北京：人民军医出版社，2008

17. 郑穗生，高斌，鲍家启 . CT 诊断与临床 . 合肥：安徽科学技术出版社，2005

18. 金冠民 . 神经系统 CT 与 MRI 解读 . 北京：人民卫生出版社，2011

19. 王新房，张青萍 . 中华影像医学·超声诊断学卷 . 北京：人民卫生出版社，2002

20. 张兆琪 . 心血管疾病磁共振成像 . 北京：人民卫生出版社，2007

21. 周永昌，郭万学 . 超声医学 . 第 5 版，北京：科学技术文献出版社，2007

22. Higgins C.B., Roos A.D. 主编，程敬亮，张勇等主译 . 心血管 MRI 和 MRA. 郑州：河南科技出版社，2008

23. Ohnesorge B. M., Flohr T.G., Becker C.R., et al. Multi-slice and Dual-source CT in Cardiac Imaging. Springer, Verlag Berlin Heidelberg, Second Edition, 2007

24. Dondelinger RF. A Short History of Non-vascular Interventional Radiology. J Belge Radiol. 1995, 78（6）：363-370

网站开发案例课堂

JavaScript + jQuery
动态网页设计案例课堂

刘玉红　编著

清华大学出版社
北 京

内 容 简 介

本书作者根据长期教学中获得的网页设计教学经验，完整、详尽地介绍了 JavaScript + jQuery 动态网页设计的技术。

全书共分为 20 章，分别介绍：必须了解的 JavaScript 知识、JavaScript 编程基础、程序控制结构与语句、函数、对象与数组、日期与字符串对象、数值与数学对象、文档对象模型与事件驱动、处理窗口和文档对象、级联样式表、表单和表单元素、JavaScript 的调试和错误处理、JavaScript 和 Ajax 技术、jQuery 的基础知识、jQuery 的选择器、用 jQuery 控制页面、jQuery 的动画特效、jQuery 的事件处理、jQuery 的功能函数、jQuery 的插件开发与使用。通过每章的实战案例，使读者进一步巩固所学的知识，提高综合实战能力。

本书内容丰富、全面，图文并茂，步骤清晰，通俗易懂，专业性强，使读者能透彻理解 JavaScript + jQuery 动态网页设计的技术，并能解决实际工作中的问题，真正做到"知其然，更知其所以然"。

本书涉及面广泛，几乎涉及了 JavaScript + jQuery 动态网页设计的所有重要知识，适合所有的网页设计初学者快速入门，同时也适合想全面了解 JavaScript + jQuery 动态网页设计的设计人员阅读。

图书在版编目(CIP)数据

JavaScript + jQuery 动态网页设计案例课堂/刘玉红编著. --北京：清华大学出版社，2015（2021.6重印）
(网站开发案例课堂)
ISBN 978-7-302-38614-8

Ⅰ. ①J… Ⅱ. ①刘… Ⅲ. ①JAVA 语言—网页制作工具 Ⅳ. ①TP312 ②TP393.092

中国版本图书馆 CIP 数据核字(2014)第 276779 号

责任编辑：张彦青
装帧设计：杨玉兰
责任校对：马素伟
责任印制：丛怀宇

出版发行：清华大学出版社

   网   址：http://www.tup.com.cn, http://www.wqbook.com
   地   址：北京清华大学学研大厦 A 座   邮   编：100084
   社 总 机：010-62770175   邮   购：010-62786544
   投稿与读者服务：010-62776969, c-service@tup.tsinghua.edu.cn
   质量反馈：010-62772015, zhiliang@tup.tsinghua.edu.cn

印 装 者：涿州市京南印刷厂

经 销：全国新华书店

开 本：190mm×260mm   印 张：34.75   字 数：842 千字
      （附 DVD 1 张）

版 次：2015 年 1 月第 1 版   印 次：2021 年 6 月第 5 次印刷

定 价：78.00 元

产品编号：058006-01

前　言

随着网页对用户页面体验要求的提高，JavaScript 再度受到广大技术人员的重视。jQuery 是继 prototype 之后又一个优秀的 JavaScript 框架。本书将全面介绍 JavaScript + jQuery 动态网页设计的知识，主要针对动态网页设计的初学者，让读者能够快速入门和上手。

1. 本书特色

(1) 知识全面：本书由浅入深，涵盖了所有 JavaScript + jQuery 动态网页设计的知识点，使读者可以循序渐进地掌握 JavaScript + jQuery 动态网页设计技能。

(2) 图文并茂：在介绍案例的过程中，每一个操作均有对应的插图。图文结合的方式使读者在学习过程中能够直观、清晰地看到操作的过程及效果，便于更快地理解和掌握。

(3) 易学易用：颠覆传统"看"书的观念，变成"可操作"的图书。

(4) 案例丰富：把知识点融会于系统的案例实训中，并且结合经典案例进行讲解和拓展。达到"知其然，并知其所以然"的目的。

(5) 提示技巧、贴心周到：本书对读者在学习过程中可能会遇到的疑难问题以"提示"和"注意"等形式进行说明，使读者在学习的过程中可以少走弯路。

(6) 超值赠送：除了本书的相关素材外，还将赠送封面所述的大量资源，使读者可以全面掌握网页设计方方面面的知识。

2. 读者对象

本书不仅适合动态网页设计初级读者入门学习，也可作为中、高级用户的参考手册。书中大量的实例模拟了真实的网页设计案例，对读者的工作有真实的借鉴作用。

3. 作者团队

本书作者刘玉红长期从事网站设计与开发工作。胡同夫、梁云亮、王攀登、王婷婷、陈伟光、包慧利、孙若淞、肖品、王维维和刘海松等人参与了编写工作。

本书虽然倾注了作者的很多努力，但由于水平所限，书中难免有错漏之处，读者遇到问题时，敬请与我们联系，我们将会全力提供帮助。

编　者

目　　录

第 1 章　必须了解的 JavaScript 知识 1

1.1　认识 JavaScript 2

    1.1.1　什么是 JavaScript 2

    1.1.2　JavaScript 的特点 2

    1.1.3　JavaScript 与 Java 的区别 3

    1.1.4　JavaScript 版本 4

1.2　JavaScript 的编写工具 5

    1.2.1　记事本 5

    1.2.2　UltraEdit-32 6

    1.2.3　Dreamweaver 7

1.3　JavaScript 在 HTML 中的使用 8

    1.3.1　在 HTML 网页头中嵌入
          JavaScript 代码 8

    1.3.2　在 HTML 网页中嵌入
          JavaScript 代码 9

    1.3.3　在 HTML 网页的元素事件中
          嵌入 JavaScript 代码 10

    1.3.4　在 HTML 中调用已经存在的
          JavaScript 文件 11

    1.3.5　通过 JavaScript 伪 URL 引入
          JavaScript 脚本代码 13

1.4　JavaScript 和浏览器 14

    1.4.1　在 Internet Explorer 中调用
          JavaScript 代码 14

    1.4.2　在 Firefox 中调用 JavaScript
          代码 14

    1.4.3　在 Opera 中调用 JavaScript
          代码 14

    1.4.4　浏览器中的文档对象
          类型(DOM) 15

1.5　实战演练——一个简单的 JavaScript
    示例 15

1.6　疑难解惑 16

第 2 章　JavaScript 编程基础 19

2.1　JavaScript 的基本语法 20

    2.1.1　执行顺序 20

    2.1.2　区分大小写 20

    2.1.3　分号与空格 20

    2.1.4　对代码行进行折行 21

    2.1.5　注释 21

    2.1.6　语句 23

    2.1.7　语句块 24

2.2　JavaScript 的数据结构 25

    2.2.1　标识符 25

    2.2.2　关键字 25

    2.2.3　保留字 26

    2.2.4　常量 26

    2.2.5　变量 26

2.3　看透代码中的数据类型 29

    2.3.1　typeof 运算符 29

    2.3.2　Undefined 类型 30

    2.3.3　Null 类型 31

    2.3.4　Boolean 类型 32

    2.3.5　Number 类型 33

    2.3.6　String 类型 33

    2.3.7　Object 类型 34

2.4　明白数据间的计算法则——运算符 35

    2.4.1　算术运算符 35

    2.4.2　比较运算符 37

    2.4.3　位运算符 38

    2.4.4　逻辑运算符 39

    2.4.5　条件运算符 40

    2.4.6　赋值运算符 42

    2.4.7　运算符的优先级 43

2.5　JavaScript 的表达式 44

    2.5.1　赋值表达式 44

2.5.2 算术表达式...................46
2.5.3 布尔表达式...................46
2.5.4 字符串表达式...............48
2.5.5 类型转换......................49
2.6 实战演练——局部变量和全局变量的
优先级............................50
2.7 疑难解惑...........................51

第3章 程序控制结构和语句.................53
3.1 基本处理流程........................54
3.2 赋值语句.............................55
3.3 条件判断语句........................55
3.3.1 if 语句.........................55
3.3.2 if-else 语句...................56
3.3.3 if-else-if 语句................57
3.3.4 if 语句的嵌套................58
3.3.5 switch 语句...................60
3.4 循环控制语句........................62
3.4.1 while 语句....................62
3.4.2 do-while 语句...............63
3.4.3 for 循环.......................64
3.5 跳转语句.............................65
3.5.1 break 语句....................66
3.5.2 continue 语句................67
3.6 使用对话框...........................68
3.7 实战演练——显示距离 2014 年元旦的
天数.............................70
3.8 疑难解惑...........................71

第4章 函数...................................73
4.1 函数的简介..........................74
4.2 定义函数.............................74
4.2.1 不指定函数名................74
4.2.2 指定函数名...................75
4.2.3 函数参数的使用.............76
4.2.4 函数的返回值................76
4.3 函数的调用..........................78
4.3.1 函数的简单调用.............78
4.3.2 在表达式中调用.............79

4.3.3 在事件响应中调用函数......80
4.3.4 通过链接调用函数 81
4.4 JavaScript 中常用的函数..........82
4.4.1 嵌套函数......................82
4.4.2 递归函数......................83
4.4.3 内置函数......................85
4.5 实战演练——购物简易计算器....93
4.6 疑难解惑...........................96

第5章 对象与数组..........................97
5.1 了解对象.............................98
5.1.1 什么是对象...................98
5.1.2 面向对象编程................99
5.1.3 JavaScript 的内部对象.....100
5.2 对象访问语句......................101
5.2.1 for-in 循环语句............101
5.2.2 with 语句.....................102
5.3 JavaScript 中的数组...............103
5.3.1 结构化数据..................103
5.3.2 创建和访问数组对象.......104
5.3.3 使用 for-in 语句...........107
5.3.4 Array 对象的常用属性
和方法.......................107
5.4 详解常用的数组对象方法.........118
5.4.1 连接其他数组到当前数组......118
5.4.2 将数组元素连接为字符串......119
5.4.3 移除数组中最后一个元素......120
5.4.4 将指定的数值添加到数组中.....121
5.4.5 反序排列数组中的元素.....122
5.4.6 删除数组中的第一个元素......123
5.4.7 获取数组中的一部分数据......123
5.4.8 对数组中的元素进行排序......124
5.4.9 将数组转换成字符串 126
5.4.10 将数组转换成本地字符串......126
5.4.11 在数组开头插入数据 127
5.5 创建和使用自定义对象............128
5.5.1 通过定义对象的构造函数的
方法.........................128
5.5.2 通过对象直接初始化的方法......131

5.5.3 修改和删除对象实例的属性.....131

5.5.4 通过原型为对象添加新属性和新方法.....133

5.5.5 自定义对象的嵌套.....135

5.5.6 内存的分配和释放.....137

5.6 实战演练——利用二维数组创建动态下拉菜单.....137

5.7 疑难解惑.....139

第 6 章 日期与字符串对象.....141

6.1 日期对象.....142

6.1.1 创建日期对象.....142

6.1.2 Date 对象属性.....143

6.1.3 日期对象的常用方法.....143

6.2 详解日期对象的常用方法.....147

6.2.1 返回当前日期和时间.....147

6.2.2 以不同的格式显示当前日期.....148

6.2.3 返回日期所对应的是星期几.....149

6.2.4 显示当前时间.....149

6.2.5 返回距 1970 年 1 月 1 日午夜的时间差.....150

6.2.6 以不同的格式来显示 UTC 日期.....151

6.2.7 根据世界时返回日期对应的是星期几.....152

6.2.8 以不同的格式来显示 UTC 时间.....153

6.2.9 设置日期对象中的年份、月份与日期值.....154

6.2.10 设置日期对象中的小时、分钟与秒钟值.....155

6.2.11 以 UTC 日期对 Date 对象进行设置.....157

6.2.12 返回当地时间与 UTC 时间的差值.....157

6.2.13 将 Date 对象中的日期转化为字符串格式.....158

6.2.14 返回一个以 UTC 时间表示的日期字符串.....159

6.2.15 将日期对象转化为本地日期.....159

6.2.16 日期间的运算.....160

6.3 字符串对象.....161

6.3.1 创建字符串对象.....161

6.3.2 字符串对象的常用属性.....162

6.3.3 字符串对象的常用方法.....163

6.4 详解字符串对象的常用方法.....164

6.4.1 设置字符串字体属性.....164

6.4.2 以闪烁方式显示字符串.....165

6.4.3 转换字符串的大小写.....166

6.4.4 连接字符串.....167

6.4.5 比较两个字符串的大小.....168

6.4.6 分割字符串.....169

6.4.7 从字符串中提取字符串.....169

6.5 实战演练 1——制作网页随机验证码.....170

6.6 实战演练 2——制作动态时钟.....172

6.7 疑难解惑.....174

第 7 章 数值与数学对象.....175

7.1 Number 对象.....176

7.1.1 创建 Number 对象.....176

7.1.2 Number 对象的属性.....177

7.1.3 Number 对象的方法.....180

7.2 详解 Number 对象常用的方法.....181

7.2.1 把 Number 对象转换为字符串.....181

7.2.2 把 Number 对象转换为本地格式字符串.....182

7.2.3 四舍五入时指定小数位数.....182

7.2.4 返回以指数记数法表示的数值.....183

7.2.5 以指数记数法指定小数位.....184

7.3 Math 对象.....184

7.3.1 创建 Math 对象.....184

7.3.2 Math 对象的属性.....185

7.3.3 Math 对象的方法.....186

7.4 详解 Math 对象常用的方法.....187

7.4.1 返回数的绝对值..........................187

7.4.2 返回数的正弦值、正切值
和余弦值..............................188

7.4.3 返回数的反正弦值、反正切值
和反余弦值..........................190

7.4.4 返回两个或多个参数中的最大值
或最小值..............................192

7.4.5 计算指定数值的平方根............193

7.4.6 数值的幂运算............................194

7.4.7 计算指定数值的对数................195

7.4.8 取整运算....................................196

7.4.9 生成 0 到 1 之间的随机数.........196

7.4.10 根据指定的坐标返回一个
弧度值................................197

7.4.11 返回大于或等于指定参数的
最小整数............................198

7.4.12 返回小于或等于指定参数的
最大整数............................199

7.4.13 返回以 e 为基数的幂...........199

7.5 实战演练——使用 Math 对象设计
程序..200

7.6 疑难解惑..201

第 8 章 文档对象模型与事件驱动.........203

8.1 文档对象模型................................204

8.1.1 认识文档对象模型..................205

8.1.2 文档对象的产生过程..............206

8.2 访问节点..207

8.2.1 节点的基本概念......................207

8.2.2 节点的基本操作......................208

8.3 文档对象模型的属性和方法........220

8.4 事件处理..222

8.4.1 常见的事件驱动......................222

8.4.2 JavaScript 的常用事件............224

8.4.3 JavaScript 处理事件的方式......227

8.4.4 使用 event 对象......................231

8.5 实战演练 1——通过事件控制文本框
的背景颜色..............................232

8.6 实战演练 2——在 DOM 模型中获得
对象..234

8.7 实战演练 3——超级链接的事件
驱动..235

8.8 疑难解惑..237

第 9 章 处理窗口和文档对象................241

9.1 窗口(window)对象........................242

9.1.1 窗口(window)简介..................242

9.1.2 window 对象的属性..................244

9.1.3 对话框..251

9.1.4 窗口操作....................................256

9.2 文档(document)对象....................259

9.2.1 文档的属性................................259

9.2.2 Document 对象的方法..............268

9.2.3 文档中的表单和图片..............271

9.2.4 文档中的超链接........................273

9.3 实战演练 1——综合使用各种
对话框..275

9.4 实战演练 2——设置弹出的窗口.........276

9.5 疑难解惑..278

第 10 章 级联样式表.............................281

10.1 CSS 介绍......................................282

10.1.1 CSS 的功能.............................282

10.1.2 CSS 的发展历史......................282

10.1.3 浏览器与 CSS.........................283

10.2 编辑和浏览 CSS............................283

10.2.1 CSS 基础语法.........................284

10.2.2 手工编写 CSS.........................284

10.2.3 用 Dreamweaver 编写 CSS.....285

10.3 在 HTML 中使用 CSS 的方法.............286

10.3.1 行内样式................................287

10.3.2 内嵌样式................................287

10.3.3 链接样式................................289

10.3.4 导入样式................................290

10.3.5 优先级问题............................291

10.4 CSS 选择器...................................294

10.4.1 标签选择器.............................294

10.4.2　类选择器 295

10.4.3　ID 选择器 297

10.4.4　全局选择器 298

10.4.5　组合选择器 299

10.4.6　继承选择器 300

10.4.7　伪类选择器 302

10.4.8　属性选择器 303

10.4.9　结构伪类选择器 305

10.4.10　UI 元素状态伪类选择器 306

10.5　选择器声明 307

10.5.1　集体声明 307

10.5.2　多重嵌套声明 308

10.6　实战演练 1——制作五彩标题 309

10.7　实战演练 2——制作新闻菜单 311

10.8　疑难解惑 314

第 11 章　表单和表单元素 315

11.1　表单概述 316

11.2　表单基本元素的使用 317

11.2.1　单行文本输入框 text 317

11.2.2　多行文本输入框 textarea 318

11.2.3　密码输入框 password 318

11.2.4　单选按钮 radio 319

11.2.5　复选框 checkbox 320

11.2.6　下拉选择框 select 321

11.2.7　普通按钮 button 322

11.2.8　提交按钮 submit 323

11.2.9　重置按钮 reset 324

11.3　表单高级元素的使用 325

11.3.1　url 属性 325

11.3.2　email 属性 326

11.3.3　date 和 times 327

11.3.4　number 属性 328

11.3.5　range 属性 329

11.3.6　required 属性 329

11.4　表单(Form)对象在 JavaScript 中的应用 330

11.4.1　HTML 表单基础 331

11.4.2　编辑表单元素的脚本 334

11.4.3　用 JavaScript 获取网页内容实现数据验证 339

11.5　实战演练 1——创建用户反馈表单 341

11.6　实战演练 2——处理表单元素 343

11.7　疑难解惑 345

第 12 章　JavaScript 的调试和错误处理 347

12.1　常见的错误和异常 348

12.2　处理异常的方法 349

12.2.1　用 onerror 事件处理异常 349

12.2.2　用 try-catch-finally 语句处理异常 351

12.2.3　使用 throw 语句抛出异常 352

12.3　使用调试器 353

12.3.1　IE 浏览器内建的错误报告 354

12.3.2　用 Firefox 错误控制台调试 354

12.4　JavaScript 语言调试技巧 355

12.4.1　用 alert()语句进行调试 355

12.4.2　用 write()语句进行调试 356

12.5　疑难解惑 356

第 13 章　JavaScript 和 Ajax 技术 359

13.1　Ajax 快速入门 360

13.1.1　什么是 Ajax 360

13.1.2　Ajax 的关键元素 363

13.1.3　CSS 在 Ajax 应用中的地位 364

13.2　Ajax 的核心技术 364

13.2.1　全面剖析 XMLHttpRequest 对象 364

13.2.2　发出 Ajax 请求 367

13.2.3　处理服务器响应 368

13.3　实战演练 1——制作自由拖放的网页 369

13.4　实战演练 2——制作加载条 375

13.5　疑难解惑 376

第 14 章　jQuery 的基础知识 379

14.1　jQuery 概述 380

14.1.1 jQuery 能做什么 380
14.1.2 jQuery 的特点 380
14.1.3 jQuery 的技术优势 381
14.2 下载并配置 jQuery...........................383
14.2.1 下载 jQuery 384
14.2.2 配置 jQuery.............................385
14.3 jQuery 的开发工具 385
14.3.1 JavaScript Editor Pro 385
14.3.2 Dreamweaver 386
14.3.3 UltraEdit 387
14.3.4 记事本工具 387
14.4 jQuery 的调试小工具 388
14.4.1 Firebug 388
14.4.2 Blackbird 391
14.4.3 jQueryPad 393
14.5 jQuery 与 CSS 3 393
14.5.1 CSS 构造规则 394
14.5.2 浏览器的兼容性 394
14.5.3 jQuery 的引入 395
14.6 综合案例——我的第一个 jQuery
程序 396
14.6.1 开发前的一些准备工作 396
14.6.2 具体的程序开发 397
14.7 疑难解惑 398

第 15 章 jQuery 的选择器.....................399

15.1 jQuery 的 "$" 400
15.1.1 $符号的应用 400
15.1.2 功能函数的前缀 401
15.1.3 创建 DOM 元素 402
15.2 基本选择器 403
15.2.1 通配符选择器(*) 403
15.2.2 ID 选择器(#id) 404
15.2.3 类名选择器(.class).....................405
15.2.4 元素选择器(element).................406
15.2.5 复合选择器 407
15.3 层级选择器 408
15.3.1 祖先后代选择器
(ancestor descendant) 409

15.3.2 父子选择器(parent>child).........410
15.3.3 相邻元素选择器(prev+next).....412
15.3.4 兄弟选择器(prev~siblings) 413
15.4 过滤选择器 414
15.4.1 简单过滤选择器 414
15.4.2 内容过滤选择器 421
15.4.3 可见性过滤器 428
15.4.4 表单过滤器 431
15.5 表单选择器 433
15.5.1 :input 433
15.5.2 :text 434
15.5.3 :password 435
15.5.4 :radio 436
15.5.5 :checkbox 437
15.5.6 :submit 438
15.5.7 :reset 439
15.5.8 :button 440
15.5.9 :image 441
15.5.10 :file 442
15.6 属性选择器 443
15.6.1 [attribute] 444
15.6.2 [attribute=value] 445
15.6.3 [attribute!=value] 446
15.6.4 [attribute$=value] 447

第 16 章 用 jQuery 控制页面................449

16.1 对页面的内容进行操作 450
16.1.1 对文本内容进行操作 450
16.1.2 对 HTML 内容进行操作 452
16.1.3 移动和复制页面内容 454
16.1.4 删除页面内容 454
16.1.5 克隆页面内容 455
16.2 对标记的属性进行操作 456
16.2.1 获取属性的值 456
16.2.2 设置属性的值 457
16.2.3 删除属性的值 458
16.3 对表单元素进行操作 459
16.3.1 获取表单元素的值 459
16.3.2 设置表单元素的值 460

16.4 对元素的 CSS 样式进行操作 461

16.4.1 添加 CSS 类 461

16.4.2 删除 CSS 类 464

16.4.3 动态切换 CSS 类 465

16.4.4 获取和设置 CSS 样式 466

16.5 实战演练——制作奇偶变色的

表格 468

16.6 疑难解惑 471

第 17 章 jQuery 的动画特效 473

17.1 jQuery 的基本动画效果 474

17.1.1 隐藏元素 474

17.1.2 显示元素 477

17.1.3 状态切换 479

17.2 淡入淡出的动画效果 480

17.2.1 淡入隐藏元素 480

17.2.2 淡出可见元素 482

17.2.3 切换淡入淡出元素 483

17.2.4 淡入淡出元素至指定数值 484

17.3 滑动效果 485

17.3.1 滑动显示匹配的元素 485

17.3.2 滑动隐藏匹配的元素 487

17.3.3 通过高度的变化动态切换

元素的可见性 488

17.4 自定义的动画效果 489

17.4.1 创建自定义动画 489

17.4.2 停止动画 490

第 18 章 jQuery 的事件处理 493

18.1 jQuery 的事件机制概述 494

18.1.1 什么是 jQuery 的事件机制 494

18.1.2 切换事件 494

18.1.3 事件冒泡 496

18.2 页面加载响应事件 497

18.3 jQuery 中的事件函数 498

18.3.1 键盘操作事件 498

18.3.2 鼠标操作事件 500

18.3.3 其他的常用事件 504

18.4 事件的基本操作 506

18.4.1 绑定事件 506

18.4.2 触发事件 507

18.4.3 移除事件 508

18.5 实战演练——制作绚丽的多级动画

菜单 509

18.6 疑难解惑 515

第 19 章 jQuery 的功能函数 517

19.1 功能函数概述 518

19.2 常用的功能函数 519

19.2.1 操作数组和对象 519

19.2.2 操作字符串 523

19.2.3 序列化操作 525

19.2.4 检测浏览器 526

19.3 调用外部代码 527

19.4 疑难解惑 528

第 20 章 jQuery 插件的开发与使用 531

20.1 理解插件 532

20.1.1 什么是插件 532

20.1.2 如何使用插件 532

20.2 流行的插件 533

20.2.1 jQueryUI 插件 534

20.2.2 Form 插件 535

20.2.3 提示信息插件 537

20.2.4 jcarousel 插件 537

20.3 定义自己的插件 538

20.3.1 插件的工作原理 538

20.3.2 自定义一个简单的插件 539

20.4 实战演练——创建拖拽购物车效果 542

20.5 疑难解惑 543

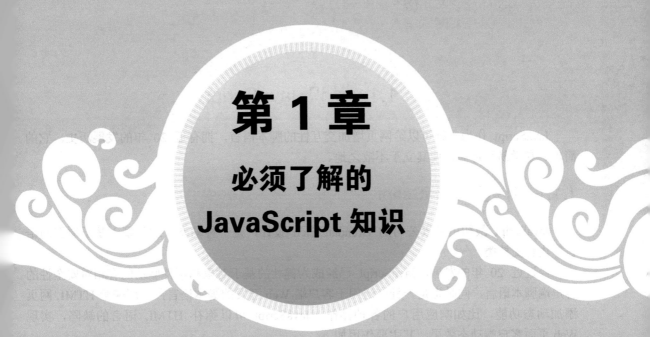

第 1 章
必须了解的 JavaScript 知识

JavaScript 是目前 Web 应用程序开发者使用最为广泛的客户端脚本编程语言，不仅可用来开发交互式的 Web 页面，还可将 HTML、XML 和 Java Applet、Flash 等 Web 对象有机地结合起来，使开发人员能快速生成 Internet 上使用的分布式应用程序。本章将主要讲述 JavaScript 的基本入门知识。

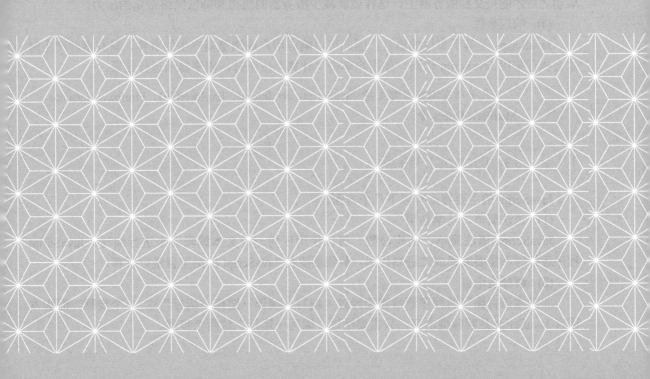

1.1 认识 JavaScript

JavaScript 作为一种可以给网页增加交互性的脚本语言，拥有近 20 年的发展历史。它的简单、易学易用特性，使其立于不败之地。

1.1.1 什么是 JavaScript

JavaScript 最初由网景公司的 Brendan Eich 设计，是一种动态、弱类型、基于原型的语言，内置支持类。

经过近 20 年的发展，JavaScript 已经成为健壮的基于对象和事件驱动的有相对安全性的客户端脚本语言，同时也是一种广泛用于客户端 Web 开发的脚本语言，常用来给 HTML 网页添加动态功能，比如响应用户的各种操作。JavaScript 可以弥补 HTML 语言的缺陷，实现 Web 页面客户端动态效果，其主要作用如下。

(1) 动态改变网页内容

HTML 语言是静态的，一旦编写，内容是无法改变的。JavaScript 可以弥补这种不足，可以将内容动态地显示在网页中。

(2) 动态改变网页的外观

JavaScript 通过修改网页元素的 CSS 样式，可以动态地改变网页的外观，例如修改文本的颜色、大小等属性，使图片的位置动态地改变等。

(3) 验证表单数据

为了提高网页的效率，用户在编写表单时，可以在客户端对数据进行合法性验证，验证成功之后才能提交到服务器上，这样就能减少服务器的负担和降低网络带宽的压力。

(4) 响应事件

JavaScript 是基于事件的语言，因此可以响应用户或浏览器产生的事件。只有事件产生时才会执行某段 JavaScript 代码，如用户单击"计算"按钮时，程序显示运行结果。

 几乎所有浏览器都支持 JavaScript，如 Internet Explorer(IE)、Firefox、Netscape、Mozilla、Opera 等。

1.1.2 JavaScript 的特点

JavaScript 的主要特点有以下几个方面。

(1) 语法简单，易学易用

JavaScript 语法简单、结构松散。可以使用任何一种文本编辑器来进行编写。JavaScript 程序运行时不需要编译成二进制代码，只需要支持 JavaScript 的浏览器进行解释。

(2) 解释型语言

非脚本语言编写的程序通常需要经过"编写→编译→链接→运行"这 4 个步骤，而脚本语言 JavaScript 是解释型语言，只需要经过"编写→运行"这两个步骤。

（3）跨平台

由于 JavaScript 程序的运行仅依赖于浏览器，所以只要操作系统中安装有支持 JavaScript 的浏览器即可，即 JavaScript 与平台(操作系统)无关。例如，无论是 Windows、Unix、Linux 操作系统还是用于手机的 Android、iPhone 操作系统，都可以运行 JavaScript。

（4）基于对象和事件驱动

JavaScript 把 HTML 页面中的每个元素都当作一个对象来处理，并且这些对象都具有层次关系，像一棵倒立的树，这种关系被称为"文档对象模型(DOM)"。在编写 JavaScript 代码时会接触到大量对象及对象的方法和属性。可以说学习 JavaScript 的过程，就是了解 JavaScript 对象及其方法和属性的过程。因为基于事件驱动，所以 JavaScript 可以捕捉到用户在浏览器中的操作，可以将原来静态的 HTML 页面变成可以与用户交互的动态页面。

（5）用于客户端

尽管 JavaScript 分为服务器端和客户端两种，但目前应用得最多的还是客户端。

1.1.3 JavaScript 与 Java 的区别

JavaScript 是一种嵌入式脚本文件，直接插入网页，由浏览器一边解释一边执行。而 Java 语言必须在 Java 虚拟机上运行，而且事先需要进行编译。另外，Java 的语法规则比 JavaScript 的语法规则要严格得多，功能也要强大得多。下面来分析 JavaScript 与 Java 的主要区别。

1. 基于对象和面向对象

JavaScript 是基于对象的，它是一种脚本语言，是一种基于对象和事件驱动的编程语言，因而它本身提供了非常丰富的内部对象供设计人员使用。

而 Java 是面向对象的，即 Java 是一种真正的面向对象的语言，即使是开发简单的程序，也必须设计对象。

2. 强变量和弱变量

JavaScript 与 Java 所采取的变量是不一样的。JavaScript 中的变量声明采用弱类型，即变量在使用前不需做声明，而是由解释器在运行时检查其数据类型。

而 Java 采用强类型变量检查，即所有变量在编译之前必须声明。如下面这段代码：

```
Integer x;
String y;
x = 123456;
y = "654321";
```

其中 x=123456，说明是一个整数；y="654321"，说明是一个字符串。

而在 JavaScript 中，变量声明采用弱类型，即变量在使用前不需要声明，而是解释器在运行时检查其数据类型，如下面的代码所示：

```
x = 123456;
y = "654321";
```

在上述代码中，前者说明 x 为数值型变量，而后者说明 y 为字符型变量。

3. 代码格式不同

JavaScript 与 Java 代码的格式不一样。JavaScript 的代码是一种文本字符格式,可以直接嵌入 HTML 文档中,并且可动态装载,编写 HTML 文档就像编辑文本文件一样方便,其独立文件的格式为"*.js"。

而 Java 是一种与 HTML 无关的格式,必须通过像 HTML 中引用外部媒体那样进行装载,其代码以字节代码的形式保存在独立的文档中,其独立文件的格式为"*.class"。

4. 嵌入方式不同

JavaScript 与 Java 嵌入方式不一样。在 HTML 文档中,两种编程语言的标识不同,JavaScript 使用<script>...</script>来标识,而 Java 使用<applet>....</applet>来标识。

5. 静态联编和动态联编

JavaScript 采用动态联编,即 JavaScript 的对象引用在运行时进行检查。

Java 则采用静态联编,即 Java 的对象引用必须在编译时进行,以使编译器能够实现强类型检查。

6. 浏览器执行方式不同

JavaScript 与 Java 在浏览器中执行的方式不一样。JavaScript 是一种解释型编程语言,其源代码在发往客户端执行之前不需经过编译,而是将文本格式的字符代码发送给客户,即 JavaScript 语句本身随 Web 页面一起被下载,由浏览器解释执行。

而 Java 的源代码在传递到客户端执行之前,必须经过编译,因而客户端上必须有相应平台的仿真器或者解释器,可以通过编译器或解释器实现独立于某个特定平台的编译代码。

1.1.4 JavaScript 版本

1995 年,Netscape 公司开发了名字为 LiveScript 的语言,与 Sun 公司合作后,于 1996 年更名为 JavaScript,版本为 1.0。随着网络和网络技术的不断发展,JavaScript 的功能越来越强大和完善,至今已经经历了若干个版本,各个版本的发布日期及功能如表 1-1 所示。

表 1-1　JavaScript 的版本及说明

版　　本	发布日期	新增的功能
1.0	1996 年 3 月	目前已经不用
1.1	1996 年 8 月	修正了 1.0 版中的部分错误,并加入了对数组的支持
1.2	1997 年 6 月	加入了对 switch 选择语句和正则表达式的支持
1.3	1998 年 10 月	修正了 JavaScript 1.2 与 ECMA 1.0 中不兼容的部分
1.4	1999 年 8 月	加入了服务器端功能
1.5	2000 年 11 月	在 JavaScript 1.3 的基础上增加了异常处理程序,并与 ECMA 3.0 完全兼容

版　本	发布日期	新增功能
1.6	2005 年 11 月	加入对 E4X、字符串泛型的支持以及新的数组、数据方法等新特性
1.7	2006 年 10 月	在 JavaScript 1.6 的基础上加入了生成器、声明器、分配符变化、let 表达式等新特性
1.8	2008 年 6 月	更新很小，确实包含了一些向 ECMAScript 4 / JavaScript 2 进化的痕迹
1.8.1	2009 年 6 月	该版本只有很少的更新，主要集中在添加实时编译跟踪
1.8.5	2010 年 7 月	—
2.0	制定中	—

JavaScript 尽管版本很多，但是受限于浏览器。并不是所有版本的 JavaScript 都受浏览器支持，常用浏览器对 JavaScript 版本的支持如表 1-2 所示。

表 1-2　JavaScript 支持浏览器的情况

浏　览　器	对 JavaScript 的支持情况
Internet Explorer 9	JavaScript 1.1 ~ JavaScript 1.3
Firefox 4 3	JavaScript 1.1 ~ JavaScript 1.8
Opera 119	JavaScript 1.1 ~ JavaScript 1.5

1.2　JavaScript 的编写工具

JavaScript 是一种脚本语言，代码不需要编译成二进制形式，而是以文本的形式存在，因此任何文本编辑器都可以作为其开发环境。

通常使用的 JavaScript 编辑器有记事本、UltraEdit-32 和 Dreamweaver 等。

1.2.1　记事本

记事本是 Windows 系统自带的文本编辑器，也是最简洁方便的文本编辑器，由于记事本的功能过于单一，所以要求开发者必须熟练掌握 JavaScript 语言的语法、对象、方法和属性等。这对于初学者是个极大的挑战，因此，不建议使用记事本。但是由于记事本简单方便、打开速度快，所以常用来做局部修改。

记事本窗口如图 1-1 所示。

在记事本中编写 JavaScript 程序的方法很简单，只需在记事本中打开程序文件，然后在打开的记事本程序窗口中输入相关的 JavaScript 代码即可。

【例 1.1】(示例文件 ch01\1.1.html)

在记事本中编写 JavaScript 脚本。

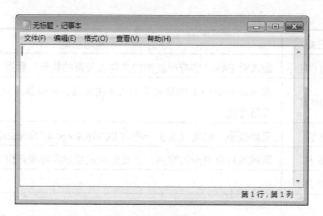

图 1-1 记事本窗口

打开记事本文件，在窗口中输入如下代码：

```html
<html>
<body>
<script type="text/javascript">
document.write("Hello JavaScript!")
</script>
</body>
</html>
```

将记事本文件保存为 ".html" 格式的文件，然后使用 IE 9.0 浏览器打开，即可浏览最后的效果，如图 1-2 所示。

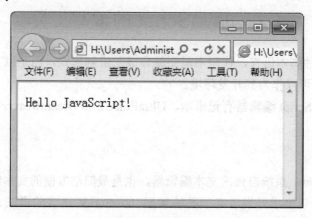

图 1-2 最终效果

1.2.2 UltraEdit-32

UltraEdit 是能够满足一切编辑需要的编辑器。UltraEdit 是一款功能强大的文本编辑器，可以编辑文本、十六进制数据、ASCII 码，可以取代记事本，内建英文单词检查、C++及 VB 指令突显，可同时编辑多个文件，而且即使开启很大的文件，速度也不会慢。软件附有 HTML 标签颜色显示、搜寻替换以及无限制的还原功能，人们一般都喜欢用它来代替记事本文本编辑器。UltraEdit 窗口如图 1-3 所示。

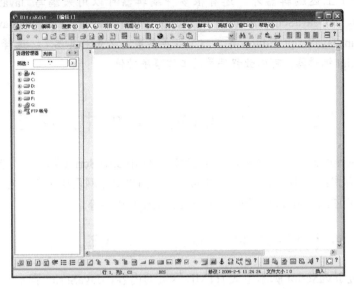

图 1-3 UltraEdit 窗口

1.2.3 Dreamweaver

Adobe 公司的 Dreamweaver 用户界面非常友好，是一个非常优秀的网页开发工具，深受广大用户的喜爱。Dreamweaver 的主界面如图 1-4 所示。

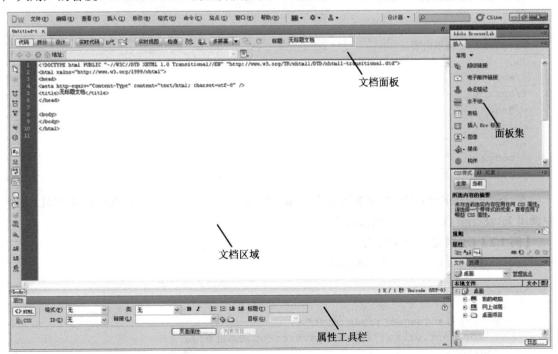

图 1-4 Dreamweaver CS 5.5 的主界面

除了上述编辑器外，还有很多种编辑器可以用来编写 JavaScript 程序。如 Aptana、1st JavaScript Editor、JavaScript Menu Master、Platypus JavaScript Editor、SurfMap JavaScript Editor 等。"工欲善其事，必先利其器"，选择一款适合自己的 JavaScript 编辑器，可以让程序员的工作事半功倍。

1.3　JavaScript 在 HTML 中的使用

创建好 JavaScript 脚本后，就可以在 HTML 中使用 JavaScript 脚本了。把 JavaScript 嵌入 HTML 中有多种方式：在 HTML 网页头中嵌入、在 HTML 网页中嵌入、在 HTML 网页的元素事件中嵌入、在 HTML 中调用已经存在的 JavaScript 文件等。

1.3.1　在 HTML 网页头中嵌入 JavaScript 代码

如果不是通过 JavaScript 脚本生成 HTML 网页的内容，JavaScript 脚本一般放在 HTML 网页头部的<head></head>标签对之间。这样，不会因为 JavaScript 影响整个网页的显示结果。

在 HTML 网页头部的<head></head>标签对之间嵌入 JavaScript 的格式如下：

```
<html>
<head>
<title>在 HTML 网页头中嵌入 JavaScript 代码<title>
<script language="JavaScript">
<!--
...
JavaScript 脚本内容
...
//-->
</script>
</head>
<body>
...
</body>
</html>
```

在<script></script>标签对中添加相应的 JavaScript 脚本，这样就可以直接在 HTML 文件中调用 JavaScript 代码，以实现相应的效果。

【例 1.2】(示例文件 ch01\1.2.html)

在 HTML 网页头中嵌入 JavaScript 代码：

```
<html>
<head>
    <script language="javascript">
        document.write("欢迎来到 javascript 动态世界");
    </script>
</head>
```

```
<body>
    <p>学习javascript！！！
</body>
</html>
```

该示例的功能是在 HTML 文档里输出一个字符串，即"欢迎来到 javascript 动态世界"；在 IE 9.0 中的浏览效果如图 1-5 所示，可以看到网页上输出了两句话，其中第一句就是从 JavaScript 中输出的。

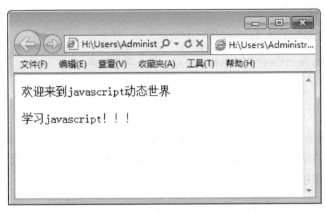

图 1-5　使用 head 中嵌入的 JavaScript 代码

 　　在 JavaScript 的语法中，句末的分号";"是 JavaScript 程序作为一个语句结束的标识符。

1.3.2　在 HTML 网页中嵌入 JavaScript 代码

当需要使用 JavaScript 脚本生成 HTML 网页内容时，如某些 JavaScript 实现的动态树，就需要把 JavaScript 放在 HTML 网页主体部分的<body></body>标签对中。

具体的代码格式如下：

```
<html>
<head>
<title>在 HTML 网页中嵌入 JavaScript 代码<title>
</head>
<body>
<script language="JavaScript">
<!--
...
JavaScript 脚本内容
...
//-->
</script>
</body>
</html>
```

另外，JavaScript 代码可以在同一个 HTML 网页的头部与主体部分同时嵌入，并且在同一个网页中可以多次嵌入 JavaScript 代码。

【例 1.3】(示例文件 ch01\1.3.html)

在 HTML 网页中嵌入 JavaScript 代码：

```html
<html>
<head>
</head>
<body>
    <p>学习 JavaScript！！！ </p>
    <script language="javascript">
        document.write("欢迎来到 JavaScript 动态世界");
    </script>
</body>
</html>
```

该示例的功能是在 HTML 文档里输出一个字符串，即"欢迎来到 JavaScript 动态世界"；在 IE 9.0 中的浏览效果如图 1-6 所示，可以看到，网页输出了两句话，其中第二句就是从 JavaScript 中输出的。

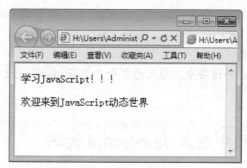

图 1-6 使用 body 中嵌入的 JavaScript 代码

1.3.3 在 HTML 网页的元素事件中嵌入 JavaScript 代码

在开发 Web 应用程序的过程中，开发者可以给 HTML 文档设置不同的事件处理器，一般是设置某 HTML 元素的属性来引用一个脚本，如可以是一个简单的动作，该属性一般以 on 开头，如单击鼠标事件 OnClick()等。这样，当需要对 HTML 网页中的该元素进行事件处理时(验证用户输入的值是否有效)，如果事件处理的 JavaScript 代码量较少，就可以直接在对应的 HTML 网页的元素事件中嵌入 JavaScript 代码。

【例 1.4】(示例文件 ch01\1.4.html)

在 HTML 网页的元素事件中嵌入 JavaScript 代码。

下面的 HTML 文档的作用是对文本框是否为空进行判断，如果为空，则弹出提示信息，其具体内容如下：

```html
<html>
<head>
```

```
<title>判断文本框是否为空</title>
<script language="JavaScript">
function validate()
{
  var _txtNameObj = document.all.txtName;
  var _txtNameValue = _txtNameObj.value;
  if((_txtNameValue == null) || (_txtNameValue.length < 1))
  {
    window.alert("文本框内容为空，请输入内容");
    _txtNameObj.focus();
    return;
  }
}
</script>
</head>
<body>
<form method=post action="#">
<input type="text" name="txtName">
<input type="button" value="确定" onclick="validate()">
</form>
</body>
</html>
```

在上面的 HTML 文档中使用 JavaScript 脚本，其作用是当文本框失去焦点时，就会对文本框的值进行长度检验，如果值为空，即可弹出"文本框内容为空，请输入内容"的提示信息。上面的 HTML 文档在 IE 9.0 浏览器中的显示结果如图 1-7 所示。直接单击其中的"确定"按钮，即可看到相应的提示信息，如图 1-8 所示。

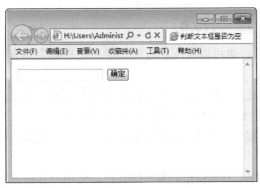

图 1-7　显示结果

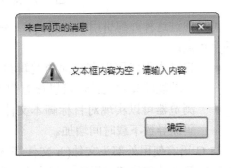

图 1-8　提示信息

1.3.4　在 HTML 中调用已经存在的 JavaScript 文件

如果 JavaScript 的内容较长，或者多个 HTML 网页中都调用相同的 JavaScript 程序，可以将较长的 JavaScript 或者通用的 JavaScript 写成独立的.js 文件，直接在 HTML 网页中调用。

【例 1.5】(示例文件 ch01\1.5.html)

在 HTML 调用已经存在的 JavaScript 文件。

下面的 HTML 代码就是使用 JavaScript 脚本来调用外部的 JavaScript 文件：

```html
<html>
<head>
<title>使用外部文件</title>
<script src = "hello.js"></script>
</head>
<body>
<p>此处引用了一个javascript 文件
</body>
</html>
```

在 IE 9.0 中的浏览效果如图 1-9 所示，可以看到网页上会弹出一个对话框，显示提示信息。单击"确定"按钮即可关闭对话框。

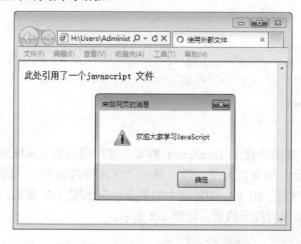

图 1-9　使用导入的 JavaScript 文件

可见通过这种外部引用 JavaScript 文件的方式，也可以实现相应的功能，这种功能具有下面两个优点：

● 将脚本程序同现有页面的逻辑结合。通过外部脚本，可以轻易实现多个页面完成同一功能的脚本文件，可以很方便地通过更新一个脚本内容实现批量更新。

● 浏览器可以实现对目标脚本文件的高速缓存。这样可以避免引用同样功能的脚本代码而导致下载时间增加。

与 C 语言使用外部头文件(.h 文件等)相似，引入 JavaScript 脚本代码时，使用外部脚本文件的方式符合结构化编程思想，但也有一些缺点，具体表现在以下两个方面：

● 并不是所有支持 JavaScript 脚本的浏览器都支持外部脚本，如 Netscape 2 和 Internet Explorer 3 及以下版本都不支持外部脚本。

● 外部脚本文件功能过于复杂，或其他原因导致的加载时间过长，则可能导致页面事件得不到处理或得不到正确的处理。程序员必须小心使用并确保脚本加载完成后，其中定义的函数才被页面事件调用，否则浏览器会报错。

综上所述，引入外部 JavaScript 脚本文件的方法是效果与风险并存的，设计人员应该权衡其优缺点，以决定是将脚本代码嵌入到目标 HTML 文件中，还是通过引用外部脚本的方式来实现相同的功能。一般情况下，将实现通用功能的 JavaScript 脚本代码作为外部脚本文件引用，而实现特有功能的 JavaScript 代码则直接嵌入到 HTML 文件中的<head></head>标记对之间载入，使其能及时并正确地响应页面事件。

1.3.5　通过 JavaScript 伪 URL 引入 JavaScript 脚本代码

在多数支持 JavaScript 脚本的浏览器中，可以通过 JavaScript 伪 URL 地址调用语句来引入 JavaScript 脚本代码。伪 URL 地址的一般格式举例如下：

```
JavaScript:alert("已点击文本框！");
```

由上可知，伪 URL 地址语句一般以 JavaScript 开始，后面就是要执行的操作。

【例 1.6】(示例文件 ch01\1.6.html)

使用伪 URL 地址来引入 JavaScript 代码：

```
<html>
<head>
<meta http-equiv=content-type content="text/html; charset=gb2312">
<title>伪 URL 地址引入 JavaScript 脚本代码</title>
</head>
<body>
<center>
<p>使用伪 URL 地址引入 JavaScript 脚本代码</p>
<form name="Form1">
  <input type=text name="Text1" value="点击"
      onclick="JavaScript:alert('已经用鼠标点击文本框！')">
</form>
</center>
</body>
</html>
```

在 IE 浏览器中预览上面的 HTML 文件，然后用鼠标点击其中的文本框，就会看到"已经用鼠标点击文本框！"的提示信息，其显示结果如图 1-10 所示。

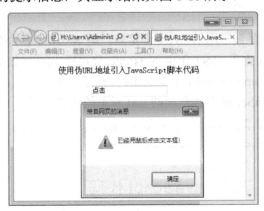

图 1-10　使用伪 URL 地址引入 JavaScript 脚本代码

伪 URL 地址可用于文档中的任何地方，同时触发任意数量的 JavaScript 函数或对象固有的方法。由于这种方式的代码短而精，且效果好，所以在表单数据合法性验证上，如验证某些字段是否符合要求等方面应用广泛。

1.4 JavaScript 和浏览器

与 HTML 一样，JavaScript 也需要用 Web 浏览器来显示，不同浏览器的显示效果可能会有所不同。与 HTML 相比，区别在于：JavaScript 在不兼容的浏览器上的显示效果会有很大的差别，可能不仅文本显示不正确，而且脚本程序根本无法运行，还可能会显示错误信息，甚至可能导致浏览器崩溃。

1.4.1 在 Internet Explorer 中调用 JavaScript 代码

Internet Explorer 内部采用了许多微软的专利技术，例如 ActiveX 等技术，这些技术的应用提高了 JavaScript 的使用范围(用户甚至可以使用 ActiveX 控件操作本地文件)，但是降低了安全性，而且这些技术有很多不符合 W3C 规范，使得在 Internet Explorer 下开发的页面在其他 Web 浏览器中无法正常显示，甚至无法使用。

下面演示如何在 Internet Explorer 中得到页面中 id 为 txtld、name 为 txtName、type 为 text 的对象。首先在页面中定义 text 对象的代码：

```
<input type="text" id="txtld" name="txtName" value="">
```

在 Internet Explorer 中使用 JavaScript 得到这个 text 对象的代码如下：

```
var _txtNameObj1 = document.forms[0].elements("txtName");
var _txtNameObj2 = document.getElementByld("txtld");
var _txtNameObj3 = document.frmTxt.elements("txtName");
var _txtNameObj4 = document.all.txtName;
```

1.4.2 在 Firefox 中调用 JavaScript 代码

Netscape 浏览器曾经是最常用的 Web 浏览器，是 Mozilla 基金会推出的一种自由、开放源代码的浏览器。Mozilla 也是 1999 年由 Netscape 公司提出的一个开源项目，Firefox 是这个项目中的一个部分。Netscape 后来消亡，Mozilla 却活了下来。

在 Firefox 下使用 JavaScript 得到前面的 text 对象的代码如下：

```
var _txtNameObj2 = document.getElementByld("txtld");
var _txtNameObj4 = document.all.txtName;
```

1.4.3 在 Opera 中调用 JavaScript 代码

Opera 是一个小巧而功能强大的跨平台互联网套件，包括网页浏览、下载管理、邮件客户端、RSS 阅读器、IRC 聊天、新闻组阅读、快速笔记、幻灯显示(Operashow)等功能。Opera 支持多种操作系统，如 Windows、Linux、Mac、FreeBSD、Solaris、BeOS、OS/2、QNX 等，此外，Opera 还有手机用的版本；也支持多语言，包括简体中文和繁体中文。

在 Opera 中使用 JavaScript 得到前面 text 对象的代码如下：

```
var _txtNameObj1 = document.form[0].elements("txtName");
var _txtNameObj2 = document.getElementByld("txtld");
var _txtNameObj3 = document.frmTxt.elements("txtName");
var _txtNameObj4 = document.all.txtName;
```

在不同的浏览器下，提示信息的显示效果会有所不同。对于一些经常用到的页面中关于尺寸的属性，如 scrollTop、scrollLeft、scrollWidth、scrollHeight 等属性，只有 Internet Explorer 与 Firefox 支持，Opera 不支持。

1.4.4 浏览器中的文档对象类型(DOM)

不同浏览器使用 JavaScript 操作同一个页面中同一个对象的方法不同，这会造成页面无法跨平台。DOM 正是为解决不同浏览器下使用 JavaScript 操作对象的方法不同的问题而出现的。DOM 可访问页面其他的标准组件，解决了 Netscape 的 JavaScript 和 Microsoft 的 JScript 之间的冲突，给予 Web 设计师和开发者一个标准的方法，让他们来访问站点中的数据、脚本和表现层对象。document.getElementById()可根据 ID 得到页面中的对象，这个方法就是 DOM 的标准方法，在 3 种浏览器(Internet Explorer、Firefox、Opera)中都适用。

DOM 是以层次结构组织的节点或信息片段的集合。这个层次结构允许开发人员在树中导航寻找特定信息。分析该结构通常需要加载整个文档和构造层次结构，才能做其他工作。由于它是基于信息层次的，因而 DOM 被认为是基于树或基于对象的。

1.5 实战演练——一个简单的 JavaScript 示例

本例是一个简单的 JavaScript 程序，主要用来说明如何编写 JavaScript 程序以及在 HTML 中如何使用。本例主要实现的功能为：页面打开时显示"尊敬的客户，欢迎您光临本网站"对话框，关闭页面时弹出"欢迎下次光临！"对话框。效果如图 1-11 和 1-12 所示。

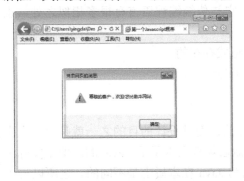

图 1-11　页面加载时的效果

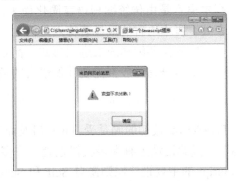

图 1-12　页面关闭时的效果

具体操作步骤如下。

`step 01` 新建 HTML 文档，输入以下代码：

```
<!DOCTYPE html>
<html>
<head>
<title>第一个 JavaScript 程序</title>
</head>
<body>
</body>
</html>
```

`step 02` 保存 HTML 文件，选择相应的保存位置，文件名为 welcome.html。

`step 03` 在 HTML 文档的 head 部分键入如下代码：

```
<script>
    //页面加载时执行的函数
    function showEnter(){
        alert("尊敬的客户，欢迎您光临本网站");
    }
    //页面关闭时执行的函数
    function showLeave(){
        alert("欢迎下次光临！");
    }
    //页面加载事件触发时调用函数
    window.onload=showEnter;
    //页面关闭事件触发时调用函数
    window.onbeforeunload=showLeave;
</script>
```

`step 04` 保存网页，浏览最终效果。

1.6 疑 难 解 惑

疑问 1：什么是脚本语言？

脚本语言是由传统编程语言简化而来的语言，它与传统编程语言有很多相似之处，也有不同之处。脚本语言的最显著特点是：

● 它不需要编译成二进制形式，而是以文本形式存在的。

● 脚本语言一般都需要其他语言的调用，不能独立运行。

疑问 2：JavaScript 是 Java 的变种吗？

JavaScript 最初的确是受 Java 启发而开始设计的，而且设计的目的之一就是"看上去像 Java"，因此语法上有很多类似之处，许多名称和命名规范也借用了 Java 的。但是实际上，JavaScript 的主要设计原则源自 Self 和 Scheme，它与 Java 在本质上是不同的。之所以与 Java 在名称上近似，是因为当时网景为了营销上的考虑与 Sun 公司达成协议的结果。其实从本质上讲，JavaScript 更像是一门函数式编程语言，而非面向对象的语言，它使用一些智能的语法和语义来仿真高度复杂的行为。其对象模型极为灵活、开放和强大，具有全部的反射性。

疑问 3：JavaScript 与 JScript 相同吗？

为了取得技术优势，微软推出了 JScript 来迎战 JavaScript 脚本语言。为了加强互用性，ECMA 国际协会(前身为欧洲计算机制造商协会)建立了 ECMA-262 标准(ECMAScript)。现在 JavaScript 与 JScript 两者都属于 ECMAScript 的实现。

疑问 4：JavaScript 是一门简单的语言吗？

尽管 JavaScript 是作为给非编程人员的脚本语言，而不是作为给编程人员的编程语言来推广和宣传的，但是，JavaScript 是一门具有非常丰富特性的语言，它有着与其他编程语言一样的复杂性，甚至更加复杂。实际上，我们必须对 JavaScript 有扎实的理解，才能用它来编写比较复杂的程序。

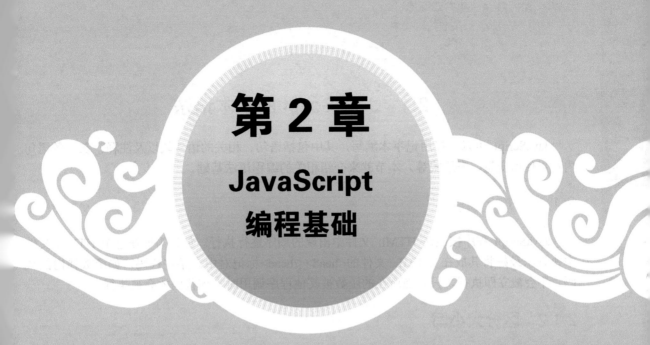

第 2 章

JavaScript
编程基础

无论是传统编程语言，还是脚本语言，都具有数据类型、常量和变量、运算符、表达式、注释语句、流程控制语句等基本构成元素，了解这些基本元素是学会编程的第一步。本章将主要讲述 JavaScript 编程的基本知识。

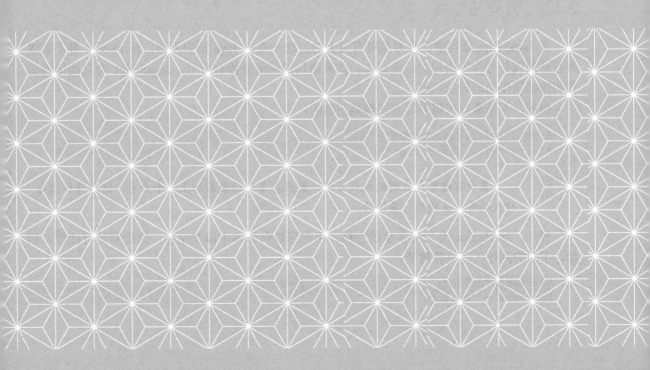

2.1　JavaScript 的基本语法

JavaScript 可以直接用记事本编写，其中包括语句、相关的语句块以及注释。在一条语句内可以使用变量、表达式等。本节就来介绍相关的编程语法基础。

2.1.1　执行顺序

JavaScript 程序按照在 HTML 文件中出现的顺序逐行执行。如果需要在整个 HTML 文件中执行，最好将其放在 HTML 文件的<head></head>标记对中。某些代码，如函数体内的代码，不会被立即执行，只有当所在的函数被其他程序调用时，该代码才会被执行。

2.1.2　区分大小写

JavaScript 对字母大小写敏感，也就是说，在输入语言的关键字、函数、变量以及其他标识符时，一定要严格区分字母的大小写。例如 username 和 userName 是两个不同的变量。

HTML 不区分大小写。由于 JavaScript 与 HTML 紧密相关，这一点很容易混淆，许多 JavaScript 对象和属性都与其代表的 HTML 标签或属性同名，在 HTML 中，这些名称可以以任意的大小写方式输入，而不会引起混乱，但在 JavaScript 中，这些名称通常都是小写的。例如，在 HTML 中的单击事件处理器属性通常被声明为 onClick 或 Onclick，而在 JavaScript 中只能使用 onclick。

2.1.3　分号与空格

在 JavaScript 语句中，分号是可有可无的，这一点与 Java 语言不同，JavaScript 并不要求每行必须以分号作为语句的结束标志。如果语句的结束处没有分号，JavaScript 会自动地将该代码的结尾作为语句的结尾。

例如，下面两行代码书写方式都是正确的：

```
Alert("hello,JavaScript")
Alert("hello,JavaScript");
```

鉴于需要养成良好的编程习惯，最好在每行的最后加上一个分号，这样能保证每行代码都是正确的、易读的。

另外，JavaScript 会忽略多余的空格，用户可以向脚本中添加空格，来提高其可读性。例如，下面的两行代码是等效的：

```
var name="Hello";
var name = "Hello";
```

2.1.4 对代码行进行折行

当一段代码比较长时，用户可以在文本字符串中使用反斜杠对代码行进行换行。
例如，下面的代码会正确地运行：

```
document.write("Hello \
World!");
```

不过，用户不能像这样折行：

```
document.write \
("Hello World!");
```

2.1.5 注释

注释通常用来解释程序代码的功能(增加代码的可读性)或阻止代码的执行(调试程序时)，不参与程序的执行。在 JavaScript 中，注释分为单行注释和多行注释两种。

1. 单行注释语句

在 JavaScript 中，单行注释以双斜杠"//"开始，直到这一行结束。单行注释"//"可以放在行的开始或一行的末尾，无论放在哪里，只要是从"//"符号开始到本行结束为止的所有内容，就都不会执行。在一般情况下，如果"//"位于一行的开始，则用来解释下一行或一段代码的功能；如果"//"位于一行的末尾，则用来解释当前行代码的功能。如果用来阻止一行代码的执行，也常将"//"放在这一行的开始。

【例 2.1】(示例文件 ch02\2.1.html)
使用单行注释语句：

```
<!DOCTYPE html>
<html>
<head>
<title>date 对象</title>
<script type="text/javascript">
function disptime()
{
  //创建日期对象 now，并实现当前日期的输出
  var now = new Date();
  //document.write("<h1>河南旅游网</h1>");
  document.write("<H2>今天日期:" + now.getFullYear() + "年"
    + (now.getMonth()+1) + "月"
    + now.getDate() + "日</H2>");    //在页面上显示当前年月日
}
</script>
</head>
<body onload="disptime()">
</body>
</html>
```

以上代码中，共使用了 3 个注释语句。第一个注释语句将"//"符号放在了行首，通常用来解释下面代码的功能与作用。第二个注释语句放在了代码的行首，阻止了该行代码的执行。第三个注释语句放在了行的末尾，主要是对该行相关的代码进行解释说明。

在 IE 9.0 中的浏览效果如图 2-1 所示。可以看到代码中的注释不被执行。

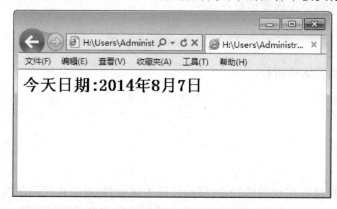

图 2-1   在 IE 9.0 中的浏览效果

2. 多行注释

单行注释语句只能注释一行代码，假设在调试程序时，希望有一段代码(若干行)不被浏览器执行或者对代码的功能说明一行书写不完，那么就可以使用多行注释语句。多行注释语句以"/*"开始，以"*/"结束，可以注释一段代码。

【例 2.2】(示例文件 ch02\2.2.html)

使用多行注释语句：

```html
<!DOCTYPE html>
<html><head></head>
<body>
<h1 id="myH1"></h1>
<p id="myP"></p>


<script type="text/javascript">
/*
下面的这些代码会输出
一个标题和一个段落
并将代表主页的开始
*/
document.getElementById("myH1").innerHTML="Welcome to my Homepage";
document.getElementById("myP").innerHTML="This is my first paragraph.";
</script>

<p><b>注释：</b>注释块不会被执行。</p>
</body>
</html>
```

在 IE 9.0 中的浏览效果如图 2-2 所示。可以看到代码中的注释不被执行。

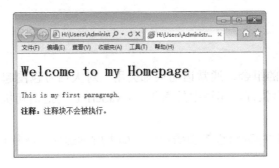

图 2-2　使用多行注释语句

2.1.6　语句

JavaScript 程序是语句的集合，一条 JavaScript 语句相当于英语中的一个完整句子。JavaScript 语句将表达式组合起来，完成一定的任务。一条语句由一个或多个表达式、关键字或运算符组合而成，语句之间用分号(;)隔开，即分号是 JavaScript 语句的结束符号。

下面给出 JavaScript 语句的分隔示例，其中一行就是一条 JavaScript 语句：

```
Name = "张三";              //将"张三"赋值给 name
Var today = new Date();     //将今天的日期赋值给 today
```

【例 2.3】(示例文件 ch02\2.3.html)

操作两个 HTML 元素：

```
<!DOCTYPE html>
<html><head></head>
<body>
<h1>我的网站</h1>
<p id="demo">一个段落.</p>
<div id="myDIV">一个 div 块.</div>
<script type="text/javascript">
  document.getElementById("demo").innerHTML="Hello JavaScript";
  document.getElementById("myDIV").innerHTML="How are you?";
</script>
</body>
</html>
```

在 IE 9.0 中的浏览效果如图 2-3 所示。

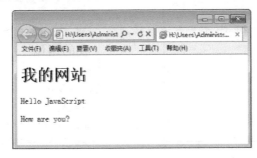

图 2-3　操作两个 HTML 元素

2.1.7　语句块

语句块是一些语句的组合，通常语句块都会用一对大括号包围起来。在调用语句块时，JavaScript 会按书写次序执行语句块中的语句。JavaScript 会把语句块中的语句看成是一个整体全部执行。

语句块通常用在函数中或流程控制语句中，如下所示的代码就包含一个语句块：

```
if (Fee < 2)
{
    Fee = 2;     //小于 2 元时，手续费为 2 元
}
```

语句块的作用是使语句序列一起执行。JavaScript 函数是将语句组合在块中的典型例子。

【例 2.4】(示例文件 ch02\2.4.html)

运行可操作两个 HTML 元素的函数：

```
<html><head></head>
<body>
<h1>我的网站</h1>
<p id="myPar">我是一个段落.</p>
<div id="myDiv">我是一个 div 块.</div>
<p>
<button type="button" onclick="myFunction()">点击这里</button>
</p>
<script type="text/javascript">
function myFunction()
{
  document.getElementById("myPar").innerHTML="Hello JavaScript";
  document.getElementById("myDiv").innerHTML="How are you?";
}
</script>
<p>当您点击上面的按钮时，两个元素会改变。</p>
</body>
</html>
```

在 IE 9.0 中浏览，效果如图 2-4 所示。单击其中的"点击这里"按钮，可以看到两个元素发生了变化，如图 2-5 所示。

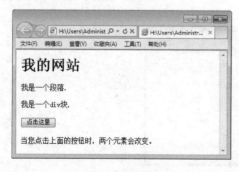

图 2-4　初始效果

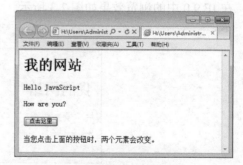

图 2-5　单击按钮后

2.2　JavaScript 的数据结构

每一种计算机编程语言都有自己的数据结构，JavaScript 脚本语言的数据结构包括标识符、常量、变量、关键字等。

2.2.1　标识符

用 JavaScript 编写程序时，很多地方都要求用户给定名称，例如，JavaScript 中的变量、函数等要素定义时都要求给定名称。可以将定义要素时使用的字符序列称为标识符。这些标识符必须遵循如下命名规则：

- 标识符只能由字母、数字或下划线和中文组成，而不能包含空格、标点符号、运算符等其他符号。
- 标识符的第一个字符必须是字母、下划线或者中文。
- 标识符不能与 JavaScript 中的关键字名称相同，即不能是 if、else 等。

例如，下面为合法的标识符：

```
UserName
Int2
_File_Open
Sex
```

又如，下面为不合法的标识符：

```
99BottlesofBeer
Namespace
It's-All-Over
```

2.2.2　关键字

关键字标识了 JavaScript 语句的开头或结尾。根据规定，关键字是保留的，不能用作变量名或函数名。JavaScript 中的关键字如表 2-1 所示。

表 2-1　JavaScript 中的关键字

break	case	catch	continue
default	delete	do	else
finally	for	function	if
in	instanceof	new	return
switch	this	throw	try
typeof	var	void	while
with			

JavaScript 关键字是不能作为变量名和函数名使用的。

2.2.3 保留字

保留字在某种意义上是为将来的关键字而保留的单词。因此保留字不能被用作变量名或函数名。

JavaScript 中的保留字如表 2-2 所示。

表 2-2　JavaScript 中的保留字

abstract	boolean	byte	char
class	const	debugger	double
enum	export	extends	final
float	goto	implements	import
int	interface	long	native
package	private	protected	public
short	static	super	synchronized
throws	transient	volatile	

 如果将保留字用作变量名或函数名，那么除非将来的浏览器实现了该保留字，否则很可能收不到任何错误消息。当浏览器将其实现后，该单词将被看作关键字，如此将出现关键字错误。

2.2.4 常量

简单地说，常量是字面变量，是固化在程序代码中的信息，常量的值从定义开始就是固定的。常量主要用于为程序提供固定和精确的值，如数值、字符串、逻辑值真(true)、逻辑值假(false)等都是常量。

常量通常使用 const 来声明。语法格式如下。

```
const 常量名:数据类型 = 值;
```

2.2.5 变量

变量，顾名思义，在程序运行过程中，其值可以改变。变量是存储信息的单元，它对应于某个内存空间，变量用于存储特定数据类型的数据，用变量名代表其存储空间。程序能在变量中存储值和取出值，可以把变量比作超市的货架(内存)，货架上摆放着商品(变量)，可以把商品从货架上取出来(读取)，也可以把商品放入货架(赋值)。

1. 变量的命名

实际上，变量的名称是一个标识符。在 JavaScript 中，用标识符来命名变量和函数，变量的名称可以是任意长度。创建变量名称时，应该遵循以下规则：

- 第一个字符必须是一个 ASCII 字符(大小写均可)或一个下划线(_)，但不能是文字。
- 后续的字符必须是字母、数字或下划线。
- 变量名称不能是 JavaScript 的保留字。
- JavaScript 的变量名是严格区分大小写的。例如，变量名称 myCounter 与变量名称 MyCounter 是不同的。

下面给出一些合法的变量命名示例：

```
 pagecount
Part9
Numer
```

下面给出一些错误的变量命名示例：

```
12balloon                 //不能以数字开头
Summary&Went              //“与”符号不能用在变量名称中
```

2. 变量的声明与赋值

JavaScript 是一种弱类型的程序设计语言，变量可以不声明直接使用。所谓声明变量，就是为变量指定一个名称。声明变量后，就可以把它用作存储单元。

JavaScript 中使用关键字“var”来声明变量，在这个关键字之后的字符串将代表一个变量名。声明格式为：

```
var 标识符;
```

例如，声明变量 username，用来表示用户名，代码如下：

```
var username;
```

另外，一个关键字 var 也可以同时声明多个变量名，多个变量名之间必须用逗号“,”分隔。例如，同时声明变量 username、pwd、age，分别表示用户名、密码和年龄，代码如下：

```
var username,pwd,age;
```

要给变量赋值，可以使用 JavaScript 中的赋值运算符，即等于号(=)。

声明变量名时可以同时赋值，例如，声明变量 username 并赋值为“张三”，代码如下：

```
var username = "张三";
```

声明变量之后，对变量赋值，或者对未声明的变量直接赋值。例如，声明变量 age，然后再为它赋值，以及直接对变量 count 赋值：

```
var age;          //声明变量
age = 18;         //对已声明的变量赋值
count = 4;        //对未声明的变量直接赋值
```

提示　　JavaScript 中的变量如果未初始化(赋值)，默认值为 undefind。

3. 变量的作用范围

所谓变量的作用范围，是指可以访问该变量的代码区域。JavaScript 中，变量按其作用范围分为全局变量和局部变量。

- 全局变量：可以在整个 HTML 文档范围内使用的变量，这种变量通常都是在函数体外定义的变量。
- 局部变量：只能在局部范围内使用的变量，这种变量通常都是在函数体内定义的变量，所以只能在函数体中有效。

提示　　省略关键字 var 声明的变量，无论是在函数体内还是函数体外，都是全局变量。

【例 2.5】(示例文件 ch02\2.5.html)

创建名为 carname 的变量，并向其赋值"Volvo"，然后把它放入 id="demo"的 HTML 段落中。代码如下：

```
<!DOCTYPE html>
<html><head></head>
<body>
 <p>点击这里来创建变量，并显示结果。</p>
 <button onclick="myFunction()">点击这里</button>
 <p id="demo"></p>
<script type="text/javascript">
function myFunction()
{
 var carname="Volvo";
 document.getElementById("demo").innerHTML=carname;
}
</script>
</body>
</html>
```

在 IE 9.0 中浏览的效果如图 2-6 所示。单击其中的"点击这里"按钮，可以看到元素发生了变化，如图 2-7 所示。

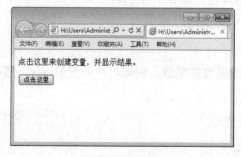

图 2-6　初始效果

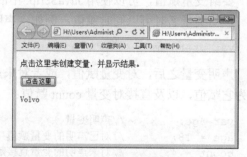

图 2-7　单击按钮后

提示 一个好的编程习惯是，在代码开始处，统一对需要的变量进行声明。

2.3 看透代码中的数据类型

每一种计算机语言除了有自己的数据结构外，还具有自己所支持的数据类型。在 JavaScript 脚本语言中，采用的是弱类型方式，即一个变量不必首先做声明，可以在使用或赋值时再确定其数据类型，当然也可以先声明该变量的类型。

2.3.1 typeof 运算符

typeof 运算符有一个参数，即要检查的变量或值。例如：

```
var sTemp = "test string";
alert(typeof sTemp);    //输出"string"
alert(typeof 86);    //输出"number"
```

对变量或值调用 typeof 运算符将返回下列值之一。

- undefined：如果变量是 Undefined 类型的。
- boolean：如果变量是 Boolean 类型的。
- number：如果变量是 Number 类型的。
- string：如果变量是 String 类型的。
- object：如果变量是一种引用类型或 Null 类型的。

【例 2.6】(示例文件 ch02\2.6.html)

typeof 运算符的使用：

```
<!DOCTYPE html>
<html><head></head>
<body>
<script type="text/javascript">
  typeof(1);
  typeof(NaN);
  typeof(Number.MIN_VALUE);
  typeof(Infinity);
  typeof("123");
  typeof(true);
  typeof(window);
  typeof(document);
  typeof(null);
  typeof(eval);
  typeof(Date);
  typeof(sss);
  typeof(undefined);
  document.write("typeof(1): "+typeof(1)+"<br>");
  document.write("typeof(NaN): "+typeof(NaN)+"<br>");
```

```
  document.write("typeof(Number.MIN VALUE): "
    + typeof(Number.MIN_VALUE)+"<br>")
  document.write("typeof(Infinity): "+typeof(Infinity)+"<br>")
  document.write("typeof(\"123\"): "+typeof("123")+"<br>")
  document.write("typeof(true): "+typeof(true)+"<br>")
  document.write("typeof(window): "+typeof(window)+"<br>")
  document.write("typeof(document): "+typeof(document)+"<br>")
  document.write("typeof(null): "+typeof(null)+"<br>")
  document.write("typeof(eval): "+typeof(eval)+"<br>")
  document.write("typeof(Date): "+typeof(Date)+"<br>")
  document.write("typeof(sss): "+typeof(sss)+"<br>")
  document.write("typeof(undefined): "+typeof(undefined)+"<br>")
</script>
</body>
</html>
```

在 IE 9.0 中浏览，效果如图 2-8 所示。

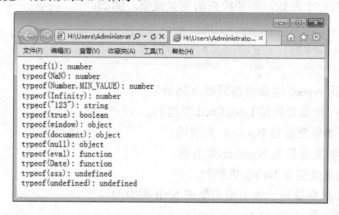

图 2-8　程序运行结果

2.3.2　Undefined 类型

Undefined 是未定义类型的变量，表示变量还没有赋值，如 var a;，或者赋予一个不存在的属性值，例如 var a = String.notProperty;。

此外，JavaScript 中有一种特殊类型的常量 NaN，表示"非数字"，当在程序中由于某种原因发生计算错误后，将产生一个没有意义的值，此时 JavaScript 返回的就是 NaN。

【例 2.7】(示例文件 ch02\2.7.html)

使用 Undefined：

```
<!DOCTYPE html>
<html><head></head>
<body>
<script type="text/javascript">
  var person;
  document.write(person + "<br />");
</script>
</body>
</html>
```

在 IE 9.0 中的浏览效果如图 2-9 所示。

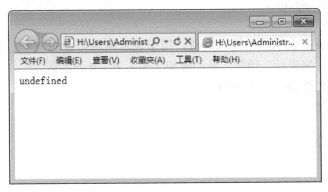

图 2-9　使用 Undefined 的变量

2.3.3　Null 类型

JavaScript 中的关键字 null 是一个特殊的值，表示空值，用于定义空的或不存在的引用。不过，null 不等同于空的字符串或 0。由此可见，null 与 undefined 的区别是：null 表示一个变量被赋予了一个空值，而 undefined 则表示该变量还未被赋值。

【例 2.8】(示例文件 ch02\2.8.html)

使用 null：

```html
<!DOCTYPE html>
<html><head></head>
<body>
<script type="text/javascript">
  var person;
  document.write(person + "<br />");
  var car = null;
  document.write(car + "<br />");
</script>
</body>
</html>
```

在 IE 9.0 中的浏览效果如图 2-10 所示。

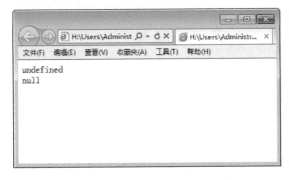

图 2-10　使用被赋予了一个空值的变量

2.3.4 Boolean 类型

布尔类型 Boolean 表示一个逻辑数值，用于表示两种可能的情况。逻辑真，用 true 表示；逻辑假，用 false 来表示。通常，我们使用 1 表示真，0 表示假。

【例 2.9】(示例文件 ch02\2.9.html)

使用 Boolean 类型：

```
<!DOCTYPE html>
<html><head></head>
<body>
<script type="text/javascript">
  var b1 = Boolean("");  //返回 false，空字符串
  var b2 = Boolean("s");  //返回 true，非空字符串
  var b3 = Boolean(0);  //返回 false，数字 0
  var b4 = Boolean(1);  //返回 true，非 0 数字
  var b5 = Boolean(-1);  //返回 true，非 0 数字
  var b6 = Boolean(null);  //返回 false
  var b7 = Boolean(undefined);  //返回 false
  var b8 = Boolean(new Object());  //返回 true，对象
  document.write(b1 + "<br>")
  document.write(b2 + "<br>")
  document.write(b3 + "<br>")
  document.write(b4 + "<br>")
  document.write(b5 + "<br>")
  document.write(b6 + "<br>")
  document.write(b7 + "<br>")
  document.write(b8 + "<br>")
</script>
</body>
</html>
```

在 IE 9.0 中的浏览效果如图 2-11 所示。

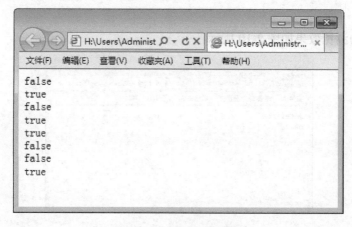

图 2-11　程序运行结果

2.3.5　Number 类型

JavaScript 的数值类型可以分为 4 类，即整数、浮点数、内部常量和特殊值。整数可以为正数、0 或者负数；浮点数可以包含小数点、也可以包含一个"e"(大小写均可，在科学记数法中表示"10 的幂")，或者同时包含这两项。整数可以以 10(十进制)、8(八进制)和 16(十六进制)作为基数来表示。

【例 2.10】(示例文件 ch02\2.10.html)

输出数值：

```html
<!DOCTYPE html>
<html><head></head>
<body>
<script type="text/javascript">
  var x1 = 36.00;
  var x2 = 36;
  var y = 123e5;
  var z = 123e-5;
  document.write(x1 + "<br />")
  document.write(x2 + "<br />")
  document.write(y + "<br />")
  document.write(z + "<br />")
</script>
</body>
</html>
```

在 IE 9.0 中的浏览效果如图 2-12 所示。

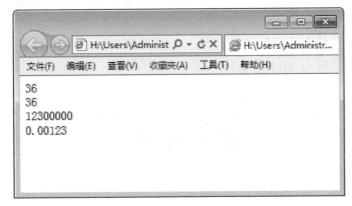

图 2-12　输出数值

2.3.6　String 类型

字符串是用一对单引号(')或双引号("")和引号中的内容构成的。字符串也是 JavaScript 中的一种对象，有专门的属性。引号中间的部分可以是任意多的字符，如果没有，则是一个空字符串。

如果要在字符串中使用双引号，则应该将其包含在使用单引号的字符串中，使用单引号时则反之。

【例 2.11】 (示例文件 ch02\2.11.html)

输出字符串：

```html
<!DOCTYPE html>
<html><head></head>
<body>
<script type="text/javascript">
  var string1 = "Bill Gates";
  var string2 = 'Bill Gates';
  var string3 = "Nice to meet you!";
  var string4 = "He is called 'Bill'";
  var string5 = 'He is called "Bill"';
  document.write(string1 + "<br>")
  document.write(string2 + "<br>")
  document.write(string3 + "<br>")
  document.write(string4 + "<br>")
  document.write(string5 + "<br>")
</script>
</body>
</html>
```

在 IE 9.0 中的浏览效果如图 2-13 所示。

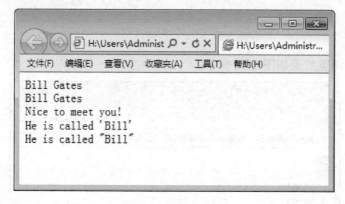

图 2-13　输出字符串

2.3.7　Object 类型

前面介绍的 5 种数据类型是 JavaScript 的原始数据类型，而 Object 是对象类型。该数据类型中包括 Object、Function、String、Number、Boolean、Array、Regexp、Date、Global、Math、Error，以及宿主环境提供的 object 类型。

【例 2.12】 (示例文件 ch02\2.12.html)

Object 数据类型的使用：

```html
<!DOCTYPE html>
```

```
<html><head></head>
<body>
<script type="text/javascript">
 person = new Object();
 person.firstname = "Bill";
 person.lastname = "Gates";
 person.age = 56;
 person.eyecolor = "blue";
 document.write(person.firstname + " is " + person.age + " years old.");
</script>
</body>
</html>
```

在 IE 9.0 中的浏览效果如图 2-14 所示。

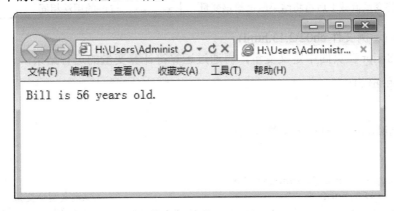

图 2-14 使用 Object 数据类型

2.4 明白数据间的计算法则——运算符

在 JavaScript 程序中，要完成各种各样的运算，是离不开运算符的。运算符用于将一个或几个值进行运算，而得出所需要的结果值。在 JavaScript 中，按运算符类型，可以分为算术运算符、比较运算符、赋值运算符、逻辑运算符和条件运算符等。

2.4.1 算术运算符

算术运算符是最简单、最常用的运算符，所以有时也称为简单运算符，可以使用算术运算符进行通用的数学计算。

JavaScript 语言中提供的算术运算符有+、-、*、/、%、++、--七种。分别表示加、减、乘、除、求余数、自增和自减。其中+、-、*、/、%五种为二元运算符，表示对运算符左右两边的操作数做算术运算，其运算规则与数学中的运算规则相同，即先乘除后加减。而++、--两种运算符都是一元运算符，其结合性为自右向左，在默认情况下表示对运算符右边的变量的值增 1 或减 1，而且它们的优先级比其他算术运算符的优先级高。

算术运算符的说明和示例如表 2-3 所示。

表 2-3　算术运算符

运 算 符	说 明	示 例
+	加法运算符，用于实现对两个数字进行求和	x+100、100+1000、+100
-	减法运算符或负值运算符	100-60、-100
*	乘法运算符	100*6
/	除法运算符	100/50
%	求模运算符，也就是算术中的求余	100%30
++	将变量值加1后再将结果赋值给该变量	x++：在参与其他运算之前先将自己加1后，再用新的值参与其他运算 ++x：先用原值运算后，再将自己加1
--	将变量值减1后再将结果赋值给该变量	x--、--x，与++的用法相同

【例 2.13】(示例文件 ch02\2.13.html)

通过 JavaScript 在页面中定义变量，再通过运算符计算变量的运行结果：

```
<!DOCTYPE html>
<html>
<head>
<title>运用 JavaScript 运算符</title>
</head>
<body>
<script type="text/javascript">
  var num1=120,num2 = 25;                          //定义两个变量
  document.write("120+25="+(num1+num2)+"<br>");    //计算两个变量的和
  document.write("120-25="+(num1-num2)+"<br>");    //计算两个变量的差
  document.write("120*25="+(num1*num2)+"<br>");    //计算两个变量的积
  document.write("120/25="+(num1/num2)+"<br>");    //计算两个变量的商
  document.write("(120++)="+(num1++)+"<br>");      //自增运算
  document.write("++120="+(++num1)+"<br>");
</script>
</body>
</html>
```

在 IE 9.0 中的浏览效果如图 2-15 所示。

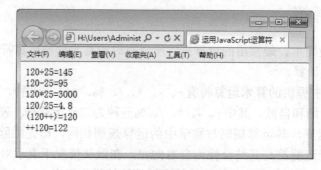

图 2-15　使用算术运算符

2.4.2 比较运算符

比较运算符用于对运算符的两个表达式进行比较，然后根据比较结果返回布尔类型的值 true 或 false。

在表 2-4 中列出了 JavaScript 支持的比较运算符。

表 2-4　比较运算符

运 算 符	说　明	示　例
==	判断左右两边表达式是否相等，当左边表达式等于右边表达式时返回 true，否则返回 false	Number == 100 Number1 == Number2
!=	判断左边表达式是否不等于右边表达式，当左边表达式不等于右边表达式时返回 true，否则返回 false	Number != 100 Number1 != Number2
>	判断左边表达式是否大于右边表达式，当左边表达式大于右边表达式时返回 true，否则返回 false	Number > 100 Number1 > Number2
>=	判断左边表达式是否大于等于右边表达式，当左边表达式大于等于右边表达式时返回 true，否则返回 false	Number >= 100 Number1 >= Number2
<	判断左边表达式是否小于右边表达式，当左边表达式小于右边表达式时返回 true，否则返回 false	Number < 100 Number1 < Number2
<=	判断左边表达式是否小于等于右边表达式，当左边表达式小于等于右边表达式时返回 true，否则返回 false	Number <= 100 Number <= Number2

【例 2.14】(示例文件 ch02\2.14.html)

使用比较运算符比较两个数值的大小：

```html
<!DOCTYPE html>
<html>
<head>
<title>比较运算符的使用</title>
</head>
<body>
<script type="text/javascript">
  var age = 25;                                          //定义变量
  document.write("age 变量的值为: "+age+"<br>");          //输出变量值
  document.write("age>=20: "+(age>=20)+"<br>");          //实现变量值比较
  document.write("age<20: "+(age<20)+"<br>");
  document.write("age!=20: "+(age!=20)+"<br>");
  document.write("age>20: "+(age>20)+"<br>");
</script>
</body>
</html>
```

在 IE 9.0 中的浏览效果如图 2-16 所示。

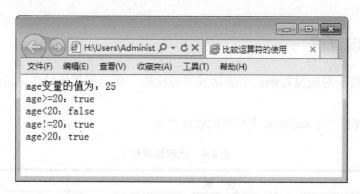

图 2-16　程序运行结果

2.4.3　位运算符

任何信息在计算机中都是以二进制的形式保存的。位运算符就是对数据按二进制位进行运算的运算符。JavaScript 语言中的位运算符有：&与、|或、^异或、~取补、<<左移、>>右移(见表 2-5)。其中，取补运算符为一元运算符，而其他的位运算符都是二元运算符。这些运算都不会产生溢出。位运算符的操作数为整型或者是可以转换为整型的任何其他类型。

表 2-5　位运算符

运 算 符	描 述
&	与运算。操作数中的两个位都为 1，结果为 1，两个位中有一个为 0，结果为 0
|	或运算。操作数中的两个位都为 0，结果为 0，否则，结果为 1
^	异或运算。两个操作位相同时，结果为 0，不相同时，结果为 1
~	取补运算。操作数的各个位取反，即 1 变为 0，0 变为 1
<<	左移位。操作数按位左移，高位被丢弃，低位顺序补 0
>>	右移位。操作数按位右移，低位被丢弃，其他各位顺序依次右移

【例 2.15】(示例文件 ch02\2.15.html)

输出十进制数 18 对应的二进制数：

```
<!DOCTYPE html>
<html><head></head>
<body>
<h1>输出十进制 18 的二进制数</h1>
<script type="text/javascript">
    var iNum = 18;
    alert(iNum.toString(2));
</script>
</body>
</html>
```

在 IE 9.0 中的浏览效果如图 2-17 所示。18 的二进制数只用了前 5 位，它们是这个数字的有效位。把数字转换成二进制字符串，就能看到有效位。这段代码只输出"10010"，而不是

18 的 32 位表示。这是因为其他的数位并不重要，仅使用前 5 位即可确定这个十进制数值。

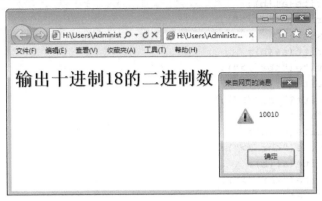

图 2-17 输出十进制数 18 的二进制数

2.4.4 逻辑运算符

逻辑运算符通常用于执行布尔运算，它们常与比较运算符一起使用，来表示复杂比较运算，这些运算涉及的变量通常不止一个，而且常用于 if、while 和 for 语句中。

表 2-6 列出了 JavaScript 支持的逻辑运算符。

表 2-6 逻辑运算符

运 算 符	说 明	示 例
&&	逻辑与。若两边表达式的值都为 true，则返回 true；任意一个值为 false，则返回 false	100>60 &&100<200 返回 true 100>50&&10>100 返回 false
||	逻辑或。只有表达式的值都为 false 时，才返回 false	100>60||10>100 返回 true 100>600||50>60 返回 false
!	逻辑非。若表达式的值为 true，则返回 false，否则返回 true	!(100>60) 返回 false !(100>600) 返回 true

【例 2.16】(示例文件 ch02\2.16.html)

逻辑运算符的使用：

```
<!DOCTYPE html>
<html><head></head>
<body>
<h1>逻辑运算符的使用</h1>
<script type="text/javascript">
  var a=true,b=false;
  document.write(!a);
  document.write("<br />");
  document.write(!b);
  document.write("<br />");
  a=true,b=true;
  document.write(a&&b);
```

```
    document.write("<br />");
    document.write(a||b);
    document.write("<br />");
    a=true,b=false;
    document.write(a&&b);
    document.write("<br />");
    document.write(a||b);
    document.write("<br />");
    a=false,b=false;
    document.write(a&&b);
    document.write("<br />");
    document.write(a||b);
    document.write("<br />");
    a=false,b=true;
    document.write(a&&b);
    document.write("<br />");
    document.write(a||b);
</script>
</body>
</html>
```

在 IE 9.0 中的浏览效果如图 2-18 所示。

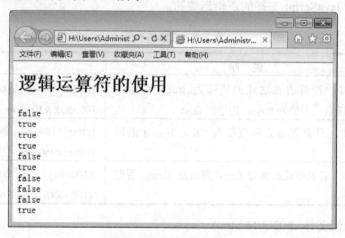

图 2-18　逻辑运算符的使用

从运行结果可以看出逻辑运算的规律。具体如下：

● true 的!为 false，false 的!为 true。
● a&&b——a、b 全为 true 时表达式为 true，否则表达式为 false。
● a||b——a、b 全为 false 时表达式为 false，否则表达式为 true。

2.4.5　条件运算符

除了上面介绍的常用运算符外，JavaScript 还支持条件表达式运算符"？:"，这个运算符是个三元运算符，它有三个部分：一个计算值的条件和两个根据条件返回的真假值。

格式如下所示：

条件？ 表示式 1 ： 表达式 2

在使用条件运算符时，如果条件为真，则表达式使用表达式 1 的值，否则使用表达式 2 的值。示例如下：

(x>y)? 100*3 : 11

这里，如果 x 的值大于 y 值，则表达式的值为 300；否则 x 的值小于或等于 y 值时，表达式的值为 11。

【例 2.17】(示例文件 ch02\2.17.html)

使用条件运算符：

```
<!DOCTYPE html>
<html><head></head>
<body>
<h1>条件运算符的使用</h1>
<script type="text/javascript">
    var a = 3;
    var b = 5;
    var c = b - a;
    document.write(c+"<br>");
    if(a>b)
    { document.write("a 大于 b<br>");}
    else
    { document.write("a 小于 b<br>");}
    document.write(a>b? "2" : "3");
</script>
</body>
</html>
```

上面的代码创建了两个变量 a 和 b，变量 c 的值是 b 和 a 的差。下面使用 if 语句判断 a 和 b 的大小，并输出结果。最后使用了一个三元运算符，如果 a>b，则输出 2，否则输出 3。
表示在网页中换行，"+"是一个连接字符串。

在 IE 9.0 中的浏览效果如图 2-19 所示，即网页中输出了 JavaScript 语句的执行结果。

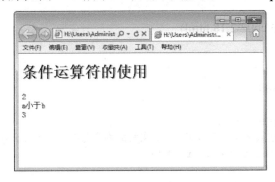

图 2-19　条件运算符的使用

2.4.6　赋值运算符

赋值就是把一个数据赋值给一个变量。例如，myName="张三";的作用是执行一次赋值操作，把常量"张三"赋值给变量 myName。赋值运算符为二元运算符，要求运算符两侧的操作数类型必须一致。

JavaScript 中提供有简单赋值运算符和复合赋值运算符两种，如表 2-7 所示。

表 2-7　赋值运算符

运 算 符	说　明	示　例
=	将右边表达式的值赋值给左边的变量	Username="Bill"
+=	将运算符左边的变量加上右边表达式的值赋值给左边的变量	a+=b　//相当于 a=a+b
-=	将运算符左边的变量减去右边表达式的值赋值给左边的变量	a-=b　//相当于 a=a-b
*=	将运算符左边的变量乘以右边表达式的值赋值给左边的变量	a*=b　//相当于 a=a*b
/=	将运算符左边的变量除以右边表达式的值赋值给左边的变量	a/=b　//相当于 a=a/b
%=	将运算符左边的变量用右边表达式的值求模，并将结果赋给左边的变量	a%=b　//相当于 a=a%b
&=	将运算符左边的变量与右边表达式的变量进行逻辑与运算，将结果赋给左边的变量	a&=b　//相当于 a=a&b
|=	将运算符左边的变量与右边表达式的变量进行逻辑或运算，将结果赋给左边的变量	a|=b　//相当于 a=a||b
^=	将运算符左边的变量与右边表达式的变量进行逻辑异或运算，将结果赋给左边的变量	a^=b　//相当于 a=a^b

提示

在书写复合赋值运算符时，两个符号之间一定不能有空格，否则将会出错。

【例 2.18】(示例文件 ch02\2.18.html)

赋值运算符的使用：

```html
<!DOCTYPE html>
<html><head></head>
<body>
  <h3>赋值运算符的使用规则</h3>
  <p><strong>如果把数字与字符串相加，结果将成为字符串。</strong></p>
    <script type="text/javascript">
      x=5+5;
      document.write(x);
      document.write("<br />");
      x="5"+"5";
```

```
    document.write(x);
    document.write("<br />");
    x=5+"5";
    document.write(x);
    document.write("<br />");
    x="5"+5;
    document.write(x);
    document.write("<br />");
    </script>
</body>
</html>
```

在 IE 9.0 中的浏览效果如图 2-20 所示。

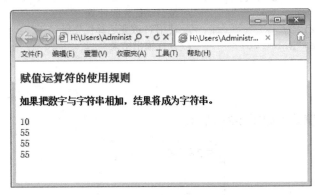

图 2-20　赋值运算符的使用

2.4.7　运算符的优先级

运算符的种类非常多，通常不同的运算符又构成了不同的表达式，甚至一个表达中又包含有多种运算符，因此它们的运算方法应该有一定的规律性。JavaScript 语言规定了各类运算符的运算级别及结合性等，见表 2-8。

表 2-8　运算符的优先级

优先级(1 最高)	说　　明	运　算　符	结　合　性
1	括号	( )	从左到右
2	自加/自减运算符	++　--	从右到左
3	乘法运算符、除法运算符、取模运算符	*　/　%	从左到右
4	加法运算符、减法运算符	+　-	从左到右
5	小于、小于等于、大于、大于等于	<　<=　>　>=	从左到右
6	等于、不等于	==　!=	从左到右
7	逻辑与	&&	从左到右
8	逻辑或	||	从左到右
9	赋值运算符和快捷运算符	=　+=　*=　/=　%=　-=	从右到左

建议在写表达式的时候，如果无法确定运算符的有效顺序，则尽量采用括号来保证运算的顺序，这样也使得程序一目了然，而且自己在编程时能够思路清晰。

【例2.19】(示例文件 ch02\2.19.html)

演示使用运算符的优先级：

```
<!DOCTYPE html>
<html>
<head>
<title>运算符的优先级</title>
</head>
<body>
<script language="javascript">
  var a = 1+2*3;                //按自动优先级计算
  var b = (1+2)*3;              //使用()改变运算优先级
  alert("a="+a+"\nb="+b);       //分行输出结果
</script>
</body>
</html>
```

在 IE 9.0 中的浏览效果如图 2-21 所示。

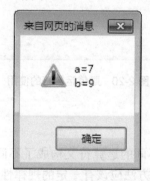

图 2-21　演示使用运算符的优先级

2.5　JavaScript 的表达式

表达式是一个语句的集合，像一个组一样，计算结果是单一值，然后该结果被 JavaScript 归入下列数据类型之一：布尔、数值、字符串、对象等。

一个表达式本身可以是一个数值或者变量，或者它可以包含许多连接在一起的变量关键字以及运算符。

例如，表达式 x/y，若分别使自由变量 x 和 y 的值为 10 和 5，其输出为数值 2；但在 y 值为 0 时则没有定义。一个表达式的赋值和运算符的定义以及数值的定义域是有关联的。

2.5.1　赋值表达式

在 JavaScript 中，赋值表达式的一般语法形式为"变量 赋值运算符 表达式"，在计算过程中是按照自右而左结合的。其中有简单的赋值表达式，如 i=1；也有定义变量时，给变量赋初始值的赋值表达式，如 var str = "Happy World！"；还有使用比较复杂的赋值运算符连接的赋值表达式，如 k+=18。

【例 2.20】(示例文件 ch02\2.20.html)

赋值表达式的用法：

```html
<!DOCTYPE html>
<html>
<head>
<title>赋值表达式</title>
</head>
<body>
 <script language="javascript">
 <!--
    var x = 15;
    document.write("<p>目前变量 x 的值为：x="+ x);
    x+=x-=x*x;
    document.write("<p>执行语句"x+=x-=x*x"后，变量 x 的值为：x=" + x);
    var y = 15;
    document.write("<p>目前变量 y 的值为：y="+ y);
    y+=(y-=y*y);
    document.write("<p>执行语句"y+=(y-=y*y)"后，变量 y 的值为：y=" + y);
 //-->
 </script>
</body>
</html>
```

在上述代码中，表达式 x+=x-=x*x 的运算流程如下：先计算 x=x-(x*x)，得到 x=-210，再计算 x=x+(x-=x*x)，得到 x=-195。同理，表达式"y+=(y-=y*y)"的结果为 x=-195，如图 2-22 所示。

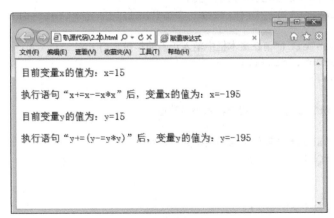

图 2-22 运行结果

 　　　　由于运算符的优先级规定较多并且容易混淆，为提高程序的可读性，在使用多操作符的运算时，应该尽量使用括号"( )"来保证程序的正常运行。

2.5.2 算术表达式

算术表达式就是用算术运算符连接的 JavaScript 语句元素。如"i+j+k、20-x、a*b、j/k、sum%2"等即为合法的算术运算符的表达式。

算术运算符的两边必须都是数值，若在"+"运算中存在字符或字符串，则该表达式将是字符串表达式，因为 JavaScript 会自动地将数值型数据转换成字符串型数据。例如，下面的表达式将被看作是字符串表达式：

```
"好好学习" + i + "天天向上" + j
```

2.5.3 布尔表达式

布尔表达式一般用来判断某个条件或者表达式是否成立，其结果只能为 true 或 false。

【例 2.21】(示例文件 ch02\2.21.html)

布尔表达式的用法：

```
<!DOCTYPE html>
<html>
<head>
<title>布尔表达式</title>
</head>
<body>
<script language="javascript" type="text/javaScript">
<!--
function checkYear()
{
  var txtYearObj = document.all.txtYear; //文本框对象
  var txtYear = txtYearObj.value;
  if((txtYear==null) || (txtYear.length<1) || (txtYear<0))  //文本框值为空
  {
      window.alert("请在文本框中输入正确的年份！");
      txtYearObj.focus();
      return;
  }
  if(isNaN(txtYear))   //用户输入不是数值
  {
      window.alert("年份必须为整型数字！");
      txtYearObj.focus();
      return;
  }
  if(isLeapYear(txtYear))
      window.alert(txtYear + "年是闰年！");
  else
      window.alert(txtYear + "年不是闰年！");
}
function isLeapYear(yearVal)   //判断是否闰年
```

```
{
    if((yearVal%100==0) && (yearVal%400==0))
        return true;
    if(yearVal%4 == 0) return true;
    return false;
}
//-->
</script>
<form action="#" name="frmYear">
请输入当前年份:
    <input type="text" name="txtYear">
    <p>请单击按钮以判断是否为闰年:
    <input type="button" value="按钮" onclick="checkYear()">
</form>
</body>
</html>
```

在代码中多次使用布尔表达式进行数值的判断。运行该段代码,在显示的文本框中输入"2010",单击"确定"按钮后,系统先判断文本框是否为空,再判断文本框输入的数值是否合法,最后判断其是否为闰年,并弹出相应的提示框,如图 2-23 所示。

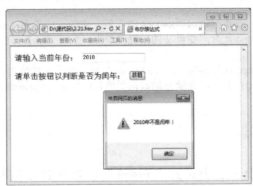

图 2-23 输入"2010"的运行结果

同理,如果输入值为"2012",具体的显示效果则如图 2-24 所示。

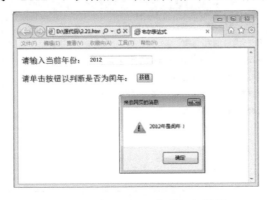

图 2-24 输入"2010"的运行结果

47

2.5.4　字符串表达式

字符串表达式是操作字符串的 JavaScript 语句。JavaScript 的字符串表达式只能使用 "+" 与 "+=" 两个字符串运算符。如果在同一个表达式中既有数值又有字符串，同时还没有将字符串转换成数值的方法，则返回值一定是字符串型。

【例 2.22】(示例文件 ch02\2.22.html)

字符串表达式的用法：

```html
<!DOCTYPE html>
<html>
<head>
<title>字符串表达式</title>
</head>
<body>
<script language="javascript">
<!-
 var x=10;
 document.write("<p>目前变量 x 的值为：x=" + x);
 x=1+4+8;
 document.write("<p>执行语句"x=1+4+8"后，变量 x 的值为：x=" + x);
 document.write("<p>此时，变量 x 的数据类型为：" + (typeof x));
 x=1+4+'8';
 document.write("<p>执行语句"x=1+4+'8'"后，变量 x 的值为：x=" + x);
 document.write("<p>此时，变量 x 的数据类型为：" + (typeof x));
//-->
</script>
</body>
</html>
```

运行上述代码，对于一般表达式 "1+4+8"，将三者相加的和为 13；而在表达式 "1+4+'8'" 中，表达式按照从左至右的运算顺序，先计算数值 1、4 的和，结果为 5；再把和转换成字符串型，与最后的字符串连接；得到的结果是字符串 "58"，如图 2-25 所示。

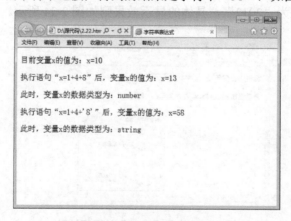

图 2-25　使用字符串表达式

2.5.5 类型转换

相对于强类型语言，JavaScript 的变量没有预定类型，其类型相应于包含值的类型。当对不同类型的值进行运算时，JavaScript 解释器将自动把数据类型之一改变(强制转换)为另一种数据类型，再执行相应的运算。除自动类型转换外，为避免自动转换或不转换产生的不良后果，有时需要手动进行显式的类型转换，此时可利用 JavaScript 中提供的进行类型转换的工具，如 parseInt()方法和 parseFloat()方法等。

【例 2.23】(示例文件 ch02\2.23.html)

字符串型转换为逻辑型数据：

```
<!DOCTYPE html>
<html>
<head>
<title>类型转换</title>
</head>
<body>
<script language="javascript">
<!--
var x = "happy";  // x值为非空字符串
if (x)
{
    alert("字符串型变量 x 转换为逻辑型后，结果为 true");
}
else
{
    alert("字符串型变量 x 转换为逻辑型后，结果为 false");
}
//-->
</script>
</body>
</html>
```

代码的运行结果如图 2-26 所示。对于非空字符串变量 x，按照数据类型转换规则，自动转换为逻辑型后的结果为 true。

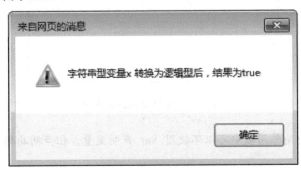

图 2-26　程序运行结果

2.6 实战演练——局部变量和全局变量的优先级

在函数内部，局部变量的优先级高于同名的全局变量。也就是说，如果存在与全局变量名称相同的局部变量，或者在函数内部声明了与全局变量同名的参数，则该全局变量将不再起作用。

【例2.24】(示例文件 ch02\2.24.html)

变量的优先级：

```
<!DOCTYPE html>
<html>
<head><title>变量的优先级</title></head>
<body>
<script language="javascript">
<!--
  var scope = "全局变量"; //声明一个全局变量
  function checkscope()
  {
    var scope = "局部变量"; //声明一个同名的局部变量
    document.write(scope); //使用的是局部变量，而不是全局变量
  }
  checkscope(); //调用函数，输出结果
//-->
</script>
</body>
</html>
```

在 IE 9.0 中的浏览效果如图 2-27 所示。将输出"局部变量"。

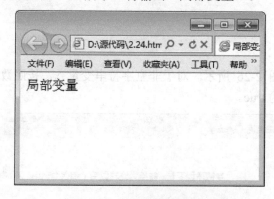

图 2-27　使用变量的优先级

虽然在全局作用域中可以不使用 var 声明变量，但声明局部变量时，一定要使用 var 语句。

JavaScript 没有块级作用域，函数中的所有变量无论是在哪里声明的，在整个函数中都有

意义。

【例 2.25】 (示例文件 ch02\2.25.html)

JavaScript 无块级作用域：

```
<!DOCTYPE html>
<html>
<head><title>变量的优先级</title></head>
<body>
<script language="javascript">
<!--
   var scope = "全局变量"; //声明一个全局变量
   function checkscope()
   {
      alert(scope); //调用局部变量，将显示"undefined"而不是"局部变量"
      var scope = "局部变量"; //声明一个同名的局部变量
      alert(scope); //使用的是局部变量，将显示"局部变量"
   }
   checkscope(); //调用函数，输出结果
//-->
</script>
</body>
</html>
```

程序运行结果如图 2-28 所示。单击"确定"按钮，弹出的结果如图 2-29 所示。

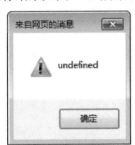

图 2-28　程序运行结果

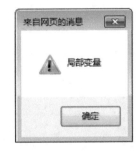

图 2-29　弹出的结果

本例中，用户可能认为因为声明局部变量的 var 语句还没有执行而调用全局变量 scope，但由于"无块级作用域"的限制，局部变量在整个函数体内是有定义的。这就意味着在整个函数体中都隐藏了同名的全局变量，因此，输出的并不是"全局变量"。虽然局部变量在整个函数体中是都是有定义的，但在执行 var 语句之前不会被初始化。

2.7　疑　难　解　惑

疑问 1：变量名有哪些命名规则？

变量名以字母、下划线或美元符号($)开头。例如，txtName 与_txtName 都是合法的变量名，而 1txtName 和&txtName 都是非法的变量名。变量名只能由字母、数字、下划线和美元

符号($)组成，其中不能包含标点和运算符，不能用汉字做变量名。例如，txt%Name、名称文本、txt-Name 都是非法变量名。不能用 JavaScript 保留字作为变量名。例如，var、enum、const 都是非法变量名。JavaScript 对大小写敏感。例如，变量 txtName 与 txtname 是两个不同的变量，两个变量不能混用。

疑问 2：声明变量时需要遵循哪几种规则？

可以使用一个关键字 var 同时声明多个变量，如语句"var x,y;"就同时声明了 x 和 y 两个变量。可以在声明变量的同时对其赋值(称为初始化)，例如"var president="henan"; var x=5, y=12;"声明了 3 个变量 president、x 和 y，并分别对其进行了初始化。如果出现重复声明的变量，且该变量已有一个初始值，则此时的声明相当于对变量的重新赋值。如果只是声明了变量，并未对其赋值，其值默认为 undefined。var 语句可以用作 for 循环和 for/in 循环的一部分，这样可使得循环变量的声明成为循环语法自身的一部分，使用起来较为方便。

疑问 3：比较运算符"=="与赋值运算符"="的不同之处是什么？

在各种运算符中，比较运算符 "==" 与赋值运算符 "=" 完全不同，运算符 "=" 是用于给操作数赋值的；而运算符 "==" 则是用于比较两个操作数的值是否相等的。如果在需要比较两个表达式的值是否相等的情况时错误地使用了赋值运算符 "="，则会将右操作数的值赋给左操作数。

第 3 章
程序控制结构
和语句

JavaScript 编程中对程序流程的控制主要是通过条件判断、循环控制语句及 continue、break 来完成的，其中条件判断按预先设定的条件执行程序，它包括 if 语句和 switch 语句；而循环控制语句则可以重复完成任务，它包括 while 语句、do-while 语句及 for 语句。本章将主要讲述 JavaScript 的程序控制结构和相关的语句。

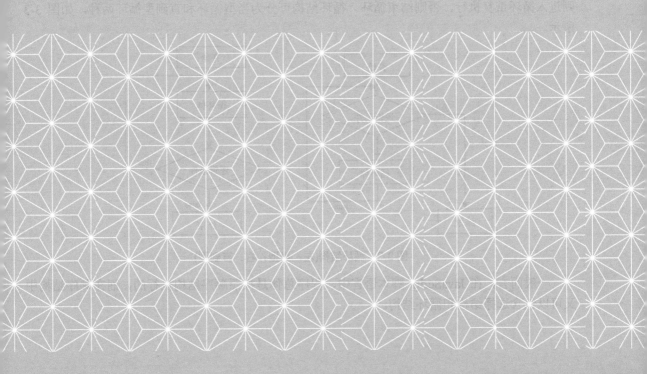

3.1　基本处理流程

对数据结构的处理流程，称为基本处理流程。在 JavaScript 中，基本的处理流程包含三种结构，即顺序结构、选择结构和循环结构。顺序结构是 JavaScript 脚本程序中最基本的结构，它按照语句出现的先后顺序依次执行，如图 3-1 所示。

选择结构按照给定的逻辑条件来决定执行顺序，有单向选择、双向选择和多向选择之分，但程序在执行过程中都只执行其中一条分支。单向选择和双向选择结构如图 3-2 所示。

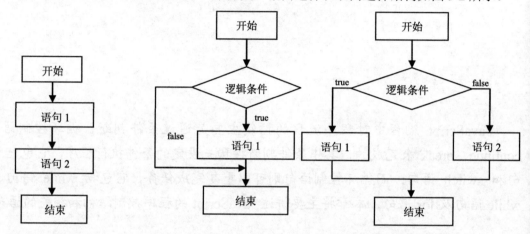

图 3-1　顺序结构　　　　　　图 3-2　单向选择和双向选择结构

循环结构即根据代码的逻辑条件来判断是否重复执行某一段程序，若逻辑条件为 true，则进入循环重复执行，否则结束循环。循环结构可分为当型循环和直到型循环两种，如图 3-3 所示。

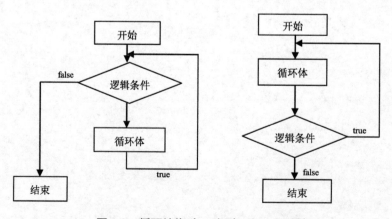

图 3-3　循环结构(左：当型；右：直到型)

一般而言，在 JavaScript 脚本语言中，程序总体是按照顺序结构执行的，而在顺序结构中又可以包含选择结构和循环结构。

3.2 赋值语句

赋值语句是 JavaScript 程序中最常用的语句，在程序中，往往需要大量的变量来存储程序中用到的数据，所以用来对变量进行赋值的赋值语句也会在程序中大量出现。赋值语句的语法格式如下：

变量名 = 表达式；

当使用关键字 var 声明变量时，可以同时使用赋值语句对声明的变量进行赋值。

例如，声明一些变量，并分别给这些变量赋值，代码如下：

```
var username = "Rose";
var bue = true;
var variable = "开怀大笑，益寿延年";
```

3.3 条件判断语句

条件判断语句就是对语句中不同条件的值进行判断，进而根据不同的条件执行不同的语句。条件判断语句主要包括两大类，分别是 if 判断语句和 switch 多分支语句。

3.3.1 if 语句

if 语句是使用是最为普遍的条件选择语句，每一种编程语言都有一种或多种形式的 if 语句，在编程中它是经常被用到的。

if 语句的格式如下：

```
if(条件语句)
{
    执行语句；
}
```

其中的"条件语句"可以是任何一种逻辑表达式，如果"条件语句"的返回结果为 true，则程序先执行后面大括号{}中的"执行语句"，然后接着执行它后面的其他语句。如果"条件语句"的返回结果为 false，则程序跳过"条件语句"后面的"执行语句"，直接去执行程序后面的其他语句。大括号的作用就是将多条语句组合成一个复合语句，作为一个整体来处理，如果大括号中只有一条语句，这对大括号就可以省略。

【例 3.1】(示例文件 ch03\3.1.html)

if 语句的使用：

```
<!DOCTYPE html>
<html>
<body>
<p>如果时间早于 20:00，会获得问候"Good day"。</p>
```

```
<button onclick="myFunction()">点击这里</button>
<p id="demo"></p>
<script type="text/javascript">
  function myFunction()
  {
    var x = "";
    var time = new Date().getHours();
    if (time<20)
    {
      x = "Good day";
    }
    document.getElementById("demo").innerHTML = x;
  }
</script>
</body>
</html>
```

在 IE 9.0 中的浏览效果如图 3-4 所示。单击页面中的"**点击这里**"按钮，可以看到按钮下方显示出"**Good day**"问候语，如图 3-5 所示

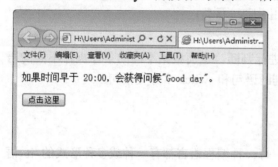

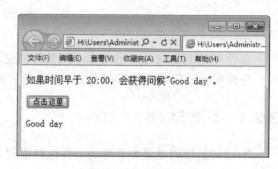

图 3-4 初始效果   图 3-5 单击按钮之后

请使用小写的 if，如果使用大写字母(IF)，将会生成 JavaScript 错误，另外，在这个语法中没有 else，因此用户已经告诉浏览器只有在指定条件为 true 时才执行代码。

3.3.2 if-else 语句

if-else 语句通常用于一个条件需要两个程序分支来执行的情况。if-else 语句的语法格式如下所示：

```
if (条件)
{
    当条件为 true 时执行的代码
}
else
{
    当条件不为 true 时执行的代码
}
```

这种格式在 if 从句的后面添加了一个 else 从句，这样当条件语句返回结果为 false 时，执行 else 后面部分的从句。

【例 3.2】(示例文件 ch03\3.2.html)

使用 if-else 判断语句：

```html
<html>
<head>
<script type="text/javascript">
   var a = "john";
   if(a != "john")
   {
     document.write(
       "<h1 style='text-align:center;color:red;'>欢迎 JOHN 光临</h1>");
   }
   else{
     document.write("<p style='font-size:15px;font-weight:bolder;
                     color:blue'>请重新输入名称</p>");
   }
</script>
</head>
<body>
</body>
</html>
```

上面的代码中使用 if-else 语句对变量 a 的值进行判断，如果 a 值不等于"john"，则输出红色标题，否则输出蓝色信息。

在 IE 9.0 中的浏览效果如图 3-6 所示，可以看到网页输出了"请重新输入名称"信息。

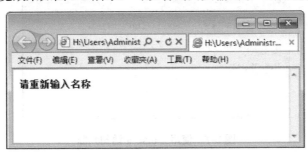

图 3-6　使用 if-else 语句判断

3.3.3　if-else-if 语句

使用 if-else-if 语句来选择多个代码块之一来执行。if-else-if 语句的语法格式如下：

```
if (条件 1)
{
    当条件 1 为 true 时执行的代码
}
else if (条件 2)
{
```

```
    当条件 2 为 true 时执行的代码
}
else
{
    当条件 1 和 条件 2 都不为 true 时执行的代码
}
```

【例 3.3】(示例文件 ch03\3.3.html)

使用 if-else-if 语句输出问候语：

```html
<!DOCTYPE html>
<html>
<body>
<p> if...else if 语句的使用</p>
<script type="text/javascript">
var d = new Date()
var time = d.getHours()
if (time<10){
    document.write("<b>Good morning</b>")}
else if (time>=10 && time<16)
    {document.write("<b>Good day</b>")  }
else{document.write("<b>Hello World!</b>")}
</script>
</body>
</html>
```

在 IE 9.0 中的浏览效果如图 3-7 所示。

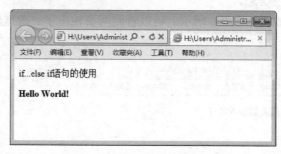

图 3-7　使用 if-else-if 语句判断

3.3.4　if 语句的嵌套

if 语句可以嵌套使用。当 if 语句的从句部分(大括号中的部分)是另外一个完整的 if 语句时，外层 if 语句的从句部分的"{}"可以省略。但是，if 语句在嵌套使用时，最好借助于大括号{}来确定相互的层次关系。否则，由于大括号{}使用位置的不同，可能会导致程序代码的含义完全不同，从而输出不同的结果。例如下面的两个示例，由于大括号{}的用法不同，其输出结果也是不同的。

【例 3.4】(示例文件 ch03\3.4.html)

if 语句的嵌套：

```
<!DOCTYPE html>
<html>
<body>
<script type="text/javascript">
   var x=20;y=x;                   //x、y 值都为 20
   if(x<1)                          //x 为 20，不满足此条件，故其下面的代码不会执行
   {
    if(y==5)
       alert("x<1&&y==5");
    else
       alert("x<1&&y!==5");
   }
   else if(x>15)                    //x 满足条件，继续执行下面的语句
   {
    if(y==5)                        //y 为 20，不满足此条件，故其下面的代码不会执行
       alert("x>15&&y==5");
    else                            //y 满足条件，继续执行下面的语句
       alert("x>15&&y!==5");        //这里是程序输出的结果
   }
</script>
</body>
</html>
```

在 IE 9.0 中的浏览效果如图 3-8 所示。

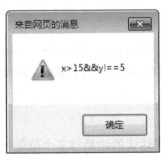

图 3-8　if 语句的嵌套使用

【例 3.5】(示例文件 ch03\3.5.html)
调整嵌套语句中大括号的位置：

```
<!DOCTYPE html>
<html>
<body>
<script type="text/javascript">
   var x=20;y=x;                   //x、y 值都为 20
   if(x<1)                          //x 为 20，不满足此条件，故其下面的代码不会执行
   {
    if(y==5)
       alert("x<1&&y==5");
    else
       alert("x<1&&y!==5");
```

```
    }
    else if(x>15)                //x 满足条件，继续执行下面的语句
    {
        if(y==5)                 //y 为20，不满足此条件，故其下面的代码不会执行
            alert("x>15&&y==5");
    }
    else                 //x 已满足前面的条件，这里的语句不会被执行
        alert("x>50&&y!==1");    //由于没有满足的条件，故无可执行语句，也就没有输出结果
</script>
</body>
</html>
```

运行该程序，则不会出现任何结果，如图 3-9 所示。可以看出，只是由于{}使用位置的不同，造成了程序代码含义的完全不同。因此，在嵌套使用时，最好使用{}来明确程序代码的层次关系。

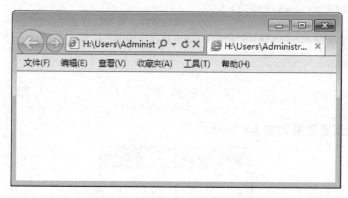

图 3-9　调整大括号位置后的运行结果

3.3.5　switch 语句

switch 选择语句用于将一个表达式的结果与多个值进行比较，并根据比较结果选择执行语句。

switch 语句的语法格式如下：

```
switch (表达式)
{
    case 取值1:
        语句块 1; break;
    case 取值2:
        语句块 2; break;
    ...
    case 取值n:
        语句块 n; break;
    default:
        语句块 n+1;
}
```

case 语句只是相当于定义一个标记位置，程序根据 switch 条件表达式的结果，直接跳转到第一个匹配的标记位置处，开始顺序执行后面的所有程序代码，包括后面的其他 case 语句下的代码，直至遇到 break 语句或函数返回语句为止。default 语句是可选的，它匹配上面所有的 case 语句定义的值以外的其他值，也就是当前面所有取值都不满足时，就执行 default 后面的语句块。

【例 3.6】(示例文件 ch03\3.6.html)

应用 switch 语句来判断当前是星期几：

```
<!DOCTYPE html>

<html>
<head>
<title>应用 switch 判断当前是星期几</title>
<script language="javascript">
var now = new Date();              //获取系统日期
var day = now.getDay();        //获取星期
var week;
switch (day){
    case 1:
        week = "星期一";
        break;
    case 2:
        week = "星期二";
        break;
    case 3:
        week = "星期三";
        break;
    case 4:
        week = "星期四";
        break;
    case 5:
        week = "星期五";
        break;
    case 6:
        week = "星期六";
        break;
    default:
        week = "星期日";
        break;
}
document.write("今天是" + week);      //输出中文的星期
</script>
</head>
<body>
</body>
</html>
```

在 IE 9.0 中浏览的效果如图 3-10 所示。可以看到在页面中显示了当前是星期几。

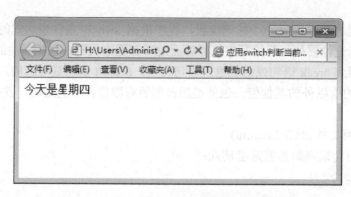

图 3-10　应用 switch 语句来判断当前是星期几

　在程序开发过程中，要根据实际情况选择是使用 if 语句还是 switch 语句，不要因为 switch 语句的效率高而一味地使用，也不要因为 if 语句常用而不使用 switch 语句。一般情况下，对于判断条件较少的，可以使用 if 语句；但是在实现一些多条件判断时，就应该使用 switch 语句。

3.4　循环控制语句

循环语句，顾名思义，主要就是在满足条件的情况下反复执行某一个操作，循环控制语句主要包括 while 语句、do-while 语句和 for 语句。

3.4.1　while 语句

while 语句是循环语句，也是条件判断语句。while 语句的语法格式如下：

```
while(条件表达式语句)
{
    执行语句块
}
```

当"条件表达式语句"的返回值为 true 时，则执行大括号{}中的语句块，然后再次检测条件表达式的返回值，如果返回值仍然是 true，则重复执行大括号{}中的语句块，直到返回值为 false 时，结束整个循环过程，接着往下执行 while 代码段后面的程序代码。

【例 3.7】(示例文件 ch03\3.7.html)

计算 1~100 的所有整数之和：

```
<!DOCTYPE html>
<html>
<head>
    <title>while 语句的使用</title>
</head>
<body>
    <script type="text/javascript">
```

```
   var i = 0;
   var iSum = 0;
   while(i <= 100)
   {
      iSum += i;
      i++;
   }
   document.write("1-100 的所有数之和为" + iSum);
   </script>
</body>
</html>
```

在 IE 9.0 中的浏览效果如图 3-11 所示。

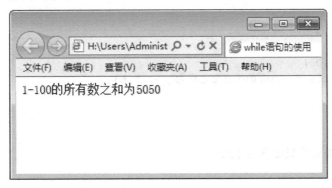

图 3-11 计算 1~100 的所有整数之和

while 语句使用中的注意事项如下：

● 应该使用大括号{}包含多条语句(一条语句也最好使用大括号)。

● 在循环体中应包含使循环退出的语句，如上例的 i++(否则循环将无休止地运行)。

● 注意循环体中语句的顺序，如上例中，如果改变 iSum+=i;与 i++;语句的顺序，结果将完全不一样。

> 不要忘记增加条件中所用变量的值，如果不增加变量的值，该循环永远不会结束，可能会导致浏览器崩溃。

3.4.2 do-while 语句

do-while 语句的功能和 while 语句差不多，只不过它是在执行完第一次循环之后才检测条件表达式的值，这意味着包含在大括号中的代码块至少要被执行一次，另外，do-while 语句结尾处的 while 条件语句的括号后有一个分号 ";"，该分号一定不能省略。

do-while 语句的语法格式如下：

```
do
{
   执行语句块
} while(条件表达式语句);
```

【例 3.8】(示例文件 ch03\3.8.html)

计算 1~100 的所有整数之和：

```
<!DOCTYPE html>
<html>
<head>
<title>JavaScript do...while 语句示例</title>
</head>
<body>
  <script type="text/javascript">
  var i = 0;
  var iSum = 0;
  do
  {
      iSum += i;
      i++;
  } while(i<=100)
  document.write("1-100 的所有数之和为" + iSum);
  </script>
</body>
</html>
```

在 IE 9.0 中的浏览效果如图 3-12 所示。

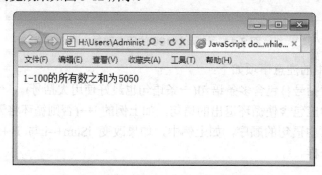

图 3-12 使用 do-while 语句循环

由示例可知，while 与 do-while 的区别是 do-while 将先执行一遍大括号中的语句，再判断表达式的真假。这是它与 while 的本质区别。

3.4.3 for 循环

for 语句通常由两部分组成，一部分是条件控制部分，一部分是循环部分。for 语句的语法格式如下：

```
for(初始化表达式；循环条件表达式；循环后的操作表达式)
{
    执行语句块
}
```

在使用 for 循环前，要先设定一个计数器变量，可以在 for 循环之前预先定义，也可以在使用时直接进行定义。在上述语法格式中，"初始化表达式"表示计数器变量的初始值；"循环条件表达式"是一个计数器变量的表达式，决定了计数器的最大值；"循环后的操作表达式"表示循环的步长，也就是每循环一次，计数器变量值的变化，该变化可以是增大的，也可以是减小的，或进行其他运算。for 循环是可以嵌套的，也就是在一个循环里还可以有另一个循环。

【例 3.9】(示例文件 ch03\3.9.html)

for 循环语句的使用：

```
<!DOCTYPE html>

<html>
<head>
  <script type="text/javascript">
    for(var i=0; i<5; i++){
       document.write("<p style='font-size:" + i
         + "0px'>欢迎学习 javascript</p>");
    }
  </script>
</head>
<body>
</body>
</html>
```

上面的代码中，用 for 循环输出了不同字体大小的文本。在 IE 9.0 中的浏览效果如图 3-13 所示，可以看到网页输出了不同大小的文本，这些文本是从小到大的。

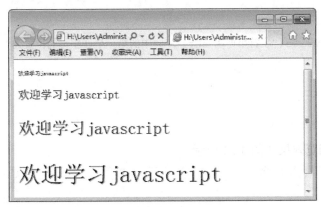

图 3-13　使用 for 循环

3.5　跳 转 语 句

JavaScript 支持的跳转语句主要有 continue 语句和 break 语句。continue 语句与 break 语句的主要区别是：break 是彻底结束循环，而 continue 是结束本次循环。

3.5.1　break 语句

break 语句用于退出包含在最内层的循环或者退出一个 switch 语句。break 语句通常用在 for、while、do-while 或 switch 语句中。

break 语句的语法格式如下：

```
break;
```

【例 3.10】(示例文件 ch03\3.10.html)

break 语句的使用。在"I have a dream"字符串中找到第一个 d 的位置：

```
<!DOCTYPE html>

<html>
<head>
  <script type="text/javascript">
    var sUrl = "I have a dream";
    var iLength = sUrl.length;
    var iPos = 0;
    for(var i=0; i<iLength; i++)
    {
      if(sUrl.charAt(i)=="d")  //判断表达式 2
      {
        iPos = i + 1;
        break;
      }
    }
    document.write("字符串" + sUrl + "中的第一个 d 字母的位置为" + iPos);
  </script>
</head>
<body>
</body>
</html>
```

在 IE 9.0 中的浏览效果如图 3-14 所示。

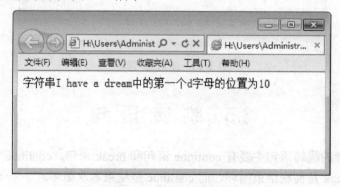

图 3-14　使用 break 语句

3.5.2 continue 语句

continue 语句与 break 语句类似，不同之处在于，continue 语句用于中止本次循环，并开始下一次循环，其语法格式如下：

```
continue;
```

注意

continue 语句只能用在 while、for、do-while 和 switch 语句中。

【例 3.11】(示例文件 ch03\3.11.html)

continue 语句的使用。打印出"i have a dream"字符串中小于字母 d 的字符：

```html
<!DOCTYPE html>
<html>
<head>
  <script type="text/javascript">
  var sUrl = "i have a dream";
  var iLength = sUrl.length;
  var iCount = 0;
  for(var i=0; i<iLength; i++)
  {
      if(sUrl.charAt(i) >= "d")  //判断表达式 2
      {
          continue;
      }
      document.write(sUrl.charAt(i));
  }
  </script>
</head>
<body>
</body>
</html>
```

在 IE 9.0 中的浏览效果如图 3-15 所示。

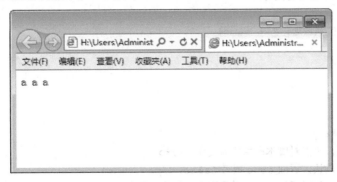

图 3-15 使用 continue 语句

3.6　使用对话框

在 JavaScript 中有三种样式的对话框，可分别用作提示、确认和输入，对应三个函数：alert、confirm 和 prompt。

- alert：该对话框只用于提醒，不能对脚本产生任何改变。它只有一个参数，即为需要提示的信息，没有返回值。
- confirm：该对话框一般用于确认信息。它只有一个参数，返回值为 true 或 false。
- prompt：该对话框可以进行输入，并返回用户输入的字符串。它有两个参数，第一个参数显示提示信息，第二个参数显示输入框(和默认值)。

【例 3.12】(示例文件 ch03\3.12.html)

三种对话框的使用方法：

```html
<!DOCTYPE html>
<head>
<title>三种弹出对话框的用法实例</title>
<script language="javascript">
function ale() { //弹出一个提醒的对话框
    alert("呵呵，演示一完毕");
}
function firm() { //利用对话框返回 true 或者 false
    if(confirm("你确信要转去百度首页？")) { //如果是 true，那么就把页面转向百度首页
        location.href = "http://www.baidu.com";
    }
    else {
        alert("按了【取消】按钮后，系统返回 false");
    }
}
function prom() {
    var name = prompt("请输入您的名字",""); //将输入的内容赋给变量 name
    if(name) //如果返回有内容
    {
        alert("欢迎您：" + name)
    }
}
</script>
</head>
<body>
<p>对话框有三种</p>
<p>1：只是提醒，不能对脚本产生任何改变；</p>
<p>2：一般用于确认，返回 true 或者 false </p>
<p>3：一个带输入的对话框，可以返回用户填入的字符串 </p>
<p>下面我们分别演示：</p>
```

```
<p>演示一：提醒对话框</p>
<p><input type="submit" name="Submit" value="提交" onclick="ale()" /></p>
<p>演示二：确认对话框 </p>
<p><input type="submit" name="Submit2" value="提交" onclick="firm()" /></p>
<p>演示三：要求用户输入，然后给个结果</p>
<p><input type="submit" name="Submit3" value="提交" onclick="prom()" /></p>
</body>
</html>
```

运行上述代码，结果如图 3-16 所示。单击"演示一"下面的"提交"按钮，系统将弹出如图 3-17 所示的提醒对话框。

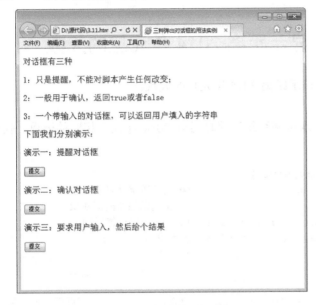

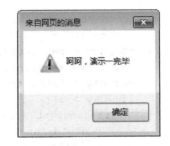

图 3-16 对话框用法示例   图 3-17 提醒对话框

单击"演示二"下面的"提交"按钮，系统将弹出如图 3-18 所示的确认对话框，此时如果继续单击"确定"按钮，则打开百度首页，如果单击"取消"按钮，则弹出提醒对话框，如图 3-19 所示。

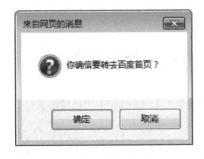

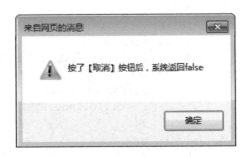

图 3-18 确认对话框   图 3-19 提醒对话框

单击页面中的"演示三"下面的"提交"按钮，在弹出的对话框中输入如图 3-20 所示的信息后单击"确定"按钮，则弹出如图 3-21 所示的对话框。

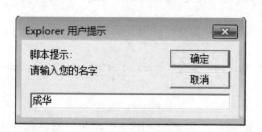

图 3-20 输入信息

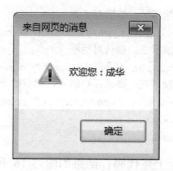

图 3-21 单击"确定"按钮后的对话框

3.7 实战演练——显示距离 2014 年元旦的天数

本例通过 JavaScript 实现在页面中显示距离 2014 年元旦的天数。

具体操作步骤如下。

step 01 定义 JavaScript 函数，实现判断系统当前时间与 2014 年元旦相距的天数，代码如下：

```
function countdown(title,Intime,divId){
    var online = new Date(Intime);              //根据参数定义时间对象
    var now = new Date();                       //定义当前系统时间对象
    var leave = online.getTime() - now.getTime();        //计算时间差
    var day = Math.floor(leave / (1000 * 60 * 60 * 24)) + 1;
    if (day > 1){
        if(document.all){
            divId.innerHTML =
              "<b>——距" + title + "还有" + day + "天! </b>";     //页面显示信息
        }
    }else{
        if (day == 1){
            if(document.all){
                divId.innerHTML = "<b>——明天就是" + title + "啦!</b>";
            }
        }else{
            if (day == 0){
                divId.innerHTML="<b>今天就是" + title + "呀! </b>";
            }else{
                if(document.all){
                    divId.innerHTML = "<b>——唉呀! " + title + "已经过了! </b>";
                }
            }
        }
    }
}
```

step 02 在页面中定义相关的表格，用于显示当前时间距离 2014 年元旦的天数：

```
<table width="350" height="450" border="0" align="center" cellpadding="0"
  cellspacing="0">

<tr>
  <td valign="bottom" >
  <table width="346" height="418" border="0"
    cellpadding="0" cellspacing="0">

  <tr>
    <td width="76">  </td>
    <td width="270">
      <div id="countDown">
           <b>—</b>
      </div>
      <script language="javascript">
           countdown("2014年元旦","1/1/2014",countDown); <!--调用函数-->
      </script>
    </td>
  </tr>
  </table>
  </td>
</tr>
</table>
```

step 03 运行相关程序，即可得出最终的效果，如图 3-22 所示。

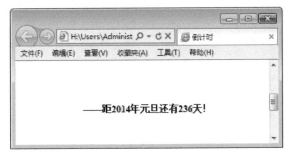

图 3-22　程序运行结果

3.8　疑　难　解　惑

疑问 1：为什么会出现死循环？

在使用 for 语句时，需要保证循环可以正常结束，也就是保证循环条件的结果存在为 true 的情况，否则循环体会无限地执行下去，从而出现死循环的现象。例如下面的代码：

```
for(i=2; i>=2; i++)  //死循环
{
    alert(i);
}
```

疑问 2：如何计算 200 以内所有整数的和？

使用 for 语句可以解决计算整数和的问题。代码如下：

```javascript
<script type="text/javascript">
var sum = 0;
for(i=1; i<200; i++)
{
    sum = sum + i;
}
alert("200 以内所有整数的和为： " + sum);
```

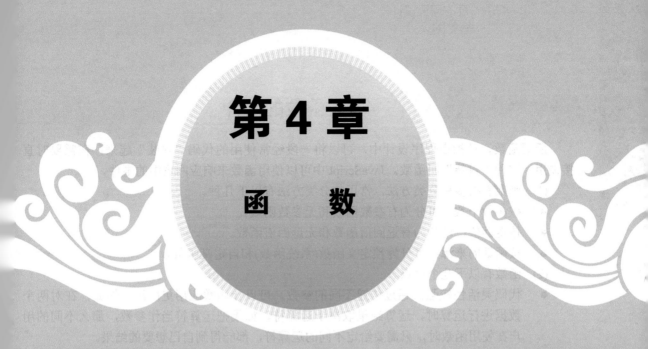

第 4 章

函　数

函数实质上就是可以作为一个逻辑单元对待的一组 JavaScript 代码，使用函数可以使代码更为简洁，从而提高代码的重用性。在 JavaScript 中，大约有 95%的代码都包含在函数中，由此可见，函数在 JavaScript 中是非常重要的。本章将主要讲述 JavaScript 函数的使用方法。

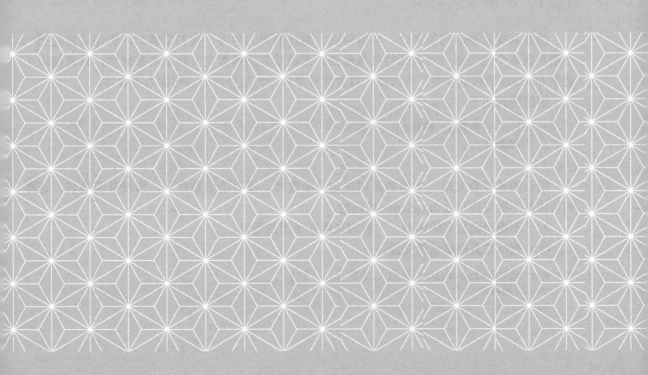

4.1　函数的简介

所谓函数，是指在程序设计中，可以将一段经常使用的代码"封装"起来，在需要时直接调用，这种"封装"叫函数。JavaScript 中可以使用函数来响应网页中的事件。

(1) 函数有很多种分类方法，常用的分类方法有以下几种。

● 按参数个数：可分为有参数函数和无参数函数。

● 按返回值：可分为有返回值函数和无返回值函数。

● 按函数的来源：可分为预定义函数(系统函数)和自定义函数。

(2) 函数有以下几个优点。

● 代码灵活性较强：通过传递不同的参数，可以让函数应用更广泛。例如，在对两个数据进行运算时，运算结果取决于运算符，如果把运算符当作参数，那么不同的用户在使用函数时，只需要给定不同的运算符，都能得到自己想要的结果。

● 代码利用性强：函数一旦定义，任何地方都可以调用，而无须再次编写。

● 响应网页事件：JavaScript 中的事件模型主要是函数和事件的配合使用。

4.2　定　义　函　数

使用函数前，必须先定义函数，定义函数时使用关键字 function，在 JavaScript 中，定义函数常用的方法有以下两种。

4.2.1　不指定函数名

函数其实就是语句的集合，即语句块。通过前面的学习，我们了解到，语句块就是把一个语句或多个语句用一对大括号包裹起来。无函数名的函数定义起来非常简单，只需使用关键字 function 和可选参数，后面跟一对大括号即可，大括号内的语句称为函数体。

语法格式如下：

```
function([参数1, 参数2,...]){
    //函数体
}
```

细心的读者会发现，上面的语句在定义函数时，没有给函数命名，即没有函数名，这样的语法是不能直接写成 JavaScript 代码的。

对于不指明函数名的函数，一般应该用在下面的场合。

(1) 把函数直接赋值给变量：

```
var myFun=function([参数1,参数2,...]){
    //函数体
};
```

　　其中，变量 myFun 将作为函数的名字，这种方法的本质是把函数当作数据赋值给变量，正如前面所说的，函数是一种复合数据类型。

　　把函数直接赋值给变量的示例代码如下：

```
<!DOCTYPE html>
<html>
<head>
<title>函数直接赋值给变量</title>
<script>
var myFun=function(){
    document.write("这是一个没有函数名的函数")
}
//执行函数
myFun();
</script>
</head>
<body>
</body>
</html>
```

（2）网页事件直接调用函数：

```
window.onload=function([参数1,参数2,...]){
    //函数体
};
```

　　其中，window.onload 是指网页加载时触发的事件，即加载网页时将执行后面函数中的代码，但这种方法的明显缺陷是函数不能反复使用。

　　定义函数时，不指定函数名这种方法比较简单，一般用于网页事件直接调用函数。

4.2.2　指定函数名

　　指定函数名定义函数是应用最广泛，也是最常用的方法。

　　语法格式如下：

```
function 函数名([参数1,参数2,...]){
    //函数体
    [return 表达式]
}
```

说明：

- function 为关键字，在此用来定义函数。
- 函数名必须是唯一的，要通俗易懂，最好能见名知意。
- 中括号[]括起来的是可选部分，可有可无。
- 可以使用 return 将值返回。
- 参数(形参)是可选的，可以一个参数不带，也可以带有多个参数，多个参数之间使用逗号隔开。即使不带参数，也要在方法名后加一对圆括号。

4.2.3　函数参数的使用

函数的参数主要是为了提高函数的灵活性和可重用性。在定义函数方法时，函数名后面的圆括号中的变量名称为"形参"；在使用函数时，函数名后面圆括号中的表达式称为"实参"。由此可知，形参和实参都是函数的参数，它们的区别是一个表示声明时的参数，相当于定义的变量，另一个表示调用时的参数。而调用带参数方法时，就实现了实参为形参赋值的过程。

定义了有参函数之后，调用该函数的语法格式如下：

```
函数名(实参1,实参2,...)
```

通常，在定义函数时使用了多少个形参，在调用函数时也必须给出多少个实参。

关于形参与实参的几点注意事项如下：

- 在未调用函数时，形参并不占用存储单元。只有在发生方法调用时，才会给函数中的形参分配内存单元。在调用结束后，形参所占的内存单元也自动释放。
- 实参可以是常量、变量或表达式；形参必须是声明的变量，由于 JavaScript 是弱类型语言，所以不需要指定类型。
- 在函数调用中，实参列表中参数的数量、类型和顺序必须与形参列表中的参数一致。如果形参个数大于实参个数，那么多出的形参值为 undefind，反之，多出的实参将忽略。
- 实参对形参的数据传递是单向传递，即只能由实参传给形参，而不能由形参传回给实参。

4.2.4　函数的返回值

如果希望函数执行完毕后返回一个值，可以使用 return 语句。如果函数没有使用 return 语句返回一个值的话，默认返回 undefined。当程序执行到 return 语句时，将会结束函数，因此 return 语句一般都位于函数体内的最后一行。return 语句的语法格式如下：

```
return [返回值]
```

return 语句中的返回值可以是常量、变量、表达式等，并且类型可以是前面介绍的任意类型。如果省略返回值，将只代表结束函数。

【例 4.1】(示例文件 ch04\4.1.html)

编写函数 calcF，实现输入一个值，计算其一元二次方程式的结果。$f(x)=4x^2+3x+2$，单击"计算"按钮，使用户通过提示对话框输入 x 的值，在对话框中显示相应的计算结果。

具体操作步骤如下。

(1) 创建 HTML 文档，结构如下：

```
<!DOCTYPE html>
<html>
<head>
```

```
<title>计算一元二次方程函数</title>
</head>
<body>
  <input type="button" value="计  算">
</body>
</html>
```

(2) 在 HTML 文档的 head 部分增加如下 JavaScript 代码:

```
<script type="text/javascript">
function calcF(x){
   var result;  //声明变量,存储计算结果
   result = 4*x*x + 3*x + 2;  //计算一元二次方程值
   alert("计算结果: " + result);  //输出运算结果
}
</script>
```

(3) 为"计算"按钮添加单击(onClick)事件,调用计算(calcF)函数。将 HTML 文件中的
<input type="button" value="计 算">这一行代码修改成如下所示的代码:

```
<input type="button" value="计  算"
 onClick="calcF(prompt('请输入一个数值: '))">
```

本例主要用到了参数,增加了参数之后,就可以计算任意数的一元二次方程值。prompt
方法是系统内置的一个调用输入对话框的方法,该方法可以带参数,也可以不带参数。

(4) 运行代码,即可输出如图 4-1 所示的页面效果。

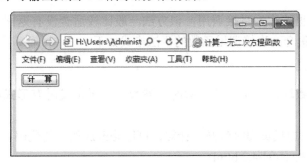

图 4-1 加载网页的效果

(5) 单击"计算"按钮,将会弹出一个信息提示框,在其中输入一个数值,如图 4-2
所示。

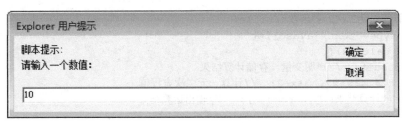

图 4-2 输入数值

(6) 单击"确定"按钮，即可得出计算结果，如图 4-3 所示。

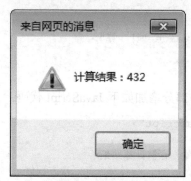

图 4-3　显示计算结果

4.3　函数的调用

定义函数的目的是为了在后续的代码中使用函数。函数自己不会执行，必须调用函数，函数体内的代码才会执行。在 JavaScript 中调用函数的方法有简单调用、在表达式中调用、在事件响应中调用等。

4.3.1　函数的简单调用

函数的简单调用也被称为直接调用，该方法一般比较适合没有返回值的函数。此时相当于执行函数中的语句集合。直接调用函数的语法格式如下。

```
函数名([实参1,...])
```

调用函数时的参数取决于定义该函数时的参数，如果定义时有形式参数，此时，就需要使用实参。

如果希望例 4.1 在加载页面时就开始计算，可以修改成如下的代码。

【例 4.2】(示例文件 ch04\4.2.html)

修改后的代码：

```html
<!DOCTYPE html>
<html>
<head>
<title>计算一元二次方程函数</title>
<script type="text/javascript">
function calcF(x){
    var result;  //声明变量，存储计算结果
    result = 4*x*x + 3*x+2;  //计算一元二次方程值
    alert("计算结果: " + result);   //输出运算结果
}
var inValue = prompt('请输入一个数值：')
calcF(inValue);
</script>
```

```
</head>
<body>
</body>
</html>
```

在 IE 9.0 中浏览的效果如图 4-4 所示，可以看到，在加载页面的同时，信息提示框就出现了，在其中输入相关数值，然后单击"确定"按钮，即可得出计算结果，如图 4-5 所示。

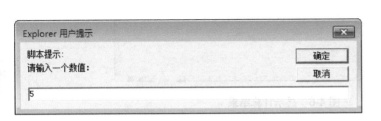

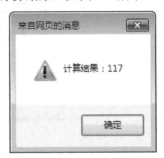

图 4-4 程序运行即出现信息提示框   图 4-5 显示计算结果

4.3.2 在表达式中调用

在表达式中调用函数的方式，一般比较适合有返回值的函数，函数的返回值参与表达式的计算。通常该方式还会和输出语句(alert、document 等)配合使用。

【例 4.3】(示例文件 ch04\4.3.html)

判断给定的年份是否为闰年：

```
<!DOCTYPE html>
<html>
<head>
<title>在表达式中使用函数</title>
<script type="text/javascript">
//函数 isLeapYear 判断给定的年份是否为闰年，如果是返回指定年份为闰年的字符串，否则返回平
年字符串
function isLeapYear(year){
    //判断闰年的条件
    if(year%4==0 && year%100!=0 || year%400==0)
    {
        return year + "年是闰年";
    }
    else
    {
        return year + "年是平年";
    }
}
document.write(isLeapYear(2014));
</script>
</head>
<body>
```

```
</body>
</html>
```

在 IE 9.0 中浏览的效果如图 4-6 所示。

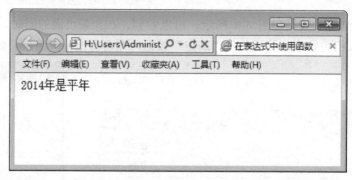

图 4-6　显示计算结果

4.3.3　在事件响应中调用函数

JavaScript 是基于事件模型的编程语言，页面加载、用户单击、移动光标都会产生事件。当事件产生时，JavaScript 可以调用某个函数来响应这个事件。

【例 4.4】(示例文件 ch04\4.4.html)

在事件响应中调用函数：

```
<!DOCTYPE html>
<html>
<head>
<title>在事件响应中使用函数</title>
<script type="text/javascript">
function showHello()
{
    var count = document.myForm.txtCount.value;  //文档框中输入的显示次数
    for(i=0; i<count; i++){
        document.write("<H2>HelloWorld</H2>");  //按指定次数输出 HelloWorld
    }
}
</script>
</head>
<body>
<form name="myForm">
  <input type="text" name="txtCount" />
  <input type="submit" name="Submit" value="显示 HelloWorld"
    onClick="showHello()">
</form>
</body>
</html>
```

在 IE 9.0 中浏览效果，在页面内的文本框中输入显示"HelloWorld"的次数，例如，这里输入"3"，如图 4-7 所示。

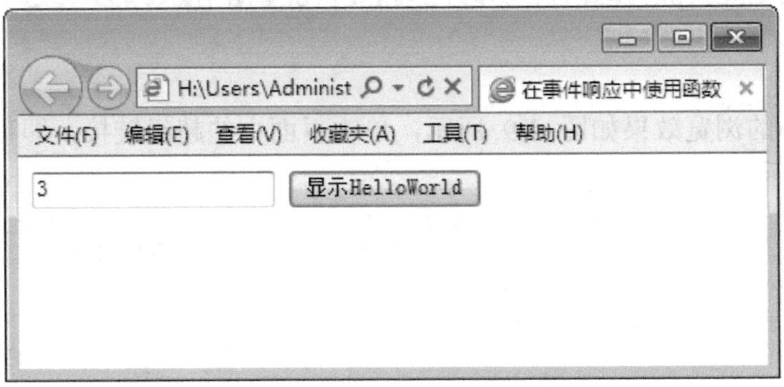

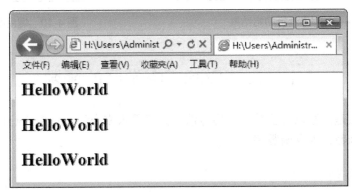

图 4-7   输入"3"

单击"显示 HelloWorld"按钮，即可在页面中看到显示了 3 个"HelloWorld"，如图 4-8 所示。

图 4-8   程序运行结果

4.3.4   通过链接调用函数

函数除了可以在事件响应中调用外，还可以通过链接调用函数。在<a>标签中的 href 标记中使用"JavaScript:函数名()"来调用函数，当用户单击该链接时，相关函数就会被执行。

【例 4.5】(示例文件 ch04\4.5.html)

通过链接调用函数：

```html
<!DOCTYPE html>
<html>
<head>
<title>通过链接调用函数</title>
<script language="javascript">
function test(){
    alert("从零开始学 JavaScript");
}
</script>
</head>
```

```
<body>
<a href="javascript:test();">学习 JavaScript 的好书籍</a>
</body>
</html>
```

在 IE 9.0 中的浏览效果如图 4-9 所示，单击页面中的超级链接，即可调用自定义的函数，如图 4-10 所示。

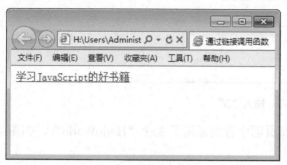

图 4-9 程序运行初始结果

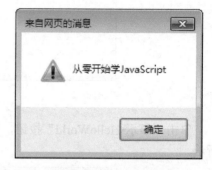

图 4-10 调用函数的结果

4.4 JavaScript 中常用的函数

在了解了什么是函数以及函数的调用方法外，下面再来介绍 JavaScript 中常用的函数，如嵌套函数、递归函数、内置函数等。

4.4.1 嵌套函数

顾名思义，嵌套函数就是在函数的内部再定义一个函数，这样定义的优点在于可以使用内部函数轻松获得外部函数的参数以及函数的全局变量。

嵌套函数的语法格式如下：

```
function 外部函数名(参数1,参数2){
    function 内部函数名() {
        函数体
    }
}
```

【例 4.6】(示例文件 ch04\4.6.html)

嵌套函数的使用：

```
<!DOCTYPE  html >
<html>
<head>
<title>嵌套函数的应用</title>
<script type="text/javascript">
var outter = 20;                        //定义全局变量
function add(number1,number2){          //定义外部函数
```

```
    function innerAdd(){                           //定义内部函数
        alert("参数的和为: " + (number1+number2+outter));    //取参数的和
    }
    return innerAdd();                             //调用内部函数
}
</script>
</head>
<body>
<script type="text/javascript">
add(20,20);                                        //调用外部函数
</script>
</body>
</html>
```

在 IE 9.0 中的浏览效果如图 4-11 所示。

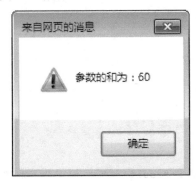

图 4-11　程序运行结果

 　　　　嵌套函数在 JavaScript 语言中的功能非常强大，但是使用嵌套函数会使程序的可读性降低。

4.4.2　递归函数

递归是一种重要的编程技术，它用于让一个函数从其内部调用其自身。但是，如果递归函数处理不当，会使程序进入"死循环"。为了防止"死循环"的出现，可以设计一个做自加运算的变量，用于记录函数自身调用的次数，如果次数太多，就使它自动退出。

递归函数的语法格式如下：

```
function 递归函数名(参数1){
    递归函数名(参数2);
}
```

【例 4.7】(示例文件 ch04\4.7.html)

递归函数的使用。在下述代码中，为了求 20 以内的偶数和，定义了递归函数 sum(m)，而函数 Test()对其进行调用，并利用 alert 方法弹出相应的提示信息：

```
<!DOCTYPE html>
```

网站开发案例课堂

```html
<html>
<head>
<title>函数的递归调用</title>
<script type="text/javascript">
<!--
var msg = "\n 函数的递归调用 : \n\n";
//响应按钮的onClick事件处理程序
function Test()
{
  var result;
  msg += "调用语句 : \n";
  msg += "          result = sum(20);\n";
  msg += "调用步骤 : \n";
  result = sum(20);
  msg += "计算结果 : \n";
  msg += "          result = " + result + "\n";
  alert(msg);
}
//计算当前步骤加和值
function sum(m)
{
  if(m==0)
     return 0;
  else
  {
     msg += "          语句 : result = " + m + "+sum(" + (m-2) + "); \n";
     result = m + sum(m-2);
  }
  return result;
}
-->
</script>
</head>
<body>
<center>
<form>
<input type=button value="测试" onclick="Test()">
</form>
</center>
</body>
</html>
```

　　在 IE 9.0 中的浏览效果如图 4-12 示，单击"测试"按钮，即可在弹出的信息提示框中查看递归函数的使用，如图 4-13 所示。

　　在定义递归函数时，需要两个必要条件：
- 首先包括一个结束递归的条件。
- 其次包括一个递归调用语句。

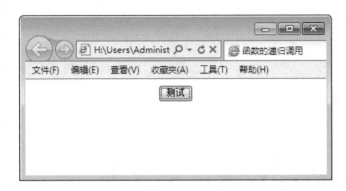

图 4-12　程序运行初始结果

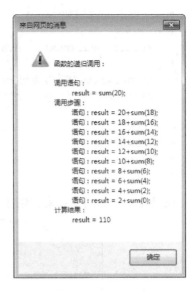

图 4-13　测试结果

4.4.3　内置函数

JavaScript 中有两种函数：一种是语言内部事先定义好的函数，叫内置函数，另一种是程序员自己定义的函数。使用 JavaScript 的内置函数可提高编程效率，其中常用的内置函数有 6 种，现对其分别进行简要介绍。

1. eval 函数

eval(expr)函数可以把一个字符串当作一个 JavaScript 表达式一样去执行，具体地说，就是 eval 接受一个字符串类型的参数，将这个字符串作为代码在上下文环境中执行，并返回执行的结果。其中，expr 参数是包含有效 JavaScript 代码的字符串值，这个字符串将由 JavaScript 分析器进行分析和执行。

在使用 eval 函数时，需要注意两点：

- 它是有返回值的。如果参数字符串是一个表达式，就会返回表达式的值。如果参数字符串不是表达式，没有值，那么返回 undefined。
- 参数字符串作为代码执行时，是与调用 eval 函数的上下文相关的，即其中出现的变量或函数调用，必须在调用 eval 的上下文环境中可用。

【例 4.8】(示例文件 ch04\4.8.html)

使用 eval 函数：

```
<!DOCTYPE html>
<html>
<head>
<title>eval 函数应用示例</title>
<script type="text/javascript">
<!--
```

```
function computer(num)
{
    return eval(num) + eval(num);
}
document.write("执行语句 return eval(123)+eval(123)后结果为：");
document.write(computer('123'));
-->
</script>
</head>
<body></body>
</html>
```

在 IE 9.0 中的浏览效果如图 4-14 所示。

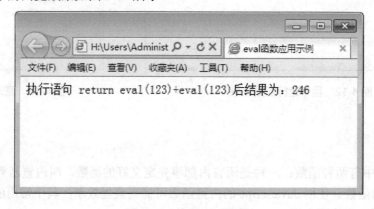

图 4-14　使用 eval 函数

2. isFinite 函数

isFinite(number)用来确定参数是否是一个有限数值，其中 number 参数为必选项，可以是任意数值。如果该参数为非数值、正无穷数或负无穷数，则返回 false，否则返回 true；如果是字符串类型的数值，则将会自动转化为数值型。

【例 4.9】(示例文件 ch04\4.9.html)

使用 isFinite 函数：

```
<!DOCTYPE html>
<html>
<head>
<title>isFinite 函数应用示例</title>
<script type="text/javascript">
<!--
document.write("执行语句 isFinite(123)后，结果为");
document.write(isFinite(123) + "<br/>");
document.write("执行语句 isFinite(-3.1415)后，结果为");
document.write(isFinite(-3.1415) + "<br/>");
document.write("执行语句 isFinite(10-4)后，结果为");
document.write(isFinite(10-4) + "<br/>");
document.write("执行语句 isFinite(0)后，结果为");
document.write(isFinite(0) + "<br/>");
```

```
document.write("执行语句 isFinite(Hello word! )后，结果为");
document.write(isFinite("Hello word! ") + "<br/>");
document.write("执行语句 isFinite(2009/1/1)后，结果为");
document.write(isFinite("2009/1/1") + "<br/>");
-->
</script>
</head>
<body></body>
</html>
```

在 IE 9.0 中的浏览效果如图 4-15 所示。

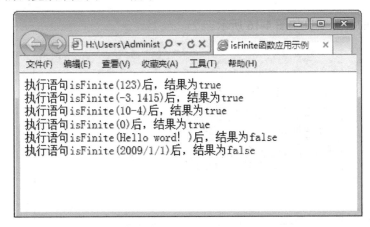

图 4-15　使用 isFinite 函数

3. isNaN 函数

isNaN(num)函数用于指明提供的值是否是保留值 NaN：如果值是 NaN，那么 isNaN 函数返回 true；否则返回 false。参数 num 为被检查是否为 NAN 的值，当参数是字符串类型的数值时，将会自动转化为数值型。使用这个函数的典型情况是检查 parseInt 和 parseFloat 方法的返回值。还有一种办法，变量可以与它自身进行比较。如果比较的结果不等，那么它就是 NaN。这是因为 NaN 是唯一与自身不等的值。

【例 4.10】(示例文件 ch04\4.10.html)

使用 isNaN 函数：

```
<!DOCTYPE html>
<html>
<head>
<title>isNaN 函数应用示例</title>
<script type="text/javascript">
<!--
document.write("执行语句 isNaN(123)后，结果为");
document.write(isNaN(123) + "<br/>");
document.write("执行语句 isNaN(-3.1415)后，结果为");
document.write(isNaN(-3.1415) + "<br/>");
document.write("执行语句 isNaN(10-4)后，结果为");
document.write(isNaN(10-4) + "<br/>");
```

```
document.write("执行语句 isNaN(0)后，结果为");
document.write(isNaN(0) + "<br/>");
document.write("执行语句 isNaN(Hello word! )后，结果为");
document.write(isNaN("Hello word! ") + "<br/>");
document.write("执行语句 isNaN(2009/1/1)后，结果为");
document.write(isNaN("2009/1/1") + "<br/>");
-->
</script>
</head>
<body></body>
</html>
```

在 IE 9.0 中的浏览效果如图 4-16 所示。

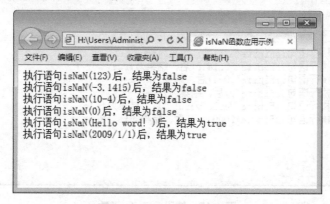

图 4-16　使用 isNaN 函数

4. parseInt 和 parseFloat 函数

parseInt 和 parseFloat 函数都是将数值字符串转化为一个数值，但它们也存在着如下的区别：在 parseInt(str[radix])函数中，str 参数是必选项，为要转换成数值的字符串，如"11"；radix 参数为可选项，用于确定 str 的进制。如果 radix 参数缺省，则前缀为"0x"的字符串被当作十六进制；前缀为"0"的字符串被当作八进制；所有其他字符串都被当作是十进制的；当第一个字符不能转换为基于基数的数值时，则返回 NaN。

【例 4.11】(示例文件 ch04\4.11.html)

使用 parseInt 函数：

```
<!DOCTYPE html>
<html>
<head>
<title>parseInt 函数应用示例</title>
</head>
<body>
<center>
<h3>parseInt 函数应用示例</h3>
<script type="text/javascript">
<!--
document.write("<br/>" + "执行语句 parseInt('10')后，结果为：");
```

```
document.write(parseInt("10") + "<br/>");
document.write("<br/>" + "执行语句 parseInt('21',10)后，结果为：");
document.write(parseInt("21",10) + "<br/>");
document.write("<br/>" + "执行语句 parseInt('11',2)后，结果为：");
document.write(parseInt("11",2) + "<br/>");
document.write("<br/>" + "执行语句 parseInt('15',8)后，结果为：");
document.write(parseInt("15",8) + "<br/>");
document.write("<br/>" + "执行语句 parseInt('1f',16)后，结果为：");
document.write(parseInt("1f",16) + "<br/>");
document.write("<br/>" + "执行语句 parseInt('010')后，结果为：");
document.write(parseInt("010") + "<br/>");
document.write("<br/>" + "执行语句 parseInt('abc')后，结果为：");
document.write(parseInt("abc") + "<br/>");
document.write("<br/>" + "执行语句 parseInt('12abc')后，结果为：");
document.write(parseInt("12abc") + "<br/>");
-->
</script>
</center>
</body>
</html>
```

在 IE 9.0 中的浏览效果如图 4-17 所示，从结果中可以看出，表达式 parseInt('15', 8)将会把八进制的"15"转换会十进制的数值，其计算结果为 13，即按照 radix 这个基数，使字符串转化为了十进制数。

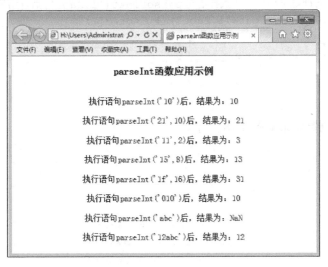

图 4-17 使用 parseInt 函数

parseFloat(str)函数返回由字符串转换得到的浮点数，其中，字符串参数是包含浮点数的字符串；即如果 str 的值为"11"，那么计算结果就是 11，而不是 3 或 B。如果处理的字符不是以数字开头，则返回 NaN。当字符后面出现非字符部分时，则只取前面数字部分。

【例 4.12】(示例文件 ch04\4.12.html)

使用 parseFloat 函数：

```
<!DOCTYPE html>
<html>
<head>
<title>parseFloat 函数应用示例</title>
</head>
<body>
<center>
<h3>parseFloat 函数应用示例</h3>
<script type="text/javascript">
<!--
document.write("<br/>" + "执行语句 parseFloat('10')后，结果为：");
document.write(parseFloat("10") + "<br/>");
document.write("<br/>" + "执行语句 parseFloat('21.001')后，结果为：");
document.write(parseFloat("21.001") + "<br/>");
document.write("<br/>" + "执行语句 parseFloat('21.999')后，结果为：");
document.write(parseFloat("21.999") + "<br/>");
document.write("<br/>" + "执行语句 parseFloat('314e-2')后，结果为：");
document.write(parseFloat("314e-2") + "<br/>");
document.write("<br/>" + "执行语句 parseFloat('0.0314E+2')后，结果为：");
document.write(parseFloat("0.0314E+2") + "<br/>");
document.write("<br/>" + "执行语句 parseFloat('010')后，结果为：");
document.write(parseFloat("010") + "<br/>");
document.write("<br/>" + "执行语句 parseFloat('abc')后，结果为：");
document.write(parseFloat("abc") + "<br/>");
document.write("<br/>" + "执行语句 parseFloat('1.2abc')后，结果为：");
document.write(parseFloat("1.2abc") + "<br/>");
-->
</script>
</center>
</body>
</html>
```

在 IE 9.0 中的浏览效果如图 4-18 所示。

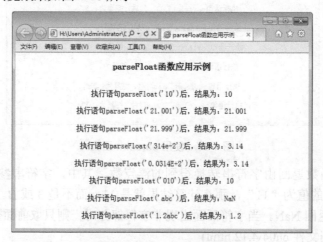

图 4-18　使用 parseFloat 函数

5. Number 和 String 函数

在 JavaScript 中，Number 和 String 函数主要用来将对象转换为数值或字符串。其中，Number 函数的转换结果为数值型，如 Number("1234")的结果 1234；String 函数的转换结果为字符串型，如 String(1234)的结果为"1234"。

【例 4.13】(示例文件 ch04\4.13.html)

使用 Number 和 String 函数：

```
<!DOCTYPE html>
<html>
<head>
<title>Number 和 String 应用示例</title>
</head>
<body>
<center>
<h3>Number 和 String 应用示例</h3>
<script type="text/javascript">
<!--
document.write("<br/>" + "执行语句 Number('1234')+Number('1234')后，结果为：");
document.write(Number('1234') + Number('1234') + "<br/>");
document.write("<br/>" + "执行语句 String('1234')+String('1234')后，结果为：");
document.write(String('1234') + String('1234') + "<br/>");
document.write("<br/>" + "执行语句 Number('abc')+Number('abc')后，结果为：");
document.write(Number('abc') + Number('abc') + "<br/>");
document.write("<br/>" + "执行语句 String('abc')+String('abc')后，结果为：");
document.write(String('abc') + String('abc') + "<br/>");
-->
</script>
</center>
</body>
</html>
```

运行上述代码，结果如图 4-19 所示。

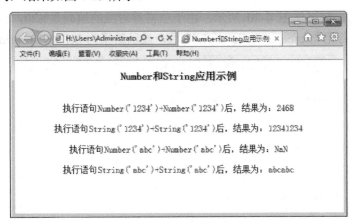

图 4-19　程序运行结果

从图中可以看出，语句 Number('1234') + Number('1234')首先将"1234"转换为数值型并进行数值相加，结果为 2468；而语句 String('1234') + String('1234')则是按照字符串相加的规则将两个"1234"合并，结果为"12341234"。

6. escape 和 unescape 函数

escape(charString)函数的主要作用是对 String 对象编码，以便它们能在所有计算机上可读。其中 charString 参数为必选项，表示要编码的任意 String 对象或文字。它返回一个包含了 charString 内容的字符串值(Unicode 格式)。除了个别如*@之类的符号外，其余所有空格、标点、重音符号以及其他非 ASCII 字符均可用%xx 编码代替，其中 xx 等于表示该字符的十六进制数。

【例 4.14】(示例文件 ch04\4.14.html)
使用 escape 函数：

```html
<!DOCTYPE html>
<html>
<head>
<title>escape 应用示例</title>
</head>
<body>
<center>
<h3>escape 应用示例</h3>
</center>
<script type="text/javascript">
<!--
document.write("由于空格符对应的编码是%20,感叹号对应的编码符是%21, " + "<br/>");
document.write("<br/>" + "故,执行语句 escape('hello world!')后, " + "<br/>");
document.write("<br/>" + "结果为: " + escape("hello world!"));
-->
</script>
</body>
</html>
```

运行上述代码，结果如图 4-20 所示，由于空格符对应的编码是%20，感叹号对应的编码符是%21，因此执行语句 escape("hello world!")后，显示结果为 hello%20world%21。

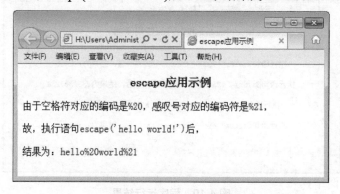

图 4-20 使用 escape 函数

unescape(charString)函数用于返回指定值的 ASCII 字符串，其中 charString 参数为必选项，表示需要解码的 String 对象。与 escape(charString)函数相反，unescape(charString)函数返回一个包含 charString 内容的字符串值，所有以%xx 十六进制形式编码的字符都用 ASCII 字符集中等价的字符来代替。

【例 4.15】(示例文件 ch04\4.15.html)

使用 unescape 函数：

```html
<!DOCTYPE html>
<html>
<head>
<title>unescape 函数应用示例</title>
</head>
<body>
<center>
<h3>unescape 函数应用示例</h3>
</center>
<script type="text/javascript">
<!--
document.write("由于空格符对应的编码是%20，感叹号对应的编码符是%21，" + "<br/>");
document.write("<br/>" + "故，执行语句 unescape('hello%20world%21')后，"
  + "<br/>");
document.write("<br/>" + "结果为：" + unescape('hello%20world%21'));
-->
</script>
</body>
</html>
```

在 IE 9.0 中的浏览效果如图 4-21 所示。

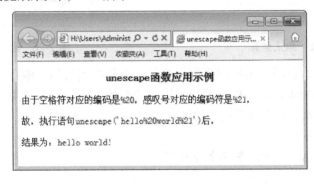

图 4-21　使用 unescape 函数

4.5　实战演练——购物简易计算器

编写具有能对两个操作数进行加、减、乘、除运算的简易计算器，效果如图 2-22 所示。加运算效果如图 4-23 所示，减运算效果如图 4-24 所示，乘运算效果如图 4-25 所示，除运算效果如图 4-26 所示。

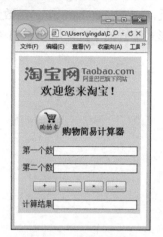
图 2-22　程序效果

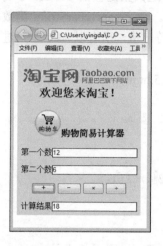
图 2-23　加法运算

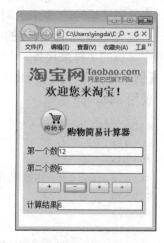
图 2-24　减加法运算

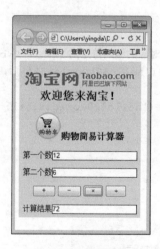
图 2-25　乘法运算

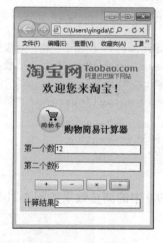
图 2-26　除法运算

本例中涉及到了本章所学的数据类型、变量、流程控制语句、函数等知识。该示例中还涉及少量后续章节的知识，如事件模型，不过，前面的案例中也有使用，读者可以先掌握其用法，详情可以学习本书后面对象相关的内容。

具体操作步骤如下。

step 01　新建 HTML 文档，输入如下代码：

```
<!DOCTYPE html>
<html>
<head>
<meta charset="utf-8" />
<title>购物简易计算器</title>
<style>
/*定义计算器块信息*/
section{
```

```
    background-color: #C9E495;
    width: 260px;
    height: 320px;
    text-align: center;
    padding-top: 1px;
}
/*细边框的文本输入框*/
.textBorder{
    border-width: 1px;
    border-style: solid;
}

</STYLE>
</head>
<body>
<section>
<h1><img src="images/logo.gif" width="240" height="31">欢迎您来淘宝！</h1>
<form action="" method="post" name="myform" id="myform">
<h3><img src="images/shop.gif" width="54" height="54">购物简易计算器</h3>
<p>第一个数<input name="txtNum1" type="text" class="textBorder"
  id="txtNum1" size="25"></p>
<p>第二个数<input name="txtNum2" type="text" class="textBorder"
  id="txtNum2" size="25"></p>
<p><input name="addButton2" type="button" id="addButton2"
  value=" + " onClick="compute('+')">
<input name="subButton2" type="button" id="subButton2" value=" - ">
<input name="mulButton2" type="button" id="mulButton2" value=" × ">
<input name="divButton2" type="button" id="divButton2" value=" ÷ ">
<p>计算结果<INPUT name="txtResult" type="text" class="textBorder"
  id="txtResult" size="25"></p>
</form>
</section>
</body>
</html>
```

step 02 保存 HTML 文件，选择相应的保存位置，文件名为"综合示例——购物简易计算器.html"。

step 03 在 HTML 文档的 head 部分，键入如下代码：

```
<script>
  function compute(op)
  {
    var num1,num2;
    num1 = parseFloat(document.myform.txtNum1.value);
    num2 = parseFloat(document.myform.txtNum2.value);
    if (op == "+")
        document.myform.txtResult.value = num1 + num2;
    if (op == "-")
        document.myform.txtResult.value = num1 - num2;
    if (op == "*")
```

```
        document.myform.txtResult.value = num1 * num2;
    if (op=="/" && num2!=0)
        document.myform.txtResult.value = num1 / num2;
    }
</script>
```

step 04 修改 "+" 按钮、 "–" 按钮、 "×" 按钮、 "÷" 按钮，代码如下所示：

```
<input name="addButton2" type="button" id="addButton2"
  value=" + " onClick="compute('+')">
<input name="subButton2" type="button" id="subButton2"
  value=" - " onClick="compute('-')">
<input name="mulButton2" type="button" id="mulButton2"
  value=" × " onClick="compute('*')">
<input name="divButton2" type="button" id="divButton2"
  value=" ÷ " onClick="compute('/')">
```

step 05 保存网页，然后即可预览效果。

4.6 疑 难 解 惑

疑问 1：如果浏览器不支持 JavaScript，如何做能够不影响网页的美观？

现在浏览器种类、版本繁多，不同浏览器对 JavaScript 代码的支持度均不一样。为了保证浏览器不支持部分代码时不影响网页的美观，可以使用 HTML 注释语句将其注释，这样便不会在网页中输出这些代码了。即使用 "<!--" 和 "-->" HTML 注释语句包围 JavaScript 代码。

疑问 2：函数 Number 和 parseInt 都可以将字符串转换成整数，二者有何区别？

函数 Number 和 parseInt 都可以将字符串转换成整数，它们之间的区别如下：

● 函数 Number 不但可以将数字字符串转换成整数，还可以转换成浮点数。它的作用是将数字字符串直接转换成数值。而 parseInt 函数只能将数字字符串转换成整数。

● 函数 Number 在转换时，如果字符串中包括非数字字符，转换将会失败，而 parseInt 函数只要开头第 1 个是数字字符，即可转换成功。

第 5 章

对象与数组

对象是 JavaScript 最基本的数据类型之一，是一种复合的数据类型，将多种数据类型集中在一个数据单元中，同时允许通过对象名来存取这些数据的值。数组是 JavaScript 中唯一用来存储和操作有序数据集的数据结构。本章主要介绍对象与数组的基本概念和基础知识。

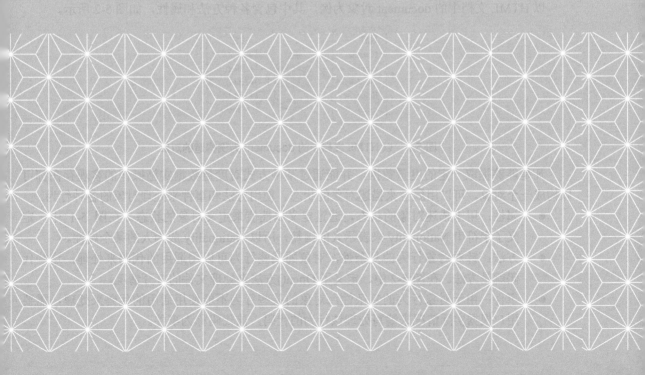

5.1 了 解 对 象

在 JavaScript 中，对象包括内置对象、自定义对象等多种类型，使用这些对象，可大大简化 JavaScript 程序的设计，并提供直观、模块化的方式进行脚本程序开发。

5.1.1 什么是对象

对象(Object)是一件事、一个实体、一个名词，是可以获得的东西，是可以想象有自己标识的任何东西。对象是类的实例化。一些对象是活的，一些对象不是。以自然人为例，我们来构造一个对象，其中 Attribute 表示对象属性，Method 表示对象行为，如图 5-1 所示。

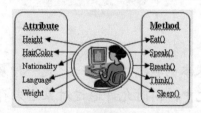

图 5-1 对象的属性和行为

在计算机语言中也存在对象，可以定义为相关变量和方法的软件集。对象主要由下面两部分组成：

- 一组包含各种类型数据的属性。
- 允许对属性中的数据进行的操作，即相关方法。

以 HTML 文档中的 document 对象为例，其中包含各种方法和属性，如图 5-2 所示。

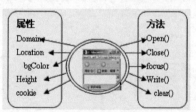

图 5-2 以 HTML 文档中的 document 为例构造的对象

凡是能够提取一定的度量数据，并能通过某种方式对度量数据实施操作的客观存在都可以构成一个对象。可以用属性来描述对象的状态、使用方法和事件来处理对象的各种行为。

- 属性：用来描述对象的状态，通过定义属性值来定义对象的状态。在图 5-1 中，定义了字符串 Nationality 来表示人的国籍，所以 Nationality 成为人的某个属性。
- 方法：针对对象行为的复杂性，对象的某些行为可以用通用的代码来处理，这些代码就是方法。在图 5-2 中，定义了 Open()方法来处理文件的打开情况。
- 事件：由于对象行为的复杂性，对象的某些行为不能使用通用的代码来处理，需要用户根据实际情况来编写处理该行为的代码，该代码称为事件。

JavaScript 是基于对象的编程语言，除循环和关系运算符等语言构造之外，其所有的特征几乎都是按照对象的方法进行处理的。

JavaScript 支持的对象主要包括以下 4 种。

- JavaScript 核心对象：包括基本数据类型的相关对象(如 String、Boolean、Number)、允许创建用户自定义和组合类型的对象(如 Object、Array)和其他能简化 JavaScript 操作的对象(如 Math、Date、RegExp、Function)。
- 浏览器对象：包括不属于 JavaScript 语言本身但被绝大多数浏览器所支持的对象，如控制浏览器窗口和用户交互界面的 window 对象、提供客户端浏览器配置信息的 Navigator 对象。
- 用户自定义对象：Web 应用程序开发者用于完成特定任务而创建的自定义对象，可自由设计对象的属性、方法和事件处理程序，编程灵活性较大。
- 文本对象：由文本域构成的对象，在 DOM 中定义，同时赋予很多特定的处理方法，如 insertData()、appendData()等。

5.1.2　面向对象编程

面向对象程序设计(Object-Oriented Programming，OOP)是一种起源于 20 世纪 60 年代的 Simula 语言，其自身理论已经十分完善，并被多种面向对象程序设计语言实现。面向对象编程的基本原则是：计算机程序由单个能够起到子程序作用的单元或对象组合而成。具有三个最基本的特点：重用性、灵活性和扩展性。这种方法将软件程序中的每一个元素作为一个对象看待，同时定义对象的类型、属性和描述对象的方法。为了实现整体操作，每个对象都应该能够接收信息、处理数据和向其他对象发送信息。

面向对象编程主要包含如下 3 个重要的概念。

1. 继承

继承性是子类自动共享父类数据结构和方法的机制，这是类之间的一种关系。在定义和实现一个类的时候，可以在一个已经存在的类的基础之上来进行，把这个已经存在的类所定义的内容作为自己的内容，并加入若干新的内容。继承性是面向对象程序设计语言不同于其他语言的最重要的特点，是其他语言所没有的。继承主要分为以下两种类型：

- 在类层次中，子类只继承一个父类的数据结构和方法，则称为单重继承。
- 在类层次中，子类继承多个父类的数据结构和方法，则称为多重继承。

在软件开发中，类的继承性使所建立的软件具有开放性、可扩充性，这是信息组织与分类的行之有效的方法，简化了对象、类的创建工作量，增加了代码可重性。

采用继承性，提供了类规范的等级结构。通过类的继承关系，使公共的特性能够共享，提高了软件的重用性。

2. 封装

封装的作用是将对象的实现过程通过函数等方式封装起来，使用户只能通过对象提供的属性、方法和事件等接口去访问对象，而不需要知道对象的具体实现过程。封装的目的是增强安全性和简化编程，使用者不必了解具体的实现细节，而只是要通过外部接口——特定的访问权限来使用类的成员。

封装允许对象运行的代码相对于调用者来说是完全独立的，调用者通过对象及相关接口参数来访问此接口。只要对象的接口不变，而只是对象的内部结构或实现方法发生了改变，程序的其他部分就不用做任何处理。

3. 多态

多态性是指相同的操作或函数、过程可作用于多种类型的对象上并获得不同的结果。不同的对象收到同一消息可以产生不同的结果，这种现象称为多态性。多态性允许每个对象以适合自身的方式去响应共同的消息。多态性增强了软件的灵活性和重用性。

需要说明的是：JavaScript 脚本是基于对象的脚本编程语言，而不是面向对象和编程语言。其原因在于：JavaScript 是以 DOM 和 BOM 中定义的对象模型及操作方法为基础的，但又不具备面向对象编程语言所必具备的显著特征，如分类、继承、封装、多态、重载等。另外，JavaScript 还支持 DOM 和 BOM 提供的对象模型，用于根据其对象模型层次结构来访问目标对象的属性并对对象施加相应的操作。

注意　在 JavaScript 语言中，之所以任何类型的对象都可以赋予任意类型的数值，是因为 JavaScript 为弱类型的脚本语言，即变量在使用前无须任何声明，在浏览器解释运行其代码时，才检查目标变量的数据类型。

5.1.3　JavaScript 的内部对象

JavaScript 的内部对象按照使用方式可以分为静态对象和动态对象两种。在引用动态对象的属性和方法时，必须使用 new 关键字来创建一个对象实例，然后才能使用"对象实例名.成员"的方式来访问其属性和方法；在引用静态对象属性和方法时，不需要使用 new 关键字来创建对象实例，直接使用"对象名.成员"的方式来访问其属性和方法即可。

JavaScript 中常见的内部对象如表 5-1 所示。

表 5-1　JavaScript 中常见的内部对象

对 象 名	功 能	静态/动态
Object	使用该对象可以在程序运行时为 JavaScript 对象随意添加属性	动态对象
String	用于处理或格式化文本字符串以及确定和定位字符串中的子字符串	动态对象
Date	使用 Date 对象执行各种日期和时间的操作	动态对象
Event	用来表示 JavaScript 的事件	静态对象
FileSystemObject	主要用于实现文件操作功能	动态对象
Drive	主要用于收集系统中的物理或逻辑驱动器资源中的内容	动态对象

对 象 名	功　能	静态/动态
File	用于获取服务器端指定文件的相关属性	静态对象
Folder	用于获取服务器端指定文件的相关属性	静态对象

5.2　对象访问语句

在 JavaScript 中，用于对象访问的语句有两种，分别是 for-in 循环语句和 with 语句。下面详细介绍这两种语句的用法。

5.2.1　for-in 循环语句

for-in 循环语句与 for 语句十分相似，该语句用来遍历对象的每一个属性。每次都会将属性名作为字符串保存在变量中。

for-in 语句的语法格式如下。

```
for(variable in object){
    statement
}
```

其中各项说明如下。

variable：变量名，声明一个变量的 var 语句、数组的一个元素或者对象的一个属性。

object：对象名，或者是计算结果为对象的表达式。

statement：通常是一个原始语句或者语句块，由它构建循环的主体。

【例 5.1】(示例文件 ch05\5.1.html)

for-in 语句的使用：

```
<!DOCTYPE>
<head>
<title>使用 for in 语句</title>
</head>
<body>
<script type="text/javascript">
var myarray = new Array()
myarray[0] = "星期一"
myarray[1] = "星期二"
myarray[2] = "星期三"
myarray[3] = "星期四"
myarray[4] = "星期五"
myarray[5] = "星期六"
myarray[6] = "星期日"
for (var i in myarray)
{
    document.write(myarray[i] + "<br />")
```

```
}
</script>
</body>
</html>
```

在 IE 9.0 中的浏览效果如图 5-3 所示。

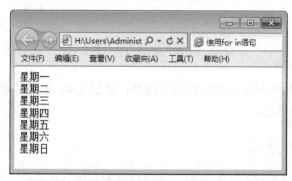

图 5-3　使用 for-in 语句

5.2.2　with 语句

有了 with 语句，在存取对象属性和方法时就不用重复指定参考对象了，在 with 语句块中，凡是 JavaScript 不识别的属性和方法都和该语句块指定的对象有关。

with 语句的语法格式如下所示：

```
with object {
    statements
}
```

对象指明了当语句组中对象缺省时的参考对象，这里我们用较为熟悉的 document 对象对 with 语句举例。例如，当使用与 document 对象有关的 write()或 writeln()方法时，往往使用如下形式：

```
document.writeln("Hello!");
```

当需要显示大量数据时，就会多次使用同样的 document.writeln()语句，这时就可以像下面的程序那样，把所有以 document 对象为参考对象的语句放到 with 语句块中，从而达到减少语句量的目的。

【例 5.2】(示例文件 ch05\5.2.html)

with 语句的使用：

```
<!DOCTYPE>
<html>
<head>
<title>with 语句的使用</title>
</head>
<body>
<script type="text/javascript">
```

```
var date_time = new Date();
with(date_time){
    var a = getMonth() + 1;
    alert(getFullYear() + "年" + a + "月" + getDate() + "日"
      + getHours() + ":" + getMinutes() + ":" + getSeconds());
}
var date_time = new Date();
alert(date_time.getFullYear() + "年" + date_time.getMonth() + 1 + "月"
  + date_time.getDate() + "日" + date_time.getHours() + ":"
  + date_time.getMinutes() + ":" + date_time.getSeconds());
</script>
</body>
</html>
```

在 IE 9.0 中的浏览效果如图 5-4 所示。

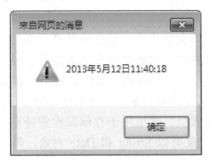

图 5-4　with 语句的使用

5.3　JavaScript 中的数组

数组是有序数据的集合，JavaScript 中的数组元素允许属于不同数据类型。用数组名和下标可以唯一地确定数组中的元素。

5.3.1　结构化数据

在 JavaScript 程序中，Array(数组)被定义为有序的数据集。最好将数组想象成一个表，与电子数据表很类似。在 JavaScript 中，数组被限制为一个只有一列数据的表，但却有许多行，用来容纳所有的数据。JavaScript 浏览器为 HTML 文档和浏览器属性中的对象创建了许多内部数组。例如，如果文档中含有 5 个链接，则浏览器就保留一张链接的表。

可以通过数组语法中的编号(0 是第一个)访问它们：数组名后紧跟着的是方括号中的索引数。例如 Document.links[0]，代表着文档中的第一个链接。在许多 JavaScript 应用程序中，可以靠与表单元素的交互作用，用数组来组织网页使用者所访问的数据。

对于许多 JavaScript 应用程序．可以将数组作为有组织的数据仓库来使用，这些数据是页面的浏览者基于他们与表单元素的交互而访问的数据。数组是 JavaScript 增强页面重新创建服务器端复制 CCI 程序行为的一种方式。当嵌在脚本中的数据集与典型的.gif 文件一样大的时候，用户在载入页面时不会感觉有很长的时间延迟，然而还有充分的权力对小数据库集进行即时查询，而不需要对服务器进行任何回调。这种面向数据库的数组是 JavaScript 的一个重要应用，称为 serverlessCGIs(无服务器 CGI)。

当设计一个应用程序时．寻找潜在应用程序数组的线索。如果有许多对象或者数据点使用同样的方式与脚本进行交互．那么就可以使用数组结构。例如，除 Internet Explorer 3 外，在每一个浏览器中，可以在一个订货表单中为每列的文本域指定类似的名称，这里，类似名称的对象可以作为数组元素处理。为了重复处理订货表单的行计算，脚本可以在很少的JavaScript 语句使用数组语法来完成，而不是对每个域都用代码编写许多语句。

还可以创建类似 Java 哈希表的数组：哈希表是一个查找表．如果知道与表目有关联的名称，就能立刻找到想要的数据点，如果认为数据是一个表的形式．就可以使用数组。

5.3.2 创建和访问数组对象

数组是具有相同数据类型的变量集合，这些变量都可以通过索引进行访问。数组中的变量称为数组的元素，数组能够容纳元素的数量称为数组的长度。数组中的每个元素都具有唯一的索引(或称为下标)与其相对应，在 JavaScript 中，数组的索引从零开始。

Array 对象是常用的内置动作脚本对象，它将数据存储在已编号的属性中，而不是已命名的属性中。数组元素的名称作索引。数组用于存储和检索特定类型的信息，例如学生列表或游戏中的一系列移动。Array 对象类似 String 和 Date 对象，需要使用 new 关键字和构造函数来创建。

可以在创建一个 Array 对象时初始化它：

```
myArray = new Array()
myArray = new Array([size])
myArray = new Array([element0[, element1[, ...[, elementN]]]])
```

其中各项的含义如下。

- size：可选，指定一个整数，表示数组的大小。
- element0,...,elementN：可选，为要放到数组中的元素。创建数组后，能够用[]符号访问数组单个元素。

由此可知，创建数组对象有 3 种方法。

(1) 新建一个长度为零的数组：

```
var 数组名 = new Array();
```

例如，声明数组为 myArr1，长度为 0，代码如下：

```
var myArr1 = new Array();
```

(2) 新建一个长度为 n 的数组：

```
var 数组名 = new Array(n);
```

例如，声明数组为 myArr2，长度为 6，代码如下：

```
var myArr2 = new Array(6);
```

(3) 新建一个指定长度的数组，并赋值：

```
var 数组名 = new Array(元素 1,元素 2,元素 3,...);
```

例如，声明数组为 myArr3，并且分别赋值为 1，2，3，4，代码如下：

```
var myArr3 = new Array(1,2,3,4);
```

上面这行代码创建一个数组 myArr3，并且包含 4 个元素 myArr3[0]、myArr3[1]、myArr3[2]、myArr3[3]，这 4 个元素的值分别为 1，2，3，4。

【例 5.3】(示例文件 ch05\5.3.html)

下列代码是构造一个长度为 5 的数组，为其添加元素后，使用 for 循环语句枚举其元素：

```
<!DOCTYPE HTML>
<html>
<head>
<script language=JavaScript>
myArray = new Array(5);
myArray[0] = "a";
myArray[1] = "b";
myArray[2] = "c";
myArray[3] = "d";
myArray[4] = "e";
for (i=0; i<5; i++){
    document.write(myArray[i] + "<br>");
}
</script>
<META content="MSHTML 6.00.2900.5726" name=GENERATOR>
</head>
<body>
</body>
</html>
```

在 IE 9.0 中的浏览效果如图 5-5 所示。

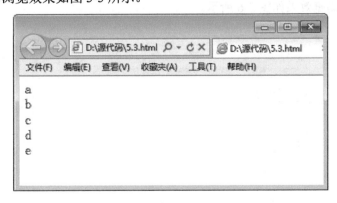

图 5-5 显示构造的数组

只要构造了一个数组，就可以使用中括号[]通过索引位置(也是基于 0 的)来访问它的元素。每个数组对象实体也可以看作是一个对象，因为每个数组都是由它所包含的若干个数组元素组成的，每个数组元素都可以看作是这个数组对象的一个属性。可以用表示数组元素位置的数来标识。也就是说，数组对象使用数组元素的下标来进行区分，数组元素的下标从零开始索引，第一个下标为 0，后面依次加 1。访问数据的语法格式如下：

```
document.write(mycars[0])
```

【例 5.4】(示例文件 ch05\5.4.html)

使用方括号访问并直接构造数组：

```
<!DOCTYPE HTML>
<html>
<head>
<META http-equiv=Content-Type content="text/html; charset=gb2312">
<script language=JavaScript>
  myArray = [["a1","b1","c1"],["a2","b2","c2"],["a3","b3","c3"]];
  for (var i=0; i<=2; i++){
      document.write(myArray[i])
      document.write("<br>");
  }
  document.write("<hr>");
  for (i=0; i<3; i++){
      for (j=0; j<3; j++){
          document.write(myArray[i][j] + "  ");
      }
      document.write("<br>");
  }
</script>
<META content="MSHTML 6.00.2900.5726" name=GENERATOR>
</head>
<body>
</body>
</html>
```

在 IE 9.0 中的浏览效果如图 5-6 所示。

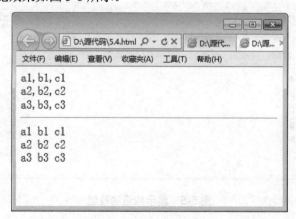

图 5-6　访问构造的数组

5.3.3　使用 for-in 语句

在 JavaScript 中，可以使用 for-in 语句来控制循环输出数组中的元素，而不需要事先知道对象属性的个数。具体的语法格式为"for (key in myArray)"，其中 myArray 表示数组名。

【例 5.5】(示例文件 ch05\5.5.html)

for-in 语句的具体用法：

```html
<!DOCTYPE HTML>
<html>
 <head>
 <META http-equiv=Content-Type content="text/html; charset=gb2312">
 <script language=JavaScript>
    myArray = new Array(5);
    myArray[0] = "a";
    myArray[1] = "b";
    myArray[2] = "c";
    myArray[3] = "d";
    myArray[4] = "e";
    for (key in myArray){
        document.write(myArray[key] + "<br>");
    }
 </script>
 <META content="MSHTML 6.00.2900.5726" name=GENERATOR>
 </head>
 <body>
 </body>
</html>
```

在 IE 9.0 中的浏览效果如图 5-7 所示。

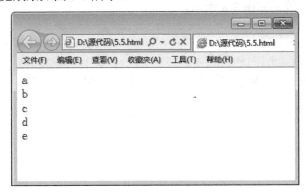

图 5-7　循环输出数组中的数据

5.3.4　Array 对象的常用属性和方法

JavaScript 提供了一个 Array 内部对象来创建数组，通过调用 Array 对象的各种方法，可以方便地对数组进行排序、删除、合并等操作。

1. Array 对象常用的属性

Array 对象的属性主要的有 2 个，分别是 length 属性和 prototype 属性，下面将详细介绍这两个属性。

(1) length

该属性的作用是指定数组中元素数量的非从零开始的整数，当将新元素添加到数组时，此属性会自动更新。其语法格式为"my_array.length"。

【例 5.6】(示例文件 ch05\5.6.html)

下面的示例是解释 length 属性是如何更新的：

```html
<!DOCTYPE HTML>
<html>
<head>
<META http-equiv=Content-Type content="text/html; charset=gb2312">
<script language=JavaScript>
    my_array = new Array();
    document.write(my_array.length + "<br>"); //初始长度为 0
    my_array[0] = 'a';
    document.write(my_array.length + "<br>"); //将长度更新为 1
    my_array[1] = 'b';
    document.write(my_array.length + "<br>"); //将长度更新为 2
    my_array[9] = 'c';
    document.write(my_array.length + "<br>"); //将长度更新为 10
</script>
</head>
<body>
</body>
</html>
```

在 IE 9.0 中的浏览效果如图 5-8 所示。

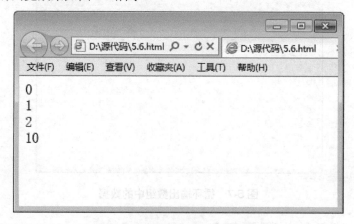

图 5-8　给数组指定相应的整数

(2) prototype

该属性是所有 JavaScript 对象所共有的属性，与 Date 对象的 prototype 属性一样，其作用是将新定义的属性或方法添加到 Array 对象中，这样该对象的实例就可以调用该属性或方法了。其语法格式为：

```
Array.prototype.methodName = functionName;
```

其中各项的作用说明如下。

● 　 methodName：必选项，新增方法的名称。

● 　 functionName：必选项，要添加到对象中的函数名称。

【例 5.7】(示例文件 ch05\5.7.html)

下面为 Array 对象添加返回数组中最大元素值的方法。必须声明该函数，并将它加入 Array.prototype，且使用它。代码如下：

```html
<!DOCTYPE HTML>
<html>
 <head>
 <META http-equiv=Content-Type content="text/html; charset=gb2312">
 <script>
  //添加一个属性，用于统计删除的元素个数
  Array.prototype.removed = 0;
  //添加一个方法，用于删除指定索引的元素
  Array.prototype.removeAt=function(index)
  {
    if(isNaN(index) || index<0)
    {return false;}
    if(index>=this.length)
    {index=this.length-1}
    for(var i=index; i<this.length; i++)
    {
      this[i] = this[i+1];
    }
    this.length -= 1
    this.removed++;
  }
  //添加一个方法，输出数组中的全部数据
  Array.prototype.outPut=function(sp)
  {
    for(var i=0; i<this.length; i++)
    {
      document.write(this[i]);
      document.write(sp);
    }
    document.write("<br>");
  }
  //定义数组
  var arr = new Array(1,2,3,4,5,6,7,8,9);
  //测试添加的方法和属性
  arr.outPut(" ");
  document.write("删除一个数据<br>");
  arr.removeAt(2);
```

```
  arr.outPut(" ");
  arr.removeAt(4);
  document.write("删除一个数据<br>");
  arr.outPut(" ")
  document.write("一共删除了" + arr.removed + "个数据");
</script>
</head>
<body>
</body>
</html>
```

在 IE 9.0 中的浏览效果如图 5-9 所示。

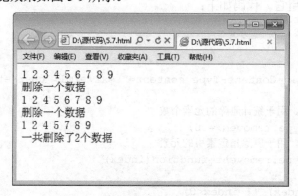

图 5-9　删除数组中的数据

这段代码利用 prototype 属性分别向 Array 对象中添加了两个方法和一个属性，分别实现了删除指定索引处的元素、输出数组中的所有元素和统计删除元素个数的功能。

2. Array 对象常用的方法

Array 对象常用的方法有连接方法 concat、分隔方法 join、追加方法 push、倒转方法 reverse、切片方法 slice 等。

(1) concat

该方法的作用是把当前数组与指定的数组相连接，返回一个新的数组，该数组中含有前面两个数组的全部元素，其长度为两个数组的长度之和。其基本的语法格式为 "array1.concat (array2)"，对其中参数说明如下。

● array1：必选项，数组名称。

● array2：必选项，数组名称，该数组中的元素将被添加到数组 array1 中。

【例 5.8】(示例文件 ch05\5.8.html)

定义两个数组 array1 和 array2，然后把这两个数组连接起来，并将值赋给数组 array：

```
<!DOCTYPE HTML>
<html>
 <head>
<META http-equiv=Content-Type content="text/html; charset=gb2312">
<script language=JavaScript>
    var array1 = new Array(1,2,3,4,5,6);
```

```
        var array2 = new Array(7,8,9,10);
        var array = array1.concat(array2);
        //自定义函数,输出数组中所有数据
        function writeArr(arrname,sp)
        {
          for(var i=0; i<arrname.length; i++)
          {
            document.write(arrname[i]);
            document.write(sp);
          }
          document.write("<br>");
        }
        document.write("数组1: ");
        writeArr(array1,",");
        document.write("数组2: ");
        writeArr(array2,",");
        document.write("数组3: ");
        writeArr(array,",");
    </script>
</head>
<body>
</body>
</html>
```

在 IE 9.0 中的浏览效果如图 5-10 所示。

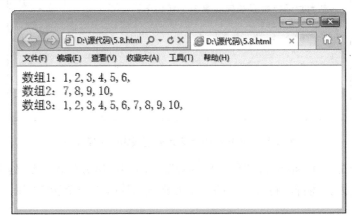

图 5-10　连接数组

（2）join

该方法与 String 对象的 split 方法的作用相反,该方法的作用是将数组中的所有元素连接为一个字符串,如果数组中的元素不是字符串,则该元素将首先被转化为字符串,各个元素之间可以以指定的分隔符进行连接。其语法格式为 array.join(separator),其中 array 必选项为数组的名称,而 separator 必选项是连接各个元素之间的分隔符。

【例 5.9】(示例文件 ch05\5.9.html)

对比 split 方法和 join 方法:

```
<!DOCTYPE HTML>
<html>
 <head>
 <META http-equiv=Content-Type content="text/html; charset=gb2312">
 <script language=JavaScript>
    var str1 = "this ia a test";
    var arr = str1.split(" ");
    var str2 = arr.join(",");
    with(document){
        write(str1);
        write("<br>分割为数组，数组长度" + arr.length + ",重新连接如下：<br>");
        write(str2);
    }
 </script>
 </head>
 <body>
 </body>
</html>
```

在 IE 9.0 中的浏览效果如图 5-11 所示。

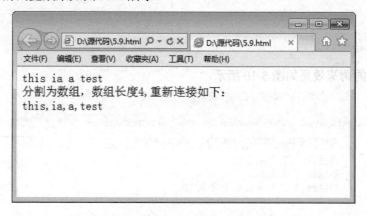

图 5-11　将数组中所有元素连接为一个字符串

上面的代码首先使用 split 方法以空格为分隔符将字符串分割存储到数组中，再调用 join 方法以"，"(逗号)为分隔符，将数组中的各个元素重新连接为一个新字符串。

(3) push

该方法可以将所指定的一个或多个数据添加到数组中，该方法的返回值为添加新数据后数组的长度。其语法格式为 array.push([data1[,data2[,...[,datan]]]])，其中参数的作用如下。

● array：必选项，数组名称。

● data1、data2、datan：可选参数，将被添加到数组中的数据。

【例 5.10】(示例文件 ch05\5.10.html)

利用 push 方法向数组中添加新数据：

```
<!DOCTYPE HTML>
<html>
 <head>
```

```
<META http-equiv=Content-Type content="text/html; charset=gb2312">
<script language=JavaScript>
var arr = new Array();
document.write("向数组中写入数据："); //单个数据写入数组
for (var i=1; i<=5; i++)
{
    var data = arr.push(Math.ceil(Math.random()*10));
    document.write(data);
    document.write("个,");
}
document.write("<br>"); //批量写入数组
var data = arr.push("a",4.15,"hello");
document.write("批量写入，数组长度已为" + data + "<br>");
var newarr = new Array(1,2,3,4,5);
document.write("向数组中写入另一个数组<br>"); //写入新数组
arr.push(newarr);
document.write("全部数据如下:<br>");
document.write(arr.join(","));
</script>
</head>
<body>
</body>
</html>
```

在 IE 9.0 中的浏览效果如图 5-12 所示。上面代码分别使用 push 方法，向数组中逐个和批量添加数据。

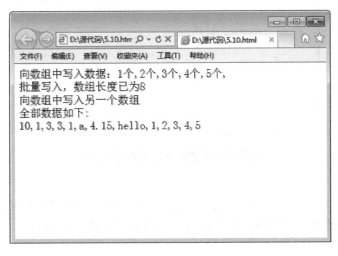

图 5-12　使用 push 方法向数组添加数据

(4) reverse

该方法可以将数组中的元素反序排列，数组中所包含的内容和数组的长度不会改变。其语法格式为 array.reverse()，其中 array 为数组的名称。

【例 5.11】(示例文件 ch05\5.11.html)

将数组中的元素反序排列：

```
<!DOCTYPE HTML>
<html>
<head>
<META http-equiv=Content-Type content="text/html; charset=gb2312">
<script>
    var arr = new Array(1,2,3,4,5,6);
    with (document)
    {
      write("数组为:");
      write(arr.join(","));
      arr.reverse();
      write("<br>反序后的数组为:")
      write(arr.join("-"));
    }
</script>
</head>
<body>
</body>
</html>
```

在 IE 9.0 中的浏览效果如图 5-13 所示。

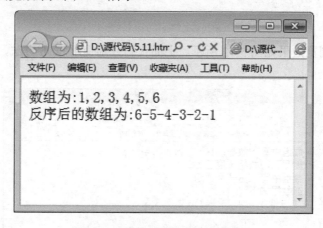

图 5-13　将数组中的元素反序排列

(5) slice

该方法将提取数组中的一个片段或子字符串,并将其作为新数组返回,而不修改原始数组。返回的数组包括 start 元素到 end 元素(但不包括该元素)的所有元素。

其语法格式为:

```
my_array.slice([start[, end]])
```

其中各项的含义如下。

● start:指定片段起始点索引的数值。
● end:指定片段终点索引的数值。如果省略此参数,则片段包括数组中从开头 start 到结尾的所有元素。

【例 5.12】(示例文件 ch05\5.12.html)

将数组中的一个片段或子字符串作为新数组返回，而不修改原始数组：

```
<!DOCTYPE HTML>
<html>
<head>
<META http-equiv=Content-Type content="text/html; charset=gb2312">
<Script language="JavaScript">
    var myArray = [1, 2, 3, 4, 5, 6,7];
    newArray = myArray.slice(1, 6);
    document.write(newArray);
    document.write("<br>");
    newArray = myArray.slice(1);
    document.write(newArray);
</Script>
</head>
<body>
</body>
</html>
```

在 IE 9.0 中的浏览效果如图 5-14 所示。

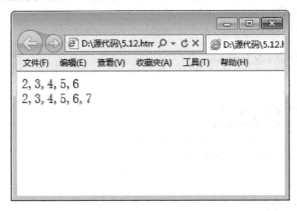

图 5-14　作为新数组返回

(6)　sort

该方法对数组中的所有元素按 Unicode 编码进行排序，并返回经过排序后的数组。sort 方法默认按升序进行排列，但也可以通过指定对比函数来实现特殊的排序要求，对比函数的格式为 comparefunction(arg1,arg2)。其中，comparefunction 为排序函数的名称，该函数必须包含两个参数：arg1 和 arg2，分别代表了两个将要进行对比的字符。该函数的返回值决定了如何对 arg1 和 arg2 进行排序。如果返回值为负，则 arg2 将排在 arg1 的后面；返回值为 0，arg1、arg2 视为相等；返回值为正，则 arg2 将排在 arg1 的前面。

sort 方法的语法格式为：

```
array.sort([cmpfun(arg1,arg2)])
```

各项说明如下。

- array：必选项，数组名称。
- cmpfun：可选项，比较函数。
- arg1、arg2：可选项，比较函数的两个参数。

【例 5.13】(示例文件 ch05\5.13.html)

使用 sort 方法对数组中的数据进行排序：

```html
<!DOCTYPE HTML>
<html>
<head>
<META http-equiv=Content-Type content="text/html; charset=gb2312">
<Script language="JavaScript">
  var arr = new Array(1,6,3,40,1,"a","b","A","B");
  writeArr("排序前",arr);
  writeArr("升序排列",arr.sort());
  writeArr("降序排列,字母不分大小写",arr.sort(desc));
  writeArr("严格降序排列",arr.sort(desc1));
  //自定义函数输出提示信息和数组元素
  function writeArr(str,array)
  {
    document.write(str + ":");
    document.write(array.join(","));
    document.write("<br>");
  }
  //按降序排列，字母不区分大小写
  function desc(a,b)
  {
    var a = new String(a);
    var b = new String(b);
    //如果a大于b，则返回-1，所以a排在前b排在后
    return -1*a.localeCompare(b);
  }
  //严格降序
  function desc1(a,b)
  {
    var stra = new String(a);
    var strb = new String(b);
    var ai = stra.charCodeAt(0);
    var bi = strb.charCodeAt(0);
    if(ai>bi)
      return -1;
    else
      return 1;
  }
</script>
</head>
<body>
</body>
</html>
```

在 IE 9.0 中的浏览效果如图 5-15 所示。这段代码中定义了两个对比函数，其中 desc 进行降序排列，但字母不区分大小写；desc1 进行严格降序排列。

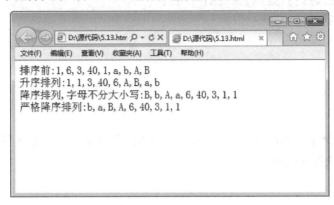

图 5-15　对数组进行排序

（7）splice

该方法可以通过指定起始索引和数据个数的方式，删除或替换数组中的部分数据。该方法的返回值为被删除或替换掉的数据。其语法格式为：

```
array.splice(start,count[,data1[,data2,[,...[,datacount]]]])
```

其中，array 必选项是数组名称；start 必选项为整数起始索引；count 必选项为要删除或替换的数组的个数；data 是可选项，是用于替换指定数据的新数据。

如果没有指定 data 参数，则该指定的数据将被删除；如果指定了 data 参数，则数组中的数据将被替换。

【例 5.14】(示例文件 ch05\5.14.html)

splice 方法的具体使用过程：

```
<!DOCTYPE HTML>
<html>
<head>
<META http-equiv=Content-Type content="text/html; charset=gb2312">
<Script language="JavaScript">
  var arr = new Array(0,1,2,3,4,5,6,7,8,9,10);
  var rewith = new Array("a","b","c");
  var tmp1 = arr.splice(2,5,rewith);
  with(document)
  {
    writeArr("替换了 5 个数据",tmp1);
    writeArr("替换为: ",rewith);
    writeArr("替换后",arr);
    var tmp2=arr.splice(5,2);
    writeArr("删除 2 个数据",tmp2);
    writeArr("替换后",arr);
  }
  //自定义函数输出提示信息和数组元素
  function writeArr(str,array)
```

```
    {
        document.write(str + ":");
        document.write(array.join(","));
        document.write("<br>");
    }
</script>
</head>
<body>
</body>
</html>
```

在 IE 9.0 中的浏览效果如图 5-16 所示。上面的代码分别演示了如何使用 splice 方法替换和删除数组中指定数目的数据。

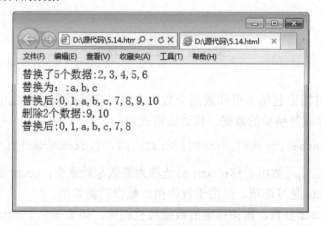

图 5-16　替换和删除数组中指定数目的数据

5.4　详解常用的数组对象方法

在 JavaScript 中，数组对象的方法有 14 种，下面详细介绍常用的数组对象方法的使用。

5.4.1　连接其他数组到当前数组

使用 concat()方法可以连接两个或多个数组。该方法不会改变现有的数组，而仅仅会返回被连接数组的一个副本。

语法格式如下：

```
arrayObject.concat(array1,array2,...,arrayN)
```

其中 arrayN 是必选项，该参数可以是具体的值，也可以是数组对象，可以是任意多个。

【例 5.15】(示例文件 ch05\5.15.html)

使用 concat()方法连接 3 个数组：

```
<html>
<body>
```

```
<script type="text/javascript">
    var arr = new Array(3)
    arr[0] = "北京"
    arr[1] = "上海"
    arr[2] = "广州"
    var arr2 = new Array(3)
    arr2[0] = "西安"
    arr2[1] = "天津"
    arr2[2] = "杭州"
    var arr3 = new Array(2)
    arr3[0] = "长沙"
    arr3[1] = "温州"
    document.write(arr.concat(arr2,arr3))
</script>
</body>
</html>
```

在 IE 9.0 中的浏览效果如图 5-17 所示。

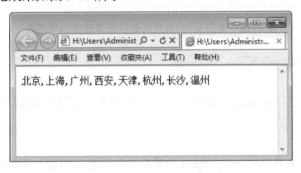

图 5-17 使用 concat()方法连接 3 个数组

5.4.2 将数组元素连接为字符串

使用 join()方法可以把数组中的所有元素放入一个字符串。语法格式如下：

```
arrayObject.join(separator)
```

其中 separator 是可选项，用于指定要使用的分隔符，如果省略该参数，则使用逗号作为
分隔符。

【例 5.16】(示例文件 ch05\5.16.html)

使用 join()方法将数组元素连接为字符串：

```
<html>
<body>
<script type="text/javascript">
    var arr = new Array(3);
    arr[0] = "河北"
    arr[1] = "石家庄"
    arr[2] = "廊坊"
    document.write(arr.join());
```

```
    document.write("<br />");
    document.write(arr.join("."));
</script>
</body>
</html>
```

在 IE 9.0 中的浏览效果如图 5-18 所示。

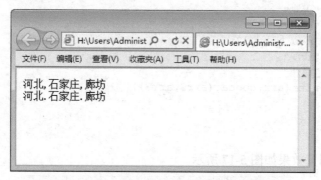

图 5-18　使用 join()方法将数组元素连接为字符串

5.4.3　移除数组中最后一个元素

使用 pop()方法可以移除并返回数组中最后一个元素。语法格式如下：

```
arrayObject.pop()
```

 pop()方法将移除 arrayObject 的最后一个元素，把数组长度减 1，并且返回它移除的元素的值。如果数组已经为空，则 pop()不改变数组，并返回 undefined 值。

【例 5.17】(示例文件 ch05\5.17.html)
使用 pop()方法移除数组最后一个元素：

```
<html>
<body>
<script type="text/javascript">
    var arr = new Array(3)
    arr[0] = "河南"
    arr[1] = "郑州"
    arr[2] = "洛阳"
    document.write("数组中原有元素：" + arr)
    document.write("<br />")
    document.write("被移除的元素：" + arr.pop())
    document.write("<br />")
    document.write("移除元素后的数组元素：" + arr)
</script>
</body>
</html>
```

在 IE 9.0 中的浏览效果如图 5-19 所示。

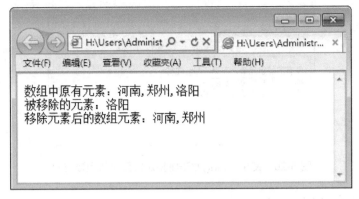

图 5-19 使用 pop()方法移除数组最后一个元素

5.4.4 将指定的数值添加到数组中

使用 push()方法可向数组的末尾添加一个或多个元素，并返回新的长度。
语法格式如下：

```
arrayObject.push(newelement1,newelement2,...,newelementN)
```

其中，**arrayObject** 为必选项，是数组对象。newelement1 为可选项，表示添加到数组中的元素。

提示

push()方法可把其参数顺序添加到 arrayObject 的尾部。它直接修改 arrayObject，而不是创建一个新的数组。

push()方法和 pop()方法使用数组提供的先进后出的栈功能。

【例 5.18】(示例文件 ch05\5.18.html)
使用 push()方法将指定数值添加到数组中：

```html
<html>
<body>
<script type="text/javascript">
   var arr = new Array(3)
   arr[0] = "河南"
   arr[1] = "河北"
   arr[2] = "江苏"
   document.write("原有的数组元素: " + arr)
   document.write("<br />")
   document.write("添加元素后数组的长度: " + arr.push("吉林"))
   document.write("<br />")
   document.write("添加数值后的数组: " + arr)
</script>
</body>
</html>
```

在 IE 9.0 中的浏览效果如图 5-20 所示。

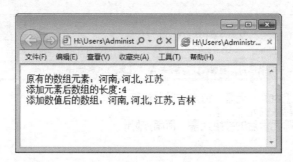

图 5-20   使用 push()方法将指定数值添加到数组中

5.4.5   反序排列数组中的元素

使用 reverse()方法可以颠倒数组中元素的顺序。语法格式如下：

```
arrayObject.reverse()
```

 提示　　　该方法会改变原来的数组，而不会创建新的数组。

【例 5.19】(示例文件 ch05\5.19.html)

使用 reverse()方法颠倒数组中的元素顺序：

```html
<html>
<body>
<script type="text/javascript">
    var arr = new Array(3);
    arr[0] = "张三";
    arr[1] = "李四";
    arr[2] = "王五";
    document.write(arr + "<br />");
    document.write(arr.reverse());
</script>
</body>
</html>
```

在 IE 9.0 中的浏览效果如图 5-21 所示。

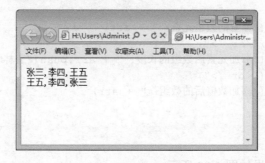

图 5-21   使用 reverse()方法颠倒数组中的元素顺序

5.4.6 删除数组中的第一个元素

使用 shift()方法可以把数组的第一个元素删除,并返回第一个元素的值。语法格式如下:

```
arrayObject.shift()
```

其中,arrayObject 为必选项,是数组对象。

 如果数组是空的,那么 shift()方法将不进行任何操作,返回 undefined 值。请注意,该方法不创建新数组,而是直接修改原有的 arrayObject。

【例 5.20】(示例文件 ch05\5.20.html)

使用 shift()方法删除数组中的第一个元素:

```html
<html>
<body>
<script type="text/javascript">
    var arr = new Array(4)
    arr[0] = "北京"
    arr[1] = "上海"
    arr[2] = "广州"
    arr[3] = "天津"
    document.write("原有数组元素为: " + arr)
    document.write("<br />")
    document.write("删除数组中的第一个元素为: " + arr.shift())
    document.write("<br />")
    document.write("删除元素后的数组为: " + arr)
</script>
</body>
</html>
```

在 IE 9.0 中的浏览效果如图 5-22 所示。

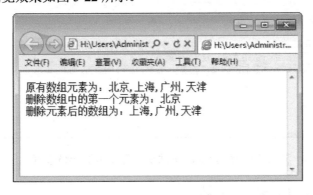

图 5-22 使用 shift()方法删除数组中的第一个元素

5.4.7 获取数组中的一部分数据

使用 slice()方法可从已有的数组中返回选定的元素。

语法格式如下：

```
arrayObject.slice(start,end)
```

其中，**arrayObject** 为必选项，是数组对象，**start** 为必选项，表示开始元素的位置，是从 0 开始计算的索引。**end** 为可选项，表示结束元素的位置，也是从 0 开始计算的索引。

【例 5.21】(示例文件 ch05\5.21.html)

使用 slice()方法获取数组中的一部分数据：

```html
<html>
<body>
<script type="text/javascript">
    var arr = new Array(6)
    arr[0] = "黑龙江"
    arr[1] = "吉林"
    arr[2] = "辽宁"
    arr[3] = "内蒙古"
    arr[4] = "河北"
    arr[5] = "山东"
    document.write("原有数组元素：" + arr)
    document.write("<br />")
    document.write("获取的部分数组元素：" + arr.slice(2,3))
    document.write("<br />")
    document.write("获取部分元素后的数据：" + arr)
</script>
</body>
</html>
```

在 IE 9.0 中的浏览效果如图 5-23 所示，可以看出，获取部分数组元素后的数组其前后是不变的。

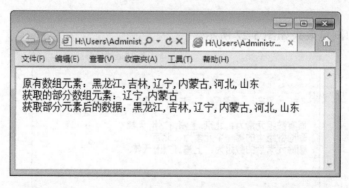

图 5-23　使用 slice()方法获取数组中的一部分数据

5.4.8　对数组中的元素进行排序

使用 sort()方法可以对数组的元素进行排序。语法格式如下：

```
arrayObject.sort(sortby)
```

其中，arrayObject 为必选项，是数组对象。sortby 为可选项，用来确定元素顺序的函数的名称，如果这个参数被省略，那么元素将按照 ASCII 字符顺序进行升序排序。

【例 5.22】(示例文件 ch05\5.22.html)

新建数组 x，并赋值 1,20,8,12,6,7，使用 sort()方法排序数组，并输出 x 数组到页面：

```
<!DOCTYPE html>
<html>
<head>
<title>数组排序</title>
<script type="text/javascript">
  var x = new Array(1,20,8,12,6,7);   //创建数组
  document.write("排序前数组:" + x.join(",") + "<p>"); //输出数组元素
  x.sort();    //按字符升序排列数组
  document.write(
    "没有使用比较函数排序后数组:" + x.join(",") + "<p>");   //输出排序后的数组
  x.sort(asc);  //有比较函数的升序排列
  /*升序比较函数*/
  function asc(a,b)
  {
      return a-b;
  }
  document.write("排序升序后数组:" + x.join(",") + "<p>"); //输出排序后的数组
  x.sort(des); //有比较函数的降序排列
  /*降序比较函数*/
  function des(a,b)
  {
      return b-a;
  }
  document.write("排序降序后数组:" + x.join(",")); //输出排序后的数组
</script>
</head>
<body>
</body>
</html>
```

IE 9.0 中的浏览效果如图 5-24 所示。

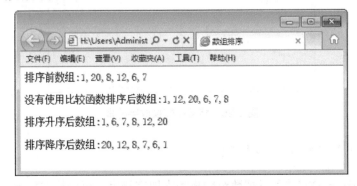

图 5-24　使用 sort()方法排序数组

在没有使用比较函数进行排序时，sort()方法是按字符的 ASCII 值排序，先从第一个字符比较，如果第 1 个字符相等，再比较第 2 个字符，依此类推。

对于数值型数据，如果按字符比较，得到的结果并不是用户所需要的，因此需要借助于比较函数。比较函数有两个参数，分别代表每次排序时的两个数组项。sort()排序时，每次比较两个数组项都会执行这个函数，并把两个比较的数组项作为参数传递给这个函数。当函数返回值大于 0 的时候，就交换两个数组的顺序，否则就不交换。即函数返回值小于 0 表示升序排列，函数返回值大于 0 表示降序排列。

5.4.9 将数组转换成字符串

使用 toString()方法可把数组转换为字符串，并返回结果。语法格式如下：

```
arrayObject.toString()
```

【例 5.23】(示例文件 ch05\5.23.html)

将数组转换成字符串：

```
<html>
<body>
<script type="text/javascript">
  var arr = new Array(3);
  arr[0] = "北京";
  arr[1] = "上海";
  arr[2] = "广州";
  document.write(arr.toString());
</script>
</body>
</html>
```

IE 9.0 中的浏览效果如图 5-25 所示，可以看出，数组中的元素之间用逗号分隔。

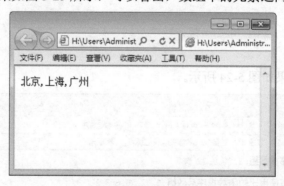

图 5-25　将数组转换成字符串

5.4.10 将数组转换成本地字符串

使用 toLocaleString()方法可以把数组转换为本地字符串。语法格式如下：

```
arrayObject.toLocaleString()
```

该转换首先调用每个数组元素的 toLocaleString()方法，然后使用地区特定的分隔符把生成的字符串连接起来，形成一个字符串。

【例 5.24】(示例文件 ch05\5.24.html)

将数组转换成本地字符串：

```
<html>
<body>
<script type="text/javascript">
  var arr = new Array(3);
  arr[0] = "北京";
  arr[1] = "上海";
  arr[2] = "广州";
  document.write(arr.toLocaleString());
</script>
</body>
</html>
```

IE 9.0 中的浏览效果如图 5-26 所示，可以看出，数组中的元素之间用全角逗号分隔。

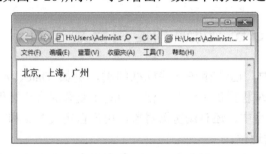

图 5-26　将数组转换成本地字符串

5.4.11　在数组开头插入数据

使用 unshift()方法可以将指定的元素插入数组开始位置并返回该数组。其语法格式如下：

```
arrayObject.unshift(newelement1,newelement2,...,newelementN)
```

其中，**arrayObj** 是必选项，为 Array 的对象；newelementN 是可选项，为要添加到该数组对象的新元素。

【例 5.25】(示例文件 ch05\5.25.html)

在数组开头插入数据：

```
<html>
<body>
<script type="text/javascript">
  var arr = new Array();
  arr[0] = "北京";
  arr[1] = "上海";
```

```
    arr[2] = "广州";
    document.write(arr + "<br />");
    document.write(arr.unshift("天津") + "<br />");
    document.write(arr);
</script>
</body>
</html>
```

IE 9.0 中的浏览效果如图 5-27 所示。

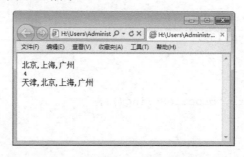

图 5-27　在数组开头插入数据

5.5　创建和使用自定义对象

目前在 JavaScript 中，已经存在一些标准的类，例如 Date、Array、RegExp、String、Math、Number 等，这为编程提供了许多方便。但对于复杂的客户端程序而言，这些还远远不够。在 JavaScript 脚本语言中，还有浏览器对象、用户自定义对象和文本对象等，其中用户自定义对象占据举足轻重的地位。

JavaScript 作为基于对象的编程语言，其对象实例通过构造函数来创建。每一个构造函数包括一个对象原型，定义了每个对象包含的属性和方法。在 JavaScript 脚本中创建自定义对象的方法主要有两种：通过定义对象的构造函数的方法和通过对象直接初始化的方法。

5.5.1　通过定义对象的构造函数的方法

在实际使用中，可首先定义对象的构造函数，然后使用 new 操作符来生成该对象的实例，从而创建自定义对象。

【例 5.26】(示例文件 ch05\5.26.html)

通过定义对象的构造函数的方法创建自定义对象：

```
<html>
<head>
<meta http-equiv="Content-Type" content="text/html; charset=gb2312">
<title>自定义对象</title>
<script language="JavaScript" type="text/javascript">
<!--
//对象的构造函数
function Student(iName,iAddress,iGrade,iScore)
```

```
{
  this.name = iName;
  this.address = iAddress;
  this.grade = iGrade;
  this.Score = iScore;
  this.information = showInformation;
}
//定义对象的方法
function showInformation()
{
  var msg = "";
  msg = "学生信息：\n"
  msg += "\n 学生姓名 : " + this.name + " \n";
  msg += "家庭地址 : " + this.address + "\n";
  msg += "班级 : " + this.grade + " \n";
  msg += "分数 : " + this.Score;
  window.alert(msg);
}
//生成对象的实例
var ZJDX = new Student("刘明明","新疆乌鲁木齐 100 号","401","99");
-->
</script>
</head>
<body>
<br>
<center>
<form>
  <input type="button" value="查看" onclick="ZJDX.information()">
</form>
</center>
</body>
</html>
```

IE 9.0 中的浏览效果如图 5-28 所示。单击"查看"按钮，即可看到含有学生信息的提示框，如图 5-29 所示。

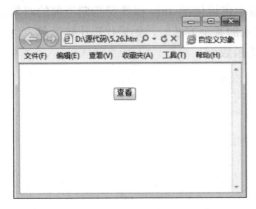

图 5-28　显示初始结果

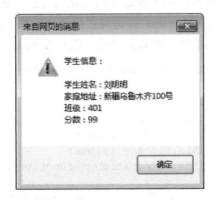

图 5-29　含有学生信息的提示框

在该示例中，用户需要先定义一个对象的构造函数，再通过 new 关键字来创建该对象的实例。定义对象的构造函数如下：

```
function Student(iName,iAddress,iGrade,iScore)
{
  this.name = iName;
  this.address = iAddress;
  this.grade = iGrade;
  this.score = iScore;
  this.information = showInformation;
}
```

当调用该构造函数时，浏览器给新的对象分配内存，并将该对象传递给函数。this 操作符是指向新对象引用的关键词，用于操作这个新对象。语句"this.name=iName;"使用作为函数参数传递过来的 iName 值在构造函数中给该对象的 name 属性赋值，该属性属于所有 School 对象，而不仅仅属于 Student 对象的某个实例，如上面的 ZJDX。对象实例的 name 属性被定义和赋值后，可以通过"var str=ZJDX.name;"方法来访问该实例的该属性。

使用同样的方法继续添加 address、grade、score 等其他属性，但 information 不是对象的属性，而是对象的方法：

```
this.information = showInformation;
```

方法 information 指向的外部函数 showInformation 的结构如下：

```
function showInformation()
{
  var msg = "";
  msg = "学生信息：\n"
  msg += "\n学生姓名 : " + this.name + " \n";
  msg += "家庭地址 : " + this.address + "\n";
  msg += "班级 : " + this.grade + " \n";
  msg += "分数 : " + this.Score;
  window.alert(msg);
}
```

同样，由于被定义为对象的方法，在外部函数中也可使用 this 操作符指向当前的对象，并通过 this.name 等访问它的某个属性。在构建对象的某个方法时，如果代码比较简单，也可以使用非外部函数的做法，改写 School 对象的构造函数：

```
function Student(iName,iAddress,iGrade,iScore)
{
  this.name = iName;
  this.address = iAddress;
  this.grade = iGrade;
  this.score = iScore;
  this.information = function()
                {
                    var msg = " ";
                    msg = "学生信息\n"
```

```
            msg += "\n学生姓名 : " + this.name + " \n";
            msg += "家庭地址 : " + this.address + "\n";
            msg += "班级 : " + this.grade + " \n";
            msg += "分数 : " + this.Score;
            window.alert(msg);
        };
}
```

5.5.2 通过对象直接初始化的方法

此方法通过直接初始化对象来创建自定义对象，与定义对象的构造函数方法不同的是，该方法无须生成此对象的实例，将上面 HTML 文件中的 JavaScript 脚本部分做如下修改：

```
<script language="JavaScript" type="text/javascript">
<!--
//直接初始化对象
var ZJDX = {
            name:"刘明明",
            address:" 新疆乌鲁木齐 100 号",
            grade:" 401",
            score:"99",
            information:showInformation
        };
//定义对象的方法
function showInformation()
{
 var msg = "";
 msg = "学生信息：\n"
 msg += "\n学生姓名 : " + this.name + " \n";
 msg += "家庭地址 : " + this.address + "\n";
 msg += "班级 : " + this.grade + " \n";
 msg += "分数 : " + this.Score;
 window.alert(msg);
}
-->
</script>
```

在 IE 浏览器中浏览修改后的 HTML 文档，可以看到与前面相同的结果。

该方法适合只需生成某个应用对象并进行相关操作的情况下使用，代码紧凑，编程效率高，但若要生成若干个对象的实例，就必须为生成每个实例重复相同的代码结构，而只是参数不同而已，代码的重用性比较差，不符合面向对象的编程思路，所以应尽量避免使用该方法创建自定义对象。

5.5.3 修改和删除对象实例的属性

JavaScript 脚本可动态添加对象实例的属性，同时，也可动态修改、删除某个对象实例的属性，将上面 HTML 文件中的 function showInformation()部分做如下修改：

```
function showInformation()
{
  var msg = "";
  msg = "自定义对象实例: \n\n"
  msg += " 学生姓名 : " + this.name + " \n";
  msg += " 家庭地址 : " + this.address + "\n";
  msg += " 班级 : " + this.grade + " \n";
  msg += " 分数 : " + this.score + " \n\n";
  //修改对象实例的 score 属性
  this.score = 88;
  msg += "修改对象实例的属性: \n\n"
  msg += " 学生姓名 : " + this.name + " \n";
  msg += " 所在地址 : " + this.address + "\n";
  msg += " 班级 : " + this.grade + " \n";
  msg += " 分数 : " + this.score + " \n\n";
  //删除对象实例的 score 属性
  delete this.score;
  msg += "删除对象实例的属性: \n\n"
  msg += " 学生姓名 : " + this.name + " \n";
  msg += " 家庭地址 : " + this.address + "\n";
  msg += " 班级 : " + this.grade + " \n";
  msg += " 分数 : " + this.score + " \n\n";
  window.alert(msg);
}
```

保存更改，程序运行后，在原始页面单击"查看"按钮，弹出信息框，如图 5-30 所示。

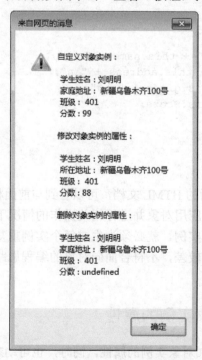

图 5-30　修改和删除对象实例的属性

在执行"this.score=88;"语句后，对象实例的 number 属性值更改为 88；而执行"delete this.score"语句后，对象实例的 score 属性变为 undefined，同任何不存在的对象属性一样为未定义类型，但并不能删除对象实例本身，否则将返回错误。

可见，JavaScript 动态添加、修改、删除对象实例的属性过程十分简单，之所以称为对象实例的属性而不是对象的属性，是因为该属性只在对象的特定实例中才存在，而不能通过某种方法将某个属性赋予特定对象的所有实例。

提示　　　JavaScript 脚本中的 delete 运算符用于删除对象实例的属性，而在 C++中，delete 运算符不能删除对象的实例。

5.5.4　通过原型为对象添加新属性和新方法

JavaScript 中，对象的 prototype 属性是用来返回对象类型原型引用的。使用 prototype 属性提供对象的类的一组基本功能。并且对象的新实例会"继承"赋予该对象原型的操作。所有 JavaScript 内部对象都有只读的 prototype 属性。可以向其原型中动态添加功能(属性和方法)，但该对象不能被赋予不同的原型。然而，用户定义的对象可以被赋予新的原型。

【例 5.27】(示例文件 ch05\5.27.html)

给已存在的对象添加新属性和新方法：

```html
<!DOCTYPE html>
<html>
<head>
<title>自定义对象</title>
<script language="JavaScript" type="text/javascript">
<!--
//对象的构造函数
function Student(iName,iAddress,iGrade,iScore)
{
  this.name = iName;
  this.address = iAddress;
  this.grade = iGrade;
  this.score = iScore;
  this.information = showInformation;
}
//定义对象的方法
function showInformation()
{
  var msg = "";
  msg = "通过原型给对象添加新属性和新方法：\n\n"
  msg += "原始属性:\n";
  msg += "学生姓名: " + this.name + " \n";
  msg += "家庭住址: " + this.address + "\n";
  msg += "班级: " + this.grade + " \n";
  msg += "分数: " + this.score + " \n\n";
  msg += "新属性:\n";
  msg += "性别: " + this.addAttributeOfSex + " \n";
```

```
  msg += "新方法:\n";
  msg += "方法返回 : " + this.addMethod + "\n";
  window.alert(msg);
}
function MyMethod()
{
  var AddMsg = "New Method Of Object!";
  return AddMsg;
}
//生成对象的实例
var ZJDX = new Student("刘明明","新疆乌鲁木齐100号","401","88");
Student.prototype.addAttributeOfSex = "男";
Student.prototype.addMethod = MyMethod();
-->
</script>
</head>
<body>
<br>
<center>
<form>
  <input type="button" value="查看" onclick="ZJDX.information()">
</form>
</center>
</body>
</html>
```

将上面的代码保存为 HTML 文件，再在 IE 浏览器中打开该网页。在打开的网页中单击
"查看"按钮，即可看到含有新添加性别信息的提示框，如图 5-31 所示。

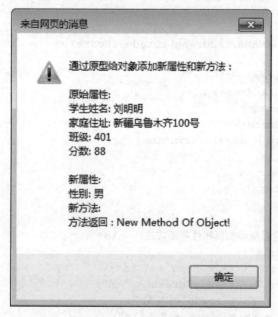

图 5-31 通过原型给对象添加新属性和新方法

在上面的程序中，是通过调用对象的 **prototype** 属性给对象添加新属性和新方法的：

```
Student.prototype.addAttributeOfSex = "男";
Student.prototype.addMethod = MyMethod();
```

原型属性为对象的所有实例所共享，用户利用原型添加对象的新属性和新方法后，可通过对象引用的方法来修改。

5.5.5　自定义对象的嵌套

与面向对象编程方法相同的是，JavaScript 允许对象的嵌套使用，可以将对象的某个实例作为另外一个对象的属性来看待，如下面的程序：

```html
<!DOCTYPE HTML>

<html>
<head>
<meta http-equiv="Content-Type" content="text/html; charset=gb2312">
<title>自定义对象嵌套</title>

<script language="JavaScript" type="text/javascript">
<!--
//对象的构造函数
//构造嵌套的对象
var StudentData={
            age:"26",
            Tel:"1810000000",
            teacher:"张老师"
            };
//构造被嵌入的对象
var ZJDX={
        name:"刘明明",
        address:"新疆乌鲁木齐 100 号",
        grade:"401",
        score:"86",
        //嵌套对象 StudentData
        data:StudentData,
        information:showInformation
        };
//定义对象的方法
function showInformation()
{
  var msg = "";
  msg = "对象嵌套实例：\n\n";
  msg += "被嵌套对象直接属性值:\n"
  msg += "学生姓名: " + this.name+"\n";
  msg += "家庭地址: " + this.address + "\n";
  msg += "年级: " + this.grade + "\n";
  msg += "分数: " + this.number + "\n\n";
```

```
    msg += "访问嵌套对象直接属性值:\n"
    msg += "年龄: " + this.data.age + "\n";
    msg += "联系电话: " + this.data.Tel + " \n";
    msg += "班主任: " + this.data.teacher + " \n";
    window.alert(msg);
}
-->
</script>

</head>
<body>
<br>
<center>
<form>
    <input type="button" value="查看" onclick="ZJDX.information()">
</form>
</center>
</body>
</html>
```

在上述 JavaScript 中，先构造对象 StudentData，包含学生的相关联系信息，代码如下：

```
var StudentData={
            age:"26",
            Tel:"1810000000",
            teacher:"张老师""
            };
```

然后构建 ZJDX 对象，同时嵌入 StudentData 对象，代码如下所示：

```
var ZJDX={
        name:"刘明明",
        address:"新疆乌鲁木齐 100 号",
        grade:"401",
        score:"86",
        //嵌套对象 StudentData
        data:StudentData,
        information:showInformation
        };
```

可以看出，在构建 ZJDX 对象时，StudentData 对象作为其自身属性 data 的取值而引入，并可通过如下的代码进行访问：

```
this.data.age
this.data.Tel
this.data.teacher
```

程序运行后。在打开的网页中单击"查看"按钮，即可弹出信息框，如图 5-32 所示。

在创建对象时，浏览器自动为其分配内存空间，并在关闭当前页面时释放，下面将介绍对象创建过程中内存的分配和释放问题。

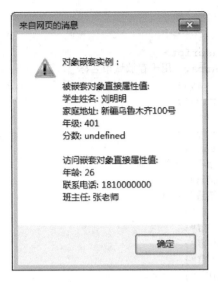

图 5-32　自定义对象的嵌套

5.5.6　内存的分配和释放

　　JavaScript 是基于对象的编程语言，而不是面向对象的编程语言，因此缺少指针的概念。面向对象的编程语言在动态分配和释放内存的方面起着非常重要的作用，那么 JavaScript 中的内存如何管理呢？在创建对象的同时，浏览器自动为创建的对象分配内存空间，JavaScript 将新对象的引用传递给调用的构造函数；而在对象清除时其占据的内存将被自动回收，其实整个过程都是浏览器的功劳，JavaScript 只是创建该对象。

　　浏览器中的这种内存管理机制称为"内存回收"，它动态分析程序中每个占据内存空间的数据(变量、对象等)。如果该数据对于程序标记为不可再用时，浏览器将调用内部函数将其占据的内存空间释放，实现内存的动态管理。在自定义的对象使用过后，可以通过给其赋空值的方法来标记对象占据的空间可予以释放，如 ZJDX=null;。浏览器将根据此标记动态释放其占据的内存，否则将保存该对象，直至当前程序再次使用它为止。

5.6　实战演练——利用二维数组创建动态下拉菜单

　　二维数组又称为矩阵。行列数相等的矩阵称变方阵。对称矩阵 aij=aji。对角矩阵是 n 阶方阵的所有非零元素都集中在主对角线上。

　　许多编程语言中都提供定义和使用二维或多维数组的功能。JavaScript 通过 Array 对象创建的数组都是一维的，但是可以通过在数组元素中使用数组来实现二维数组。

　　下面的 HTML 文档就是通过使用一个二维数组来改变下拉菜单内容的：

```
<!DOCTYPE HTML>
<HTML>
<HEAD>
<TITLE>动态改变下拉菜单内容</TITLE>
```

```
</HEAD>

<SCRIPT LANGUAGE=javascript>
    //定义一个二维数组 aArray，用于存放城市名称
    var aCity = new Array();
    aCity[0] = new Array();
    aCity[1] = new Array();
    aCity[2] = new Array();
    aCity[3] = new Array();
    //赋值，每个省份的城市存放于数组的一行
    aCity[0][0] = "--请选择--";
    aCity[1][0] = "--请选择--";
    aCity[1][1] = "广州市";
    aCity[1][2] = "深圳市";
    aCity[1][3] = "珠海市";
    aCity[1][4] = "汕头市";
    aCity[1][5] = "佛山市";
    aCity[2][0] = "--请选择--";
    aCity[2][1] = "长沙市";
    aCity[2][2] = "株州市";
    aCity[2][3] = "湘潭市";
    aCity[3][0] = "--请选择--";
    aCity[3][1] = "杭州市";
    aCity[3][2] = "台州市";
    aCity[3][3] = "温州市";
    function ChangeCity()
    {
        var i,iProvinceIndex;
        iProvinceIndex = document.frm.optProvince.selectedIndex;
        iCityCount = 0;
        while (aCity[iProvinceIndex][iCityCount] != null)
            iCityCount++;
        //计算选定省份的城市个数
        document.frm.optCity.length = iCityCount; //改变下拉菜单的选项数
        for (i=0; i<=iCityCount-1; i++) //改变下拉菜单的内容
            document.frm.optCity[i] = new Option(aCity[iProvinceIndex][i]);
        document.frm.optCity.focus();
    }
</SCRIPT>

<BODY ONfocus=ChangeCity()>
 <H3>选择省份及城市</H3>
 <FORM NAME="frm">
  <P>省份：
  <SELECT NAME="optProvince" SIZE="1" ONCHANGE=ChangeCity()>
   <OPTION>--请选择--</OPTION>
   <OPTION>广东省</OPTION>
   <OPTION>湖南省</OPTION>
   <OPTION>浙江省</OPTION>
  </SELECT>
```

```
 </P>
 <P>城市：
  <SELECT NAME="optCity" SIZE="1">
   <OPTION>--请选择--</OPTION>
  </SELECT>
 </P>
</FORM>
</BODY>
</HTML>
```

在 IE 浏览器中打开上面的 HTML 文档，其显示结果如图 5-33 所示。在第一个下拉列表中选择一个省份，然后在第二个下拉列表中即可看到相应的城市，如图 5-34 所示。

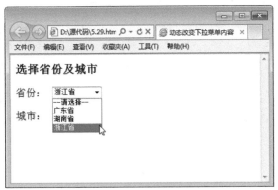

图 5-33　显示初始结果

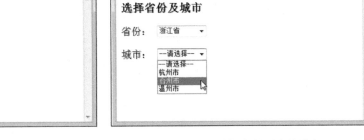

图 5-34　选择省份对应的城市

5.7　疑难解惑

疑问 1：JavaScript 支持的对象主要包括哪些？

JavaScript 主要支持下列对象。

（1）JavaScript 核心对象

包括同基本数据类型相关的对象(如 String、Boolean、Number)、允许创建用户自定义和组合类型的对象(如 Object、Array)和其他能简化 JavaScript 操作的对象(如 Math、Date、RegExp、Function)。

（2）浏览器对象

包括不属于 JavaScript 语言本身但被绝大多数浏览器所支持的对象，如控制浏览器窗口和用户交互界面的 window 对象、提供客户端浏览器配置信息的 Navigator 对象。

（3）用户自定义对象

Web 应用程序开发者用于完成特定任务而创建的自定义对象，可自由设计对象的属性、方法和事件处理程序，编程灵活性较大。

（4）文本对象

对象由文本域构成，在 DOM 中定义，同时赋予很多特定的处理方法，如 insertData()、

appendData()等。

疑问 2：如何获取数组的长度？

获取数组长度的代码如下：

```
var arr = new Array();
var len = arr.length;
```

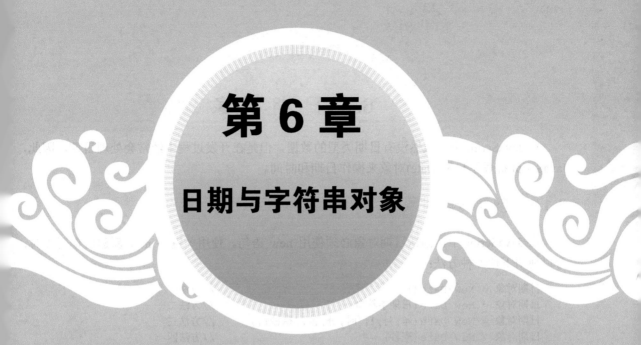

第 6 章

日期与字符串对象

JavaScript 中常用的内置对象有多种，比较常用的内置对象主要有日期和字符串等。日期对象主要用于处理日期和时间，字符串对象主要用来处理文本。本章就来详细介绍日期与字符串这两个对象的使用方法和技巧。

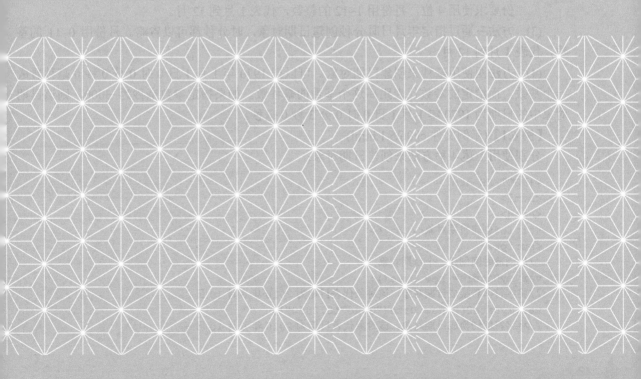

6.1 日 期 对 象

在 JavaScript 中，虽然没有日期类型的数据，但是在开发过程中经常会处理日期，因此，JavaScript 提供了日期(Date)对象来操作日期和时间。

6.1.1 创建日期对象

在 JavaScript 中，创建日期对象必须使用 new 语句。使用关键字 new 新建日期对象时，可以使用下述 4 种方法：

```
日期对象 = New Date()                              //方法一
日期对象 = New Date(日期字符串)                     //方法二
日期对象 = New Date(年,月,日[时,分,秒,[毫秒]])       //方法三
日期对象 = New Date(毫秒)                           //方法四
```

上述 4 种创建方法的区别如下。

(1) 方法一创建了一个包含当前系统时间的日期对象。

(2) 方法二可以将一个字符串转换成日期对象，这个字符串可以是只包含日期的字符串，也可以是既包含日期又包含时间的字符串。JavaScript 对日期格式有要求，通常使用的格式有以下两种：

● 日期字符串可以表示为"月 日,年 小时:分钟:秒钟"，其中月份必须使用英文单词，而其他部分可以使用数字表示，日和年之间一定要有逗号(,)。

● 日期字符串可以表示为"年/月/日 小时:分钟:秒钟"，所有部分都要求使用数字，年份要求使用 4 位，月份用 1~12 的整数，代表 1 月到 12 月。

(3) 方法三通过指定年月日时分秒创建日期对象，时分秒都可以省略。月份用 0~11 的整数，代表 1 月到 12 月。

(4) 方法四使用毫秒来创建日期对象。可以把 1970 年 1 月 1 日 0 时 0 分 0 秒 0 毫秒看成一个基数，而给定的参数代表距离这个基数的毫秒数。如果指定参数毫秒为 3000，则该日期对象中的日期为 1970 年 1 月 1 日 0 时 0 分 3 秒 0 毫秒。

【例 6.1】(示例文件 ch06\6.1.html)

分别使用上述 4 种方法来创建日期对象：

```html
<!DOCTYPE html>
<html>
<head>
<title>创建日期对象</title>
<script>
//以当前时间创建一个日期对象
var myDate1 = new Date();
//将字符串转换成日期对象，该对象代表日期为 2010 年 6 月 10 日
var myDate2 = new Date("June 10,2010");
//将字符串转换成日期对象，该对象代表日期为 2010 年 6 月 10 日
```

```
var myDate3 = new Date("2010/6/10");
//创建一个日期对象,该对象代表日期和时间为 2011 年 11 月 19 日 16 时 16 分 16 秒
var myDate4 = new Date(2011,10,19,16,16,16);
//创建一个日期对象,该对象代表距离 1970 年 1 月 1 日 0 分 0 秒 20000 毫秒的时间
var myDate5 = new Date(20000);
//分别输出以上日期对象的本地格式
document.write("myDate1 所代表的时间为: " + myDate1.toLocaleString()+ "<br>");
document.write("myDate2 所代表的时间为: " + myDate2.toLocaleString()+ "<br>");
document.write("myDate3 所代表的时间为: " + myDate3.toLocaleString()+ "<br>");
document.write("myDate4 所代表的时间为: " + myDate4.toLocaleString()+ "<br>");
document.write("myDate5 所代表的时间为: " + myDate5.toLocaleString()+ "<br>");
</script>
</head>
<body>
</body>
</html>
```

在 IE 9.0 中的浏览效果如图 6-1 所示。

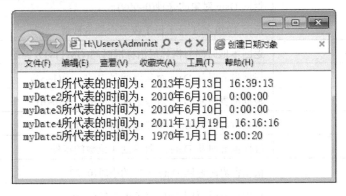

图 6-1　创建日期对象

6.1.2　Date 对象属性

Date 日期对象只包含两个属性,分别是 constructor 和 prototype,因为这两个属性在每个内部对象中都有,前面在介绍数组对象时已经接触过,这里就不再赘述。

6.1.3　日期对象的常用方法

日期对象的方法主要分为三大组:setXxx、getXxx 和 toXxx。

setXxx 方法用于设置时间和日期值;getXxx 方法用于获取时间和日期值;toXxx 方法主要是将日期转换成指定格式。日期对象的方法如表 6-1 所示。

在表 6-1 中,读者会发现,将日期转换成字符串的方法,要么就是将日期对象中的日期转换成字符串,要么就是将日期对象中的时间转换成字符串,要么就是将日期对象中的日期和时间一起转换成字符串。并且,这些方法转换成的字符串格式无法控制,例如,将日期转换成类似于"2010 年 6 月 10 日"的格式,用表中的方法就无法做到。

表 6-1　日期对象的方法

方　　法	描　　述
Date()	返回当日的日期和时间
getDate()	从 Date 对象返回一个月中的某一天(1~31)
getDay()	从 Date 对象返回一周中的某一天(0~6)
getMonth()	从 Date 对象返回月份(0~11)
getFullYear()	从 Date 对象以 4 位数字返回年份
getYear()	请使用 getFullYear()方法代替
getHours()	返回 Date 对象的小时(0~23)
getMinutes()	返回 Date 对象的分钟(0~59)
getSeconds()	返回 Date 对象的秒数(0~59)
getMilliseconds()	返回 Date 对象的毫秒(0~999)
getTime()	返回 1970 年 1 月 1 日午夜至今的毫秒数
getTimezoneOffset()	返回本地时间与格林尼治标准时间(GMT)的分钟差
getUTCDate()	根据世界时从 Date 对象返回月中的一天(1~31)
getUTCDay()	根据世界时从 Date 对象返回周中的一天(0~6)
getUTCMonth()	根据世界时从 Date 对象返回月份(0~11)
getUTCFullYear()	根据世界时从 Date 对象返回 4 位数的年份
getUTCHours()	根据世界时返回 Date 对象的小时(0~23)
getUTCMinutes()	根据世界时返回 Date 对象的分钟(0~59)
getUTCSeconds()	根据世界时返回 Date 对象的秒钟(0~59)
getUTCMilliseconds()	根据世界时返回 Date 对象的毫秒(0~999)
parse()	返回 1970 年 1 月 1 日午夜到指定日期(字符串)的毫秒数
setDate()	设置 Date 对象中月份的某一天(1~31)
setMonth()	设置 Date 对象中的月份(0~11)
setFullYear()	设置 Date 对象中的年份(4 位数字)
setYear()	请使用 setFullYear()方法代替
setHours()	设置 Date 对象中的小时(0~23)
setMinutes()	设置 Date 对象中的分钟(0~59)
setSeconds()	设置 Date 对象中的秒钟(0~59)
setMilliseconds()	设置 Date 对象中的毫秒(0~999)
setTime()	以毫秒设置 Date 对象
setUTCDate()	根据世界时设置 Date 对象中月份的一天(1~31)

方　法	描　述
setUTCMonth()	根据世界时设置 Date 对象中的月份(0~11)
setUTCFullYear()	根据世界时设置 Date 对象中的年份(4 位数字)
setUTCHours()	根据世界时设置 Date 对象中的小时(0~23)
setUTCMinutes()	根据世界时设置 Date 对象中的分钟(0~59)
setUTCSeconds()	根据世界时设置 Date 对象中的秒钟(0~59)
setUTCMilliseconds()	根据世界时设置 Date 对象中的毫秒(0~999)
toSource()	返回该对象的源代码
toString()	把 Date 对象转换为字符串
toTimeString()	把 Date 对象的时间部分转换为字符串
toDateString()	把 Date 对象的日期部分转换为字符串
toGMTString()	请使用 toUTCString()方法代替
toUTCString()	根据世界时，把 Date 对象转换为字符串
toLocaleString()	根据本地时间格式，把 Date 对象转换为字符串
toLocaleTimeString()	根据本地时间格式，把 Date 对象的时间部分转换为字符串
toLocaleDateString()	根据本地时间格式，把 Date 对象的日期部分转换为字符串
UTC()	根据世界时返回 1970 年 1 月 1 日到指定日期的毫秒数
valueOf()	返回 Date 对象的原始值

从 JavaScript 1.6 开始，添加了一个 toLocaleFormat()方法，该方法可以有选择地将日期对象中的某个或某些部分转换成字符串，也可以指定转换的字符串格式。toLocaleFormat()方法的语法如下所示：

```
日期对象.toLocaleFormat(formatString)
```

参数 formatString 为要转换的日期部分字符，这些字符及含义如表 6-2 所示。

表 6-2　参数 formatString 的字符含义

格式字符	说　明
%a	显示星期的缩写，显示方式由本地区域设置
%A	显示星期的全称，显示方式由本地区域设置
%b	显示月份的缩写，显示方式由本地区域设置
%B	显示月份的全称，显示方式由本地区域设置
%c	显示日期和时间，显示方式由本地区域设置
%d	以两位数的形式显示月份中的某一日，01~31
%H	以两位数的形式显示小时，24 小时制，00~23

续表

格式字符	说　明
%I	以两位数的形式显示小时，12 小时制，01~12
%j	一年中的第几天，3 位数，001~366
%m	两位数的月份，01~12
%M	两位数的分钟，00~59
%p	本地区域设置的上午或者下午
%S	两位数秒钟，00~59
%U	用两位数表示一年中的第几周，00~53(星期天为一周的第一天)
%w	一周中的第几天，0~6(星期天为一周的第一天，0 为星期天)
%W	用两位数表示一年中的第几周，00~53(星期一为一周的第一天，一年中的第一个星期一是第 0 周)
%x	显示日期，显示方式由本地区域设置
%X	显示时间，显示方式由本地区域设置
%y	两位数的年份
%Y	4 位数的年份
%Z	如果时区信息不存在，则被时区名称、时区简称或者无字节替换
%%	显示%

【例 6.2】(示例文件 ch06\6.2.html)

将日期对象以"YYYY-MM-DD PM H:M:S 星期 X"的格式显示：

```
<!DOCTYPE html>

<html>
<head>
<title>创建日期对象</title>

<script>
var now = new Date();      //定义日期对象
//输出自定义的日期格式
document.write("今天是: " + now.toLocaleFormat("%Y-%m-%d %p %H:%M:%S %a"));
</script>

</head>
<body>
</body>
</html>
```

由于 toLocaleFormat()方法是 JavaScript 1.6 新增加的功能，IE、Opera 等浏览器都不支持，Firefox 浏览器完全支持，网页浏览结果如图 6-2 所示。

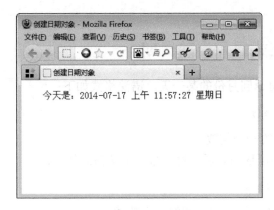

图 6-2 自定义格式输出日期

6.2 详解日期对象的常用方法

下面介绍日期对象的常用方法。

6.2.1 返回当前日期和时间

由于 Date 对象自动使用当前的日期和时间作为其初始值,所以使用 Date()方法可返回当天的日期和时间。语法格式如下:

```
Date()
```

【例 6.3】(示例文件 ch06\6.3.html)

返回当前的日期和时间:

```
<html>
<body>
<script type="text/javascript">
document.write(Date());
</script>
</body>
</html>
```

在 IE 9.0 浏览器中的浏览效果如图 6-3 所示。

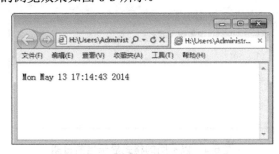

图 6-3 获取当前的日期和时间

6.2.2 以不同的格式显示当前日期

使用 getDate()方法可返回月份的某一天。语法格式如下：

```
dateObject.getDate()
```

返回值是 1~31 之间的一个整数。

使用 getMonth()方法可返回表示月份的数。语法格式如下：

```
dateObject.getMonth()
```

返回值是 0(一月)到 11(十二月)之间的一个整数。

使用 getFullYear()方法可返回一个表示年份的 4 位数。语法格式如下：

```
dateObject.getFullYear()
```

返回值是一个 4 位数，表示包括世纪值在内的完整年份，而不是两位数的缩写形式。

【例 6.4】(示例文件 ch06\6.4.html)

以不同的格式显示当前日期：

```html
<html>
<body>

<script type="text/javascript">
var d = new Date()
var day = d.getDate()
var month = d.getMonth() + 1
var year = d.getFullYear()
document.write(day + "." + month + "." + year)
document.write("<br /><br />")
document.write(year + "/" + month + "/" + day)
</script>

</body>
</html>
```

在 IE 9.0 中的浏览效果如图 6-4 所示。

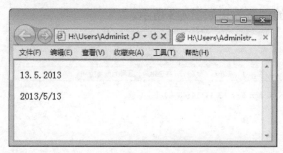

图 6-4　以不同的格式显示当前日期

6.2.3　返回日期所对应的是星期几

使用 getDay()方法可返回表示星期的某一天的数。语法格式如下：

```
dateObject.getDay()
```

返回值是 0(周日)到 6(周六)之间的一个整数。

【例 6.5】(示例文件 ch06\6.5.html)

返回日期所对应的周次：

```
<html>
<body>
<script type="text/javascript">
var d = new Date()
var weekday = new Array(7)
weekday[0]  = "星期日"
weekday[1]  = "星期一"
weekday[2]  = "星期二"
weekday[3]  = "星期三"
weekday[4]  = "星期四"
weekday[5]  = "星期五"
weekday[6]  = "星期六"
document.write("今天是" + weekday[d.getDay()])
</script>
</body>
</html>
```

在 IE 9.0 中的浏览效果如图 6-5 所示。

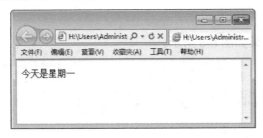

图 6-5　返回日期所对应的是星期几

6.2.4　显示当前时间

使用 getHours()方法可返回时间的小时字段。语法格式如下：

```
dateObject.getHours()
```

返回值是 0(午夜)到 23(晚上 11 点)之间的一个整数。

使用 getMinutes()方法可返回时间的分钟字段。语法格式如下：

```
dateObject.getMinutes()
```

返回值是 0~59 之间的一个整数。

使用 getSeconds()方法可返回时间的秒。语法格式如下：

```
dateObject.getSeconds()
```

返回值是 0~59 之间的一个整数

注意 getHours()、getMinutes()、getSeconds()返回的值是一个两位的数字。不过返回值不总是两位的，如果该值小于 10，则仅返回一位数字。

【例 6.6】(示例文件 ch06\6.6.html)

显示当前时间：

```
<html>
<body>
<script type="text/javascript">
function checkTime(i)
{
    if (i < 10)
    {i="0" + i;}
    return i;
}
var d = new Date();
document.write(checkTime(d.getHours()));
document.write(".");
document.write(checkTime(d.getMinutes()));
document.write(".");
document.write(checkTime(d.getSeconds()));
</script>
</body>
</html>
```

在 IE 9.0 中的浏览效果如图 6-6 所示。

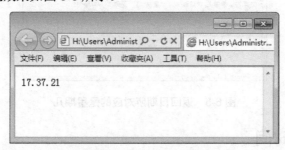

图 6-6　显示当前时间

6.2.5　返回距 1970 年 1 月 1 日午夜的时间差

使用 getTime()方法返回 Date 对象距 1970 年 1 月 1 日午夜的时间差，语法格式如下：

```
dateObject.getTime()
```

该时间差是指定的日期和时间距 1970 年 1 月 1 日午夜(GMT 时间)之间的毫秒数。该方法总是结合一个 Date 对象来使用。

【例 6.7】 (示例文件 ch06\6.7.html)

使用 getTime()方法:

```
<html>
<body>
<script type="text/javascript">
var minutes = 1000*60;
var hours = minutes*60;
var days = hours*24;
var years = days*365;
var d = new Date();
var t = d.getTime();
var y = t/years;
document.write("从1970年1月1日至今已有" + y + "年");
</script>
</body>
</html>
```

在 IE 9.0 中的浏览效果如图 6-7 所示。

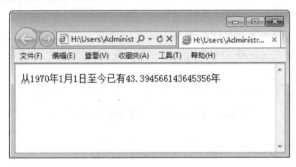

图 6-7　使用 getTime()方法

6.2.6　以不同的格式来显示 UTC 日期

使用 getUTCDate()方法可根据世界时返回一个月(UTC)中的某一天。语法格式如下:

```
dateObject.getUTCDate()
```

返回该月中的某一天(1~31)。不过,该方法总是结合一个 Date 对象来使用。

使用 getUTCMonth()方法可返回一个表示月份的数(按照世界时 UTC)。语法格式如下:

```
dateObject.getUTCMonth()
```

返回 0(一月)~11(十二月)之间的一个整数。需要注意的是,使用 1 来表示月的第一天,而不是像月份字段那样使用 0 来代表一年的第一个月。

getUTCFullYear()方法可返回根据世界时(UTC)表示的年份的 4 位数。语法格式如下:

```
dateObject.getUTCFullYear()
```

返回一个 4 位的整数，而不是两位数的缩写。

【例 6.8】 (示例文件 ch06\6.8.html)

以不同的格式来显示 UTC 日期：

```html
<html>
<body>
<script type="text/javascript">
var d = new Date();
var day = d.getUTCDate();
var month = d.getUTCMonth() + 1;
var year = d.getUTCFullYear();
document.write(day + "." + month + "." + year);
document.write("<br /><br />");
document.write(year + "/" + month + "/" + day);
</script>
</body>
</html>
```

在 IE 9.0 中的浏览效果如图 6-8 所示。

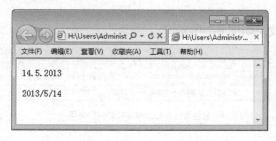

图 6-8　以不同的格式来显示 UTC 日期

6.2.7　根据世界时返回日期对应的是星期几

使用 getUTCDay()方法可以根据世界时返回表示星期的一天的一个数。语法格式如下：

```
dateObject.getUTCDay()
```

【例 6.9】 (示例文件 ch06\6.9.html)

使用 getUTCDay()方法：

```html
<html>
<body>
<script type="text/javascript">
var d = new Date();
var weekday = new Array(7);
weekday[0] = "星期日";
weekday[1] = "星期一";
weekday[2] = "星期二";
weekday[3] = "星期三";
weekday[4] = "星期四";
weekday[5] = "星期五";
```

```
weekday[6] = "星期六";
document.write("今天是 " + weekday[d.getUTCDay()]);
</script>
</body>
</html>
```

在 IE 9.0 中的浏览效果如图 6-9 所示。

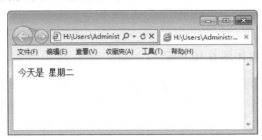

今天是 星期二

图 6-9　使用 getUTCDay()方法

6.2.8　以不同的格式来显示 UTC 时间

getUTCHours()方法可根据世界时(UTC)返回时间中的小时。语法格式如下：

```
dateObject.getUTCHours()
```

返回的值是用世界时表示的小时字段，该值是一个 0(午夜)~23(晚上 11 点)之间的整数。
使用 getUTCMinutes()方法可根据世界时返回时间中的分钟字段。语法格式如下：

```
dateObject.getUTCMinutes()
```

返回值是 0~59 之间的一个整数。
使用 getUTCSeconds()方法可根据世界时返回时间中的秒。语法格式如下：

```
dateObject.getUTCSeconds()
```

返回值是 0~59 之间的一个整数。

注意　　由 getUTCHours()、getUTCMinutes()、getUTCSeconds()返回的值是一个两位的数字。不过返回值不总是两位的，如果该值小于 10，则仅返回一位数字。

【例 6.10】(示例文件 ch06\6.10.html)
以不同的格式来显示 UTC 时间：

```
<html>
<body>
<script type="text/javascript">
function checkTime(i)
{
    if (i<10)
    {i = "0" + i;}
    return i;
}
```

```
var d = new Date();
document.write(checkTime(d.getUTCHours()));
document.write(".");
document.write(checkTime(d.getUTCMinutes()));
document.write(".");
document.write(checkTime(d.getUTCSeconds()));
</script>
</body>
</html>
```

在 IE 9.0 中的浏览效果如图 6-10 所示。

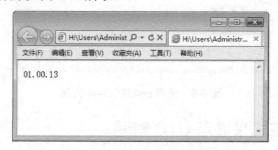

图 6-10　以不同的格式来显示 UTC 时间

6.2.9　设置日期对象中的年份、月份与日期值

使用 setFullYear()方法可以设置日期对象中的年份。语法格式如下：

```
dateObject.setFullYear(year,month,day)
```

各个参数的含义如下。

- year：为必选项。表示年份的 4 位整数。用本地时间表示。
- month：可选。表示月份的数值，介于 0~11 之间。用本地时间表示。
- day：可选。表示月中某一天的数值，介于 1~31 之间。用本地时间表示。

使用 setMonth()方法可以设置日期对象中的月份。语法格式如下：

```
dateObject.setMonth(month,day)
```

各个参数的含义如下。

- month：必需。一个表示月份的数值，该值介于 0(一月)~11(十二月)之间。
- day：可选。一个表示月的某一天的数值，该值介于 1~31 之间(以本地时间计)。

使用 setDate()方法可以设置日期对象一个月的某一天。语法格式如下：

```
dateObject.setDate(day)
```

其中 day 为必选项。表示一个月中的一天的一个数值(1~31)。

【例 6.11】(示例文件 ch06\6.11.html)

设置日期对象中的年份、月份与日期值：

```
<html>
<body>
```

```
<script type="text/javascript">
var d1 = new Date();
d1.setDate(15);
document.write("设置 Date 对象中的日期值: " + d1);
document.write("<br /><br />");
var d2 = new Date();
d2.setMonth(0);
document.write("设置 Date 对象中的月份值: " + d2);
document.write("<br /><br />");
var d3 = new Date();
d3.setFullYear(1992);
document.write("设置 Date 对象中的年份值: " + d3);
</script>
</body>
</html>
```

在 IE 9.0 中的浏览效果如图 6-11 所示。

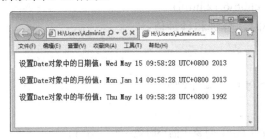

图 6-11　设置日期对象中的年份、月份与日期值

6.2.10　设置日期对象中的小时、分钟与秒钟值

使用 setHours()方法可以设置指定时间的小时字段。语法格式如下:

```
dateObject.setHours(hour,min,sec,millisec)
```

各个参数的含义如下。

- hour: 必需。表示小时的数值,介于 0(午夜)~23(晚上 11 点)之间,以本地时间计(下同)。
- min: 可选。表示分钟的数值,介于 0~59 之间。在 EMCAScript 标准化之前,不支持该参数。
- sec: 可选。表示秒的数值,介于 0~59 之间。在 EMCAScript 标准化之前,不支持该参数。
- millisec: 可选。表示毫秒的数值,介于 0~999 之间。在 EMCAScript 标准化之前,不支持该参数。

使用 setMinutes()方法可以设置指定时间的分钟字段。语法格式如下:

```
dateObject.setMinutes(min,sec,millisec)
```

各个参数的含义如下。

- min：必需。表示分钟的数值，介于 0~59 之间，以本地时间计(下同)。

- sec：可选。表示秒的数值，介于 0~59 之间。在 EMCAScript 标准化之前，不支持该参数。

- millisec：可选。表示毫秒的数值，介于 0~999 之间。在 EMCAScript 标准化之前，不支持该参数。

使用 setSeconds()方法可以设置指定时间的秒钟字段。语法格式如下：

```
dateObject.setSeconds(sec,millisec)
```

各个参数的含义如下。

- sec：必需。表示秒的数值，该值是介于 0~59 之间的整数。

- millisec：可选。表示毫秒的数值，介于 0~999 之间。在 EMCAScript 标准化之前，不支持该参数。

【例 6.12】(示例文件 ch06\6.12.html)

设置日期对象中的小时、分钟和秒钟值：

```
<html>
<body>
<script type="text/javascript">
var d1 = new Date();
d1.setHours(15,35,1);
document.write("设置 Date 对象中的小时数： " + d1);
document.write("<br /><br />");
var d2 = new Date();
d2.setMinutes(1);
document.write("设置 Date 对象中的分钟数： " + d2);
document.write("<br /><br />");
var d3 = new Date();
d3.setSeconds(1);
document.write("设置 Date 对象中的秒钟数： " + d3);
</script>
</body>
</html>
```

在 IE 9.0 中的浏览效果如图 6-12 所示。

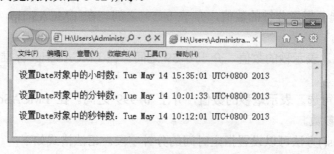

图 6-12　设置日期对象中的时、分、秒

6.2.11 以 UTC 日期对 Date 对象进行设置

使用 setUTCDate()方法可以根据世界时(UTC)设置一个月中的某一天。语法格式如下：

```
dateObject.setUTCDate(day)
```

其中 day 为必选项。要给 dateObject 设置一个月中的某一天，用世界时表示。该参数是
1~31 之间的整数。

 Date 对象还提供了一系列对年、月、日、小时、分钟、秒钟进行 UTC 设置的方
法，都与此方法的使用方式相同，这里不再赘述。

【例 6.13】(示例文件 ch06\6.13.html)
以 UTC 日期对 Date 对象进行设置：

```html
<html>
<body>
<script type="text/javascript">
var d = new Date()
d.setUTCDate(15)
document.write(d)
</script>
</body>
</html>
```

在 IE 9.0 中的浏览效果如图 6-13 所示。

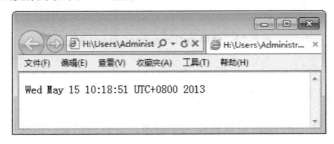

图 6-13 以 UTC 日期对 Date 对象进行设置

6.2.12 返回当地时间与 UTC 时间的差值

使用 getTimezoneOffset()方法可返回格林尼治时间与本地时间之间的时差，以分钟为单
位。语法格式如下：

```
dateObject.getTimezoneOffset()
```

其中返回值为本地时间与 GMT 时间之间的时间差，以分钟为单位。

 getTimezoneOffset()方法返回的是本地时间与 GMT 时间或 UTC 时间之间相差的
分钟数。实际上，该函数告诉我们运行 JavaScript 代码的时区，以及指定的时间是否

是夏令时。返回之所以以分钟计，而不是以小时计，原因是某些国家所占有的时区甚至不到一个小时的间隔。

> 由于使用夏令时的惯例，该方法的返回值不是一个常量。

【例 6.14】(示例文件 ch06\6.14.html)

使用 getTimezoneOffset()方法：

```html
<html>
<body>
<script type="text/javascript">
var d = new Date()
document.write("现在的本地时间超前了" + d.getTimezoneOffset()/60 + "个小时")
</script>
</body>
</html>
```

在 IE 9.0 中的浏览效果如图 6-14 所示。

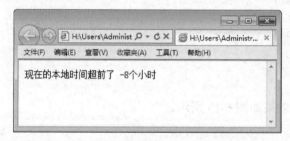

图 6-14　使用 getTimezoneOffset()方法

6.2.13　将 Date 对象中的日期转化为字符串格式

使用 toString()方法可把 Date 对象转换为字符串，并返回结果。语法格式如下：

```
dateObject.toString()
```

【例 6.15】(示例文件 ch06\6.15.html)

使用 toString()方法：

```html
<html>
<body>
<script type="text/javascript">
var d = new Date();
document.write(d.toString());
</script>
</body>
</html>
```

在 IE 9.0 中的浏览效果如图 6-15 所示。

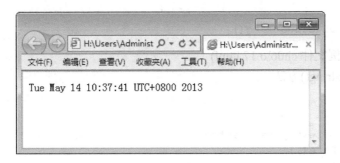

图 6-15 使用 toString()方法

6.2.14 返回一个以 UTC 时间表示的日期字符串

使用 toUTCString()方法可根据世界时(UTC)把 Date 对象转换为字符串，并返回结果。语法格式如下：

```
dateObject.toUTCString()
```

【例 6.16】(示例文件 ch06\6.16.html)

使用 toUTCString()方法：

```
<html>
<body>
<script type="text/javascript">
var d = new Date();
document.write(d.toUTCString());
</script>
</body>
</html>
```

在 IE 9.0 中的浏览效果如图 6-16 所示。

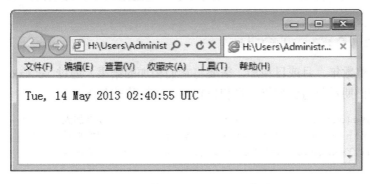

图 6-16 使用 toUTCString()方法

6.2.15 将日期对象转化为本地日期

使用 toLocaleString()方法可根据本地时间把 Date 对象转换为字符串，并返回结果。语法格式如下：

```
dateObject.toLocaleString()
```

【例 6.17】(示例文件 ch06\6.17.html)

使用 toLocaleString()方法：

```
<html>
<body>
<script type="text/javascript">
var d = new Date();
document.write(d.toLocaleString());
</script>
</body>
</html>
```

在 IE 9.0 中的浏览效果如图 6-17 所示。

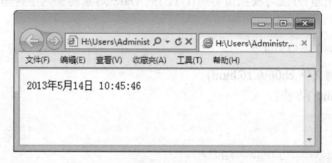

图 6-17　使用 toLocaleString()方法

6.2.16　日期间的运算

日期数据之间的运算通常包括一个日期对象加上整数的年、月或日，或者两个日期对象做相减运算。

1. 日期对象与整数年、月或日相加

日期对象与整数年、月或日相加，需要将它们相加的结果，通过 setXxx 函数设置成新的日期对象，实现日期对象与整数年、月和日相加，语法格式如下：

```
date.setDate(date.getDate() + value);        //增加天
date.setMonth(date.getMonth() + value);      //增加月
date.setFullYear(date.getFullYear() + value); //增加年
```

2. 日期相减

JavaScript 中允许两个日期对象相减，相减之后将会返回这两个日期之间的毫秒数。通常会将毫秒转换成秒、分、时、天等。

【例 6.18】(示例文件 ch06\6.18.html)

实现两个日期相减，并分别转换成秒、分、时和天：

```
<html>
<head>
<title>创建日期对象</title>
<script>
var now = new Date();    //以现在时间定义日期对象
var nationalDay = new Date(2013,9,1,0,0,0);   //以 2013 年国庆节定义日期对象
var msel = nationalDay - now    //相差毫秒数
//输出相差时间
document.write("距离 2013 年国庆节还有：" + msel + "毫秒<br>");
document.write("距离 2013 年国庆节还有：" + parseInt(msel/1000) + "秒<br>");
document.write(
  "距离 2013 年国庆节还有：" + parseInt(msel/(60*1000)) + "分钟<br>");
document.write(
  "距离 2013 年国庆节还有：" + parseInt(msel/(60*60*1000)) + "小时<br>");
document.write(
  "距离 2013 年国庆节还有：" + parseInt(msel/(24*60*60*1000)) + "天<br>");
</script>
</head>
<body>
</body>
</html>
```

在 IE 9.0 中的浏览效果如图 6-18 所示。

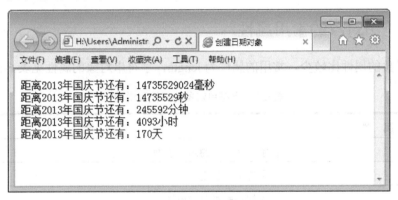

图 6-18　日期对象相减

6.3　字符串对象

字符串类型是 JavaScript 中的基本数据类型之一。在 JavaScript 中，可以将字符串直接看成字符串对象，不需要任何转换。

6.3.1　创建字符串对象

字符串对象有两种创建方法。

1. 直接声明字符串变量

通过前面学习的声明字符串变量方法，把声明的变量看作字符串对象，语法格式如下：

```
[var] 字符串变量 = 字符串；
```

这里，var 是可选项。例如，创建字符串对象 myString，并对其赋值，代码如下：

```
var myString = "This is a sample";
```

2. 使用 new 关键字来创建字符串对象

使用 new 关键字创建字符串对象的方法如下：

```
[var] 字符串对象 = new String(字符串)；
```

这里，var 是可选项，字符串构造函数 String() 的第一个字母必须为大写字母。

例如，通过 new 关键字创建字符串对象 myString，并对其赋值，代码如下：

```
var myString = new String("This is a sample");
```

上述两种语句的效果是一样的，因此声明字符串时，可以采用 new 关键字，也可以不采用 new 关键字。

6.3.2 字符串对象的常用属性

字符串对象的属性比较少，常用的属性为 length，字符串对象的属性见表 6-3。

表 6-3　字符串对象的属性及说明

属 性	说 明
Constructor	字符串对象的函数模型
length	字符串的长度
prototype	添加字串对象的属性

对象属性的使用格式如下所示：

```
对象名.属性名    //获取对象属性值
对象名.属性名=值    //为属性赋值
```

例如，声明字符串对象 myArticle，输出其包含的字符个数：

```
var myArcticle = " 千里始足下,高山起微尘,吾道亦如此,行之贵日新。——白居易";
document.write(myArticle.length);    //输出字符串对象字符的个数
```

测试字符串长度时，空格也占一个字符位。一个汉字占一个字符位，即一个汉字的长度为 1。

【例 6.19】(示例文件 ch06\6.19.html)

计算字符串的长度：

```
<html>
<body>
<script type="text/javascript">
var txt = "Hello World!"
document.write("字符串"Hello World!"的长度为：" + txt.length)
</script>
</body>
</html>
```

在 IE 9.0 中的浏览效果如图 6-19 所示。

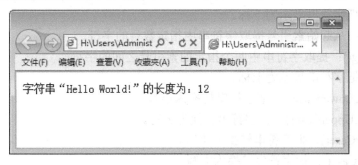

图 6-19　计算字符串的长度

6.3.3　字符串对象的常用方法

字符串对象是内置对象之一，也是常用的对象。在 JavaScript 中，经常会在字符串对象中查找、替换字符。为了方便操作，JavaScript 中内置了大量的方法，用户只需要直接使用这些方法，即可完成相应的操作。

- anchor()：创建 HTML 锚。
- big()：用大号字体显示字符串。
- blink()：显示闪动字符串。
- bold()：使用粗体显示字符串。
- charAt()：返回在指定位置的字符。
- charCodeAt()：返回在指定位置的字符的 Unicode 编码。
- concat()：连接字符串。
- fixed()：以打字机文本显示字符串。
- fontcolor()：使用指定的颜色来显示字符串。
- fontsize()：使用指定的尺寸来显示字符串。
- fromCharCode()：从字符编码创建一个字符串。
- indexOf()：检索字符串。
- italics()：使用斜体显示字符串。

- lastIndexOf()：从后向前搜索字符串。
- link()：将字符串显示为链接。
- localeCompare()：用本地特定的顺序来比较两个字符串。
- match()：找到一个或多个正则表达式的匹配。
- replace()：替换与正则表达式匹配的子串。
- search()：检索与正则表达式相匹配的值。
- slice()：提取字符串的片段，并在新的字符串中返回被提取的部分。
- small()：使用小字号来显示字符串。
- split()：把字符串分割为字符串数组。
- strike()：使用删除线来显示字符串。
- sub()：把字符串显示为下标。
- substr()：从起始索引号提取字符串中指定数目的字符。
- substring()：提取字符串中两个指定的索引号之间的字符。
- sup()：把字符串显示为上标。
- toLocaleLowerCase()：把字符串转换为小写。
- toLocaleUpperCase()：把字符串转换为大写。
- toLowerCase()：把字符串转换为小写。
- toUpperCase()：把字符串转换为大写。
- toSource()：代表对象的源代码。
- toString()：返回字符串。
- valueOf()：返回某个字符串对象的原始值。

6.4　详解字符串对象的常用方法

下面将详细讲解字符串对象的常用方法和技巧。

6.4.1　设置字符串字体属性

使用字符串的方法可以设置字符串字体的相关属性，如设置字符串字体的大小、颜色等。如以大号字体显示字符串，就可以使用 big()方法；以粗体方式显示字符串，就可以使用 bold()方法。具体的语法格式如下：

```
stringObject.big()
stringObject.bold()
```

【例 6.20】(示例文件 ch06\6.20.html)

设置字符串的字体属性：

```
<html>
<body>
<script type="text/javascript">
```

```
var txt = "清明时间雨纷纷";
document.write("正常显示为: " + txt + "</p>");
document.write("以大号字体显示为: " + txt.big() + "</p>");
document.write("以小号字体显示为: " + txt.small() + "</p>");
document.write("以粗体方式显示为: " + txt.bold() + "</p>");
document.write("以倾斜方式显示为: " + txt.italics() + "</p>");
document.write("以打印体方式显示为: " + txt.fixed() + "</p>");
document.write("添加删除线显示为: " + txt.strike() + "</p>");
document.write("以指定的颜色显示为: " + txt.fontcolor("Red") + "</p>");
document.write("以指定字体大小显示为: " + txt.fontsize(16) + "</p>");
document.write("以上标方式显示为: " + txt.sub() + "</p>");
document.write("以下标方式显示为: " + txt.sup() + "</p>");
document.write(
  "为字符串添加超级链接: " + txt.link("http://www.baidu.com") + "</p>");
</script>
</body>
</html>
```

在 IE 9.0 中的浏览效果如图 6-20 所示。

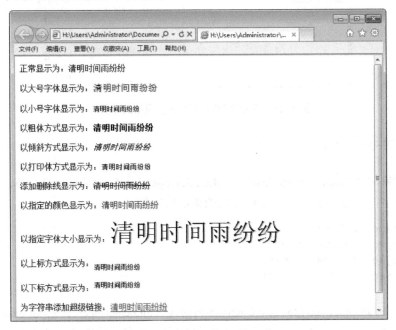

图 6-20　设置字符串的字体属性

6.4.2　以闪烁方式显示字符串

使用 blink()方法能够显示闪动的字符串。语法格式如下:

```
stringObject.blink()
```

该方法不被 IE 浏览器支持。

【例 6.21】(示例文件 ch06\6.21.html)

使用 blink()方法显示闪动的字符串：

```
<html>
<body>
<script type="text/javascript">
var str = "清明时间雨纷纷";
document.write(str.blink());
</script>
</body>
</html>
```

在火狐浏览器中的浏览效果如图 6-21 所示。

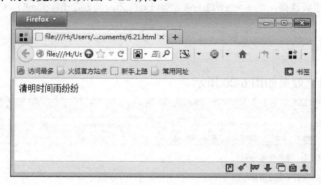

图 6-21　使用 blink()方法显示闪动的字符串

6.4.3　转换字符串的大小写

字符串对象的 toLocaleLowerCase()、toLocaleUpperCase()、toLowerCase()、toUpperCase()
方法可以转换字符串的大小写。这 4 种方法的语法格式如下：

```
stringObject.toLocaleLowerCase()
stringObject.toLowerCase()
stringObject.toLocaleUpperCase()
stringObject. toUpperCase()
```

 与 toUpperCase()(toLowerCase())不同的是，toLocaleUpperCase()(toLocaleLowerCase())
方法按照本地方式把字符串转换为大写(小写)。只有几种语言(如土耳其语)具有地方特
有的大小写映射，所有该方法的返回值通常与 toUpperCase()(toLowerCase())一样。

【例 6.22】(示例文件 ch06\6.22.html)

转换字符串的大小写：

```
<html>
<body>
<script type="text/javascript">
var txt = "Hello World!";
document.write("正常显示为: " + txt + "</p>");
```

```
document.write("以小写方式显示为: " + txt.toLowerCase() + "</p>");
document.write("以大写方式显示为: " + txt.toUpperCase() + "</p>");
document.write(
  "按照本地方式把字符串转化为小写: " + txt.toLocaleLowerCase() + "</p>");
document.write(
  "按照本地方式把字符串转化为大写: " + txt.toLocaleUpperCase() + "</p>");
</script>
</body>
</html>
```

在 IE 9.0 中的浏览效果如图 6-22 所示。可以看出，按照本地方式转换大小写与不按照本地方式转换得到的大小写结果是一样的。

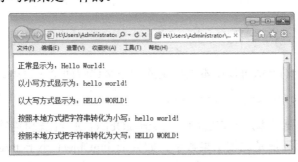

图 6-22　转换字符串的大小写

6.4.4　连接字符串

使用 concat()方法可以连接两个或多个字符串。语法格式如下：

```
stringObject.concat(stringX,stringX,...,stringX)
```

其中，**stringX** 为必选项。

concat()方法将把它的所有参数转换成字符串，然后按顺序连接到字符串 **stringObject** 的尾部，并返回连接后的字符串。

 注意　　stringObject 本身并没有被更改。另外，stringObject.concat()与 Array.concat()很相似。不过，使用 "+" 运算符来进行字符串的连接运算，通常会更简便一些。

【例 6.23】(示例文件 ch06\6.23.html)

使用 concat()方法连接字符串：

```
<html>
<body>
<script type="text/javascript">
var str1 = "清明时节雨纷纷, ";
var str2 = "路上行人欲断魂。";
document.write(str1.concat(str2));
</script>
</body>
</html>
```

在 IE 9.0 中的浏览效果如图 6-23 所示。

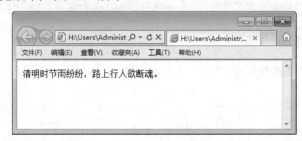

图 6-23　使用 concat()方法连接字符串

6.4.5　比较两个字符串的大小

使用 localeCompare()方法可以用本地特定的顺序来比较两个字符串。语法格式如下：

```
stringObject.localeCompare(target)
```

其中 target 参数是要以本地特定的顺序与 stringObject 进行比较的字符串。

比较完成后，其返回值是比较结果数字。如果 stringObject 小于 target，则返回小于 0 的数。如果 stringObject 大于 target，则该方法返回大于 0 的数。如果两个字符串相等，或根据本地排序规则没有区别，则返回 0。

【例 6.24】(示例文件 ch06\6.24.html)

使用 localeCompare()方法比较两个字符串的大小：

```
<html>
<body>
<script type="text/javascript">
var str1 = "Hello world";
var str2 = "hello World";
var str3 = str1.localeCompare(str2);
document.write("比较结果为: " + str3);
</script>
</body>
</html>
```

在 IE 9.0 中的浏览效果如图 6-24 所示。

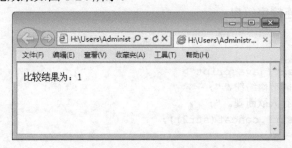

图 6-24　使用 localeCompare()方法比较两个字符串的大小

6.4.6　分割字符串

使用 split()方法可以把一个字符串分割成字符串数组。语法格式如下：

```
stringObject.split(separator,howmany)
```

各个参数的含义如下。

- separator：必选项。字符串或正则表达式，从该参数指定的地方分割 stringObject。
- howmany：可选项。该参数可指定返回的数组的最大长度。如果设置了该参数，返回的子串不会多于这个参数指定的数组。如果没有设置该参数，整个字符串都会被分割，不考虑它的长度。

【例 6.25】(示例文件 ch06\6.25.html)

使用 split()方法分割字符串：

```html
<html>
<body>
<script type="text/javascript">
var str = "为谁辛苦为谁忙";
document.write(str.split(" ") + "<br />");
document.write(str.split("") + "<br />");
document.write(str.split(" ",3));
</script>
</body>
</html>
```

在 IE 9.0 中的浏览效果如图 6-25 所示。

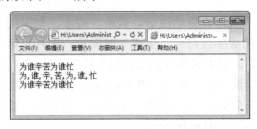

图 6-25　使用 split()方法分割字符串

6.4.7　从字符串中提取字符串

substring()方法用于提取字符串中介于两个指定下标之间的字符。语法格式如下：

```
stringObject.substring(start,stop)
```

参数的含义如下。

- start：必选项。一个非负的整数，规定要提取的子串的第一个字符在 stringObject 中的位置。
- stop：可选项。一个非负的整数，比要提取的子串的最后一个字符在 stringObject 中的位置多 1。如果省略该参数，那么返回的子串会一直到字符串的结尾。

【例 6.26】(示例文件 ch06\6.26.html)

使用 substring()方法提取字符串：

```html
<html>
<body>
<script type="text/javascript">
var str = "Hello world!";
document.write(str.substring(3,7));
</script>
</body>
</html>
```

在 IE 9.0 中的浏览效果如图 6-26 所示。

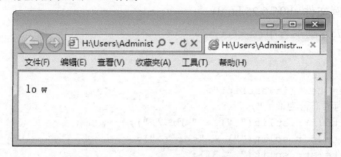

图 6-26 使用 substring()方法提取字符串

6.5 实战演练 1——制作网页随机验证码

网站为了防止用户利用机器人自动注册、登录、灌水，都采用了验证码技术。所谓验证码，就是将一串随机产生的数字或符号，生成一幅图片，图片里可加上些干扰像素，由用户肉眼识别其中的验证码信息，输入表单后提交到网站验证，验证成功后才能使用某项功能。

本例将产生一个由 n 位数字和大小写字母构成的验证码。

【例 6.27】随机产生一个由 n 位数字和字母组成的验证码，如图 6-27 所示。单击"刷新"按钮将重新产生验证码，如图 6-28 所示。

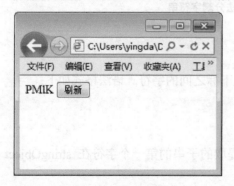

图 6-27 随机验证码

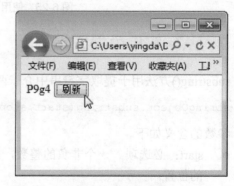

图 6-28 刷新验证码

提示　使用数学对象中的随机数方法 random 和字符串的取字符方法 charAt。

具体操作步骤如下。

`step 01` 创建 HTML 文件，并输入如下代码：

```
<!DOCTYPE html>
<html>
<head>
<meta charset="utf-8" />
<title>随机验证码</title>
</head>
<body>
<span id="msg"></span>
</body>
</html>
```

注意　span 标记没有什么特殊的意义，它显示某行内的独特样式，在这里主要用于显示
产生的验证码。为了保证后面程序的正常运行，一定不要省略 id 属性或修改取值。

`step 02` 新建 JavaScript 文件，保存文件名为"getCode.js"，保存在与 HTML 文件相同
的位置。在 getCode.js 文件中键入如下代码：

```
/*产生随机数函数*/
function validateCode(n){
    /*验证码中可能包含的字符*/
    var s =
      "abcdefghijklmnopqrstuvwxyzABCDEFGHIJKLMNOPQRSTUVWXYZ0123456789";
    var ret = "";   //保存生成的验证码
    /*利用循环，随机产生验证码中的每个字符*/
    for(var i=0; i<n; i++)
    {
        var index = Math.floor(Math.random()*62);   //随机产生一个 0~62 之间的数
        //将随机产生的数当作字符串的位置下标，在字符串 s 中取出该字符，并存入 ret 中
        ret += s.charAt(index);
    }
    return ret;    //返回产生的验证码
}

/*显示随机数函数*/
function show(){
    //在 id 为 msg 的对象中显示验证码
    document.getElementById("msg").innerHTML = validateCode(4);
}
window.onload = show;   //页面加载时执行函数 show
```

注意　在 getCode.js 文件中，validateCode 函数主要用于产生指定位数的随机数，并返回
该随机数。函数 show 主要是调用 validateCode 函数，并在 id 为 msg 的对象中显示随
机数。

在 show 函数中，document 的 getElementById("msg")函数是使用 DOM 模型获得对象，innerHTML 属性是修改对象的内容。后面会详细讲述。

step 03 在 HTML 文件的 head 部分键入 JavaScript 代码，如下所示：

```
<script src="getCode.js" type="text/javascript"></script>
```

step 04 在 HTML 文件中修改"刷新"按钮的代码，修改<input type="button" value="刷新">这一行代码，如下所示：

```
<input type="button" value="刷新" onclick="show()" />
```

step 05 保存网页后，即可查看最终效果。

在本例中，使用了两种方法为对象增加事件：

在 HTML 代码中增加事件，即"刷新"按钮增加的 onclick 事件；在 JS 代码中增加事件，即在 JS 代码中为窗口增加 onload 事件。

6.6 实战演练 2——制作动态时钟

【例 6.28】设计程序，实现动态显示当前时间，如图 6-29 所示。

需要使用定时函数：setTimeOut 方法，实现每隔一定时间调用函数。

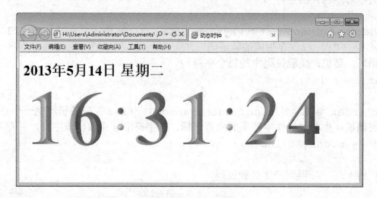

图 6-29 动态时钟

具体操作步骤如下。

step 01 创建 HTML 文件，输入如下代码：

```
<!DOCTYPE html>
<html>
<head>
<title>动态时钟</title>
</head>
<body>
<h1 id="date"></h1>
```

```
<span id="msg"></span>
</body>
</html>
```

> **注意**　为了保证程序的正常运行，h1 标记和 span 标记的 id 属性不能省略，并且取值也不要修改，如果修改，后面的代码中也应保持一致。

step 02 新建 JavaScript 文件，保存文件名为"clock.js"，保存在与 HTML 文件相同的位置。在 clock.js 文件中键入如下代码：

```
function showDateTime(){
var sWeek = new Array("日","一","二 ","三","四","五","六"); //声明数组存储一周七天
var myDate = new Date();       //当天的日期
var sYear = myDate.getFullYear();      //年
var sMonth = myDate.getMonth()+1;      //月
var sDate = myDate.getDate();          //日
var sDay = sWeek[myDate.getDay()];     //根据得到的数字星期，利用数组转换成汉字星期
var h = myDate.getHours();    //小时
var m = myDate.getMinutes();   //分钟
var s = myDate.getSeconds();   //秒钟

//输入日期和星期
document.getElementById("date").innerHTML =
  (sYear + "年" + sMonth + "月" + sDate + "日" + " 星期" + sDay + "<br>");
h = formatTwoDigits(h);  //格式化小时，如果不足两位，前面补 0
m = formatTwoDigits(m);  //格式化分钟，如果不足两位，前面补 0
s = formatTwoDigits(s);  //格式化秒钟，如果不足两位，前面补 0
//显示时间
document.getElementById("msg").innerHTML =
    (imageDigits(h) + "<img src='images/dot.png'>"
    + imageDigits(m) + "<img src='images/dot.png'>"
    + imageDigits(s) +  "<br>");
setTimeout("showDateTime()",1000);  //每秒执行一次 showDateTime 函数
}
window.onload = showDateTime;  //页面的加载事件执行时，调用函数

//如果输入数是一位数，在十位数上补 0
function formatTwoDigits(s) {
  if (s<10) return "0" + s;
  else return s;
}
//将数转换为图像，注意，在本文件的相同目录下已有 0-9 的图像文件，文件名为 0.png，1.png,
//以此类推
function imageDigits(s) {
  var ret = "";
  var s = new String(s);
  for (var i=0; i<s.length; i++) {
    ret += '<img src="images/' + s.charAt(i) + '.png">';
  }
  return ret;
}
```

在 clock.js 文件中，showDateTime 函数主要用于产生日期和时间，并且对日期和时间进行格式化。formatTwoDigits 函数是在一位的日期或时间前面补 0，变成两位。imageDigits 是将数字用相应的图片代替。

setTimeout 是 window 对象的方法，按照指定的时间间隔执行相应的函数。

step 03 在 HTML 文件的 head 部分键入 JavaScript 代码，如下所示：

```
<script src="clock.js"></script>
```

6.7 疑难解惑

疑问 1：如何产生指定范围内的随机整数？

在实际开发中，会经常使用指定范围内的随机整数。借助数学方法，总结出以下两种指定范围内的随机整数产生方法。

- 产生 0~n 之间的随机数：Math.floor(Math.random()*(n+1))
- 产生 n1~n2 之间的随机数：Math.floor(Math.random()*(n2-n1))+n1

疑问 2：如何格式化 alert 弹出窗口的内容？

使用 alert 弹出窗口时，窗口内容的显示格式可以借助转义字符进行格式化。如果希望窗口内容按指定位置换行，添加转义字符 "\n"；如果希望转义字符间有制表位间隔，可使用转义字符 "\t"，其他可借鉴转义字符部分。

疑问 3：如何转换时间单位？

时间单位主要包括毫秒、秒、分钟、小时。时间单位的转换如下：

- 1000 毫秒=1 秒
- 60 秒=1 分钟
- 60 分钟=1 小时

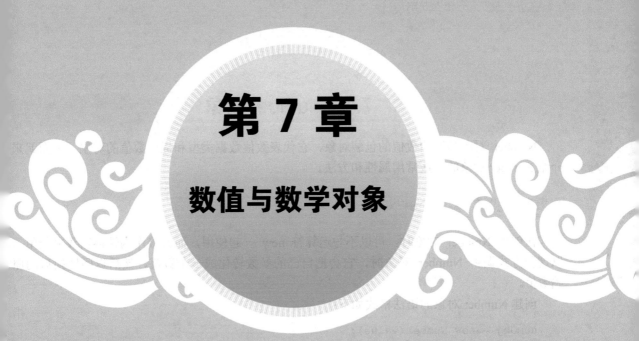

第 7 章

数值与数学对象

在 JavaScript 中很少使用 Number 对象，但是其中含有一些有用的信息。在 Number 属性中，max_value 表示最大值，而 min_value 表示最小值。Math 对象是一种内置的 JavaScript 对象，包括数值常数和函数，而且 Math 对象不需要创建。任何 JavaScript 程序都自动包含该对象。Math 对象的属性代表着数学常数，而其方法则是数学函数。

Math 对象提供了许多数学相关的功能，例如，获得一个数的平方或产生一个随机数。本章就来详细介绍数值与数学对象这两个对象的使用方法和技巧。

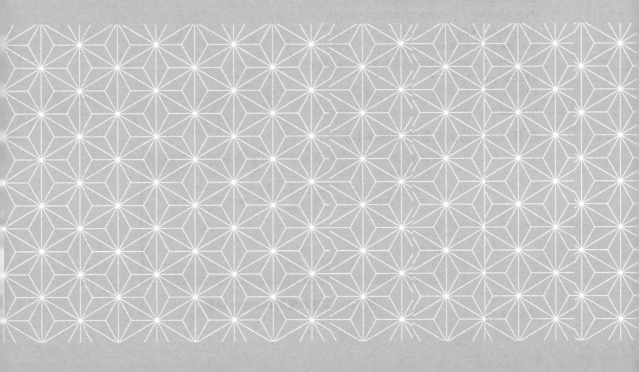

7.1　Number 对象

Number 对象是原始数值的包装对象，它代表数值数据类型和提供数值的对象。下面就来介绍 Number 对象的一些常用属性和方法。

7.1.1　创建 Number 对象

在创建 Number 对象时，可以不与运算符 new 一起使用，而直接作为转换函数来使用。以这种方式调用 Number 对象时，它会把自己的参数转化成一个数值，然后返回转换后的原始数值。

创建 Number 对象的语法格式如下：

```
numObj = new Number(value);
```

各项的含义如下。

- numObj：表示要赋值为 Number 对象的变量名。
- value：可选项，是新对象的数值。

【例 7.1】(示例文件 ch07\7.1.html)

创建和使用 Number 对象：

```html
<html>
<body>
<script type="text/javascript">
var numObj1 = new Number();
var numObj2 = new Number(0);
var numObj3 = new Number(-1);
document.write(numObj1 + "<br>");
document.write(numObj2 + "<br>");
document.write(numObj3 + "<br>");
</script>
</body>
</html>
```

在 IE 9.0 中的浏览效果如图 7-1 所示。

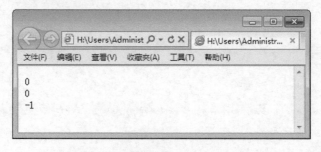

图 7-1　创建和使用 Number 对象

7.1.2 Number 对象的属性

Number 对象包括 7 个属性，如表 7-1 所示。其中，constructor 和 prototype 两个属性在每个内部对象都有，前面已经介绍过，这里不再赘述。

表 7-1 Number 对象的属性

属 性	说 明
constructor	返回对创建此对象的 Number 函数的引用
MAX_VALUE	可表示的最大的数
MIN_VALUE	可表示的最小的数
NaN	非数字值
NEGATIVE_INFINITY	负无穷大，溢出时返回该值
POSITIVE_INFINITY	正无穷大，溢出时返回该值
prototype	使我们有能力向对象添加属性和方法

1. MAX_VALUE

MAX_VALUE 属性是 JavaScript 中可表示的最大的数。

MAX_VALUE 的近似值为 $1.7976931348623157 \times 10^{308}$。

使用的语法格式如下。

```
Number.MAX_VALUE
```

【例 7.2】(示例文件 ch07\7.2.html)

返回 JavaScript 中最大的数值：

```html
<html>
<body>
<script type="text/javascript">
document.write(Number.MAX_VALUE);
</script>
</body>
</html>
```

在 IE 9.0 中的浏览效果如图 7-2 所示。

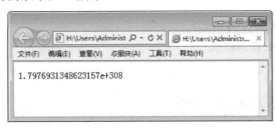

图 7-2 返回 JavaScript 中最大的数值

2. MIN_VALUE 属性

MIN_VALUE 属性是 JavaScript 中可表示的最小的数(接近 0，但不是负数)。它的近似值为 5×10^{-324}。

使用的语法格式如下：

```
Number.MIN_VALUE
```

【例 7.3】(示例文件 ch07\7.3.html)

返回 JavaScript 中最小的数值：

```html
<html>
<body>
<script type="text/javascript">
document.write(Number.MIN_VALUE);
</script>
</body>
</html>
```

在 IE 9.0 中的浏览效果如图 7-3 所示。

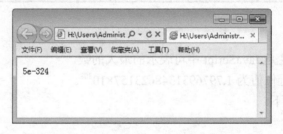

图 7-3 返回 JavaScript 中最小的数值

3. NaN 属性

NaN 属性是代表非数值的特殊值。该属性用于指示某个值不是数值。可以把 Number 对象设置为该值，来指示其不是数值。

使用的语法格式如下：

```
Number.NaN
```

注意

需要使用 isNaN()全局函数来判断一个值是否是 NaN 值。

【例 7.4】(示例文件 ch07\7.4.html)

用 NaN 指示某个值是否为数值：

```html
<html>
<body>
<script type="text/javascript">
var Month = 30;
if (Month < 1 || Month > 12)
{
```

```
    Month = Number.NaN;
}
document.write(Month);
</script>
</body>
</html>
```

在 IE 9.0 中的浏览效果如图 7-4 所示。

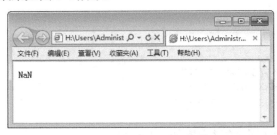

图 7-4 用 NaN 指示某个值是否为数值

4. NEGATIVE_INFINITY 属性

NEGATIVE_INFINITY 属性表示小于 Number.MIN_VALUE 的值。该值代表负无穷大。
语法格式如下：

```
Number.NEGATIVE_INFINITY
```

【例 7.5】(示例文件 ch07\7.5.html)
返回负无穷大数值：

```
<html>
<body>
<script type="text/javascript">
var x = (-Number.MAX_VALUE)*2;
if (x == Number.NEGATIVE_INFINITY)
{
    document.write("负无穷大数值为: " + x);
}
</script>
</body>
</html>
```

在 IE 9.0 中的浏览效果如图 7-5 所示。

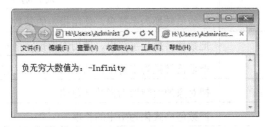

图 7-5 返回负无穷大数值

5. POSITIVE_INFINITY 属性

POSITIVE_INFINITY 属性表示大于 Number.MAX_VALUE 的值。该值代表正无穷大。使用的语法格式如下：

```
Number.POSITIVE_INFINITY
```

【例 7.6】(示例文件 ch07\7.6.html)

返回正无穷大数值：

```html
<html>
<body>
<script type="text/javascript">
var x = (Number.MAX_VALUE)*2;
if (x == Number.POSITIVE_INFINITY)
{
    document.write("正无穷大数值为：  " + x);
}
</script>
</body>
</html>
```

在 IE 9.0 中的浏览效果如图 7-6 所示。

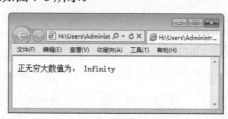

图 7-6　返回正无穷大数值

7.1.3　Number 对象的方法

Number 对象所包含的方法并不多，这些方法主要用于进行数据类型转换，常用的方法如表 7-2 所示。

表 7-2　Number 对象的方法

方　法	说　明
toString	把数值转换为字符串，使用指定的基数
toLocaleString	把数值转换为字符串，使用本地数字格式顺序
toFixed	把数值转换为字符串，结果的小数点后有指定位数的数字
toExponential	把对象的值转换为指数计数法
toPrecision	把数值格式化为指定的长度
valueOf	返回一个 Number 对象的基本数值

7.2 详解 Number 对象常用的方法

下面详细讲述 Number 对象常用的方法和技巧。

7.2.1 把 Number 对象转换为字符串

使用 toString()方法可以把 Number 对象转换成一个字符串，并返回结果。
语法格式如下：

```
NumberObject.toString(radix)
```

其中参数 radix 为可选项。规定表示数值的基数，为 2~36 之间的整数。若省略该参数，则使用基数 10。但是要注意，如果该参数是 10 以外的其他值，则 ECMAScript 标准允许实现返回任意值。

【例 7.7】(示例文件 ch07\7.7.html)

把数值对象转换为字符串：

```html
<html><body>
<script type="text/javascript">
var number = new Number(10);
document.write("将数字以十进制形式转换成字符串：");
document.write(number.toString());
document.write("<br>");
document.write("将数字以十进制形式转换成字符串：");
document.write(number.toString(10));
document.write("<br>");
document.write("将数字以二进制形式转换成字符串：");
document.write(number.toString(2));
document.write("<br>");
document.write("将数字以八进制形式转换成字符串：");
document.write(number.toString(8));
document.write("<br>");
document.write("将数字以十六进制形式转换成字符串：");
document.write(number.toString(16));
</script>
</body></html>
```

在 IE 9.0 中的浏览效果如图 7-7 所示。

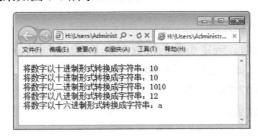

图 7-7 把数值对象转换为字符串

7.2.2 把 Number 对象转换为本地格式字符串

使用 toLocaleString()方法可以把 Number 对象转换为本地格式的字符串，语法格式如下：

```
NumberObject.toLocaleString()
```

注意 其返回的数值以字符串表示，不过，根据本地规范进行格式化，可能影响到小数点或千分位分隔符采用的标点符号。

【例 7.8】(示例文件 ch07\7.8.html)

把数值对象转换为本地字符串：

```
<html>
<body>
<script type="text/javascript">
var number = new Number(12.3848);
document.write("转换前的值为: " + number);
document.write("<br>");
document.write("转换后的值为: " + number.toLocaleString());
</script>
</body>
</html>
```

在 IE 9.0 中的浏览效果如图 7-8 所示。

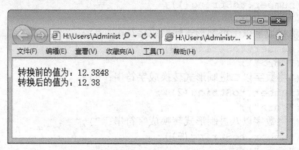

图 7-8　把数值对象转换为本地字符串

7.2.3 四舍五入时指定小数位数

使用 toFixed()方法可把 Number 四舍五入为指定小数位数的数值。语法格式如下：

```
NumberObject.toFixed(num)
```

其中参数 num 为必选项。规定小数的位数，是 0~20 之间的值，包括 0 和 20，有些实现可以支持更大的数值范围。如果省略了该参数，将用 0 代替。

【例 7.9】(示例文件 ch07\7.9.html)

四舍五入时指定小数位数：

```
<html>
<body>
```

```
<script type="text/javascript">
var number = new Number(12.3848);
document.write("原数值为: "+ number);
document.write("<br>");
document.write("保留两位小数的数值为: " + number.toFixed(2))
</script>
</body>
</html>
```

在 IE 9.0 中的浏览效果如图 7-9 所示。

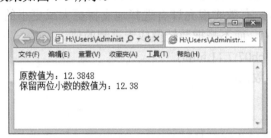

图 7-9 四舍五入时指定小数位数

7.2.4 返回以指数记数法表示的数值

使用 toExponential()方法可把对象的值转换成指数计数法。语法格式如下:

```
NumberObject.toExponential(num)
```

其中参数 num 为必选项,规定指数计数法中的小数位数,在 0~20 之间。

【例 7.10】 (示例文件 ch07\7.10.html)

以指数记数法表示数值:

```
<html><body>
<script type="text/javascript">
var number = new Number(10000);
document.write("原数值为: " + number);
document.write("<br>");
document.write("以指数记数法表示为: " + number.toExponential(2));
</script>
</body></html>
```

在 IE 9.0 中的浏览效果如图 7-10 所示。

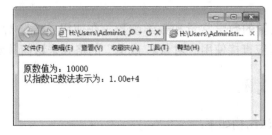

图 7-10 以指数记数法表示数值

7.2.5 以指数记数法指定小数位

使用 toPrecision()方法可在对象的值超出指定位数时将其转换为指数计数法。
语法格式如下：

```
NumberObject.toPrecision(num)
```

其中参数 num 为必选项，规定必须被转换为指数计数法的最小位数，该参数是 1~21 之间(且包括 1 和 21)的值。有效实现允许有选择地支持更大或更小的 num。如果省略了该参数，则调用方法 toString()，而不是把数转换成十进制的值。

【例 7.11】(示例文件 ch07\7.11.html)

以指数记数法指定小数位：

```html
<html>
<body>
<script type="text/javascript">
    var number = new Number(10000);
    document.write("原数值为: " + number);
    document.write("<br>");
    document.write("转换后的结果为: " + number.toPrecision(2));
</script>
</body>
</html>
```

在 IE 9.0 中的浏览效果如图 7-11 所示。

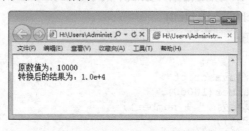

图 7-11 以指数记数法指定小数位

7.3 Math 对象

Math 对象提供了大量的数学常量和数学函数。在使用 Math 对象时，不能使用关键字 new 来创建对象实例，而应直接使用"对象名.成员"的格式来访问其属性和方法。

7.3.1 创建 Math 对象

创建 Math 对象的语法结构如下：

```
Math.[{property|method}]
```

各个参数的含义如下。

- property：必选项，为 Math 对象的一个属性名。
- method：必选项，为 Math 对象的一个方法名。

7.3.2 Math 对象的属性

Math 对象的属性是数学中常用的常量，Math 对象的属性如表 7-3 所示。

表 7-3 Math 对象的属性

属　性	说　明
E	返回算术常量 e，即自然对数的底数(约等于 2.718)
LN2	返回 2 的自然对数(约等于 0.693)
LN10	返回 10 的自然对数(约等于 2.302)
LOG2E	返回以 2 为底的 e 的对数(约等于 1.414)
LOG10E	返回以 10 为底的 e 的对数(约等于 0.434)
PI	返回圆周率(约等于 3.14159)
SQRT1_2	返回 2 的平方根的倒数(约等于 0.707)
SQRT2	返回 2 的平方根(约等于 1.414)

【例 7.12】(示例文件 ch07\7.12.html)

Math 对象属性的综合应用：

```
<html>
<body>
<script type="text/javascript">
   var numVar1 = Math.E;
   document.write("E 属性应用后的计算结果为: " + numVar1);
   document.write("<br>");
   document.write("<br>");
   var numVar2 = Math.LN2;
   document.write("LN2 属性应用后的计算结果为: " + numVar2);
   document.write("<br>");
   document.write("<br>");
   var numVar3 = Math.LN10;
   document.write("LN10 属性应用后的计算结果为: " + numVar3);
   document.write("<br>");
   document.write("<br>");
   var numVar4 = Math.LOG2E;
   document.write("LOG2E 属性应用后的计算结果为: " + numVar4);
   document.write("<br>");
   document.write("<br>");
   var numVar5 = Math.LOG10E;
   document.write("LOG10E 属性应用后的计算结果为: " + numVar5);
   document.write("<br>");
```

185

第 7 章　数值与数学对象

```
    document.write("<br>");
    var numVar6 = Math.PI;
    document.write("PI 属性应用后的计算结果为：" + numVar6);
    document.write("<br>");
    document.write("<br>");
    var numVar7 = Math.SQRT1_2;
    document.write("SQRT1_2 属性应用后的计算结果为：" + numVar7);
    document.write("<br>");
    document.write("<br>");
    var numVar8 = Math.SQRT2;
    document.write("SQRT2 属性应用后的计算结果为：" + numVar8);
</script>
</body>
</html>
```

在 IE 9.0 中的浏览效果如图 7-12 所示。

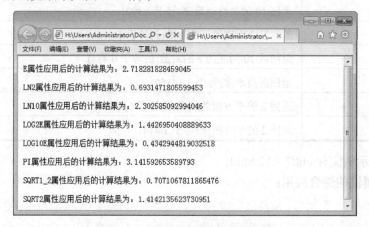

图 7-12　Math 对象属性的综合应用

7.3.3　Math 对象的方法

Math 对象的方法是数学中常用的函数，如表 7-4 所示。

表 7-4　Math 对象的方法

方　　法	说　　明
abs(x)	返回数的绝对值
acos(x)	返回数的反余弦值
asin(x)	返回数的反正弦值
atan(x)	以介于 $-\pi/2$ 与 $\pi/2$ 弧度之间的数值来返回 x 的反正切值
atan2(y,x)	返回从 x 轴到点(x,y)的角度(介于 $-\pi/2$ 与 $\pi/2$ 弧度之间)
ceil(x)	对数进行上舍入
cos(x)	返回数的余弦

方　法	说　明
exp(x)	返回 e 的指数
floor(x)	对数进行下舍入
log(x)	返回数的自然对数(底为 e)
max(x,y)	返回 x 和 y 中的最高值
min(x,y)	返回 x 和 y 中的最低值
pow(x,y)	返回 x 的 y 次幂
random()	返回 0~1 之间的随机数
round(x)	把数四舍五入为最接近的整数
sin(x)	返回数的正弦
sqrt(x)	返回数的平方根
tan(x)	返回角的正切
toSource()	返回该对象的源代码
valueOf()	返回 Math 对象的原始值

7.4　详解 Math 对象常用的方法

下面详细讲述 Math 对象常用的方法和技巧。

7.4.1　返回数的绝对值

使用 abs()方法可返回数的绝对值。语法格式如下：

```
Math.abs(x)
```

其中参数 x 为必选项，必须是一个数值。

【例 7.13】(示例文件 ch07\7.13.html)

计算数值的绝对值：

```html
<html>
<body>
<script type="text/javascript">
  var numVar1 = 2;
  var numVar2 = -2;
  document.write("正数 2 的绝对值为: " + Math.abs(numVar1) + "<br />")
  document.write("负数-2 的绝对值为: " + Math.abs(numVar2))
</script>
</body>
</html>
```

在 IE 9.0 中的浏览效果如图 7-13 所示。

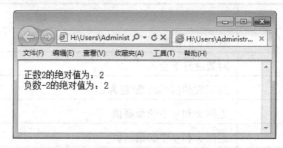

图 7-13　计算数值的绝对值

7.4.2　返回数的正弦值、正切值和余弦值

使用 Math 对象中的方法可以计算指定数值的正弦值、正切值和余弦值。

1. 计算指定数值的正弦值

使用 sin()方法可以计算指定数值的正弦值。语法结构如下：

```
Math.sin(x)
```

参数 x 为必选项，是一个以弧度表示的角。将角度乘以 0.017453293($2\pi/360$)即可转换为弧度。

【例 7.14】(示例文件 ch07\7.14.html)

计算数值的正弦值：

```
<html><body>
<script type="text/javascript">
  var numVar = 2;
  var numVar1 = 0.5;
  var numVar2 = -0.6;
  document.write("0.5 的正弦值为： " + Math.sin(numVar1) + "<br />")
  document.write("2 的正弦值为： " + Math.sin(numVar) + "<br />")
  document.write("-0.6 的正弦值为： " + Math.sin(numVar2) + "<br />")
</script>
</body></html>
```

在 IE 9.0 中的浏览效果如图 7-14 所示。

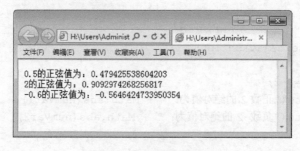

图 7-14　计算数值的正弦值

2. 计算指定数值的余弦值

使用 cos()方法可以计算指定数值的余弦值。语法结构如下：

```
Math.cos(x)
```

参数 x 为必选项，必须是一个数值。

【例 7.15】(示例文件 ch07\7.15.html)

计算数值的余弦值：

```html
<html>
<body>
<script type="text/javascript">
  var numVar = 2;
  var numVar1 = 0.5;
  var numVar2 = -0.6;
  document.write("0.5 的余弦值为： " + Math.cos (numVar1) + "<br />")
  document.write("2 的余弦值为： " + Math.cos (numVar) + "<br />")
  document.write("-0.6 的余弦值为： " + Math.cos (numVar2) + "<br />")
</script>
</body>
</html>
```

在 IE 9.0 中的浏览效果如图 7-15 所示。

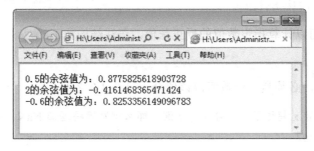

图 7-15 计算数值的余弦值

3. 计算指定数值的正切值

使用 tan()方法可以计算指定数值的正切值。语法结构如下：

```
Math.tan(x)
```

参数 x 为必选项，是一个以弧度表示的角。将角度乘以 0.017453293(2π/360)即可转换为弧度。

【例 7.16】(示例文件 ch07\7.16.html)

计算数值的正切值：

```html
<html>
<body>
<script type="text/javascript">
  var numVar = 2;
  var numVar1 = 0.5;
```

```
  var numVar2 = -0.6;
  document.write("0.5 的正切值为： " + Math.tan(numVar1) + "<br />")
  document.write("2 的正切值为： " + Math.tan(numVar) + "<br />")
  document.write("-0.6 的正切值为： " + Math.tan(numVar2) + "<br />")
</script>
</body>
</html>
```

在 IE 9.0 中的浏览效果如图 7-16 所示。

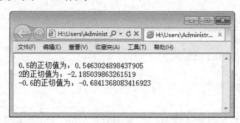

图 7-16　计算数值的正切值

7.4.3　返回数的反正弦值、反正切值和反余弦值

使用 Math 对象中的方法可以计算指定数值的反正弦值、反正切值和反余弦值。

1. 计算指定数值的反正弦值

使用 asin()方法可以计算指定数值的反正弦值。语法结构如下：

```
Math.asin(x)
```

参数 x 为必选项，必须是一个数值，该值介于-1.0~1.0 之间。

> 注意　如果参数 x 超过了-1.0~1.0 的范围，那么浏览器将返回 NaN。如果参数 x 取值 1，那么将返回 π/2。

【例 7.17】(示例文件 ch07\7.17.html)
计算数值的反正弦值：

```
<html>
<body>
<script type="text/javascript">
  var numVar = 2;
  var numVar1 = 0.5;
  var numVar2 = -0.6;
  var numVar3 = 1;
  document.write("0.5 的反正弦值为： " + Math.asin(numVar1) + "<br />");
  document.write("2 的反正弦值为： " + Math.asin(numVar) + "<br />");
  document.write("-0.6 的反正弦值为： " + Math.asin(numVar2) + "<br />");
  document.write("1 的反正弦值为： " + Math.asin(numVar3) + "<br />");
</script>
</body>
</html>
```

在 IE 9.0 中的浏览效果如图 7-17 所示。

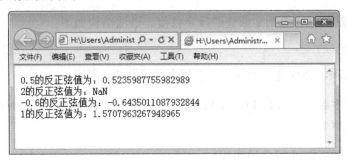

图 7-17　计算数值的反正弦值

2. 计算指定数值的反正切值

使用 atan()方法可以计算指定数值的反正切值，语法格式如下：

```
Math.atan(x)
```

其中，参数 x 为必选项，这里指需要计算反正切值的数值。

【例 7.18】(示例文件 ch07\7.18.html)

计算数值的反正切值：

```
<html>
<body>
<script type="text/javascript">
  var numVar = 2;
  var numVar1 = 0.5;
  var numVar2 = -0.6;
  var numVar3 = 1;
  document.write("0.5 的反正切值为： " + Math.atan(numVar1) + "<br />")
  document.write("2 的反正切值为： " + Math.atan(numVar) + "<br />")
  document.write("-0.6 的反正切值为： " + Math.atan(numVar2) + "<br />")
  document.write("1 的反正切值为： " + Math.atan(numVar3) + "<br />")
</script>
</body>
</html>
```

在 IE 9.0 中的浏览效果如图 7-18 所示。

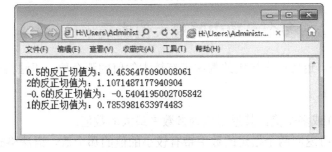

图 7-18　程序运行结果

3. 计算指定数值的反余弦值

使用 acos()方法可以计算指定数值的反余弦值。语法结构如下：

```
Math.acos(x)
```

参数 x 为必选项，必须是一个数值，该值介于-1.0~1.0 之间。

> 如果参数 x 超过了-1.0~1.0 的范围，那么浏览器将返回 NaN。如果参数 x 取值 1，那么将返回 0。

【例 7.19】(示例文件 ch07\7.19.html)
计算数值的反余弦值：

```html
<html>
<body>
<script type="text/javascript">
   var numVar = 2;
   var numVar1 = 0.5;
   var numVar2 = -0.6;
   var numVar3 = 1;
   document.write("0.5 的反余弦值为: " + Math.acos(numVar1) + "<br />")
   document.write("2 的反余弦值为: " + Math.acos(numVar) + "<br />")
   document.write("-0.6 的反余弦值为: " + Math.acos(numVar2) + "<br />")
   document.write("1 的反余弦值为: " + Math.acos(numVar3) + "<br />")
</script>
</body>
</html>
```

在 IE 9.0 中的浏览效果如图 7-19 所示。

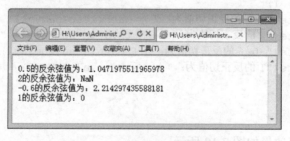

图 7-19　计算数值的反余弦值

7.4.4　返回两个或多个参数中的最大值或最小值

使用 max()方法可返回两个指定的数中带有较大的值的那个数。语法格式如下：

```
Math.max(x...)
```

其中参数 x 为 0 或多个值。其返回值为参数中最大的数值。
使用 min()方法可返回两个指定的数中带有较小的值的那个数。语法格式如下：

```
Math.min(x...)
```

其中参数 x 为 0 或多个值。其返回值为参数中最小的数值。

【例 7.20】(示例文件 ch07\7.20.html)

返回参数中的最大值或最小值：

```html
<html>
<body>
<script type="text/javascript">
  var numVar = 2;
  var numVar1 = 0.5;
  var numVar2 = -0.6;
  var numVar3 = 1;
  document.write("2、0.5、-0.6、1中最大的值为: "
    + Math.max(numVar,numVar1,numVar2,numVar3) + "<br />");
  document.write("2、0.5、-0.6、1中最小的值为: "
    + Math.min(numVar,numVar1,numVar2,numVar3) + "<br />");
</script>
</body>
</html>
```

在 IE 9.0 中的浏览效果如图 7-20 所示。

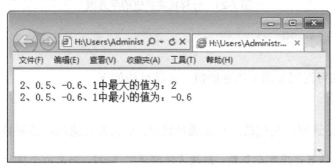

图 7-20　返回参数中的最大值或最小值

7.4.5　计算指定数值的平方根

使用 sqrt()方法可返回一个数的平方根。语法结构如下：

```
Math.sqrt(x)
```

其中参数 x 为必选项，且必须是大于等于 0 的数。计算结果的返回值是参数 x 的平方根。如果 x 小于 0，则返回 NaN。

【例 7.21】(示例文件 ch07\7.21.html)

计算指定数值的平方根：

```html
<html>
<body>
<script type="text/javascript">
  var numVar = 2;
  var numVar1 = 0.5;
```

```
  var numVar2 = -0.6;
  var numVar3 = 1;
  document.write("2 的平方根为: " + Math. sqrt(numVar) + "<br />");
  document.write("0.5 的平方根为: " + Math. sqrt(numVar1) + "<br />");
  document.write("-0.6 的平方根为: " + Math. sqrt(numVar2) + "<br />");
  document.write("1 的平方根为: " + Math. sqrt(numVar3) + "<br />");
</script>
</body>
</html>
```

在 IE 9.0 中的浏览效果如图 7-21 所示。

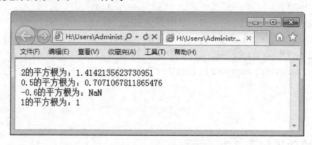

图 7-21　计算指定数值的平方根

7.4.6　数值的幂运算

使用 pow()方法可返回 x 的 y 次幂的值。语法结构如下:

```
Math.pow(x,y)
```

其中参数 x 为必选项,是底数,且必须是数值。y 也为必选项,是幂数,且必须是数值。

如果结果是虚数或负数,则该方法将返回 NaN。如果由于指数过大而引起浮点溢出,则该方法将返回 Infinity。

【例 7.22】(示例文件 ch07\7.22.html)
数值的幂运算:

```
<html>
<body>
<script type="text/javascript">
  document.write("0 的 0 次幂为: " + Math.pow(0,0) + "<br />");
  document.write("0 的 1 次幂为: " + Math.pow(0,1) + "<br />");
  document.write("1 的 1 次幂为: " + Math.pow(1,1) + "<br />");
  document.write("1 的 10 次幂为: " + Math.pow(1,10) + "<br />");
  document.write("2 的 3 次幂为: " + Math.pow(2,3) + "<br />");
  document.write("-2 的 3 次幂为: " + Math.pow(-2,3) + "<br />");
  document.write("2 的 4 次幂为: " + Math.pow(2,4) + "<br />");
  document.write("-2 的 4 次幂为: " + Math.pow(-2,4) + "<br />");
</script>
</body>
</html>
```

在 IE 9.0 中的浏览效果如图 7-22 所示。

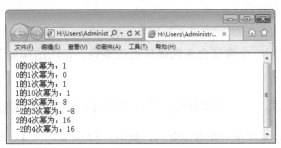

图 7-22　数值的幂运算

7.4.7　计算指定数值的对数

使用 log()方法可返回一个数的自然对数。语法结构如下：

```
Math.log(x)
```

其中参数 x 为必选项，可以是任意数值或表达式，其返回值为 x 的自然对数。

　　参数 x 必须大于 0。

【例 7.23】(示例文件 ch07\7.23.html)

计算指定数值的对数：

```
<html><body>
<script type="text/javascript">
  document.write("2.7183 的对数为：" + Math.log(2.7183) + "<br />");
  document.write("2 的对数为：" + Math.log(2) + "<br />");
  document.write("1 的对数为：" + Math.log(1) + "<br />");
  document.write("0 的对数为：" + Math.log(0) + "<br />");
  document.write("-1 的对数为：" + Math.log(-1));
</script>
</body></html>
```

在 IE 9.0 中的浏览效果如图 7-23 所示。

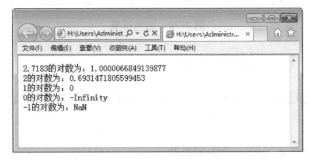

图 7-23　计算指定数值的对数

7.4.8 取整运算

使用 round()方法可把一个数值舍入为最接近的整数。语法结构如下：

```
Math.round(x)
```

其中参数 x 为必选项，且必须是数值。返回值是与 x 最接近的整数。

对于 0.5，该方法将进行上舍入。例如，3.5 将舍入为 4，而-3.5 将舍入为-3。

【例 7.24】(示例文件 ch07\7.24.html)

取整运算：

```
<html>
<body>
<script type="text/javascript">
    document.write("0.60 取整后的数值为: " + Math.round(0.60) + "<br />");
    document.write("0.50 取整后的数值为: " + Math.round(0.50) + "<br />");
    document.write("0.49 取整后的数值为: " + Math.round(0.49) + "<br />");
    document.write("-4.40 取整后的数值为: " + Math.round(-4.40) + "<br />");
    document.write("-4.60 取整后的数值为: " + Math.round(-4.60));
</script>
</body>
</html>
```

在 IE 9.0 中的浏览效果如图 7-24 所示。

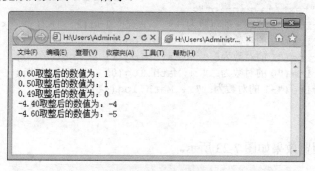

图 7-24 取整运算

7.4.9 生成 0 到 1 之间的随机数

使用 random()方法可返回介于 0~1 之间的一个随机数。语法格式如下：

```
Math.random()
```

其返回值为 0.0~ 1.0 之间的一个伪随机数。

【例 7.25】(示例文件 ch07\7.25.html)

生成 0 到 1 之间的随机数：

```
<html>
<body>
<script type="text/javascript">
   document.write("0 到 1 之间的第一次随机数为: " + Math.random()+ "<br />");
   document.write("0 到 1 之间的第二次随机数为: " + Math.random()+ "<br />");
   document.write("0 到 1 之间的第三次随机数为: " + Math.random());
</script>
</body>
</html>
```

在 IE 9.0 中的浏览效果如图 7-25 所示。

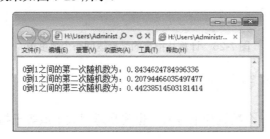

图 7-25　生成 0 到 1 之间的随机数

7.4.10　根据指定的坐标返回一个弧度值

使用 atan2()方法可返回从 x 轴到点(x,y)之间的角度。语法结构如下:

```
Math.atan2(y,x)
```

参数的含义如下:
- x 为必选项,指定点的 X 坐标。
- y 为必选项,指定点的 Y 坐标。

其返回值为−π 到 π 之间的值,是从 X 轴正向逆时针旋转到点(x,y)时经过的角度。

　　　请注意这个函数的参数顺序,Y 坐标在 X 坐标之前传递。

【例 7.26】(示例文件 ch07\7.26.html)

计算从指定的坐标返回一个弧度值:

```
<html>
<body>
<script type="text/javascript">
   document.write(Math.atan2(0.50,0.50) + "<br />");
   document.write(Math.atan2(-0.50,-0.50) + "<br />");
   document.write(Math.atan2(5,5) + "<br />");
   document.write(Math.atan2(10,20) + "<br />");
   document.write(Math.atan2(-5,-5) + "<br />");
   document.write(Math.atan2(-10,10));
</script>
```

```
</body>
</html>
```

在 IE 9.0 中的浏览效果如图 7-26 所示。

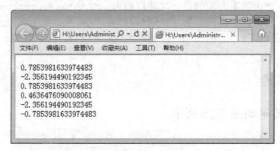

图 7-26　计算从指定的坐标返回一个弧度值

7.4.11　返回大于或等于指定参数的最小整数

使用 ceil()方法可对一个数进行上舍入，也就是返回大于或等于指定参数的最小值。语法格式如下：

```
Math.ceil(x)
```

参数 x 为必选项，且必须是一个数值，其返回值是大于等于 x，并且与它最接近的整数。

【例 7.27】(示例文件 ch07\7.27.html)

返回大于或等于指定参数的最小整数：

```
<html><body>
<script type="text/javascript">
  document.write("0.60 的 ceil 值为： " + Math.ceil(0.60) + "<br />");
  document.write("0.40 的 ceil 值为： " + Math.ceil(0.40) + "<br />");
  document.write("5 的 ceil 值为： " + Math.ceil(5) + "<br />");
  document.write("5.1 的 ceil 值为： " + Math.ceil(5.1) + "<br />");
  document.write("-5.1 的 ceil 值为： " + Math.ceil(-5.1) + "<br />");
  document.write("-5.9 的 ceil 值为： " + Math.ceil(-5.9));
</script>
</body></html>
```

在 IE 9.0 中的浏览效果如图 7-27 所示。

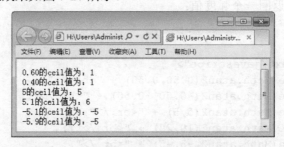

图 7-27　返回大于或等于指定参数的最小整数

7.4.12　返回小于或等于指定参数的最大整数

使用 floor()方法可对一个数进行下舍入，也就是返回小于或等于指定参数的最大值。语法格式如下：

```
Math.floor(x)
```

参数 x 为必选项，且必须是一个数值。其返回值是小于等于 x，并且与它最接近的整数。

【例 7.28】(示例文件 ch07\7.28.html)

返回小于或等于指定参数的最大整数：

```html
<html>
<body>
<script type="text/javascript">
  document.write("0.60 的 floor 值为: " + Math. floor(0.60) + "<br />");
  document.write("0.40 的 floor 值为: " + Math. floor(0.40) + "<br />");
  document.write("5 的 floor 值为: " + Math. floor(5) + "<br />");
  document.write("5.1 的 floor 值为: " + Math. floor(5.1) + "<br />");
  document.write("-5.1 的 floor 值为: " + Math. floor(-5.1) + "<br />");
  document.write("-5.9 的 floor 值为: " + Math. floor(-5.9));
</script>
</body>
</html>
```

在 IE 9.0 中的浏览效果如图 7-28 所示。

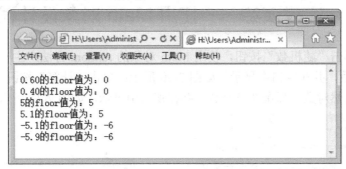

图 7-28　返回小于或等于指定参数的最大整数

7.4.13　返回以 e 为基数的幂

使用 exp()方法可返回 e 的 x 次幂的值。语法格式如下：

```
Math.exp(x)
```

其中参数 x 为必选项，可以是任意数值或表达式，被用作指数。

其返回值为 e 的 x 次幂。e 代表自然对数的底数，其值近似为 2.71828。

【例 7.29】(示例文件 ch07\7.29.html)

返回以 e 为基数的幂：

```html
<html>
<body>
<script type="text/javascript">
document.write("1 的幂为： " + Math.exp(1) + "<br />")
document.write("-1 的幂为： " + Math.exp(-1) + "<br />")
document.write("5 的幂为： " + Math.exp(5) + "<br />")
document.write("10 的幂为： " + Math.exp(10) + "<br />")
</script>
</body>
</html>
```

在 IE 9.0 中的浏览效果如图 7-29 所示。

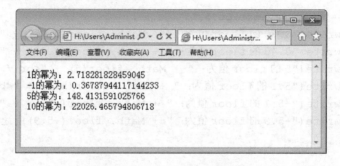

图 7-29　返回以 e 为基数的幂

7.5　实战演练——使用 Math 对象设计程序

设计程序，单击"随机数"按钮，使用 Math 对象的 random 方法产生一个 0~100 之间(含 0，100)的随机整数，并在窗口中显示，如图 7-30 所示；单击"计算"按钮，计算该随机数的平方、平方根和自然对数，保留 2 位小数，并在窗口中显示，如图 7-31 所示。

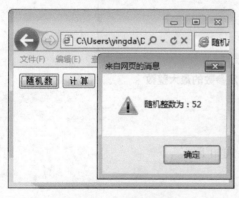

图 7-30　产生随机整数

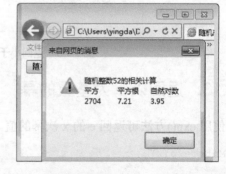

图 7-31　计算随机整数的平方、平方根和自然对数

具体操作步骤如下。

step 01 创建 HTML 文件，代码如下：

```
<!DOCTYPE html>
<html>
<head>
<title>随机产生整数，并计算其平方、平方根和自然对数</title>
</head>
<body>
 <form action="" method="post" name="myform" id="myform">
    <input type="button" value="随机数">
    <input type="button" value="计 算">
 </form>
</body>
</html>
```

step 02 在 HTML 文件的 head 部分键入 JavaScript 代码，如下所示：

```
<script>
  var data;   //声明全局变量，保存随机产生的整数
  /*随机数函数*/
  function getRandom(){
     data = Math.floor(Math.random()*101);   //产生 0~100 的随机数
     alert("随机整数为： " + data);
  }
    /*随机整数的平方、平方根和自然对象*/
  function cal(){
     var square = Math.pow(data,2);      //计算随机整数的平方
     var squareRoot = Math.sqrt(data).toFixed(2); //计算随机整数的平方根
     var logarithm = Math.log(data).toFixed(2);   //计算随机整数的自然对数
     alert("随机整数" + data + "的相关计算\n 平方\t 平方根\t 自然对数\n"
       + square + "\t" + squareRoot + "\t" + logarithm);
     //输出计算结果
  }
</script>
```

step 03 为"随机数"按钮和"计算"按钮添加单击(onClick)事件，分别调用"随机数"函数(getRandom)和计算函数(cal)。将 HTML 文件中的<input type="button" value="随机数"> <input type="button" value="计 算">这两行代码修改成如下所示的代码：

```
<input type="button" value="随机数" onClick="getRandom()">
<input type="button" value="计 算" onClick="cal()">
```

step 04 保存网页，浏览最终效果。

7.6 疑 难 解 惑

疑问 1：Math 对象与 Date 和 String 对象有哪几点不同？

主要区别有以下两点。

(1) Math 对象并不像 Date 和 String 那样是对象的类，因此没有构造函数 Math()，像 Math.sin()这样的函数只是函数，不是某个对象的方法。无须创建它，通过把 Math 作为对象使用就可以调用其所有属性和方法。

(2) Math 对象不存储数据，String 和 Date 对象存储数据。

疑问 2：如何表示对象的源代码？

使用 toSource()方法可以表示对象的源代码。该方法通常由 JavaScript 在后台自动调用，并不显式地出现在代码中。语法格式如下：

```
object.toSource()
```

目前，只有 Firefox 支持该方法，其他如 IE、Safari、Chrome 和 Opera 等浏览器均不支持该方法。

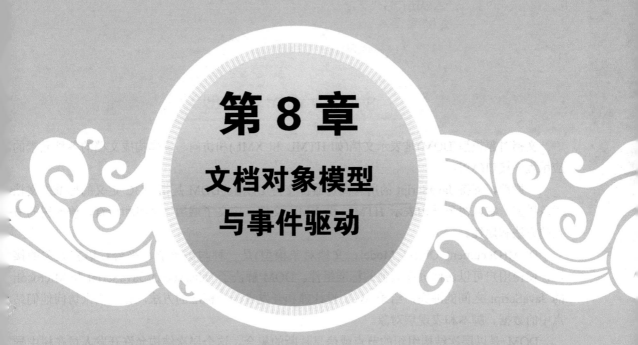

第 8 章

文档对象模型
与事件驱动

文档对象模型(DOM)是一个基础性的概念，主要涉及网页页面的元素的层次关系。理解文档对象模型的概念，对于编写出高效、实用的 JavaScript 程序是非常有帮助的。而事件和事件处理是网页设计中必须面对的问题，也是使网页变得多姿多彩的重要手段。

本章从 JavaScript 中的文档对象模型的基本概念入手，介绍文档对象的层次、产生过程以及常用的属性和方法。接着介绍 JavaScript 中对象的事件。

使用 JavaScript 编程时，可以通过捕获不同的事件进行相应的事件处理。如果要熟练使用 JavaScript，除了熟悉表单及其基本用法外，还要熟悉 JavaScript 事件处理机制的原理和使用方法。

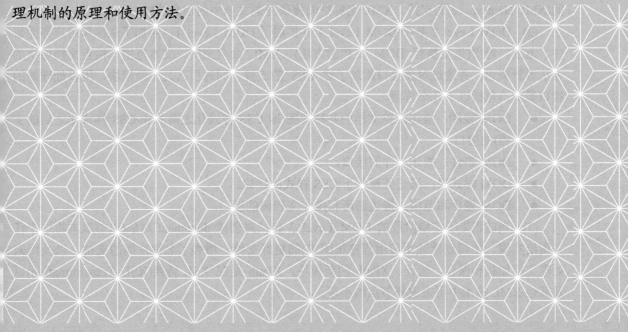

8.1 文档对象模型

文档对象模型(DOM)是表示文档(如 HTML 和 XML)和访问、操作构成文档的各种元素的应用程序接口(API)。

一般地，支持 JavaScript 的所有浏览器都支持 DOM。DOM 是指 W3C 定义的标准的文档对象模型，它以树形结构表示 HTML 和 XML 文档，定义了遍历这个树和检查、修改树的节点的方法和属性。

DOM(Document Object Model，文档对象模型)是一种与浏览器、平台、语言无关的接口，使得用户可以访问页面其他的标准组件。DOM 解决了 Netscape 的 JavaScript 和 Microsoft 的 JavaScript 之间的冲突，给予 Web 设计师和开发者一个标准的方法，让他们来访问他们站点中的数据、脚本和表现层对象。

DOM 是以层次结构组织的节点或信息片断的集合。这个层次结构允许开发人员在树中导航寻找特定的信息。分析该结构通常需要加载整个文档和构造层次结构，才能做任何工作。由于它是基于信息层次的，因而 DOM 被认为是基于树或基于对象的。DOM 规范是一个逐渐发展的概念，规范的发行通常与浏览器发行的时间不很一致，导致任何特定的浏览器的发行版本都只包括最近的 W3C 版本。

W3C DOM 经历了如下 3 个阶段。

(1) 从 DOM Level 1 开始，DOM API 包含了一些接口，用于表示可从 XML 文档中找到的所有不同类型的信息。它还包含使用这些对象所必需的方法和属性。

Level 1 包括对 XML 1.0 和 HTML 的支持，每个 HTML 元素被表示为一个接口。它包括用于添加、编辑、移动和读取节点中包含的信息的方法等。然而，它没有包括对 XML 名称空间(XML Namespace)的支持，XML 名称空间提供分割文档中的信息的能力。

(2) DOM Level 2 基于 DOM Level 1 并扩展了 DOM Level 1，添加了鼠标和用户界面事件、范围、遍历(重复执行 DOM 文档的方法)、XML 命名空间、文本范围、检查文档层次的方法等新概念，并通过对象接口添加了对 CSS 的支持。同时引入几个新模块，用以处理新的接口类型，包括以下几个方面。

- DOM 视图：描述跟踪文档的各种视图(即 CSS 样式化之前的和 CSS 样式化之后的文档)的接口。
- DOM 事件：描述事件的接口。
- DOM 样式表：描述处理基于 CSS 样式的接口。
- DOM 遍历和范围：描述遍历和操作文档树的接口。

(3) 当前正处于定稿阶段的 DOM Level 3 包括对创建 document 对象(以前版本将这个任务留给实现，使得创建通用应用程序很困难)的更好支持、增强了名称空间的支持，以及用来处理文档加载和保存、验证、XPath 的新模块；XPath 是在 XSL 转换(XSL Transformation)以及其他 XML 技术中用来选择节点的手段。

8.1.1 认识文档对象模型

文档对象模型定义了 JavaScript 可以进行操作的浏览器，描述了文档对象的逻辑结构及各功能部件的标准接口。主要包括下列方面：

- 核心 JavaScript 语言参考(数据类型、运算符、基本语句、函数等)。
- 与数据类型相关的核心对象(String、Array、Math、Date 等数据类型)。
- 浏览器对象(window、Location、History、Navigator 等)。
- 文档对象(document、images、form 等)。

JavaScript 使用浏览器对象模型(BOM)和文档对象模型(DOM)两种主要对象模型，前者提供了访问浏览器各个功能部件，如浏览器窗口本身、浏览历史等的操作方法；后者则提供了访问浏览器窗口内容，如文档、图片等各种 HTML 元素以及这些元素包含的文本的操作方法。例如下面的代码：

```
<!DOCTYPE HTML>
<html>
<head>
  <meta http-equiv=content-type content="text/html; charset=gb2312">
  <title>DOM</title>
</head>
<body>
<h1>rose</h1>
<!--NOTE!-->
 <p>go to<em> DOM </em>World! </p>
 <ul>
    <li>go </li>
 </ul>
</body>
</html>
```

在 DOM 模型中，浏览器载入这个 HTML 文档时，它以树的形式对这个文档进行描述，其中各 HTML 的标记都作为一个对象进行相关操作，如图 8-1 所示。

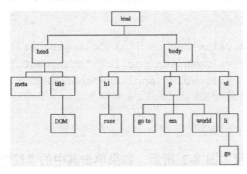

图 8-1　HTML 文档结构树

从中可以看出，html 是根元素对象，可代表整个文档；而 head 和 body 是两个分支，位于同一层次，为兄弟关系，存在同一父元素对象，但又有各自的子元素对象。

DOM 不同版本的存在给客户端程序员带来了很多的挑战，编写当前浏览器中最新对象模型支持的 JavaScript 脚本相对比较容易，但如果使用早期版本的浏览器访问这些网页，将会出现不支持某种属性或方法的情况。因此，W3C DOM 对这些问题做了一些标准化的工作，新的文档对象模型继承了许多原始的对象模型，同时还提供了文档对象引用的新方法。

8.1.2　文档对象的产生过程

在面向对象或基于对象的编程语言中，指定对象的作用域越小，对象位置的假定也就越多。对客户端 JavaScript 脚本而言，其对象一般不超过浏览器，脚本不会访问计算机硬件、操作系统、其他程序等其他超出浏览器的对象。

当载入 HTML 文档时，浏览器解释其代码，当遇到自身运行的 HTML 元素对象对应的标记时，就按 HTML 文档载入的顺序在内存中创建这些对象，而不管 JavaScript 脚本是否真正运行这些对象。对象创建后，浏览器为这些对象提供专供 JavaScript 脚本使用的可选属性、方法和处理程序。通过这些属性、方法和处理程序，Web 开发人员就能动态地操作 HTML 文档内容了。

【例 8.1】 (示例文件 ch08\8.1.html)

动态改变文档的背景颜色：

```
<!DOCTYPE HTML>
<html>
<head>
  <script language="javascript">
    <!-
    function changeBgClr(value)
    {
        document.body.style.backgroundColor = value;
    }
    //-->
  </script>
</head>
<body>
<form>
  <input type=radio value=red onclick="changeBgClr(this.value)">红色
  <input type=radio value=green onclick="changeBgClr(this.value)">绿色
  <input type=radio value=blue onclick="changeBgClr(this.value)">蓝色
</form>
</body>
</html>
```

在 IE 9.0 中的浏览效果如图 8-2 所示。如果单击其中的"红色"单选按钮，此时即可看到网页的背景颜色变为红色，如图 8-3 所示。

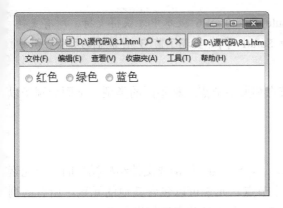

图 8-2　显示初始效果

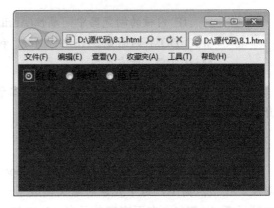

图 8-3　改变网页的背景颜色

其中"document.body.style.backgroundColor"语句表示访问当前 document 对象中的子对象 body 的样式子对象 style 的 backgroundColor 属性。

8.2　访 问 节 点

在 DOM 中，HTML 文档各个节点被视为各种类型的 Node 对象。每个 Node 对象都有自己的属性和方法，利用这些属性和方法可以遍历整个文档树。由于 HTML 文档的复杂性，DOM 定义了 nodeType 来表示节点的类型。

8.2.1　节点的基本概念

节点(Node)是某个网络中的一个连接点，即网络是节点和连线的集合。在 W3C DOM 中，每个容器、独立的元素或文本块都可以被看作是一个节点，节点是 W3C DOM 的基本构建元素。当一个容器包含另一个容器时，其对应的节点存在着父子关系。同时该节点树遵循 HTML 的结构化本质，如<html>元素包含<head>、<body>，而前者又包含<title>，后者包含各种块元素等。DOM 中定义了 HTML 文档中 6 种不同的节点类型，如表 8-1 所示。

表 8-1　DOM 定义的 HTML 文档节点类型

节点类型数值	节点类型	附加说明	示　例
1	元素(Element)	HTML 标记元素	<h1>...</h1>
2	属性(Attribute)	HTML 标记元素的属性	color="red"
3	文本(Text)	被 HTML 标记括起来的文本段	Hello World!
8	注释(Comment)	HTML 注释段	<!--Comment-->
9	文档(Document)	HTML 文档和文本对象	<html>
10	文档类型(DocumentType)	文档类型	<!DOCTYPE HTML PUBLIC "...">

提示　　　　IE 内核的浏览器中，属性(Attribute)类型在 IE6 版本中才获得支持。所有支持 W3C DOM 的浏览器(IE5+、Moz1 和 Safari 等)都实现了前 3 种常见的类型，其中 Moz1 实现了所有类型。

DOM 节点树中的节点有元素节点、文本节点和属性节点三种不同的类型，下面分别予以介绍。

1. 元素节点

在 HTML 文档中，各 HTML 元素如<body>、<p>、<ul>等构成文档结构模型的一个元素对象。在节点树中，每个元素对象又构成了一个节点。元素可以包含其他的元素，所有的列表项元素<li>都包含在无序清单元素<ul>内部，<html>元素是节点树的根节点。

例如下面的"商品清单"代码：

```
<ul id="booklist">
  <li>洗衣机</li>
  <li>冰箱</li>
  <li>电视机</li>
</ul>
```

2. 文本节点

在节点树中，元素节点构成树的枝条，而文本则构成树的叶子。如果一份文档完全由空白元素构成，它将只有一个框架，本身并不包含什么内容。没有内容的文档是没有价值的，而绝大多数内容由文本提供。例如，在"<p>go toDOMWorld!</p>"语句中，包含"go to"、"DOM"、"World"这 3 个文本节点。

在 HTML 中，文本节点总是包含在元素节点的内部，但并非所有的元素节点都包含或直接包含文本节点，如在上面的"booklist"中，<ul>元素节点并不包含任何文本节点，而是包含另外的元素节点，后者包含文本节点。所以说，有的元素节点只是间接包含文本节点。

3. 属性节点

HTML 文档中的元素都有一些属性，这些属性可以准确、具体地描述相应的元素，又便于进行进一步的操作，如下：

```
<hl class="Sample">go to DOM World!</h1>
<ul id="booklist">...</ul>
```

这里，class="Sample"、id="booklist"都属于属性节点。因为所有的属性都是放在元素标签里，所以属性节点总包含在元素节点中。并非所有的元素都包含属性，但所有的属性都被包含在元素里。

8.2.2　节点的基本操作

由于文本节点具有易于操纵、对象明确等特点，DOM Level1 提供了非常丰富的节点操作方法，如表 8-2 所示。

表 8-2　DOM 中的节点处理方法

操作类型	方法原型	附加说明
创建节点	creatElement(tagName)	创建由 tagName 指定类型的标记
	CreateTextNode(string)	创建包含字符串 string 的文本节点
	createAttribute(name)	针对节点创建由 name 指定的属性，不常用
	createComment(string)	创建由字符串 string 指定的文本注释
插入和添加节点	appendChild(newChild,targetChild)	添加子节点 newChild 到目标节点上
	insertBefore(newChild,targetChild)	将新节点 newChild 插入目标节点 targetChild 前
复制节点	cloneNode(bool)	复制节点自身，由逻辑量 bool 确定是否复制子节点
删除和替换节点	removeChild(childName)	删除由 childName 指定的节点
	replaceChild(newChild,oldChild)	用新节点 newChild 替换旧节点 oldChild

DOM 中指定了各种节点处理方法，从而为 Web 应用程序开发提供了快捷、动态更新 HTML 页面的途径，下面通过具体例子来说明各种方法的使用。

1．创建节点

DOM 支持创建节点的方法，这些方法作为 document 对象的一部分来使用，其提供的方法生成新节点的操作非常简单，语法分别如下：

```
MyElement = document.createElement("h1");
MyTextNode = document.createTextNode("My Text");
```

上面的第一行代码创建可一个含有"h1"元素的新节点，而第二行代码则创建了一个内容为"My Text"的文本节点。

【例 8.2】(示例文件 ch08\8.2.html)

创建新节点并验证：

```
<!DOCTYPE HTML>
<html>
<head>
<meta http-equiv=content-type content="text/html; charset=gb2312">
<title>创建并验证节点</title>
</head>
<script language="JavaScript" type="text/javascript">
<!--
function nodeStatus(node)
{
  var temp = "";
  if(node.nodeName!=null)
  {
    temp += "nodeName: " + node.nodeName + "\n";
  }
```

```
else temp += "nodeName: null!\n";
if(node.nodeType!=null)
{
    temp += "nodeType: " + node.nodeType + "\n";
}
else temp += "nodeType: null\n";
if(node.nodeValue!=null)
{
    temp += "nodeValue: " + node.nodeValue + "\n\n";
}
else temp += "nodeValue: null\n\n";
return temp;
}
function MyTest()
{
    //产生 p 元素节点和新文本节点
    var newParagraph = document.createElement("p");
    var newTextNode = document.createTextNode(document.MyForm.MyField.value);
    var msg = nodeStatus(newParagraph);
    msg += nodeStatus(newTextNode)
    alert(msg);
    return;
}
//-->
</script>
<body>
<form name="MyForm">
 <input type="text" name="MyField" value="Text">
 <input type="button" value="测试" onclick="MyTest()">
</body>
</html>
```

在 IE 9.0 中的浏览效果如图 8-4 所示。单击"测试"按钮，即可触发 MyTest()函数，在弹出的信息框中可以看出创建节点的信息，如图 8-5 所示。

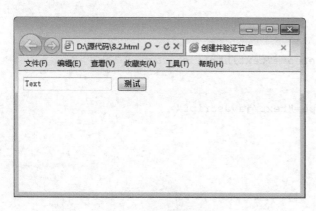

图 8-4 显示初始结果

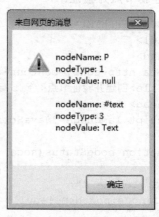

图 8-5 显示创建节点的信息

在生成节点后，要将节点添加到 DOM 树中，下面介绍插入和添加节点的方法。

2. 插入和添加节点

将新创建的节点插入到文档的节点树中，最简单的方法就是让它成为该文档某个现有节点的子节点，appendChild(newChild)作为要添加子节点的节点方法被调用，在该节点的子节点列表的结尾添加一个 newChild。其语法格式为 object.appendChild(newChild)。

可以使用 appendChild()方法将下面两个节点连接起来：

```
newNode = document.createElement("b");
newText = document.createTextNode("welcome to beijing");
newNode.appendChild(newText);
```

经过 appendChild()方法结合后，则会得到下面的语句：

```
<b>welcome to beijing</b>
```

就可以将其插入到文档中的适当位置，如可以插入到某个段落的结尾：

```
current = document.getElementById("p1");
```

【例 8.3】(示例文件 ch08\8.3.html)

在节点树中插入节点：

```
<!DOCTYPE HTML>
<html>
<head>
<meta http-equiv=content-type content="text/html; charset=gb2312">
<title>Sample Page!</title>
</head>
  <script language="JavaScript" type="text/javascript">
    <!--
    function nodeStatus(node)
    {
      var temp = "";
      if(node.nodeName!=null)
      {
        temp += "nodeName: " + node.nodeName + "\n";
      }
      else temp += "nodeName: null!\n";
      if(node.nodeType!=null)
      {
        temp += "nodeType: " + node.nodeType + "\n";
      }
      else temp += "nodeType: null\n";
      if(node.nodeValue!=null)
      {
        temp += "nodeValue: " + node.nodeValue + "\n\n";
      }
      else temp += "nodeValue: null\n\n";
      return temp;
```

```
    }
    function MyTest()
    {
        //产生p元素节点和新文本节点，并将文本节点添加为p元素节点的最后一个子节点
        var newParagraph = document.createElement("p");
        var newTextNode=
          document.createTextNode(document.MyForm.MyField.value);
        newParagraph.appendChild(newTextNode);
        var msg = nodeStatus(newParagraph);
        msg += nodeStatus(newTextNode);
        msg += nodeStatus(newParagraph.firstChild);
        alert(msg);
        return;
    }
    //-->
 </script>
<body>
<form name="MyForm">
  <input type="text" name="MyField" value="Text">
  <input type="button" value="测试" onclick="MyTest()">
</body>
</html>
```

在 IE 9 浏览器中浏览上面的 HTML 文件，再在打开的页面中单击"测试"按钮，即可触发 MyTest()函数并弹出信息框，如图 8-6 所示。

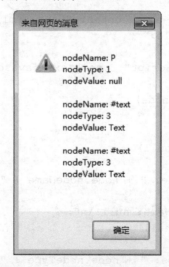

图 8-6　生成的元素节点和文本节点

可以看出，使用 newParagraph.appendChild(newTextNode)语句后，节点 newTextNode 和节点 newparagraph.firstChild 表示同一节点，证明生成的文本节点已经添加到<p>元素节点的子节点列表中。

insertBefore(newChild,targetChild)方法将文档中的一个新节点 newChlid 插入到原始节点 targetChild 的前面，其语法为 parentElement.insertBefore(newChild,targetChild)。

调用此方法之前，要特别注意要插入的新节点 newChild、目标节点 targetChild、新节点和目标节点的父节点 parentElement。其中，parentElement=targetChild.parentNode，且父节点必须是元素节点。以"<p id="p1">go to<B>DOM</B>World!</p>"语句为例，下面的例子演示如何在文本节点"go to"之前添加一个同父文本节点"Please"。

【例 8.4】(示例文件 ch08\8.4.html)

在节点树中插入节点：

```
<!DOCTYPE HTML>
<html>
<head>
<meta http-equiv=content-type content="text/html; charset=gb2312">
<title>添加同父节点</title>
</head>
<body>
<p id="p1">go to<B>DOM</B>World!</p>
<script language="JavaScript" type="text/javascript">
<!--
  function nodeStatus(node)
  {
    var temp = "";
    if(node.nodeName!=null)
    {
      temp += "nodeName: " + node.nodeName + "\n";
    }
    else temp += "nodeName: null!\n";
    if(node.nodeType!=null)
    {
      temp += "nodeType: " + node.nodeType + "\n";
    }
    else temp += "nodeType: null\n";
    if(node.nodeValue!=null)
    {
      temp += "nodeValue: " + node.nodeValue + "\n\n";
    }
    else temp += "nodeValue: null\n\n";
    return temp;
  }
//输出节点树相关信息
//返回 id 属性值为 p1 的元素节点
var parentElement = document.getElementById('p1');
var msg = "insertBefore 方法之前:\n"
msg += nodeStatus(parentElement);
//返回 p1 的第一个孩子，即文本节点"Welcome to"
var targetElement = parentElement.firstChild;
msg += nodeStatus(targetElement);
//返回文本节点"Welcome to"的下一个同父节点，即元素节点 B
var currentElement = targetElement.nextSibling;
msg += nodeStatus(currentElement);
//返回元素节点 P 的最后一个孩子，即文本节点"World!"
```

213

```
currentElement = parentElement.lastChild;
msg += nodeStatus(currentElement);
//生成新文本节点"Please"，并插入到文本节点"go to"之前
var newTextNode = document.createTextNode("Please");
parentElement.insertBefore(newTextNode,targetElement);
msg += "insertBefore方法之后:\n" + nodeStatus(parentElement);
//返回p1的第一个孩子，即文本节点"Please"
targetElement = parentElement.firstChild;
msg += nodeStatus(targetElement);
//返回文本节点"go to"的下一个同父节点，即元素节点"go to"
var currentElement = targetElement.nextSibling;
msg += nodeStatus(currentElement);
//返回元素节点P，即文本节点"World!"
currentElement = parentElement.lastChild;
msg += nodeStatus(currentElement);
alert(msg); //输出节点属性
//-->
</script>
</body>
</html>
```

可以很直观地看出，文本节点"go to"在作为 insertBefore()方法的目标节点后，在其前面插入文本节点"Please"作为<p>元素节点的第一子节点。输出信息按照父节点、第一个子节点、下一个子节点、最后一个子节点的顺序显示。

在 IE 浏览器中运行上面的程序，弹出的信息框如图 8-7 所示。单击"确定"按钮，即可看到添加完成后的字符串，如图 8-8 所示。

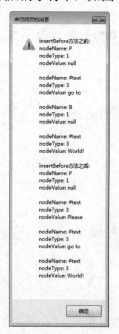

图 8-7　在目标节点之前插入新节点

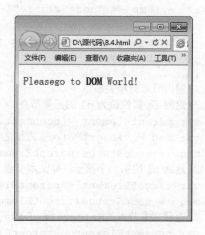

图 8-8　添加完成后的字符串

DOM 本身并没有提供 insertBefore()和 insertAfter()方法分别在指定节点之前和之后插入新节点，但可通过如下方式来实现：

```
function insertAfter(newChild,targetChild)
{
  var parentElement = targetChild.parentNode;
  //检查目标节点是否是父节点的最后一个子节点
  //是：直接按 appendChild()方法插入新节点
  if(parentElement.lastChild==targetChild)
  {
    parentElement.appendChild(newChild);
  }
  //不是：使用目标节点的 nextSibling 属性定位到下一同父节点，按 insertBefore()方法操作
  else
    parentElement.insertBefore(newChild,targetElement.nextSibling);
}
```

3. 复制节点

有时候并不需要生成或插入新的节点，而只是复制就可以达到既定的目标。DOM 提供 cloneNode()方法来复制特定的节点，其语法为：

```
clonedNode = tragetNode.cloneNode(bool);
```

其中参数 bool 为逻辑量，通常取值如下。

- bool=1 或 true：表示复制节点自身的同时复制该节点所有的子节点。
- bool=0 或 false：表示仅仅复制节点自身。

【例 8.5】(示例文件 ch08\8.5.html)

复制节点并将其插入到节点树中：

```
<!DOCTYPE html>
<html>
<head>
    <title>复制节点</title>
    <meta http-equiv="content-type" content="text/html; charset=gb2312">
</head>
<body>
    <p id="p1">Please <em>go to</em> DOM World</p>
    <hr>
    <div id="inserthere" style="background-color: blue;"></div>
    <hr>
    <script type="text/javascript">
        <!--
        function cloneAndCopy(nodeId, deep)   //复制函数
        {
          var toClone = document.getElementById(nodeId); //复制
          var clonedNode = toClone.cloneNode(deep); //深度复制
          var insertPoint = document.getElementById('inserthere');
          insertPoint.appendChild(clonedNode);   //添加节点
```

```
    }
    //-->
</script>
<form action="#" method="get">
<form action="#" method="get">
<!--通过设置 cloneAndCopy()第二个参数为 true 或 false 来控制复制的结果-->
    <input type="button" value="复制"onclick="cloneAndCopy('p1',false);">
      
    <input type="button" value="深度复制"
      onclick="cloneAndCopy('p1',true);">
    </form>
</body>
</html>
```

在 IE 9.0 中的浏览效果如图 8-9 所示。单击"复制"按钮，即可看到仅仅复制指定的节点，如图 8-10 所示。

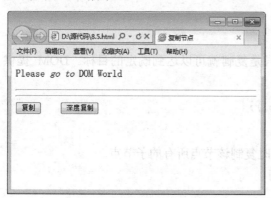

图 8-9　显示初始结果

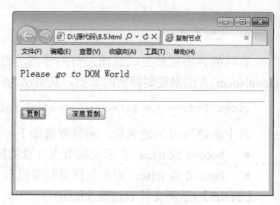

图 8-10　只复制节点

若单击"深度复制"按钮，即可在复制节点自身的同时，复制该节点所有的子节点，如图 8-11 所示。

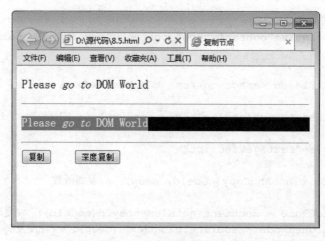

图 8-11　在复制节点自身的同时复制该节点所有的子节点

4. 删除节点和替换节点

可以在节点树中生成、添加、复制一个节点，也可以删除节点树中特定的节点。DOM 提供 removeChild()方法来进行删除操作，其语法为：

```
removeNode = object.removeChild(name);
```

参数 name 指明要删除的节点名称，该方法返回所删除的节点对象。

DOM 中使用 replaceChild()来替换指定的节点，其语法为：

```
object.replaceChild(newChild, oldChild);
```

其中两个参数介绍如下。

- newChild：新添加的节点。
- oldChild：被替换的目标节点。在替换后，旧节点的内容将被删除。

【例 8.6】(示例文件 ch08\8.6.html)

删除和替换节点：

```
<!DOCTYPE html>
<html>
    <head>
        <title>删除和替换节点</title>
        <meta http-equiv="content-type" content="text/html; charset=gb2312" >
        <script type="text/javascript">
            <!--
            function doDelete()  //删除函数
            {
                var deletePoint =
                  document.getElementById('toDelete');  //标记要删除的节点
                if (deletePoint.hasChildNodes())  //如果含有子节点
                  deletePoint.removeChild(
                    deletePoint.lastChild);  //移除其最后子节点
            }
            function doReplace()  //替换函数
            {
                var replace =
                  document.getElementById('toReplace');  //标记要替换的节点
                if (replace)  //如果目标存在
                {
                    //创建新节点的元素属性
                    var newNode = document.createElement("strong");
                    var newText = document.createTextNode("strong element");
                    //执行追加操作
                    newNode.appendChild(newText);
                    //执行替换操作
                    replace.parentNode.replaceChild(newNode, replace);
                }
            }
            //-->
        </script>
    </head>
```

```
<body>
    <div id="toDelete" align="center">
        <p>This is a node</p>
        <p>This is <em>another node</em> to delete</p>
        <p>This is yet another node</p>
    </div>
    <p align="center">
        This node has an <em id="toReplace">em element</em> in it.
    </p>
    <hr >
    <form action="#" method="get" >
        <!--通过 onclick 事件, 调用相应的删除与替换函数, 完成任务-->
        <input type="button" value="删除" onclick="doDelete();" >
        <input type="button" value="替换" onclick="doReplace();" >
    </form>
</body>
</html>
```

在 IE 9.0 中的浏览效果如图 8-12 所示。若单击 "替换" 按钮，即可替换相应的节点，如图 8-13 所示。

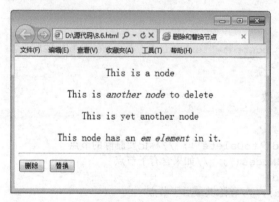

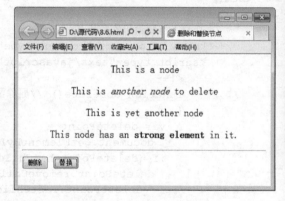

图 8-12　显示初始结果　　　　　　　　　图 8-13　替换相应的节点

单击 "删除" 按钮，即可删除指定的节点，如图 8-14 所示。

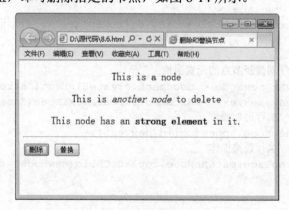

图 8-14　删除相应的节点

提示 由于 Opera 浏览器与 Mozilla 系列的浏览器的 DOM 树中包含空白字符，所以，上面的程序在这些浏览器中显示时，要删除一个节点，会比在 IE 浏览器中多单击几次"删除"按钮。

另外，通过 createTextNode()方法产生的文本节点并不具有任何内在样式，如果要改变文本节点的外观及文本，就必须修改该文本节点父节点的 style 属性。执行样式更改和内容变化的浏览器将自动刷新此网页，以适应文本节点样式和内容的变化。

5. 修改节点

虽然元素属性可以修改，但元素不能被直接修改。如果要进行修改，需要改变节点本身，如 "<p id="p1">This is a node</p>" 节点，可以使用 "textNode=document.getElementById("p1").firstchild" 代码对段落元素内部的文本节点进行访问。可使用 length 属性设置 TextNode 的长度，还可使用 Data 对其值进行设置。表 8-3 列出了处理文本节点用到的方法及其作用。

表 8-3 处理文本节点的方法

方 法	作 用
appendData(string)	在文本节点的结尾添加一个由 string 指定的字符串
deleteData(offset,count)	删除从 offset 处开始由 count 指定的字符串个数
insertData(offset,string)	在 offset 处插入 string 指定的文本
replaceData(offset,offset,string)	用 string 指定的文本替换自 offset 开始的由 count 指定数目的字符
splitText(offset)	从 offset 处将原文本节点一分为二，其中左半部分作为原节点内容，而右半部分作为新的文本节点
substringData(offset,count)	返回一个字符串，该字符串包含自 offset 开始的由 count 指定的数目的一组字符

【例 8.7】(示例文件 ch08\8.7.html)

以多种方法修改节点：

```
<!DOCTYPE html>
<html>
  <head>
  <title>修改节点</title>
  <meta http-equiv="content-type" content="text/html; charset=gb2312" >
  </head>
  <body>
    <p id="p1">welcome to beijing</p>
    <script type="text/javascript">
    <!--
    //调用并存储 p1 节点的第一个子节点的相关属性
    var textNode = document.getElementById('p1').firstChild;
    //-->
    </script>
    <form action="#" method="get">
    <!--通过调用 onclick 事件，对节点进行修改、追加、插入、删除、替换等操作-->
```

```
<input type="button" value="显示" onclick="alert(textNode.data);" >
<input type="button" value="长度" onclick="alert(textNode.length);" >
<input type="button" value="改变"
  onclick="textNode.data = 'nice to meet you!'"><p>
<input type="button" value="追加" onclick="textNode.appendData(' too');" >
<input type="button" value="插入"
  onclick="textNode.insertData(0,'very');" >
<input type="button" value="删除"
  onclick="textNode.deleteData(0, 2);" ><p>
<input type="button" value="替换"
  onclick="textNode.replaceData (0,4,'tel!');" >
<!--调用 substringData()来读取子串-->
<input type="button" value="子串"
  onclick="alert(textNode.substringData (2,2));" >
<!--调用 splitText()来完成拆分操作-->
<input type="button" value="拆分" onclick="temp = textNode.splitText(5);
  alert('Text node ='+textNode.data+'\nSplit Value = '+temp.data);" >
</form>
</body>
</html>
```

在 IE 9.0 中的浏览结果如图 8-15 所示。分别单击其中的按钮，即可实现不同的结果。例如，单击"长度"按钮，即可显示相应的信息，如图 8-16 所示。

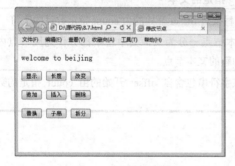

图 8-15 显示初始结果

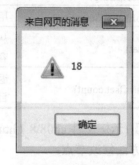

图 8-16 显示节点信息

8.3 文档对象模型的属性和方法

在 DOM 模型中，文档对象有许多初始属性，可以是一个单词、数值或者数组，来自于产生对象的 HTML 标记的属性设置。如果标记没有显示设置属性，浏览器使用默认值来给标记的属性和相应的 JavaScript 文本属性赋值。在 DOM 中，文档所有的组成部分都被看作是树的一部分，文档中所有的元素都是树的节点(Node)，每个节点都是一个 Node 对象，每种 Node 对象都定义了特定的属性和方法。

利用 Node 对象提供的方法，可以对当前节点及其子节点进行各种操作，如复制当前节点、添加子节点、插入子节点、替换子节点、删除子节点和选择子节点等。Node 对象的常用的方法以及作用如表 8-4 所示。

表 8-4　Node 对象的方法

方　法	作　用
appendChild(newChild)	给当前节点添加一个子节点
cloneNode(deep)	复制当前节点，当 deep 为 true 时，复制当前节点和其所有的子节点，否则仅复制当前节点本身
haschildNodes	当前节点有子节点，返回 true，否则返回 false
insertBefore(newNode,refNode)	把一个 newNode 节点插入到 refNode 节点之前
removeChild(Child)	删除指定的子节点
replaceChild(newChild,oldchild)	用 newChild 子节点代替 oldChild 子节点
selectNodes(patten)	获得符合指定类型的所有节点
selectSingleNodes(patten)	获得符合指定类型的第一个节点
TransformNode(styleSheetOBJ)	利用指定的样式来变换当前节点及其子节点

在使用 DOM 时，一般情况下需要操作页面中的元素(Element)。通过 Element 的属性和方法可以很方便地进行各种控制 Element 的操作。

在所有的节点类型中，document 节点上一个 HTML 文档中所有元素的根节点，是整个文档树的根(root)。因为其他节点都是 document 节点的子节点，所以通过 document 对象可以访问文档中的各种节点，包括处理指令、注释、文档类型声明以及根元素节点等。

 firstChild 和 lastChild 指向当前标记的子节点集合内的第一个和最后一个子节点，但是在多数情况下使用 childNodes 集合，用循环遍历子节点。如果没有子节点，则 childNodes 的长度为 0。

例如下列 HTML 语句：

```
<p id="p1">
  welcome to
  <B>中国</B>
  北京
</p>
```

则可使用如图 8-17 所示的节点树表示，并标出节点之间的关系。

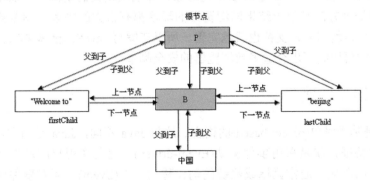

图 8-17　节点树

8.4 事 件 处 理

事件和事件处理是网页设计中必须面对的问题，也是使网页多姿多彩的必需手段，在一个 Web 网页中，浏览器可以通过调用 JavaScript 来响应用户的操作。当用户点击某个超链接，或者编辑表单域中的内容时，浏览器就会调用相应的 JavaScript 代码。在此过程中，JavaScript 响应的操作就是事件。事件将用户和 Web 页面连接在一起，使用户可以与用户进行交互，以响应用户的操作。

事件由浏览器动作(如浏览器载入文档)或用户动作(诸如敲击键盘、滚动鼠标等)触发，而事件处理程序则说明一个对象如何响应事件。在早期支持 JavaScript 脚本的浏览器中，事件处理程序是作为 HTML 标记的附加属性加以定义的，其形式如下：

```
<input type="button" name="MyButton" value="Test Event" onclick="MyEvent()">
```

大部分事件的命名都是描述性的，如 click、submit、mouseover 等，通过其名称就可以知道其含义。但是也有少数事件的名字不易理解，如 blur 在英文中的含义是模糊的，而在这里表示的是一个域或者一个表单失去焦点。在一般情况下，在事件名称之间添加前缀，如对于 click 事件，其处理器名为 onclick。

事件不仅仅局限于鼠标和键盘操作，也包括浏览器的状态的改变，如绝大部分浏览器支持类似 resize 和 load 这样的事件等。load 事件在浏览器载入文档时被触发，如果某事件要在文档载入时被触发，一般应该在<body>标记中加入语句"onload="MyFunction()""；而 resize 事件在用户改变浏览器窗口的大小时触发，当用户改变窗口大小时，有时需要改变文档页面的内容布局，从而使其以恰当、友好的方式显示给用户。

现代事件模型中引入 Event 对象，它包含其他的对象使用的常量和方法的集合。当事件发生后，产生临时的 Event 对象实例，而且还附带当前事件的信息，如鼠标定位、事件类型等，然后将其传递给相关的事件处理器进行处理。待事件处理完毕后，该临时 Event 对象实例所占据的内存空间被释放，浏览器等待其他事件出现并进行处理。如果短时间内发生的事件较多，浏览器按事件发生的顺序将这些事件排序，然后按照顺序依次执行这些事件。

事件可以发生在很多场合，包括浏览器本身的状态和页面中的按钮、链接、图片、层等。同时根据 DOM 模型，文本也可以作为对象，并响应相关的动作，如点击鼠标、文本被选择等。事件的处理方法甚至于结果同浏览器的环境都有很大的关系，浏览器的版本越新，所支持的事件处理器就越多，支持也就越完善。所以在编写 JavaScript 脚本时，要充分考虑浏览器的兼容性，才可以编写出合适多数浏览器的安全脚本。

8.4.1 常见的事件驱动

JavaScript 是基于对象(object-based)的语言。这与 Java 不同，Java 是面向对象的语言。而基于对象的基本特征，就是采用事件驱动(Event-driven)。它是在用户图形界面的环境下，使得一切输入变得简单化。通常鼠标或热键的动作称为事件(Event)，而对事件进行处理的程序或函数，我们称为事件处理程序(Event Handler)。

JavaScript 事件驱动中的事件是通过鼠标或热键的动作引发的。它主要有如下几个事件。

(1) 单击事件 onClick

当用户单击鼠标按钮时，产生 onClick 事件。同时 onClick 指定的事件处理程序或代码将被调用执行。通常在 button(按钮对象)、checkbox(复选框)、radio(单选按钮)、reset buttons(重置按钮)、submit buttons(提交按钮)等几个基本对象中产生。

例如，可通过下列按钮激活 change()函数：

```
<Form>
<Input type="button" Value=" " onClick="change()">
</Form>
```

在 onClick 等号后，可以使用自己编写的函数作为事件处理程序，也可以使用 JavaScript 内部的函数。还可以直接使用 JavaScript 的代码等。例如：

```
<Input type="button" value=" " onclick=alert("这是一个例子")>
```

(2) 改变事件 onChange

当利用 Text 或 Textarea 元素输入时，字符值改变时将引发该事件，同时当在 Select 表格项中一个选项状态改变后也会引发该事件。

例如：

```
<Form>
<Input type="text" name="Test" value="Test" onChange="check(this.test)">
</Form>
```

(3) 选中事件 onSelect

当 Text 或 Textarea 对象中的文字被加亮后，引发该事件。

(4) 获得焦点事件 onFocus

当用户单击 Text、Textarea 或 Select 对象时，产生该事件。此时该对象成为前台对象。

(5) 失去焦点 onBlur

当 Text 对象或 Textarea 对象以及 Select 对象不再拥有焦点而退到后台时，引发该事件，它与 onFocus 事件是一个对应的关系。

(6) 载入文件 onLoad

当文档载入时，产生该事件。onLoad 的一个作用就是在首次载入一个文档时检测 cookie 的值，并用一个变量为其赋值，使它可以被源代码使用。

(7) 卸载文件 onUnload

当 Web 页面退出时引发 onUnload 事件，并可更新 Cookie 的状态。

【例 8.8】(示例文件 ch08\8.8.html)

自动装载和自动卸载：

```
<!DOCTYPE html>
<html>
    <head>
     <title>自动装载和自动卸载</title>
     <meta http-equiv="content-type" content="text/html; charset=gb2312">
       <script Language="JavaScript">
```

```
        <!--
        function loadform(){
            alert("这是自动装载实例!");
        }
        function unloadform(){
            alert("这是卸载实例!");
        }
        //-->
    </Script>
</head>
<body OnLoad="loadform()" OnUnload="unloadform()">
    <a href="test.htm">链接</a>
</body>
</html>
```

在 IE 9.0 中浏览效果，弹出如图 8-18 所示的对话框。单击"确定"按钮，即可进入到含有超链接的网页中，如图 8-19 所示。单击其中的超链接，即可打开含有卸载信息的提示框，如图 8-20 所示。

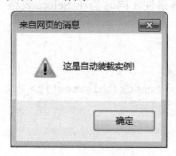

图 8-18　显示对话框

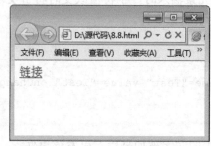

图 8-19　含有超链接的网页

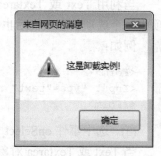

图 8-20　卸载信息对话框

上面就是一个自动装载和自动卸载的例子，即当装入 HTML 文档时，调用 loadform()函数；而退出该文档进入另一 HTML 文档时，则先调用 unloadform()函数，确认后方可进入。

8.4.2　JavaScript 的常用事件

在 JavaScript 中，事件分很多种，如鼠标事件、键盘事件、HTML 事件、变动事件。本小节将对这些事件分别加以介绍。

1. 鼠标事件

鼠标事件指鼠标状态的改变，包括鼠标在移动过程中、单击过程中、拖动过程中等所有鼠标状态改变触发的事件。常用的鼠标事件有如下几种。

(1) onclick 事件。onclick 事件在鼠标单击某表单域时触发。单击是指鼠标停留在对象上，按下鼠标按键，没有移动鼠标而放开鼠标按键这一个完整的过程。

例如，要求单击"保存"按钮时，提交当前表单，代码如下：

```
<script language="JavaScript" type="text/javascript">
<!--
```

```
function btnSave()
{
    //表单提交前进行必要的数据有效性验证等工作
    ...
    //提交表单
    document.forms[0].submit();
}
//-->
</script>
<input type="button" value="保存" onclick="btnSave()">
```

(2) ondblclick 事件。ondblclick 事件处理程序与 onClick 相似，但只在用户双击对象时使用。由于链接通常需要单击，所以可以利用这一处理程序让链接根据点击次数完成两件不同的事情。该事件也可以检测图像上的双击动作。

(3) onmouseover 事件。onmouseover 事件在鼠标进入对象范围(移到对象上方)时触发。假如文本框所在单元格的 HTML 代码如下：

```
<td onmouseover="modStyle(this)" onmouseout="recoverStyle(this)">
```

当鼠标进入单元格时，触发 onmouseover 事件，调用名称为 modStyle 的事件处理函数，完成对单元格样式的更改。

onmouseover 事件可以应用在所有的 HTML 页面元素中，例如，鼠标经过文字上方时，显示效果为"鼠标曾经过上面。"，鼠标离开后，显示效果为"鼠标没有经过上面"。实现方法如下：

```
<font size="20" color="#FF0000"
  onmouseover="this.color='#000000';this.innerText='鼠标曾经过上面。'">
    鼠标没有经过上面。
</font>
```

(4) onmouseout 事件。onmouseout 事件在鼠标离开对象时触发。onmouseout 事件通常与 onmouseover 事件共同使用，来改变对象的状态。如当鼠标移到一段文字上方时，文字颜色显示为红色，当鼠标离开文字时，文字恢复原来的黑色，其实现代码为：

```
<font onmouseover="this.style.color='red'"
  onmouseout="this.style.color="black"">文字颜色改变</font>
```

(5) onmousedown 事件。onmousedown 事件在用户把鼠标放在对象上按下鼠标键时触发。例如在应用中，有时需要获取在某个 div 元素上鼠标按下时的鼠标位置(x、y 坐标)并设置鼠标的样式为"手型"。

(6) onmouseup 事件。onmouseup 事件在用户把鼠标放在对象上鼠标按键被按下的情况下放开鼠标键时触发。如果接收鼠标键按下事件的对象与鼠标键放开时的对象不是同一个对象，那么 onmouseup 事件不会触发。onmousedown 事件与 onmouseup 事件有先后顺序，在同一个对象上前者在先后者在后。onmouseup 事件通常与 onmousedown 事件共同使用，控制同一对象的状态改变。

(7) onselect 事件。onselect 事件在文本框或是文本域的内容被选中(选中的部分高亮显示)

时触发。onselect 事件的具体过程是从鼠标按键被按下，到鼠标开始移动并选中内容的过程。这个过程并不包括鼠标键的放开。

2. 键盘事件

键盘事件是指键盘状态的改变。常用的键盘事件有按键事件 onkeydown、按下键事件 onkeypress 和放开键事件 onkeyup 等。

(1) onkeydown 事件。该事件在键盘的按键被按下时触发。onkeydown 事件用于接收键盘的所有按键(包括功能键)被按下时的事件。onkeydown 事件与 onkeypress 事件都在按键按下时触发，但是两者有区别的。

例如，在用户输入信息的界面中，经常会有同时输入多条信息(存在多个文本框)的情况出现。为方便用户使用，通常情况下，当用户按 Enter 键时，光标自动跳入下一个文本框，在文本框中使用如下所示的代码，即可实现回车跳入下一文本框的功能：

```
<input type="text" name="txtInfo"
  onkeydown="if(event.keyCode==13) event.keyCode=9">
```

上述代码通过判断及更改 event 事件的触发源的 ASCII 值，来控制光标所在的位置。

(2) onkeypress 事件。onkeypress 事件在键盘的按键被按下时触发。该事件与 onkeydown 事件两者有先后顺序，onkeypress 事件是在 onkeydown 事件之后发生的。此外，当按下键盘上的任何一个键时，都会触发 onkeydown 事件；但是 onkeypress 事件只在按下键盘的任一字符键(如 A~Z、数字键)时触发，单独按下功能键(F1~F12)、Ctrl 键、Shift 键、Alt 键等不会触发 onkeypress 事件。

(3) onkeyup 事件。onkeyup 事件在键盘的按键被按下然后放开时触发。例如，页面中要求用户输入数字信息时，使用 onkeyup 事件，对用户输入的信息进行判断，具体代码为：

```
<input type="text" name="txtNum"
  onkeyup="if(isNaN(value)) execCommand('undo');">
```

3. HTML 事件

HTML 事件是指 HTML 文件状态改变时触发的、用户可以捕获的事件。网页载入后，用户与网页的交互主要指发生在按钮、链接、表单、图片等 HTML 元素上的用户动作，以及该页面对此动作所做出的响应。

4. 变动事件

变动事件是指由于光标位置的改变引起的状态的改变。常用的变动事件有失去焦点事件 onblur、获得焦点事件 onfocus 和值改变时触发的事件 onchange。

(1) onblur：该事件在得到焦点的对象失去焦点时触发。例如，用户输入文本框信息后，当文本框失去焦点时，对文本框中用户输入的信息进行是否是正确的日期的有效性验证。

(2) onfocus：该事件在未获得焦点的对象获得焦点时触发。例如，用户输入某个信息时，将光标放在某个文本框中(文本框获得焦点)，此文本框改变样式，以达到提示用户正在输入的信息的效果。onfocus 事件与 onblur 事件结合，可控制文本框中获得焦点时改变样式，失去焦点时恢复原来样式。

(3) onchange：该事件只在事件对象的值发生改变并且事件对象失去焦点时触发。如果使用 onblur 事件，文本框每一次失去焦点都会触发 onblur 事件，继而执行其事件处理函数，即使用户没有对数据进行任何修改，事件处理函数也会执行。如果不希望每次失去焦点时都触发事件，要求只在用户对文本框的值进行修改后，失去焦点时触发，就可以使用 onchange 事件。onchange 事件多用于监听用户是否更改下拉列表的选择。如使用代码实现的多级下拉列表联动的方法中，就是使用 select 元素的 onchange 事件，判断用户是否对选择的值进行更改，进而实现下拉列表的动态改变。

在 select 元素中，使用 onchange 的方法与在文本框中使用的方法相同，只需要在 select 标记中添加 onchange 事件及其事件处理函数，其使用方法如下：

```
<select name="sltName" onchange="changeHandle()">
```

8.4.3 JavaScript 处理事件的方式

尽管 HTML 事件属性可以将事件处理器绑定为文本的一部分，但其代码一般较为短小，功能也比较弱，适用于只需做简单的数据验证、返回相关提示信息等场合。使用 JavaScript 脚本可以更为方便地处理各种事件，特别是 Internet Explorer、Netscape Navigator 等浏览器，在推出更为先进的事件模型后，使用 JavaScript 脚本处理事件显得顺理成章。

JavaScript 脚本处理事件主要可通过匿名函数、显式声明、手工触发等方式进行，这些方法在隔离 HTML 文件结构与逻辑关系的程度方面略微不同。

1. 匿名函数

匿名函数的方式是通过 Function 对象构造匿名函数，并将其方法复制给事件，此时匿名函数就成为该事件的事件处理器。

【例 8.9】(示例文件 ch08\8.9.html)

使用匿名函数：

```
<!DOCTYPE HTML>
<html>
    <head>
        <meta http-equiv="Content-Type" content="text/html;
           charset=gb2312">
        <title>Sample Page!</title>
    </head>
    <body>
        <center>
            <br>
            <p>通过匿名函数处理事件</p>
            <form name=MyForm id=MyForm>
                <input type=button name=MyButton id=MyButton value="测试">
            </form>
            <script language="JavaScript" type="text/javascript">
                <!--
```

```
            document.MyForm.MyButton.onclick = new Function()
            {
                alert("已经单击该按钮!");
            }
            -->
        </script>
    </center>
</body>
</html>
```

上面的代码中包含一个匿名函数，其具体内容如下：

```
document.MyForm.MyButton.onclick = new Function()
{
    alert("已经单击该按钮!");
}
```

上面代码的作用是将名为 **MyButton** 的 **button** 元素的 **click** 动作的事件处理器设置为新生成的 Function 对象的匿名实例，即匿名函数。

在 IE 9.0 中的浏览效果如图 8-21 所示。

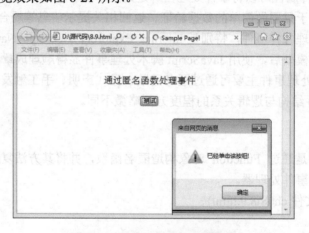

图 8-21　通过匿名函数处理事件

2. 显式声明

在设置时间处理器时，也可以不使用匿名函数，而将该事件的处理器设置为已经存在的函数。当鼠标移出图片区域时，可以实现图片的转换，从而扩展为多幅图片定时轮番播放的广告模式。首先在<head></head>标签对之间嵌套 JavaScript 脚本，定义两个函数：

```
function MyImageA()
{
  document.all.MyPic.src = "fengjing1.jpg";
}
function MyImageB()
{
  document.all.MyPic.src = "fengjing2.jpg";
}
```

再通过 JavaScript 脚本代码将<img>标记元素的 mouseover 事件的处理器设置为已定义的函数 MyImageA()，将 mouseout 事件的处理器设置为已定义的函数 MyImageB()：

```
document.all.MyPic.onmouseover = MyImageA;
document.all.MyPic.onmouseout = MyImageB;
```

【例 8.10】(示例文件 ch08\8.10.html)

图片翻转：

```
<!DOCTYPE HTML>
<html>
    <head>
        <meta http-equiv="Content-Type" content="text/html; charset=gb2312">
        <title>通过使用鼠标变换图片</title>
        <script language="JavaScript" type="text/javascript">
        <!--
        function MyImageA()
        {
          document.all.MyPic.src = "fengjing1.jpg";
        }
        function MyImageB()
        {
          document.all.MyPic.src = "fengjing2.jpg";
        }
        -->
        </script>
    </head>
    <body>
        <center>
            <p>在图片内外移动鼠标，图片轮换</p>
            <img name="MyPic" id="MyPic" src="fengjing1.jpg"
              width=300 height=200></img>
            <script language="JavaScript" type="text/javascript">
                <!--
                document.all.MyPic.onmouseover = MyImageA;
                document.all.MyPic.onmouseout = MyImageB;
                -->
            </script>
        </center>
    </body>
</html>
```

在 IE 浏览器中运行上面的代码，其显示结果如图 8-22 所示。当鼠标移动到图片区域时，图片就会发生变化，如图 8-23 所示。

不难看出，通过显式声明的方式定义事件的处理器代码紧凑、可读性强，其对显式声明的函数没有任何限制，还可以将该函数作为其他事件的处理器。

3. 手工触发

手工触发处理事件的元素很简单，即通过其他元素的方法来触发一个事件，而不需要通过用户的动作来触发该事件。如果某个对象的事件有其默认的处理器,此时再设置该事件的处理器时,就将可能出现意外的情况。

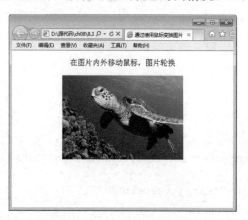

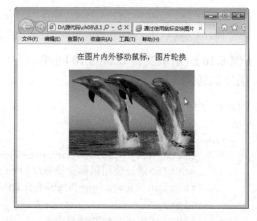

图 8-22　显示初始结果　　　　图 8-23　当鼠标移动到图片区域时,图片就会发生变化

【例 8.11】(示例文件 ch08\8.11.html)

手工触发事件:

```html
<!DOCTYPE HTML>
<html>
    <head>
        <meta http-equiv="Content-Type" content="text/html; charset=gb2312">
        <title>使用手工触发的方式处理事件</title>
        <script language="JavaScript" type="text/javascript">
            <!--
            function MyTest()
            {
                var msg = "通过不同的方式返回不同的结果: \n\n";
                msg += "单击【测试】按钮,即可直接提交表单\n";
                msg += "单击【确定】按钮,即可触发 onsubmit()方法,然后才提交表单\n";
                alert(msg);
            }
            -->
        </script>
    </head>
    <body>
        <br>
        <center>
          <form name=MyForm1 id=MyForm1 onsubmit="MyTest()"
            method=post action="haapyt.asp">
          <input type=button value="测试"
            onclick="document.all.MyForm1.submit();">
          <input type=submit value="确定">
        </center>
    </body>
</html>
```

在 IE 浏览器中运行上面的 HTML 文件,其显示结果如图 8-24 所示。单击其中的"测试"按钮，即可触发表单的提交事件，并且直接将表单提交给目标页面 haapyt.asp；如果单击默认触发提交事件的"确定"按钮，则弹出的信息框如图 8-25 所示。此时单击"确定"按钮，即可将表单提交给目标页面 haapyt.asp。所以当事件在事实上已包含导致事件发生的方法时，该方法不会调用有问题的事件处理器，而会导致与该方法对应的行为发生。

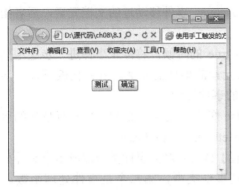

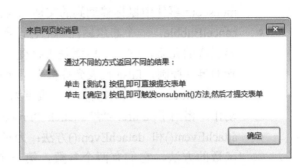

图 8-24　显示初始结果　　　　图 8-25　单击"确定"按钮后弹出的信息框

8.4.4　使用 event 对象

JavaScript 的 Event 对象用来描述 JavaScript 的事件，event 代表事件状态，如事件发生的元素、键盘状态、鼠标位置和鼠标按钮状态。一旦事件发生，便会生成 event 对象，如单击一个按钮，浏览器的内存中就产生相应的 Event 对象。

1. IE 对事件的引用

在 IE 4.0 以上版本中，event 对象作为 window 属性来访问：window.envent。其中引用的 window 部分是可选的．因此脚本就像全局引用一样来对待 event 对象：event.propertyName。

2. event 对象的主要属性和方法

event 是 JavaScript 中的重要事件，event 代表事件的状态，专门负责对事件的处理，其属性和方法能帮助用户完成很多与用户交互的操作，下面介绍 event 对象的主要属性和方法。

- type：事件的类型，就是 HTML 标签属性中，没有"on"前缀之后的字符串，例如"Click"就代表单击事件。
- srcElement：事件源，就是发生事件的元素。比如<a></a>这个链接是事件发生的源头，也就是该事件的 srcElement(非 IE 中用 target)。
- button：声明了被按下的鼠标键，是一个整数。0 代表没有按键，1 代表鼠标左键，2 代表鼠标右键，4 代表鼠标的中间键，如果按下了多个鼠标键，就把这些值加在一起，所以 3 就代表左右键同时按下。
- clientX/clientY：是指事件发生的时候鼠标的横、纵坐标，返回的是整数，它们的值是相对于包容窗口的左上角生成的。
- offsetX/offsetY：鼠标指针相对于源元素位置，可确定单击 Image 对象的哪个像素。

- altKey、ctrlKey、shiftKey：顾名思义，这些属性是指鼠标事件发生的时候，是否同时按住了 Alt、Ctrl 或者 Shift 键，返回的是一个布尔值。
- keyCode：返回 keydown 和 keyup 事件发生的时候按键的代码以及 keypress 事件的 Unicode 字符。比如 event.keyCode=13 代表按下了 Enter 键。
- fromElement、toElement：前者是指代 mouseover 事件移动过的文档元素，后者指代 mouseout 事件中鼠标移动到的文档元素。
- cancelBubble：一个布尔属性，把它设置为 true 的时候，将停止事件进一步起泡到包容层次的元素，它用于检测是否接受上层元素的事件的控制。true 代表不被上层元素的事件控制，false 代表允许被上层元素的事件控制。
- returnValue：一个布尔值属性，设置为 false 的时候可以阻止浏览器执行默认的事件动作，相当于<a href="#" onclick="ProcessMethod();return false; " />。
- attachEvent()和 detachEvent()方法：为指定的 DOM 对象事件类型注册多个事件处理函数的方法，它们有两个参数，第一个是事件类型，第二个是事件处理函数。在 attachEvent()事件执行的时候，this 关键字指向的是 window 对象，而不是发生事件的那个元素。

8.5　实战演练 1——通过事件控制文本框的背景颜色

本实例是用户在选择页面的文本框时，文本框的背景颜色发生变化，如果选择其他文本框时，原来选择的文本框的颜色恢复为原始状态。

【例 8.12】(示例文件：ch08\8.12.html)

通过事件控制文本框的背景颜色：

```html
<!DOCTYPE HTML>
<html>
<head>
<title>文本框获得焦点时改变背景颜色</title>
<meta http-equiv="Content-Type" content="text/html; charset=gb2312">
</head>
<script language="javascript">
<!--
  function txtfocus(event){
      var e = window.event;
      var obj = e.srcElement;
      obj.style.background = "#F00066";
  }
  function txtblur(event){
    var e = window.event;
    var obj = e.srcElement;
    obj.style.background = "FFFFF0";
  }
```

```
//-->
</script>
<body>
<table align="center" width="360" height="228" border="0">
  <tr>
    <td width="188">登录名称:</td>
    <td width="226">
    <form name="form1" method="post" action="">
      <input type="text" name="textfield" onfocus="txtfocus()">
    </form></td>
  </tr>
  <tr>
    <td>密码:</td>
    <td>
    <form name="form2" method="post" action="">
      <input type="text" name="textfield2"
        onfocus="txtfocus()" onBlur="txtblur()">
    </form></td>
  </tr>
  <tr>
    <td>姓名:</td>
    <td>
    <form name="form3" method="post" action="">
      <input type="text" name="textfield3"
        onfocus="txtfocus()" onBlur="txtblur()">
    </form></td>
  </tr>
  <tr>
    <td>性别:</td>
    <td>
    <form name="form4" method="post" action="">
      <input type="text" name="textfield5"
        onfocus="txtfocus()" onBlur="txtblur()">
    </form></td>
  </tr>
  <tr>
    <td>联系方式: </td>
    <td>
    <form name="form5" method="post" action="">
      <input type="text" name="textfield4"
        onfocus="txtfocus()" onBlur="txtblur()">
    </form></td>
  </tr>
</table>
</body>
</html>
```

在 IE 9.0 中的浏览效果如图 8-26 所示。选择文本框输入内容时，即可发现文本框的背景色发生了变化。

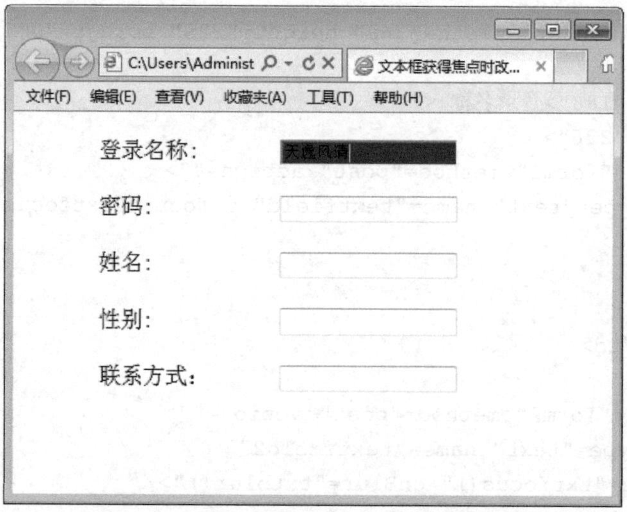

图 8-26　通过事件控制文本框的背景颜色

本示例主要通过获得焦点事件(onfocus)和失去焦点事件(onblur)来完成。其中 onfocus 事件是当某个元素获得焦点时发生的事件；onblur 是当前元素失去焦点时发生的事件。

8.6　实战演练 2——在 DOM 模型中获得对象

在 DOM 结构中，其根节点由 document 对象表示，对于 HTML 文档而言，实际上就是 <html>元素。当使用 JavaScript 脚本语言操作 HTML 文档的时候，document 即指向整个文档，<body>、<table>等节点类型即为 Element，Comment 类型的节点则是指文档的注释。在使用 DOM 操作 XML 和 HTML 文档时，经常要使用 document 对象。document 对象是一棵文档树的根，该对象可为我们提供对文档数据的最初(或最顶层)的访问入口。

【例 8.13】(示例文件 ch08\8.13.html)

在 DOM 模型中获得对象：

```
<!DOCTYPE html>
<html>
<head>
<title>解析 HTML 对象</title>
<script type="text/javascript">
window.onload = function(){
    //通过 docuemnt.documentElement 获取根节点
    var zhwHtml = document.documentElement;
    alert(zhwHtml.nodeName); //打印节点名称 HTML 大写
    var zhwBody = document.body; //获取 body 标签节点
    alert(zhwBody.nodeName); //打印 BODY 节点的名称
    var fH = zhwBody.firstChild; //获取 body 的第一个子节点
```

```
        alert(fH + "body 的第一个子节点");
        var lH = zhwBody.lastChild; //获取 body 的最后一个子节点
        alert(lH + "body 的最后一个子节点");
        var ht = document.getElementById("zhw"); //通过 id 获取<h1>
        alert(ht.nodeName);
        var text = ht.childNodes;
        alert(text.length);
        var txt = ht.firstChild;
        alert(txt.nodeName);
        alert(txt.nodeValue);
        alert(ht.innerHTML);
        alert(ht.innerText + "Text");
}
</script>
</head>
<body>
    <h1 id="zhw">我是一个内容节点</h1>
</body>
</html>
```

在上面代码中，首先获取 HTML 文件的根节点，即使用 document.documentElement 语句获取，下面分别获取了 body 节点、body 的第一个节点、最后一个子节点。

语句 document.getElementById("zhw"表示获得指定节点，并输出节点名称和节点内容。

在 IE 9.0 中的浏览效果如图 8-27 所示，可以看到当页面显示的时候，JavaScript 程序会依次将 HTML 的相关节点输出，例如输出 HTML、Body 和 H1 等节点。

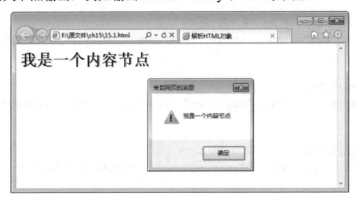

图 8-27　输出 DOM 对象中的节点

8.7　实战演练 3——超级链接的事件驱动

事件不仅可以在用户交互过程中产生，而且浏览器自己的一些动作也可以产生事件，例如，当载入一个页面时，就会发生 load 事件，卸载一个页面时，就会发生 unload 事件等。归纳起来，必需使用的事件有三大类：

● 引起页面之间跳转的事件，主要是超链接事件。

- 浏览器自己引起的事件。
- 在表单内部同界面对象的交互。

【例 8.14】(示例文件 ch08\8.14.html)

超级链接的事件驱动：

```html
<!DOCTYPE html>
<html>
<head>
<title>JavaScript 事件驱动</title>
<script language="javascript">
<!--
  function countTotal(){
      var elements = document.getElementsByTagName("input");
      window.alert("input 类型节点总数是:" + elements.length);
  }
  function anchorElement(){
      var element = document.getElementById("submit");
      window.alert("按钮的 value 是:" + element.value);
  }
-->
</script>
</head>
<body>
<table width="364" border="1" cellpadding="0" cellspacing="0">
<form action="" name="form1" method="post">
<tr>
   <td width="20%"> 用户名</td>
   <td width="80%"> <input type="text" name="input1" value=""></td>
</tr>
<tr>
   <td> 密码</td>
   <td> <input type="password" name="password1" value=""></td>
</tr>
<tr>
   <td> </td>
   <td><input type="submit" name="Submit" value="提交"></td>
</tr>
</form>
</table>
<a href="javascript:void(0);" onClick="countTotal();">统计 input 子节点总数
</a>
<a href="javascript:void(0);" onClick="anchorElement();">获取提交按钮内容</a>
</body>
</html>
```

在上面的 HTML 代码中，创建了两个超级链接，并给这两个超级链接添加了单击事件，即 onClick 事件，单击超级链接时，会触发 countTotal()和 anchorElement()函数。在 JavaScript 代码中创建了 countTotal()和 anchorElement()函数。

countTotal()函数中使用"document.getElementsByTagName("input");"语句获取节点名称为 input 的所有元素，并将它存储到一个数组中，然后将这个数组长度输出。

在 anchorElement()函数中，使用"document.getElementById("submit");"获取按钮节点对象，并将此对象的值输出。

在 IE 9.0 中的浏览效果如图 8-28 所示，可以看到，当页面显示的时候，单击"统计 input 子节点总数"和"获取提交按钮内容"链接，会分别显示 input 的子节点数和提交按钮的 value 内容。从执行结果来看，单击超级链接时，会触发事件处理程序，即调用 JavaScript 函数。JavaScript 函数执行时，会根据相应的程序代码完成相关操作，例如本例的统计节点数和获取按钮 value 内容等。

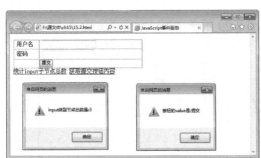

图 8-28　事件驱动显示

8.8　疑　难　解　惑

疑问 1：如何实现按键刷新页面？

通过按键也可以刷新页面，具体的代码如下：

```javascript
<script language="javascript">
<!--
function Refurbish()
{
    if (window.event.keyCode==70)
    {
        location.reload();
    }
}
document.onkeypress = Refurbish;
//-->
</script>
```

其中 window.event.keyCode＝70 表示按 F 键刷新页面。

疑问 2：如何在状态栏中显示鼠标的位置？

通过鼠标移动事件可以实现显示鼠标位置的目的。具体代码如下：

```
<script language="javascript">
<!--
var x=0,y=0;
function MousePlace()
{
    x = window.event.x;
    y = window.event.y;
    window.status = "X: " + x + "  " + "Y: " + y;
}
document.onmousemove = MousePlace;
//-->
</script>
```

程序运行后的效果如图 8-29 所示。

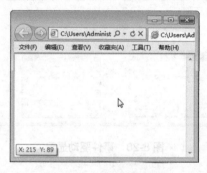

图 8-29　程序运行结果

疑问 3: 在 JavaScript 编程中，键盘所对应的键码值是多少？

为了便于读者对键盘进行操作，下面给出键盘上的字母和数字所对应的键码值，如表 8-5 所示。

表 8-5　字母和数字键的键码值

字母和数字键的键码值							
按　键	键　码	按　键	键　码	按　键	键　码	按　键	键　码
A	65	J	74	S	83	1	49
B	66	K	75	T	84	2	50
C	67	L	76	U	85	3	51
D	68	M	77	V	86	4	52
E	69	N	78	W	87	5	53
F	70	O	79	X	88	6	54
G	71	P	80	Y	89	7	55
H	72	Q	81	Z	90	8	56
I	73	R	82	0	48	9	57

数字键盘上的按键以及功能键所对应的键码值如表 8-6 所示。

表 8-6　数字键盘上的按键以及功能键所对应的键码值

数字键盘上的键的键码值				功能键的键码值			
按　键	键　码	按　键	键　码	按　键	键　码	按　键	键　码
0	96	8	104	F1	112	F7	118
1	97	9	105	F2	113	F8	119
2	98	*	106	F3	114	F9	120
3	99	+	107	F4	115	F10	121
4	100	Enter	108	F5	116	F11	122
5	101	-	109	F6	117	F12	123
6	102	.	110				
7	103	/	111				

键盘上的控制键的键码值如表 8-7 所示。

表 8-7　键盘上的控制键对应的键码值

控制键的键码值							
按　键	键　码	按　键	键　码	按　键	键　码	按　键	键　码
BackSpace	8	Esc	27	Right Arrow	39	-_	189
Tab	9	Spacebar	32	Down Arrow	40	.>	190
Clear	12	Page Up	33	Insert	45	/?	191
Enter	13	Page Down	34	Delete	46	`~	192
Shift	16	End	35	Num Lock	144	[{	219
Control	17	Home	36	;:	186	|	220
Alt	18	Left Arrow	37	=+	187	]}	221
Cape Lock	20	Up Arrow	38	,<	188	'"	222

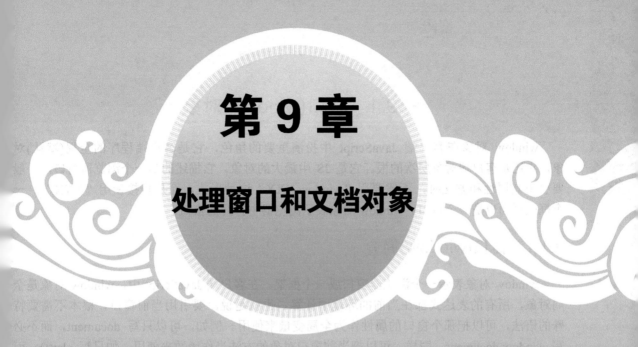

第 9 章

处理窗口和文档对象

    JavaScript 除了可以访问本身内置的各种对象外，还可以访问浏览器提供的对象，通过对这些对象的访问，可以得到当前网页以及浏览器本身的一些信息，并能完成有关的操作。本章将介绍几种常见的浏览器对象，如 window 对象和 document 对象。document 对象是应用最频繁的 JavaScript 内部对象之一。document 对象是 window 对象的子对象，同时 document 可以直接在 JavaScript 中使用。document 对象多数用来获取 HTML 页面中的某个元素。document 对象具有大量内部属性和方法，可以供用户方便地使用。

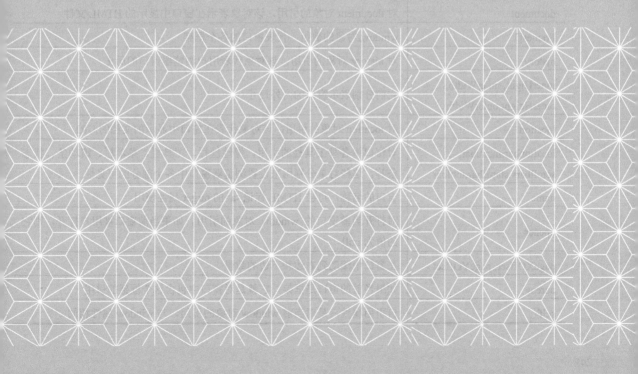

9.1　窗口(window)对象

window 对象在客户端 JavaScript 中扮演重要的角色，它是客户端程序的全局(默认)对象，它还是客户端对象层次的根。它是 JS 中最大的对象，它描述的是一个浏览器窗口，一般要引用其属性和方法时，不需要用"window.XXX"这种形式，而是直接使用"XXX"。一个框架页面也是一个窗口。window 对象表示浏览器中打开的窗口。

9.1.1　窗口(window)简介

window 对象表示一个浏览器窗口或一个框架。在客户端 JavaScript 中，window 对象是全局对象，所有的表达式都在当前的环境中计算。也就是说，要引用当前窗口，根本不需要特殊的语法，可以把那个窗口的属性作为全局变量来使用。例如，可以只写 document，而不必写 window.document。同样，可以把当前窗口对象的方法当作函数来使用，如只写 alert()，而不必写 window.alert()。

window 对象还实现了核心 JavaScript 所定义的所有全局属性和方法。window 对象的 window 属性和 self 属性引用的都是它自己。window 对象的属性如表 9-1 所示。

表 9-1　window 对象的属性

属性名称	说　明
closed	一个布尔值，当窗口被关闭时此属性为 true，默认为 false
defaultStatus, status	一个字符串，用于设置在浏览器状态栏显示的文本
document	对 document 对象的引用，该对象表示在窗口中显示的 HTML 文件
Frames[]	window 对象的数组，代表窗口的各个框架
history	对 history 对象的引用，该对象代表用户浏览器窗口的历史
innerHight, innerWidth, outerHeight,outerWidth	它们分别表示窗口的内外尺寸
location	对 location 对象的引用，该对象代表在窗口中显示的文档的 URL
locationbar,menubar, scrollbars,statusbar,toolbar	对窗口中各种工具栏的引用，像地址栏、工具栏、菜单栏、滚动条、状态条等。这些对象分别用来设置浏览器窗口中各个部分的可见性
name	窗口的名称，可被 HTML 标记<a>的 target 属性使用
opener	对打开当前窗口的 window 对象的引用。如果当前窗口被用户打开，则它的值为 null
pageXOffset, pageYOffset	在窗口中滚动到右边和下边的数量
parent	如果当前的窗口是框架，它就是对窗口中包含这个框架的引用
self	自引用属性，是对当前 window 对象的引用，与 window 属性相同

属性名称	说　　明
top	如果当前窗口是一个框架，那么它就是对包含这个框架顶级窗口的 window 对象的引用。注意，对于嵌套在其他框架中的框架来说，top 不等同于 parent
window	自引用属性，是对当前 window 对象的引用，与 self 属性相同

window 对象的常用方法如表 9-2 所示。

表 9-2　window 对象的常用方法

方法名称	说　　明
close()	关闭窗口
find(), home(), print(), stop()	执行浏览器查找、主页、打印和停止按钮的功能，就像用户单击了窗口中的这些按钮一样
focus(), blur()	请求或放弃窗口的键盘焦点。focus()方法还将把窗口置于最上层，使窗口可见
moveBy(), moveTo()	移动窗口
resizeBy(), resizeTo()	调整窗口大小
scrollBy(), scrollTo()	滚动窗口中显示的文档
setInterval(), clearInterval()	设置或者取消重复调用的函数，该函数在两次调用之间有指定的延迟
setTimeout(), clearTimeout()	设置或者取消在指定的若干秒后调用一次的函数

【例 9.1】(示例文件 ch09\9.1.html)

使用窗口方法：

```
<!DOCTYPE html>
<html>
<head>
<title>window 属性</title>
</head>
<body>
 <script language="JavaScript">
   function shutwin(){
     window.close();
     return;}
 </script>
   <a href="javascript:shutwin();">关闭本窗口</a>
</body>
</html>
```

在上面代码中，创建了一个超级链接，并为超级链接添加了一个事件，即单击超级链接时，会调用函数 shutwin。在函数 shutwin 中，使用了 window 对象的 close 方法，来关闭当前窗口。在 IE 9.0 中的浏览效果如图 9-1 所示,单击超级链接"关闭本窗口"时,会弹出一个对话框,询问是否关闭当前窗口,选择"是(Y)"会关闭当前窗口,否则不关闭当前窗口。

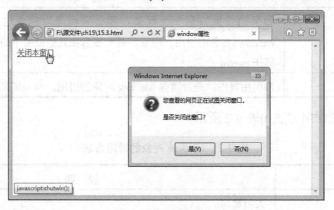

图 9-1　使用窗口方法

9.1.2　window 对象的属性

一个 HTML 文档至少有一个 window 对象,如果某个网页有多帧,则会有多个 window 对象。熟悉并了解 window 对象的各种属性、方法及事件处理程序,将有助于一个 Web 应用开发者的设计开发。

1. defaultStatus 属性

几乎所有的 Web 浏览器都有状态条(栏),如果需要打开浏览器即在其状态条显示相关信息,可以为浏览器设置默认的状态条信息,window 对象的 defaultStatus 属性可实现此功能。其使用语法格式为:

```
window.defaultStatus = "statusMsg";
```

其中,"statusMsg"代表了需要在状态条显示的默认信息。用户在浏览部分网页时,发现其状态条会显示某些信息,使用 defaultStatus 属性可以在用户打开网页时显示指定的信息。

使用 window.defaultStatus 属性可以设置网页的默认状态条信息,而使用 window.status 可以动态设置状态条的显示信息。将两者与鼠标事件结合,可以在状态条显示默认信息的同时,随着用户鼠标改变状态条的信息,以达到提示用户操作的效果。

【例 9.2】(示例文件 ch09\9.2.html)

使用 defaultStatus 属性与 status 属性结合鼠标事件控制状态条信息显示:

```
<!DOCTYPE HTML>
<html>
<head>
<title>显示状态条信息</title>
<script language="JavaScript" type="text/javaScript">
 <!--
    window.defaultStatus = "本站内容更加精彩!";
 //-->
```

```
</script>
</head>
<body>
请看状态条上显示的内容
</body>
</html>
```

在 IE 9.0 中的浏览效果如图 9-2 所示。

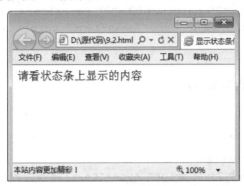

图 9-2　显示网页默认状态条信息

2. document 属性

window 对象用于获取当前显示的文档的属性是 document，通过 window 对象的 document 属性可以获取当前显示的文档，即 document 对象，其使用方法为：

```
var documentObj = window.document;
```

其中 documentObj 是获取的当前显示的文档对象。document 本身也是 HTML 页面中的元素，通过 document 对象可以在 JavaScript 中操作页面中的所有元素。

3. 框架属性集

框架可以把浏览器窗口分成几个独立的部分，每部分显示单独的页面，页面的内容是互相联系的。如含有框架网页，顶端框架显示网页标题，下面是左右两个框架，左边显示导航栏，右边显示链接目标网页。单击左边框架导航栏中的超级链接，在右边框架里显示超级链接的对象。框架是一种特殊的窗口，在网页设计中经常遇到。

(1) 窗口框架。如果当前窗口是在框架<frame>或<iframe>中，通过 window 对象的 frameElement 属性可获取当前窗口所在的框架对象，其语法格式为：

```
var documentObj = window.frameElement;
```

其中，frameObj 是当前窗口所在的框架对象。使用该属性获得框架对象后，可使用框架对象的各种属性与方法，从而实现对框架对象进行各种操作。

例如下面的代码(9.3.html)列出了将窗口分为两部分的框架集，并指定名称为 mainFrame 的框架的源文件为 main.html，而指明 topFrame 的框架源文件是 top.html。当用户单击 mainFrame 框架中的"窗口框架"按钮时，即可获取当前窗口所在的框架对象，同时弹出提示信息，并显示框架的名称。

【例 9.3】(示例文件 ch09\9.3.html)：

```html
<html>
    <head>
     <title>含有窗口框架的网页</title>
    </head>
    <frameset rows="60,*" cols="*" frameborder="1" border="1" framespacing="1">
      <frame src="top.html" name="topFrame" scrolling="no" id="top"
        marginheight="0" marginwidth="0" noresize/>
      <frame src="main.html" name="mainFrame" scrolling="auto" id="main">
    </frameset>
</html>
```

main.html 文件的具体内容如下：

```html
<!DOCTYPE HTML>
<html>
    <head>
    <title>窗口框架</title>
    <script language="JavaScript" type="text/javaScript">
    <!--
    function getFrame()
    { //获取当前窗口所在的框架
    var frameObj = window.frameElement;
    window.alert("当前窗口所在框架的名称：" + frameObj.name);
    window.alert("当前窗口的框架数量：" + window.length);
    }

    function openWin()
    { //打开一个窗口
    window.open("top.html", "_blank");
    }
    //-->
    </script>
    </head>
    <body>
      <form name="frmData" method="post" action="#">
        <input type="hidden" name="hidObj" value="隐藏变量">
        <p>
          <center>
                <h1>显示框架页面的内容</h1>
          </center>
        </p>
        <p>
          <center>
              <input type="button" value="窗口框架" onclick="getFrame()">
          </center>
          <br>
          <center>
              <input type="button" value="打开窗口" onclick="openWin()">
          </center>
```

```
        </p>
      </form>
    </body>
</html>
```

top.html 文件的具体内容如下：

```
<!DOCTYPE HTML>
<html>
  <head>
    <title>顶部框架页面</title>
  </head>
  <body>
  <form name="frmTop" method="post" action="#">
      <center>
          <h1>框架顶部页面
      </center>
  </form>
</body>
</html>
```

在 9.3.html 中使用<frameset>标记及两个<frame>标记组成了一个框架页面，其运行效果如图 9-3 所示。其中显示在框架顶部的是 top.html 文件，显示在框架边框以下的是 nain.html 文件。单击"窗口框架"按钮，即可看到当前窗口所在框架的名称信息，如图 9-4 所示。

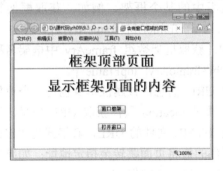

图 9-3　显示初始结果

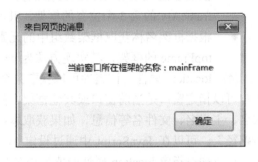

图 9-4　显示当前框架名称信息

单击"确定"按钮，即可看到打开框架数量的提示信息，如图 9-5 所示。而单击图 9-3 中的"打开窗口"按钮时，即可转到链接的页面中，如图 9-6 所示。

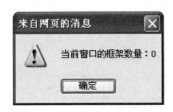

图 9-5　显示打开框架数目

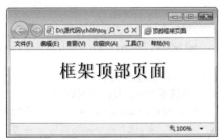

图 9-6　链接的页面

(2) length 属性。如果想统计窗口中框架的数量，可以使用 window 对象的 length 属性。其语法格式如下：

```
var frameNum = windowObj.length;
```

其中，frameNum 用于记录窗口的框架数量，如果窗口中没有框架，则返回 0；而 windowObj 是用于记录需要获取框架数量的窗口对象。使用 length 属性获取的窗口的框架数量，与获取窗口框架(frames)数组的大小相同。即同一个窗口中，windowObj.length 的值与 windowObj.frames.length 的值相同。如果窗口是在框架中，并且窗口中没有框架，则可以使用 window.length 属性获得当前窗口的框架数量是 0。

(3) frameElement 属性。该属性可以获取窗口所在的框架，由于框架一般是多个同时作用的，所以多数情况下，窗口中存在一个框架数组。使用 window 对象的 frames 属性可以获取当前框架数组，其语法格式为：

```
var frameAry = windowObj.frames;
```

其中 frameAry 是获取的窗口框架数组；而 windowObj 是指定的需要获取框架的窗口对象。使用 frames 属性获取的框架数组本身也是一个对象，有 length 等属性。如果窗口中没有框架，本属性仍然会返回一个对象，但其大小(length 属性)等于 0。使用 frames 属性获得的框架数组如果大小不为 0，则数组中按照框架在文档中先后顺序存放框架。

在获取窗口框架数组之后，使用框架数组中的元素有两种方法：

- 按照普通数组存取数组元素的方法使用数组中的某个框架。例如，获取框架数组 frameAry 的第 3 个位置的框架，其实现方法为 var frameObj=frameAry[2];。
- 根据框架名称获取框架数组中的元素。例如，获取框架数组 frameAry 中框架名称为 topFrame 的框架，其实现方法为 var frameObj=frameAry["topFrame"];。

(4) location 属性。该属性可以获取某个窗口的 URL 信息，该属性本身也是一个对象，用户可以指定窗口是当前窗口或其他框架中的窗口。通过 location 属性获取 URL 信息，如协议名、主机名、文件名等信息，如果获取本机的静态 HTML 文件的 URL，其格式为"file//绝对路径"。可以在 JavaScript 中通过设定 location 属性的值将页面跳转至指定地址；如果在本机，可以通过指定 location 属性的值为相对路径，跳转至另一个文件。

其语法格式如下：

```
<script language="JavaScript" type="text/javaScript">
<!--
function openWeb()
{ //跳转至网站，需要完整的 URL 地址
    window.location = "http://www.xyz.com";
}
function openFile()
{ //跳转至文件，使用相对路径
    window.location = "1.html";
}
//-->
</script>
```

需要说明的是，window 对象的 location 属性与 document 对象的 location 属性两者是不同的，前者获取的是窗口所显示文档的完整的 URL(绝对路径)，并且用户可以更改 window 对象的 location 属性值；而后者获取的是当前显示文档的 URL，同时用户只能查看，不能更改 document 对象的 location 属性值。

(5) Opener 属性。如果当前窗口是其他窗口使用 open 方法打开的窗口，那么在当前窗口中使用 opener 属性可以返回对当前窗口的创建者的引用，因此，通过 opener 属性可以访问创建当前窗口的副窗口中的数据。其语法格式为 "[objWindow=]window.opener"。其中，objWindow 为一个 widow 对象，是对打开当前窗口的副窗口对象的引用。

4. history 属性

history 对象提供用户最近浏览过的 URL 的列表。在一个会话中，用户早些时候访问过的页面的相关信息是保密的，因此，在脚本中不允许直接查看显示过的 URL。然而，history 对象提供了逐个返回访问过的页面的方法。而 window 对象中 history 属性用于获取当前窗口加载的 URL 列表。history 对象具有两个属性，length 属性保存了历史清单的长度，current 属性保持的是当前页的 URL。history 对象提供的 back()、forward()、go()方法可实现站点导航，其中，back()方法执行效果与单击浏览器的 "后退" 导航按钮执行相同的操作，用于跳转至打开的当前窗口之前的页面。forward()方法与单击浏览器 "前进" 导航按钮的执行效果相同，可以跳转至当前窗口之后的页面。go()方法可以接受合法参数，并将浏览器定位到由参数指定的历史页面，其中参数值是相对于当前打开的页面的索引。

不同的参数值有着不同的含义：

- 如果参数值为 0，将会在浏览器中重新加载当前页面。
- 如果参数值小于 0(如-5)，则加载当前页面之前的页面(当前页面之前的第 5 个页面)，相当于后退指定次数。
- 如果参数值大于 0(如 5)，将会在浏览器中加载当前页面之后的页面(当前页面之后的第 5 个页面)，相当于前进指定次数。

在许多页面上可看到 "返回前页" 的超链，其代码为：

```
<a href="Javascript:history.back();">返回前页</a>
```

 由于 history 对象与 document 对象处于 HTML 文档树的同一级，同属于 window 对象的子对象，因此使用 window 对象的 history 属性时，可以直接使用 history。另外，history 对象的 back()和 forward()方法只能通过目标窗口或者框架的历史 URL 地址记录列表分别向后或向前延伸，二者互为平衡。

5. parent 属性

当使用框架时，多数情况下需要同时使用多个框架。

【例 9.4】(示例文件 ch09\9.4.html)

下面的代码就是使用框架将页面分成 top、left 和 right 三个部分：

```
<!DOCTYPE HTML>
<html>
```

```
<head>
<title>在同一网页中使用多个框架</title>
</head>
<frameset rows="60,*" cols="*" frameborder="0" border="0" framespacing="0">
  <frame src="top.html" name="topFrame" scrolling="no" id="top"
    marginheight="0" marginwidth="0" noresize/>
  <frameset cols="200,*" frameborder="1" framespacing="2"
    marginwidth="0" marginheight="0" leftmargin="0" topmargin="0">
    <frame src="left.html" name="leftFrame" target="mainFrame"
      scrolling="auto" borderColor="#FBFBFB" id="left">
    <frame src="right.html" name="mainFrame" scrolling="auto" id="main">
  </frameset>
</frameset>
</html>
```

其中 top.html 就是前面展示过的 HTML 文档。

在 IE 浏览器中打开上面的 HTML 文件，其显示结果如图 9-7 所示。

使用上述页面分割的方法，可以直观地将各种信息展现给用户，这也是目前使用最为普遍的一种方法。在这种多框架的页面中，可能会需要跨框架进行各种操作，在进行跨框架的操作之前，需要先了解这种页面的框架结构，9.4.html 文件的框架结构如图 9-8 所示。

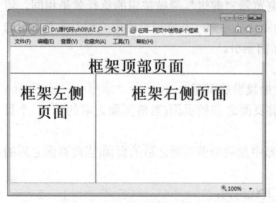

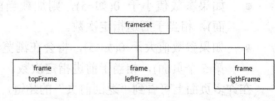

图 9-7　使用多个框架的网页　　　　　　　**图 9-8　框架结构**

虽然在 9.4.html 文件中，leftFrame 与 mainFrame 在另一个 frameset(框架集)中，但是同一个页面中，所有的 frame 元素的父框架都是最原始的 frameset 元素。因此在框架 mainFrame 中调用 topFrame，可以在获取框架 mainFrame 的父框架对象(最高层的 frameset)之后，直接调用父对象的框架数组获取名称为 topFrame 的框架。

获取一个对象框架数组中的某个框架有两种方法，其实现方法如下：

```
var parentObj = window.parent;  //获取当前窗口的父窗口(框架)
window.alert("父对象中第一个框架的框架名: " + parentObj.frames[0].name);
window.alert("父对象中名称为"topFrame"的框架名: "
 + parentObj.frames["topFrame"].name);
```

window 对象的 parent 属性的使用方法为：

```
var parentObj = window.parent;
```

其中，parentObj 是当前窗口的父框架或窗口对象。由于是对象，所以可以直接使用其属性及方法或者调用其内部的信息。得到名称为 topFrame 的框架的方法，就是用来获取父对象的 frames 属性。可以调用父对象的 length 与 frames.length 属性分别获取父对象的框架数量和框架数组长度。

其实现方法如下：

```
var parentObj = window.parent; //获取当前窗口的父窗口(框架)
window.alert("父对象中框架数组长度: " + parentObj.frames.length);
window.alert("父对象中的框架数量: " + parentObj.length);
```

6. top 属性

当页面中存在多个框架时，可以使用 window 对象的 top 属性直接获取当前浏览器窗口中各子窗口的最顶层对象。其语法格式为：

```
var topObj = window.top;
```

其中，topObj 是获取的最顶层对象。由于是对象，也可以使用其属性与方法对其进行各种操作。在前面的 mainFrame 中，获取当前窗口的顶层框架对象，再获取顶层对象的内容框架数量及内部框架数组的大小，其实现方法如下：

```
var topObj = window.top; //获取当前窗口的顶级对象
window.alert("顶级对象框架数量: " + topObj.length);
window.alert("顶级对象框架数组长度: " + topObj.frames.length);
```

9.1.3 对话框

对话框的作用就是与浏览者进行交流，有提示、选择和获取信息的功能。JavaScript 提供了 3 种标准的对话框，分别是弹出对话框，选择对话框和输入对话框。这 3 种对话框都是基于 window 对象产生的，即作为 window 对象的方法而使用的。

window 对象中的对话框如表 9-3 所示。

表 9-3　window 对象中的对话框

对 话 框	说　　明
alert()	弹出一个只包含"确定"按钮的对话框
confirm()	弹出一个包含"确定"和"取消"按钮的对话框，要求用户做出选择。如果用户单击"确定"按钮，则返回 true 值，如果单击"取消"按钮，则返回 false 值
prompt()	弹出一个包含"确认"和"取消"按钮和一个文本框的对话框，要求用户在文本框输入一些数据。如果用户单击"确认"按钮，则返回文本框里已有的内容，如果用户单击"取消"按钮，则返回 null 值。如果指定<初始值>，则文本框里会有默认值

1. alert

window 对象的打开消息对话框的方法是 alert()，使用 alert()方法会弹出一个带有"确定"按钮及相关信息的消息框。其使用语法为：window.alert("msg");。其中，msg 是在对话框中显示的提示信息。当使用 alert()方法打开消息框时，整个文档的加载以及所有脚本的执行等操作都会暂停，直到用户单击消息框中的"确定"按钮，所有的动作才继续进行。

【例 9.5】(示例文件 ch09\9.5.html)

利用 alert()方法弹出了一个含有提示信息的对话框：

```html
<!DOCTYPE HTML>
<html>
    <head>
    <title>Windows 提示框</title>
    <script language="JavaScript" type="text/javaScript">
    <!--
    window.alert("提示信息");

    function showMsg(msg)
    {
        if(msg == "简介") window.alert("提示信息：简介");
        window.status = "显示本站的" + msg;
        return true;
    }
    window.defaultStatus = "欢迎光临本网站";
    //-->
    </script>
    </head>
    <body>
      <form name="frmData" method="post" action="#">
        <table width="400" align="center" border="1" cellspacing="0">
            <thead>
                <th colspan="3">在线购物网站</th>
            </thead>
            <SCRIPT LANGUAGE="JavaScript" type="text/javaScript">
            <!-
            window.alert("加载过程中的提示信息");
            //-->
            </script>
            <tr>
                <td valign="top" width="200">
                    <ul>
                <li><a href="#" onmouseover="return showMsg('主页')">主页
                </a></li>
                <li><a href="#" onmouseover="return showMsg('简介')">简介
                </a></li>
                <li><a href="#" onmouseover="return showMsg('联系方式')">
                联系方式</a></li>
                <li><a href="#" onmouseover="return showMsg('业务介绍')">
                业务介绍</a></li>
                    </ul>
                </td>
                <td valign="top" width="300">
```

```
                    上网购物是新的一种购物理念
                </td>
            </tr>
        </table>
      </form>
    </body>
</html>
```

当在上面代码中加载至 JavaScript 中的第一条 window.alert()语句时，会弹出一个提示框，如图 9-9 所示。

当页面加载至 table 时，状态条已经显示"欢迎光临本网站"的提示消息，说明设置状态条默认信息的语句已经执行，如图 9-10 所示。

当鼠标移至超级链接"简介"时，即可看到相应的提示信息，如图 9-11 所示。待整个页面加载完毕，状态条会显示默认的信息。

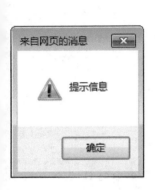

图 9-9　页面加载的初始
　　　　效果

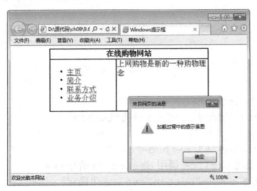

图 9-10　页面加载至 table 的效果

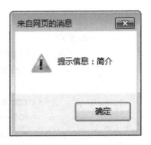

图 9-11　鼠标移至超链接
　　　　时的提示信息

2. confirm

当需要用户对其进行的操作进行确认时，可以使用 window 对象的 confirm()方法，使用方法为：

```
var rtnVal = window.confirm("cfmMsg");
```

其中，rtnVal 表示的是 confirm()方法的返回值，它是属于 boolean 型的数据；而 cfmMsg 是弹出对话框的提示信息。

使用 window.confirm()方法，弹出一个带有"确定"和"取消"按钮及用户指定的提示信息的对话框。在确认对话框弹出后，用户做出反应之前，文档的加载、脚本的执行也会像 window.alert()一样，暂停执行，直到用户单击"确定"、"取消"按钮或关闭对话框的操作。用户单击"确定"按钮，window.confirm()方法返回 true；当用户单击"取消"按钮或直接单击"关闭"按钮时，将返回 false。

【例 9.6】(示例文件 ch09\9.6.html)

confirm()方法的具体使用过程：

```
<!DOCTYPE html>

<html>
    <head>
    <title>alert 方法与 confirm 方法比较</title>
    <meta http-equiv="content-type" content="text/html; charset=gb2312">

    <script type="text/javascript">
        <!--
        function destroy()
        {
        if (confirm("确定关闭该网页吗？"))   // confirm()方法用作判断条件
            alert("是的，我确定要关闭此网页");      //显示确定信息
        else                    //如果没有确定
            alert("您选择的是不关闭网页！");        //显示信息
        }
        // -->
    </script>

    </head>
    <body>
        <div align="center">
            <h1>alert()方法与 confirm()方法</h1>
            <hr>
            <form action="#" method="get">
                <!--通过 onclick 调用 destroy()函数-->
                <input type="button" value="确定" onclick="destroy();" >
            </form>
        </div>
    </body>
</html>
```

在 IE 浏览器中打开上面的 HTML 文件，在打开的页面中单击"确定"按钮，即可弹出是否关闭该网页的提示框，如图 9-12 所示。

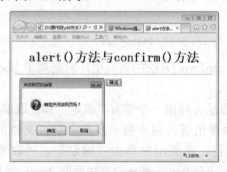

图 9-12 弹出的确认关闭网页提示框

然后单击"确定"按钮，即可看到"是的，我确定要关闭此网页"提示框，如图 9-13 所示。若单击"取消"按钮，即可看到"您选择的是不关闭网页！"提示框，如图 9-14 所示。

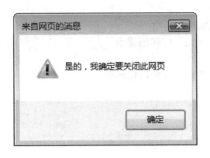
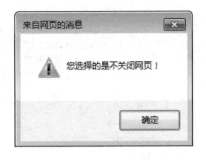

图 9-13　弹出提示框　　　　　　图 9-14　"您选择的是不关闭网页！"提示框

3. prompt

如果需要用户输入简单的信息，可以使用 window 对象的 prompt()方法，其使用方法为：

```
var str = window.prompt("strShow","strInput");
```

其中，str 表示的是接收用户输入的字符串信息；strShow 是一个在对话框中显示的提示信息字符串；strInput 是在打开输入对话框时，其文本框中默认显示的信息。

使用 window.prompt()方法，会在页面中弹出一个带有"确定"、"取消"按钮与相关信息提示以及信息输入框的对话框。

在输入对话框弹出后，用户做出反应前，文档的加载、脚本的执行也会像 window.alert()一样暂停执行，直到用户做出单击"确定"、"取消"按钮或关闭输入对话框的操作。当用户单击对话框中的"确定"按钮时，如果已经在输入框中输入了信息，则返回用户输入的信息；如果用户没有输入信息并且输入框中没有默认值，会返回一个空字符串。如果用户单击"取消"按钮，则会返回 null。

 使用 window 对象的 alert()方法、confirm()方法、prompt()方法都会弹出一个对话框，并且在对话框弹出后，如果用户没有对其进行操作，那么当前页面及 JavaScript 会暂停执行。这是因为使用这 3 种方法弹出的对话框都是模式对话框，除非用户对对话框进行操作，否则无法进行其他应用(包括无法操作页面)。

【例 9.7】(示例文件 ch09\9.7.html)

prompts()方法的具体使用过程：

```
<!DOCTYPE html>
<html>
    <head>
        <title>Prompts 方法使用实例</title>
        <meta http-equiv="content-type" content="text/html;
         charset=gb2312" >
        <script type="text/javascript">
            <!--
            function askGuru()
            {
                var question = prompt("请输入数字?","")
                if (question != null)
```

```
            {
                if (question == "")   //如果输入为空
                    alert("您还没有输入数字！"); //弹出提示
                else //否则
                    alert("你输入的是数字哦！"); //弹出信息框
            }
        }
        //-->
    </script>
</head>
<body>
    <div align="center">
    <h1>Prompts 方法使用实例</h1>
    <hr>
    <br>
    <form action="#" method="get">
        <!--通过 onclick 调用 askGuru()函数-->
        <input type="button" value="确定" onclick="askGuru();" >
    </form>
    </div>
</body>
</html>
```

在 IE 浏览器中打开上面的 HTML 文件，在打开的页面中单击"确定"按钮，即可弹出输入提示对话框，如图 9-15 所示。在"请输入数字"文本框中输入相应的数后单击"确定"按钮，即可看到"你输入的是数字哦！"提示框，如图 9-16 所示。如果没有输入数字就单击"确定"按钮，即可看到"您还没有输入数字！"提示框，如图 9-17 所示。

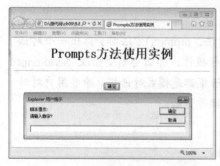

图 9-15　"请输入数字"对话框

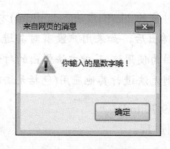

图 9-16　提示信息

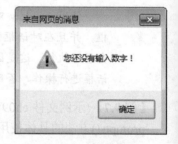

图 9-17　提示未输入

9.1.4　窗口操作

上网的时候会遇到这样的情况，进入首页时或者单击一个链接或按钮时，会弹出一个窗口，通常窗口里会显示一些注意事项、版权信息、警告、欢迎光顾之类的话或者作者想要特别提示的信息。实现弹出窗口非常简单，需要使用 window 对象的 open 方法。

open()方法提供了很多可供用户选择的参数，它的用法是：

```
open(<URL 字符串>, <窗口名称字符串>, <参数字符串>);
```

其中，各个参数的含义如下。

<URL 字符串>：指定新窗口要打开网页的 URL 地址，如果为空，则不打开任何网页。

<窗口名称字符串>：指定被打开新窗口的名称(window.name)，可以使用'_top'、'_blank'等内置名称。这里的名称跟<a href="..." target="...">里的 target 属性是一样的。

<参数字符串>：指定被打开新窗口的外观。open()方法的第 3 个参数有下列可选值。

- top=0：窗口顶部离开屏幕顶部的像素数。
- left=0：窗口左端离开屏幕左端的像素数。
- width=400：窗口的宽度。
- height=100：窗口的高度。
- menubar=yes|no：窗口是否有菜单，取值 yes 或 no。
- toolbar=yes|no：窗口是否有工具栏，取值 yes 或 no。
- location=yes|no：窗口是否有地址栏，取值 yes 或 no。
- directories=yes|no：窗口是否有连接区，取值 yes 或 no。
- scrollbars=yes|no：窗口是否有滚动条，取值 yes 或 no。
- status=yes|no：窗口是否有状态栏，取值 yes 或 no。
- resizable=yes|no：窗口是否可以调整大小，取值 yes 或 no。

1. open

例如，打开一个宽为 500、高为 200 的窗口，使用语句：

```
open('','_blank','width=500,height=200,menubar=no,toolbar=no,
  location=no,directories=no,status=no,scrollbars=yes,resizable=yes')
```

【例 9.8】(示例文件 ch09\9.8.html)

打开新窗口：

```
<!DOCTYPE html>
<html>
<head>
<title>打开新窗口</title>
</head>
<body>
<script language="JavaScript">
<!--
  function setWindowStatus()
  {
    window.status = "Window 对象的简单应用案例，这里的文本是由 status 属性设置的。";
  }
  function NewWindow(){
    msg = open("","DisplayWindow","toolbar=no,directories=no,menubar=no");
    msg.document.write("<HEAD><TITLE>新窗口</TITLE></HEAD>");
    msg.document.write(
      "<CENTER><h2>这是由 Window 对象的 Open 方法所打开的新窗口!</h2></CENTER>");
  }
-->
```

```
</script>
<body onload="setWindowStatus()">
  <input type="button" name="Button1" value="打开新窗口"
    onclick="NewWindow()">
</body>
</html>
```

在代码中，使用 onload 加载事件，调用 JavaScript 函数 setWindowStatus，用于设置状态栏的显示信息。创建了一个按钮，并为按钮添加了单击事件，其事件处理程序是 NewWindow 函数，在这个函数中使用 open 方法打开了一个新的窗口。

在 IE 9.0 中的浏览效果如图 9-18 所示，当单击页面中"打开新窗口"按钮时，会显示如图 9-19 所示窗口。在新窗口中没有显示地址栏和菜单栏等信息。

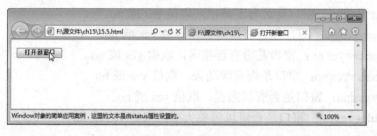

图 9-18　使用 open 方法

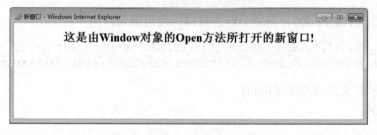

图 9-19　新窗口

2．close

用户可以在 JavaScript 中使用 window 对象的 close()方法关闭指定的已经打开的窗口。关闭窗口时使用的方法为 winObj.close();。其中，winObj 代表需要关闭的 window 对象，可以是当前窗口的 window 对象，也可以是用户指定的任何 window 对象。关闭当前窗口还可以使用 self.close()方法。使用 close()方法关闭窗口时，如果指定被关闭的窗口有状态条，浏览器会弹出警告信息。当浏览器弹出此提示信息后，其运行效果与打开确认对话框类似，所有页面的加载及 JavaScript 脚本的执行都暂停，直到用户做出反应。

在 JavaScript 中使用 window.close()方法关闭当前窗口时，如果当前窗口是通过 JavaScript 打开的，则不会有提示信息。在某些浏览器中，如果打开需要关闭窗口的浏览器只有当前窗口的历史访问记录，使用 window.close()方法关闭窗口时，同样不会有提示信息。

3．blur

如果需要将当前窗口变为非活动窗口，可以使用 window 对象的 blur()方法，本方法相当于将焦点从当前窗口移开，即让当前窗口失去焦点。

blur()方法的使用语法为 window.blur();。

将焦点从指定窗口移开后，当前窗口仍然高亮显示，但是屏幕上会显示打开当前窗口之前的另一个窗口。例如，使用 window.open()方法打开一个新的窗口，但是要求不能显示新的窗口。当打开新窗口时，可以使用 window.blur()方法，使用新窗口的 blur()方法让新打开的窗口失去焦点，其实现方法如下：

```
var win = window.open(url,_name,_feature);    //得到打开的窗口对象
win.blur();    //打开的窗口失去焦点
```

当新窗口打开后使用 blur()方法，新窗口会在原来窗口的后面高亮显示，而且状态栏仍然是新窗口选中的状态。此时原窗口的显示会在新打开的窗口之前，如果原来的窗口是最大化状态，新窗口使用 blur()方法后，新窗口在屏幕中将不可见，从而达到显示原来的窗口隐藏新打开的窗口的效果。

4. focus

window 对象的 focus()方法可以让指定的窗口获得焦点，变为活动窗口。本方法与 blur()方法执行相反的操作，会将焦点从当前窗口转向指定的窗口。使用语法为 window.focus();。

focus()方法将焦点移动到指定窗口后，指定窗口会高亮显示。例如打开新的窗口后显示原来的窗口，使用 focus()方法实现显示效果的方法如下：

```
var win = window.open(url,_name,_feature); //得到打开的窗口对象
window.focus(); //原来的窗口获得焦点
```

这样，使用 window.open()方法打开的窗口在屏幕上一闪，即被原来的窗口将焦点获得。

focus()方法与 blur()方法有区别，前者可以让指定的窗口获得焦点，同时获得焦点的窗口高亮显示；后者则只能让指定的窗口失去焦点，但是失去焦点的窗口仍然高亮显示，只是被打开新窗口的原窗口覆盖了。因此，使用 focus()方法可以更好地实现让指定窗口获得焦点的效果。

9.2 文档(document)对象

document 对象是客户端使用最多的 JavaScript 对象，document 对象除了常用的 write()方法之外，document 对象还定义了文档整体信息属性，如文档 URL、最后修改日期、文档要链接到的 URL、显示颜色等。

9.2.1 文档的属性

window 对象具有 document 属性，该属性表示在窗口中显示 HTML 文件的 document 对象。客户端 JavaScript 可以把静态 HTML 文档转换成交互式的程序，因为 document 对象提供交互访问静态文档内容的功能。除了提供文档整体信息的属性外，document 对象还有很多的重要属性，这些属性提供文档内容的信息，如表 9-4 所示。

表 9-4　document 对象的属性

属性名称	说　明
alinkColor、linkColor、vlinkColor	这些属性描述了超链接的颜色。linkColor 指未访问过的链接的正常颜色，vlinkColor 指访问过的链接的颜色，alinkColor 指被激活的链接的颜色。这些属性对应于 HTML 文档中 body 标记的属性 alink、link 和 vlink
anchors[]	Anchor 对象的一个数组，该对象保存着代表文档中锚的集合
applets[]	Applet 对象的一个数组，该对象代表文档中的 Java 小程序
bgColor、fgColor	文档的背景色和前景色，这两个属性对应于 HTML 文档中 body 标记的 bgcolor 和 text 属性
cookie	一个特殊属性，允许 JavaScript 脚本读写 HTTP cookie
domain	该属性使处于同一域中的相互信任的 Web 服务器在网页间交互时能协同忽略某项案例性限制
forms[]	Form 对象的一个数组，该对象代表文档中 form 标记的集合
images[]	Image 对象一个数组，该对象代表文档中<img>标记集合
lastModified	一个字符串，包含文档的最后修改日期
links[]	Link 对象的一个数组，该对象代表文档的链接<a>标记的集合
location	等价于属性 URL
referrer	文档的 URL，包含把浏览器带到当前文档的链接
title	当前文档的标题，即<title>和</title>之间的文本
URL	一个字符串。声明装载文件的 URL，除非发生了服务器重定向，否则该属性的值与 window 对象的 location.href 相同

　　document 对象包括当前浏览器窗口或框架区域中的所有内容，包含文本域、按钮、单选框、图片、链接等 HTML 页面可访问元素，但不包含浏览器的菜单栏、工具栏和状态栏。document 对象提供了一系列属性和方法，可以对页面元素进行各种属性设置。

　　1．颜色属性

　　document 对象提供了 alinkColor、fgColor、bgColor 等几个颜色属性，来设置 Web 页面的显示颜色，一般定义在<body>标记中，在文档布局确定之前完成设置。

　　(1) alinkColor

　　该属性的作用是设置文档中活动链接的颜色，而活动链接是指用户正在使用的超级链接，即用户将鼠标移动到某个链接上并按下鼠标按键，此链接就是活动链接。使用 document 的 alinkColor 属性，可以自己定义活动链接的颜色，其语法格式为：

```
document.alinkColor = "colorValue";
```

　　其中，colorValue 是用户指定的颜色，其值可以是 red、blue、green、black、gray 等颜色名称，也可以是十六进制 RGB，如白色对应的十六进制 RGB 值是#FFFF。在 IE 浏览器中，活动链接的默认颜色为蓝色，用颜色表示就是 blue 或#0000FF。用户设定活动链接的颜色时，需要在页面的<script>标记中添加指定活动链接颜色的语句。

例如，需要指定用户单击链接时链接的颜色为红色，其方法如下：

```
<Script language="JavaScript" type="text/javascript">
<!--
    document.alinkColor = "red";
//-->
</Script>
```

也可以在<body>标记的 onload 事件中添加，其方法如下：

```
<body onload="document.alinkColor='red';">
```

 使用基于 RGB 的十六进制颜色时，需要注意在值前面加上"#"号，同时颜色值不区分大小写，red 与 Red、RED 的效果相同，#ff0000 与#FF0000 的效果相同。

(2) bgColor

bgColor 表示文档的背景颜色，文档的背景色通过 document 对象的 bgColor 属性进行获取或更改。使用 bgColor 获取背景色的语法格式为：

```
var colorStr = document.bgColor;
```

其中，colorStr 是当前文档的背景色的值。使用 document 对象的 bgColor 属性时，需要注意由于 JavaScript 区分大小写，因此必须严格按照背景色的属性名 bgColor 来对文档的背景色进行操作。使用 bgColor 属性获取的文档的背景色是以"#"号开头的基于 RGB 的十六进制颜色字符串。在设置背景色时，可以使用颜色字符串 red、green 和 blue 等。

(3) fgColor

可以使用 document 对象的 fgColor 属性来修改文档中的文字颜色，即设置文档的前景色。其语法格式为：

```
var fgColorObj = document.fgColor;
```

其中，fgColorObj 表示当前文档的前景色的值。获取与设置文档前景色的方法与操作文档背景色的方法相似。

(4) linkColor

可以使用 document 对象的 linkColor 属性来设置文档中未访问链接的颜色。其属性值与 alinkColor 类似，可以使用十六进制 RGB 颜色字符串表示。

使用 JavaScript 可以设置文档链接的颜色的语法格式如下：

```
var colorVal = document.linkColor;         //获取当前文档中链接的颜色
document.linkColor = "colorValue";         //设置当前文档链接的颜色
```

其中，colorVal 是获取的当前文档的链接颜色字符串，其值与获取文档背景色的值相似，都是十六进制 RGB 颜色字符串。而 colorValue 是需要给链接设置的颜色值。由于 JavaScript 区分大小写，因此使用此属性时仍然要注意大小写，否则在 JavaScript 中，无法通过 linkColor 属性获取或修改文档未访问链接的颜色。

用户设定文档链接的颜色时，需要在页面的<script>标记中添加指定文档未访问链接颜色的语句。如需要指定文档未访问链接的颜色为红色，其方法如下：

```
<Script language ="JavaScript" type="text/javascript">
<!--
document.linkColor = "red";
//-->
</Script>
```

与设定活动链接的颜色相同，设置文档链接的颜色也可以在<body>标记的 onload 事件中添加，其方法如下：

```
<body onload="document.linkColor='red';">
```

（5）vlinkColor

使用 document 对象的 vlinkColor 属性可以设置文档中用户已访问链接的颜色。其实现方法如下：

```
var colorStr = document.vlinkColor;     //获取用户已观察过的文档链接的颜色
document.vlinkColor = "colorStr";       //设置用户已观察过的文档链接的颜色
```

document 对象的 vlinkColor 属性的使用方法与使用 alinkColor 属性相似。在 IE 浏览器中，默认的用户已观察过的文档链接的颜色为紫色。用户在设置已访问链接的颜色时，需要在页面的<script>标记中添加指定已访问链接颜色的语句。例如，需要指定用户已观察过的链接的颜色为绿色，其方法如下：

```
<Script language="JavaScript" type="text/javascript">
<!--
document.vlinkColor = "green";
//-->
</Script>
```

也可以在<body>标记的 onload 事件中添加，其方法如下：

```
<body onload="document.vlinkColor='green';">
```

下面的 HTML 文档中包含有上面各个颜色属性，其作用是动态改变页面的背景颜色和查看已访问链接的颜色。

【例 9.9】(示例文件 ch09\9.9.html)

设置页面各个颜色的初始值：

```
<!DOCTYPE HTML>
<html>
    <head>
        <meta http-equiv=content-type content="text/html; charset=gb2312">
        <title>综合应用 Document 对象中的颜色属性</title>
        <script language="JavaScript" type="text/javascript">
            <!--
            //设置文档的颜色显示
            function SetColor()
            {
                document.bgColor = "yellow";
```

```
            document.fgColor = "green";
            document.linkColor = "red";
            document.alinkColor = "blue";
            document.vlinkColor = "purple";
        }
        //改变文档的背景色为海蓝色
        function ChangeColorOver()
        {
        document.bgColor = "navy";
         return;
        }
        //改变文档的背景色为黄色
        function ChangeColorOut()
        {
        document.bgColor = "yellow";
         return;
        }
        //-->
    </script>
</head>
<body onload="SetColor()">
    <center>
        <br>
        <p>设置颜色</p>
        <a href="8-1-1-1.html">链接颜色</a>
        <form name="MyForm3">
          <input type="submit" name="MySure" value="动态背景色"
            onmouseover="ChangeColorOver()"
            onmouseOut="ChangeColorOut()">
        </form>
    <center>
</body>
</html>
```

上面代码应用 onload()事件调用 SetColor 方法来设置页面各个颜色属性的初始值。该文件在 IE 浏览器中的运行结果如图 9-20 所示。

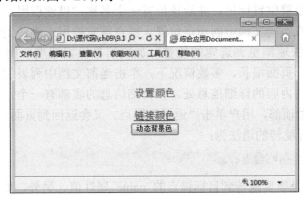

图 9-20 设置页面各个颜色的初始值

鼠标移动到"动态背景色"按钮时，触发 onmouseOver()事件，调用 ChangeColorOver()函数来动态改变文档的背景颜色为海蓝色，如图 9-21 所示。而当鼠标移离"动态背景色"按钮时，触发 onmouseOut()事件，调用 ChangeColorOut()函数，将页面背景颜色恢复为黄色。

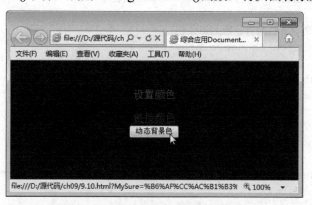

图 9-21 动态改变文档的背景颜色

同时还可以单击"链接颜色"链接来查看设置的已访问链接的颜色，如图 9-22 所示。

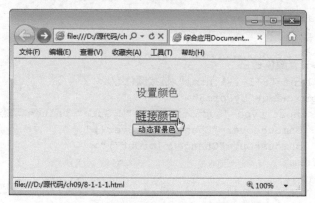

图 9-22 查看设置的已访问链接的颜色

2. anchor

锚就是在文档中设置位置标记，并给该位置一个名称，以便引用。通过创建锚点，可以使链接指向当前文档或不同文档中的指定位置。锚点常常被用来跳转到特定的主题或文档的顶部，使访问者能够快速浏览到选定的位置，加快信息检索速度。例如，在多数帮助文档中，由于文档内容多、页面很长、多数情况下，单击当前文档中列表信息的某个锚点，会跳转到当前锚点所代表的内容的详细信息处，在详细信息的底部有一个"返回"锚点，单击返回锚点，再次回到页面顶部。用户单击"返回"锚点。又会返回到页面顶部。

使用这种方式进行跳转的语法为：

```
<a href="#hrefName">锚点</a>
```

其中，hrefName 是需要跳转到目标锚点的 name 属性值。另外，如果页面中有多个锚点的 name 属性与目标锚点的值相同，则系统会按照文档的先后顺序跳转至第一个锚点。如果页面中不存在名称为指定锚点的锚点，则单击此锚点时，不会有任何动作。如果需要跳转到另一个页面中的某个锚点位置，可使用方法为：

```
<a href="#fileName#hrefName">锚点</a>
```

其中，fileName 指定了需要跳转到另一个页面的 URL。hrefName 则指定了需要跳转到的目标页面中的目标锚点。

如果需要锚点的跳转，则 hrefName 是必需的，并且必须在目标锚点的名称前添加 "#" 号，否则无法跳转至指定锚点。如果在文档锚点的描述符中指定了其 href 属性值(<a href="">锚点链接</a>)，则此文档锚点也是一个链接。

如果文档中存在多个锚点，可以使用 document 对象的 anchors 属性，获取当前文档锚点数组。其使用方法为：

```
var anchorAry = document.anchors;
```

其中，anchorAry 代表获得的文档的锚点对象数组。anchors 锚点数组本身是一个对象，可以使用其 length 属性得到当前文档中锚点对象的个数。如果一个锚点对象也是链接，则这个对象在锚点对象数组中出现的同时，也会出现在链接数组中。下面的 HTML 文档是使用 document 对象的 anchors 属性获得文档中锚点对象数组并将其遍历出来。

【例 9.10】(示例文件 ch09\9.10.html)

获取锚点数组大小：

```
<!DOCTYPE HTML>
<html>
    <head>
        <title>文档中的锚点</title>
        <script language="JavaScript" type="text/javaScript">
            <!--
            function getAnchors()
            {
                var anchorAry = document.anchors; //得到锚点数组
                window.alert("锚点数组大小：" + anchorAry.length);
                for(var i=0; i<anchorAry.length; i++)
                {
                    window.alert("第" + (i + 1) + "个锚点是："
                        + anchorAry[i].name);
                }
            }
            //-->
        </script>
    </head>
    <body>
        <form name="frmData" method="post" action="#">
            <center>
                <ul>
```

```
            <li><a href="#linkName" name="whatLink">电子商务</a></li>
            <li><a href="#" name="colorLink">时尚服饰</a></li>
        </ul>
    </center>
<br>
<p><input type="button" value="锚点数组" onclick="getAnchors()"></p>
<br>
<p></p>
<p>
    <a name="linkName">电子商务</a>
    <br>
    电子商务通常是指在全球各地广泛的商业贸易活动中，在因特网开放的网络环境下，基于浏
览器/服务器应用方式，而买卖双方不用见面地进行各种商贸活动。
</p>
<a href="#whatLink">返回</a>
</form>
</body>
</html>
```

在 IE 浏览器中打开上面的 HTML 文档，单击其中的"锚点数组"按钮，即可显示锚点
数组大小，其显示结果如图 9-23 所示。

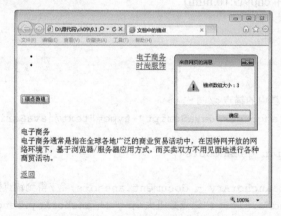

图 9-23　获取锚点数组的大小

依次单击"确定"按钮，即可遍历锚点对象数组，其显示效果如图 9-24 所示。

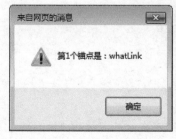 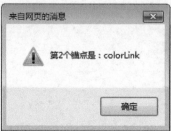 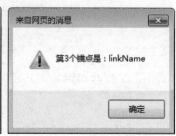

图 9-24　遍历锚点对象数组

从运行效果可以发现，文档中有 4 个<a>标记，但是使用 anchors 属性获得的锚点对象数组大小却是 3。遍历锚点对象数组之后，如果发现没有为锚点赋予 name 属性，则使用 anchors 属性，不会获取到本锚点。如果需要获取所有的锚点，可以使用如下的 DOM 方法：

```
var aAry = document.getElementsByTagName("a");
```

3. form

窗体对象是文档对象的一个元素，它含有多种格式的对象储存信息，使用它可以在 JavaScript 脚本中编写程序进行文字输入，并可以用来动态改变文档的行为。

通过 document.Forms[]数组来使得在同一个页面上可有多个相同窗体，使用 forms[]数组要比使用窗体名字更方便。尽管如此，所有支持脚本的浏览器都支持以下两种通过 form 名获取窗体的方法：

```
var formObj = document.forms["formName"];
var formObj = document.formName;
```

其中，fromObj 代表获得的文档的窗体对象。formName 代表页面中指定的 form 的 name 属性值。下面的 HTML 文档使用两种方式获取页面中 name 属性值为 frmData 的窗体，并获取窗体内部称为 hidField 的隐藏域的值。

【例 9.11】(示例文件 ch09\9.11.html)

获取文档中的窗体：

```
<html>
    <head>
    <title>文档中的表单</title>
    <script language="JavaScript" type="text/javaScript">
    <!--
    function getWin()
    {
      window.alert("窗体的长度：" + document.forms.lenght);
      window.alert("窗体中隐藏域的值：" + document.frmData.hidField.value);
      window.alert("使用名称数组得到的隐藏域的值："
        + document.forms["frmData"].hidField.value);
    }
    //-->
    </script>
    </head>
    <body>
     <form name="frmData" method="post" action="#">
        <input type="hidden" name="hidField" value="123">
        <input type="button" value="得到窗体" onclick="getWin()">
     </form>
    </body>
</html>
```

上面代码中使用了表达式 document.forms.length，从运行效果中可以发现，length 是 document 对象的 forms 数组的长度，这是因为使用 document.forms 获取的是一个对象。

在 IE 浏览器中打开上面的 HTML 文档，效果如图 9-25 所示。

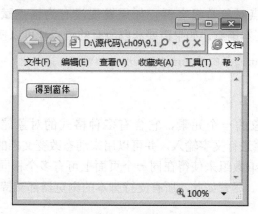

图 9-25　程序运行初始结果

单击其中的"得到窗体"按钮，即可显示锚点数组大小，依次单击"确定"按钮，即可遍历锚点对象数组，其显示效果如图 9-26 所示。

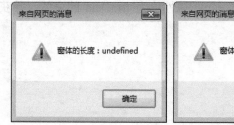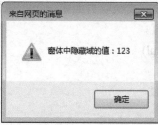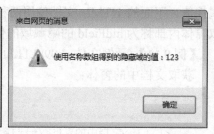

图 9-26　获取文档中的窗体

9.2.2　document 对象的方法

document 对象有很多方法，其中包括以前程序中经常看到的 document.write()，如表 9-5 所示。

表 9-5　document 对象的方法

方法名称	说　　明
close()	关闭或结束 open()方法打开的文档
open()	产生一个新文档，并清除已有文档的内容
write()	输入文本到当前打开的文档
writeln()	输入文本到当前打开的文档，并添加一个换行符
document.createElement(Tag)	创建一个 HTML 标签对象
document.getElementById(ID)	获得指定 ID 值的对象
document.getElementsByName(Name)	获得指定 Name 值的对象

document 对象提供的属性和方法主要用于设置浏览器当前载入文档的相关信息、管理页面中已存在的标记元素对象、往目标文档中添加新文本内容、产生并操作新的元素等方面。document 对象的常用方法有清除指定内容的 clear 方法、关闭文档的 close 方法、打开文档的 open 方法、把文本写入文档的 write 方法、把文本写入文档并换行的 writeln 方法。

1. write 方法和 writeln 方法

document 对象的 write()方法可向指定文档中写入内容。write()方法可以在如下两种情况下使用：

- 在网页加载过程中，使用动态生成的内容创建或者更改网页。
- 在当前页面加载完毕后，使用指定的 HTML 字符串创建新的页面内容。

write()方法的使用语法为：

```
docObj.write(htmlStr);
```

其中，docObj 是指定的 document 对象；htmlStr 是需要生成的内容，其值是一个包含有生成页面内容的字符串。如果给 write()方法的参数不是字符串，则数值型数据将转换为对应数据信息的字符串；布尔型数据将转换为字符串 true 或 false；如果是一个对象，将调用对象的 toString()方法，将对象转换为字符串。

writeln()方法与 write()方法两者功能大体相同，只是后者会在每一次调用时输出一个换行符。writeln()方法与 write()方法使用方法相同：

```
docObj.writeln(str);
```

与 write()方法相同，docObj 是指定的 document 对象；str 是需要生成的内容，并且在输出内容时，会把非字符串的变量转换成字符串。二者的不同之处在于：writeln()方法会在其输出结果后添加一个换行符(\n)，而 write()方法则不会。

下面的 HTML 文档使用<pre>标签说明二者的区别。

【例 9.12】(示例文件 ch09\9.12.html)

write()与 writeln()的区别：

```
<html>
    <head>
        <title>document.write()与 document.writeln()</title>
    </head>
    <body>
        <h1>write()与 writeln()的区别</h1><p>
        <pre>
            <script type="text/javascript">
                document.write("电子商务通常是指在全球各地广泛的商业贸易活动中，在因特
网开放的网络环境下,");
                document.writeln("基于浏览器/服务器应用方式");
                document.writeln("现在已经换行。");
                document.write("总是可以使用 &lt;br&gt; 元素<br>在 HTML 中进行换行。");
            </script>
        </pre>
    </body>
```

```
</html>
```

上述 HTML 文件在 Chrome 浏览器中的运行结果如图 9-27 所示。

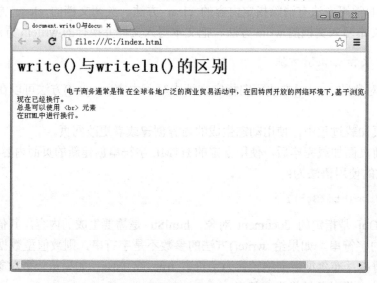

图 9-27　write()与 writeln()的区别

2. clear 方法

clear()方法的作用是用来清除文档的所有内容，其语法格式为：

```
docObj.clear();
```

其中 docObj 代表需要清除的文档对象。

但 document.clear()方法是一种不被建议使用的方法，而且在新版本的多数浏览器中，此方法不进行任何操作。如果需要清除指定文档的内容，则需要先关闭当前文档(document 对象的 close()方法)，按照顺序先后调用 document.open()、document.write()或 document.writeln()方法，此时，指定文档的内容已经被清空了。

3. Open 方法

document 对象的 open()方法用于打开指定文档，其使用方法为：

```
docObj.open([arg]);
```

其中，docObj 代表需要打开的 document 对象；arg 代表是指定发送到窗口的 MIME 类型，而 MIME 类型是在互联网上描述和传输多媒体的规范。指定 MIME 类型可以帮助系统识别窗口中信息的类型。如果没有指定 MIME 类型，默认的类型是 text/html。

4. close 方法

document 对象的 close()方法用来关闭输出流。当需要使用 JavaScript 动态生成页面时，可以使用此方法关闭输出流。其使用方法为：

```
docObj.close();
```

其中，docObj 代表需要关闭输出流的 document 对象。本方法同样不需要参数，没有返回值。当页面加载完毕后，调用此方法不会有效果，这是因为页面加载完毕后，document 对象的 close()方法自动执行，但是当使用 JavaScript 调用 document 对象的 write()方法动态生成页面时，如果没有使用 close()方法关闭输出流，系统会一直等待。如果为窗口添加了 onload 事件，在没有调用 close()方法的情况下，onload 事件不会被触发。

9.2.3 文档中的表单和图片

一个 HTML 文档中的每个<form>标记都会在 Document 对象的 Forms[]数组中创建一个元素，同样，每个<img>标记也会创建一个 images[]数组的元素。同时，这一规则还适用于<a>和<applet>标记，它们分别对应于 Links[]和 applets[]数组的元素。

在一个页面中，document 对象具有 Form、Image 和 Applet 子对象。通过在对应的 HTML 标记中设置 name 属性，就可以使用名字来引用这些对象。包含有 name 属性时，它的值将被用作 document 对象的属性名，用来引用相应的对象。

【例 9.13】(示例文件 ch09\9.13.html)

document 对象的使用：

```
<!DOCTYPE html>
<html>
<head>
<title>document 属性使用</title>
</head>
<body>
<DIV>
 <H2>在文本框中输入内容，注意第二个文本框变化：</H2>
 <form>
 内容: <input type=text onChange="document.my.elements[0].value=this.value;">
 </form>
 <form name="my">
 结果: <input type=text
 onChange="document.forms[0].elements[0].value= this.value;">
 </form>
</DIV>
</body>
</html>
```

在上面的代码中，document.forms[0]引用了当前文档中的第一个表单对象，document.my 则引用了当前文档中 name 属性为 my 的表单。完整的 document.forms[0].elements[0].value 引用了第一个表单中第一个文本框的值，而 document.my.elements[0].value 引用了名为 my 的表单中第一个文本框的值。

在 IE 9.0 中的浏览效果如图 9-28 所示，当在第一个文本框输入内容时，鼠标放到第二个文本框时，会显示第一个文本框输入的内容。在第一个表单的文本框中输入内容，然后触发了 onChange 事件(当文本框的内容改变时触发)，使第二个文本框中的内容与此相同。

如果要使用 JavaScript 代码对文档中的图像标记<img>进行操作，需要使用到 document 对象，document 对象提供了多种访问文档中标记的方法。这里以图像标记为例讨论。

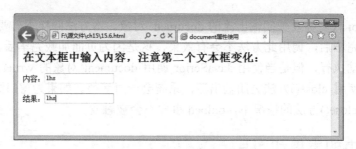

图 9-28　document 对象的使用

通过集合引用：

```
document.images              //对应页面上的<img>标记
document.images.length       //对应页面上<img>标记的个数
document.images[0]           //第 1 个<img>标记
document.images[i]           //第 i-1 个<img>标记
```

通过 name 属性直接引用：

```
<img name="oImage">
<script language="javascript">
document.images.oImage       //document.images.name 属性
</script>
```

引用图片的 src 属性：

```
document.images.oImage.src   //document.images.name 属性.src
```

【例 9.14】(示例文件 ch09\9.14.html)

在文档中设置图片：

```
<html>
<head>
<title>文档中的图片</title>
</head>
<body>
<p>下面显示了一张图片</p>
<img name=image1 width=200 height=120>

<script language="javascript">
  var image1;
  image1 = new Image();
  document.images.image1.src="f:/源文件/ch09/12.jpg";
</script>

</body>
</html>
```

上面的代码中，首先创建了一个 img 标记，此标记没有使用 src 属性用于获取显示的图片。在 JavaScript 代码中，创建了一个 image1 对象，该对象使用 new image 实例化。然后使用 document 属性设置 img 标记的 src 属性。

在 IE 9.0 中的浏览效果如图 9-29 所示，会显示一个图片和段落信息。

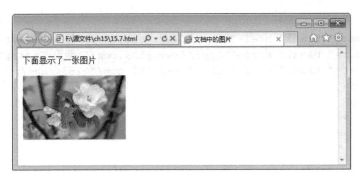

图 9-29 在文档中设置图片

9.2.4 文档中的超链接

文档对象 document 中有个 links 属性，该属性返回页面中所有链接标记所组成的数组，同样可以用于进行一些通用的链接标记处理。例如在 Web 标准的 strict 模式下，链接标记的 target 属性是被禁止的，如果使用，则无法通过 W3C 关于网页标准的验证。若要在符合 strict 标准的页面中能让链接在新建窗口中打开，可以使用如下代码：

```
var links = document.links;
for(var i=0; i<links.length; i++){
    links[i].target = "_blank";
}
```

【例 9.15】(示例文件 ch09\9.15.html)

获取所有链接：

```
<!DOCTYPE html>
<html>
<head>
<title>显示页面的所有链接</title>
<script language="JavaScript1.2">
<!--
function extractlinks(){
  //var links = document.all.tags("A");
  var links = document.links;
  var total = links.length;
  var win2 = window.open("","","menubar,scrollbars,toolbar");
  win2.document.write("<font size='2'>一共有" + total + "个连接</font><br>");
  for (i=0; i<total; i++){
   win2.document.write("<font size='2'>"+links[i].outerHTML+"</font><br>");
  }
}
//-->
</script>
</head>
<body>
<input type="button" onClick="extractlinks()" value="显示所有的连接">
```

```
<p> </p>
<p><a target="_blank" href="http://www.sohu.com/">搜狐</a></p>
<p><a target="_blank" href="http://www.sina.com/">新浪</a></p>
<p><a target="_blank" href="http://www.163.com/">163</a></p>
<p>连接1</p>
<p>连接1</p>
<p>连接1</p>
<p>连接1</p>
</body>
</html>
```

在 HTML 代码中，创建了多个标记，例如表单标记 input、段落标记和三个超级链接标记。在 JavaScript 函数中，函数 extractlinks 的功能就是获取当前页面中的所有超级链接，并在新窗口中输出。其中 document.links 就是获取当前页面所有链接，并存储到数组中，其功能与 document.all.tags("A")的功能相同。

在 IE 9.0 中的浏览效果如图 9-30 所示，在页面单击"显示所有的连接"按钮，会弹出一个新的窗口，并显示原来窗口中所有的超级链接，如图 9-31 所示。当单击按钮时，就触发了一个按钮单击事件，并调用事件处理程序，即函数。

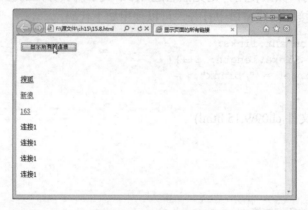

图 9-30　获取所有链接

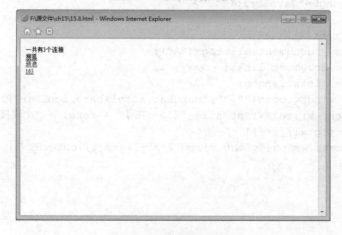

图 9-31　超级链接新窗口

9.3　实战演练 1——综合使用各种对话框

本案例讲述如何综合使用各种对话框。

【例 9.16】(示例文件 ch09\9.16.html)

使用各种对话框：

```
<!DOCTYPE html>
<html>
<head>
<script type="text/javascript">
function display_alert()
{
    alert("我是弹出对话框");
}
function disp_prompt()
{
    var name = prompt("请输入名称","");
    if (name!=null && name!="")
    {
        document.write("你好 " + name + "!");
    }
}
function disp_confirm()
{
    var r = confirm("按下按钮");
    if (r==true)
    {
        document.write("单击确定按钮");
    }
    else
    {
        document.write("单击返回按钮");
    }
}
</script>
</head>
<body>
<input type="button" onclick="display_alert()" value="弹出对话框" />
<input type="button" onclick="disp_prompt()" value="输入对话框" />
<input type="button" onclick="disp_confirm()"  value="选择对话框" />
</body>
</html>
```

在 HTML 代码中，创建了三个表单按钮，并分别为三个按钮添加了单击事件，即单击不同的按钮时，调用了不同的 JavaScript 函数。在 JavaScript 代码中，创建了三个 JavaScript 函数，分别调用 window 对象的 alert、confirm 和 prompt 方法，创建不同形式的对话框。

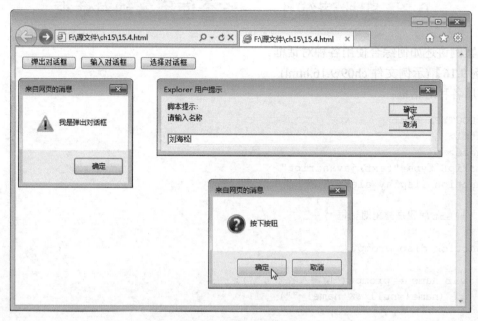

在 IE 9.0 中的浏览效果如图 9-32 所示，当单击三个按钮时，会显示不同的对话框类型，例如弹出对话框、选择对话框和输入对话框。

图 9-32　显示对话框

9.4　实战演练 2——设置弹出的窗口

下面的 HTML 文件就是通过单击页面中的某个按钮，打开一个在屏幕中央显示的大小为 500×400 且大小不可变的新窗口，当文档大小大于窗口大小时显示滚动条，窗口名称为 _blank，目标 URL 为 9.5.html。

【例 9.17】(示例文件 ch09\9.17.html)

设置弹出的窗口：

```
<!DOCTYPE HTML>
<html>
<head>
<title>打开新窗口</title>
<script language="JavaScript" type="text/javaScript">
<!--
function openWin()
{
    var _url = "9.6.html"; //指定 URL
    var _name = "_blank"; //指定打开窗口的名称
    var _feature = ""; //打开窗口的效果
    var _left =
       (window.screen.width - 400)/2; //计算新窗口居中时距屏幕左边的距离
    var _top =
       (window.screen.Height - 300)/2; //计算新窗口居中时距屏幕上方的距离
```

```
    _feature += "left=" + _left + ","; //新窗口距离屏幕上方的距离
    _feature += "top=" + _top + ","; //新窗口距离屏幕左边的距离
    _feature += "width=500,"; //新窗口的宽度
    _feature += "height=400,"; //新窗口的高度
    _feature += "resizable=0,"; //大小不可更改
    _feature += "scrollbars=1,"; //滚动条显示
    _feature +=
        "menubar=0,toolbar=0,status=0,location=0,directories=0"; //其他显示效果
    var win = window.open(_url, _name, _feature);
}
//-->
</script>
</head>
<body>
  <form name="frmData" method="post" action="#">
    <table width="600" align="center" border="1" cellspacing="0">
        <thead>
            <th colspan="3">网上购物</th>
        </thead>
        <tr>
            <td valign="top" width="200">
                <ul>
                <li><a href="#" onmouseover="return showMsg('主页')">主页
                </a></li>
                <li><a href="#" onmouseover="return showMsg('简介')">简介
                </a></li>
                <li><a href="#" onmouseover="return showMsg('联系方式')">
                联系方式</a></li>
                <li><a href="#" onmouseover="return showMsg('业务介绍')">
                业务介绍</a></li>
                </ul>
            </td>
            <td valign="top" width="300">
                上网购物是新的一种消费理念
            </td>
        </tr>
        <tr align="center">
            <td colspan="3" align="center">
                <input type="button" value="打开新窗口" onclick="openWin()">
            </td>
        </tr>
    </table>
  </form>
</body>
</html>
```

在上面代码中，使用了 window.open()方法的 top 与 left 参数来设置窗口的居中显示。在 IE 浏览器中浏览上面的文件，在打开的页面中单击"打开新窗口"按钮，浏览效果如图 9-33 所示。

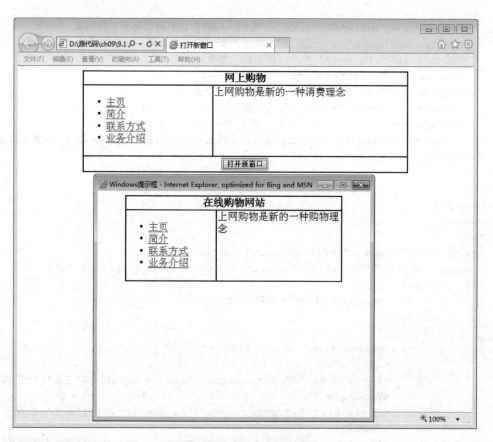

图 9-33　打开新窗口的效果

9.5　疑难解惑

疑问 1：如何实现页面自动滚动？

利用 window 对象的 scroll()方法，可以指定窗口的当前位置，从而实现窗口滚动效果。具体实现页面滚动效果的代码如下：

```
<script language="JavaScript">
var position = 0;
function scroller(){
  if (true){
    position++;
    scroll(0,position);
    clearTimeout(timer);
    var timer = setTimeout("scroller()",10);
  }
}
scroller();
</script>
```

疑问 2：如何设置计时器效果？

setTimeout()方法用于在指定的毫秒数后调用函数或计算表达式。例如下面的代码就是实现了单击按钮后，依次根据时间的流逝而显示不同的内容：

```html
<html>
<head>
<script type="text/javascript">
function timedText()
{
 var t1 =
   setTimeout("document.getElementById('txt').value='2 seconds!'",2000);
 var t2 =
   setTimeout("document.getElementById('txt').value='4 seconds!'",4000);
 var t3 =
   setTimeout("document.getElementById('txt').value='6 seconds!'",6000);
}
</script>
</head>
<body>
<form>
<input type="button" value="显示计时的文本！" onClick="timedText()">
<input type="text" id="txt">
</form>
<p>在按钮上面点击。输入框会显示出已经流逝的 2、4、6 秒钟。</p>
</body>
</html>
```

在 IE 9.0 中浏览，当单击完按钮后，依次显示不同的秒数，效果如图 9-34 所示。

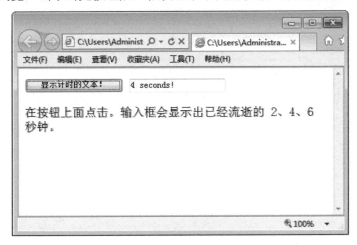

图 9-34 程序运行效果

第 10 章

级联样式表

　　一个美观大方、简约的页面以及高访问量的网站，是网页设计者的追求。然而，仅通过 HTML 实现是非常困难的，HTML 语言仅仅定义了网页结构，对于文本样式并没有过多涉及。这就需要一种技术对页面布局、字体、颜色、背景和其他图文效果的实现提供更加精确的控制，这种技术就是级联样式表，简称 CSS。

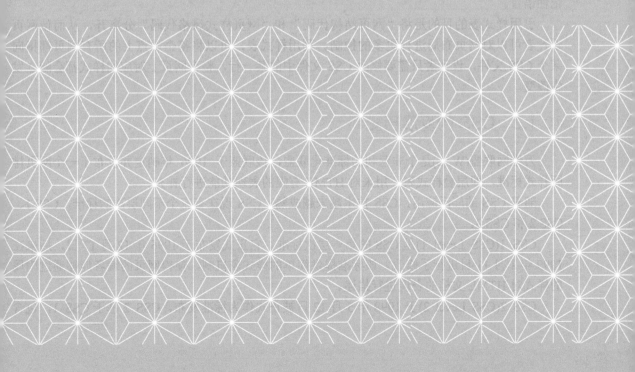

10.1 CSS 介绍

使用 CSS 最大优势是，后期维护中如果一些外观样式需要修改，只需要修改相应的 CSS 代码即可。

10.1.1 CSS 的功能

随着 Internet 的不断发展，对页面效果诉求越来越高，只依赖 HTML 这种结构化标记，已经不能满足网页设计者实现样式的需要。表现在如下几个方面。

(1) 维护困难。为了修改某个特殊标记格式，需要花费很多时间，尤其对整个网站而言，后期修改和维护成本较高。

(2) 标记不足，HTML 本身的标记十分少，很多标记都是为网页内容服务，而关于内容样式的标记，例如文字间距、段落缩进等很难在 HTML 中找到。

(3) 网页过于臃肿，由于没有统一对各种风格样式进行控制，HTML 页面往往体积过大，占用掉很多宝贵的资源。

(4) 定位困难，在整体页面布局时，HTML 对于各个模块的位置调整显得捉襟见肘，过多的 table 标记将会导致页面的复杂和后期维护的困难。

在这种情况下，就需要寻找一种可以将结构化标记与丰富的页面表现相结合的技术。CSS 样式技术于是就产生了。

CSS(Cascading Style Sheet)，称为层叠样式表，也可以称为 CSS 样式表或样式表，其文件扩展名为.css。CSS 是用于增强或控制网页样式，并允许将样式信息与网页内容分离的一种标记性语言。

引用样式表的目的是将"网页结构代码"和"网页样式风格代码"分离开，从而使网页设计者可以对网页布局进行更多的控制。利用样式表，可以将整个站点上的所有网页都指向某个 CSS 文件，设计者只需要修改 CSS 文件中的某一行，整个网页上对应的样式都会随之发生改变。

10.1.2 CSS 的发展历史

万维网联盟(W3C)是个非营利的标准化联盟，该联盟于 1996 年制定并发布了一个网页排版样式标准，即层叠样式表，用来对 HTML 有限的表现功能进行补充。

随着 CSS 的广泛应用，CSS 技术越来越成熟。CSS 现在有三个不同层次的标准，CSS 1、CSS 2 和 CSS 3。

CSS 1(CSS Level 1)是 CSS 的第一层次标准，它正式发布于 1996 年 12 月 17 日，后来在 1999 年 1 月 11 日进行了修改。该标准提供简单的样式表机制，使得网页的编者能够通过附属的样式对 HTML 文档的表现进行描述。

CSS 2(CSS Level 2)于 1998 年 5 月 12 日被正式作为标准发布，CSS 2 基于 CSS 1，包含

了 CSS 1 所有的特色和功能，并在多个领域进行了完善，把表现样式的文档和文档内容进行了分离。CSS 2 支持多媒体样式表，使得我们能够根据不同的输出设备给文档制定不同的表现形式。

2001 年 5 月 23 日，W3C 完成了 CSS 3 的工作草案，在该草案中，制订了 CSS 3 的发展路线图，详细列出了所有模块，并计划在未来逐步进行规范。在以后的时间内，W3C 逐渐发布了不同的模块。

CSS 1 主要定义了网页的基本属性，如字体、颜色、空白边等。CSS 2 在此基础上添加了一些高级功能，如浮动和定位；以及一些高级的选择器，如子选择器、相邻选择器和通用选择器等。CSS 3 开始遵循模块化开发，这将有助于理清模块化规范之间的不同关系，减少完整文件的大小。以前的规范是一个完整的模块，实在是太庞大，而且比较复杂，所以，新的 CSS 3 规范将其分为了多个模块。

10.1.3 浏览器与 CSS

CSS 3 制定完成之后，具有了很多新功能，即新样式。但这些新样式在浏览器中不能获得完全支持。主要在于各个浏览器对 CSS 3 的很多细节处理上存在差异，例如一种标记的某个属性一种浏览器支持，而另外一种浏览器不支持，或者两种浏览器都支持，但各自的显示效果不一样。

各主流浏览器，为了自己产品的利益和推广，定义了很多私有属性，以便加强页面显示样式和效果，导致现在每个浏览器都存在大量的私有属性。虽然使用私有属性可以快速构建效果，但是对网页设计者是一个很大的麻烦，设计一个页面，就需要考虑在不同浏览器上显示的效果，稍微不注意就会导致同一个页面在不同浏览器上显示效果不一致。甚至有的浏览器不同版本之间也具有不同的属性。

如果所有浏览器都支持 CSS 3 样式，那么网页设计者只需要使用一种统一标记，就会在不同浏览器上显示统一的样式效果。

当 CSS 3 被所有浏览器接受和支持的时候，整个网页设计将会变得非常容易，其布局更加合理，样式更加美观，到那个时候，整个 Web 页面显示会焕然一新。虽然现在 CSS 3 还没有完全普及，各个浏览器对 CSS 3 的支持还处于发展阶段，但 CSS 3 是一个新的、发展潜力很高的技术，在样式修饰方面，是其他技术无可替代的。所以此时学习 CSS 3 技术，可以保证专业人员的技术不会落伍。

10.2 编辑和浏览 CSS

CSS 文件是纯文本格式文件，在编辑 CSS 时，就有了多种选择，可以使用一些简单纯文本编辑工具，例如记事本等，同样可以选择专业的 CSS 编辑工具，例如 Dreamweaver 等。记事本编辑工具适合于初学者，不适合大项目编辑。但专业工具软件通常占用的空间较大，打开不太方便。

10.2.1　CSS 基础语法

前面已经介绍过，CSS 样式表是由若干条样式规则组成的，这些样式规则可以应用到不同的元素或文档，来定义它们显示的外观。每一条样式规则由三部分构成：选择符(selector)、属性(properties)和属性值(value)。基本格式如下：

```
selector{property: value}
```

(1)　selector：选择符可以采用多种形式，可以为文档中的 HTML 标记，例如\<body\>、\<table\>、\<p\>等，但是也可以是 XML 文档中的标记。

(2)　property：属性则是选择符指定的标记所包含的属性。

(3)　value：指定了属性的值。如果定义的选择符有多个属性，则属性和属性值为一组，组与组之间用分号(;)隔开。基本格式如下：

```
selector{property1: value1; property2: value2; ...}
```

下面就给出一条样式规则，如下所示：

```
p{color:red}
```

该样式规则的选择符是 p，为段落标记\<p\>提供样式，color 指定文字颜色属性，red 为属性值。此样式表示"标记\<p\>指定的段落文字为红色"。

如果要为段落设置多种样式，则可以使用下列语句：

```
p{font-family:"隶书"; color:red; font-size:40px; font-weight:bold}
```

10.2.2　手工编写 CSS

由于 CSS 是文本格式，因此传统的文本编辑器如记事本、Word 都可以编辑 CSS，当然这些编辑软件不支持语法提示，不支持验证，严重影响了开发效率。但使用记事本手工编写 CSS 文件，可以使初学者更快地掌握 CSS 技术。

使用记事本编写 CSS，与使用记事本编写 HTML 文档基本一样。首先需要打开一个记事本窗口，然后在里面输入相应的 CSS 代码即可。

【例 10.1】手工编写 CSS。

(1)　打开一个记事本窗口，输入 HTML 代码，如图 10-1 所示。

(2)　在 head 标记中间添加 CSS 样式代码，修饰 HTML 元素，如图 10-2 所示。

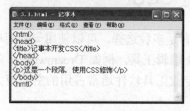

图 10-1　用记事本开发 HTML

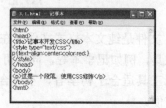

图 10-2　添加样式

从窗口中可以看出，在 head 标记中间，添加了一个 style 标记，即 CSS 样式标记。在 style 标记中间，对 p 样式进行了设定，设置段落居中显示并且颜色为红色。

(3) 运行网页文件。网页编辑完成后，使用 IE 9.0 打开，如图 10-3 所示，可以看到段落在页面中以红色字体显示。

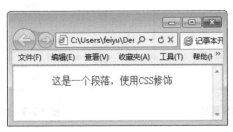

图 10-3 CSS 样式显示

10.2.3 用 Dreamweaver 编写 CSS

随着 Web 发展，越来越多的开发人员开始使用功能更多，界面更友好的专用 CSS 编辑器，例如 Dreamweaver 的 CSS 编辑器和 Visual Studio 的 CSS 编辑器，这些编辑器有语法着色，带输入提示，甚至有自动创建 CSS 的功能，因此深受开发人员喜爱。

【例 10.2】使用 Dreamweaver 创建 CSS 的步骤如下。

(1) 创建 HTML 文档。使用 Dreamweaver 创建 HTML 文档，前面已经介绍过了，这里就不再介绍了。此处创建了一个名称为 10.2.html 文档，如图 10-4 所示。

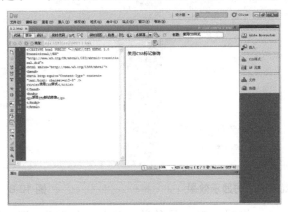

图 10-4 网页显示窗口

(2) 添加 CSS 样式。

① 在设计模式中，选中"使用 CSS 标记修饰"段落后，右击，在弹出的快捷菜单中选择"CSS 样式"→"新建"菜单命令，弹出如图 10-5 所示的对话框。

② 在"为 CSS 规则选择上下文选择器类型"下拉列表中，选择"标签(重新定义 HTML 元素)"选项，学习后面章节后，读者可以根据需要，选择不同的选择器类型。选择完成后，单击"确定"按钮，会显示如图 10-6 所示的窗口。

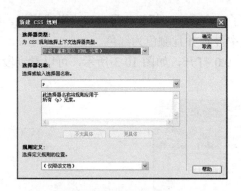 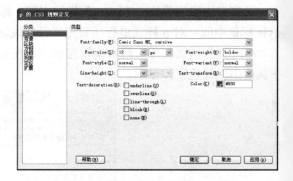

图 10-5　新建 CSS 规则　　　　　　　　图 10-6　p 的 CSS 规则定义窗口

③　在窗口中可以选择 p 的各种样式设置，选择完成后，单击"确定"按钮，就会完成 p 样式设置了。设置完成后，HTML 文档内容发生变化，如图 10-7 所示。

从代码模式窗口中，可以看到在 head 标记中增加了一个 style 标记，用来放置 CSS 样式。其样式用来修饰段落 p。

(3)　运行 HTML 文档。

在 Firefox 5 浏览器中预览该网页，其显示结果如图 10-8 所示，可以看到字体颜色设置为浅红色，大小为 12px，字体较粗。

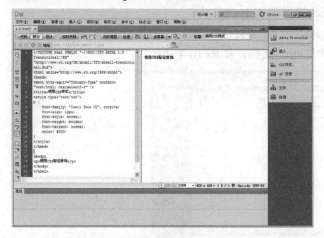 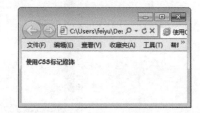

图 10-7　设置完成后的显示效果　　　　　　图 10-8　CSS 样式显示

上面使用 Dreamweaver 设置 CSS，只是举了其中一个例子。读者还可以直接在代码模式中编写 CSS 代码，此时会有很好的语法提示。

10.3　在 HTML 中使用 CSS 的方法

CSS 样式表能很好地控制页面显示，以实现分离网页内容和样式代码的目的。CSS 样式表控制 HTML 5 页面可以达到良好的样式效果，其方式通常包括行内样式、内嵌样式、链接样式和导入样式。

10.3.1 行内样式

行内样式是所有样式中比较简单、直观的方法，就是直接把 CSS 代码添加到 HTML 的标记中，即作为 HTML 标记的属性标记存在。通过这种方法，可以很简单地对某个元素单独定义样式。

使用行内样式方法是直接在 HTML 标记中使用 style 属性，该属性的内容就是 CSS 的属性和值，例如：

```
<p style="color:red">段落样式</p>
```

【例 10.3】(示例文件 ch10\10.3.html)

行内样式显示：

```
<!DOCTYPE html>
<html>
<head>
<title>行内样式</title>
</head>
<body>
<p style="color:red;font-size:20px;text-decoration:underline;
  text-align:center">此段落使用行内样式修饰</p>
<p style="color:blue;font-style:italic">正文内容</p>
</body>
</html>
```

在 IE 9.0 中的浏览效果如图 10-9 所示，可以看到两个 p 标记中都使用了 style 属性，并且设置了 CSS 样式，各个样式之间互不影响，分别显示自己的样式效果。第 1 个段落设置红色字体，居中显示，带有下划线。第二个段落蓝色字体，以斜体显示。

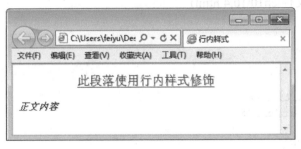

图 10-9 行内样式显示

尽管行内样式简单，但这种方法不常使用，因为这样添加无法完全发挥样式表"内容结构和样式控制代码"分离的优势。而且这种方式也不利于样式的重用。如果需要为每一个标记都设置 style 属性，后期维护成本高，网页容易过胖，故不推荐使用。

10.3.2 内嵌样式

内嵌样式就是将 CSS 样式代码添加到\<head>与\</head>之间，并且用\<style>和\</style>标记进行声明。这种写法虽然没有完全实现页面内容和样式控制代码完全分离，但可以设置一些比较简单的样式，并统一页面样式。其格式如下所示：

```
<head>
  <style type="text/css" >
   p
   {
     color: red;
     font-size: 12px;
   }
  </style>
</head>
```

有些较低版本的浏览器不能识别<style>标记，因而不能正确地将样式应用到页面显示上，而是直接将标记中的内容以文本的形式显示。为了解决此类问题，可以使用 HMTL 注释将标记中的内容隐藏。如果浏览器能够识别<style>标记，则标记内被注释的 CSS 样式定义代码依旧能够发挥作用。使用注释的代码如下：

```
<head>
  <style type="text/css" >
  <!--
   p
   {
     color: red;
     font-size: 12px;
   }
  -->
  </style>
</head>
```

【例 10.4】(示例文件 ch10\10.4.html)

内嵌样式显示：

```
<!DOCTYPE html>
<html>
<head>
<title>内嵌样式</title>
<style type="text/css">
p{
    color: orange;
    text-align: center;
    font-weight: bolder;
    font-size: 25px;
}
</style>
</head><body>
<p>此段落使用内嵌样式修饰</p>
<p>正文内容</p>
</body></html>
```

在 IE 9.0 中的浏览效果如图 10-10 所示，可以看到两个 p 标记中都被 CSS 样式修饰，其样式保持一致，段落居中、加粗并以橙色字体显示。

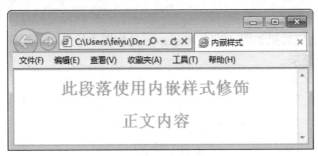

图 10-10 内嵌样式显示

在上面例子中，所有 CSS 编码都在 style 标记中，方便了后期维护，页面与行内样式相比大大瘦身了。但如果一个网站拥有很多页面，对于不同页面 p 标记都希望采用同样风格时，内嵌方式就显得有点麻烦。此种方法只适用于特殊页面设置单独的样式风格。

10.3.3 链接样式

链接样式是 CSS 中使用频率最高，也是最实用的方法。它很好地将"页面内容"和"样式风格代码"分离成两个文件或多个文件，实现了页面框架 HTML 代码和 CSS 代码的完成分离。使前期制作和后期维护都十分方便。同一个 CSS 文件，根据需要可以链接到网站中所有的 HTML 页面上，使得网站整体风格统一、协调、并且后期维护的工作量也大大减少。

链接样式是指在外部定义 CSS 样式表并形成以.css 为扩展名的文件，然后在页面中通过<link>链接标记链接到页面中，而且该链接语句必须放在页面的<head>标记区，如下所示：

```
<link rel="stylesheet" type="text/css" href="1.css" />
```

其中：

- rel 指定链接到样式表，其值为 stylesheet。
- type 表示样式表类型为 CSS 样式表
- href 指定了 CSS 样式表所在位置，此处表示当前路径下名称为 1.css 的文件。

这里使用的是相对路径。如果 HTML 文档与 CSS 样式表没有在同一路径下，则需要指定样式表的绝对路径或引用位置。

【例 10.5】(示例文件 ch10\10.5.html)

使用链接样式：

```
<!DOCTYPE html>
<html><head>
<title>链接样式</title>
<link rel="stylesheet" type="text/css" href="10.5.css" />
</head><body>
<h1>CSS 学习</h1>
<p>此段落使用链接样式修饰</p>
</body></html>
```

相关的 10.5.css 样式文件的内容如下：

```
h1{text-align: center;}
p{font-weight: 29px;text-align: center;font-style: italic;}
```

在 IE 9.0 中的浏览效果如图 10-11 所示，可见标题和段落以不同样式显示，标题居中显示，段落以斜体居中显示。

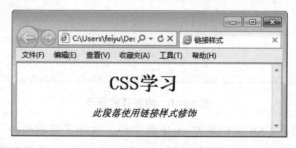

图 10-11　链接样式显示

链接样式的最大优势就是将 CSS 和 HTML 代码完全分离，并且同一个 CSS 文件能被不同的 HTML 文件所链接使用。

在设计整个网站时，可以将所有页面链接到同一个 CSS 文件，使用相同的样式风格。如果整个网站需要修改样式，只修改 CSS 文件即可。

10.3.4　导入样式

导入样式和链接样式基本相同，都是创建一个单独 CSS 文件，然后再引入到 HTML 文件中。只不过语法和运作方式有差别。采用导入样式的样式表，在 HTML 文件初始化时，会被导入到 HTML 文件内，作为文件的一部分，类似于内嵌效果。而链接样式是在 HTML 标记需要样式风格时才以链接方式引入。

导入外部样式表是指在内部样式表的<style>标记中，使用@import 导入一个外部样式表，例如：

```
<head>
 <style type="text/css" >
 <!--
 @import "1.css"
 -->
 </style>
</head>
```

导入外部样式表相当于将样式表导入到内部样式表中，其方式更有优势。导入外部样式表必须在样式表的开始部分，其他内部样式表上面。

【例 10.6】(示例文件 ch10\10.6.html)

导入外部样式表：

```
<html>
```

```
<head>
<title>导入样式</title>
<style>
@import "10.6.css"
</style>
</head>
<body>
<h1>CSS 学习</h1>
<p>此段落使用导入样式修饰</p>
</body>
</html>
```

相关的样式文件 10.6.css 如下：

```
h1{text-align:center;color:#0000ff}
p{font-weight:bolder;text-decoration:underline;font-size:20px;}
```

在 Firefox 5.0 中的浏览效果如图 10-12 所示，标题和段落以不同的样式显示，标题居中，显示颜色为蓝色，段落以大小 20px 的字体加粗显示。

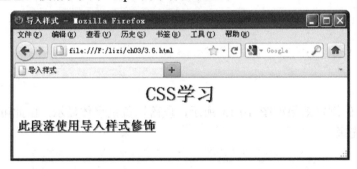

图 10-12　导入样式的显示效果

导入样式与链接样式相比，最大的优点就是可以一次导入多个 CSS 文件，其导入格式如下所示：

```
<style>
@import "10.6.css"
@import "test.css"
</style>
```

10.3.5　优先级问题

如果同一个页面采用了多种 CSS 使用方式，例如使用行内样式、链接样式和内嵌样式，当这几种样式共同作用于同一个标记时，就会出现优先级问题，即究竟哪种样式设置有效果。例如内嵌设置字体为宋体，链接样式设置为红色，那么二者会同时生效，假如都设置字体颜色，情况就会更复杂。

1. 行内样式和内嵌样式比较

例如，有这样一种情况：

```
<style>
.p{color:red}
</style>
<p style = "color:blue">段落应用样式</p>
```

在样式定义中，段落标记<p>匹配了两种样式规则，一种使用内样式定义颜色为红色，一种使用 p 行内样式定义颜色为蓝色，而在页面代码中，该标记使用了类选择符。但是，标记内容最终会以哪一种样式显示呢？

【例 10.7】(示例文件 ch10\10.7.html)

行内样式和内嵌样式比较：

```
<!DOCTYPE html>
<html>
<head>
<title>优先级比较</title>
<style>
.p{color:red}
</style>
</head>
<body>
<p style = "color:blue">优先级测试</p>
</body>
</html>
```

在 IE 9.0 中的浏览效果如图 10-13 所示，段落以蓝色字体显示，由此可以知道，行内优先级大于内嵌优先级。

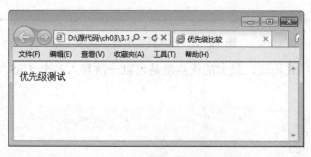

图 10-13　行内样式和内嵌样式比较

2. 内嵌样式和链接样式比较

以相同例子测试内嵌样式和链接样式的优先级，将设置颜色样式的代码单独放在一个 CSS 文件中，使用链接样式引入。

【例 10.8】(示例文件 ch10\10.8.html)

内嵌样式和链接样式比较：

```
<!DOCTYPE html>
<html>
<head>
<title>优先级比较</title>
```

```
<link href="10.8.css" type="text/css" rel="stylesheet">
<style>
p{color:red}
</style>
</head>
<body>
<p>优先级测试</p>
</body>
</html>
```

相关的样式文件 10.8.css 如下：

```
p{color: yellow}
```

在 IE 9.0 中的浏览效果如图 10-14 所示，段落以红色字体显示。

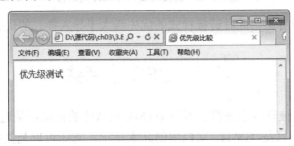

图 10-14　内嵌样式和链接样式比较

从上面代码中可以看出，内嵌样式和链接样式同时对段落 p 修饰，段落显示红色字体。可以知道，内嵌样式优先级大于链接样式。

3. 链接样式和导入样式比较

现在进行链接样式和导入样式测试，分别创建两个 CSS 文件，一个作为链接，一个作为导入。

【例 10.9】(示例文件 ch10\10.9.html)

链接样式和导入样式比较：

```
<!DOCTYPE html>
<html>
<head>
<title>优先级比较</title>
<style>
@import "10.9_2.css"
</style>
<link href="10.9_1.css" type="text/css" rel="stylesheet">
</head><body>
<p>优先级测试</p>
</body></html>
```

10.9_1.css：

```
p{color:green}
```

10.9_2.css:

```
p{color:purple}
```

在 IE 9.0 中的浏览效果如图 10-15 所示，段落以绿色显示。

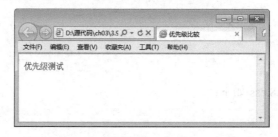

图 10-15　链接样式和导入样式比较

从上面的代码可以看出，此时链接样式的优先级大于导入样式的优先级。

10.4　CSS 选择器

选择器(Selector)也被称为选择符。所有 HTML 语言中的标记都是通过不同的 CSS 选择器进行控制的。选择器不只是 HMTL 文档中的元素标记，它还可以是类(Class，这不同于面向对象中的类)、ID(元素的唯一特殊名称，便于在脚本中使用)或是元素的某种状态(如 a:link)。根据 CSS 选择符的用途，可以把选择器分为标签选择器、类选择器、全局选择器、ID 选择器和伪类选择器等。

10.4.1　标签选择器

HTML 文档是由多个不同标记组成的，而 CSS 选择器就是声明哪些标记采用样式。例如 p 选择器，就是用于声明页面中所有<p>标记的样式风格。同样也可以通过 h1 选择器来声明页面中所有<h1>标记的 CSS 风格。

标签选择器最基本的形式如下：

```
tagName{property: value}
```

其中 tagName 表示标记名称，例如 p、h1 等 HTML 标记；property 表示 CSS 3 属性；value 表示 CSS 3 属性值。

通过一个具体标记来命名，可以对文档里这个标记出现的每一个地方应用样式定义。这种做法通常用于设置那些在整个网站都会出现的基本样式。例如，下面的定义就用于为一个网站设置默认字体：

```
body, p, td, th, div, blockquote, dl, ul, ol {
  font-family: Tahoma, Verdana, Arial, Helvetica, sans-serif;
  font-size: 1em;
  color: #000000;
}
```

这个相当长的选择器是一系列的标记，所有这些标记都将以定义的样式(字体、字号和颜色)显示。理论上，<body>标记就是所需要的全部(因为所有其他标记会出现在<body>标记内部，并且将因此继承它的属性)，但是许多浏览器不能恰当地将这些样式属性带入表格和其他元素中。因此，为了完整，这里指定了其他元素。

【例 10.10】(示例文件 ch10\10.10.html)

使用标签选择器：

```
<!DOCTYPE html>
<html>
<head>
<title>标签选择器</title>
<style>
p{color:blue;font-size:20px;}
</style>
</head>
<body>
<p>此处使用标签选择器控制段落样式</p>
</body>
</html>
```

在 IE 9.0 中地浏览效果如图 10-16 所示，可以看到段落以蓝色字体显示，大小为 20px。

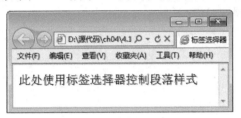

图 10-16　使用标签选择器

如果在后期维护中，需要调整段落颜色，只需要修改 color 属性值即可。

 CSS 3 语言对于所有属性和值都有相对严格的要求，如果声明的属性在 CSS 3 规范中没有，或者某个属性值不符合属性要求，都不能使 CSS 语句生效。

10.4.2　类选择器

在一个页面中，使用标签选择器，会控制该页面中所有此标记的显示样式。如果需要为此类标记中的某一个标记重新设定，此时仅使用标签选择器是不能达到效果的，还需要使用类(class)选择器。

类选择器用来为一系列标记定义相同的呈现方式，常用语法格式如下：

```
.classValue{property: value}
```

classValue 是选择器的名称，具体名称由 CSS 制定者自己命名。如果一个标记具有 class 属性且 class 属性值为 classValue，那么该标记的呈现样式由该选择器指定。在定义类选择符时，需要在classValue前面加一个句点(.)。

使用示例如下：

```
.rd{color: red}
.se{font-size: 3px}
```

上面定义了两个类选择器，分别为 rd 和 se。类的名称可以是任意英文字符串或以英文开头与数字的组合，一般情况下，是其功能及效果的简要缩写。

可以针对 p 标记的 class 属性来使用类选择符，其属性语法如下：

```
<p class="rd">class 属性是被用来引用类选择器的属性</p>
```

在前面定义的选择器只能被应用于指定的标记中(例如 p 标记)。如果需要在不同标记中使用相同的呈现方式，如下所示：

```
<p class="rd">段落样式</p>
<h3 class="rd">标题样式</h3>
```

【例 10.11】(示例文件 ch10\10.11.html)

使用类选择器：

```
<!DOCTYPE html>
<html>
<head><title>类选择器</title>
<style>
.aa{
  color: blue;
  font-size: 20px;
}
.bb{
  color: red;
  font-size: 22px;
}
</style></head><body>
<h3 class=bb>学习类选择器</h3>
<p class="aa">此处使用类选择器 aa 控制段落样式</p>
<p class="bb">此处使用类选择器 bb 控制段落样式</p>
</body></html>
```

在 IE 9.0 中的浏览效果如图 10-17 所示。

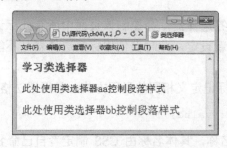

图 10-17　使用类选择器的显示效果

可以看到第一个段落以蓝色字体显示，大小为 20px，第二个段落以红色字体显示，大小为 22px，标题同样以红色字体显示，大小为 22px。

10.4.3　ID 选择器

ID 选择器和类选择器类似，都是针对特定属性的属性值进行匹配。ID 选择器定义的是某一个特定的 HTML 元素，一个网页文件中只能有一个元素使用某一 ID 的属性值。

定义 ID 选择器的基本语法格式如下：

```
#idValue{property: value}
```

在上述基本语法格式中，idValue 是选择器名称，可以由 CSS 定义者自己命名。如果某标记具有 ID 属性，并且该属性值为 idValue，那么该标记的呈现样式由该 ID 选择器指定。在正常情况下，ID 属性值在文档中具有唯一性。

定义 ID 选择器，如下所示：

```
#fontstyle
{
  color: red;
  font-weight: bold;
  font-size: large
}
```

在页面中，具有 ID 属性的标记才能够使用 ID 选择器定义的样式，所以与类选择器相比，使用 ID 选择器是有一定局限性的。

类选择器与 ID 选择器主要有以下两种区别。

- 类选择器可以给任意数量的标记定义样式，但 ID 选择器与类选择器不同，它在页面的标记中只能使用一次。
- ID 选择器比类选择器具有更高的优先级，也即是当 ID 选择器与类选择器发生冲突时，优先使用 ID 选择器。

【例 10.12】(示例文件 ch10\10.12.html)

使用 ID 选择器：

```
<!DOCTYPE html>
<html>
<head>
<title>ID 选择器</title>
<style>
#fontstyle{
    color: blue;
    font-weight: bold;
}
#textstyle{
    color: red;
    font-size: 22px;
}
</style>
```

```
</head>
<body>
<h3 id=textstyle>学习 ID 选择器</h3>
<p id=textstyle>此处使用 ID 选择器 aa 控制段落样式</p>
<p id=fontstyle>此处使用 ID 选择器 bb 控制段落样式</p>
</body>
</html>
```

在 IE 9.0 中的浏览效果如图 10-18 所示，可以看到第一个段落以红色字体显示，大小为 22px，第二个段落以红色字体显示，大小为 22px，标题同样以蓝色字体显示，大小为 20px。

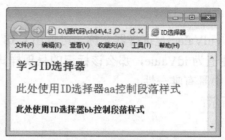

图 10-18   使用 ID 选择器

从上面的代码中可以看出，标题 h3 和第一个段落都使用了名称为 textstyle 的 ID 选择器，并都显示了 CSS 方案，可以看出，在很多浏览器中，ID 选择器可以用于多个标记。但这里需要指出的是，将 ID 选择器用于多个标记是错误的，因为每个标记定义的 ID 不只是 CSS 可以调用，JavaScript 等脚本语言同样也可以调用。如果一个 HTML 中有两个相同 id 的标记，那么将会导致 JavaScript 在查找 id 时出错(例如使用 getElementById()方法时)。

 正因为 JavaScript 等脚本语言也能调用 HTML 中设置的 ID，因此 ID 选择器一直被广泛使用。网页设计者在编写 CSS 代码时，应该养成一个良好的习惯，一个 ID 最多只能赋予一个 HTML 标记。

10.4.4   全局选择器

如果想要一个页面中所有的 HTML 标记都使用同一种样式，可以使用全局选择器。全局选择器，顾名思义就是对所有 HTML 元素起作用。其语法格式为：

```
*{property: value}
```

其中"*"表示对所有元素起作用，property 表示 CSS 3 属性名称，value 表示属性值。使用示例如下：

```
*{margin: 0; padding: 0;}
```

【例 10.13】(示例文件 ch10\10.13.html)
使用全局选择器：

```
<!DOCTYPE html>
```

```
<html>
<head><title>全局选择器</title>
<style>
*{
  color: red;
  font-size: 30px
}
</style></head>
<body>
<p>使用全局选择器修饰</p>
<p>第一段</p>
<h1>第一段标题</h1>
</body>
</html>
```

在 IE 9.0 中的浏览效果如图 10-19 所示，可以看到两个段落和标题都是以红色字体显示，大小为 30px。

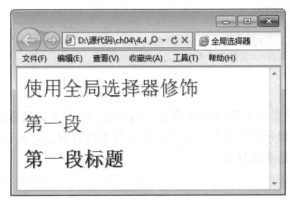

图 10-19 使用全局选择器

10.4.5 组合选择器

将多种选择器进行搭配，可以构成一种复合选择器，也称为组合选择器。即将标签选择器、类选择器和 ID 选择器组合起来使用。一般的组合方式是标签选择器和类选择器组合或标签选择器和 ID 选择器组合。由于这两种组合方式的原理和效果一样，所以只介绍标签选择器和类选择器的组合。

组合选择器只是一种组合形式，并不算是一种真正的选择器，但在实际中经常使用。

使用示例如下：

```
.orderlist li {xxxx}
.tableset td {}
```

在使用的时候，一般用在重复出现并且样式相同的一些标签里，例如 li 列表、td 单元格、和 dd 自定义列表等。例如：

```
h1 .red {color: red}
<h1 class="red"></h1>
```

【例 10.14】(示例文件 ch10\10.14.html)

使用组合选择器：

```
<!DOCTYPE html>
<html>
<head>
<title>组合选择器</title>
<style>
p{
  color: red
}
p .firstPar{
  color: blue
}
.firstPar{
  color: green
}
</style></head><body>
<p>这是普通段落</p>
<p class="firstPar">此处使用组合选择器</p>
<h1 class="firstPar">我是一个标题</h1>
</body>
</html>
```

在 IE 9.0 中的浏览效果如图 10-20 所示，可以看到第一个段落颜色为红色，采用的是 p 标签选择器，第二个段显示的是蓝色，采用的是 p 和类选择器二者组合的选择器，标题 h1 以绿色字体显示，采用的是类选择器。

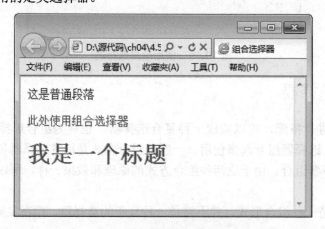

图 10-20　使用组合选择器

10.4.6　继承选择器

继承选择器规则是，子标记在没有定义的情况下所有的样式是继承父标记的，当子标记重复定义了父标记已经定义过的声明时，子标记就执行后面的声明；与父标记不冲突的地方仍然沿用父标记的声明。

使用继承选择器就必须先了解 HTML 文档树和 CSS 继承，这样才能够很好地运用继承选择器。每个 HTML 都可以被看作一个文档树，文档树的根部就是 html 标记，而 head 和 body 标记就是其子元素。在 head 和 body 里的其他标记就是 html 标记的孙子元素。整个 HTML 就呈现出一种祖先和子孙的树状关系。CSS 的继承是指子孙元素继承祖先元素的某些属性。

使用示例如下：

```
<div class="test">
<span><img src="xxx" alt="示例图片"/></span>
</div>
```

对于上面的层而言，如果其修饰样式为如下代码：

```
.test span img {border: 1px blue solid;}
```

则表示该选择器先找到 class 为 test 的标记，再从他的子标记里查找 span 标记，再从 span 的子标记中找到 img 标记。也可以采用下面的形式：

```
div span img {border: 1px blue solid;}
```

可以看出其规律是从左往右，依次细化，最后锁定要控制的标记。

【例 10.15】(示例文件 ch10\10.15.html)

继承选择器：

```
<!DOCTYPE html>
<html>
<head>
<title>继承选择器</title>
<style type="text/css">
h1{color: red; text-decoration: underline;}
h1 strong{color: #004400; font-size: 40px;}
</style>
</head>
<body>
<h1>测试 CSS 的<strong>继承</strong>效果</h1>
<h1>此处使用继承<font>选择器</font>了么？</h1>
</body>
</html>
```

在 IE 9.0 中的浏览效果如图 10-21 所示。

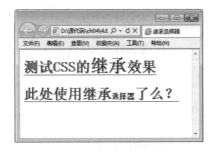

图 10-21　继承选择器

可以看到第一个段落颜色为红色，但是"继承"两个字使用绿色显示，并且大小为40px。除了这两个设置外，其他的 CSS 样式都是继承父标记<h1>的样式，例如下划线设置。第二个标题中，虽然使用了 font 标记修饰选择器，但其样式都是继承于父标记 h1。

10.4.7 伪类选择器

伪类也是选择器的一种，但是用伪类定义的 CSS 样式并不是作用在标记上的。伪类作用在标记的状态上。由于很多浏览器支持不同类型的伪类，没有一个统一的标准，所以很多伪类都不常被用到。伪类包括:first-child、:link:、:vistited、:hover、:active、:focus 和:lang 等。其中，有一组伪类是主流浏览器都支持的，那就是超链接的伪类，包括:link:、:vistited、:hover 和:active。

伪类选择符定义的样式最常应用在标记<a>上，它表示链接的 4 种不同状态：未访问链接(link)、已访问链接(visited)、激活链接(active)和鼠标停留在链接上(hover)。要注意的是，a 可以只具有一种状态(:link)，或者同时具有两种或者三种状态。例如，任何一个有 href 属性的 a 标签，在未有任何操作时都已经具备了:link 的条件，也就是满足了有链接属性这个条件；如果是访问过的 a 标记，同时会具备:link、:visited 两种状态。把鼠标移到访问过的 a 标记上的时候，a 标记就同时具备了:link、:visited、:hover 三种状态。

使用示例如下：

```
a:link{color:#FF0000; text-decoration:none}
a:visited{color:#00FF00; text-decoration:none}
a:hover{color:#0000FF; text-decoration:underline}
a:active{color:#FF00FF; text-decoration:underline}
```

 上面的样式表示该链接未访问时颜色为红色且无下划线，访问后是绿色且无下划线，激活链接时为蓝色且有下划线，鼠标放在链接上为紫色且有下划线。

【例 10.16】(示例文件 ch10\10.16.html)

使用伪类选择器：

```
<!DOCTYPE html>
<html>
<head>
<title>伪类</title>
<style>
a:link {color: red}          /* 未访问的链接 */
a:visited {color: green}     /* 已访问的链接 */
a:hover {color:blue}         /* 鼠标移动到链接上 */
a:active {color: orange}     /* 选定的链接 */
</style>
</head>
<body>
<a href="">链接到本页</a>
<a href="http://www.sohu.com">搜狐</a>
</body>
</html>
```

在 IE 9.0 中的浏览效果如图 10-22 所示，可以看到两个超级链接，第一个超级链接是鼠标停留在上方时，显示颜色为蓝色，另一个是访问过后，显示颜色为绿色。

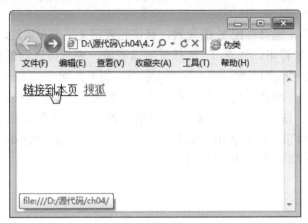

图 10-22 使用伪类选择器

10.4.8 属性选择器

前面在使用 CSS 3 样式对 HTML 标记修饰时，都是通过 HTML 标记名称或自定义名称指向具体的 HTML 元素，进而控制 HTML 标记的样式。那么能不能直接通过标记的属性来进行修饰，不通过标记名称或自定义名称呢？可以的。直接使用属性控制 HTML 标记样式，称为属性选择器。

属性选择器就是根据某个属性是否存在或属性值来寻找元素，因此能够实现某些非常有意思和强大的效果。从 CSS 2 中都已经出现了属性选择器，但在 CSS 3 版本中，又新加了三个属性选择器。也就是说，现在在 CSS 3 中，共有 7 个属性选择器，共同构成了 CSS 的功能强大的标记属性过滤体系。

在 CSS 3 版本中，常见的属性选择器如下所示。

- E[foo]：选择匹配 E 的元素，且该元素定义了 foo 属性。注意，E 选择器可以省略，表示选择定义了 foo 属性的任意类型元素。
- E[foo="bar"]：选择匹配 E 的元素，且该元素将 foo 属性值定义为了"bar"。注意，E 选择器可以省略，用法与上一个选择器类似。
- E[foo~="bar"]：选择匹配 E 的元素，且该元素定义了 foo 属性，foo 属性值是一个以空格符分隔的列表，其中一个列表的值为"bar"。注意，E 选择符可以省略，表示可以匹配任意类型的元素。例如，a[title~="b1"]匹配<a title="b1 b2 b3"></a>，而不匹配<a title="b2 b3 b5"></a>
- E[foo|="en"]：选择匹配 E 的元素，且该元素定义了 foo 属性，foo 属性值是一个用连字符(-)分隔的列表，值开头的字符为"en"。注意，E 选择符可以省略，表示可以匹配任意类型的元素。例如，[lang|="en"]匹配<body lang="en-us"></body>，而不是匹配<body lang="f-ag"></body>。
- E[foo^="bar"]：选择匹配 E 的元素，且该元素定义了 foo 属性，foo 属性值包含了前缀为"bar"的子字符串。注意，E 选择符可以省略，表示可以匹配任意类型的元素。例如，body[lang^="en"]匹配<body lang="en-us"></body>，而不匹配<body lang="f-ag"></body>。

- E[foo$="bar"]：选择匹配 E 的元素，且该元素定义了 foo 属性，foo 属性值包含后缀为"bar"的子字符串。注意 E 选择符可以省略，表示可以匹配任意类型的元素。例如，img[src$="jpg"]匹配<img src="p.jpg"/>，而不匹配<img src="p.gif"/>。
- E[foo*="bar"]：选择匹配 E 的元素，且该元素定义了 foo 属性，foo 属性值包含"bar"的子字符串。注意，E 选择器可以省略，表示可以匹配任意类型的元素。例如，img[src*="girl"]匹配<img src="girl123.jpg"/>，而不匹配<img src="boy123.jpg"/>。

【例 10.17】 (示例文件 ch10\10.17.html)

使用属性选择器：

```
<!DOCTYPE html>
<html>
<head>
<title>属性选择器</title>
<style>
[align]{color:red}
[align="left"]{font-size:20px;font-weight:bolder;}
[lang^="en"]{color:blue;text-decoration:underline;}
[src$="gif"]{border-width:5px;border-color:#ff9900}
</style>
</head>
<body>
<p align=center>这是使用属性定义样式</p>
<p align=left>这是使用属性值定义样式</p>
<p lang="en-us">此处使用属性值前缀定义样式</p>
<p>下面使用了属性值后缀定义样式
<img src="2.gif" border="1"/>
</body>
</html>
```

在 Firefox 5.0 中的浏览效果如图 10-23 所示。

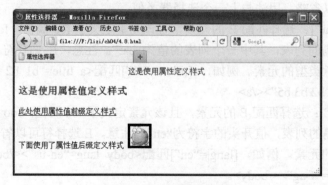

图 10-23　使用属性选择器

可以看到，第一个段落使用属性 align 定义样式，其字体颜色为红色。第二个段落使用属性值 left 修饰样式，并且大小为 20px，加粗显示，其字体颜色为红色，是因为该段落使用了 align 这个属性。第三个段落显示红色，且带有下划线，是因为属性 lang 的值前缀为 en。最后一个图片以边框样式显示，是因为属性值后缀为 gif。

10.4.9 结构伪类选择器

结构伪类(Structural pseudo-classes)是 CSS 3 新增的类型选择器。顾名思义，结构伪类就是利用文档结构树(DOM)实现元素过滤，也就是说，通过文档结构的相互关系来匹配特定的元素，从而减少文档内对 class 属性和 ID 属性的定义，使得文档更加简洁。

在 CSS 3 版本中，新增的结构伪类选择器如下。

- E:root：匹配文档的根元素，对于 HTML 文档，就是 HTML 元素。
- E:nth-child(n)：匹配其父元素的第 n 个子元素，第一个编号为 1。
- E:nth-last-child(n)：匹配其父元素的倒数第 n 个子元素，第一个编号为 1。
- E:nth-of-type(n)：与:nth-child()作用类似，但是仅匹配使用同种标签的元素。
- E:nth-last-of-type(n)：与:nth-last-child()作用类似，但是仅匹配使用同种标签的元素。
- E:last-child：匹配父元素的最后一个子元素，等同于:nth-last-child(1)。
- E:first-of-type：匹配父元素下使用同种标签的第一个子元素，等同于:nth-of-type(1)。
- E:last-of-type：匹配父元素下使用同种标签的最后一个子元素，等同于:nth-last-of-type(1)。
- E:only-child：匹配父元素下仅有的一个子元素，等同于:first-child:last-child 或:nth-child(1):nth-last-child(1)。
- E:only-of-type：匹配父元素下使用同种标签的唯一一个子元素，等同于:first-of-type:last-of-type 或:nth-of-type(1):nth-last-of-type(1)。
- E:empty：匹配一个不包含任何子元素的元素，注意，文本节点也被看作子元素。

【例 10.18】(示例文件 ch10\10.18.html)

使用结构伪类选择器：

```
<!DOCTYPE html>
<html>
<head><title>结构伪类</title>
<style>
tr:nth-child(even){
  background-color: #f5fafe
}
tr:last-child{font-size: 20px;}
</style>
</head>
<body>
<table border=1 width=80%>
<th>姓名</th><th>编号</th><th>性别</th>
```

```
<tr><td>刘海松</td><td>006</td><td>男</td></tr>
<tr><td>王峰</td><td>001</td><td>女</td></tr>
<tr><td>李张力</td><td>002</td><td>男</td></tr>
<tr><td>于辉</td><td>008</td><td>男</td></tr>
<tr><td>张浩</td><td>004</td><td>女</td></tr>
<tr><td>刘永权</td><td>003</td><td>男</td></tr>
</table>
</body>
</html>
```

在 IE 9.0 中的浏览效果如图 10-24 所示，可以看到，表格中奇数行显示指定颜色，并且最后一行字体以 20px 显示，其原因就是采用了结构伪类选择器。

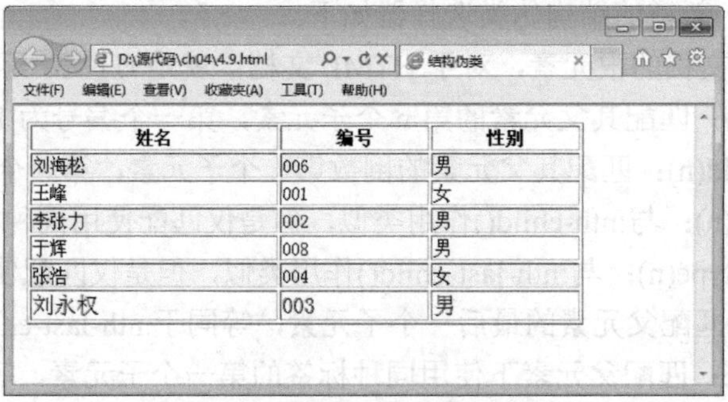

图 10-24　使用结构伪类选择器

10.4.10　UI 元素状态伪类选择器

UI 元素状态伪类(UI element states pseudo-classes)也是 CSS 3 新增的选择器。其中 UI 即 User Interface(用户界面)的简称。UI 设计则是指对软件的人机交互、操作逻辑、界面美观的整体设计。好的 UI 设计不仅是让软件变得有个性、有品位，还要让软件的操作变得舒适、简单、自由、充分体现软件的定位和特点。

UI 元素的状态一般包括：可用、不可用、选中、未选中、获取焦点、失去焦点、锁定、待机等。CSS 3 定义了 3 种常用的状态伪类选择器，详细说明如下。

- E:enabled：选择匹配 E 的所有可用 UI 元素。注意，在网页中，UI 元素一般是指包含在 form 元素内的表单元素。例如 input:enabled 匹配<form><input type=text/><input type=button disabled=disabled/></form>代码中的文本框，而不匹配代码中的按钮。
- E:disabled：选择匹配 E 的所有不可用元素，注意，在网页中，UI 元素一般是指包含在 form 元素内的表单元素。例如 input:disabled 匹配<form><input type=text/><input type=button disabled=disabled/></form>代码中的按钮，而不匹配代码中的文本框。
- E:checked：选择匹配 E 的所有可用 UI 元素。注意在网页中，UI 元素一般是指包含在 form 元素内的表单元素。例如 input:checked 匹配<form><input type=checkbox/><input type=radio checked=checked/></./form>代码中的单选按钮，但不匹配该代码中的复选框。

【例 10.19】 (示例文件 ch10\10.19.html)

使用 UI 元素状态伪类选择器:

```
<!DOCTYPE html>
<html>
<head>
<title>UI 元素状态伪类选择器</title>
<style>
input:enabled {border:1px dotted #666; background:#ff9900;}
input:disabled {border:1px dotted #999; background:#F2F2F2;}
</style>
</head>
<body>
<center>
<h3 align=center>用户登录</h3>
<form method="post" action="">
用户名: <input type=text name=name><br>
密  码: <input type=password name=pass disabled="disabled"><br>
<input type=submit value=提交>
<input type=reset value=重置>
</form>
<center>
</body>
</html>
```

在 Firefox 5.0 中的浏览效果如图 10-25 所示,可以看到,表格中可用的表单元素都显示浅黄色,而不可用元素显示灰色。

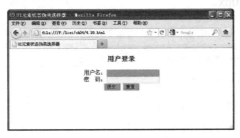

图 10-25　UI 元素状态伪类选择器的应用

10.5　选择器声明

使用 CSS 选择器可以控制 HTML 标记样式,其中每个选择器属性可以一次声明多个,即创建多个 CSS 属性修饰 HTML 标记,实际上也可以将选择器声明多个,并且任何形式的选择器(如标记选择器、class 类选择器、ID 选择器等)都是合法的。

10.5.1　集体声明

在一个页面中,有时需要不同种类标记样式保持一致,例如需要 p 标记和 h1 字体保持一致，此时可以将 p 标记和 h1 标记共同使用类选择器，除了这个方法之外，还可以使用集体声明方法。集体声明就是在声明各种 CSS 选择器时，如果某些选择器的风格是完全相同的，或者部分相同，可以将风格相同的 CSS 选择器同时声明。

【例 10.20】(示例文件 ch10\10.20.html)

使用集体声明：

```html
<!DOCTYPE html>
<html>
<head>
<title>集体声明</title>
<style type="text/css">
h1,h2,p{
 color: red;
 font-size: 20px;
 font-weight: bolder;
}
</style></head><body>
<h1>此处使用集体声明</h1>
<h2>此处使用集体声明</h2>
<p>此处使用集体声明</p>
</body>
</html>
```

在 IE 9.0 中的浏览效果如图 10-26 示，可以看到网页上标题 1、标题 2 和段落都以红色字体加粗显示，并且大小为 20px。

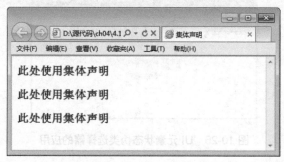

图 10-26　使用集体声明

10.5.2　多重嵌套声明

在 CSS 控制 HTML 标记样式时，还可以使用层层递进的方式，即嵌套方式，对指定位置的 HTML 标记进行修饰，例如当\<p>与\</p>之间包含\<a>\</a>标记时，就可以使用这种方式对 HMTL 标记进行修饰。

【例 10.20】(示例文件 ch10\10.20.html)

使用多重嵌套声明：

```html
<!DOCTYPE html>
```

```
<html>
<head>
<title>多重嵌套声明</title>
<style>
p{font-size:20px;}
p a{color:red;font-size:30px;font-weight:bolder;}
</style></head><body>
<p>这是一个多重嵌套<a href="">测试</a></p>
</body>
</html>
```

在 IE 9.0 中的浏览效果如图 10-27 所示，可以看到，在段落中，超级链接显示红色字体，大小为 30px，其原因是使用了嵌套声明。

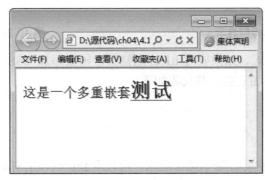

图 10-27　使用多重嵌套声明

10.6　实战演练 1——制作五彩标题

使用 CSS，可以给网页标题设置不同的字体样式。即建立一个 CSS 规则，将样式应用到页面中出现的所有<h1>标记(或者是整个站点、当使用一个外部样式表的时候)。随后，如果我们想改变整个站点上所有出现<h1>标记的颜色、尺寸、字体，只需要修改一些 CSS 规则。

具体步骤如下所示。

step 01　分析需求。本实例要求简单，使用 h1 标记创建一个标题，然后使用 CSS 样式对标题进行修饰，可以从颜色、尺寸、字体、背景、边框等方面入手。实例完成后，其效果如图 10-28 所示。

step 02　构建 HTML 页面。创建 HTML 页面，完成基本框架并创建标题。其代码如下：

```
<!DOCTYPE html>
<html>
<head>
<title>五彩标题</title>
</head>
<body>
<body>
<h1>
<span class=c1>美</span>
```

```
<span class=c2>食</span>
<span class=c3>介</span>
<span class=c4>绍</span></h1>
</body>
</html>
```

在 IE 9.0 中的浏览效果如图 10-29 所示，可以看到标题 h1 在网页中没有任何修饰。

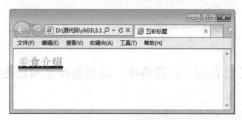

图 10-28　五彩标题显示

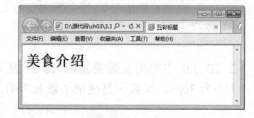

图 10-29　标题显示

step 03　使用内嵌样式。如果要对 h1 标题修饰，需要添加 CSS，此处使用内嵌样式，在 <head>标记中添加 CSS，其代码如下：

```
<style>
h1 {}
</style>
```

在 IE 9.0 中的浏览效果如图 10-30 所示，可以看到此时没有任何变化，只是在代码中引入了<style>标记。

step 04　改变颜色、字体和尺寸。添加 CSS 代码，改变标题样式，其样式在颜色、字体和尺寸上面设置。代码如下：

```
h1 {
  font-family: Arial, sans-serif;
  font-size: 24px;
  color: #369;
}
```

在 IE 9.0 中的浏览效果如图 10-31 所示，可以看字体大小为 24 像素，颜色为浅蓝色，字形为 Arial。

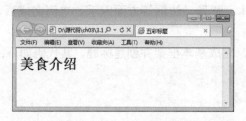

图 10-30　引入 style 标记后

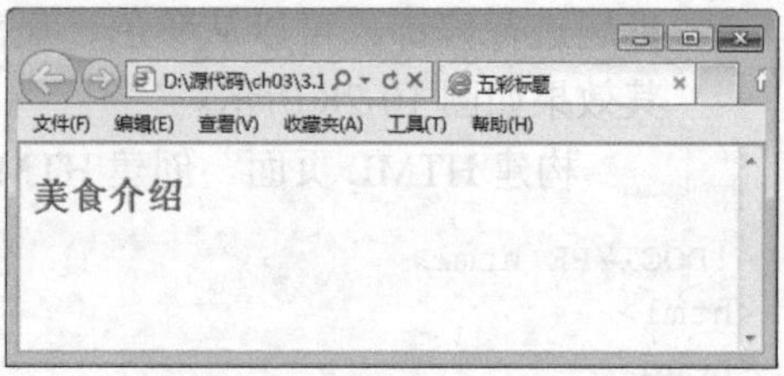

图 10-31　添加文本修饰标记后

step 05　加入灰色边框。为 h1 标题加入边框，其代码如下：

```
padding-bottom: 4px;
border-bottom: 2px solid #ccc;
```

在 IE 9.0 中的浏览效果如图 10-32 所示，可以看到"美食介绍"文字下面，添加一个边框，边框和文字距离是 4 像素。

step 06 增加背景图。使用 CSS 样式为<h1>标记添加背景图片，其代码如下所示：

```
background: url(01.jpg) repeat-x bottom;
```

在 IE 9.0 中浏览效果如图 10-33 所示，可以看到"美食介绍"文字下面，添加一个背景图片，图片在水平(X)轴方向进行平铺。

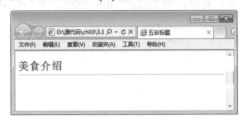

图 10-32　添加边框样式后

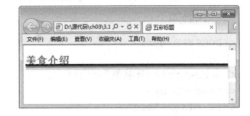

图 10-33　添加背景图片

step 07 定义标题宽度。使用 CSS 属性，将标题变小，使其正好符合 4 个字体的宽度。其代码如下。

```
width: 100px;
```

在 IE 9.0 中的浏览效果如图 10-34 所示，可以看到"美食介绍"文字下面背景图缩短，正好与字体宽度相同。

step 08 定义字体颜色。在 CSS 样式中，为每个字定义颜色，其代码如下：

```
.c1{color:  #B3EE3A;}
.c2{color: #71C671;}
.c3{color:  #00F5FF;}
.c4{color: #00EE00;}
```

在 IE 9.0 中的浏览效果如图 10-35 所示，可以看到每个字体显示不同的颜色，加上背景色共有 5 种颜色。

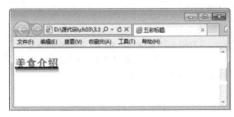

图 10-34　定义宽度

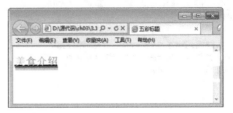

图 10-35　定义字体颜色

10.7　实战演练 2——制作新闻菜单

网上浏览新闻，是每个上网者都喜欢做的事情。一个布局合理，样式美观大方的新闻菜单，是吸引人的主要途径之一。本实例使用 CSS 控制 HTML 标记，创建新闻菜单。具体步骤如下所示。

step 01 分析需求。创建一个新闻菜单，需要包含两个部分，一个是父菜单，用来表明新闻类别，一个是子菜单，介绍具体的新闻消息。菜单方式很多，可以用 table 创建，也可以用列表创建，同样也可以使用段落 p 创建。本实例采用 p 标记结合 div 创建。实例完成后，效果如图 10-36 所示。

step 02 分析局部和整体，构建 HTML 网页。在一个新闻菜单中，可以分为三个层次，一个新闻父菜单，一个新闻焦点，一个新闻子菜单，分别使用 div 创建。其 HTML 代码如下：

```html
<!DOCTYPE html>
<html>
<head><title>导航菜单</title>
</head><body>
<div class="big">
    <h2>时事热点 </h2>
    <div class="up">
        <a href="#">7 月周周爬房团报名</a>
    </div>
    <div class="down">
        <p>·50 万买下两居会员优惠 全世界大学排名 工薪阶层留学美国</p>
        <p>·家电 | 买房上焦点打电话送礼 楼市松动百余项目打折</p>
        <p>·财经 | 油价大跌 CPI 新高 </p>
    </div>
</div>
</body>
</html>
```

在 IE 9.0 中的显示效果如图 10-37 所示。会看到一个标题、一个超级链接和三个段落，以普通样式显示，其布局只存在上下层次。

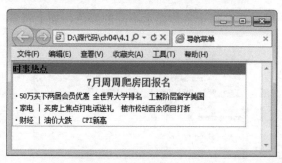

图 10-36 新闻菜单显示

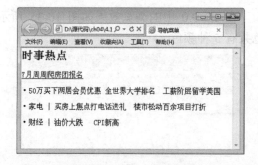

图 10-37 无 CSS 标记显示

step 03 添加 CSS 代码，修饰整体样式。对于 HTML 页面，需要有一个整体样式，其代码如下：

```css
*{
    padding: 0px;
    margin: 0px;
}
```

```
body{
    font-family: "宋体";
    font-size: 12px;
    }
.big{
    width: 400px;
    border: #33CCCC 1px solid;
}
```

在 IE 9.0 中的显示效果如图 10-38 所示。可以看到全局层 div 会以边框显示，宽度为 400 像素，其颜色为浅绿色，body 文档内容中字形采用宋体，大小为 12，并且定义内容和层之间空隙为零，层和层之间空隙为零。

step 04 添加 CSS 代码，修饰新闻父菜单。对新闻父类菜单进行 CSS 控制，代码如下：

```
h2{
    background-color: olive;
    display: block;
    width: 400px;
    height: 18px;
    line-height: 18px;
    font-size: 14px;
}
```

在 IE 9.0 中的显示效果如图 10-39 所示。可以看到超级链接"时事热点"会以矩形方框显示，其背景色为橄榄色，字体大小为 14，行高为 18。

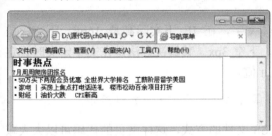

图 10-38 添加了整体样式   图 10-39 修饰超级链接

step 05 添加 CSS 菜单，修饰子菜单：

```
.up{
    padding-bottom: 5px;
    text-align: center;
}
p{line-height: 20px;}
```

在 IE 9.0 中的显示效果如图 10-40 所示。可以看到"7 月周周爬房团报名"居中显示，即在第二层 div 中使用了类标记 up 修饰。所有段落之间间隙增大，即为 p 标记设置了行高。

step 06 添加 CSS 菜单，修饰超级链接：

```
a{
    font-size: 16px;
    font-weight: 800;
```

```
    text-decoration: none;
    margin-top: 5px;
    display: block;
}
a:hover{color:#FF0000; text-decoration:underline;}
```

在 IE 9.0 中的显示效果如图 10-41 所示。可以看到"7 月周周爬房团报名"字体变大，并且加粗，无下划线显示，当鼠标放在此超级链接上时，将会以红色字体显示，并且下面带有下划线。

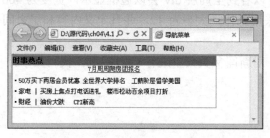

图 10-40　子菜单样式显示

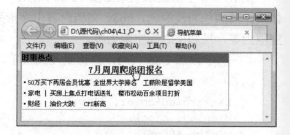

图 10-41　超级链接修饰显示

10.8　疑难解惑

疑问 1：CSS 定义的字体在不同浏览器中大小会不一样吗？

会的。例如，使用 font-size:14px 定义的宋体文字，在 IE 下实际高是 16px，下空白是 3px，Firefox 浏览器下实际高是 17px、上空 1px、下空 3px。其解决办法是在文字定义时设定 line-height，并确保所有文字都有默认的 line-height 值。

疑问 2：CSS 在网页制作中一般有多种用法，具体使用时应该采用哪种用法？

当有多个网页要用到的 CSS 时，采用外连 CSS 文件的方式，这样网页的代码可以大大减少，修改起来非常方便；只对单个网页中使用的 CSS 采用文档头部方式；网页中只有一、两个地方才用到的 CSS 时，才采用行内插入方式。

疑问 3：CSS 的行内样式、内嵌样式和链接样式可以在一个网页中混用吗？

三种用法可以混用，且不会造成混乱。这就是为什么 CSS 称为"层叠样式表"的原因，浏览器在显示网页时是这样处理的：先检查有没有行内插入式 CSS，有就执行了，针对本句的其他 CSS 就不去管它了；其次检查内嵌方式的 CSS，有就执行了；在前两者都没有的情况下再检查外连文件方式的 CSS。因此可看出，三种 CSS 的执行优先级由高到低依次是：行内样式→内嵌样式→链接样式。

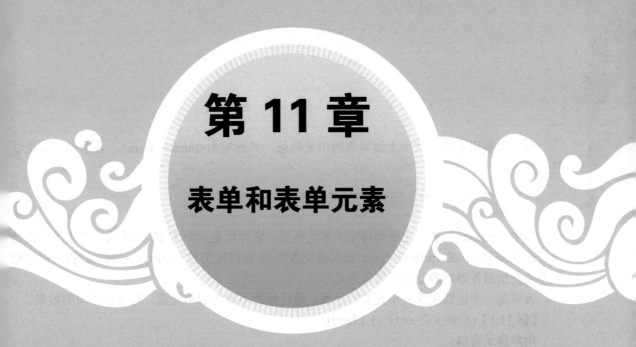

第 11 章

表单和表单元素

在网页中，表单的作用比较重要，主要是负责采集浏览者的相关数据。例如常见的注册表、调查表和留言表等。本章主要讲述表单的概述、表单基本元素的使用方法和表单高级元素的使用方法，最后将通过一个综合案例，进一步讲述表单的综合应用技巧。

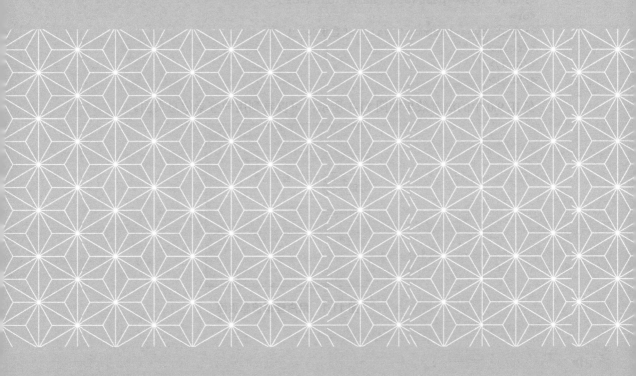

11.1 表 单 概 述

表单主要用于收集网页上浏览者的相关信息。其标签为<form></form>。表单的基本语法格式如下：

```
<form action="url" method="get|post" enctype="mime">
</form>
```

其中，action="url"指定处理提交表单的格式，它可以是一个 URL 地址或一个电子邮件地址。method="get"或 method="post"指明提交表单的 HTTP 方法。enctype="mime"指明用来把表单提交给服务器时的互联网媒体形式。

表单是一个能够包含表单元素的区域。通过添加不同的表单元素，将显示不同的效果。

【例 11.1】(示例文件 ch11\11.1.html)

用户登录窗口：

```
<!DOCTYPE html>
<html>
<body>
<form>
下面是输入用户登录信息
<br>
用户名称
<input type="text" name="user">
<br>
用户密码
<input type="password" name="password">
<br>
<input type="submit" value="登录">
</form>
</body>
</html>
```

在 IE 9.0 中的浏览效果如图 11-1 所示，可以看到用户登录信息页面。

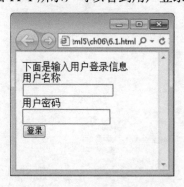

图 11-1　用户登录信息页面

11.2　表单基本元素的使用

表单元素是能够让用户在表单中输入信息的元素。常见的有文本框、密码框、下拉菜单、单选框、复选框等。本节主要讲述表单基本元素的使用方法和技巧。

11.2.1　单行文本输入框 text

文本框是一种让访问者自己输入内容的表单对象，通常被用来填写单个字或者简短的回答，例如用户姓名和地址等。代码格式如下：

```
<input type="text" name="..." size="..." maxlength="..." value="...">
```

其中，type="text"定义单行文本输入框，name 属性定义文本框的名称，要保证数据的准确采集，必须定义一个独一无二的名称；size 属性定义文本框的宽度，单位是单个字符宽度；maxlength 属性定义最多输入的字符数。value 属性定义文本框的初始值。

【例 11.2】(示例文件 ch11\11.2.html)

使用单行文本输入框：

```
<!DOCTYPE html>
<html>
<head><title>输入用户的姓名</title></head>
<body>
<form>
请输入您的姓名：
<input type="text" name="yourname" size="20" maxlength="15">
请输入您的地址：
<input type="text" name="youradr" size="20" maxlength="15">
</form>
</body>
</html>
```

在 IE 9.0 中的浏览效果如图 11-2 所示，可以看到两个单行文本输入框。

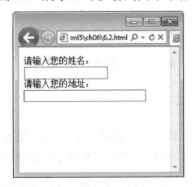

图 11-2　使用单行文本输入框

11.2.2 多行文本输入框 textarea

多行输入框(textarea)主要用于输入较长的文本信息。代码格式如下：

```
<textarea name="..." cols="..." rows="..." wrap="..."></textarea>
```

其中，name 属性定义多行文本框的名称，要保证数据的准确采集，必须定义一个独一无二的名称；cols 属性定义多行文本框的宽度，单位是单个字符宽度；rows 属性定义多行文本框的高度，单位是单个字符宽度。wrap 属性定义输入内容大于文本域时显示的方式。

【例 11.3】(示例文件 ch11\11.3.html)

使用多行文本输入框：

```
<!DOCTYPE html>
<html>
<head><title>多行文本输入</title></head>
<body>
<form>
请输入您最新的工作情况<br>
<textarea name="yourworks" cols="50" rows="5"></textarea>
<br>
<input type="submit" value="提交">
</form>
</body>
</html>
```

在 IE 9.0 中的浏览效果如图 11-3 所示，可以看到多行文本输入框。

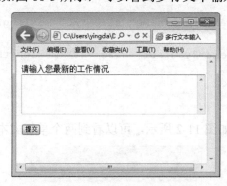

图 11-3　使用多行文本输入框

11.2.3 密码输入框 password

密码输入框是一种特殊的文本域，主要用于输入一些保密信息。当网页浏览者输入文本时，显示的是黑点或者其他符号，这样就增加了输入文本的安全性。代码格式如下：

```
<input type="password" name="..." size="..." maxlength="...">
```

其中 type="password"定义密码框；name 属性定义密码框的名称，要保证唯一性；size 属性定义密码框的宽度，单位是单个字符宽度；maxlength 属性定义最多输入的字符数。

【例 11.4】(示例文件 ch11\11.4.html)

使用密码输入框：

```
<!DOCTYPE html>
<html>
<head><title>输入用户姓名和密码 </title></head>
<body>
<form >
用户姓名:
<input type="text" name="yourname">
<br>
登录密码:
<input type="password" name="yourpw"><br>
</form>
</body>
</html>
```

在 IE 9.0 中的浏览效果如图 11-4 所示，输入用户名和密码时，可以看到密码以黑点的形式显示。

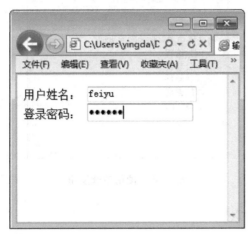

图 11-4　使用密码输入框

11.2.4　单选按钮 radio

单选按钮主要是让网页浏览者在一组选项里只能选择一个。代码格式如下：

```
<input type="radio" name="" value="">
```

其中 type="radio"定义了单选按钮，name 属性定义单选按钮的名称，单选按钮都是以组为单位使用的，在同一组中的单选项都必须用同一个名称；value 属性定义单选按钮的值，在同一组中，它们的域值必须是不同的。

【例 11.5】(示例文件 ch11\11.5.html)

使用单选按钮：

```
<!DOCTYPE html>
<html>
<head><title>选择感兴趣的图书</title></head>
<body>
<form>
请选择您感兴趣的图书类型:
<br>
<input type="radio" name="book" value = "Book1">网站编程<br>
<input type="radio" name="book" value = "Book2">办公软件<br>
<input type="radio" name="book" value = "Book3">设计软件<br>
<input type="radio" name="book" value = "Book4">网络管理<br>
<input type="radio" name="book" value = "Book5">黑客攻防<br>
</form>
</body>
</html>
```

在 IE 9.0 中的浏览效果如图 11-5 所示,即可看到 5 个单选按钮,用户只能同时选择其中一个单选按钮。

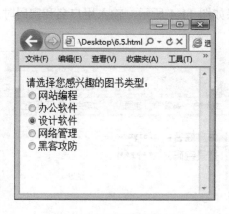

图 11-5 使用单选按钮

11.2.5 复选框 checkbox

复选框主要是让网页浏览者在一组选项里可以同时选择多个选项。每个复选框都是一个独立的元素,都必须有一个唯一的名称。代码格式如下:

```
<input type="checkbox" name="" value="">
```

其中 type="checkbox"定义了复选框;name 属性定义复选框的名称,在同一组中的复选框都必须用同一个名称;value 属性定义复选框的值。

【例 11.6】(示例文件 ch11\11.6.html)

使用复选框:

```
<!DOCTYPE html>
<html>
<head><title>选择感兴趣的图书</title></head>
<body>
```

```
<form >
请选择您感兴趣的图书类型：<br>
<input type="checkbox" name="book" value = "Book1">网站编程<br>
<input type="checkbox" name="book" value = "Book2">办公软件<br>
<input type="checkbox" name="book" value = "Book3">设计软件<br>
<input type="checkbox" name="book" value = "Book4">网络管理<br>
<input type="checkbox" name="book" value = "Book5" checked>黑客攻防<br>
</form>
</body>
</html>
```

其中，checked 属性主要是设置默认选中项。

在 IE 9.0 中的浏览效果如图 11-6 所示，即可看到 5 个复选框，其中"黑客攻防"复选框被默认选中。

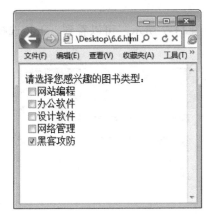

图 11-6　使用复选框

11.2.6　下拉选择框 select

下拉选择框主要用于在有限的空间里设置多个选项。下拉选择框既可以用作单选，也可以用作复选。代码格式如下：

```
<select name="..." size="..." multiple>
   <option value="..." selected>
     ...
   </option>
   ...
</select>
```

其中，size 属性定义下拉选择框的行数；name 属性定义下拉选择框的名称；multiple 属性表示可以多选，如果不设置本属性，那么只能单选；value 属性定义选择项的值；selected 属性表示默认已经选择本选项。

【例 11.7】(示例文件 ch11\11.7.html)

使用下拉选择框：

```
<!DOCTYPE html>
```

网站开发案例课堂

```
<html>
<head><title>选择感兴趣的图书</title></head>
<body>
<form>
请选择您感兴趣的图书类型：<br>
<select name="fruit" size="3" multiple>
    <option value="Book1">网站编程
    <option value="Book2">办公软件
    <option value="Book3">设计软件
    <option value="Book4">网络管理
    <option value="Book5">黑客攻防
</select>
</form>
</body>
</html>
```

在 IE 9.0 中的浏览效果如图 11-7 所示，可以看到，下拉选择框中显示了 3 行选项，用户可以按住 Ctrl 键选择多个选项。

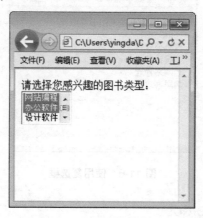

图 11-7　下拉选择框的效果

11.2.7　普通按钮 button

普通按钮用来控制其他定义了处理脚本的处理工作。代码格式如下：

```
<input type="button" name="..." value="..." onClick="...">
```

其中，type="button"定义普通按钮；name 属性定义普通按钮的名称；value 属性定义按钮的显示文字；onClick 属性表示单击行为，也可以是其他的事件，通过指定脚本函数来定义按钮的行为。

【例 11.8】(示例文件 ch11\11.8.html)

使用普通按钮：

```
<!DOCTYPE html>
<html>
<body>
<form>
```

点击下面的按钮，把文本框 1 的内容拷贝到文本框 2 中：
```
<br/>
文本框1: <input type="text" id="field1" value="学习 HTML 的技巧">
<br/>
文本框2: <input type="text" id="field2">
<br/>
<input type="button" name="..." value="单击我"
  onClick="document.getElementById('field2').value=
  document.getElementById('field1').value">
</form>
</body>
</html>
```

在 IE 9.0 中的浏览效果如图 11-8 所示，单击"单击我"按钮，即可实现将文本框 1 中的内容复制到文本框 2 中。

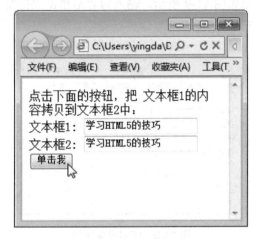

图 11-8　单击按钮后的复制效果

11.2.8　提交按钮 submit

提交按钮用来将输入的信息提交到服务器。代码格式如下：

```
<input type="submit" name="..." value="...">
```

其中 type="submit"定义提交按钮；name 属性定义提交按钮的名称；value 属性定义按钮的显示文字。通过提交按钮，可以将表单里的信息提交给表单里 action 所指向的文件。

【例 11.9】(示例文件 ch11\11.9.html)

使用提交按钮：

```
<!DOCTYPE html>
<html>
<head><title>输入用户名信息</title></head>
<body>
<form  action="http://www.yinhangit.com/yonghu.asp" method="get">
请输入你的姓名：
<input type="text" name="yourname">
```

```
<br>
请输入你的住址：
<input type="text" name="youradr">
<br>
请输入你的单位：
<input type="text" name="yourcom">
<br>
请输入你的联系方式：
<input type="text" name="yourcom">
<br>
<input type="submit" value="提交">
</form>
</body>
</html>
```

在 IE 9.0 中的浏览效果如图 11-9 所示，输入内容后单击"提交"按钮，即可实现将表单中的数据发送到制定的文件。

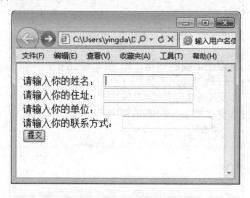

图 11-9　使用提交按钮

11.2.9　重置按钮 reset

重置按钮用来清空表单中输入的信息。代码格式如下：

```
<input type="reset" name="..." value="...">
```

其中 type="reset"定义了重置按钮；name 属性定义复位按钮的名称；value 属性定义按钮的显示文字。

【例 11.10】(示例文件 ch11\11.10.html)

使用重置按钮：

```
<!DOCTYPE html>
<html>
<body>
<form>
请输入用户名称：
<input type='text'>
<br/>
```

```
请输入用户密码:
<input type='password'>
<br>
<input type="submit" value="登录">
<input type="reset" value="重置">
</form>
</body>
</html>
```

在 IE 9.0 中的浏览效果如图 11-10 所示，输入内容后单击"重置"按钮，即可实现将表单中的数据清空的目的。

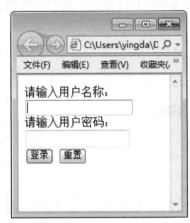

图 11-10　使用重置按钮

11.3　表单高级元素的使用

除了上述基本元素外，HTML 中还有一些高级元素。包括 url、email、time、range、search 等。对于这些高级属性，IE 9.0 浏览器暂时还不支持，下面将使用 Opera 11.60 浏览器来查看效果。

11.3.1　url 属性

url 属性是用于说明网站网址的。显示为输入 URL 地址的一个文本框。在提交表单时，会自动验证 url 的值。代码格式如下：

```
<input type="url" name="userurl"/>
```

另外，用户可以使用普通属性设置 url 输入框，例如可以使用 max 属性设置其最大值、min 属性设置其最小值、step 属性设置合法的数字间隔、利用 value 属性规定其默认值。对于另外的高级属性中同样的设置不再重复讲述。

【例 11.11】(示例文件 ch11\11.11.html)

使用 url 属性：

```
<!DOCTYPE html>
<html>
<body>
<form>
<br/>
请输入网址:
<input type="url" name="userurl"/>
</form>
</body>
</html>
```

在 Opera 11.60 中的浏览效果如图 11-11 所示,用户即可输入相应的网址。

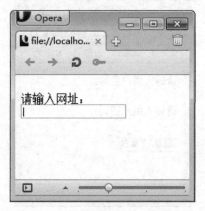

图 11-11　使用 url 属性的效果

11.3.2　email 属性

与 url 属性类似,email 属性用于让浏览者输入 E-mail 地址。在提交表单时,会自动验证 email 域的值。代码格式如下:

```
<input type="email" name="user_email"/>
```

【例 11.12】(示例文件 ch11\11.12.html)

使用 email 属性:

```
<!DOCTYPE html>
<html>
<body>
<form>
<br/>
请输入您的邮箱地址:
<input type="email" name="user_email"/>
<br>
<input type="submit" value="提交">
</form>
</body>
</html>
```

在 Opera 11.60 中的浏览效果如图 11-12 所示，用户可输入相应的邮箱地址。如果用户输入的邮箱地址不合法，单击"提交"按钮后会弹出提示信息。

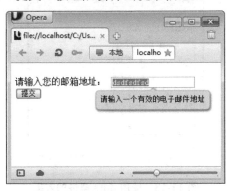

图 11-12　email 属性的效果

11.3.3　date 和 times

在 HTML 中，新增了一些日期和时间输入类型，包括 date、datetime、datetime-local、month、week 和 time。它们的具体含义如下。

- date：选取日、月、年。
- month：选取月、年。
- week：选取周和年。
- time：选取时间。
- datetime：选取时间、日、月、年。
- datetime-local：选取时间、日、月、年(本地时间)。

上述属性的代码格式类似，例如以 date 属性为例，代码格式如下：

```
<input type="date" name="user_date" />
```

【例 11.13】(示例文件 ch11\11.13.html)

使用 date 属性：

```
<!DOCTYPE html>
<html>
<body>
<form>
<br/>
请选择购买商品的日期：
<br>
<input type="date" name="user_date" />
</form>
</body>
</html>
```

在 Opera 11.6 中的浏览效果如图 11-13 所示，用户单击输入框中的向下按钮，即可在弹出的窗口中选择需要的日期。

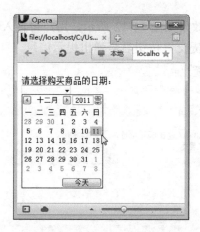

图 11-13 使用 date 属性的效果

11.3.4 number 属性

number 属性提供了一个输入数值的输入类型。用户可以直接输入数值，或者通过单击微调框中的向上或者向下按钮选择数值。代码格式如下：

```
<input type="number" name="shuzi" />
```

【例 11.14】(示例文件 ch11\11.14.html)

使用 number 属性：

```
<!DOCTYPE html>
<html><body>
<form>
<br/>
此网站我曾经来
<input type="number" name="shuzi "/>次了哦！
</form>
</body></html>
```

在 Opera 11.6 中的浏览效果如图 11-14 所示，用户可以直接输入数值，也可以单击微调按钮选择合适的数值。

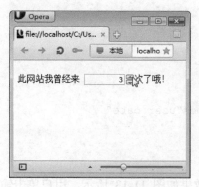

图 11-14 number 属性的效果

提示　　强烈建议用户使用 min 和 max 属性规定输入的最小值和最大值。

11.3.5　range 属性

range 属性用来显示一个滑条控件。与 number 属性一样，用户可以使用 max、min 和 step 属性控制控件的范围。代码格式如下：

```
<input type="range" name="" min="" max="" />
```

其中 min 和 max 分别控制滚动控件的最小值和最大值。

【例 11.15】(示例文件 ch11\11.15.html)

使用 range 属性：

```
<!DOCTYPE html>
<html>
<body>
<form>
<br/>
英语成绩公布了！我的成绩名名次为：
<input type="range" name="ran" min="1" max="10" />
</form>
</body>
</html>
```

在 Opera 11.6 中的浏览效果如图 11-15 所示，用户可以拖曳滑块来选择合适的数值。

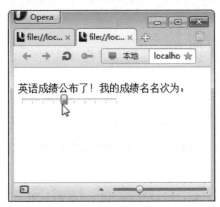

图 11-15　range 属性的效果

默认情况下，滑块位于滑条的中间位置。如果用户指定的最大值小于最小值，则允许使用反向滚动轴，目前浏览器对这一属性还不能很好地支持。

11.3.6　required 属性

required 属性规定必须在提交之前填写输入域(不能为空)。required 属性适用于 text、

search、url、email、password、date、pickers、number、checkbox 和 radio 等输入类型。

【例 11.16】(示例文件 ch11\11.16.html)

使用 required 属性：

```
<!DOCTYPE html>
<html>
<body>
<form>
下面是输入用户登录信息
<br>
用户名称
<input type="text" name="user" required="required">
<br>
用户密码
<input type="password" name="password" required="required">
<br>
<input type="submit" value="登录">
</form>
</body>
</html>
```

在 Opera 11.6 中的浏览效果如图 11-16 所示，用户如果只是输入密码，然后单击"登录"按钮，将弹出提醒信息。

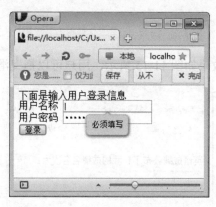

图 11-16　required 属性的效果

11.4　表单(Form)对象在 JavaScript 中的应用

表单在网页中的作用不可小视，主要负责数据采集的功能，比如可以采集访问者的名字和 E-mail 地址、调查表、留言簿等。一个表单有表单标签(包含了处理表单数据所用 CGI 程序的 URL 以及数据提交到服务器的方法)、表单域(包含了文本框、密码框、隐藏域、多行文本框、复选框、单选框、下拉选择框和文件上传框等)、表单按钮(包括提交按钮、复位按钮和一般按钮；用于将数据传送到服务器上的 CGI 脚本或取消输入，还可以用表单按钮来控制其他定义了处理脚本的处理工作)等 3 个基本组成部分。

11.4.1　HTML 表单基础

表单是 HTML 语言最有用的功能之一，向表单添加 JavaScript 脚本可以增加表单的交互性，并可提供大量有用的特性。

1. 定义表单

在 HTML 中，表单是客户端与服务器进行数据传输的一种工具，其作用是收集客户端的信息，并且允许客户端的用户以标准格式向服务器提交数据。在 HTML 中，表单内容全部在 <form>标签中。

其语法格式如下：

```
<form name="frmName"
    [method="get|post"]
    action="frmAction"
    [target="_blank|_parent|_self|_top"]
    [enctype=
        "text/plain|application/x-www-form-urlencoded|multipart/form-data"]>
    表单域内容
</form>
```

<form>对象的属性有如下几种。

(1) name：表单的名称，可以在不命名的情况下使用表单，但是为了方便在 JavaScript 中使用表单，需要为其指定一个名称。

(2) method：是一个可选的属性，用于指定 form 提交(把客户端表单的信息发送给服务器的动作称为"提交")的方法。如果用户不指定 form 的提交方法，默认的提交方法是 post。表单提交的方法有 get 和 post 两种。

　　　　使用 get 方法提交表单需要注意：URL 的长度应限制在 8192 个字符以内。如果发送的数据量太大，数据将被截断，从而导致意外或失败的处理结果。因此，如果传输的数据量过大，提交 form 时不能使用 get 方法。

(3) action：用于指定表单的处理程序的 URL 地址。其内容可以是某个处理程序或页面(还可以使用"#"代替 action 的值，指明当前 form 的 action 就是其本身)，但是需要注意的是 action 属性的值必须包含具体的网络路径。例如，指定当前页面 action 为 check 文件夹下的 userCheck.html，其方法为：

```
<form action="/check/userCheck.html">
```

另外，用户可以使用 JavaScript 等脚本语言，按照需要指定 form 的 action 值。例如，使用 JavaScript 指定 action 的值为/check/userCheck.htm，其方法如下：

```
document.loginForm.action="/check/userCheck.html";
```

(4) target：用于指定当前 form 提交后目标文档的显示方法。target 属性是可选的，有 4 个值。如果用户没有指定 target 属性的值，target 默认值为_self。

- _blank：在未命名的新窗口中打开目标文档。
- _parent：在显示当前文档的窗口的父窗口中打开目标文档。
- _self：在提交表单所使用的窗口中打开目标文档。
- _top：在当前窗口内打开目标文档，确保目标文档占用整个窗口。

(5) enctype：该属性的作用是指定 form 提交时的编码方式。entype 默认的编码方式是 application/x-www-form-urlencoded。如果需要在提交 form 时上传文件，entype 的值必须是 multipart/form-data。enctype 的值有如下 3 种。

- text/plain：纯文本编码。
- application/x-www-form-urlencoded：URL 编码。
- multipart/form-data：MIME 编码。

(6) element[]：包含所有为目标 form 元素对象所引入的用户界面元素形成的数组(按钮、单选按钮)，且数组元素的下标按元素载入顺序分配。

(7) encoding：是表单的 MIME 类型，用 enctype 属性定义。在一般情况下，该属性是不必要的。

另外，form 对象有 Submit()和 Reset()两个方法，可以通过这两个方法来提交数据或重置表单，而不需要用户单击某个按钮。

- reset()。该方法将表单中的所有元素值重新设置为缺省状态，如果在表单中定义了 Reset 按钮，则 reset()方法执行后的效果与单击 Reset 按钮的效果相同。
- submit()。该方法将表单数据发送给服务器的程序处理，如果在表单中定义了 Submit 按钮，则 submit()方法执行后的效果与单击 Submit 按钮效果相同。

 如果使用 submit()方法向服务器发送数据或者通过电子邮件发送数据，多数浏览器会提示用户是否核实提交的信息。如果用户取消发送，就再也无法这样发送了。

2. 在 JavaScript 中访问 Form 对象

一个表单隶属于一个文档，对于表单对象的可以通过使用隶属文档的表单数组进行引用，即使在只有一个表单的文档中，表单也是一个数组的元素。在 JavaScript 中要对表单引用的条件是：必须先在页面中用标识创建表单，并将定义表单部分放在引用之前。

在 JavaScript 中访问表单对象可有两种实现方法。

(1) 直接访问表单。在表单对象的属性中首先必须指定其表单名，而后就可以通过标识来访问表单，例如 document.myform。

(2) 通过数组来访问表单。除了使用表单名来访问表单外，还可以使用表单对象数组来访问表单对象。但因表单对象是由浏览器环境提供的，而浏览器环境所提供的数组下标是由 0 到 n，所以可通过下列格式实现表单对象的访问：

```
document.forms[0]
document.forms[1]
document.forms[2]
...
```

3. 表单数据的传递

实际应用中，在提交表单数据之前，经常需要使用 JavaScript 脚本来验证用户输入的信息是否合法，或者对某个字段进行转换、运算等操作，均涉及表单数据如何传递给处理函数的问题。表单传递的方法一般要遵循如下几条原则：

- 当函数需要访问表单中多于一个的表单对象时，传递整个 form 元素对象。
- 当函数需要访问表单中某个特定的表单元素对象时，传递整个表单控件对象。
- 当函数只需访问表单中特定的表单元素对象的某个属性时，传递该属性值的引用。

在表单数据传递方法选取的问题上，具体使用哪一种方法进行数据传递完全取决于页面的实际需要，但总的要求在于选择最短的引用路径，以避免编写不必要的 JavaScript 代码。在遵循上面原则的基础上，可以使用以下 3 种方法进行表单数据的传递。

(1) 完全引用法

该方法是一种比较传统的方法，即使用全局引用的方法来操作目标表单中的特定表单元素。若使用此种方法，则无须传递任何与表单相关的参数给处理函数。

在文档中定义如下表单：

```
<form name="Form1" id="Form1">
  <input type="text" name="Text1" id="Text1" value="Default Value"
    onchange="CheckData()">
</form>
```

其中，CheckData()是处理函数，在文本域中文本内容发生改变时被触发，则在该函数中可通过如下多种方法使用变量 MyValue 返回文本域 Text1 的文本内容：

```
var MyValue = document.Form1.Text1.value;
var MyValue = document.forms[0].Text1.value;
var MyValue = document.forms[0].elements[0].value;
var MyValue = document.Form1. elements[0].value;
var MyValue = document.getElementById("Text1").value;
```

该方法虽然比较直观，但在需要引用目标表单多个表单元素的场合，就会增加 JavaScript 脚本代码的冗余度，执行效率不高，一般用于访问文档中多个表单的场合。

(2) 使用 this.form 作为参数传递

完全引用法在引用目标表单多个表格元素对象时，执行效率不高，此时还可以使用 this.form 作为参数传递给处理函数进行表单引用，从而克服使用完全引用法传递表单数据所带来的不足。还是以上面的表单为例，更改文本域的 onchange 事件处理程序为如下形式：

```
onchange="CheckData(this.form)"
```

同时修改 CheckData()函数的定义为如下形式：

```
function CheckData(targetForm)
{
    ...
}
```

在 CheckData()函数中可使用如下方式返回文本域 Text1 的文本内容：

```
var MyValue = targetForm.elements[0].value;
var MyValue = targetForm.Text1.value;
```

(3) 直接传递

可以使用 this 关键字作为参数传递给处理函数，但使用 this.form 和 this 作为参数所引用的对象不同，前者是对当前整个表单的引用，而后者是对当前元素的引用，也称为直接传递法。还是以上面的表单为例，更改文本域的 onchange 事件处理程序为如下形式：

```
onchange="CheckData(this)"
```

同时修改 CheckData()函数的定义为如下形式：

```
function CheckData(targetObject)
{
    ...
}
```

在 CheckData()函数中可使用"var MyValue = targetObject.value;"方式返回文本域 Text1 的文本内容。直接传递法的另一种表现方法为直接传递目标数据给处理函数调用，此时需要更改文本域的 onchange 事件处理程序为如下形式：

```
onchange="CheckData(this.value)"
```

在 CheckData()函数中可使用如下方式返回文本域 Text1 的文本内容：

```
var MyValue = targetObject;
```

11.4.2 编辑表单元素的脚本

在 HTML 中，几乎所有客户端向服务器传递的信息都需要放在表单中。通常情况下，在注册成为某个网站或者论坛的用户时，需要填写一些如用户名、密码、邮箱等个人信息。这些信息被存放在一个不可见的表单中，而用户的信息就储存在表单的各种控件中。表单控件就是在表单中接收并与用户交互同时控制用户信息的一些 HTML 元素。常用的表单控件有文本框、列表框、组合框、复选框、单选按钮、按钮等。

1. 文本框

文本框是用来记录用户输入信息的 HTML 元素，是最常用的表单元素。可以用它们来输入姓名、地址、密码等信息。由于文本框中的信息可以编辑，因此需要修改某些信息时，多使用文本框在客户端与服务器之间传递数据。

文本框常用的事件有 onclick、onblur、onchange、onfocus、onselect 等，文本框有单行文本框、多行文本框、密码文本框等多种。

各个文本框的详细介绍如下。

(1) 单行文本框。单行文本框多用来记录及显示数据量较小的信息，如用户名、姓名、电子邮箱等。其语法格式如下：

```
<input type="text" name="Text1" size="20" maxlength="15">
```

各个属性的含义如下。

- type="text"：定义单行文本输入框。
- name：定义文本框的名称，要保证数据的准确采集，必须定义独一无二的名称。
- size：定义文本框的宽度，单位是单个字符宽度。
- maxlength：定义最多输入的字符数。
- value：定义文本框的初始值。

(2) 多行文本框。多行文本框多用来记录及显示数据量较大的信息，如产品描述信息、自我介绍、文字创作的内容等。其语法格式如下：

```
<textarea name="example2" cols="20" rows="2" wrap="PHYSICAL"></textarea>
```

各个属性的含义如下。

- name：定义多行文本框的名称，要保证数据的准确采集，必须定义唯一的名称。
- cols：定义多行文本框的宽度，单位是单个字符宽度。
- rows：定义多行文本框的高度，单位是单个字符高度。
- wrap：定义输入内容大于文本域时显示的方式，可选值如下。
  - ◆ 默认值：文本自动换行，当输入内容超过文本域的右边界时，会自动转到下一行，而数据在被提交处理时自动换行的地方不会有换行符出现。
  - ◆ Off：用来避免文本换行，当输入的内容超过文本域右边界时，文本将向左滚动，必须用 Return 才能将插入点移到下一行。
  - ◆ Virtual：允许文本自动换行。当输入内容超过文本域的右边界时会自动转到下一行，而数据在被提交处理时自动换行的地方不会有换行符出现。
  - ◆ Physical：让文本换行，当数据被提交处理时，换行符也将被一起提交处理。

(3) 密码文本框。密码文本框用来记录及显示密码，可以将所有输入的信息都显示成系统默认的字符，因此可以起到隐藏信息的作用。其语法格式为：

```
<input type="password" name="example3" size="20" maxlength="15">
```

各个属性的含义如下。

- type="password"：定义密码框。
- name：定义密码框的名称，要保证数据的准确采集，必须定义独一无二的名称。
- size：定义密码框的宽度，单位是单个字符宽度。
- maxlength：定义最多输入的字符数。

(4) 文件上传框。有时候，需要用户上传自己的文件，文件上传框看上去与其他文本域差不多，只是它还包含了一个浏览按钮。访问者可以通过输入需要上传的文件的路径或者点击"浏览"按钮选择需要上传的文件。在使用文件域前，要先确定自己的服务器是否允许匿名上传文件。表单标签中必须设置 ENCTYPE="multipart/form-data"来确保文件被正确编码；另外，表单的传送方式必须设置成 POST。文件上传框的语法格式为：

```
<input type="file" name="myfile" size="15" maxlength="100">
```

其各个属性的含义如下。

- type="file"：定义文件上传框。

- name：定义文件上传框的名称，要保证数据的准确采集，必须定义唯一的名称。
- size：定义文件上传框的宽度，单位是单个字符宽度。
- maxlength：定义最多输入的字符数。

2．按钮

按钮的类型有普通按钮、重置按钮和提交按钮三种。其中后两者是前者的子集，是前者的特殊情况。

(1) 普通按钮

HTML 页面中的按钮使用 button 标记。普通按钮元素在 HTML 页面中的使用方法如下：

```
<input type="button" [name="btnName"] value="btnValue" [onclick="clkHandle()"]>
```

其中，type 属性是必需的，同时其属性值必须是 button，用于指定 input 元素的类型是按钮。name 属性用于指定按钮元素的名称，为元素指定 name 属性，可以在 JavaScript 中根据 name 属性值方便地获取对象。value 属性用于指定 button 按钮在页面中显示的按钮的文本，如果 value 属性赋值为"确定"，在 HTML 页面中会显示一个"确定"按钮。按钮多数用来供用户单击，因此按钮处理最多的事件就是 onclick 事件。可以在添加 button 元素时指定其 onclick 事件的事件处理程序。

(2) 重置按钮

重置按钮用来控制页面中与重置按钮在同一个 form 中的所有元素的值恢复为初始状态。例如，在页面中添加一个"重置"按钮：

```
<input type="reset" name="btnRst" value="重置">
```

当用户单击"重置"按钮时，如果在文本框中输入信息，文本框会自动清空；如果页面中存在复选框，单击"重置"按钮后，所有的复选框被置为未选中状态；如果页面中存在单选按钮，所有的单选按钮都未选中。

(3) 提交按钮

提交按钮与重置按钮都是按钮的特殊形式。提交按钮在 HTML 页面中使用的方法如下：

```
<input type="submit" name="btnSbt" value="提交">
```

其中，type 属性的类型是 submit，代表当前按钮是一个提交按钮。用户单击提交按钮，相当于将按钮所在的表单(form)提交，即相当于执行如下所示的 JavaScript 代码：

```
document.forms[0].submit();
```

用户单击"提交"按钮后，系统按照 form 定义时指定的 action 属性的值，找到提交的结果或处理程序。另外，使用图像按钮可以使网页看起来更美观。创建图像按钮有多种方法，经常使用的方法是为一个图片加上链接，并附加一个 JavaScript 编写的触发器。

其格式如下：

```
<a href="JavaScript:document.Form1.submit();">
<img src="1.gif" width="55" height="21" border="0" alt="Submit">
</a>
```

3. 复选框

当需要用户根据列出的内容选择 0 至多项时，可以使用复选框。复选框有两种状态：选中与未选中。

复选框被选中后，还可以接受单击事件，将其状态更改成没有选中。

在 HTML 页面中，复选框需要使用 input 元素，其 type 类型是 checkbox，使用方法为：

```
<input type="checkbox"
  [name="chkName"][value="yes"][checked][onclick="clkFun"]>
```

各个参数的含义如下。

- type：用来指定 input 元素的类型为 checkbox，在 HTML 页面中得到一个复选框。
- name：指定当前复选框的名称，在 JavaScript 中可通过复选框的名称得到复选框。
- value：用于指定复选框的值，用户指定复选框的值以后，使用 JavaScript 得到的复选框对象的值就是 value 属性的值。
- checked：指定复选框是否被选中，如果指定了复选框的 checked 属性，复选框会添加一个"√"号。
- onclick：代表复选框的单击事件，onclick 属性的值一般是一个已经定义的单击事件的事件处理函数名。

复选框只有一个方法：click()，它模拟复选框上的单击。另外它还有一个 onclick 事件，只要复选框被单击，就会发生该事件。

4. 单选按钮

单选按钮用于当存在多个选项时只能选择其中一项的情况。在 HTML 页面中，单选按钮的使用方法为：

```
<input type="radio" name="rdoName" value="vdoVal"[checked]>
```

各个参数的含义如下。

- type：用于指定 input 元素的类型，单选按钮的类型是 radio，type 属性是必选的。
- name：用于指定单选按钮的属性，同时各个单选按钮之间以 name 属性区分是否为互斥的单选按钮。name 属性值相同的单选按钮之间是互斥的，即 name 属性值相同的单选按钮，选中其中一个，其他的就自动将状态改为未选中。name 属性在单选按钮中是必需的，否则系统无法确定哪些单选按钮是互斥的。
- value：用于指定单选按钮的值。
- checked：用于指定单选按钮是否被选中，在单选按钮定义时，指定其 checked 属性，则单选按钮显示为选中状态。

5. 下拉列表框和组合框

组合框是以下拉列表的形式将多条数据列出来，如图 11-17 所示；而列表框是将多条数据在一个区域中显示出来，如图 11-18 所示。

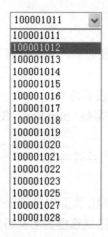

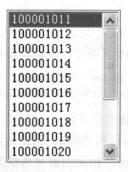

图 11-17　组合框的效果　　　　　　　　　　　图 11-18　列表框的效果

在 HTML 中列表框与组合框都使用<select>标记，同时两者通过 size 属性控制是列表框还是组合框。列表框与组合框都有子元素<option>，且子元素的使用方法相同。

在 HTML 中，select 元素是成对出现的，每个 select 元素都需要有关闭标记</select>。select 元素有 option 子元素，子元素可以没有关闭标记。

select 元素及其子元素的使用方法如下：

```
<select[name=sltName][id=sltId][size=sltSize][multipie][disabled]>
  <option[selected][ value="openVal1"]>optionLabel1[</option>]
  ...
  <option[selected][ value="openValn"]>optionLabeln[</option>]
</select>
```

其中各个参数的含义如下。

- name：表示从客户端向服务器传递信息。
- id：唯一标识 select 元素。
- size：指定显示的列表项的数量。组合框与列表框的区别也是通过 size 属性来体现的。如果不指定 size 属性的值，或者将 size 的值赋为"1"，加载 HTML 页面时，select 元素将按照组合框的形式显示。如果指定的 size 属性的值大于 1，在页面中 select 元素将按照列表框的形式显示。
- multiple：如果需要在列表框中同时选择多条记录，需要为 select 元素指定 multiple 属性。multiple 属性有两种实现形式：一是直接在 select 元素中添加 multiple，二是在 select 元素中添加 multiple="multiple"，两者都可以实现同时选择多条记录的效果。为 select 元素添加 multiple 属性后，用户使用 Ctrl 或 Shift 键，可以实现同时选择多条记录的效果，如图 11-19 所示。
- disabled：需要限制 select 元素不能被使用时，可以为 select 元素添加 disabled 属性。
- option：元素的 selected 属性用来指定列表项是否被选中，如果为 option 元素指定了 selected 属性，这条 option 元素会高亮显示。value 属性用来指定 option 元素的值，如果选中了 select 元素的某条记录，这个 select 元素的值就是被选中的那条记录的

value 属性的值。optionLabel1 用来指明列表项显示的内容，相当于显示用的 label1。select 元素最经常使用的事件就是 onchange 事件，另外还有 onclick 事件、ondblclick 事件等。

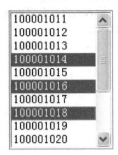

图 11-19　同时选中多条记录的效果

11.4.3　用 JavaScript 获取网页内容实现数据验证

在 JavaScript 中获取页面元素的方法有很多种，可以根据元素的名称(name)来获取，可以根据元素的 ID 来获取，可以根据元素在 form 中的索引来获取……其中，比较常用的方法是根据元素名称获取和根据元素 ID 获取。例如，在 JavaScript 中获取名为 txtName 的 HTML 网页文本框元素，具体的代码为：

```
var _txtNameObj = document.forms[0].elements("txtName")
```

其中变量_txtNameObj 即是名为 txtName 的文本框元素。

【例 11.17】(示例文件 ch11\11.17.html)

JavaScript 获取网页内容实现数据验证：

```
<html>
  <head>
      <title>验证表单数据的合法性</title>

      <script language="JavaScript">
        <!--
        function validate()
        {
         var _txtNameObj = document.all.txtName;         //获取文本框对象
         var _txtNameValue = _txtNameObj.value;          //文本框对象的值
         if((_txtNameValue == null) || (_txtNameValue.length < 1))
         { //判断文本框的值是否为空
           window.alert("输入的内容不能是空字符！");
           _txtNameObj.focus(); //文本框获得焦点
           return;
         }
         if(_txtNameValue.length > 20)
         { //判断文本框的值，长度是否大于20
           window.alert("输入的内容过长，不能超过20！");
           _txtNameObj.focus();
```

```
        return;
    }
    if(isNaN(_txtNameValue))
    { //判断文本框的值是否全是数字
    window.alert("输入的内容必须由数字组成！");
    _txtNameObj.focus();
    return;
    }
  }
  //-->
</script>

</head>
<body>
  <form method=post action="#">
    <input type="text" name="txtName">
    <input type="button" value="确定" onclick="validate()">
  </form>
</body>
</html>
```

在上面的 JavaScript 脚本中，先获得文本框对象及其值，再对其值是否为空进行判断，对其值长度是否大于 20 进行判断，并对其值是否全是数字进行判断。在 IE 浏览器中预览上面的 HTML 文件，单击"确定"按钮，即可看到"输入的内容不能是空字符！"提示信息，如图 11-20 所示。

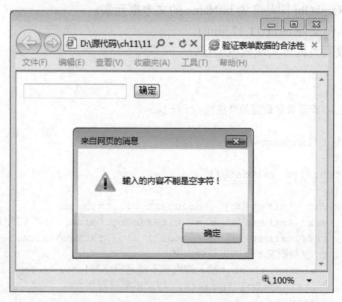

图 11-20 文本框为空的效果

如果在文本框中输入数字的长度大于 20，单击"确定"按钮，即可看到"输入的内容过长，不能超过 20！"的提示信息，如图 11-21 所示。

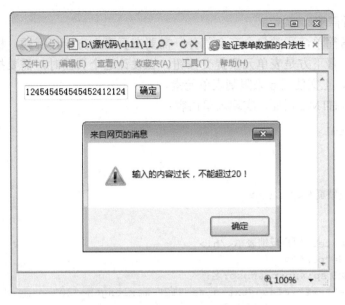

图 11-21　文本框长度过大的效果

而当输入内容是非数字的时候，就会看到"输入的内容必须由数字组成！"提示信息，如图 11-22 所示。

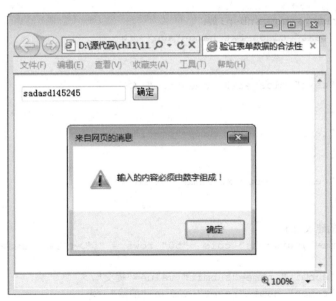

图 11-22　文本框内容不是数字时的效果

11.5　实战演练 1——创建用户反馈表单

本实例中，将使用一个表单内的各种元素来开发一个简单网站的用户意见反馈页面。
具体操作步骤如下。

step 01 分析需求。

反馈表单非常简单，通常包含三个部分，需要在页面上方给出标题，标题下方是正文部分，即表单元素，最下方是表单元素提交按钮。在设计这个页面时，需要把"用户注册"标题设置成 h1 大小，正文使用 p 来限制表单元素。

step 02 构建 HTML 页面，实现表单内容：

```html
<!DOCTYPE html>

<html>
<head>
<title>用户反馈页面</title>
</head>
<body>
<h1 align=center>用户反馈表单</h1>
<form method="post">
<p>姓    名:
<input type="text" class=txt size="12" maxlength="20" name="username" />
</p>
<p>性    别:
<input type="radio" value="male" />男
<input type="radio" value="female" />女
</p>
<p>年    龄:
<input type="text" class=txt name="age"  />
</p>
<p>联系电话:
<input type="text" class=txt name="tel" />
</p>
<p>电子邮件:
<input type="text" class=txt name="email" />
</p>
<p>联系地址:
<input type="text"  class=txt name="address" />
</p>
<p>
请输入您对网站的建议<br>
<textarea name="yourworks" cols ="50" rows = "5"></textarea>
<br>
<input type="submit" name="submit" value="提交"/>
<input type="reset" name="reset" value="清除" />
</p>
</form>
</body>
</html>
```

在 IE 9.0 中的浏览效果如图 11-23 所示，可以看到创建了一个用户反馈表单，包含一个标题"用户注册"、"姓名"、"性别"、"年龄"、"联系方式"、"电子邮件"、"地址"、"意见反馈"等输入框和"提交"按钮等。

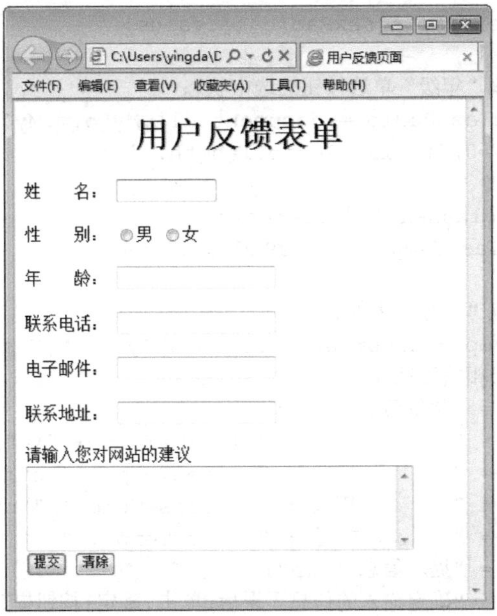

图 11-23　用户反馈页面

11.6　实战演练 2——处理表单元素

在 Web 页面中，经常需要使用单选按钮和多选框引导用户选择某项信息，下面的示例就是以学生注册页面为例来说明各个表单对象的用法。HTML 页面的具体代码如下：

```html
<html>
    <head>
        <meta http-equiv=content-type content="text/html; charset=gb2312">
        <title>学生注册信息</title>
        <script language="JavaScript" type="text/javascript">
        <!--
        var msg = "\n 学生信息 :\n\n";
        //获取学籍注册信息
        function AlertInfo()
        {
          var nameTemp;
          var sexTemp;
          var classTemp;
          var numTemp;
          //获取"姓名"字段信息
          nameTemp = document.getElementById("MyName").value;
          //获取"性别"单选按钮的选中状态
          var sexRadio = document.all.MyForm.MySex;
          for(i=0; i<sexRadio.length; i++)
          {
            if(sexRadio[i].checked)
```

```
                    sexTemp = sexRadio[i].value;
                }
                //获取"年级"单选按钮的选中状态
                var classRadio = document.all.MyForm.MyClass;
                for(i=0; i<classRadio.length; i++)
                {
                  if(classRadio[i].checked)
                    classTemp = classRadio[i].value;
                }
                //获取"学号"字段信息
                numTemp = document.getElementById("MyNum").value;
                //输出相关信息
                msg += "学生信息 : \n";
                msg += "        姓名 : " + nameTemp + "\n";
                msg += "        性别 : " + sexTemp + "\n";
                msg += "        年级 : " + classTemp + "\n";
                msg += "        学号 : " + numTemp + "          \n\n";
                msg += "提示信息 : \n";
                msg += "确定输入的信息无误后,单击[确定]按钮提交!\n";
                alert(msg);
                return true;
            }
          //-->
        </script>
    </head>
<body>
 <center>
 <p>学生基本信息</p>
 <form name="MyForm" method="POST" action="1.asp"
   onsubmit="return AlertInfo()">
 姓名:<input type="text" name="MyName" id="MyName" value="张小米"><br>
 性别:<input type="radio" name="MySex" id="MySex" value="男">男
     <input type="radio" name="MySex" id="MySex" value="女" checked>女
     <br>
 年级:<input type="radio" name="MyClass" id="MyClass"
       value="大一经管系">大一
     <input type="radio" name="MyClass" id="MyClass"
       value="大二经管系" checked>大二
     <input type="radio" name="MyClass" id="MyClass" value="大三经管系">
     大三<br>
 学号:<input type="text" name="MyNum" id="MyNum" value=" 040811001">
     <br>
     <p>
       <input type="submit" value="提交">
       <input type="reset" value="重填">
     </p>
   </form>
   </center>
  </body>
</html>
```

上述 HTML 文件在 IE 浏览器中的显示结果如图 11-24 所示。

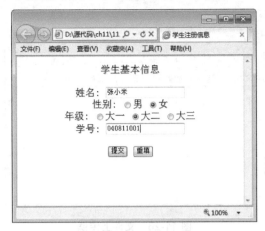

图 11-24　学生信息页面

在该页面中单击"提交"按钮，可看到包含当前学生信息的提示框，如图 11-25 所示。

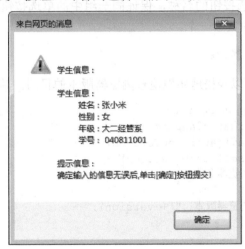

图 11-25　提交表单前的提示信息

如果用户输入的信息无误，则单击"确定"按钮，即可将表单数据提交到处理页面
1.asp。如果单击"重填"按钮，即可将表单数据恢复为默认值。

11.7　疑 难 解 惑

疑问 1：如何在表单中实现文件上传框？

在 HTML 语言中，使用 file 属性实现文件上传框。语法格式为：

```
<input type="file" name="..." size="" maxlength="">
```

其中，type="file"定义为文件上传框，name 属性为文件上传框的名称，size 属性定义文件上传框的宽度,单位是单个字符宽度;maxlength 属性定义最多输入的字符数。文件上传框的显示效果如图 11-26 所示。

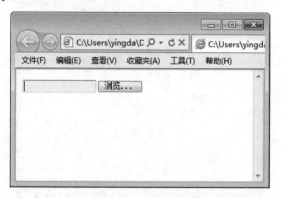

图 11-26　文件上传框

疑问 2:　有时制作的单选按钮为什么可以同时选中多个?

此时用户需要检查单选按钮的名称,保证同一组中的单选按钮名称必须相同,这样才能保证单选按钮只能同时选中其中一个。

疑问 3:　如何检查浏览器的版本?

使用 JavaScript 代码可以轻松地实现检查浏览器版本的目的,具体代码如下:

```
<script type="text/javascript">
  var browser = navigator.appName;
  var b_version = navigator.appVersion;
  var version = parseFloat(b_version);
  document.write("浏览器名称: " + browser);
  document.write("<br />");
  document.write("浏览器版本: " + version);
</script>
```

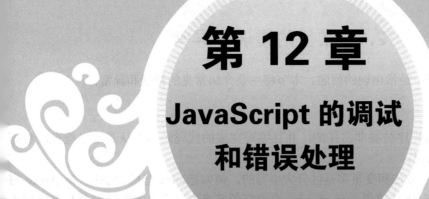

第 12 章

JavaScript 的调试和错误处理

当 JavaScript 引擎执行 JavaScript 代码时，会发生各种错误：可能是语法错误，通常是程序员造成的编码错误或错别字；可能是拼写错误或语言中缺少的功能(可能由于浏览器差异)；可能是由于来自服务器或用户的错误输入而导致的错误。当然，也可能是由于许多其他不可预知的因素。

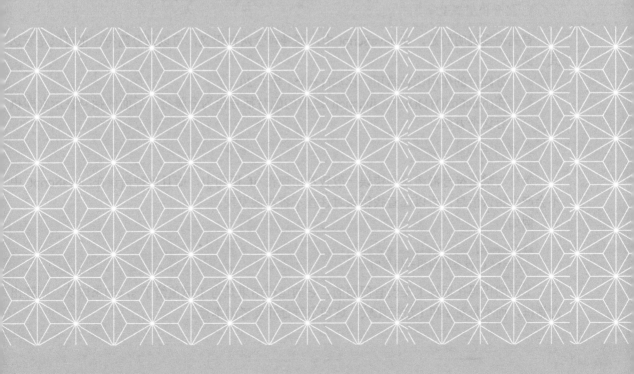

12.1 常见的错误和异常

错误和异常是编程中经常出现的问题。本节将主要介绍常见的错误和异常。

1. 拼写错误

拼写代码时，要求程序员要非常仔细，并且编写完成的代码还需要认真地去检查，否则会出现不少编写上的错误。

另外，JavaScript 中方法和变量都是区分大小写的，例如把 else 写成 ELSE，将 Array 写成 array，这些都会出现语法错误。JavaScript 中的变量或者方法命名规则通常都是首字母小写，如果是由多个单词组成的，那么除了第一个单词的首字母小写外，其余单词的首字母都是大写，而其余字母都是小写。知道这些规则，程序员就可以避免大小写错误了。

另外，编写代码有时需要输入中文字符，编程人员容易在输完中文字符后忘记切换输入法，从而导致输入的小括号、分号或者引号等出现错误，当然，这种错误输入在大多数编程软件中显示的颜色会跟正确的输入显示的颜色不一样，较容易发现，但还是应该细心谨慎，来减少错误的出现。

2. 单引号和双引号的混乱

单引号、双引号在 JS 中没有特殊的区别，都可以用来创建字符串。但作为一般性规则，大多数开发人员喜欢用单引号而不是双引号，但是 XHTML 规范要求所有属性值都必须使用双引号括起来。这样在 JS 中使用单引号，而对 XHTML 使用双引号会使混合两者代码时更方便，也更清晰。单引号可以包含双引号，同理，双引号也可以包含单引号。

3. 括号使用混乱

首先需要说明的是，在 JavaScript 中，括号包含两种语义，可以是分隔符，也可以是表达式。例如：

- 分隔符的作用比较常用，比如(1+4)*4 等于 20。
- 在(function(){})();中，function 之前的配对括号作为分隔符，后面的括号表示立即执行这个方法。

4. 等号与赋值混淆

等号与赋值符号混淆这种错误一般较常出现在 if 语句中，而且这种错误在 JavaScript 中不会产生错误信息，所以在查找错误时往往不容易被发现。

例如：

```
if(s = 1)
  alert("没有找到相关信息");
```

上面的代码在运行上是没有问题的，它的运行结果是将 1 赋值给了 s，如果成功，则弹出对话框，而不是对 s 和 1 进行比较，这却不符合开发者的本意。

12.2　处理异常的方法

常见的处理异常的方式有两种：使用 onerror 事件处理异常和使用 try-catch-finally 模型。本节将重点讲述这两种方法。

12.2.1　用 onerror 事件处理异常

使用 onerror 事件是一种早期的、标准的在网页中捕获 JavaScript 错误的方法。需要注意的是，目前 Chrome、Opera、Safari 浏览器都不支持。

只要页面中出现脚本错误，就会产生 onerror 事件。如果需要利用 onerror 事件，就必须创建一个处理错误的函数。可以把这个函数叫作 onerror 事件处理器。这个事件处理器使用 3 个参数来调用：msg(错误消息)、url(发生错误的页面的 URL)、line(发生错误的代码行)。

具体的使用语法结构如下：

```
<script language="javascript">
window.onerror = function(sMessage,sUrl,sLine){
    alert("您调用的函数不存在！");
    return true;     //屏蔽系统事件
}
</script>
```

 　　浏览器是否显示标准的错误消息，取决于 onerror 的返回值。如果返回值为 false，浏览器的错误报告也会显示出来，所以为了隐藏报告，函数需要返回 true。

【例 12.1】(示例文件 ch12\12.1.html)
window 对象触发 onerror 事件：

```
<!DOCTYPE html PUBLIC "-//W3C//DTD XHTML 1.0 Transitional//EN"
  "http://www.w3.org/TR/xhtml1/DTD/xhtml1-transitional.dtd">
<html xmlns="http://www.w3.org/1999/xhtml">
<head>
<meta http-equiv="Content-Type" content="text/html; charset=gb2312" />
<title></title>
<script language="javascript">
window.onerror = function(aMsg,aUrl,aLine){
    alert("您调用的函数不存在！\n" + aMsg + "\nUrl：" + aUrl
    + "\n 出错行：" + aLine);
    return true;     //屏蔽系统事件
}
</script>
</head>
<body onload="abc();">
</body>
</html>
```

在 IE 9.0 中的浏览效果如图 12-1 所示。

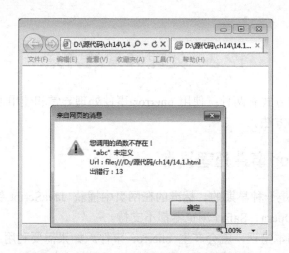

图 12-1 程序运行结果(window 对象触发)

上述例子使用了 window 对象触发的 onerror 事件。另外图像对象也可以触发 onerror 事件。具体使用的语法格式如下：

```
<script language="javascript">
Document.images[0].onerror = function(sMessage,sUrl,sLine){
    alert("您调用的函数不存在！);
    return true;     //屏蔽系统事件
}
</script>
```

其中 Document.images[0]表示页面中的第一个图像。

【例 12.2】(示例文件 ch12\12.2.html)

图像对象触发 onerror 事件：

```
<!DOCTYPE html PUBLIC "-//W3C//DTD XHTML 1.0 Transitional//EN"
  "http://www.w3.org/TR/xhtml1/DTD/xhtml1-transitional.dtd">
<html>
<head>
<meta http-equiv="Content-Type" content="text/html; charset=gb2312" />
<title>onerror 事件</title>
<script language="javascript">
function ImgLoad(){
    document.images[0].onerror=function(){
        alert("您调用的图像并不存在\n");
    };
    document.images[0].src = "test.gif";
}
</script>
</head>
<body onload="ImgLoad()">
<img/>
</body>
</html>
```

在 IE 9.0 中的浏览效果如图 12-2 所示。

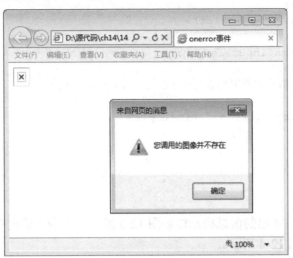

图 12-2 程序运行结果(图像对象触发)

 在上面的代码中定义了一个图像,由于没有定义图像的 src,所以会出现异常,调用异常处理事件,弹出错误提示对话框。

12.2.2 用 try-catch-finally 语句处理异常

在 JavaScript 中,try-catch-finally 语句可以用来捕获程序中某个代码块中的错误,同时不影响代码的运行。该语句的语法如下:

```
try {
    someStatements
}
catch(exception){
    someStatements
}
finally {
    someStatements
}
```

该语句首先运行 try 里面的代码,代码中任何一个语句发生异常时,try 代码块就结束运行,此时 catch 代码块开始运行,如果最后还有 finally 语句块,那么无论 try 代码块是否有异常,该代码块都会被执行。

【例 12.3】 (示例文件 ch12\12.3.html)

用 try-catch-finally 语句处理异常:

```
<!DOCTYPE html PUBLIC "-//W3C//DTD XHTML 1.0 Transitional//EN"
  "http://www.w3.org/TR/xhtml1/DTD/xhtml1-transitional.dtd">
<html>
<head>
```

```
<meta http-equiv="Content-Type" content="text/html; charset=gb2312" />
<title> </title>
<script language="javascript">
try{
    document.forms.input.length;
}catch(exception){
    alert("运行时有异常发生");
}finally{
    alert("结束try...catch...finally语句");
}
</script>
</head>
<body></body>
</html>
```

在 IE 9.0 中运行，弹出的信息提示框如图 12-3 所示。单击"确定"按钮，弹出 finally 区域的信息提示框，如图 12-4 所示。

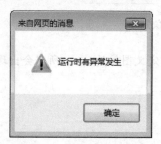

图 12-3 弹出异常提示对话框

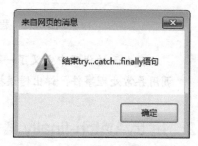

图 12-4 finally 区域的信息提示框

12.2.3 使用 throw 语句抛出异常

当异常发生时，JavaScript 引擎通常会停止，并生成一个异常消息。描述这种情况的技术术语是：JavaScript 将抛出一个异常。

在程序中使用 throw 语句，也可以主动抛出异常，具体的语法格式如下：

```
throw exception
```

其中，异常可以是 JavaScript 字符串、数值、逻辑值或对象。

下面的例子检测输入变量的值，如果值是错误的，会抛出一个异常。catch 会捕捉到这个错误，并显示一段自定义的错误消息。

【例 12.4】(示例文件 ch12\12.4.html)

使用 throw 语句抛出异常：

```
<!DOCTYPE html>
<html>
<body>
<script>
function myFunction()
{
```

```
    try
    {
        var x = document.getElementById("demo").value;
        if(x=="") throw "值为空";
        if(isNaN(x)) throw "不是数字";
        if(x>10) throw "太大";
        if(x<5) throw "太小";
    }
    catch(err)
    {
        var y = document.getElementById("mess");
        y.innerHTML = "错误: " + err + "。";
    }
}
</script>
<h1>使用 throw 语句抛出异常 </h1>
<p>请输入 5 到 10 之间的数字: </p>
<input id="demo" type="text">
<button type="button" onclick="myFunction()">测试输入值</button>
<p id="mess"></p>
</body>
</html>
```

在 IE 9.0 中浏览效果，用户可以输入值进行测试效果，例如输入 20，然后单击"测试输入值"按钮，弹出错误提示信息，如图 12-5 所示。

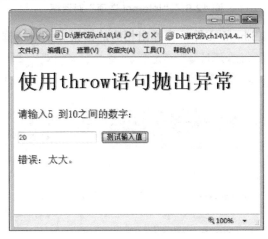

图 12-5　程序运行结果

12.3　使用调试器

每种浏览器都有自己的 JavaScript 错误调试器，只是调试器不同而已。下面将讲述常见的调试器的设置方法和技巧。

12.3.1　IE 浏览器内建的错误报告

如果需要 IE 浏览器弹出错误报告对话框，可以设置 IE 浏览器的选项。选择 IE 浏览器菜单中的"工具"选项，在弹出的下拉菜单中选择"Internet 选项"菜单命令，弹出"Internet 选项"对话框，选择"高级"选项卡，然后选择"显示每个脚本错误的通知"复选框，单击"确定"按钮，如图 12-6 所示。

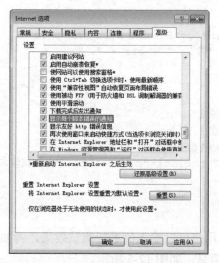

图 12-6　"Internet 选项"对话框

设置完成后，运行 12.3.html 文件，将弹出相应的错误提示对话框，如图 12-7 所示。

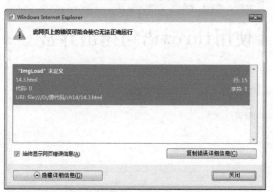

图 12-7　错误提示对话框

12.3.2　用 Firefox 错误控制台调试

在 Firefox 中可以使用自带的 JavaScript 调试器，即 Web 控制台，来对 JavaScript 程序进行调试。选择 Firefox 浏览器菜单中的"工具"选项，在弹出的下拉菜单中选择"Web 开发者"，在弹出子菜单中选择"Web 控制台"菜单命令，如图 12-8 所示。

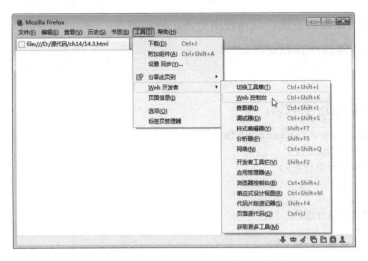

图 12-8　选择 "Web 控制台" 菜单命令

设置完成后，同样运行 12.3.html 文件，在窗口的下方即可看到错误提示信息，如图 12-9 所示。

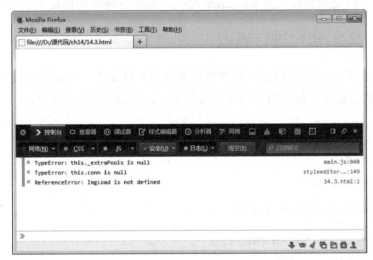

图 12-9　错误提示信息

12.4　JavaScript 语言调试技巧

在编程过程中，异常经常会出现。本节将讲述如何解析和跟踪 JavaScript 程序中的异常。

12.4.1　用 alert()语句进行调试

很多情况下，程序员并不能定位程序发生错误引发异常的具体位置，这时可以把 alert()语句放在程序的不同位置，用它来显示程序中的变量、函数或者返回值等，从而以跟踪的方式查找错误。

alert()是弹出对话框的方法，具体使用的语法格式如下：

```
<script language="javascript">
 alert();
</script>
```

例如，查看以下的示例代码：

```
<script language="javascript">
function alertTest(){
    alert("程序开始处!");
    var a = 123;
    var b = 321;
    alert("程序执行过程!");
    b = a+b;
    alert("程序执行结束!");
}
</script>
```

上面的代码就是使用 alert()语句调试的例子，用户可以大致查询出错误的位置。但是上面的方法也有缺点，就是如果嵌入太多的 alert()语句，删除这些语句也是不小的工作量。

12.4.2　用 write()语句进行调试

如果用户想让所有的调试信息以列表的方式显示在页面中，可以使用 write()方法进行调试。write()语句的主要作用是将信息写入的页面中，具体的语法格式如下：

```
<script language="javascript">
 document.write();
</script>
```

例如以下的示例代码：

```
<script language="javascript">
function alertTest(){
    document.write("程序开始处!");
    var a = 123;
    var b = 321;
    document.write("程序执行过程!");
    document.write(a+b);
    document.write("程序执行结束!");
}
</script>
```

12.5　疑　难　解　惑

疑问 1：调试时通常应注意哪些问题？

(1) 若错误定位到一个函数的调用上，说明函数体有问题。

(2)　若出现对象为 null 或找不到对象，可能是 id、name 或 DOM 写法的问题。

(3)　多增加 alert(xxx)语句来查看变量是否得到了期望的值，尽管这样比较慢，但是比较有效。

(4)　用/*...*/注释屏蔽掉运行正常的部分代码，然后逐步缩小范围检查。

(5)　IE 的错误报告行数往往不准确，出现此情况就在错误行前后几行找错。

(6)　变量大小写、中英文符号的影响。大小写容易找到，但是对于有些编译器，在对中英文标点符号的显示上不易区分，此时可以尝试用其他的文本编辑工具查看。

疑问 2：如何优化 JavaScript 代码？

JavaScript 的优化主要优化的是脚本程序代码的下载时间和执行效率，因为 JavaScript 运行前不需要进行编译而直接在客户端运行，所以代码的下载时间和执行效率直接决定了网页的打开速度，从而影响着客户端的用户体验效果。

(1)　合理地声明变量

在 JavaScript 中，变量的声明方式可分为显式声明和隐式声明，使用 var 关键字进行声明的就是显式声明，而没有使用 var 关键字的就是隐式声明。在函数中显式声明的变量为局部变量，隐式声明的变量为全局变量。

(2)　简化代码

简化 JavaScript 代码是优化代码的一个非要重要的方法。将工程上传到服务器前，尽量缩短代码的长度，去除不必要的字符，包括注释、不必要的空格、换行等。

(3)　多使用内置的函数库

与 C、Java 等语言一样，JavaScript 也有自己的函数库，函数库里有很多内置函数，用户可以直接调用这些函数。当然，开发人员也可以自己去写那些函数，但是 JavaScript 中的内置函数的属性方法都是经过 C、C++之类的语言编译的，而开发者自己编写的函数在运行前还要进行编译，所以在运行速度上 JavaScript 的内置函数要比自己编写的函数快很多。

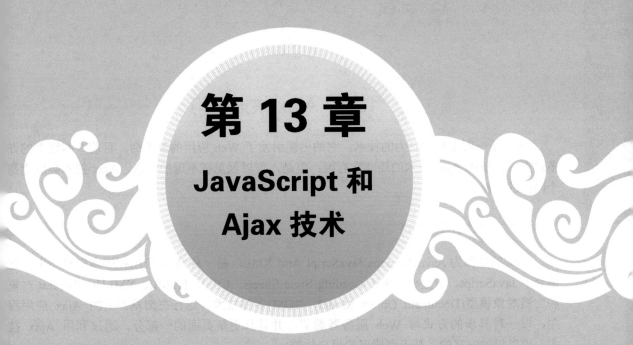

第 13 章

JavaScript 和
Ajax 技术

Ajax 是目前很新的一项网络技术。确切地说，Ajax 不是一项技术，而是一种用于创建更好更快以及交互性更强的 Web 应用程序的技术。它能使浏览器为用户提供更为自然的浏览体验，就像在使用桌面应用程序一样。

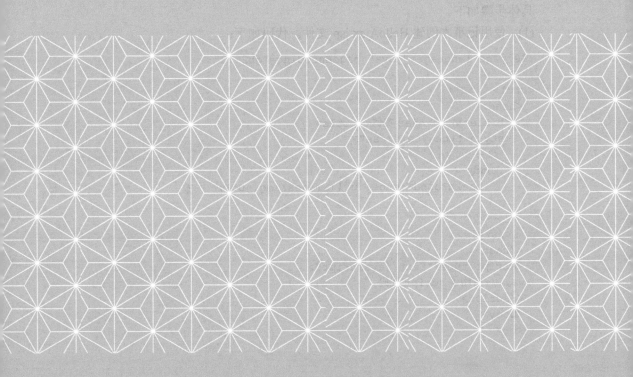

13.1 Ajax 快速入门

Ajax 是一项很有生命力的技术，它的出现引发了 Web 应用的新革命。目前，网络上的许多站点中，使用 Ajax 技术的还非常有限；但是，可以预见在不远的将来，Ajax 技术会成为整个网络的主流。

13.1.1 什么是 Ajax

Ajax 的全称为 Asynchronous JavaScript And XML，是一种 Web 应用程序客户机技术，它结合了 JavaScript、层叠样式表(Cascading Style Sheets，CSS)、HTML、XMLHttpRequest 对象和文档对象模型(Document Object Model，DOM)多种技术。运行在浏览器上的 Ajax 应用程序，以一种异步的方式与 Web 服务器通信，并且只更新页面的一部分。通过利用 Ajax 技术，可以提供丰富的、基于浏览器的用户体验。

Ajax 让开发者在浏览器端更新被显示的 HTML 内容而不必刷新页面。换句话说，Ajax 可以使基于浏览器的应用程序更具交互性，而且更类似传统型桌面应用程序。Google 的 Gmail 和 Outlook Express 就是两个使用 Ajax 技术的例子。而且，Ajax 可以用于任何客户端脚本语言中，这包括 JavaScript，JScript 和 VBScript。

下面给出一个简单的例子，来具体了解什么是 Ajax。

【例 13.1】(示例文件 ch13\HelloAjax.jsp)

本例从简单的角度入手，实现客户端与服务器异步通信，获取"你好，Ajax"的数据，并在不刷新页面的情况下将获得的"你好，Ajax"数据显示到页面上。

具体步骤如下。

(1) 使用记事本创建 HelloAjax.jsp 文件。代码如下：

```
<%@ page language="java" pageEncoding="gb2312"%>

<html>
  <head>
    <title>第一个Ajax实例</title>
    <style type="text/css">
      <!--
      body {
        background-image: url(images/img.jpg);
      }
      -->
    </style>
  </head>
<script type="text/javascript">
 ...//省略了 script 代码
</script>
<body>
<br>
```

```
  <center>
    <button onclick="hello()">Ajax</button>
    <P id="p">
        单击按钮后你会有惊奇的发现哟!
    </P>
  </center>
 </body>
</html>
```

JavaScript 代码嵌入在标签<script></script>之内,这里定义了一个函数"hello()",这个函数是通过一个按钮来驱动的。

(2) 在步骤 1 中省略的代码部分创建 XML Http Request 对象,创建完成后,把此对象赋值给 xmlHttp 变量。为了获得多种浏览器支持,应使用 createXMLHttpRequest()函数试着为多种浏览器创建 XMLHttpRequest 对象,代码如下:

```
var xmlHttp = false;

function createXMLHttpRequest()
{
    if (window.ActiveXObject)                    //在 IE 浏览器中创建 XMLHttpRequest 对象
    {
        try{
            xmlHttp = new ActiveXObject("Msxml2.XMLHTTP");
        }
        catch(e){
            try{
                xmlHttp = new ActiveXObject("Microsoft.XMLHTTP");
            }
            catch(ee){
                xmlHttp = false;
            }
        }
    }
    else if (window.XMLHttpRequest)           //在非 IE 浏览器中创建 XMLHttpRequest 对象
    {
        try{
            xmlHttp = new XMLHttpRequest();
        }
        catch(e){
            xmlHttp = false;
        }
    }
}
```

(3) 在步骤 1 省略的代码部分再定义 hello()函数,为要与之通信的服务器资源创建一个 URL。xmlHttp.onreadystatechange=callback;与 xmlHttp.open("post", "HelloAjaxDo.jsp",true);定义了 JavaScript 回调函数,一旦响应它就自动执行,而 open 函数中所指定的 true 标志说明想要异步执行该请求,没有指定的情况下默认为"true"。代码如下:

```
function hello()
{
    createXMLHttpRequest();    //调用创建 XMLHttpRequest 对象的方法
    xmlHttp.onreadystatechange = callback;    //设置回调函数

    //向服务器端 HelloAjaxDo.jsp 发送请求
    xmlHttp.open("post","HelloAjaxDo.jsp",true);
    xmlHttp.setRequestHeader("Content-Type",
      "application/x-www-form-urlencoded;charset=gb2312");
    xmlHttp.send(null);

    function callback()
    {
        if(xmlHttp.readyState==4)
        {
            if(xmlHttp.status==200)
            {
                var data = xmlHttp.responseText;
                var pNode = document.getElementById("p");
                pNode.innerHTML = data;
            }
        }
    }
}
```

 　　函数 callback()是回调函数，它首先检查 XMLHttpRequest 对象的整体状态以保证它已经完成(readyStatus==4)，然后根据服务器的设定询问请求状态。如果一切正常(status==200)，就使用 "var data = xmlHttp.responseText;" 来取得返回的数据，并且用 innerHTML 属性重写 DOM 的 pNode 节点的内容。

　　JavaScript 的变量类型使用的是弱类型，都使用 var 来声明。document 对象就是文档对应的 DOM 树。通过 "document.getElementById("p");" 可以从标签的 id 值来取得此标签的一个引用(树的节点)；而 "pNode.innerHTML=str;" 是为节点添加内容，这样就覆盖了节点的原有内容，如果不想覆盖，可以使用 "pNode.innerHTML+=str;" 来追加内容。

　　(4) 通过步骤 3 可以知道，要异步请求的是 HelloAjaxDo.jsp，下面创建此文件：

```
<%@ page language="java" pageEncoding="gb2312"%>
<%
  out.println("你好，Ajax");
%>
```

　　(5) 将上述文件保存在 Ajax 站点下，启动 Tomcat 服务器打开浏览器，在地址栏输入 "http://localhost:8080/Ajax/HelloAjax.jsp"，然后单击 "转到" 按钮，看到的结果如图 13-1 所示。

　　(6) 单击 Ajax 按钮，发现变为如图 13-2 所示，注意按钮下内容的变化，这个变化没有看到刷新页面的过程。

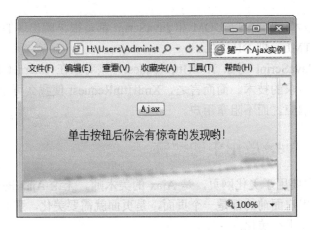

图 13-1　会变的页面

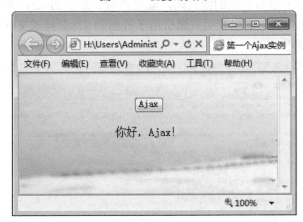

图 13-2　动态改变页面

13.1.2　Ajax 的关键元素

Ajax 不是单一的技术，而是 4 种技术的结合，要灵活地运用 Ajax，必须深入了解这些不同的技术，下面列出这些技术，并说明它们在 Ajax 中所扮演的角色。

- JavaScript：是通用的脚本语言，用来嵌入在某种应用之中。Web 浏览器中嵌入的 JavaScript 解释器允许通过程序与浏览器的很多内建功能进行交互。Ajax 应用程序是使用 JavaScript 编写的。
- CSS：为 Web 页面元素提供了一种可重用的可视化样式的定义方法。它提供了简单而又强大的方法，以一致的方式定义和使用可视化样式。在 Ajax 应用中，用户界面的样式可以通过 CSS 独立修改。
- DOM：以一组可以使用 JavaScript 操作的可编程对象展现出 Web 页面的结构。通过使用脚本修改 DOM，Ajax 应用程序可以在运行时改变用户界面，或者高效地重绘页面中的某个部分。
- XMLHttpRequest：该对象允许 Web 程序员从 Web 服务器以后台活动的方式获取数据。数据格式通常是 XML，但是也可以很好地支持任何基于文本的数据格式。

在 Ajax 的 4 种技术中，CSS、DOM 和 JavaScript 都是很早就出现的技术，它们以前结合在一起，称为动态 HTML，即 DHTML。

Ajax 的核心是 JavaScript 对象 XmlHttpRequest。该对象在 Internet Explorer 5 中首次引入，是一种支持异步请求的技术。简而言之，XmlHttpRequest 使我么可以使用 JavaScript 向服务器提出请求并处理响应，而不阻塞用户。

13.1.3　CSS 在 Ajax 应用中的地位

CSS 在 Ajax 中主要用于美化网页，是 Ajax 的美术师。无论 Ajax 的核心技术采用什么形式，任何时候显示在用户面前的都是一个页面，是页面就需要美化，那么就需要 CSS 对显示在用户浏览器上的界面进行美化。

如果用户在浏览器中查看页面的源代码，就可以看到众多的<div>块以及 CSS 属性占据了源代码的很多部分。图 13-3 中也表明页面引用了外部的 CSS 样式文件。从这一点可见 CSS 在页面美化方面的重要性。

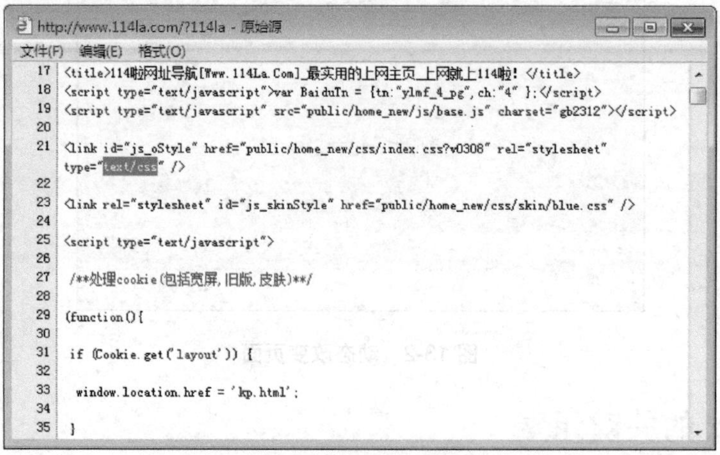

图 13-3　源文件中引用了外部 CSS 文件

13.2　Ajax 的核心技术

Ajax 作为一个新技术，结合了 4 种不同的技术，实现了客户端与服务器端的异步通信，并且对页面实现局部更新，大大提高了浏览器的工作速度。

13.2.1　全面剖析 XMLHttpRequest 对象

XMLHttpRequest 对象是当今所有 Ajax 和 Web 2.0 应用程序的技术基础。尽管软件经销商和开源社团现在都在提供各种 Ajax 框架以进一步简化 XMLHttpRequest 对象的使用，但是，我们仍然很有必要理解这个对象的详细工作机制。

1. XMLHttpRequest 概述

Ajax 利用一个构建到所有现代浏览器内部的 XMLHttpRequest 对象来实现发送和接收 HTTP 请求与响应信息。一个经由 XMLHttpRequest 对象发送的 HTTP 请求并不要求页面中拥有或回发一个<form>元素。

微软 Internet Explorer(IE) 5 中作为一个 ActiveX 对象形式引入了 XMLHttpRequest 对象。其他认识到这一对象重要性的浏览器制造商也都纷纷在其浏览器内实现了 XMLHttpRequest 对象，但是作为一个本地 JavaScript 对象而不是作为一个 ActiveX 对象实现。

如今，在认识到实现这一类型的价值及安全性特征之后，微软已经在其 IE 7 中把 XMLHttpRequest 实现为一个窗口对象属性。幸运的是，尽管其实现细节不同，但是所有的浏览器实现都具有类似的功能，并且实质上是相同的方法。目前，W3C 组织正在努力进行 XMLHttpRequest 对象的标准化。

2. XMLHttpRequest 对象的属性和事件

XMLHttpRequest 对象暴露各种属性、方法和事件以便于脚本处理和控制 HTTP 请求与响应。下面进行详细的讨论。

(1) readyState 属性

当 XMLHttpRequest 对象把一个 HTTP 请求发送到服务器时，将经历若干种状态，一直等待直到请求被处理；然后，它才接收一个响应。这样一来，脚本才正确响应各种状态，XMLHttpRequest 对象暴露描述对象当前状态的 readyState 属性，如表 13-1 所示。

表 13-1 XMLHttpRequest 对象的 readyState 属性

readyState 取值	描　　述
0	描述一种"未初始化"状态；此时，已经创建一个 XMLHttpRequest 对象，但是还没有初始化
1	XMLHttpRequest 已经准备好把一个请求发送到服务器
2	描述一种"发送"状态；此时，已经通过 send()方法把一个请求发送到服务器端，但是还没有收到一个响应
3	描述一种"正在接收"状态；此时，已经接收到 HTTP 响应头部信息，但是消息体部分还没有完全接收结束
4	描述一种"已加载"状态；此时，响应已经被完全接收

(2) onreadystatechange 事件

无论 readyState 值何时发生改变，XMLHttpRequest 对象都会激发一个 readystatechange 事件。其中，onreadystatechange 属性接收一个 EventListener 值，该值向该方法指示无论 readyState 值何时发生改变，该对象都将激活。

(3) responseText 属性

这个 responseText 属性包含客户端接收到的 HTTP 响应的文本内容。当 readyState 值为 0、1 或 2 时，responseText 包含一个空字符串。当 readyState 值为 3(正在接收)时，响应中包含客户端还未完成的响应信息。当 readyState 为 4(已加载)时，该 responseText 包含完整的响应信息。

(4) responseXML 属性

responseXML 属性用于当接收到完整的 HTTP 响应时描述 XML 响应；此时，Content-Type 头部指定 MIME(媒体)类型为 text/xml、application/xml 或以+xml 结尾。如果 Content-Type 头部并不包含这些媒体类型之一，那么 responseXML 的值为 null。无论何时，只要 readyState 值不为 4，那么该 responseXML 的值也为 null。

其实，这个 responseXML 属性值是一个文档接口类型的对象，用来描述被分析的文档。如果文档不能被分析(例如，如果文档不是良构的或不支持文档相应的字符编码)，那么 responseXML 的值将为 null。

(5) status 属性

status 属性描述了 HTTP 状态代码，其类型为 short。而且，仅当 readyState 值为 3(正在接收中)或 4(已加载)时，这个 status 属性才可用。当 readyState 的值小于 3 时，试图存取 status 的值将引发一个异常。

(6) statusText 属性

statusText 属性描述了 HTTP 状态代码文本；并且仅当 readyState 值为 3 或 4 时才可用。当 readyState 为其他值时，试图存取 statusText 属性将引发一个异常。

3. 创建 XMLHttpRequest 对象的方法

XMLHttpRequest 对象提供了各种方法，用于初始化和处理 HTTP 请求，下面详细介绍。

(1) abort()方法

用户可以使用 abort()方法来暂停与一个 XMLHttpRequest 对象相联系的 HTTP 请求，从而把该对象复位到未初始化状态。

(2) open()方法

用户需要调用 open()方法来初始化一个 XMLHttpRequest 对象。其中，method 参数是必须提供的，用于指定我们想用来发送请求的 HTTP 方法。为了把数据发送到服务器，应该使用 POST 方法；为了从服务器端检索数据，应该使用 GET 方法。

(3) send()方法

在通过调用 open()方法准备好一个请求之后，用户需要把该请求发送到服务器。仅当 readyState 值为 1 时，才可以调用 send()方法；否则 XMLHttpRequest 对象将引发一个异常。

(4) setRequestHeader()方法

setRequestHeader()方法用来设置请求的头部信息。当 readyState 值为 1 时，用户可以在调用 open()方法后调用这个方法；否则，将得到一个异常。

(5) getResponseHeader()方法

getResponseHeader()方法用于检索响应的头部值。仅当 readyState 值是 3 或 4(换句话说，在响应头部可用以后)时，才可以调用这个方法；否则，该方法返回一个空字符串。

(6) getAllResponseHeaders()方法

getAllResponseHeaders()方法以一个字符串形式返回所有的响应头部(每一个头部占单独的

一行)。如果 readyState 的值不是 3 或 4，则该方法返回 null。

13.2.2　发出 Ajax 请求

在 Ajax 中，许多使用 XMLHttpRequest 的请求都是从一个 HTML 事件(例如一个调用 JavaScript 函数的按钮点击(onclick)或一个按键(onkeypress))中被初始化的。Ajax 支持包括表单校验在内的各种应用程序。有时，在填充表单的其他内容之前要求校验一个唯一的表单域。例如要求使用一个唯一的 UserID 来注册表单。如果不是使用 Ajax 技术来校验这个 UserID 域，那么整个表单都必须被填充和提交。如果该 UserID 不是有效的，这个表单必须被重新提交。例如，相应于一个要求必须在服务器端进行校验的 Catalog ID 的表单域可按下列形式来指定：

```
<form name="validationForm" action="validateForm" method="post">
<table>
<tr>
   <td>Catalog Id:</td>
   <td>
      <input type="text" size="20" id="catalogId" name="catalogId"
       autocomplete="off" onkeyup="sendRequest()">
   </td>
   <td><div id="validationMessage"></div></td>
</tr>
</table>
</form>
```

在 HTML 中使用 validationMessage div 来显示相应于这个输入域 Catalog Id 的一个校验消息。onkeyup 事件调用一个 JavaScript sendRequest()函数。这个 sendRequest()函数创建一个 XMLHttpRequest 对象。创建一个 XMLHttpRequest 对象的过程因浏览器实现的不同而不同。

如果浏览器支持 XMLHttpRequest 对象作为一个窗口属性，那么，代码可以调用 XMLHttpRequest 的构造器。如果浏览器把 XMLHttpRequest 对象实现为一个 ActiveXObject 对象，那么，代码可以使用 ActiveXObject 的构造器。下面的函数将调用一个 init()函数：

```
<script type="text/javascript">
function sendRequest(){
   var xmlHttpReq = init();
   function init(){
      if (window.XMLHttpRequest) {
         return new XMLHttpRequest();
      }
      else if (window.ActiveXObject) {
         return new ActiveXObject("Microsoft.XMLHTTP");
      }
   }
}
</script>
```

接下来，用户需要使用 open()方法初始化 XMLHttpRequest 对象，从而指定 HTTP 方法和要使用的服务器 URL：

```
var catalogId = encodeURIComponent(document.getElementById("catalogId").value)
xmlHttpReq.open("GET", "validateForm?catalogId=" + catalogId, true);
```

默认情况下，使用 XMLHttpRequest 发送的 HTTP 请求是异步进行的，但是用户可以显式地把 async 参数设置为 true。在这种情况下，对 URL validateForm 的调用将激活服务器端的一个 Servlet。但是用户应该能够注意到服务器端技术不是根本性的；实际上，该 URL 可能是一个 ASP、ASP.NET 或 PHP 页面或一个 Web 服务，只要该页面能够返回一个响应，指示 catalogID 值是否是有效的即可。因为用户在做异步调用时，需要注册一个 XMLHttpRequest 对象来调用回调事件处理器，当它的 readyState 值改变时调用。记住，readyState 值的改变将会激发一个 readystatechange 事件。这时可以使用 onreadystatechange 属性来注册该回调事件处理器：

```
xmlHttpReq.onreadystatechange = processRequest;
```

然后，需要使用 send()方法发送该请求。因为这个请求使用的是 HTTP GET 方法，所以，用户可以在不指定参数或使用 null 参数的情况下调用 send()方法：

```
xmlHttpReq.send(null);
```

13.2.3　处理服务器响应

在上述示例中，因为 HTTP 方法是 GET，所以在服务器端的接收 Servlet 将调用一个 doGet()方法，该方法将检索在 URL 中指定的 catalogId 参数值，并且从一个数据库中检查它的有效性。

该示例中的 Servlet 需要构造一个发送到客户端的响应；而且，这个示例返回的是 XML 类型，因此，它把响应的 HTTP 内容类型设置为 text/xml 并且把 Cache-Control 头部设置为 no-cache。设置 Cache-Control 头部可以阻止浏览器简单地从缓存中重载页面。

具体的代码如下：

```
public void doGet(HttpServletRequest request,HttpServletResponse response)
  throws ServletException,IOException {
   ...
   response.setContentType("text/xml");
   response.setHeader("Cache-Control", "no-cache");
}
```

从上述代码中可以看出，来自于服务器端的响应是一个 XML DOM 对象，此对象将创建一个 XML 字符串，其中包含要在客户端进行处理的指令。另外，该 XML 字符串必须有一个根元素。代码如下：

```
out.println("<catalogId>valid</catalogId>");
```

　　XMLHttpRequest 对象设计的目的是为了处理由普通文本或 XML 组成的响应；但是，一个响应也可能是另外一种类型(如果用户代理支持这种内容类型的话)。

当请求状态改变时，XMLHttpRequest 对象调用使用 onreadystatechange 注册的事件处理器。因此，在处理该响应之前，用户的事件处理器应该首先检查 readyState 的值和 HTTP 状态。当请求完成加载(readyState 值为 4)并且响应已经完成(HTTP 状态为 OK)时，用户就可以调用一个 JavaScript 函数来处理该响应内容。下列脚本负责在响应完成时检查相应的值并调用一个 processResponse()方法：

```
function processRequest(){
    if(xmlHttpReq.readyState==4){
        if(xmlHttpReq.status==200){
            processResponse();
        }
    }
}
```

该 processResponse()方法使用 XMLHttpRequest 对象的 responseXML 和 responseText 属性来检索 HTTP 响应。如上面所解释的，仅当在响应的媒体类型是 text/xml、application/xml 或以+xml 结尾时，这个 responseXML 才可用。这个 responseText 属性将以普通文本形式返回响应。对于一个 XML 响应，用户将按如下方式检索内容：

```
var msg = xmlHttpReq.responseXML;
```

借助于存储在 msg 变量中的 XML，用户可以使用 DOM 方法 getElementsByTagName()来检索该元素的值，代码如下：

```
var catalogId =
 msg.getElementsByTagName("catalogId")[0].firstChild.nodeValue;
```

最后，通过更新 Web 页面的 validationMessage div 中的 HTML 内容并借助于 innerHTML 属性，用户可以测试该元素值以创建一个要显示的消息，代码如下：

```
if(catalogId=="valid"){
    var validationMessage = document.getElementById("validationMessage");
    validationMessage.innerHTML = "Catalog Id is Valid";
}
else
{
    var validationMessage = document.getElementById("validationMessage");
    validationMessage.innerHTML = "Catalog Id is not Valid";
}
```

13.3 实战演练 1——制作自由拖放的网页

Ajax 综合了各个方面的技术，不但能够加快用户的访问速度，还可以实现各种特效。下面就制作一个自由拖放的网页，来巩固 CSS 与 Ajax 综合使用知识。

具体的操作步骤如下。

step 01 在 HTML 页面中建立用于存放数据的表格，代码如下：

```html
<html>
<head>
<title>能够自由拖动布局区域的网页</title>
</head>
<body>
<table cellspacing="4" width="100%" id="parentTable">
<tr>
    <td width="25%" valgin="top">
        <table class="dragTable" cellspacing="0">
            <tr><td>蜂蜜</td></tr>
            <tr><td>蜂蜜，是昆虫蜜蜂从开花植物的花中采得的花蜜在蜂巢中酿制的蜜。蜜蜂从
植物的花中采取含水量约为 80%的花蜜或分泌物，存入自己第二个胃中，在体内转化酶的作用下经过
30 分钟的发酵，回到蜂巢中吐出，蜂巢内温度经常保持在 35℃左右，经过一段时间，水份蒸发，成为
水分含量少于 20%的蜂蜜，存贮到巢洞中，用蜂蜡密封。
            </td><tr>
        </table>
        <table class="dragTable" cellspacing="0">
            <tr><td>蜂王浆</td></tr>
            <tr><td>蜂王浆(royal jelly)，又名蜂皇浆、蜂乳，蜂王乳，是蜜蜂巢中培育幼
虫的青年工蜂咽头腺的分泌物，是供给将要变成蜂王的幼虫的食物。蜂王浆是高蛋白，并含有维生素 B
类和乙酰胆碱等。蜂王浆不能用开水或茶水冲服，并应该低温贮存。
            </td><tr>
        </table>
    </td>
    <td width="25%">
        <table class="dragTable" cellspacing="0">
            <tr><td>蜂花粉</td></tr>
            <tr><td>蜂花粉是有花植物雄蕊中的雄性生殖细胞，它不仅携带着生命的遗传信息，
而且包含着孕育新生命所必需的全部营养物质，是植物传宗接代的根本，热能的源泉。蜂花粉是由蜜蜂
从植物花中采集的花粉经蜜蜂加工成的花粉团，被誉为"全能的营养食品"、"浓缩的天然药库"、
"全能的营养库"、"内服的化妆品"、"浓缩的氨基酸"等，是"人类天然食品中的瑰宝"。
            </td><tr>
        </table>
    </td>
    <td width="25%">
        <table class="dragTable" cellspacing="0">
            <tr><td>蜂毒</td></tr>
            <tr><td>蜂毒是一种透明液体，具有特殊的芳香气味，味苦、呈酸性反应，pH 为
5.0~5.5，比重为 1.1313。在常温下很快就挥发干燥至原来液体重量的 30%~40%，
            </td><tr>
        </table>
        <table class="dragTable" cellspacing="0">
            <tr><td>蜂胶</td></tr>
            <tr><td>蜂胶是蜜蜂从植物芽孢或树干上采集的树脂(树胶)，混入蜜蜂口器中腺体的
分泌物，再和花粉、蜂蜡加工制成的一种胶状物质，是蜂巢的保护伞。一个 5~6 万只的蜂群一年只能
生产蜂胶 100~150 克，被誉为"紫色黄金"
            </td><tr>
        </table>
    </td>
</tr>
```

```
</table>
</body>
</html>
```

使用 IE 9.0 浏览器中的浏览效果如图 13-4 所示。

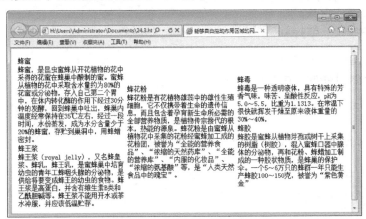

图 13-4　制作基本页面表格

step 02 为页面添加 Ajax 的 JavaScript 代码，以及 CSS 样式控制，使各个功能模块自由拖放：

```
<style type="text/css">
<!--
body{
    font-size: 12px;
    font-family: Arial, Helvetica, sans-serif;
    margin: 0px;
    padding: 0px;
    /*background-color: #ffffd5;*/
    background-color: #e6ffda;
}
.dragTable{
    font-size: 12px;
    /*border: 1px solid #003a82;*/
    border: 1px solid #206100;
    margin-bottom: 5px;
    width: 100%;
    /*background-color: #cfe5ff;*/
    background-color: #c9ffaf;
}
td{
    padding: 3px 2px 3px 2px;
    vertical-align: top;
}
.dragTR{
    cursor: move;
    /*color: #FFFFFF;
```

```
    background-color: #0073ff;*/
    color: #ffff00;
    background-color: #3cb500;
    height: 20px;
    font-weight: bold;
    font-size: 14px;
    font-family: Arial, Helvetica, sans-serif;
}
#parentTable{
    border-collapse: collapse;
}
-->
</style>
<script language="javascript" defer="defer">
var Drag={
    dragged:false,
    ao:null,
    tdiv:null,
    dragStart:function(){
        Drag.ao=event.srcElement;
        if((Drag.ao.tagName=="TD")||(Drag.ao.tagName=="TR")){
            Drag.ao=Drag.ao.offsetParent;
            Drag.ao.style.zIndex=100;
        }else
            return;
        Drag.dragged=true;
        Drag.tdiv=document.createElement("div");
        Drag.tdiv.innerHTML=Drag.ao.outerHTML;
        Drag.ao.style.border="1px dashed red";
        Drag.tdiv.style.display="block";
        Drag.tdiv.style.position="absolute";
        Drag.tdiv.style.filter="alpha(opacity=70)";
        Drag.tdiv.style.cursor="move";
        Drag.tdiv.style.border="1px solid #000000";
        Drag.tdiv.style.width=Drag.ao.offsetWidth;
        Drag.tdiv.style.height=Drag.ao.offsetHeight;
        Drag.tdiv.style.top=Drag.getInfo(Drag.ao).top;
        Drag.tdiv.style.left=Drag.getInfo(Drag.ao).left;
        document.body.appendChild(Drag.tdiv);
        Drag.lastX=event.clientX;
        Drag.lastY=event.clientY;
        Drag.lastLeft=Drag.tdiv.style.left;
        Drag.lastTop=Drag.tdiv.style.top;
    },
    draging:function(){//判断MOUSE的位置
        if(!Drag.dragged||Drag.ao==null) return;
        var tX=event.clientX;
        var tY=event.clientY;
        Drag.tdiv.style.left=parseInt(Drag.lastLeft)+tX-Drag.lastX;
        Drag.tdiv.style.top=parseInt(Drag.lastTop)+tY-Drag.lastY;
```

```
        for(var i=0;i<parentTable.cells.length;i++){
            var parentCell=Drag.getInfo(parentTable.cells[i]);
            if(tX>=parentCell.left&&tX<=parentCell.right
              &&tY>=parentCell.top&&tY<=parentCell.bottom){
                var subTables=
                  parentTable.cells[i].getElementsByTagName("table");
                if(subTables.length==0){
                    if(tX>=parentCell.left&&tX<=parentCell.right
                      &&tY>=parentCell.top&&tY<=parentCell.bottom){
                        parentTable.cells[i].appendChild(Drag.ao);
                    }
                    break;
                }
                for(var j=0;j<subTables.length;j++){
                    var subTable=Drag.getInfo(subTables[j]);
                    if(tX>=subTable.left&&tX<=subTable.right
                      &&tY>=subTable.top&&tY<=subTable.bottom){
                        parentTable.cells[i].insertBefore(Drag.ao,subTables[j]);
                        break;
                    }else{
                        parentTable.cells[i].appendChild(Drag.ao);
                    }
                }
            }
        }
    },
    dragEnd:function(){
        if(!Drag.dragged)
            return;
        Drag.dragged=false;
        Drag.mm=Drag.repos(150,15);
        Drag.ao.style.borderWidth="0px";
        //Drag.ao.style.border="1px solid #003a82";
        Drag.ao.style.border="1px solid #206100";
        Drag.tdiv.style.borderWidth="0px";
        Drag.ao.style.zIndex=1;
    },
    getInfo:function(o){//取得坐标
        var to=new Object();
        to.left=to.right=to.top=to.bottom=0;
        var twidth=o.offsetWidth;
        var theight=o.offsetHeight;
        while(o!=document.body){
            to.left+=o.offsetLeft;
            to.top+=o.offsetTop;
            o=o.offsetParent;
        }
        to.right=to.left+twidth;
        to.bottom=to.top+theight;
```

```
                 return to;
        },
    repos:function(aa,ab){
            var f=Drag.tdiv.filters.alpha.opacity;
            var tl=parseInt(Drag.getInfo(Drag.tdiv).left);
            var tt=parseInt(Drag.getInfo(Drag.tdiv).top);
            var kl=(tl-Drag.getInfo(Drag.ao).left)/ab;
            var kt=(tt-Drag.getInfo(Drag.ao).top)/ab;
            var kf=f/ab;
            return setInterval(function(){
                if(ab<1){
                    clearInterval(Drag.mm);
                    Drag.tdiv.removeNode(true);
                    Drag.ao=null;
                    return;
                }
                ab--;
                tl-=kl;
                tt-=kt;
                f-=kf;
                Drag.tdiv.style.left=parseInt(tl)+"px";
                Drag.tdiv.style.top=parseInt(tt)+"px";
                Drag.tdiv.filters.alpha.opacity=f;
            }
            ,aa/ab)
        },
    inint:function(){
        for(var i=0;i<parentTable.cells.length;i++){
            var subTables=parentTable.cells[i].getElementsByTagName("table");
            for(var j=0;j<subTables.length;j++){
                if(subTables[j].className!="dragTable")
                    break;
                subTables[j].rows[0].className="dragTR";
                subTables[j].rows[0].attachEvent("onmousedown",Drag.dragStart);
            }
        }
        document.onmousemove=Drag.draging;
        document.onmouseup=Drag.dragEnd;
    }
}

Drag.inint();
</script>
```

使用 IE 9.0 浏览器的浏览效果如图 13-5 所示。

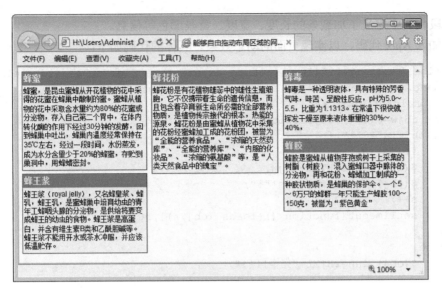

图 13-5　自由拖放布局区域

13.4　实战演练 2——制作加载条

加载条的显示效果是，当打开网页时，页面中的黄色加载条位于初始位置，然后进度条慢慢增长，同时会在进度条上显示相应的百分比数。

首先创建 HTML 页面，具体的代码如下：

```
<!DOCTYPE html>
<head>
<title>加载条</title>
<head>
<body>
<div class="load_">
<p style="width:1%;" id="load_"></p>
正在载入，请稍后...
</div>
</body>
</html>
```

在上述代码中搭建了一个 DIV 层，这个 DIV 层是整个网页的容器。

下面引入 CSS 样式。CSS 的具体代码如下：

```
<style type="text/css">
.load_ { width:200px; height:40px; padding:20px 50px; margin:20px;
font-size:9pt; background:#eee; }
.load_ p { margin-bottom:8px; height:12px; line-height:12px; border:1px
solid; border-color:#fff #000 #000 #fff; padding:4px 2px 2px; text-align:
right; font-size:7pt; font-family:Lucida Sans!important; color:#333;
background:#ff0; }
</style>
```

在这段代码中定义了加载条的长度、宽度、背景颜色等信息。

最后加入 Ajax 代码，以实现页面的动态效果。具体的代码如下：

```
function $(id,tag){if(!tag){return document.getElementById(id);}else{return
document.getElementById(id).getElementsByTagName(tag);}}
function loads_(obj,s){
    var objw=$(obj).style.width;
    if(objw!="101%"){
        if(!s){var s=0;}
        $(obj).innerHTML=objw;
        $(obj).style.width=s+"%";
        s++;
        setTimeout(function (){loads_(obj,s)},50);
    }
    else{
        $(obj).innerHTML="完毕!!!!";
    }
}
loads_("load_");
```

至此，就完成了代码的相关设定，然后将文件保存为后缀名为.html 的文件，在 IE 浏览器中的预览效果如图 13-6 所示。

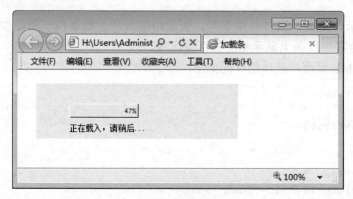

图 13-6　加载条

13.5　疑难解惑

疑问 1：在发送 Ajax 请求时，是使用 GET 还是 POST？

与 POST 相比，GET 更简单也更快，并且在大部分情况下都能用。然而，在以下情况中，应使用 POST 请求：

- 无法使用缓存文件(更新服务器上的文件或数据库)。
- 向服务器发送大量数据(POST 没有数据量限制)。
- 发送包含未知字符的用户输入时，POST 比 GET 更稳定，也更可靠。

疑问 2：在指定 Ajax 的异步参数时，应该将该参数设置为 True 还是 False?

Ajax 指的是异步 JavaScript 和 XML(Asynchronous JavaScript and XML)。XMLHttpRequest 对象如果要用于 Ajax 的话，其 open()方法的 async 参数必须设置为 true，代码如下：

```
xmlhttp.open("GET","ajax_test.asp",true);
```

对于 Web 开发人员来说，发送异步请求是一个巨大的进步。很多在服务器执行的任务都相当费时。Ajax 出现之前，这可能会引起应用程序挂起或停止。通过 Ajax，JavaScript 无需等待服务器的响应，而是在等待服务器响应时执行其他脚本，当响应就绪后，再对响应进行处理即可。

第 14 章

jQuery 的基础知识

当今，随着互联网的快速发展，程序员开始越来越多地重视程序功能上的封装与开发，进而可以从繁琐的 JavaScript 中解脱出来，以便后人在遇到相同问题时可以直接使用，从而提高项目的开发效率，其中 jQuery 就是一个优秀的 JavaScript 脚本库。

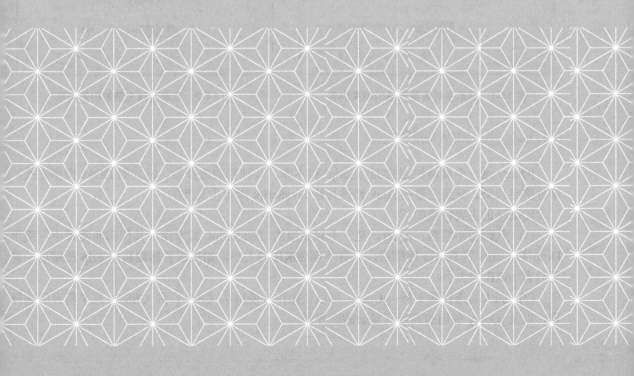

14.1 jQuery 概述

jQuery 是一个兼容多浏览器的 JavaScript 框架，它的核心理念是"写得更少，做得更多"。jQuery 在 2006 年 1 月由美国人 John Resig 在纽约的 Barcamp 发布，吸引了来自世界各地众多 JavaScript 高手的加入，如今，jQuery 已经成为最流行的 JavaScript 框架之一。

14.1.1 jQuery 能做什么

最开始时，jQuery 所提供的功能非常有限，仅仅能增强 CSS 的选择器功能，而如今 jQuery 已经发展到集 JavaScript、CSS、DOM 和 Ajax 于一体的优秀框架，其模块化的使用方式使开发者可以很轻松地开发出功能强大的静态或动态网页。目前，很多网站的动态效果就是利用 jQuery 脚本库制作出来的，如中国网络电视台、CCTV、京东商城等。

下面来介绍京东商城应用的 jQuery 效果，访问京东商城的首页时，在右侧有一个话费、旅行、彩票、游戏栏目，这里应用 jQuery 实现了选项卡的效果，将鼠标移动到"话费"栏目上，选项卡中将显示手机话费充值的相关内容，如图 14-1 所示；将鼠标移动到"游戏"栏目上，选项卡中将显示游戏充值的相关内容，如图 14-2 所示。

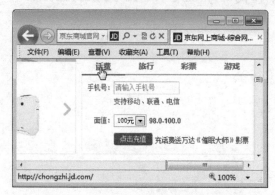

图 14-1　显示手机话费充值的相关内容

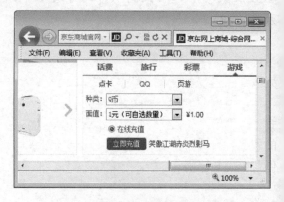

图 14-2　显示游戏充值的相关内容

14.1.2 jQuery 的特点

jQuery 是一个简洁快速的 JavaScript 脚本库，其独特的选择器、链式的 DOM 操作方式、事件绑定机制、封装完善的 Ajax 都是其他 JavaScript 库望尘莫及的。

jQuery 的主要特点如下。

(1) 代码短小精湛：jQuery 是一个轻量级的 JavaScript 脚本库，其代码非常短小，采用 Dean Edwards 的 Packer 压缩后，只有不到 30KB 的大小，如果服务器端启用 gzip 压缩后，甚至只有 16KB 的大小。

(2) 强大的选择器支持：jQuery 可以让操作者使用从 CSS 1 到 CSS 3 几乎所有的选择器，以及 jQuery 独创的高级而复杂的选择器。

（3）出色的 DOM 操作封装。jQuery 封装了大量常用 DOM 操作，使用户编写 DOM 操作相关程序的时候能够得心应手，优雅地完成各种原本非常复杂的操作，让 JavaScript 新手也能写出出色的程序。

（4）可靠的事件处理机制。jQuery 的事件处理机制吸取了 JavaScript 专家 Dean Edwards 编写的事件处理函数的精华，使得 jQuery 处理事件绑定的时候相当可靠。在预留退路方面，jQuery 也做得非常不错。

（5）完善的 Ajax。jQuery 将所有的 Ajax 操作封装到一个 $.ajax 函数中，使得用户处理 Ajax 的时候能够专心处理业务逻辑，而无须关心复杂的浏览器兼容性和 XML Http Request 对象的创建和使用的问题。

（6）出色的浏览器兼容性。作为一个流行的 JavaScript 库，浏览器的兼容性自然是必须具备的条件之一，jQuery 能够在 IE 6.0+、FF 2+、Safari 2.0+ 和 Opera 9.0+ 下正常运行。同时修复了一些浏览器之间的差异，使用户不用在开展项目前因为忙于建立一个浏览器兼容库而焦头烂额。

（7）丰富的插件支持。任何事物的壮大，如果没有很多人的支持，是永远发展不起来的。jQuery 的易扩展性，吸引了来自全球的开发者来共同编写 jQuery 的扩展插件。目前已经有超过几百种的官方插件支持。

（8）开源特点。jQuery 是一个开源的产品，任何人都可以自由地使用。

14.1.3　jQuery 的技术优势

jQuery 最大的技术优势就是简洁实用，能够使用短小的代码来实现复杂的网页预览效果，下面通过例子来介绍 jQuery 的技术优势。

在日常生活中，经常会遇到各种各样以表格形式出现的数据，当数据量很大或者表格格式过于一致时，会使人感觉混乱，所以工作人员常常通过奇偶行异色来实现使数据一目了然的效果。如果利用 JavaScript 来实现隔行变色的效果，需要用 for 循环遍历所有行，当行数为偶数的时候，添加不同类别即可。

【例 14.1】JavaScript 实现表格奇偶行异色：

```
<!DOCTYPE html PUBLIC "-//W3C//DTD XHTML 1.0 Transitional//EN"
  "http://www.w3.org/TR/xhtml1/DTD/xhtml1-transitional.dtd">
<html>
<head>
<title>JavaScript 表格奇偶行异色</title>
<style>
<!--
.datalist{
    border: 1px solid #007108;          /* 表格边框 */
    font-family: Arial;
    border-collapse: collapse;          /* 边框重叠 */
    background-color: #d999dc;          /* 表格背景色：紫色 */
    font-size: 14px;
}
.datalist th{
```

```
        border: 1px solid #007108;        /* 行名称边框 */
        background-color: #000000;        /* 行名称背景色：黑色*/
        color: #FFFFFF;                   /* 行名称颜色：白色 */
        font-weight: bold;
        padding-top: 4px; padding-bottom: 4px;
        padding-left: 12px; padding-right: 12px;
        text-align: center;
}
.datalist td{
        border: 1px solid #007108;   /* 单元格边框 */
        text-align: left;
        padding-top: 4px; padding-bottom: 4px;
        padding-left: 10px; padding-right: 10px;
}
.datalist tr.altrow{
        background-color: #a5e5ff;   /* 隔行变色：蓝色 */
}
-->
</style>
<script language="javascript">
window.onload = function(){
        var oTable = document.getElementById("Table");
        for(var i=0; i<Table.rows.length; i++){
                if(i%2==0)         //偶数行时
                        Table.rows[i].className = "altrow";
        }
}
</script>
</head>
<body>
<table class="datalist" summary="list of members in EE Study" id="Table">
        <tr>
                <th scope="col">姓名</th>
                <th scope="col">性别</th>
                <th scope="col">出生日期</th>
                <th scope="col">移动电话</th>
        </tr>
        <tr>
                <td>张三</td>
                <td>女</td>
                <td>8 月 10 日</td>
                <td>13012345678</td>
        </tr>
        <tr>
                <td>李四</td>
                <td>男</td>
                <td>5 月 25 日</td>
                <td>13112345678</td>
        </tr>
        <tr>
```

```
      <td>王五</td>
      <td>男</td>
      <td>7 月 3 日</td>
      <td>13312345678</td>
   </tr>
   <tr>
      <td>赵六</td>
      <td>男</td>
      <td>10 月 2 日</td>
      <td>13212345678</td>
   </tr>
</table>
</body>
</html>
```

运行结果如图 14-3 所示。

下面使用 jQuery 来实现表格奇偶行异色。当引入 jQuery 使用时，jQuery 的选择器会自动选择奇偶行。具体的实现代码如下。

【例 14.2】jQuery 实现表格奇偶行异色：

```
<script language="javascript" src="jquery.min.js"></script>
<script language="javascript">
$(function(){
   $("table.datalist tr:nth-child(odd)").addClass("altrow");
});
</script>
```

运行结果与 JavaScript 的结果完全一样，如图 14-4 所示，但是代码量减少，一行代码就轻松实现，语法也十分简单。

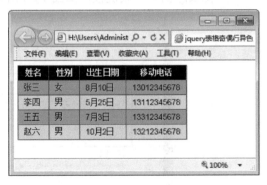

图 14-3　JavaScript 实现表格奇偶行异色　　　　图 14-4　jQuery 实现表格奇偶行异色

14.2　下载并配置 jQuery

要想在开发网站的过程中应用 jQuery 库，需要下载并配置它，下面我们来介绍如何下载与配置 jQuery。

14.2.1 下载 jQuery

jQuery 是一个开源的脚本库,可以从其官方网站(http://jquery.com)下载,下载 jQuery 库的操作步骤如下。

step 01 打开 IE 浏览器,在地址栏中输入"http://jquery.com",按下 Enter 键,即可进入 jQuery 官方网站的首页,如图 14-5 所示。

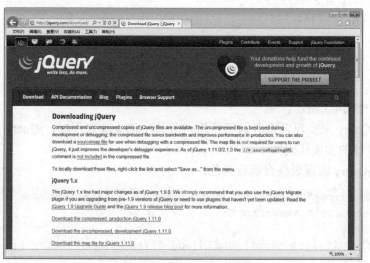

图 14-5　jQuery 官方网站的首页

step 02 在 jQuery 官方网站的首页中,可以下载最新版本的 jQuery 库,在其中单击 jQuery 的库下载链接,如图 14-6 所示。

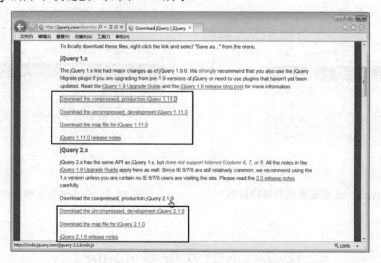

图 14-6　单击 jQuery 库的下载链接

step 03 这样即可打开迅雷下载对话框,在其中设置下载文件保存的位置,单击"立即下载"按钮,即可下载 jQuery 库,如图 14-7 所示。

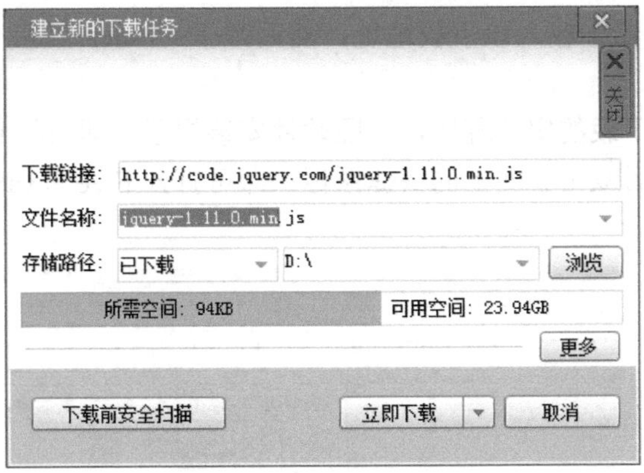

图 14-7　下载 jQuery 库

14.2.2　配置 jQuery

将 jQuery 库下载到本地计算机后，还需要在项目中配置 jQuery 库，即把下载的后缀名为.js 的文件放置到项目的指定文件夹中，通常放置在 JS 文件夹中，然后根据需要应用到 jQuery 的页面中。使用下面的语句，将其引用到文件中：

```
<script src="jquery.min.js" type="text/javascript"></script>
<!--或者-->
<script Language="javascript" src="jquery.min.js"></script>
```

引用 jQuery 的<script>标签必须放在所有的自定义脚本的<script>之前，否则在自定义的脚本代码中应用不到 jQuery 脚本库。

14.3　jQuery 的开发工具

适合开发 jQuery 的工具很多，常用的有 JavaScript Editor Pro、Dreamweaver、文本编辑器 UltraEdit 等，其中，最普通的文本编辑器就可以用来作为 jQuery 的开发工具。

14.3.1　JavaScript Editor Pro

JavaScript Editor Pro 是一款专业的 JavaScript 脚本编辑器，支持多种网页脚本语言编辑 (JavaScript、HTML、CSS、VBScript、PHP 和 ASP(.NET)语法标注等)和内嵌的预览功能，还提供了大量的 HTML 标签、属性、事件和 JavaScript 事件、功能、属性、语句、动作等代码库，同时有着贴心的代码自动补全功能，可轻松插入到网页中。

JavaScript Editor 编辑器可以使用内置的"函数和变量"导航工具帮助用户浏览代码提供的智能提示，以简化代码编写过程，有效地减少了语法等错误。

软件发布者提供了免费版的下载，免费版的软件名称叫 Free JavaScript Editor，需要注意的是，该免费版提供了 21 天的试用期限，下载地址是 http://www.yaldex.com/Free_JavaScript_

Editor.htm。在 IE 浏览器中输入该下载地址，然后按下"Enter"键，即可进入下载页面，如图 14-8 所示。

下载完毕后，双击下载的安装程序，按照软件安装提示，即可将 Free JavaScript Editor 安装到自己的电脑中，最后双击桌面上的快捷图标，即可打开 Free JavaScript Editor 工作界面，如图 14-9 所示。

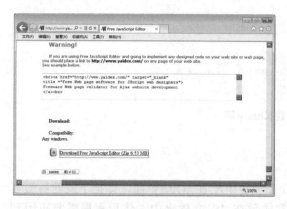

图 14-8　进入下载页面

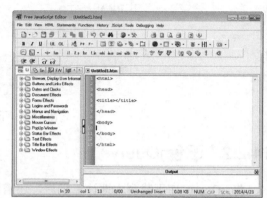

图 14-9　Free JavaScript Editor 工作界面

14.3.2　Dreamweaver

Dreamweaver 是由 Macromedia 公司所开发的著名网站开发工具，它使用所见即所得的接口，是一个非常优秀并深受广大用户喜爱的开发工具，同时还具有 HTML 编辑功能。目前，该工具有 Mac 和 Windows 系统的版本，其中，最新的版本已经更新到 CC，不过最常用的还是 CS6 版本，Dreamweaver CS6 的主界面如图 14-10 所示。

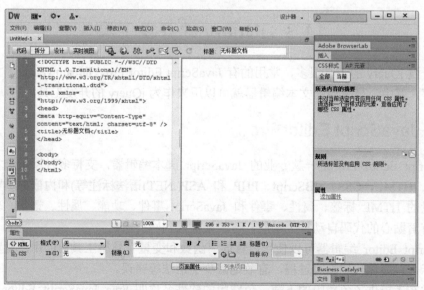

图 14-10　Dreamweaver CS6 的主界面

14.3.3　UltraEdit

　　UltraEdit 是一套功能强大的文本编辑器，可以编辑文本、HTML、十六进制、ASCII 码，完全可以取代记事本文件，内建英文单词检查、C++及 VB 指令突显，可同时编辑多个文件，而且即使开启很大的文件，速度也不会慢。同时，也是高级 PHP、Perl、Java 和 JavaScript 程序编辑器。软件附有 HTML 标签颜色显示、搜寻替换以及无限制的还原功能。目前最新的版本为 UltraEdit v18.00，如图 14-11 所示为 UltraEdit 的工作界面，该软件总的特点有：打开文件速度快、列操作功能强大、有代码折叠功能、可以进行 16 进制编辑。

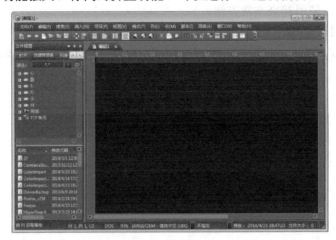

图 14-11　UltraEdit 的工作界面

14.3.4　记事本工具

　　单击 Windows 桌面上的"开始"按钮，选择"所有程序"→"附件"→"记事本"命令，打开一个记事本窗口，在其中输入相关的 HTML、CSS、jQuery 代码，如图 14-12 所示。然后将记事本文件以扩展名.html 或.htm 进行保存，可以在浏览器中打开文档以查看效果。

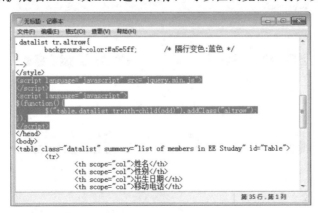

图 14-12　在记事本窗口中输入相关的 HTML、CSS、jQuery 代码

网站开发案例课堂

14.4 jQuery 的调试小工具

常用的 jQuery 的调试工具主要有 Firebug、Blackbird 以及 Visual Studio 等。下面就来介绍 jQuery 调试工具的使用方法。

14.4.1 Firebug

Firebug 是火狐(Firefox)浏览器的一个插件，该插件可以调试所有网站语言，如 HTML、CSS、JavaScript 等，使用起来非常方便。

使用 Firebug 调试 jQuery 的操作步骤如下。

(1) 双击桌面上的 Firefox 快捷图标，打开火狐浏览器的工作界面，效果如图 14-13 所示。

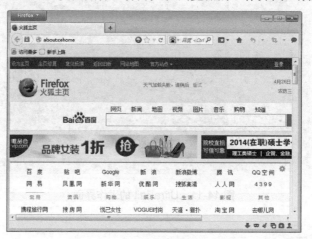

图 14-13 火狐浏览器的工作界面

(2) 按下键盘上的 ALT 键，显示火狐浏览器的菜单栏，然后选择"工具"→"附加组件"菜单命令，如果 14-14 所示。

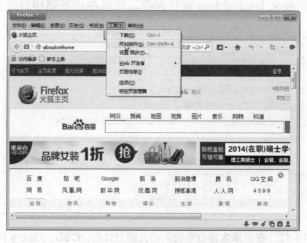

图 14-14 选择"工具"→"附加组件"菜单命令

(3) 随即进入火狐浏览器的"附加组件管理器"工作界面中，如图 14-15 所示。

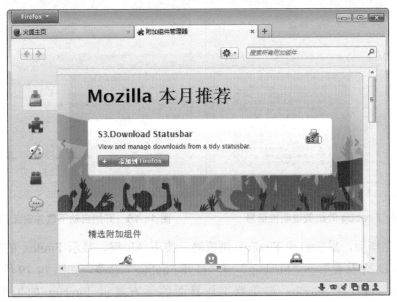

图 14-15　火狐浏览器的"附加组件管理器"工作界面

(4) 在附加组件管理器工作界面中的"搜索"文本框中输入"FireBug"，然后单击后面的"搜索"按钮，即可在界面中显示有关的插件信息，如图 14-16 所示。

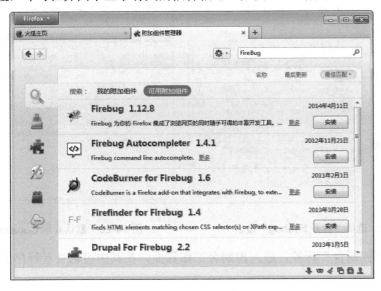

图 14-16　显示有关的插件信息

(5) 击 Firebug 插件后面的"更多"超级链接，即可在打开的界面中查看有关 Firebug 的相关说明性信息，如图 14-17 所示。

(6) 单击 Firebug 页面下方的"安装"按钮，Firefox 开始自动下载并安装 Firebug 插件，如图 14-18 所示。

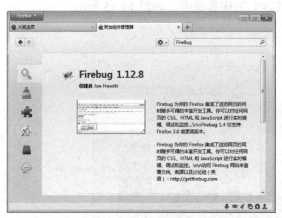

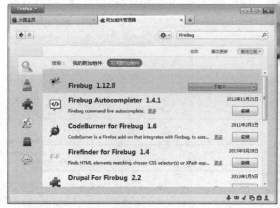

图 14-17　Firebug 的相关说明性信息　　　**图 14-18　开始自动下载并安装 Firebug 插件**

(7)　安装完毕后，重新启动 FireFox 浏览器，按下 Alt 键，显示 Firefox 的菜单栏，选择"工具"→"Web 开发者"→"Firebug"→"打开 Firebug"命令，如图 14-19 所示。

(8)　这时，可以在 Firefox 浏览器工作界面的下方显示 Firebug 的工作界面，包括 HTML、CSS、脚本(Script)、DOM、网络(Net)等标签，默认显示 Cookies 工作界面，如图 14-20 所示。

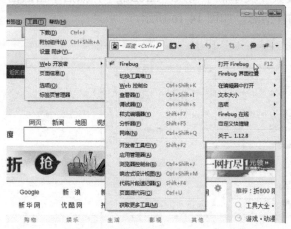

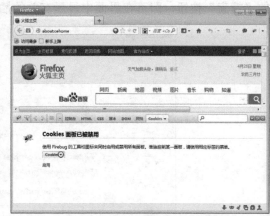

图 14-19　选择"打开 Firebug"命令　　　**图 14-20　默认显示 Cookies 工作界面**

(9)　选择"控制台"标签，进入控制台工作界面，在其中可以查看程序的错误和日志信息，如图 14-21 所示。

(10) 选择"HTML"标签，进入 HTML 工作界面中，在其中可以看出程序的 HTML 相关代码信息，如图 14-22 所示。

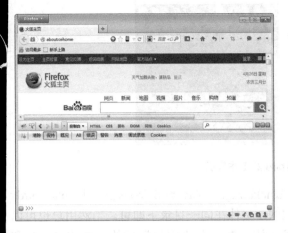

图 14-21　查看程序的错误和日志信息

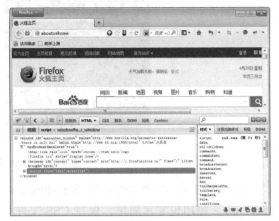

图 14-22　程序的 HTML 相关代码信息

(11) 选择"CSS"标签，进入 CSS 工作界面中，在其中可以查看有关程序的 CSS 代码信息，如图 14-23 所示。

(12) 选择"DOM"标签，进入 DOM 工作界面中，在其中可以查看有关程序的 DOM 代码信息，如图 14-24 所示。

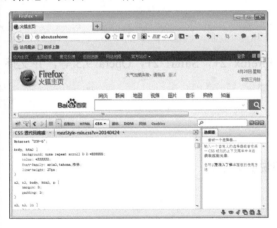

图 14-23　查看有关程序的 CSS 代码信息

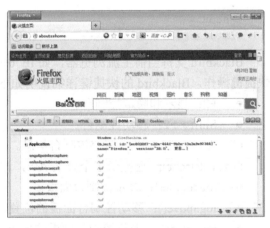

图 14-24　查看有关程序的 DOM 代码信息

提示

Firebug 插件功能强大，而且它已经与 Firefox 浏览器无缝地结合在一起，使用简单直观。如果担心它会占用太多的系统资源，可以将其关闭，还可以对特定站点开启这个插件。

14.4.2　Blackbird

Blackbird 是一个开源的 JavaScript 库，提供了一种简单的记录日志的方式和一个控制台窗口，有了它之后，用户就可以抛弃 alert() 了，如图 14-25 所示为 Blackbird 的工作界面。

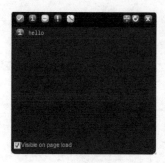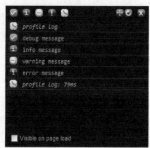

图 14-25　Blackbird 的工作界面

Blackbird 有 4 个文件，即 blackbird.css、blackbird.js、blackbird_icons.png 和 blackbird_panel.png。使用也非常简单，保持 CSS 文件和 PNG 文件在同一目录下即可。当然用户也可以修改 CSS 文件，使之按我么想要的目录方式存放，然后在我们想调试的页面的<head>和</head>之间加载该.js 和.css 文件即可，代码如下：

```
<html>
<head>
<script type="text/javascript" src="/PATH/TO/blackbird.js"></script>
<link type="text/css" rel="Stylesheet" href="/PATH/TO/blackbird.css" />
...
</head>
</html>
```

Blackbird 支持当前主流浏览器，如 IE 6+，Firefox 2+，Safari 2+，Opera 9.5 等，并支持快捷键操作，Blackbird 的快捷键详细说明如下。

- F2：显示和隐藏控制台。
- Shift + F2：移动控制台。
- Alt + Shift + F2：清空控制台信息。

同时，Blackbird 还提供多个公共 API，详细说明如下。

- log.toggle()：显示控制台面板。
- log.move()：移动控制台面板的位置。
- log.resize()：调整控制台面板的大小。
- log.clear()：清空控制台的内容。
- log.debug(message)：添加一个 Debug 信息。
- log.info(message)：添加一个 Info 信息。
- log.warn(message)：添加一个警告信息。
- log.error(message)：添加一个错误信息。
- log.profile(label)：计算两个 label 相同的两句语句之间的执行时间。

公共 API 的用法也很简单，例如想要在 JavaScript 代码中调用 Blackbird，代码如下：

```
log.debug('this is a debug message');
log.info('this is an info message');
log.warn('this is a warning message');
log.error('this is an error message');
```

下面是一个更为详细、具体的例子(计算消耗时间)，代码如下:

```
log.profile('local anchors');
var anchors = document.getElementsByTagName('A');
for (var i=0; i<anchors.length; i++) {
    if (anchors[i].name) {
        log.debug(anchors[i].name);
    }
}
log.profile('local anchors');
```

14.4.3 jQueryPad

jQueryPad 是一个方便快捷的 JavaScript/HTML 编辑调试器。启动后，左边输入要操作的 HTML，右侧输入 jQuery 代码，按下 F5 键，就可以看到结果。如图 14-26 所示为 jQueryPad 的工作界面。

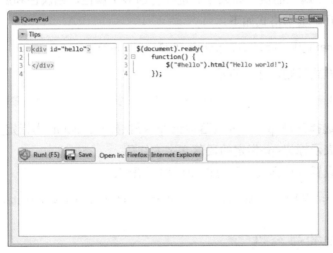

图 14-26　jQueryPad 的工作界面

这款软件的基本原理是：在调试时，将用户写的 HTML 和 JavaScript 代码拷到一个文件中(当然，这个文件加载了 jQuery 框架，所有 jQuery 函数都可用)，然后显示。

对于网页程序员来说，在代码编辑器和浏览器之间不停地使用 Alt+Tab 来相互切换是家常便饭的事；而 jQueryPad 是一个整合 HTML/jQuery 代码编辑与测试的小软件，让程序员摆脱了来回切换的麻烦。但是 jQueryPad 也存在一些明显的问题，它没有任何帮助使用文档和基本的提示功能，也无法设断点 debug，有些可惜。

但是总体来讲，jQueryPad 算是一款方便实用的 jQuery 调试工具。

14.5 jQuery 与 CSS 3

对于设计者来说，CSS 是一个非常灵活的工具，使用户不必再把复杂的样式定义编写在文档结构中，而将有关文档的样式内容全部脱离出来。这样做的最大优势就是在后期维护中只需要修改代码即可。

14.5.1　CSS 构造规则

CSS 样式表是由若干条样式规则组成的，这些样式规则可以应用到不同的元素或文档，来定义它们显示的外观。每一条样式规则由三部分构成：选择符(selector)、属性(properties)和属性值(value)，基本格式如下：

```
selector{property: value}
```

(1) selector 选择符可以采用多种形式，可以是文档中的 HTML 标记，例如<body>、<table>、<p>等，但是也可以是 XML 文档中的标记。

(2) property 属性则是选择符指定的标记所包含的属性。

(3) value 指定了属性的值。如果定义选择符的多个属性，则属性和属性值为一组，组与组之间用分号(;)隔开。基本格式如下：

```
selector{property1: value1; property2: value2; ...}
```

下面给出一条样式规则，如下所示：

```
p{color: red}
```

该样式规则的选择符是 p，即为段落标记<p>提供样式，color 为指定文字颜色属性，red 为属性值。此样式表示标记<p>指定的段落文字为红色。

如果要为段落设置多种样式，则可以使用如下语句：

```
p{font-family:"隶书"; color:red; font-size:40px; font-weight:bold}
```

14.5.2　浏览器的兼容性

CSS 3 制定完成后，具有了很多新功能，即新样式，但这些新样式在浏览器中不能获得完全支持，主要在于各个浏览器对 CSS 3 细节处理上存在差异，例如一种标记某个属性一种浏览器支持，而另一种浏览器不支持，或者两者浏览器都支持，但其显示效果不一样。

针对 CSS 3 与浏览器的兼容性，用户可以通过 http://www.css3.info 网站来测试自己所使用的浏览器版本对属性选择器的兼容性程度。

具体的操作步骤如下。

(1) 打开 IE 浏览器，在地址栏中输入"http://www.css3.info"，按下 Enter 键，进入该网站的首页，选择 CSS SELECTORS TEST 选项卡，进入 CSS SELECTORS TEST 工作界面中，如图 14-27 所示。

(2) 单击 Start the CSS Selectors test 按钮，即可开始测试本机浏览器版本(IE 9)与 CSS 属性选择的兼容性，其中红色部分说明兼容效果不好，绿色部分说明兼容效果好，如图 14-28 所示。

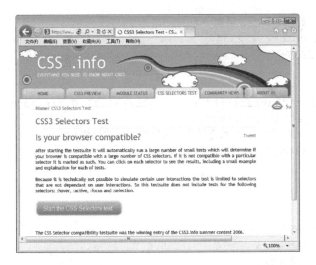

图 14-27　CSS SELECTORS TEST 工作界面

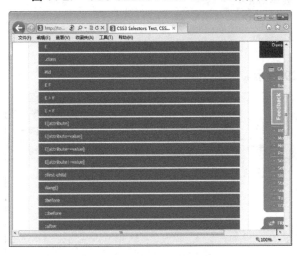

图 14-28　IE 9 的测试结果

14.5.3　jQuery 的引入

jQuery 的引入弥补了浏览器与 CSS 3 兼容性不好的缺陷，因为 jQuery 提供了几乎所有的 CSS 3 属性选择器，而且 jQuery 的兼容性很好，目前的主流浏览器几乎都可以完美实现。开发者只需要按照以前的方法定义 CSS 类别，在引入 jQuery 后，通过 addClass()方法添加至指定元素中即可。

【例 14.3】jQuery 的引入为 CSS 3 带来的便利：

```
<!DOCTYPE html PUBLIC "-//W3C//DTD XHTML 1.0 Transitional//EN"
  "http://www.w3.org/TR/xhtml1/DTD/xhtml1-transitional.dtd">
<html>
<head>
<title>属性选择器</title>
<style type="text/css">
```

395

```
.NewClass{ /* 设定某个 CSS 类别 */
    background-color: #223344;
    color: #22ff37;
}
</style>
<script language="javascript" src="jquery-1.11.0.min.js"></script>
<script language="javascript">
$(function(){ /*先用 CSS 3 的选择器，然后添加样式风格*/
    $("a:nth-child4)").addClass("NewClass");
});
</script>
</head>
<body>
<a href="#">精选特卖</a>
<a href="#">51 特价</a>
<a href="#">满千降百</a>
<a href="#">精品荟萃</a>
<a href="#">特价包邮</a>
</body>
</html>
```

运行结果如图 14-29 所示。

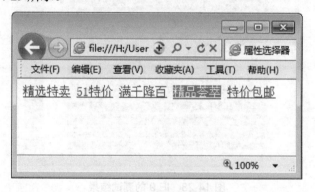

图 14-29　属性选择器

14.6　综合案例——我的第一个 jQuery 程序

开发 jQuery 程序其实很简单，首先需要引入 jQuery 库，然后调用即可。下面制作一个简单的 jQuery 程序，来介绍如何引用 jQuery 库。

14.6.1　开发前的一些准备工作

由于 jQuery 是一个免费开源项目，任何人都可以在 jQuery 的官方网站 http://jquery.com 下载到最新版本的 jQuery 库文件。

jQuery 库文件有两种类型：完整版和压缩版。前者主要用于测试开发，后者主要用于项目应用。例如 jQuery 1.11.0 版本有 jquery-1.11.0.js 和 jquery-1.11.0.min.js 两个文件，它们分别对应完整版和压缩版。

下载完 jQuery 库之后，将其放置在具体的项目目录下，然后在 HTML 页面引入该 jQuery 库文件，具体的代码如下：

```
<script language="javascript" src="../jquery.min.js"></script>
```

可以看出，在 HTML 页面上引入 jQuery 库文件和引入外部的 JavaScript 程序文件，形式上没有任何区别。同时，在 HTML 页面直接插入 jQuery 代码或引入外部 jQuery 程序文件，需要符合的格式也跟 JavaScript 一样。

值得一提的是，外部 jQuery 程序文件是不同页面共享相同 jQuery 代码的一种高效方式。这样当修改 jQuery 代码时，只需要编辑一个外部文件，操作更为方便。此外，一旦载入某个外部 jQuery 文件，它就会存储在浏览器的缓存中，因此不同页面重复使用它时无须再次下载，从而加快了网页的访问速度。

14.6.2 具体的程序开发

环境配置好之后，下面就可以来开发程序了，这里以在记事本文件中开发程序为例，具体的操作步骤如下。

step 01 打开记事本文件，在其中输入代码，代码如下：

```
<html>
<head>
<title>第一个实例</title>
<script language="javascript" src="jquery-1.11.0.min.js"></script>
<script language="javascript">
$(document).ready(function(){
alert("Hello jQuery!");});
</script>
</head>
</body>
</html>
```

step 02 将记事本文件以.html 的格式进行保存，然后在 IE 9 浏览器中运行，运行结果如图 14-30 所示。

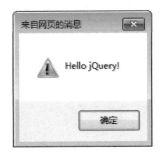

图 14-30 运行结果

14.7 疑难解惑

疑问：jQuery 变量与普通 JavaScript 变量是否容易混淆？

jQuery 作为一个跨多个浏览器的 JavaScript 库，可有助于写出高度兼容的代码，但其中有一点需要强调的是，jQuery 的函数调用返回的变量，与浏览器原生的 JavaScript 变量是有区别的，不可混用，如以下代码是有问题的：

```
var a = $('#abtn');
a.click(function(){...});
```

可以这样理解，$('')选择器返回的变量属于"jQuery 变量"，通过复制给原生 var a，将其转换为普通变量了，因而无法支持常见的 jQuery 操作。一个解决方法是将变量名加上$标记，使得其保持为"jQuery 变量"：

```
var $a = $('#abtn');
$a.click(function(){...});
```

除了上述例子，实际 jQuery 编程中也会有很多不经意间的转换，从而导致错误，也需要读者根据这个原理仔细调试和修改。

第 15 章

jQuery 的选择器

在 JavaScript 中，要想获取网页的 DOM 元素，必须使用该元素的 ID 和 TagName，但是在 jQuery 库中却提供了许多功能强大的选择器，帮助开发人员获取页面上的 DOM 元素，而且获取到的每个对象都以 jQuery 包装集的形式返回。本章介绍如何应用 jQuery 的选择器选择匹配的元素。

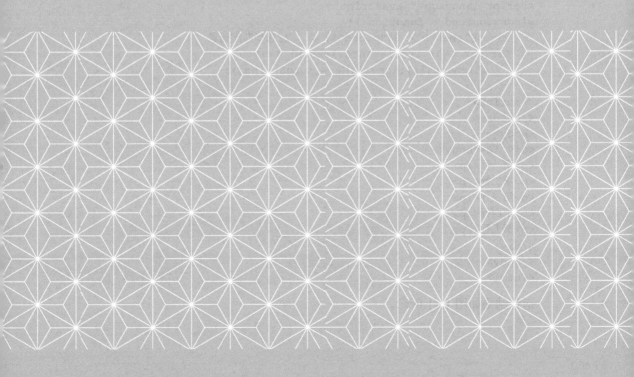

15.1 jQuery 的 "$"

$是 jQuery 中最常用的一个符号，用于声明 jQuery 对象。可以说，在 jQuery 中，无论使用哪种类型的选择器，都需要从一个 "$" 符号和一对 "()" 开始。在 "()" 中通常使用字符串参数，参数中可以包含任何 CSS 选择符表达式。

15.1.1 $符号的应用

$是 jQuery 选取元素的符号，用来选择某一类或者某一个元素。其通用语法格式如下：

```
$(selector)
```

$通常的用法有以下几种：

● 在参数中使用标记名，如$("div")，用于获取文档中全部的<div>。
● 在参数中使用 ID，如$("#usename")，用于获取文档中 ID 属性值为 usename 的一个元素。
● 在参数中使用 CSS 类名，如$(".btn_grey")，用于获取文档中使用 CSS 类名为 btn_grey 的所有元素。

【例 15.1】选择文本段落中的奇数行：

```
<html>
<head>
<title>$符号的应用</title>
<script language="javascript" src="jquery-1.11.0.min.js"></script>
<script language="javascript">
window.onload = function(){
    var oElements = $("p:odd");        //选择匹配元素
    for(var i=0; i<oElements.length; i++)
        oElements[i].innerHTML = i.toString();
}
</script>
</head>
<body>
<div id="body">
<p>第一行</p>
<p>第二行</p>
<p>第三行</p>
<p>第四行</p>
<p>第五行</p>
</div>
</body>
</html>
```

运行结果如图 15-1 所示。

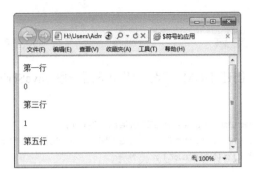

图 15-1 "$" 符号的应用

15.1.2　功能函数的前缀

$是功能函数的前缀，例如，JavaScript 中没有提供清理文本框中空格的功能，但在引入 jQuery 后，开发者就可以直接调用 trim()函数来轻松地去掉文本框前后的空格，不过需要在函数前加上 "$" 符号。当然 jQuery 中这种函数还有很多，后面章节涉及到的时候会继续介绍。

【例 15.2】jQuery 的$.trim()函数的使用：

```html
<html>
<head>
<title>$.trim()</title>
<script language="javascript" src="jquery-1.11.0.min.js"></script>
<script language="javascript">
var String = " Open in a new window ";
String = $.trim(String);
alert(String);
</script>
</head>
<body>
清除空格前" Open in a new window "
</body>
</html>
```

运行结果如图 15-2 所示，可以看到这段代码的功能是将字符串中首尾的空格全部去掉。

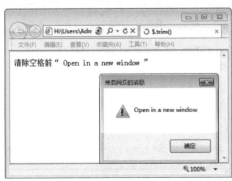

图 15-2　使用 trim()函数

15.1.3 创建 DOM 元素

jQuery 可以使用"$"创建 DOM 元素。例如下面一段 JavaScript 就是用来创建 DOM 的代码：

```
var NewElement = document.createElement("p");
var NewText = document.createTextNode("Hello World!");
NewElement.appendChild(NewText);
```

其中，append()方法用于在节点之下加入新的文本。上面的一段代码在 jQuery 中可以直接简化为：

```
var NewElement = $("<p>Hello World!</p>");
```

【例 15.3】创建 DOM 元素：

```
<html>
<head>
<title>创建 DOM 元素</title>
<script language="javascript" src="jquery-1.11.0.min.js"></script>
<script language="javascript">
$(document).ready(function(){
    var New = $("<a>(Open in a new window)</a>");       //创建 DOM 元素
    New.insertAfter("#target");       //insertAfter()方法
});
</script>
</head>
<body>
    <a id="target" href="https://www.google.com.hk/">Google</a>
    <a href="http://www.baidu.com">Baidu</a>
</body>
</html>
```

运行结果如图 15-3 所示。

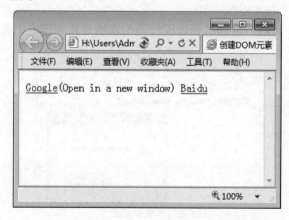

图 15-3　创建 DOM

15.2 基本选择器

jQuery 的基本选择器是应用最广泛的选择器，它是其他类型选择器的基础，是 jQuery 选择器中最为重要的部分，这里建议读者重点掌握。jQuery 的基本选择器包括 ID 选择器、元素选择器、类别选择器、复合选择器等。

15.2.1 通配符选择器(*)

*选择器选取文档中的每个单独的元素，包括 html、head 和 body。如果与其他元素(如嵌套选择器)一起使用，该选择器选取指定元素中的所有子元素。

*选择器的语法格式如下：

```
$(*)
```

【例 15.4】选择<body>内的所有元素：

```
<html>
<head>
<script language="javascript" src="jquery-1.11.0.min.js"></script>
<script language="javascript">
$(document).ready(function(){
    $("body *").css("background-color","#B2E0FF");
});
</script>
</head>

<body>
<html>
<body>
<h1>欢迎光临我的网站主页</h1>
<p class="intro">网站管理员介绍</p>
<p>姓名：张三</p>
<p>性别：男</p>
<div id="choose">
兴趣爱好：
<ul>
<li>读书</li>
<li>听音乐</li>
<li>跑步</li>
</ul>
</div>
</body>
</html>
```

运行结果如图 15-4 所示，可以看到网页中用背景色显示出 body 中所有的元素内容。

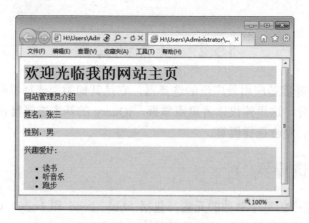

图 15-4　使用*选择器

15.2.2　ID 选择器(#id)

ID 选择器是利用 DOM 元素的 ID 属性值来筛选匹配的元素，并以 jQuery 包装集的形式返回给对象，ID 选择器的语法格式如下：

```
$("#id")
```

【例 15.5】选择<body>中 id 为"choose"的所有元素：

```
<html>
<head>
<script language="javascript" src="jquery-1.11.0.min.js"></script>
<script language="javascript">
$(document).ready(function(){
    $("#choose").css("background-color","#B2E0FF");
});
</script>
</head>
<body>
<html>
<body>
<h1>欢迎光临我的网站主页</h1>
<p class="intro">网站管理员介绍</p>
<p>姓名：张三</p>
<p>性别：男</p>
<div id="choose">
兴趣爱好：
<ul>
<li>读书</li>
<li>听音乐</li>
<li>跑步</li>
</ul>
</div>
</body>
</html>
```

运行结果如图 15-5 所示,可以看到网页中只用背景色显示 id 为 "choose" 的元素内容。

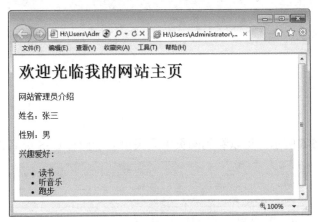

图 15-5　使用 ID 选择器

 不要使用数字开头的 ID 名称,因为在某些浏览器中可能出问题。

15.2.3　类名选择器(.class)

类名选择器是通过元素拥有的 CSS 类的名称查找匹配的 DOM 元素,与 ID 选择器不同,类名选择器常用于多个元素,这样就可以为带有相同 class 的任何 HTML 元素设置特定的样式了。

类名选择器的语法格式如下:

```
$(".class")
```

【例 15.6】选择<body>中拥有指定 CSS 类名称的所有元素:

```
<html>
<head>
<script language="javascript" src="jquery-1.11.0.min.js"></script>
<script language="javascript">
$(document).ready(function(){
    $(".intro").css("background-color","#B2E0FF");
});
</script>
</head>
<body>
<html>
<body>
<h1>欢迎光临我的网站主页</h1>
<p class="intro">网站管理员介绍</p>
<p>姓名: 张三</p>
<p>性别: 男</p>
<div id="choose">
```

```
兴趣爱好：
<ul>
<li>读书</li>
<li>听音乐</li>
<li>跑步</li>
</ul>
</div>
</body>
</html>
```

运行结果如图 15-6 所示，可以看到网页中只突出显示拥有 CSS 类名称的匹配元素。

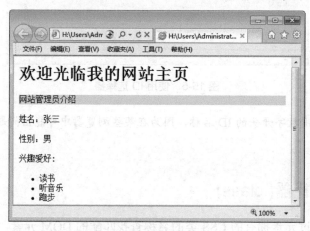

图 15-6 使用类名选择器

15.2.4 元素选择器(element)

元素选择器是根据元素名称匹配相应的元素。通俗地讲，元素选择器是根据选择的标记名来选择的，其中，标签名引用 HTML 标签的<与>之间的文本，多数情况下，元素选择器匹配的是一组元素。

元素选择器的语法格式如下：

```
$("element")
```

【例 15.7】选择<body>中标记名为<p>的元素：

```
<html>
<head>
<script language="javascript" src="jquery-1.11.0.min.js"></script>
<script language="javascript">
$(document).ready(function(){
    $("p").css("background-color","#B2E0FF");
});
</script>
</head>
<body>
<html>
```

```
<body>
<h1>欢迎光临我的网站主页</h1>
<p class="intro">网站管理员介绍</p>
<p>姓名：张三</p>
<p>性别：男</p>
<div id="choose">
兴趣爱好：
<ul>
<li>读书</li>
<li>听音乐</li>
<li>跑步</li>
</ul>
</div>
</body>
</html>
```

运行结果如图 15-7 所示，可以看到网页中只突出显示标记名为<p>所对应的元素。

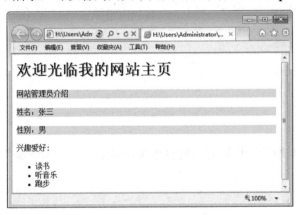

图 15-7　使用元素选择器

15.2.5　复合选择器

复合选择器是将多个选择器组合在一起，可以是 ID 选择器、类名选择器或元素选择器，它们之间用逗号分开，只要符合其中的任何一个筛选条件，就会匹配，并以集合的形式返回 jQuery 包装集。

元素选择器的语法格式如下：

```
$("selector1,selector2,selectorN")
```

参数的含义如下。

- selector1：一个有效的选择器，可以是 ID 选择器、元素选择器或者类名选择器等。
- selector2：另一个有效的选择器，可以是 ID 选择器、元素选择器或者类名选择器等。
- selectorN：任意多个选择器，可以是 ID 选择器、元素选择器或者类名选择器等。

【例 15.8】获取<body>中 id 为"choose"和 CSS 类为"intro"的所有元素：

```
<html>
```

```
<head>
<script language="javascript" src="jquery-1.11.0.min.js"></script>
<script language="javascript">
$(document).ready(function(){
    $("#choose,.intro").css("background-color","#B2E0FF");
});
</script>
</head>
<body>
<html>
<body>
<h1>欢迎光临我的网站主页</h1>
<p class="intro">网站管理员介绍</p>
<p>姓名：张三</p>
<p>性别：男</p>
<div id="choose">
兴趣爱好：
<ul>
<li>读书</li>
<li>听音乐</li>
<li>跑步</li>
</ul>
</div>
</body>
</html>
```

运行结果如图 15-8 所示，可以看到网页中突出显示 id 为 "choose" 和 CSS 类为 "intro" 的元素内容。

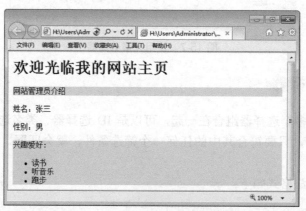

图 15-8　使用复合选择器

15.3　层级选择器

层级选择器是根据 DOM 元素之间的层次关系来获取特定的元素，例如后代元素、子元素、相邻元素和兄弟元素等。

15.3.1 祖先后代选择器(ancestor descendant)

ancestor descendant 为祖先后代选择器，其中 ancestor 为祖先元素，descendant 为后代元素，用于选取给定祖先元素下的所有匹配的后代元素。

ancestor descendant 的语法格式如下：

```
$("ancestor descendant")
```

参数的含义如下。

- ancestor：为任何有效的选择器。
- descendant：为用以匹配元素的选择器，并且是 ancestor 指定的元素的后代元素。

例如，想要获取 ul 元素下的全部 li 元素，就可以使用如下 jQuery 代码：

```
$("ul li")
```

【例 15.9】使用 jQuery 为新闻列表设置样式：

```
<!DOCTYPE html PUBLIC "-//W3C//DTD XHTML 1.0 Transitional//EN"
  "http://www.w3.org/TR/xhtml1/DTD/xhtml1-transitional.dtd">
<html xmlns="http://www.w3.org/1999/xhtml">
<head>
<title>祖先后代选择器</title>
<style type="text/css">
body{
    margin: 0px;
}
#top{
    background-color: #B2E0FF;  /*设置背景颜色*/
    width: 450px;   /*设置宽度*/
    height: 150px;  /*设置高度*/
    clear: both; /*设置左右两侧无浮动内容*/
    padding-top: 10px;  /*设置顶边距*/
    font-size: 12pt;/*设置字体大小*/
}
.css{
    color: #FFFFFF; /*设置文字颜色*/
    line-height: 20px;  /*设置行高*/
}
</style>
<script type="text/javascript" src="jquery-1.11.0.min.js"></script>
<script type="text/javascript">
$(document).ready(function(){
    $("div ul").addClass("css");          //为 div 元素的子元素 ul 添加样式
});
</script>
</head>
<body>
<div id="top">
<ul>
```

409

```
    <li>贵阳北京现代瑞纳最高优惠 0.3 万 现车销售</li>
    <li>新宝来车型最高现金优惠 6000 元 现车供应</li>
    <li>2014 款荣威 W5 现车充足 优惠 1 万元送礼包</li>
    <li>世乒赛官方媒体指南力推国乒：定会蝉联 毫无弱点</li>
    <li>日女乒主帅：没福原爱四强都悬 乒超比日本联赛有钱</li>
    <li>俄美外长电话会谈 俄要求尽快叫停乌特别行动</li>

</ul>
</div>
<ul>
    <li>贵阳北京现代瑞纳最高优惠 0.3 万 现车销售</li>
    <li>新宝来车型最高现金优惠 6000 元 现车供应</li>
    <li>2014 款荣威 W5 现车充足 优惠 1 万元送礼包</li>
    <li>世乒赛官方媒体指南力推国乒：定会蝉联 毫无弱点</li>
    <li>日女乒主帅：没福原爱四强都悬 乒超比日本联赛有钱</li>
    <li>俄美外长电话会谈 俄要求尽快叫停乌特别行动</li>
</ul>
</body>
</html>
```

运行结果如图 15-9 所示，其中上面的新闻列表是通过 jQuery 添加的样式效果，下面的是默认的显示效果。

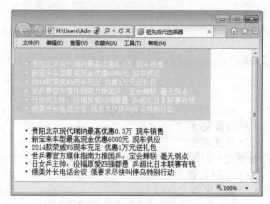

图 15-9　使用祖先后代选择器

代码中的 addClass()方法用于为元素添加 CSS 类。

15.3.2　父子选择器(parent>child)

父子选择器中的 parent 代表父元素，child 代表子元素，该选择器用于选择 parent 的直接子节点 child，而且 child 必须包含在 parent 中，并且父类是 parent 元素。

parent>child 的语法格式如下：

```
$("Parent>child")
```

参数的含义如下。

- parent：指任何有效的选择器。
- child：用以匹配元素的选择器，是 parent 元素的子元素。

  例如，想要获取表单中的所有元素的子元素 input，就可以使用如下 jQuery 代码：

```
$("form>input")
```

【例 15.10】使用 jQuery 为表单元素添加背景色：

```
<!DOCTYPE html PUBLIC "-//W3C//DTD XHTML 1.0 Transitional//EN"
  "http://www.w3.org/TR/xhtml1/DTD/xhtml1-transitional.dtd">
<html xmlns="http://www.w3.org/1999/xhtml">
<head>
<title>父子选择器</title>
<style type="text/css">
input{
    margin: 5px;                          /*设置 input 元素的外边距为 5 像素*/
}
.input{
    font-size: 12pt;                      /*设置文字大小*/
    color: #333333;                       /*设置文字颜色*/
    background-color: #cef;               /*设置背景颜色*/
    border: 1px solid #000000;            /*设置边框*/
}
</style>
<script type="text/javascript" src="jquery-1.11.0.min.js"></script>
<script type="text/javascript">
$(document).ready(function(){
    $("#change").ready(function(){
        //为表单元素的直接子元素 input 添加样式
        $("form>input").addClass("input");
    });
});
</script>
</head>
<body>
<h1>注册会员</h1>
<form id="form1" name="form1" method="post" action="">
  会员昵称：<input type="text" name="name" id="name" />
  <br />
  登录密码：<input type="password" name="password" id="password" />
  <br />
  确认密码：<input type="password" name="password" id="password" />
  <br />
  E-mail: <input type="text" name="email" id="email" />
  <br />
  <input type=submit value="同意协议并注册" class=button>
</form>
</body>
</html>
```

运行结果如图 15-10 所示,可以看到表单中直接子元素 input 都添加上了背景色。

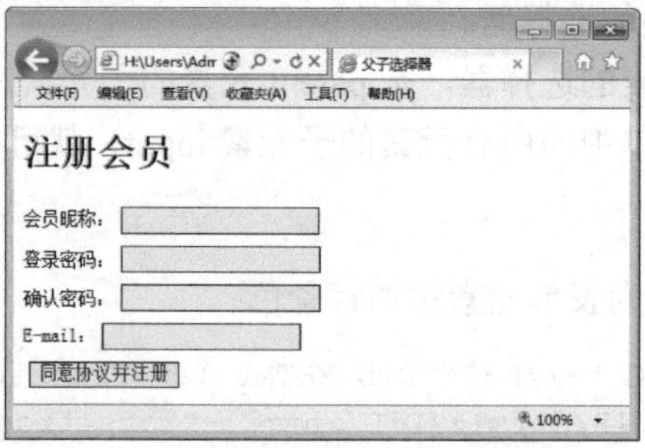

图 15-10　使用父子选择器

15.3.3　相邻元素选择器(prev+next)

相邻元素选择器用于获取所有紧跟在 prev 元素后的 next 元素,其中 prev 和 next 是两个同级别的元素。

prev+next 的语法格式如下:

```
$("prev+next")
```

参数的含义如下。

● prev:是指任何有效的选择器。
● next:是一个有效选择器并紧接着 prev 的选择器。

例如,想要获取 div 标记后的<p>标记,就可以使用如下 jQuery 代码:

```
$("div+p")
```

【例 15.11】使用 jQuery 制作隔行变色新闻列表:

```
<!DOCTYPE html PUBLIC "-//W3C//DTD XHTML 1.0 Transitional//EN"
  "http://www.w3.org/TR/xhtml1/DTD/xhtml1-transitional.dtd">
<html xmlns="http://www.w3.org/1999/xhtml">
<head>
<title>相邻元素选择器</title>
<style type="text/css">
    .background{background: #cef}
    body{font-size: 20px;}
</style>
<script type="text/javascript" src="jquery-1.11.0.min.js"></script>
<script type="text/javascript">
    $(document).ready(function() {
        $("label+p").addClass("background");
    });
</script>
</head>
<body>
<h2>新闻列表</h2>
    <label>贵阳北京现代瑞纳最高优惠 0.3 万现车销售</label>
```

```
        <p>新宝来车型最高现金优惠 6000 元 现车供应</p>
        <label>2014 款荣威 W5 现车充足 优惠 1 万元送礼包</label>
        <p>世乒赛官方媒体指南力推国乒：定会蝉联 毫无弱点</p>
        <label>日女乒主帅：没福原爱四强都悬 乒超比日本联赛有钱</label>
        <p>俄美外长电话会谈 俄要求尽快叫停乌特别行动</p>
    </body>
</html>
```

运行结果如图 15-11 所示，可以看到页面中的新闻列表进行了隔行变色。

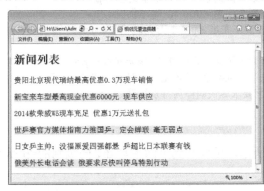

图 15-11　使用相邻元素选择器

15.3.4　兄弟选择器(prev~siblings)

兄弟选择器用于获取 prev 元素之后的所有 siblings，prev 和 siblings 是两个同辈的元素。prev~siblings 的语法格式如下：

```
$("prev~siblings");
```

参数的含义如下。

● prev：是指任何有效的选择器。

● siblings：是有效选择器且并列跟随 prev 的选择器。

例如，想要获取与 div 标记同辈的 ul 元素，就可以使用如下 jQuery 代码：

```
$("div~ul")
```

【例 15.12】使用 jQuery 筛选所需的新闻信息：

```
<!DOCTYPE html PUBLIC "-//W3C//DTD XHTML 1.0 Transitional//EN"
  "http://www.w3.org/TR/xhtml1/DTD/xhtml1-transitional.dtd">
<html xmlns="http://www.w3.org/1999/xhtml">
<head>
<title>兄弟元素选择器</title>
<style type="text/css">
    .background{background: #cef}
    body{font-size: 20px;}
</style>
<script type="text/javascript" src="jquery-1.11.0.min.js"></script>
<script type="text/javascript">
```

```
    $(document).ready(function() {
        $("div~p").addClass("background");
    });
</script>
</head>
<body>
<h2>新闻列表</h2>
<div>
    <p>贵阳北京现代瑞纳最高优惠 0.3 万现车销售</p>
    <p>新宝来车型最高现金优惠 6000 元 现车供应</p>
    <p>2014 款荣威 W5 现车充足 优惠 1 万元送礼包</p>
</div>
<p>世乒赛官方媒体指南力推国乒：定会蝉联 毫无弱点</p>
<p>日女乒主帅：没福原爱四强都悬 乒超比日本联赛有钱</p>
<p>俄美外长电话会谈 俄要求尽快叫停乌特别行动</p>
</body>
</html>
```

运行结果如图 15-12 所示，可以看到页面中与 div 同级别的<p>元素被筛选出来。

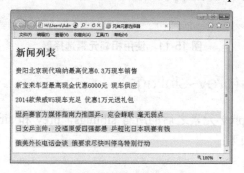

图 15-12　使用兄弟选择器

15.4　过滤选择器

jQuery 过滤选择器主要包括简单过滤器、内容过滤器、可见性过滤器、表单对象的属性选择器和子元素选择器等。

15.4.1　简单过滤选择器

简单过滤选择器通常是以冒号开头，用于实现简单过滤效果的过滤器，常用的简单过滤选择器包括:first、:last、:even、:odd 等。

1. :first 选择器

:first 选择器用于选取第一个元素，最常见的用法就是与其他元素一起使用，选取指定组合中的第一个元素。

:first 选择器的语法格式为：

```
$(":first")
```

例如，想要选取 body 中的第一个<p>元素，就可以使用如下 jQuery 代码：

```
$("p:first")
```

【例 15.13】使用 jQuery 筛选新闻列表中的第一个信息：

```
<!DOCTYPE html PUBLIC "-//W3C//DTD XHTML 1.0 Transitional//EN"
  "http://www.w3.org/TR/xhtml1/DTD/xhtml1-transitional.dtd">

<html xmlns="http://www.w3.org/1999/xhtml">
<head>
<title>:first 选择器</title>
<style type="text/css">
    .background{background: #cef}
    body{font-size: 20px;}
</style>
<script type="text/javascript" src="jquery-1.11.0.min.js"></script>
<script type="text/javascript">
    $(document).ready(function() {
        $("p:first").addClass("background");
    });
</script>
</head>
<body>
<h2>新闻列表</h2>
    <p>贵阳北京现代瑞纳最高优惠 0.3 万现车销售</p>
    <p>新宝来车型最高现金优惠 6000 元 现车供应</p>
    <p>2014 款荣威 W5 现车充足 优惠 1 万元送礼包</p>
    <p>世乒赛官方媒体指南力推国乒：定会蝉联 毫无弱点</p>
    <p>日女乒主帅：没福原爱四强都悬 乒超比日本联赛有钱</p>
    <p>俄美外长电话会谈 俄要求尽快叫停乌特别行动</p>
</body>
</html>
```

运行结果如图 15-13 所示，可以看到，页面中第一个<p>元素被筛选出来。

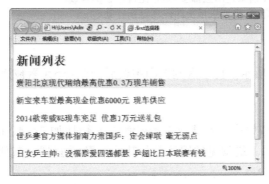

图 15-13 使用:first 选择器

2. :last 选择器

:last 选择器用于选取最后一个元素，最常见的用法就是与其他元素一起使用，选取指定组合中的最后一个元素。

:last 选择器的语法格式为：

```
$(":last")
```

例如，想要选取 body 中的最后一个<p>元素，就可以使用如下 jQuery 代码：

```
$("p:last")
```

【例 15.14】 使用 jQuery 筛选新闻列表中的最后一个<p>元素信息：

```
<!DOCTYPE html PUBLIC "-//W3C//DTD XHTML 1.0 Transitional//EN"
  "http://www.w3.org/TR/xhtml1/DTD/xhtml1-transitional.dtd">
<html xmlns="http://www.w3.org/1999/xhtml">
<head>
<title>:last 选择器</title>
<style type="text/css">
    .background{background: #cef}
    body{font-size: 20px;}
</style>
<script type="text/javascript" src="jquery-1.11.0.min.js"></script>
<script type="text/javascript">
    $(document).ready(function() {
        $("p:last").addClass("background");
    });
</script>
</head>
<body>
<h2>新闻列表</h2>
    <p>贵阳北京现代瑞纳最高优惠 0.3 万现车销售</p>
    <p>新宝来车型最高现金优惠 6000 元 现车供应</p>
    <p>2014 款荣威 W5 现车充足 优惠 1 万元送礼包</p>
    <p>世乒赛官方媒体指南力推国乒：定会蝉联 毫无弱点</p>
    <p>日女乒主帅：没福原爱四强都悬 乒超比日本联赛有钱</p>
    <p>俄美外长电话会谈 俄要求尽快叫停乌特别行动</p>
</body>
</html>
```

运行结果如图 15-14 所示，可以看到页面中最后一个<p>元素被筛选出来。

3. :even

:even 选择器用于选取每个带有偶数 index 值的元素(比如 2、4、6)。index 值从 0 开始，所有第一个元素是偶数(0)。最常见的用法是与其他元素/选择器一起使用，来选择指定的组中偶数序号的元素。

:even 选择器的语法格式为：

```
$(":even")
```

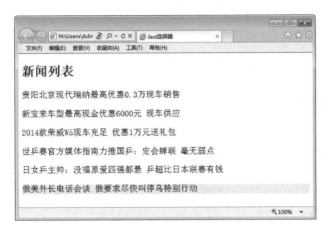

图 15-14　使用:last 选择器

例如，想要选取表格中的所有偶数元素，就可以使用如下 jQuery 代码：

```
$("tr:even")
```

【例 15.15】 使用 jQuery 制作隔行(偶数行)变色的表格：

```
<!DOCTYPE html PUBLIC "-//W3C//DTD XHTML 1.0 Transitional//EN"
  "http://www.w3.org/TR/xhtml1/DTD/xhtml1-transitional.dtd">
<html xmlns="http://www.w3.org/1999/xhtml">
<html>
<head>
<script type="text/javascript" src="jquery-1.11.0.min.js "></script>
<script type="text/javascript">
$(document).ready(function(){
    $("tr:even").css("background-color", "#B2E0FF");
});
</script>
<style>
*{
  padding: 0px;
  margin: 0px;
}
body{
font-family: "黑体";
font-size: 20px;
}
table{
  text-align: center;
  width: 500px;
  border: 1px solid green;
}
td{
  border: 1px solid green;
  height: 30px;
}
h2{
```

```
    text-align: center;
}
</style>
</head>
<body>
<h2>学生成绩表</h2>
<table>
<tr>
<th>学号</th>
<th>姓名</th>
<th>语文</th>
<th>数学</th>
<th>英语</th>
</tr>

<tr>
<td>1</td>
<td>张三</td>
<td>87</td>
<td>68</td>
<td>89</td>
</tr>

<tr>
<td>2</td>
<td>李四</td>
<td>89</td>
<td>84</td>
<td>86 </td>
</tr>

<tr>
<td>3</td>
<td>王五</td>
<td>96</td>
<td>94</td>
<td>85</td>
</tr>

<tr>
<td>4</td>
<td>李六</td>
<td>98</td>
<td>87</td>
<td>67</td>
</tr>

</table>
</body>
</html>
```

运行结果如图 15-15 所示，可以看到表格中的偶数行被选取出来。

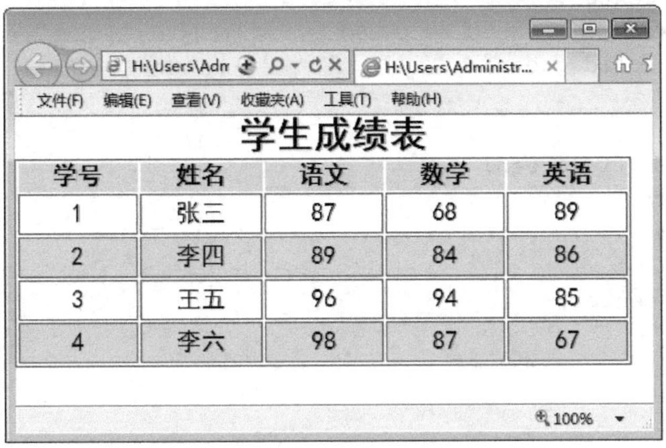

图 15-15　使用:even 选择器

4. :odd

:odd 选择器用于选取每个带有奇数 index 值的元素(比如 1、3、5)。最常见的用法是与其他元素/选择器一起使用，来选择指定的组中奇数序号的元素。

:odd 选择器的语法格式为：

```
$(":odd")
```

例如，想要选取表格中的所有奇数元素，就可以使用如下 jQuery 代码：

```
$("tr:odd")
```

【例 15.16】使用 jQuery 制作隔行(奇数行)变色的表格：

```
<!DOCTYPE html PUBLIC "-//W3C//DTD XHTML 1.0 Transitional//EN"
  "http://www.w3.org/TR/xhtml1/DTD/xhtml1-transitional.dtd">
<html xmlns="http://www.w3.org/1999/xhtml">
<html>
<head>
<script type="text/javascript" src="jquery-1.11.0.min.js "></script>
<script type="text/javascript">
$(document).ready(function(){
    $("tr:odd").css("background-color","#B2E0FF");
});
</script>
<style>
*{
  padding: 0px;
  margin: 0px;
}
body{
  font-family: "黑体";
  font-size: 20px;
}
```

```
table{
  text-align: center;
  width: 500px;
  border: 1px solid green;
}
td{
  border: 1px solid green;
  height: 30px;
}
h2{
  text-align: center;
}
</style>
</head>
<body>
<h2>学生成绩表</h2>
<table>
<tr>
<th>学号</th>
<th>姓名</th>
<th>语文</th>
<th>数学</th>
<th>英语</th>
</tr>

<tr>
<td>1</td>
<td>张三</td>
<td>87</td>
<td>68</td>
<td>89</td>
</tr>

<tr>
<td>2</td>
<td>李四</td>
<td>89</td>
<td>84</td>
<td>86 </td>
</tr>

<tr>
<td>3</td>
<td>王五</td>
<td>96</td>
<td>94</td>
<td>85</td>
</tr>

<tr>
```

```
<td>4</td>
<td>李六</td>
<td>98</td>
<td>87</td>
<td>67</td>
</tr>

</table>
</body>
</html>
```

运行结果如图 15-16 所示，可以看到表格中的奇数行被选取出来。

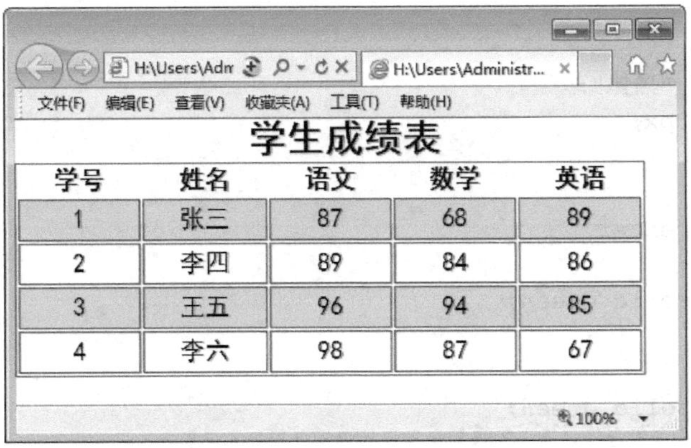

图 15-16 使用:odd 选择器

15.4.2 内容过滤选择器

内容过滤选择器是通过 DOM 元素包含的文本内容以及是否含有匹配的元素来获取内容的，常见的内容过滤器有:contains(text)、:empty、:parent、:has(selector)等。

1. :contains(text)

:contains 选择器选取包含指定字符串的元素，该字符串可以是直接包含在元素中的文本，或者被包含于子元素中，该选择器经常与其他元素或选择器一起使用，来选择指定的组中包含指定文本的元素。

:contains(text)选择器的语法格式为：

```
$(":contains(text)")
```

例如，想要选取所有包含"is"的<p>元素，就可以使用如下 jQuery 代码：

```
$("p:contains(is)")
```

【例 15.17】选择学生成绩表中包含数字"9"的单元格：

```
<!DOCTYPE html PUBLIC "-//W3C//DTD XHTML 1.0 Transitional//EN"
  "http://www.w3.org/TR/xhtml1/DTD/xhtml1-transitional.dtd">
<html xmlns="http://www.w3.org/1999/xhtml">
```

```
<html>
<head>
<script type="text/javascript" src="jquery-1.11.0.min.js "></script>
<script type="text/javascript">
$(document).ready(function(){
    $("td:contains(9)").css("background-color","#B2E0FF");
});
</script>
<style>
*{
  padding: 0px;
  margin: 0px;
}
body{
  font-family: "黑体";
  font-size: 20px;
}
table{
  text-align: center;
  width: 500px;
  border: 1px solid green;
}
td{
  border: 1px solid green;
  height: 30px;
}
h2{
  text-align: center;
}
</style>
</head>
<body>
<h2>学生成绩表</h2>
<table>
<tr>
<th>学号</th>
<th>姓名</th>
<th>语文</th>
<th>数学</th>
<th>英语</th>
</tr>

<tr>
<td>1</td>
<td>张三</td>
<td>87</td>
<td>68</td>
<td>89</td>
</tr>
```

```
<tr>
<td>2</td>
<td>李四</td>
<td>89</td>
<td>84</td>
<td>86 </td>
</tr>

<tr>
<td>3</td>
<td>王五</td>
<td>96</td>
<td>94</td>
<td>85</td>
</tr>

<tr>
<td>4</td>
<td>李六</td>
<td>98</td>
<td>87</td>
<td>67</td>
</tr>

</table>
</body>
</html>
```

运行结果如图 15-17 所示，可以看到表格中包含数字 "9" 的单元格被选取出来。

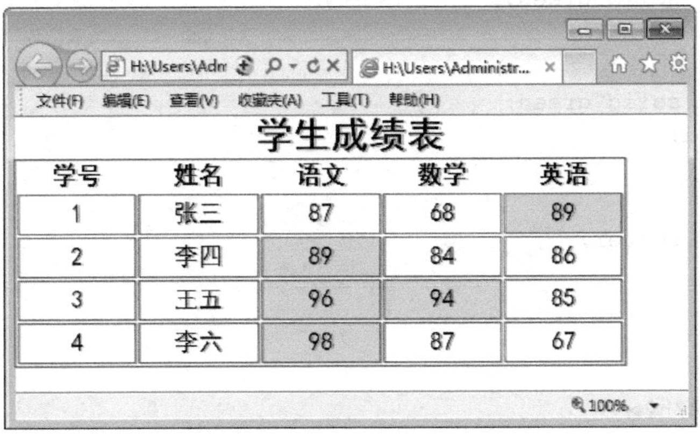

图 15-17　使用:contains 选择器

2. :empty

:empty 选择器用于选取所有不包含子元素或者文本的空元素。:empty 选择器的语法格式如下：

```
$(":empty")
```

例如，想要选取表格中的所有空元素，就可以使用如下 jQuery 代码：

```
$("td:empty")
```

【例 15.18】选择学生成绩表中无内容的单元格：

```
<!DOCTYPE html PUBLIC "-//W3C//DTD XHTML 1.0 Transitional//EN"
  "http://www.w3.org/TR/xhtml1/DTD/xhtml1-transitional.dtd">
<html xmlns="http://www.w3.org/1999/xhtml">
<html>
<head>
<script type="text/javascript" src="jquery-1.11.0.min.js "></script>
<script type="text/javascript">
$(document).ready(function(){
    $("td:empty").css("background-color","#B2E0FF");
});
</script>
<style>
*{
  padding: 0px;
  margin: 0px;
}
body{
  font-family: "黑体";
  font-size: 20px;
}
table{
  text-align: center;
  width: 500px;
  border: 1px solid green;
}
td{
  border: 1px solid green;
  height: 30px;
}
h2{
  text-align: center;
}
</style>
</head>
<body>
<h2>学生成绩表</h2>
<table>
<tr>
<th>学号</th>
<th>姓名</th>
<th>语文</th>
<th>数学</th>
<th>英语</th>
</tr>
```

```
<tr>
<td>1</td>
<td>张三</td>
<td>87</td>
<td></td>
<td></td>
</tr>

<tr>
<td>2</td>
<td>李四</td>
<td></td>
<td>84</td>
<td>86 </td>
</tr>

<tr>
<td>3</td>
<td>王五</td>
<td>96</td>
<td></td>
<td>85</td>
</tr>

<tr>
<td>4</td>
<td>李六</td>
<td>98</td>
<td>87</td>
<td></td>
</tr>

</table>
</body>
</html>
```

运行结果如图 15-18 所示，可以看到表格中无内容的单元格被选取出来。

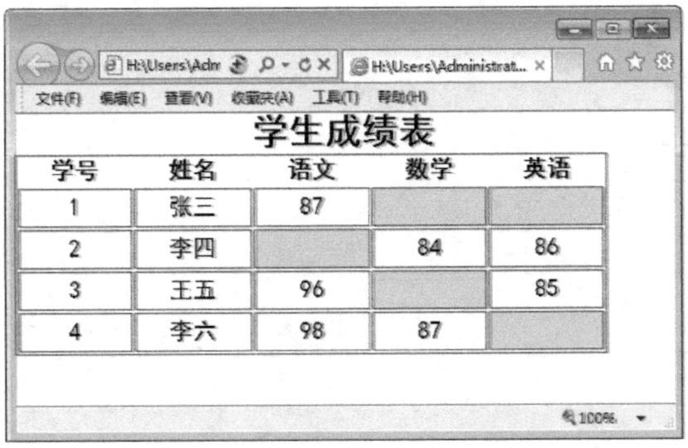

图 15-18　使用:empty 选择器

3. :parent

:parent 用于选取包含子元素或文本的元素，:parent 选择器的语法格式为：

```
$(":parent")
```

例如，想要选取表格中的所有包含内容的子元素，就可以使用如下 jQuery 代码：

```
$("td:parent")
```

【例 15.19】选择学生成绩表中包含内容的单元格：

```
<!DOCTYPE html PUBLIC "-//W3C//DTD XHTML 1.0 Transitional//EN"
  "http://www.w3.org/TR/xhtml1/DTD/xhtml1-transitional.dtd">
<html xmlns="http://www.w3.org/1999/xhtml">
<html>
<head>
<script type="text/javascript" src="jquery-1.11.0.min.js"></script>
<script type="text/javascript">
$(document).ready(function(){
    $("td:parent").css("background-color","#B2E0FF");
});
</script>
<style>
*{
  padding: 0px;
  margin: 0px;
}
body{
  font-family: "黑体";
  font-size: 20px;
}
table{
  text-align: center;
  width: 500px;
  border: 1px solid green;
}
td{
  border: 1px solid green;
  height: 30px;
}
h2{
  text-align: center;
}
</style>
</head>
<body>
<h2>学生成绩表</h2>
<table>
<tr>
<th>学号</th>
<th>姓名</th>
```

```
<th>语文</th>
<th>数学</th>
<th>英语</th>
</tr>
<tr>
<td>1</td>
<td>张三</td>
<td>87</td>
<td></td>
<td></td>
</tr>
<tr>
<td>2</td>
<td>李四</td>
<td></td>
<td>84</td>
<td>86 </td>
</tr>
<tr>
<td>3</td>
<td>王五</td>
<td>96</td>
<td></td>
<td>85</td>
</tr>
<tr>
<td>4</td>
<td>李六</td>
<td>98</td>
<td>87</td>
<td></td>
</tr>
</table>
</body>
</html>
```

运行结果如图 15-19 所示，可以看到表格中包含内容的单元格被选取出来。

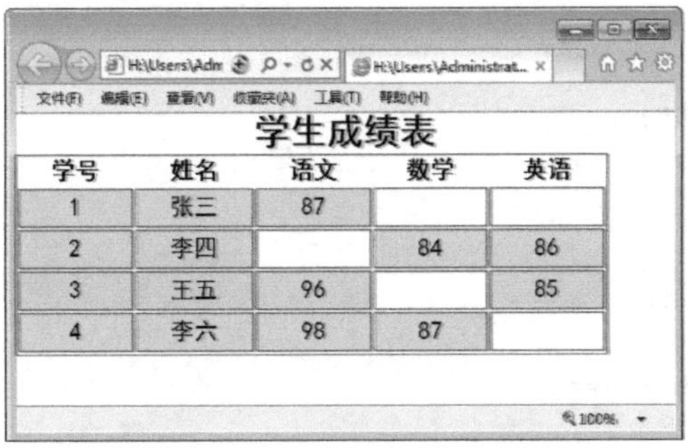

图 15-19 使用:parent 选择器

15.4.3 可见性过滤器

元素的可见状态有隐藏和显示两种。可见性过滤器是利用元素的可见状态匹配元素的，因此，可见性过滤器也有两种，分别是用于隐藏元素的:hidden 选择器和用于显示元素的:visible 选择器。

:hidden 选择器的语法格式如下：

```
$(":hidden")
```

例如，想要获取页面中所有隐藏的<p>元素，就可以使用如下 jQuery 代码：

```
$("p:hidden")
```

:visible 选择器的语法格式如下：

```
$(":visible")
```

例如：想要获取页面中所有可见表格元素，就可以使用如下 jQuery 代码：

```
$("table:visible")
```

【例 15.20】选择学生成绩表中的所有表格元素：

```
<!DOCTYPE html PUBLIC "-//W3C//DTD XHTML 1.0 Transitional//EN"
  "http://www.w3.org/TR/xhtml1/DTD/xhtml1-transitional.dtd">
<html xmlns="http://www.w3.org/1999/xhtml">
<html>
<head>
<script type="text/javascript" src="jquery-1.11.0.min.js"></script>
<script type="text/javascript">
$(document).ready(function(){
    $("table:visible").css("background-color","#B2E0FF");
});
</script>
<style>
*{
  padding: 0px;
  margin: 0px;
}
body{
  font-family: "黑体";
  font-size: 20px;
}
table{
  text-align: center;
  width: 500px;
  border: 1px solid green;
}
td{
  border: 1px solid green;
  height: 30px;
```

```
}
h2{
  text-align: center;
}
</style>
</head>
<body>
<h2>学生成绩表</h2>
<table>
<tr>
<th>学号</th>
<th>姓名</th>
<th>语文</th>
<th>数学</th>
<th>英语</th>
</tr>

<tr>
<td>1</td>
<td>张三</td>
<td>87</td>
<td>68</td>
<td>89</td>
</tr>

<tr>
<td>2</td>
<td>李四</td>
<td>89</td>
<td>84</td>
<td>86 </td>
</tr>

<tr>
<td>3</td>
<td>王五</td>
<td>96</td>
<td>94</td>
<td>85</td>
</tr>

<tr>
<td>4</td>
<td>李六</td>
<td>98</td>
<td>87</td>
<td>67</td>
</tr>

</table>
```

```
</body>
</html>
```

运行结果如图15-20所示，可以看到，表格中所有元素都被选取出来。

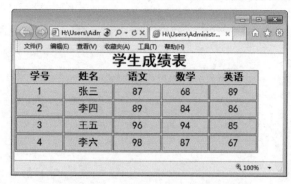

图 15-20   使用:visible 选择器

【例 15.21】获取页面中所有隐藏的元素：

```
<!DOCTYPE html PUBLIC "-//W3C//DTD XHTML 1.0 Transitional//EN"
  "http://www.w3.org/TR/xhtml1/DTD/xhtml1-transitional.dtd">
<html xmlns="http://www.w3.org/1999/xhtml">
<html>
<head>
<title>显示隐藏元素</title>
<style>
div {
    width: 70px;
    height: 40px;
    background: #e7f;
    margin: 5px;
    float: left;
}
span {
    display: block;
    clear: left;
    color: black;
}
.starthidden {
    display: none;
}
</style>
<script type="text/javascript" src="jquery-1.11.0.min.js"></script>
</head>
<body>
<span></span>
<div></div>
<div style="display:none;">Hider!</div>
<div></div>
<div class="starthidden">Hider!</div>
```

```
<div></div>
<form>
  <input type="hidden">
  <input type="hidden">
  <input type="hidden">
</form>
<span></span>
<script>
var hiddenElements = $("body").find(":hidden").not("script");
$("span:first").text("发现" + hiddenElements.length + "个隐藏元素总量");
$("div:hidden").show(3000);
$("span:last").text("发现" + $("input:hidden").length + "个隐藏 input 元素");
</script>
</body>
</html>
```

运行结果如图 15-21 所示，可以看到网页中所有隐藏的元素都被显示出来。

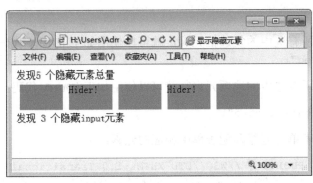

图 15-21　使用:hidden 选择器

15.4.4　表单过滤器

表单过滤器是通过表单元素的状态属性来选取元素的，表单元素的状态属性包括选中、不可用等，表单过滤器有 4 种，分别是:enabled、:disabled、:checked 和:selected。

1. :enabled

获取所有被选中的元素，:enabled 选择器的语法格式为：

```
$(":enabled")
```

例如，想要获取所有 input 当中的可用元素，就可以使用如下 jQuery 代码：

```
$("input:enabled")
```

2. :disabled

获取所有不可用的元素，:disabled 选择器的语法格式为：

```
$(":disabled")
```

例如，想要获取所有 input 当中的不可用元素，就可以使用如下 jQuery 代码：

```
$("input: disabled")
```

3. :checked

获取所有被选中元素(复选框、单选框等，不包括 select 中的 option)，:checked 选择器的语法格式为：

```
$(":checked")
```

例如，想要查找所有选中的复选框元素，就可以使用如下 jQuery 代码：

```
$("input:checked")
```

4. :selected

获取所有选中的 option 元素，:selected 选择器语法格式为：

```
$(":selected")
```

例如，想要查找所有选中的复选框元素，就可以使用如下 jQuery 代码：

```
$("input:checked")
```

例如，想要查找所有选中的选项元素，就可以使用如下 jQuery 代码：

```
$("select option:selected")
```

【例 15.22】 利用表单过滤器匹配表单中相应的元素：

```
<!DOCTYPE html PUBLIC "-//W3C//DTD XHTML 1.0 Transitional//EN"
  "http://www.w3.org/TR/xhtml1/DTD/xhtml1-transitional.dtd">
<html xmlns="http://www.w3.org/1999/xhtml">
<head>
<title>表单过滤器</title>
<script type="text/javascript" src="jquery-1.11.0.min.js"></script>
<script type="text/javascript">
$(document).ready(function() {
    $("input:checked").css("background-color","red");//设置选中的复选框的背景色
    $("input:disabled").val("不可用按钮");         //为灰色不可用按钮赋值
});
function selectVal(){                             //下拉列表框变化时执行的方法
    alert($("select option:selected").val());     //显示选中的值
}
</script>
</head>
<body>
<form>
    复选框 1: <input type="checkbox" checked="checked" value="复选框 1"/>
    复选框 2: <input type="checkbox" checked="checked" value="复选框 2"/>
    复选框 3: <input type="checkbox" value="复选框 3"/><br />
    不可用按钮: <input type="button" value="不可用按钮" disabled><br />
    下拉列表框:
```

```
<select onchange="selectVal()">
  <option value="列表项1">列表项1</option>
  <option value="列表项2">列表项2</option>
  <option value="列表项3">列表项3</option>
</select>
</form>
</body>
</html>
```

运行结果如图 15-22 所示，可以看到网页中不同类型的表单元素被选取出来。

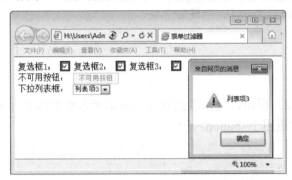

图 15-22 利用表单过滤器匹配表单中相应的元素

15.5 表单选择器

表单选择器用于选取经常在表单内出现的元素，不过，选取的元素并不一定在表单之中，jQuery 提供的表单选择器主要有以下几种。

15.5.1 :input

:input 选择器用于选取表单元素，该选择器的语法格式为：

```
$(":input")
```

例如，想要选取页面中的所有<input>元素，就可以使用如下 jQuery 代码：

```
$(":input")
```

【例 15.23】为页面中所有的表单元素添加背景色：

```
<html>
<head>
<script type="text/javascript" src="jquery-1.11.0.min.js"></script>
<script type="text/javascript">
$(document).ready(function(){
    $(":input").css("background-color","#B2E0FF");
});
</script>
</head>
```

```
<body>
<form action="">
姓名: <input type="text" name="姓名" />
<br />
密码: <input type="password" name="密码" />
<br />
<button type="button">按钮1</button>
<input type="button" value="按钮2" />
<br />
<input type="reset" value="重置" />
<input type="submit" value="提交" />
<br />
</form>
</body>
</html>
```

运行结果如图 15-23 所示，可以看到网页中表单元素都被添加上了背景色，而且从代码中可以看出该选择器也适用于<button>元素。

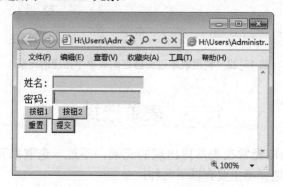

图 15-23　使用:input 选择器

15.5.2　:text

:text 选择器选取类型为 text 的所有<input>元素。该选择器的语法格式为：

```
$(":text")
```

例如，想要选取页面中类型为 text 的所有的<input>元素，就可以使用如下 jQuery 代码：

```
$(":text")
```

【例 15.24】 为页面中类型为 text 的所有<input>元素添加背景色：

```
<html>
<head>
<script type="text/javascript" src="jquery-1.11.0.min.js"></script>
<script type="text/javascript">
$(document).ready(function(){
    $(":text").css("background-color","#B2E0FF");
});
</script>
```

```
</head>
<body>
<form action="">
姓名: <input type="text" name="姓名" />
<br />
密码: <input type="password" name="密码" />
<br />
<button type="button">按钮1</button>
<input type="button" value="按钮2" />
<br />
<input type="reset" value="重置" />
<input type="submit" value="提交" />
<br />
</form>
</body>
</html>
```

运行结果如图 15-24 所示,可以看到网页中表单类型为 text 的元素被添加上了背景色。

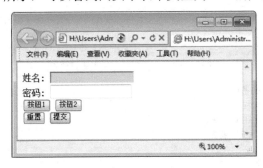

图 15-24　使用:text 选择器

15.5.3　:password

:password 选择器选取类型为 password 的所有<input>元素。该选择器的语法格式为:

```
$(":password")
```

例如,想要选取页面中类型为 password 的所有<input>元素,可以使用如下 jQuery 代码:

```
$(":password")
```

【例 15.25】为页面中类型为 password 的所有<input>元素添加背景色:

```
<html>
<head>
<script type="text/javascript" src="jquery-1.11.0.min.js"></script>
<script type="text/javascript">
$(document).ready(function(){
    $(":password").css("background-color","#B2E0FF");
});
</script>
</head>
```

```
<body>
<form action="">
姓名: <input type="text" name="姓名" />
<br />
密码: <input type="password" name="密码" />
<br />
<button type="button">按钮1</button>
<input type="button" value="按钮2" />
<br />
<input type="reset" value="重置" />
<input type="submit" value="提交" />
<br />
</form>
</body>
</html>
```

运行结果如图 15-25 所示,可以看到,网页中表单类型为 password 的元素已经被添加上了背景色。

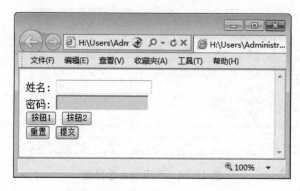

图 15-25　使用:password 选择器

15.5.4　:radio

:radio 选择器选取类型为 radio 的<input>元素。该选择器的语法格式为:

```
$(":radio")
```

例如,想要隐藏页面中的单选按钮,就可以使用如下 jQuery 代码:

```
$(":radio").hide()
```

【例 15.26】隐藏页面中的单选按钮:

```
<!DOCTYPE html>
<html>
<head>
<title>选择感兴趣的图书</title>
<script type="text/javascript" src="jquery-1.11.0.min.js"></script>
<script type="text/javascript">
$(document).ready(function(){
    $(".btn1").click(function(){
```

```
        $(":radio").hide();
    });
});
</script>
</head>
<body>
<form >
请选择您感兴趣的图书类型:
<br>
<input type="radio" name="book" value = "Book1">网站编程<br>
<input type="radio" name="book" value = "Book2">办公软件<br>
<input type="radio" name="book" value = "Book3">设计软件<br>
<input type="radio" name="book" value = "Book4">网络管理<br>
<input type="radio" name="book" value = "Book5">黑客攻防<br>
</form>
<button class="btn1">隐藏单元按钮</button>
</body>
</html>
```

运行结果如图 15-26 所示,可以看到网页中的单选按钮,然后单击"隐藏单选按钮"按钮,就可以隐藏页面中的单选按钮,如图 15-27 所示。

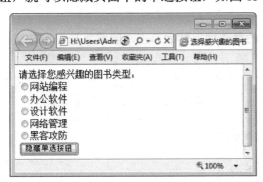

图 15-26　初始运行结果

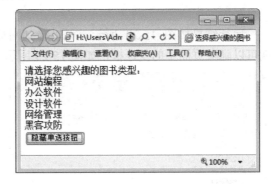

图 15-27　通过:radio 选择器隐藏单选按钮

15.5.5　:checkbox

:checkbox 选择器选取类型为 checkbox 的<input>元素。该选择器的语法格式为:

```
$(":checkbox")
```

例如,想要隐藏页面中的复选框,就可以使用如下 jQuery 代码:

```
$(":checkbox").hide()
```

【例 15.27】隐藏页面中的复选框:

```
<!DOCTYPE html>
<html>
<head>
<title>选择感兴趣的图书</title>
```

```
<script type="text/javascript" src="jquery-1.11.0.min.js"></script>
<script type="text/javascript">
$(document).ready(function(){
    $(".btn1").click(function(){
        $(":checkbox").hide();
    });
});
</script>
</head>
<body>
<form>
请选择您感兴趣的图书类型:
<br>
<input type="checkbox" name="book" value = "Book1">网站编程<br>
<input type="checkbox" name="book" value = "Book2">办公软件<br>
<input type="checkbox" name="book" value = "Book3">设计软件<br>
<input type="checkbox" name="book" value = "Book4">网络管理<br>
<input type="checkbox" name="book" value = "Book5">黑客攻防<br>
</form>
<button class="btn1">隐藏复选框</button>
</body>
</html>
```

运行结果如图 15-28 所示,可以看到网页中的复选框,然后单击"隐藏复选框"按钮,就可以隐藏页面中的复选框,如图 15-29 所示。

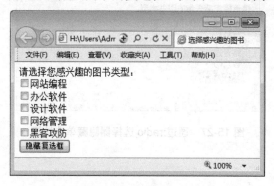

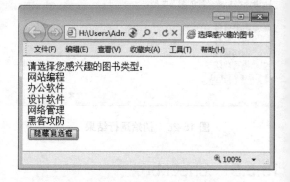

图 15-28　初始运行效果　　　　　　图 15-29　通过:checkbox 选择器隐藏复选框

15.5.6　:submit

　　:submit 选择器选取类型为 submit 的<button>和<input>元素。如果<button>元素没有定义类型,大多数浏览器会把该元素当作类型为 submit 的按钮。该选择器的语法格式为:

```
$(":submit")
```

　　例如,想要选取页面中类型为 submit 的所有的<input>和<button>元素,就可以使用如下 jQuery 代码:

```
$(":submit")
```

【例 15.28】为页面中类型为 submit 的所有<input>和<button>元素添加背景色：

```html
<html>
<head>
<script type="text/javascript" src="jquery-1.11.0.min.js"></script>
<script type="text/javascript">
$(document).ready(function(){
    $(":submit").css("background-color","#B2E0FF");
});
</script>
</head>
<body>
<form action="">
姓名: <input type="text" name="姓名" />
<br />
密码: <input type="password" name="密码" />
<br />
<button type="button">按钮1</button>
<input type="button" value="按钮 2" />
<br />
<input type="reset" value="重置" />
<input type="submit" value="提交" />
<br />
</form>
</body>
</html>
```

运行结果如图 15-30 所示，可以看到网页中表单类型为 submit 的元素被添加上背景色。

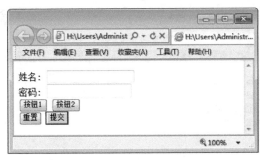

图 15-30　使用:submit 选择器

15.5.7　:reset

:reset 选择器选取类型为 reset 的<button>和<input>元素。该选择器的语法格式为：

```
$(":reset")
```

例如，想要选取页面中类型为 reset 的所有的<input>和<button>元素，就可以使用如下
jQuery 代码：

```
$(":reset")
```

【例15.29】为页面中类型为reset的所有<input>和<button>元素添加背景色：

```html
<html>
<head>
<script type="text/javascript" src="jquery-1.11.0.min.js"></script>
<script type="text/javascript">
$(document).ready(function(){
    $(":reset").css("background-color","#B2E0FF");
});
</script>
</head>
<body>
<form action="">
姓名: <input type="text" name="姓名" />
<br />
密码: <input type="password" name="密码" />
<br />
<button type="button">按钮1</button>
<input type="button" value="按钮2" />
<br />
<input type="reset" value="重置" />
<input type="submit" value="提交" />
<br />
</form>
</body>
</html>
```

运行结果如图15-31所示，可以看到网页中表单类型为reset的元素被添加上了背景色。

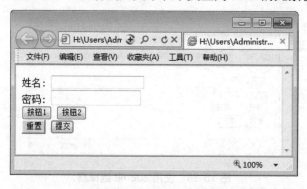

图15-31　使用:reset选择器

15.5.8　:button

:button选择器用于选取类型为button的<button>元素和<input>元素。该选择器的语法格式如下：

```
$(":button")
```

例如，想要选取页面中类型为button所有的<input>和<button>元素，就可以使用如下

jQuery 代码：

```
$(":button")
```

【例 15.30】为页面中类型为 button 的所有<input>和<button>元素添加背景色：

```
<html>
<head>
<script type="text/javascript" src="jquery-1.11.0.min.js"></script>
<script type="text/javascript">
$(document).ready(function(){
    $(":button").css("background-color","#B2E0FF");
});
</script>
</head>
<body>
<form action="">
姓名: <input type="text" name="姓名" />
<br />
密码: <input type="password" name="密码" />
<br />
<button type="button">按钮 1</button>
<input type="button" value="按钮 2" />
<br />
<input type="reset" value="重置" />
<input type="submit" value="提交" />
<br />
</form>
</body>
</html>
```

运行结果如图 15-32 所示，可以看到，表单类型为 button 的元素被添加上了背景色。

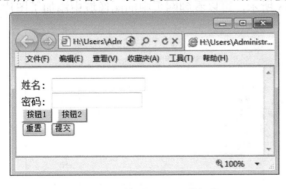

图 15-32　使用:button 选择器

15.5.9   :image

:image 选择器选取类型为 image 的<input>元素。该选择器的语法格式为：

```
$(":image")
```

例如，想要选取页面中类型为 image 所有的\<input\>元素，就可以使用如下 jQuery 代码：

```
$(":image")
```

【例 15.31】使用 jQuery 为图像域添加图片：

```
<html>
<head>
<script type="text/javascript" src="jquery-1.11.0.min.js"></script>
<script type="text/javascript">
$(document).ready(function(){
    $(":image").attr("src","1.jpg");
});
</script>
</head>
<body>
<form action="">
姓名: <input type="text" name="姓名" />
<br />
密码: <input type="password" name="密码" />
<br />
<button type="button">按钮 1</button>
<input type="button" value="按钮 2" />
<br />
<input type="reset" value="重置" />
<input type="submit" value="提交" />
<br />
<input type="image" />
</form>
</body>
</html>
```

运行结果如图 15-33 所示，可以看到网页中的图像域中添加了图片。

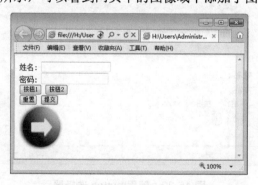

图 15-33   使用:image 选择器

15.5.10   :file

:file 选择器选取类型为 file 的\<input\>元素。该选择器的语法格式为：

```
$(":file")
```

例如，想要选取页面中类型为 image 所有的<input>元素，就可以使用如下 jQuery 代码：

```
$(":file")
```

【例 15.32】为页面中类型为 file 的所有<input>元素添加背景色：

```
<html>
<head>
<script type="text/javascript" src="jquery-1.11.0.min.js"></script>
<script type="text/javascript">
$(document).ready(function(){
    $(":file").css("background-color","#B2E0FF");
});
</script>
</head>
<body>
<form action="">
姓名: <input type="text" name="姓名" />
<br />
密码: <input type="password" name="密码" />
<br />
<button type="button">按钮 1</button>
<input type="button" value="按钮 2" />
<br />
<input type="reset" value="重置" />
<input type="submit" value="提交" />
<br />
文件域: <input type="file">
</form>
</body>
</html>
```

运行结果如图 15-34 所示，可以看到网页中表单类型为 file 的元素被添加上背景色。

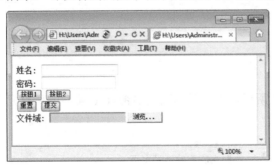

图 15-34　使用:file 选择器

15.6　属性选择器

属性选择器是通过元素的属性作为过滤条件来进行筛选对象的选择器，常见的属性选择器主要有以下几种。

15.6.1 [attribute]

[attribute]用于选择每个带有指定属性的元素，可以选取带有任何属性的元素，而且对于指定的属性没有限制。[attribute]选择器的语法格式如下：

```
$("[attribute]")
```

例如，想要选择页面中带有 id 属性的所有元素，就可以使用如下 jQuery 代码：

```
$("[id]")
```

【例 15.33】选择页面中带有 id 属性的所有元素，并为其添加背景色：

```
<html>
<head>
<script language="javascript" src="jquery-1.11.0.min.js"></script>
<script language="javascript">
$(document).ready(function(){
    $("[id]").css("background-color","#B2E0FF");
});
</script>
</head>
<body>
<h1>欢迎光临我的网站主页</h1>
<p class="intro">网站管理员介绍</p>
<p>姓名：张三</p>
<p>性别：男</p>
<div id="choose">
兴趣爱好：
<ul>
<li>读书</li>
<li>听音乐</li>
<li>跑步</li>
</ul>
</div>
</body>
</html>
```

运行结果如图 15-35 所示，可以看到网页中带有 id 属性的所有元素被添加上了背景色。

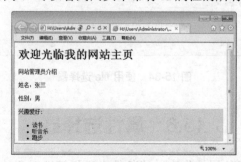

图 15-35　使用[attribute]选择器

15.6.2　[attribute=value]

[attribute=value]选择器选取每个带有指定属性和值的元素。[attribute=value]选择器的语法格式如下：

```
$("[attribute=value]")
```

参数含义说明如下。

● attribute：必需，规定要查找的属性。

● value：必需，规定要查找的值。

例如，想要选择页面中每个 id="choose"的元素，就可以使用如下 jQuery 代码：

```
$("[id=choose]")
```

【例 15.34】选择页面中带有 id="choose"属性的所有元素，并为其添加背景色：

```
<html>

<head>

<script language="javascript" src="jquery-1.11.0.min.js">
</script>

<script language="javascript">
$(document).ready(function(){
    $("[id=choose]").css("background-color","#B2E0FF");
});
</script>

</head>

<body>
<h1>欢迎光临我的网站主页</h1>
<p class="intro">网站管理员介绍</p>
<p>姓名：张三</p>
<p>性别：男</p>
<div id="choose">
兴趣爱好：
<ul>
<li>读书</li>
<li>听音乐</li>
<li>跑步</li>
</ul>
</div>
</body>
</html>
```

运行结果如图 15-36 所示，可以看到网页中带有 id="choose"属性的所有元素被添加上了背景色。

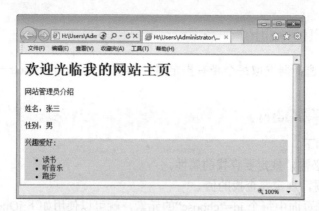

图 15-36　使用[attribute=value]选择器

15.6.3　[attribute!=value]

[attribute!=value]选择器选取每个不带有指定属性及值的元素。不过，带有指定的属性，但不带有指定的值的元素，也会被选择。

[attribute!=value]选择器的语法格式如下：

```
$("[attribute!=value]")
```

参数含义说明如下。
- attribute：必需，规定要查找的属性。
- value：必需，规定要查找的值。

例如，想要选择 body 标签中不包含 id="choose"的元素，就可以使用如下 jQuery 代码：

```
$("body[id!=choose]")
```

【例 15.35】选择页面中不包含 id="header"属性的所有元素，并为其添加背景色：

```
<html>
<head>
<script language="javascript" src="jquery-1.11.0.min.js"></script>
<script language="javascript">
$(document).ready(function(){
    $("body [id!=header]").css("background-color","#B2E0FF");
});
</script>
</head>
<body>
<h1 id="header">欢迎光临我的网站主页</h1>
<p class="intro">网站管理员介绍</p>
<p>姓名：张三</p>
<p>性别：男</p>
<div id="choose">
兴趣爱好：
<ul>
```

```
<li>读书</li>
<li>听音乐</li>
<li>跑步</li>
</ul>
</div>
</body>
</html>
```

运行结果如图 15-37 所示，可以看到网页中不包含 id="header"属性的所有元素被添加上背景色。

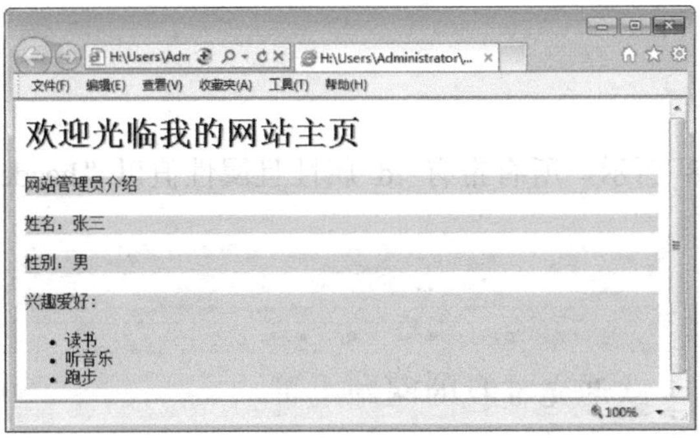

图 15-37　使用[attribute!=value]选择器

15.6.4　[attribute$=value]

[attribute$=value]选择器选取每个带有指定属性且以指定字符串结尾的元素。

[attribute$=value]选择器的语法格式如下：

```
$("[attribute$=value]")
```

参数含义说明如下。

- attribute：必需，规定要查找的属性。
- value：必需，规定要查找的值。

例如，选择所有带 id 属性且属性值以"header"结尾的元素，可使用如下 jQuery 代码：

```
$("[id$=header]")
```

【例 15.36】选择所有带有 id 属性且属性值以"header"结尾的元素，为其添加背景色：

```
<html>
<head>
<script language="javascript" src="jquery-1.11.0.min.js"></script>
<script language="javascript">
$(document).ready(function(){
    $("[id$=header]").css("background-color","#B2E0FF");
});
</script>
</head>
<body>
```

```
<h1 id="header">欢迎光临我的网站主页</h1>
<p class="intro">网站管理员介绍</p>
<p>姓名：张三</p>
<p>性别：男</p>
<div id="choose">
兴趣爱好：
<ul>
<li>读书</li>
<li>听音乐</li>
<li>跑步</li>
</ul>
</div>
</body>
</html>
```

运行结果如图 15-38 所示，所有带有 id 属性且属性值以"header"结尾的元素被添加上了颜色。

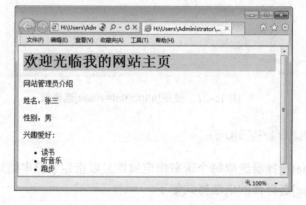

图 15-38 使用[attribute$=value]选择器

第 16 章

用 jQuery 控制页面

在网页制作的过程中，jQuery 具有强大的功能。从本章开始，将陆续讲解 jQuery 的实用功能。本章主要介绍 jQuery 如何控制页面，对标记的属性进行操作、对表单元素进行操作和对元素的 CSS 样式进行操作等。

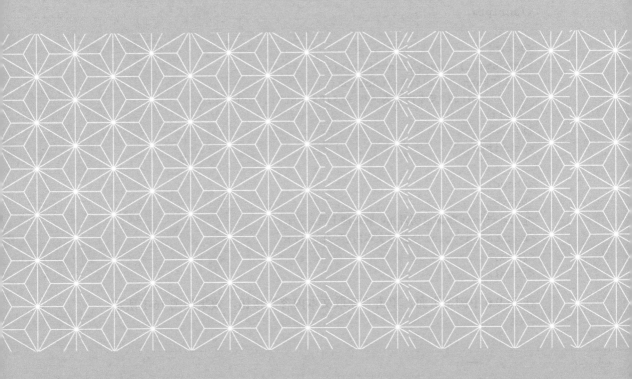

16.1　对页面的内容进行操作

jQuery 提供了对元素内容进行操作的方法，元素的内容是指定义元素的起始标记和结束标记中间的内容，又可以分为文本内容和 HTML 内容。

16.1.1　对文本内容进行操作

jQuery 提供了 text()和 text(val)两种方法，用于对文本内容进行操作，主要作用是设置或返回所选元素的文本内容。其中 text()用来获取全部匹配元素的文本内容，text(val)方法用来设置全部匹配元素的文本内容。

1. 获取文本内容

下面通过例子来理解如何获取文本的内容。

【例 16.1】(示例文件 ch16\16.1.html)

获取文本内容：

```
<!DOCTYPE html>

<html>
<head>
<meta http-equiv="Content-Type" content="text/html; charset=gb2312" />
<script src="jquery.min.js">
</script>

<script>
$(document).ready(function(){
    $("#btn1").click(function(){
        alert("文本内容为: " + $("#test").text());
    });
});
</script>

</head>
<body>
<p id="test">床前明月光，疑是地上霜。</p>
<button id="btn1">获取文本内容</button>
</body>
</html>
```

在 IE 9.0 中浏览页面，单击"获取文本内容"按钮，效果如图 16-1 所示。

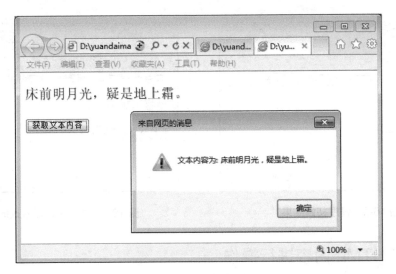

图 16-1 获取文本内容

2. 修改文本内容

下面通过例子来理解如何修改文本的内容。

【例 16.2】(示例文件 ch16\16.2.html)

修改文本内容:

```
<!DOCTYPE html>

<html>
<head>
<script src="jquery.min.js"></script>

<script>
$(document).ready(function(){
   $("#btn1").click(function(){
      $("#test1").text("清极不知寒");
   });
});
</script>

</head>
<body>
<p id="test1">香中别有韵</p>
<button id="btn1">修改文本内容</button>
</body>
</html>
```

在 IE 9.0 中浏览页面,效果如图 16-2 所示。单击"修改文本内容"按钮,最终效果 16-3 所示。

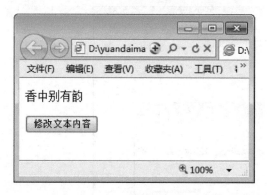

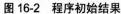

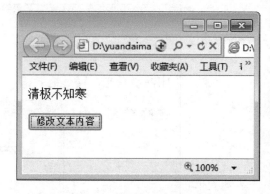

图 16-2 程序初始结果　　　　　　　　图 16-3 单击按钮后修改的结果

16.1.2 对 HTML 内容进行操作

jQuery 提供的 html()方法用于设置或返回所选元素的内容，这里包括 HTML 标记。

1. 获取 HTML 内容

下面通过例子来理解如何获取 HTML 的内容。

【例 16.3】(示例文件 ch16\16.3.html)

获取 HTML 内容：

```
<!DOCTYPE html>
<html>
<head>
<meta http-equiv="Content-Type" content="text/html; charset=gb2312" />
<script src="jquery.min.js"></script>

<script>
$(document).ready(function(){
    $("#btn1").click(function(){
        alert("HTML 内容为: " + $("#test").html());
    });
});
</script>

</head>
<body>
<p id="test">床前明月光, <b>疑是地上霜</b> </p>
<button id="btn1">获取 HTML 内容</button>
</body>
</html>
```

在 IE 9.0 中浏览页面，单击“获取 HTML 内容”按钮，效果如图 16-4 所示。

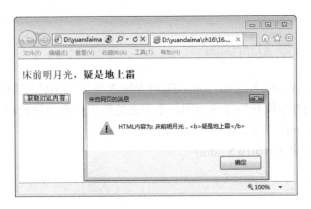

图 16-4 获取 HTML 内容

2. 修改 HTML 内容

下面通过例子来理解如何修改 HTML 的内容。

【例 16.4】(示例文件 ch16\16.4.html)

修改 HTML 内容：

```
<!DOCTYPE html>
<html>
<head>
<meta http-equiv="Content-Type" content="text/html; charset=gb2312" />
<script src="jquery.min.js"></script>
<script>
$(document).ready(function(){
    $("#btn1").click(function(){
        $("#test1").html("<b>清极不知寒</b> ");
    });
});
</script>
</head>
<body>
<p id="test1">香中别有韵</p>
<button id="btn1">修改 HTML 内容</button>
</body>
</html>
```

在 IE 9.0 中浏览页面，效果如图 16-5 所示。单击"修改 HTML 内容"按钮，效果 16-6 所示，可见不仅内容发生了变化，而且字体也修改为粗体了。

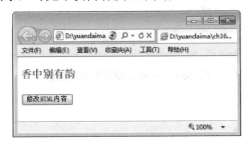

图 16-5 程序初始结果

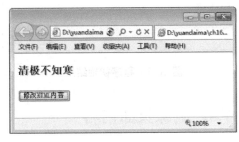

图 16-6 单击按钮后修改的结果

16.1.3 移动和复制页面内容

jQuery 提供的 append()方法和 appendTo()方法主要用于向匹配的元素内部追加内容。append()和 appendTo()方法执行的任务相同。不同之处在于内容的位置和选择器。

下面通过使用 append()方法的例子来理解。

【例 16.5】(示例文件 ch16\16.5.html)

使用 append()方法：

```html
<!DOCTYPE html>
<html>
<head>
<meta http-equiv="Content-Type" content="text/html; charset=gb2312" />
<script src="jquery.min.js"></script>
<script>
$(document).ready(function(){
    $("button").click(function(){
        $("<b> 春风花草香。</b>").append("p");
    });
});
</script>
</head>
<body>
<p>迟日江山丽，</p>
<p>泥融飞燕子，</p>
<button>每个 p 元素都添加</button>
</body>
</html>
```

在 IE 9.0 中浏览页面，效果如图 16-7 所示。单击"每个 p 元素都添加"按钮，效果如图 16-8 所示。

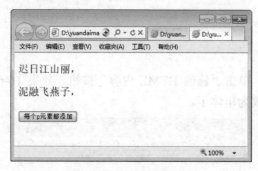

图 16-7　程序初始结果

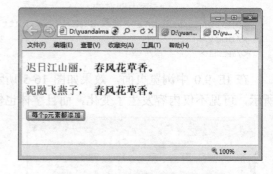

图 16-8　单击按钮后附加的结果

16.1.4 删除页面内容

jQuery 提供的 remove()方法用于移除被选元素，包括所有文本和子节点。该方法不会把匹配的元素从 jQuery 对象中删除，因而可以在将来再使用这些匹配的元素。但除了这个元素本身得以保留之外，remove()不会保留元素的 jQuery 数据。其他比如绑定的事件、附加的数据等都会被移除。

【例 16.6】(示例文件 ch16\16.6.html)

使用 remove()方法：

```
<!DOCTYPE html>
<html>
<head>
<meta http-equiv="Content-Type" content="text/html; charset=gb2312" />
<script src="jquery.min.js"></script>
<script>
$(document).ready(function(){
    $("button").click(function(){
        $("p").remove();
    });
});
</script>
</head>
<body>
<p>迟日江山丽，春风花草香。泥融飞燕子，沙暖睡鸳鸯。</p>
<button>删除页面 p 元素的内容</button>
</body>
</html>
```

在 IE 9.0 中浏览页面，效果如图 16-9 所示。单击"删除页面 P 元素的内容"按钮，最终效果如图 16-10 所示。

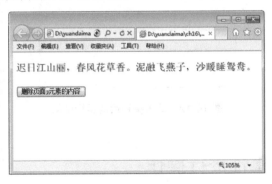

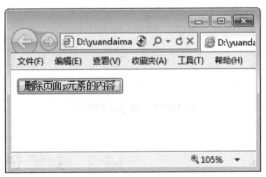

图 16-9　程序初始结果　　　　　　　　　图 16-10　单击按钮后的结果

16.1.5　克隆页面内容

jQuery 提供的 clone()方法主要用于生成被选元素的副本，包含子节点、文本和属性。

【例 16.7】(示例文件 ch16\16.7.html)

使用 clone()方法：

```
<!DOCTYPE html>
```

```html
<html>
<head>
<meta http-equiv="Content-Type" content="text/html; charset=gb2312" />
<script src="jquery.min.js"></script>
<script>
$(document).ready(function(){
    $("button").click(function(){
        $("body").append($("p:first").clone(true));
    });
    $("p").click(function(){
        $(this).animate({fontSize:"+=1px"});
    });
});
</script>
</head>
<body>
<p>谁言寸草心，报得三春晖。</p>
<button>克隆内容</button>
</body>
</html>
```

在 IE 9.0 中浏览页面，效果如图 16-11 所示。反复单击 3 次"克隆内容"按钮，最终效果如图 16-12 所示。当然，这个例子中还为 p 标记做了单击动画效果。

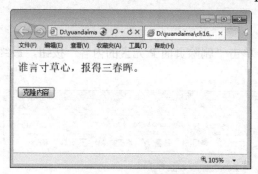

图 16-11　程序初始结果

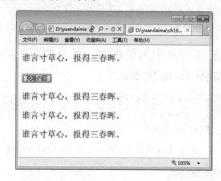

图 16-12　单击按钮后的运行结果

16.2　对标记的属性进行操作

jQuery 提供了对标记的属性进行操作的方法。

16.2.1　获取属性的值

jQuery 提供的 attr()方法主要用于设置或返回被选元素的属性值。

【例 16.8】(示例文件 ch16\16.8.html)

获取属性的值：

```html
<!DOCTYPE html>
```

```
<html>
<head>
<meta http-equiv="Content-Type" content="text/html; charset=gb2312" />
<script src="jquery.min.js"></script>
<script>
$(document).ready(function(){
    $("button").click(function(){
        alert("图像宽度为: " + $("img").attr("width"));
    });
});
</script>
</head>
<body>
<img src="123.jpg" />
<br />
<button>查看图像的宽度</button>
</body>
</html>
```

在 IE 9.0 中浏览页面,单击"查看图像的宽度"按钮,效果如图 16-13 所示。

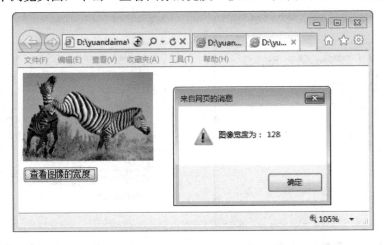

图 16-13 获取属性的值

16.2.2 设置属性的值

attr()方法除了可以获取元素属性的值之外,还可以通过它设置属性的值。具体的语法格式如下:

```
attr(name,value);
```

该方法将元素的 name 属性的值设置为 value。

【例 16.9】(示例文件 ch16\16.9.html)

设置属性的值:

```
<!DOCTYPE html>
<html>
```

```
<head>
<meta http-equiv="Content-Type" content="text/html; charset=gb2312" />
<script src="jquery.min.js"></script>
<script>
$(document).ready(function(){
    $("button").click(function(){
        $("img").attr("width","300");
    });
});
</script>
</head>
<body>
<img src="123.jpg" />
<br />
<button>修改图像的宽度</button>
</body>
</html>
```

在 IE 9.0 中浏览页面，效果如图 16-14 所示。单击"修改图像的宽度"按钮，最终结果如图 16-15 所示。

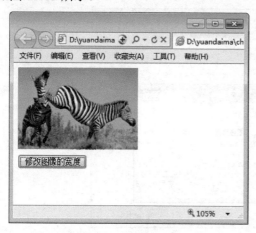

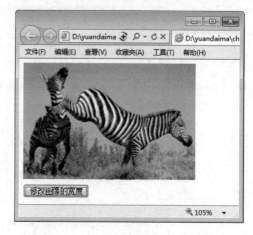

图 16-14　程序初始结果　　　　　　　　　　　图 16-15　单击按钮后的运行结果

16.2.3　删除属性的值

jQuery 提供的 removeAttr(name)方法用来删除属性的值。

【例 16.10】(示例文件 ch16\16.10.html)

删除属性的值：

```
<!DOCTYPE html>
<html>
<head>
<meta http-equiv="Content-Type" content="text/html; charset=gb2312" />
<script src="jquery.min.js"></script>
<script type="text/javascript">
```

```
$(document).ready(function(){
    $("button").click(function(){
        $("p").removeAttr("style");
    });
});
</script>
</head>
<body>
<h1>观沧海</h1>
<p style="font-size:120%;color:red">东临碣石，以观沧海。</p>
<p>水何澹澹，山岛竦峙。</p>
<button>删除所有 p 元素的 style 属性</button>
</body>
</html>
```

在 IE 9.0 中浏览页面，效果如图 16-16 所示。单击"删除所有 P 元素的 style 属性"按钮，最终结果如图 16-17 所示。

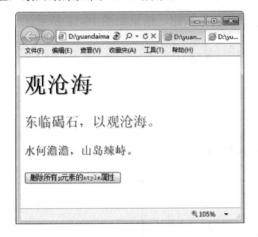

图 16-16　程序初始结果

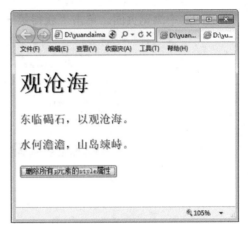

图 16-17　单击按钮后的结果

16.3　对表单元素进行操作

jQuery 提供了对表单元素进行操作的方法。

16.3.1　获取表单元素的值

val()方法返回或设置被选元素的值。元素的值是通过 value 属性设置的。该方法大多用于表单元素。如果该方法未设置参数，则返回被选元素的当前值。

【例 16.11】(示例文件 ch16\16.11.html)

获取表单元素的值：

```
<!DOCTYPE html>
<html>
```

```
<head>
<meta http-equiv="Content-Type" content="text/html; charset=gb2312" />
<script src="jquery.min.js"></script>
<script type="text/javascript">
$(document).ready(function(){
    $("button").click(function(){
        alert($("input:text").val());
    });
});
</script>
</head>
<body>
名称: <input type="text" name="fname" value="冰箱" /><br />
类别: <input type="text" name="lname" value="电器" /><br /><br />
<button>获得第一个文本域的值</button>
</body>
</html>
```

在 IE 9.0 中浏览页面。单击"获得第一个文本域的值"按钮，结果如图 16-18 所示。

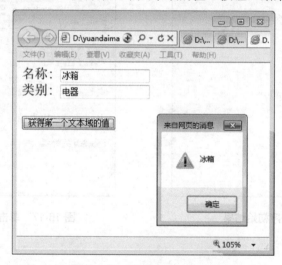

图 16-18　获取表单元素的值

16.3.2　设置表单元素的值

val()方法也可以设置表单元素的值。具体使用的语法格式如下：

```
$("selector").val(value);
```

【例 16.12】(示例文件 ch16\16.12.html)

设置表单元素的值：

```
<!DOCTYPE html>
<html>
<head>
<meta http-equiv="Content-Type" content="text/html; charset=gb2312" />
```

```
<script src="jquery.min.js"></script>
<script type="text/javascript">
$(document).ready(function(){
    $("button").click(function(){
        $(":text").val("冰箱");
    });
});
</script>
</head>
<body>
<p>电器名称: <input type="text" name="user" value="洗衣机" /></p>
<button>改变文本域的值</button>
</body>
</html>
```

在 IE 9.0 中浏览页面，效果如图 16-19 所示。单击"改变文本域的值"按钮，最终结果如图 16-20 所示。

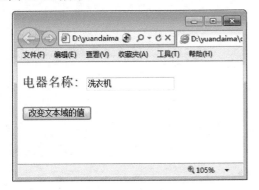

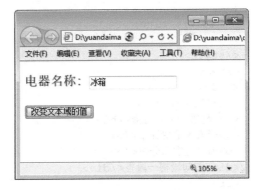

图 16-19　程序初始结果　　　　　　　　图 16-20　单击按钮后的结果

16.4　对元素的 CSS 样式进行操作

通过 jQuery，用户可以很容易地对 CSS 样式进行操作。

16.4.1　添加 CSS 类

addClass()方法主要是向被选元素添加一个或多个类。

下面的例子展示如何向不同的元素添加 class 属性。当然，在添加类时，也可以选取多个元素。

【例 16.13】(示例文件 ch16\16.13.html)

向不同的元素添加 class 属性：

```
<!DOCTYPE html>
<html>
<head>
```

```
<meta http-equiv="Content-Type" content="text/html; charset=gb2312" />
<script src="jquery.min.js"></script>
<script>
$(document).ready(function(){
    $("button").click(function(){
        $("h1,h2,p").addClass("blue");
        $("div").addClass("important");
    });
});
</script>
<style type="text/css">
.important
{
    font-weight: bold;
    font-size: xx-large;
}
.blue
{
    color: blue;
}
</style>
</head>
<body>
<h1>梅雪</h1>
<h2>梅雪争春未肯降</h2>
<p>骚人阁笔费评章</p>
<p>梅须逊雪三分白</p>
<div>雪却输梅一段香</div>
<br>
<button>向元素添加 CSS 类</button>
</body>
</html>
```

在 IE 9.0 中浏览页面，效果如图 16-21 所示。单击"向元素添加 CSS 类"按钮，最终结果如图 16-22 所示。

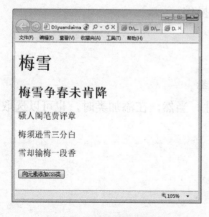

图 16-21　程序初始结果

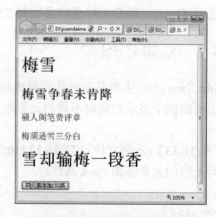

图 16-22　单击按钮后的结果

addClass()方法也可以同时添加多个 CSS 类。

【例 16.14】(示例文件 ch16\16.14.html)

同时添加多个 CSS 类：

```html
<!DOCTYPE html>
<html>
<head>
<meta http-equiv="Content-Type" content="text/html; charset=gb2312" />
<script src="jquery.min.js"></script>
<script>
$(document).ready(function(){
    $("button").click(function(){
        $("#div1").addClass("important blue");
    });
});
</script>
<style type="text/css">
.important
{
    font-weight: bold;
    font-size: xx-large;
}
.blue
{
    color: blue;
}
</style>
</head>
<body>
<div id="div1">梅须逊雪三分白</div>
<div id="div2">雪却输梅一段香</div>
<br>
<button>向第一个 div 元素添加多个 CSS 类</button>
</body>
</html>
```

在 IE 9.0 中浏览页面的效果如图 16-23 所示。单击"向第一个 div 元素添加多个 CSS 类"按钮，最终结果如图 16-24 所示。

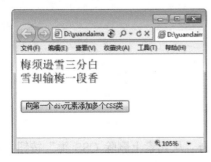

图 16-23　程序初始结果

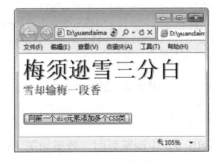

图 16-24　单击按钮后的结果

16.4.2 删除 CSS 类

removeClass()方法主要是从被选元素删除一个或多个类。

【例 16.15】(示例文件 ch16\16.15.html)

删除 CSS 类:

```
<!DOCTYPE html>

<html>
<head>
<meta http-equiv="Content-Type" content="text/html; charset=gb2312" />
<script src="jquery.min.js"></script>

<script>
$(document).ready(function(){
    $("button").click(function(){
        $("h1,h2,p").removeClass("important blue");
    });
});
</script>

<style type="text/css">
.important
{
    font-weight: bold;
    font-size: xx-large;
}
.blue
{
    color: blue;
}
</style>

</head>

<body>
 <h1 class="blue">梅雪</h1>
 <h2 class="blue">梅雪争春未肯降</h2>
 <p class="blue">骚人阁笔费评章</p>
 <p>雪却输梅一段香</p>
 <br>
 <button>从元素上删除 CSS 类</button>
</body>
</html>
```

在 IE 9.0 中浏览页面,效果如图 16-25 所示。单击"从元素上删除 CSS 类"按钮,最终结果如图 16-26 所示。

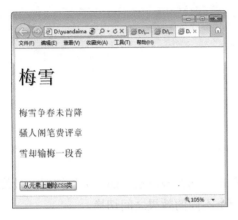

图 16-25　程序初始结果

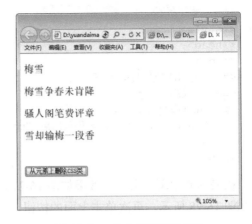

图 16-26　单击按钮后的结果

16.4.3　动态切换 CSS 类

jQuery 提供的 toggleClass()方法主要作用是对设置或移除被选元素的一个或多个 CSS 类进行切换。该方法检查每个元素中指定的类。如果不存在则添加类，如果已设置则删除之。这就是所谓的切换效果。不过，通过使用 switch 参数，我们能够规定只删除或只添加类。使用的语法格式如下：

```
$(selector).toggleClass(class,switch)
```

其中 class 是必需的。规定添加或移除 class 的指定元素。如需规定多个 class，使用空格来分隔类名。switch 是可选的布尔值，确定是否添加或移除 class。

【例 16.16】(示例文件 ch16\16.16.html)

动态切换 CSS 类：

```
<!DOCTYPE html>
<html>
<head>
<meta http-equiv="Content-Type" content="text/html; charset=gb2312" />
<script src="jquery.min.js"></script>
<script>
$(document).ready(function(){
    $("button").click(function(){
        $("p").toggleClass("main");
    });
});
</script>
<style type="text/css">
.main
{
    font-size: 120%;
    color: red;
```

```
}
</style>
</head>
<body>
<h1 id="h1">望岳</h1>
<p>会当凌绝顶</p>
<p>一览众山小</p>
<button class="btn1">切换段落的"main" 类</button>
</body>
</html>
```

在 IE 9.0 中浏览页面，效果如图 16-27 所示。单击"切换段落的"main"类"按钮，最终结果如图 16-28 所示。再次单击上面的按钮，则会在两个不同的效果之间切换。

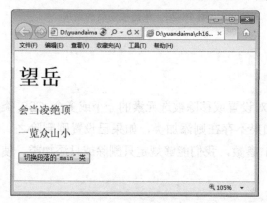

图 16-27　程序初始结果　　　　　　　　图 16-28　单击按钮后的结果

16.4.4　获取和设置 CSS 样式

jQuery 提供 css()方法，用来获取或设置匹配的元素的一个或多个样式属性。

通过 css(name)来获得某种样式的值。

【例 16.17】(示例文件 ch16\16.17.html)

获取 CSS 样式：

```
<!DOCTYPE html>
<html>
<head>
<meta http-equiv="Content-Type" content="text/html; charset=gb2312" />
<script src="jquery.min.js"></script>
<script>
$(document).ready(function(){
   $("button").click(function(){
      alert($("p").css("color"));
   });
});
</script>
</head>
```

```
<body>
<p style="color:red">相见时难别亦难，东风无力百花残</p>
<button type="button">返回段落的颜色</button>
</body>
</html>
```

在 IE 9.0 中浏览页面。单击"返回段落的颜色"按钮，结果如图 16-29 所示。

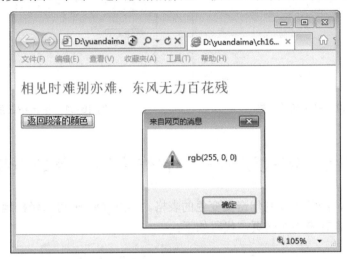

图 16-29　获取 CSS 样式

通过 css(name,value)来设置元素的样式。

【例 16.18】(示例文件 ch16\16.18.html)

设置 CSS 样式：

```
<!DOCTYPE html>
<html>
<head>
<meta http-equiv="Content-Type" content="text/html; charset=gb2312" />
<script src="jquery.min.js"></script>
<script>
$(document).ready(function(){
    $("button").click(function(){
        $("p").css("color","red");
    });
});
</script>
</head>
<body>
<p>相见时难别亦难，东风无力百花残</p>
<p>春蚕到死丝方尽，蜡炬成灰泪始干</p>
<button type="button">改变段落的颜色</button>
</body>
</html>
```

在 IE 9.0 中浏览页面，效果如图 16-30 所示。单击"改变段落的颜色"按钮，最终结果如图 16-31 所示。

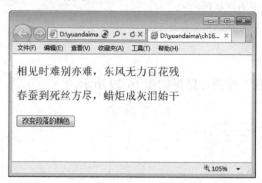

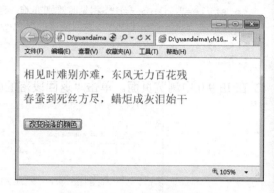

图 16-30　程序初始结果　　　　　　　图 16-31　单击按钮后的结果

16.5　实战演练——制作奇偶变色的表格

在网站制作中，经常需要制作奇偶变色的表格。通过 jQuery 可以轻松地实现该效果。

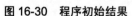 制作含有表格的网页，代码如下：

```
<html>
<head>
<meta http-equiv="Content-Type" content="text/html; charset=gb2312" />
<title>jquery 奇偶变色</title>
<script src="jquery.min.js"></script>
<script>
$(document).ready(function() {
    $('tr').addClass('odd');
    $('tr:even').addClass('even'); //奇偶变色，添加样式
});
</script>
</head>
<body>
<table width="182" height="164" border="3" id="hacker">
<tr>
<td>商品名称</td>
<td>销量</td>
</tr>
<tr>
<td>冰箱</td>
<td>185620</td>
</tr>
<tr>
<td>洗衣机</td>
<td>562030</td>
</tr>
<tr>
<td>冰箱</td>
```

```
<td>568210</td>
</tr>
<tr>
<td>空调</td>
<td>380010</td>
</tr>
<tr>
<td>电视机</td>
<td>965420</td>
</tr>
<tr>
<td>电脑</td>
<td>56000</td>
</tr>
</table>
</body>
</html>
```

step 02 运行上述代码，效果如图 16-32 所示。

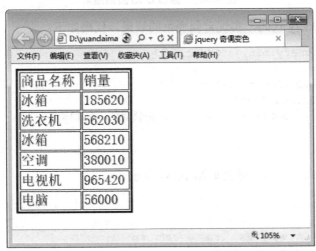

图 16-32　程序初始结果

step 03 添加 CSS 样式，代码如下：

```
<style>
#hacker tr:hover{
    background-color: red; //使用 CSS 伪类实现鼠标移入行变色的效果
}
.odd {
    background-color: #ffc; /* pale yellow for odd rows */
}
.even {
    background-color: #cef; /* pale blue for even rows */
}
</style>
```

添加代码后，运行程序，效果如图 16-33 所示。

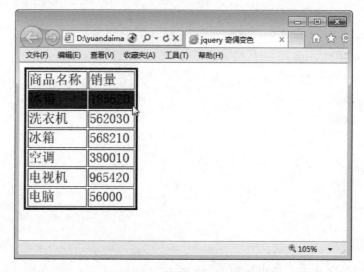

图 16-33 添加 CSS 后的结果

step 04 添加 jQuery 代码，实现奇偶变色的效果。代码如下：

```
<script src="jquery.min.js"></script>
<script>
$(document).ready(function() {
   $('tr').addClass('odd');
   $('tr:even').addClass('even'); //奇偶变色，添加样式
});
</script>
```

step 05 添加代码后，运行效果如图 16-34 所示。

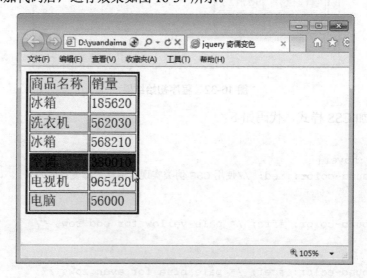

图 16-34 添加 jQuery 代码后的结果

16.6 疑 难 解 惑

疑问 1: 如何向指定内容前插入内容?

before()方法在被选元素前插入指定的内容。

【例 16.19】(示例文件 ch16\16.19.html)

向指定内容前插入内容:

```html
<!DOCTYPE html>
<html>
<head>
<meta http-equiv="Content-Type" content="text/html; charset=gb2312" />
<script src="jquery.min.js"></script>
<script>
$(document).ready(function(){
    $(".btn1").click(function(){
        $("p").before("<p>孤舟蓑笠翁, </p>");
    });
});
</script>
</head>
<body>
<p>独钓寒江雪</p>
<button class="btn1">在段落前面插入新的内容</button>
</body>
</html>
```

在 IE 9.0 中浏览页面,效果如图 16-35 所示。单击"在段落前面插入新的内容"按钮,最终结果如图 16-36 所示。

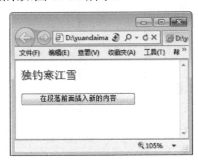

图 16-35　程序初始结果

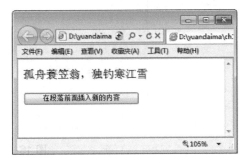

图 16-36　单击按钮后的结果

疑问 2: 如何检查段落中是否添加了指定的 CSS 类?

hasClass()方法用来检查被选元素是否包含指定的 CSS 类。

【例 16.20】(示例文件 ch16\16.20.html)

检查被选元素是否包含指定的 CSS 类:

```
<!DOCTYPE html>
<html>
<head>
<script src="jquery.min.js"></script>
<script type="text/javascript">
$(document).ready(function(){
    $("button").click(function(){
        alert($("p:first").hasClass("class1"));
    });
});
</script>
<style type="text/css">
.class1
{
    font-size: 120%;
    color: red;
}
</style>
</head>
<body>
<p class="class1">青青河边草</p>
<p>绵绵到海角</p>
<button>检查第一个段落是否拥有类 "class1"</button>
</body>
</html>
```

在 IE 9.0 中浏览页面，单击"检查第一个段落是否拥有类"class1""按钮，结果如图 16-37 所示。

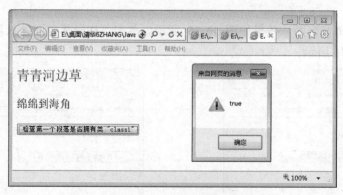

图 16-37　程序初始结果

第 17 章

jQuery 的
动画特效

jQuery 能在页面上实现绚丽的动画效果，jQuery 本身对页面动态效果提供了一些有限的支持，如动态显示和隐藏页面的元素、淡入淡出动画效果、滑动动画效果等。本章就来介绍如何使用 jQuery 制作动画特效。

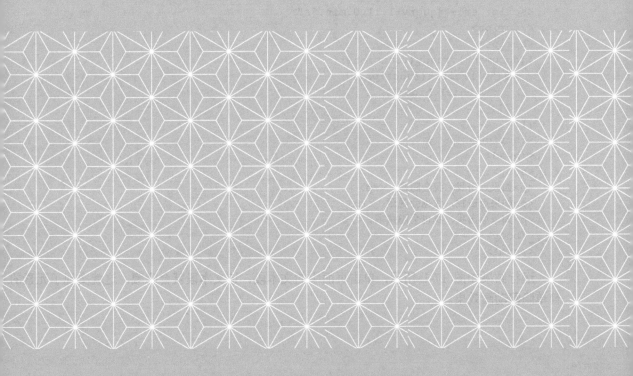

17.1 jQuery 的基本动画效果

显示与隐藏是 jQuery 实现的基本动画效果。在 jQuery 中，提供了两种显示与隐藏元素的方法，一种是分别显示和隐藏网页元素；一种是切换显示与隐藏元素。

17.1.1 隐藏元素

在 jQuery 中，使用 hide()方法来隐藏匹配元素，hide()方法相当于将元素的 CSS 样式属性 display 的值设置为 none。

1. 简单隐藏

在使用 hide()方法隐藏匹配元素的过程中，当 hide()方法不带有任何参数时，就实现了元素的简单隐藏，其语法格式如下：

```
hide()
```

例如，想要隐藏页面当中的所有文本元素，就可以使用如下 jQuery 代码：

```
$("p").hide()
```

【例 17.1】网页元素的简单隐藏：

```
<!DOCTYPE html>

<html>
<head>
<script src="jquery-1.11.0.min.js">
</script>
<script>
$(document).ready(function(){
    $("p").click(function(){
        $(this).hide();
    });
});
</script>
</head>
<body>
<p>如果点击我，我会隐藏。</p>
<p>如果点击我，我也会隐藏。</p>
<p>如果点击我，我也会隐藏哦。</p>
</body>
</html>
```

运行结果如图 17-1 所示，单击页面中的文本段，该文本段就会隐藏，这就实现了元素的简单隐藏动画效果。

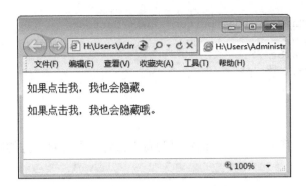

图 17-1　网页元素的简单隐藏

2. 部分隐藏

使用 hide()方法，除了可以对网页当中的内容一次性全部进行隐藏外，还可以对网页内容进行部分隐藏。

【例 17.2】网页元素的部分隐藏：

```
<!DOCTYPE html>
<html>
<head>
<script src="jquery-1.11.0.min.js"></script>
<script type="text/javascript">
$(document).ready(function(){
    $(".ex .hide").click(function(){
        $(this).parents(".ex").hide();
    });
});
</script>
<style type="text/css">
div .ex
{
    background-color: #e5eecc;
    padding: 7px;
    border: solid 1px #c3c3c3;
}
</style>
</head>
<body>
<h3>总经理</h3>
<div class="ex">
<button class="hide" type="button">隐藏</button>
<p>姓名：张三<br />
电话：13512345678<br />
公司地址：北京西路 20 号</p>
</div>

<h3>办公室主任</h3>
<div class="ex">
```

```
<button class="hide" type="button">隐藏</button>
<p>姓名：李四<br />
电话：13012345678<br />
公司地址：北京西路 20 号</p>
</div>
</body>
</html>
```

运行结果如图 17-2 所示，单击页面中"隐藏"按钮，即可将下方的联系人信息隐藏。

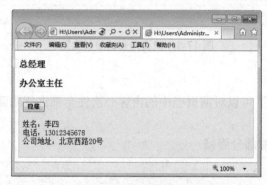

图 17-2　网页元素的部分隐藏

3. 设置隐藏参数

带有参数的 hide()隐藏方式，可以实现不同方式的隐藏效果，具体的语法格式如下：

```
$(selector).hide(speed,callback);
```

参数含义说明如下。

● speed：可选的参数，规定隐藏的速度，可以取 slow、fast 或毫秒等参数。

● callback：可选的参数，规定隐藏完成后所执行的函数名称。

【例 17.3】设置网页元素的隐藏参数：

```
<!DOCTYPE html>
<html>
<head>
<script src="jquery-1.11.0.min.js"></script>
<script type="text/javascript">
$(document).ready(function(){
    $(".ex .hide").click(function(){
        $(this).parents(".ex").hide("3000");
    });
});
</script>
<style type="text/css">
div .ex
{
    background-color: #e5eecc;
    padding: 7px;
    border: solid 1px #c3c3c3;
```

```
}
</style>
</head>
<body>
<h3>总经理</h3>
<div class="ex">
<button class="hide" type="button">隐藏</button>
<p>姓名：张三<br />
电话：13512345678<br />
公司地址：北京西路 20 号</p>
</div>

<h3>办公室主任</h3>
<div class="ex">
<button class="hide" type="button">隐藏</button>
<p>姓名：李四<br />
电话：13012345678<br />
公司地址：北京西路 20 号</p>
</div>
</body>
</html>
```

运行结果如图 17-3 所示，单击页面中的"隐藏"按钮，即可将下方的联系人信息慢慢地隐藏起来。

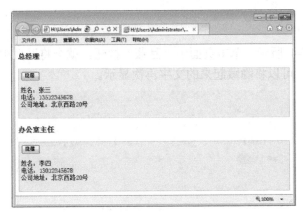

图 17-3　设置网页元素的隐藏参数

17.1.2　显示元素

使用 show()方法可以显示匹配的网页元素，show()方法有两种语法格式，一种是不带有参数的形式，一种是带有参数的形式。

1. 不带有参数的格式

不带有参数的格式，用以实现不带有任何效果的显示匹配元素，其语法格式为：

```
show()
```

例如，想要显示页面中的所有文本元素，就可以使用如下 jQuery 代码：

```
$("p").show()
```

【例 17.4】显示或隐藏网页中的元素：

```
<!DOCTYPE html>
<html>
<head>
<script src="jquery-1.11.0.min.js"></script>
<script type="text/javascript">
$(document).ready(function(){
    $("#hide").click(function(){
        $("p").hide();
    });
    $("#show").click(function(){
        $("p").show();
    });
});
</script>
</head>
<body>
<p id="p1">点击【隐藏】按钮，本段文字就会消失；点击【显示】按钮，本段文字就会显示。</p>
<button id="hide" type="button">隐藏</button>
<button id="show" type="button">显示</button>
</body>
</html>
```

运行结果如图 17-4 所示，单击页面中"隐藏"按钮，就会将网页中的文字隐藏起来，然后单击"显示"按钮，可以将隐藏起来的文字再次显示。

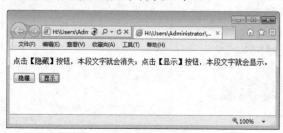

图 17-4 显示或隐藏网页中的元素

2. 带有参数的格式

带有参数的格式用来实现以优雅的动画方式显示网页中的元素，并在隐藏完成后可选择地触发一个回调函数，其语法格式如下：

```
$(selector).show(speed,callback);
```

参数含义说明如下。

● speed：可选的参数，规定显示的速度，可以取 slow、fast 或毫秒等参数。

● callback：可选的参数，规定显示完成后所执行的函数名称。

例如，想要在 300 毫秒内显示网页中的 p 元素，就可以使用如下 jQuery 代码：

```
$("p").show(300);
```

【例 17.5】在 3000 毫秒内显示或隐藏网页中的元素：

```
<!DOCTYPE html>
<html>
<head>
<script src="jquery-1.11.0.min.js"></script>
<script type="text/javascript">
$(document).ready(function(){
    $("#hide").click(function(){
        $("p").hide("3000");
    });
    $("#show").click(function(){
        $("p").show("3000");
    });
});
</script>
</head>
<body>
<p id="p1">点击【隐藏】按钮，本段文字就会消失；点击【显示】按钮，本段文字就会显示。</p>
<button id="hide" type="button">隐藏</button>
<button id="show" type="button">显示</button>
</body>
</html>
```

运行结果如图 17-5 所示，单击页面中"隐藏"按钮，就会将网页中的文字在 3000 毫秒内慢慢隐藏起来，然后单击"显示"按钮，又可以将隐藏起来的文字在 3000 毫秒内慢慢地显示出来。

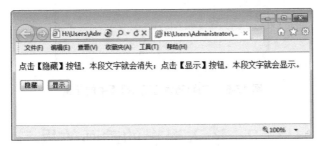

图 17-5 在 3000 毫秒内显示或隐藏网页中的元素

17.1.3 状态切换

使用 toggle()方法可以切换元素的可见(显示与隐藏)状态。简单地说，就是当元素为显示状态时，使用 toggle()方法可以将其隐藏起来；反之，可以将其显示出来。

toggle()方法的语法格式为：

```
$(selector).toggle(speed,callback);
```

参数含义说明如下。

● speed：可选的参数，规定隐藏/显示的速度，可以取 slow、fast 或毫秒等参数。

● callback：可选的参数，是 toggle()方法完成后所执行的函数名称。

【例 17.6】切换(隐藏/显示)网页中的元素：

```
<!DOCTYPE html>
<html>
<head>
<script src="jquery-1.11.0.min.js"></script>
<script type="text/javascript">
$(document).ready(function(){
    $("button").click(function(){
        $("p").toggle();
    });
});
</script>
</head>
<body>
<button type="button">切换</button>
<p>清明时节雨纷纷，</p>
<p>路上行人欲断魂。</p>
</body>
</html>
```

运行结果如图 17-6 所示，单击页面中"切换"按钮，可以实现网页文字段落的显示与隐藏的切换效果。

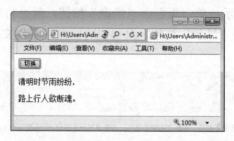

图 17-6　切换(隐藏/显示)网页中的元素

17.2　淡入淡出的动画效果

通过 jQuery 可以实现元素的淡入淡出动画效果，实现淡入淡出效果的方法主要有 fadeIn()、fadeOut()、fadeToggle()、fadeTo()。

17.2.1　淡入隐藏元素

fadeIn()是通过增大不透明度来实现匹配元素淡入效果的方法，该方法的语法格式如下：

```
$(selector).fadeIn(speed,callback);
```

参数说明如下。

- speed：可选的参数，规定淡入效果的时长，可以取 slow、fast 或毫秒等参数。
- callback：可选的参数，是 fadeIn()方法完成后所执行的函数名称。

【例 17.7】以不同效果淡入网页中的矩形：

```
<!DOCTYPE html>
<html><head>
<script src="jquery-1.11.0.min.js"></script>
<script>
$(document).ready(function(){
    $("button").click(function(){
        $("#div1").fadeIn();
        $("#div2").fadeIn("slow");
        $("#div3").fadeIn(3000);
    });
});
</script>
</head>
<body>
<p>以不同参数方式淡入网页元素</p>
<button>单击按钮，使矩形以不同的方式淡入</button><br><br>
<div id="div1"
  style="width:80px;height:80px;display:none;background-color:red;">
</div><br>
<div id="div2"
  style="width:80px;height:80px;display:none;background-color:green;">
</div><br>
<div id="div3"
  style="width:80px;height:80px;display:none;background-color:blue;">
</div>
</body>
</html>
```

运行结果如图 17-7 所示，单击页面中的按钮，网页中的矩形会以不同的方式淡入显示。

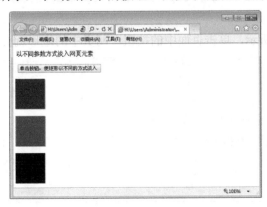

图 17-7　以不同效果淡入网页中的矩形

17.2.2 淡出可见元素

fadeOut()是通过减小不透明度来实现匹配元素淡出效果的方法，fadeOut()方法的语法格式如下：

```
$(selector).fadeOut(speed,callback);
```

参数说明如下。

● speed：可选的参数，规定淡出效果的时长，可以取 slow、fast 或毫秒等参数。

● callback：可选的参数，是 fadeOut()方法完成后所执行的函数名称。

【例 17.8】以不同效果淡出网页中的矩形：

```
<!DOCTYPE html>
<html><head>
<script src="jquery-1.11.0.min.js"></script>
<script type="text/javascript">
$(document).ready(function(){
    $("button").click(function(){
        $("#div1").fadeOut();
        $("#div2").fadeOut("slow");
        $("#div3").fadeOut(3000);
    });
});
</script>
</head>
<body>
<p>以不同参数方式淡出网页元素</p>
<button>单击按钮，使矩形以不同的方式淡出</button><br><br>
<div id="div1" style="width:80px;height:80px;background-color:red;"></div>
<br>
<div id="div2" style="width:80px;height:80px;background-color:green;">
</div><br>
<div id="div3" style="width:80px;height:80px;background-color:blue;"></div>
</body></html>
```

运行结果如图 17-8 所示，单击页面中的按钮，网页中的矩形就会以不同的方式淡出。

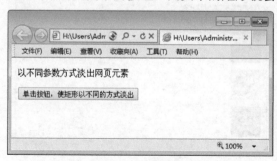

图 17-8　以不同效果淡出网页中的矩形

17.2.3　切换淡入淡出元素

fadeToggle()方法可以在 fadeIn()与 fadeOut()方法之间进行切换。也就是说，如果元素已淡出，则 fadeToggle()会向元素添加淡入效果；如果元素已淡入，则 fadeToggle()会向元素添加淡出效果。

fadeToggle()方法的语法格式如下

```
$(selector).fadeToggle(speed,callback);
```

参数说明如下。

● speed：可选的参数，规定淡入淡出效果的时长，可以取 slow、fast 或毫秒等参数。

● callback：可选的参数，是 fadeToggle()方法完成后所执行的函数名称。

【例 17.9】实现网页元素的淡入淡出效果：

```
<!DOCTYPE html>

<html>
<head>
<script src="jquery-1.11.0.min.js"></script>
<script>
$(document).ready(function(){
    $("button").click(function(){
        $("#div1").fadeToggle();
        $("#div2").fadeToggle("slow");
        $("#div3").fadeToggle(3000);
    });
});
</script>
</head>

<body>
<p>以不同参数方式淡入淡出网页元素</p>
<button>单击按钮，使矩形以不同的方式淡入淡出</button>
<br><br>
<div id="div1" style="width:80px;height:80px;background-color:red;">
</div>
<br>
<div id="div2" style="width:80px;height:80px;background-color:green;">
</div>
<br>
<div id="div3" style="width:80px;height:80px;background-color:blue;">
</div>
</body>
</body>
</html>
```

运行结果如图 17-9 所示，单击按钮，网页中的矩形就会以不同的方式淡入淡出。

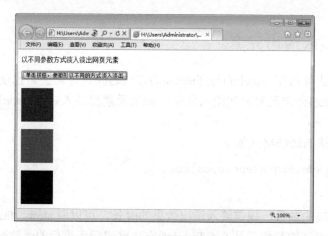

图 17-9　切换淡入淡出效果

17.2.4　淡入淡出元素至指定数值

使用 fadeTo()方法可以将网页元素淡入/淡出至指定不透明度，不透明度的值在 0~1 之间。fadeTo()方法的语法格式为：

```
$(selector).fadeTo(speed,opacity,callback);
```

参数说明如下。

● speed：可选的参数，规定淡入淡出效果的时长，可以取 slow、fast 或毫秒等参数。
● opacity：必需的参数，参数将淡入淡出效果设置为给定的不透明度(0~1 之间)。
● callback：可选的参数，是该函数完成后所执行的函数名称。

【例 17.10】实现网页元素的淡出至指定数值：

```
<!DOCTYPE html>
<html>
<head>
<script src="jquery-1.11.0.min.js"></script>
<script>
$(document).ready(function(){
    $("button").click(function(){
        $("#div1").fadeTo("slow",0.15);
        $("#div2").fadeTo("slow",0.4);
        $("#div3").fadeTo("slow",0.7);
    });
});
</script>
</head>
<body>
<p>以不同参数方式淡出网页元素</p>
<button>单击按钮，使矩形以不同的方式淡出至指定参数</button>
<br><br>
<div id="div1" style="width:80px;height:80px;background-color:red;"></div>
<br>
```

```
<div id="div2" style="width:80px;height:80px;background-color:green;"></div>
<br>
<div id="div3" style="width:80px;height:80px;background-color:blue;"></div>
</body>
</html>
```

运行结果如图 17-10 所示，单击页面中的按钮，网页中的矩形就会以不同的方式淡出至指定参数值。

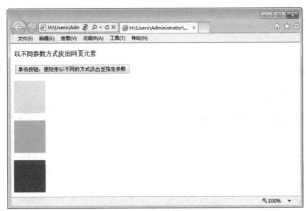

图 17-10 淡出至指定数值

17.3 滑 动 效 果

通过 jQuery，可以在元素上创建滑动效果。jQuery 中用于创建滑动效果的方法有 slideDown()、slideUp()、slideToggle()。

17.3.1 滑动显示匹配的元素

使用 slideDown()方法可以向下增加元素高度，动态显示匹配的元素。slideDown()方法会逐渐向下增加匹配的隐藏元素的高度，直到元素完全显示为止。

slideDown()方法的语法格式如下：

```
$(selector).slideDown(speed,callback);
```

参数说明如下：

● speed：可选的参数，规定效果的时长，可以取 slow、fast 或毫秒等参数。

● callback：可选的参数，是滑动完成后所执行的函数名称。

【例 17.11】滑动显示网页元素：

```
<!DOCTYPE html>

<html>
<head>
<script src="jquery-1.11.0.min.js"></script>
```

```
<script type="text/javascript">
$(document).ready(function(){
    $(".flip").click(function(){
        $(".panel").slideDown("slow");
    });
});
</script>

<style type="text/css">
div.panel,p.flip
{
    margin: 0px;
    padding: 5px;
    text-align: center;
    background: #e5eecc;
    border: solid 1px #c3c3c3;
}
div.panel
{
    height: 120px;
    display: none;
}
</style>
</head>
<body>
<div class="panel">
<p>小荷才露尖尖角，</p>
<p>早有蜻蜓立上头。</p>
</div>
<p class="flip">请点击这里</p>
</body>
</html>
```

运行结果如图 17-11 所示，单击页面中的"请点击这里"，网页中隐藏的元素就会以滑动的方式显示出来。

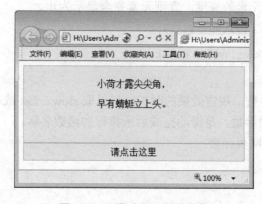

图 17-11　滑动显示网页元素

17.3.2　滑动隐藏匹配的元素

使用 slideUp()方法可以向上减少元素高度，动态隐藏匹配的元素。slideUp()方法会逐渐向上减少匹配的显示元素的高度，直到元素完全隐藏为止。slideUp()方法的语法格式如下：

```
$(selector).slideUp(speed,callback);
```

参数说明如下。

● speed：可选的参数，规定效果的时长，可以取 slow、fast 或毫秒等参数。

● callback：可选的参数，是滑动完成后所执行的函数名称。

【例 17.12】滑动隐藏网页元素：

```
<!DOCTYPE html>
<html>
<head>
<script src="jquery-1.11.0.min.js"></script>
<script type="text/javascript">
$(document).ready(function(){
    $(".flip").click(function(){
        $(".panel").slideUp("slow");
    });
});
</script>
<style type="text/css">
div.panel,p.flip
{
    margin: 0px;
    padding: 5px;
    text-align: center;
    background: #e5eecc;
    border: solid 1px #c3c3c3;
}
div.panel
{
    height: 120px;
}
</style>
</head>
<body>
<div class="panel">
<p>小荷才露尖尖角，</p>
<p>早有蜻蜓立上头。</p>
</div>
<p class="flip">请点击这里</p>
</body>
</html>
```

运行结果如图 17-12 所示，单击页面中的"请点击这里"，网页中显示的元素就会以滑

网站开发案例课堂

动的方式隐藏起来。

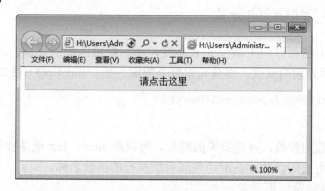

图 17-12　滑动隐藏网页元素

17.3.3　通过高度的变化动态切换元素的可见性

通过 slideToggle()方法可以实现通过高度的变化动态切换元素的可见性。也就是说，如果元素是可见的，就通过减少高度使元素全部隐藏；如果元素是隐藏的，就可以通过增加高度使元素最终全部可见。

slideToggle()方法的语法格式如下：

```
$(selector).slideToggle(speed,callback);
```

参数说明如下。

- speed：可选的参数，规定效果的时长，可以取 slow、fast 或毫秒等参数。
- callback：可选的参数，是滑动完成后所执行的函数名称。

【例 17.13】通过高度的变化动态切换网页元素的可见性：

```
<!DOCTYPE html>
<html>
<head>
<script src="jquery-1.11.0.min.js"></script>
<script type="text/javascript">
$(document).ready(function(){
    $(".flip").click(function(){
        $(".panel"). slideToggle("slow");
    });
});
</script>
<style type="text/css">
div.panel,p.flip
{
    margin: 0px;
    padding: 5px;
    text-align: center;
    background: #e5eecc;
    border: solid 1px #c3c3c3;
}
```

```
div.panel
{
    height: 120px;
    display: none;
}
</style>
</head>
<body>
<div class="panel">
<p>小荷才露尖尖角，</p>
<p>早有蜻蜓立上头。</p>
</div>
<p class="flip">请点击这里</p>
</body>
</html>
```

运行结果如图 17-13 所示，单击页面中的"请点击这里"，网页中显示的元素就可以在显示与隐藏之间进行切换。

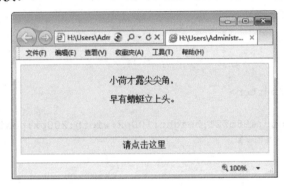

图 17-13　通过高度的变化动态切换网页元素的可见性

17.4　自定义的动画效果

有时程序预设的动画效果并不能满足用户的需求，这时就需要采取高级的自定义动画来解决这个问题。在 jQuery 中，要实现自定义动画效果，主要使用 animate()方法创建自定义动画，使用 stop()方法停止动画。

17.4.1　创建自定义动画

使用 animate()方法创建自定义动画的方法更加自由，可以随意控制元素的元素，实现更为绚丽的动画效果，animate()方法的基本语法格式如下：

`$(selector).animate({params},speed,callback);`

参数说明如下。

● params：必需的参数，定义形成动画的 CSS 属性。

- speed：可选的参数，规定效果的时长，可以取 slow、fast 或毫秒等参数。
- callback：可选的参数，是动画完成后所执行的函数名称。

> 提示
> 默认情况下，所有 HTML 元素都有一个静态位置，且无法移动。如需对位置进行操作，要记得首先把元素的 CSS position 属性设置为 relative、fixed 或 absolute。

【例 17.14】创建自定义动画效果：

```
<!DOCTYPE html>
<html>
<head>
<script src="jquery-1.11.0.min.js"></script>
<script>
$(document).ready(function(){
    $("button").click(function(){
        var div = $("div");
        div.animate({left:'100px'},"slow");
        div.animate({fontSize:'3em'},"slow");
    });
});
</script>
</head>
<body>
<button>开始动画</button>
<div
 style="background:#98bf21;height:100px;width:200px;position:absolute;">
 HELLO</div>
</body>
</html>
```

运行结果如图 17-14 所示，单击页面中的"开始动画"按钮，网页中显示的元素就会以设定的动画效果运行。

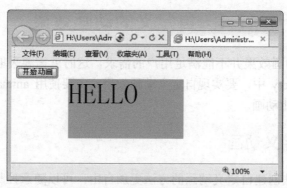

图 17-14　创建自定义动画效果

17.4.2　停止动画

stop()方法用于停止动画或效果。stop()方法适用于所有 jQuery 效果函数，包括滑动、淡入淡出和自定义动画。默认地，stop()会清除在被选元素上指定的当前动画。

stop()方法的语法格式如下：

```
$(selector).stop(stopAll,goToEnd);
```

- stopAll：可选的参数，规定是否应该清除动画队列。默认是 false，即仅停止活动的动画，允许任何排入队列的动画向后执行。
- goToEnd：可选的参数，规定是否立即完成当前动画。默认是 false。

【例 17.15】停止动画效果：

```
<!DOCTYPE html>
<html>
<head>
<script src="jquery-1.11.0.min.js"></script>
<script>
$(document).ready(function(){
    $("#flip").click(function(){
        $("#panel").slideDown(5000);
    });
    $("#stop").click(function(){
        $("#panel").stop();
    });
});
</script>
<style type="text/css">
#panel,#flip
{
    padding: 5px;
    text-align: center;
    background-color: #e5eecc;
    border: solid 1px #c3c3c3;
}
#panel
{
    padding: 50px;
    display: none;
}
</style>
</head>
<body>
<button id="stop">停止滑动</button>
<div id="flip">点击这里，向下滑动面板</div>
<div id="panel">Hello jQuery!</div>
</body>
</html>
```

运行结果如图 17-15 所示，单击页面中的"点击这里，向下滑动面板"，下面的网页元素开始慢慢滑动以显示隐藏的元素，在滑动的过程中，如果想要停止滑动，可以单击"停止滑动"按钮，从而停止滑动。

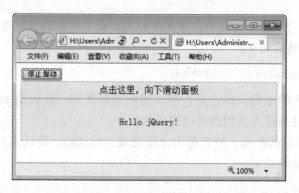

图 17-15　停止动画效果

第 18 章

jQuery 的
事件处理

脚本语言有了事件就有了"灵魂"，可见事件对于脚本语言是多么重要，这是因为事件使页面具有了动态性和响应性，如果没有事件，将很难完成页面与用户之间的交互。本章就来介绍 jQuery 的事件处理。

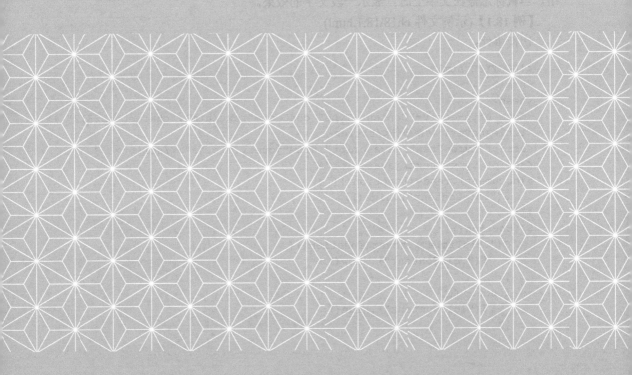

18.1 jQuery 的事件机制概述

jQuery 有效地简化了 JavaScript 的编程。jQuery 的事件机制是事件方法会触发匹配元素的事件，或将函数绑定到所有匹配元素的某个事件。

18.1.1 什么是 jQuery 的事件机制

jQuery 的事件处理机制在 jQuery 框架中起着重要的作用，jQuery 的事件处理方法是jQuery 中的核心函数。通过 jQuery 的事件处理机制，可以创造自定义的行为，比如说改变样式、效果显示、提交等，使网页效果更加丰富。

使用 jQuery 事件处理机制比直接使用 JavaScript 本身内置的一些事件响应方式更加灵活，且不容易暴露在外，并且有更加优雅的语法，大大减少了编写代码的工作量。

jQuery 的事件处理机制包括页面加载、事件绑定、事件委派、事件切换四种机制。

18.1.2 切换事件

切换事件是指在一个元素上绑定了两个以上的事件，在各个事件之间进行的切换动作。例如，当鼠标放在图片上时触发一个事件，当鼠标单击后又触发一个事件，可以用切换事件来实现。

在 jQuery 中，有两个方法用于事件的切换，一个方法是 hover()，另一个是 toggle()。

当需要设置在鼠标悬停和鼠标移出的事件中进行切换时，使用 hover()方法。下面的例子中，当鼠标悬停在文字上时，显示一段文字的效果。

【例 18.1】(示例文件 ch18\18.1.html)

切换事件：

```html
<!DOCTYPE html>
<html>
<head>
<meta http-equiv="Content-Type" content="text/html; charset=gb2312" />
<title>hover()切换事件</title>
<script type="text/javascript" src="jquery.min.js"></script>
<script type="text/javascript">
$(document).ready(function(){
    $(".clsContent").hide();
});
$(function(){
    $(".clsTitle").hover(function(){
        $(".clsContent").show();
    },
    function(){
        $(".clsContent").hide();
    })
```

```
})
</script>
</head>
<body>
<div class="clsTitle">石灰吟</div>
<div class="clsContent">千锤万凿出深山，烈火焚烧若等闲。粉身碎骨全不怕，要留清白在人
间。</div>
</body>
</html>
```

在 IE 9.0 中浏览页面，效果如图 18-1 所示。将鼠标放在"石灰吟"文字上，最终结果如
图 18-2 所示。

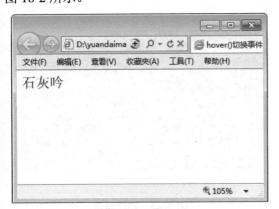

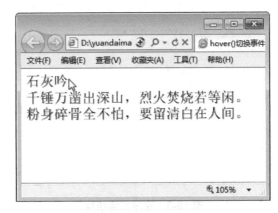

图 18-1 程序初始结果   图 18-2 鼠标悬停后的结果

切换事件可以绑定两个或更多函数。当指定元素被点击时，在两个或多个函数之间轮流
切换。

如果规定了两个以上的函数，则 toggle()方法将切换所有函数。例如，如果存在三个函
数，则第一次点击将调用第一个函数，第二次点击调用第二个函数，第三次点击调用第三个
函数，第四次点击再次调用第一个函数，以此类推。

【例 18.2】(示例文件 ch18\18.2.html)

在多个函数之间轮流切换：

```
<!DOCTYPE html>
<html>
<head>
<meta http-equiv="Content-Type" content="text/html; charset=gb2312" />
<title>toggle()切换事件</title>
<script type="text/javascript" src="jquery.min.js"></script>
<script type="text/javascript">
$(document).ready(function(){
    $("button").toggle(function(){
       $("body").css("background-color","red");},
       function(){
       $("body").css("background-color","yellow");},
       function(){
       $("body").css("background-color","green");}
```

```
    );
});
</script>
</head>
<body>
<button>切换背景颜色</button>
</body>
</html>
```

在 IE 9.0 中浏览页面，效果如图 18-3 所示。单击"切换背景颜色"按钮，最终的结果如图 18-4 所示。通过不停地单击按钮，背景即可在指定的 3 个颜色之间转换。

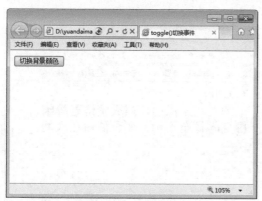

图 18-3　程序初始结果

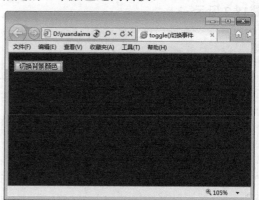

图 18-4　切换结果

18.1.3　事件冒泡

在一个对象上触发某类事件(比如单击 onclick 事件)，如果此对象定义了此事件的处理程序，那么此事件就会调用这个处理程序，如果没有定义此事件处理程序或者事件返回 true，那么这个事件会向这个对象的父级对象传播，从里到外，直至它被处理(父级对象的所有同类事件都将被激活)，或者它到达了对象层次的最顶层，即 document 对象(有些浏览器是 window 对象)。

例如，在地方法院要上诉一件案子，如果地方没有处理此类案件的法院，地方相关部门会继续往上级法院上诉，比如从市级到省级，直至到中央法院，最终使案件得到处理。

【例 18.3】(示例文件 ch18\18.3.html)

事件冒泡：

```
<!DOCTYPE html>
<html>
<head>
<meta http-equiv="Content-Type" content="text/html; charset=gb2312" />
<script type="text/javascript" src="jquery.min.js"></script>
<script type="text/javascript">
function add(Text){
    var Div = document.getElementById("display");
    Div.innerHTML += Text;  //输出点击顺序
```

```
}
</script>
</head>
<body onclick="add('第三层事件<br>');">
    <div onclick="add('第二层事件<br>');">
        <p onclick="add('第一层事件<br>');">事件冒泡</p>
    </div>
    <div id="display"></div>
</body>
</html>
```

在 IE 9.0 中浏览页面，效果如图 18-5 所示。单击"事件冒泡"文字，最终结果如图 18-6 所示。代码为 p、div、body 都添加了 onclick()函数，当单击 p 的文字时，触发事件，并且触发顺序是由最底层依次向上触发。

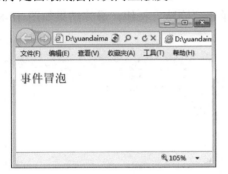

图 18-5　程序初始结果

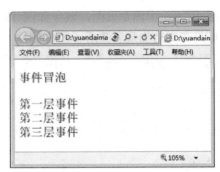

图 18-6　单击"事件冒泡"文字后

18.2　页面加载响应事件

jQuery 中的$(doucument).ready()事件是页面加载响应事件，ready()是 jQuery 事件模块中最重要的一个函数。这个方法可以看作是对 window.onload 注册事件的替代方法，通过使用这个方法，可以在 DOM 载入就绪时立刻调用所绑定的函数，而几乎所有的 JavaScript 函数都是需要在那一刻执行。ready()函数仅能用于当前文档，因此无需选择器。

ready()函数的语法格式有如下 3 种。
- 语法 1：$(document).ready(function);
- 语法 2：$().ready(function);
- 语法 3：$(function);

其中参数 function 是必选项，规定当文档加载后要运行的函数。

【例 18.4】(示例文件 ch18\18.4.html)

使用 ready()函数：

```
<!DOCTYPE html>
<html>
<head>
<meta http-equiv="Content-Type" content="text/html; charset=gb2312" />
```

```
<script type="text/javascript" src="jquery.min.js"></script>
<script type="text/javascript">
$(document).ready(function(){
    $(".btn1").click(function(){
        $("p").slideToggle();
    });
});
</script>
</head>
<body>
<p>此去经年，应是良辰好景虚设。便纵有千种风情，更与何人说？</p>
<button class="btn1">隐藏</button>
</body>
</html>
```

在 IE 9.0 中浏览页面，效果如图 18-7 所示。单击"隐藏"按钮，最终结果如图 18-8 所示。可见在文档加载后激活了函数。

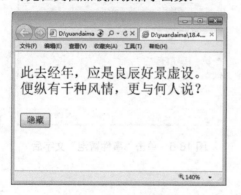

图 18-7 程序初始结果

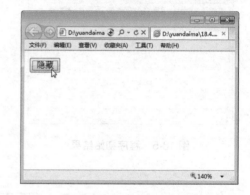

图 18-8 单击按钮后的结果

18.3 jQuery 中的事件函数

在网站开发过程中，经常使用的事件函数包括键盘操作、鼠标操作、表单提交、焦点触发等事件。

18.3.1 键盘操作事件

日常开发中常见的键盘操作包括 keydown()、keypress()和 keypress()，如表 18-1 所示。

表 18-1 键盘操作事件

方　法	含　义
keydown()	触发或将函数绑定到指定元素的 key down 事件(按下键盘上某个按键时触发)
keypress()	触发或将函数绑定到指定元素的 key press 事件(按下某个按键并产生字符时触发)
keyup()	触发或将函数绑定到指定元素的 key up 事件(释放某个按键时触发)

完整的按键过程应该分为两步，按键被按下，然后按键被松开并复位。这里就触发了 keydown()和 keyup()事件函数。

下面通过例子来讲解 keydown()和 keyup()事件函数的使用方法。

【例 18.5】(示例文件 ch18\18.5.html)

使用 keydown()和 keyup()事件函数：

```html
<!DOCTYPE html>
<html>
<head>
<meta http-equiv="Content-Type" content="text/html; charset=gb2312" />
<script type="text/javascript" src="jquery.min.js"></script>
<script type="text/javascript">
$(document).ready(function(){
   $("input").keydown(function(){
      $("input").css("background-color","yellow");
   });
   $("input").keyup(function(){
      $("input").css("background-color","red");
   });
});
</script>
</head>
<body>
Enter your name: <input type="text" />
<p>当发生 keydown 和 keyup 事件时，输入域会改变颜色。</p>
</body>
</html>
```

在 IE 9.0 中浏览页面，当按下键盘时，输入域的背景色为黄色，效果 18-9 所示。当松开键盘时，输入域的背景色为红色，效果 18-10 所示。

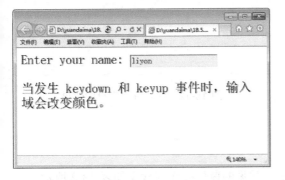

图 18-9　按下键盘时输入域的背景色

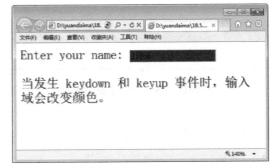

图 18-10　松开键盘时输入域的背景色

keypress 事件与 keydown 事件类似。当按键被按下时，会发生该事件。它发生在当前获得焦点的元素上。不过，与 keydown 事件不同，每插入一个字符，就会发生 keypress 事件。keypress()方法触发 keypress 事件，或规定当发生 keypress 事件时运行的函数。

下面通过例子来讲解 keypress()事件函数的使用方法。

【例 18.6】(示例文件 ch18\18.6.html)

使用 keypress()事件函数：

```
<!DOCTYPE html>
<html>
<head>
<meta http-equiv="Content-Type" content="text/html; charset=gb2312" />
<script type="text/javascript" src="jquery.min.js"></script>
<script type="text/javascript">
i = 0;
$(document).ready(function(){
    $("input").keypress(function(){
        $("span").text(i+=1);
    });
});
</script>
</head>
<body>
Enter your name: <input type="text" />
<p>Keypresses:<span>0</span></p>
</body>
</html>
```

在 IE 9.0 中浏览页面，按下键盘输入内容时，即可看到显示的按键次数，效果如图 18-11 所示。继续输入内容，则按下键盘数发生相应的变化，效果如图 18-12 所示。

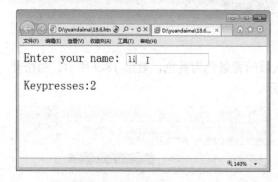

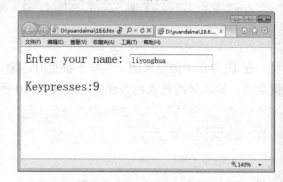

图 18-11　输入 2 个字母的效果　　　　　图 18-12　输入 9 个字母的效果

18.3.2　鼠标操作事件

与键盘操作事件相比，鼠标操作事件比较多，常见的鼠标操作的含义如表 18-2 所示。

表 18-2　鼠标操作事件

方　法	含　义
mousedown()	触发或将函数绑定到指定元素的 mouse down 事件(鼠标的按键被按下)
mouseenter()	触发或将函数绑定到指定元素的 mouse enter 事件(当鼠标指针进入(穿过)目标时)

方　法	含　义
mouseleave()	触发或将函数绑定到指定元素的 mouse leave 事件(当鼠标指针离开目标时)
mousemove()	触发或将函数绑定到指定元素的 mouse move 事件(鼠标在目标的上方移动)
mouseout()	触发或将函数绑定到指定元素的 mouse out 事件(鼠标移出目标的上方)
mouseover()	触发或将函数绑定到指定元素的 mouse over 事件(鼠标移到目标的上方)
mouseup()	触发或将函数绑定到指定元素的 mouse up 事件(鼠标的按键被释放弹起)
click()	触发或将函数绑定到指定元素的 click 事件(单击鼠标的按键)
dblclick()	触发或将函数绑定到指定元素的 double click 事件(双击鼠标的按键)

下面通过使用 mousemove 事件函数实现鼠标定位的效果。

【例 18.7】(示例文件 ch18\18.7.html)

使用 mousemove 事件函数：

```
<!DOCTYPE html>
<html>
<head>
<meta http-equiv="Content-Type" content="text/html; charset=gb2312" />
<script type="text/javascript" src="jquery.min.js"></script>
<script type="text/javascript">
$(document).ready(function(){
    $(document).mousemove(function(e){
        $("span").text(e.pageX + ", " + e.pageY);
    });
});
</script>
</head>
<body>
<p>鼠标位于坐标：<span></span>.</p>
</body>
</html>
```

在 IE 9.0 中浏览页面，效果如图 18-13 所示。随着鼠标的移动，将显示鼠标的坐标。

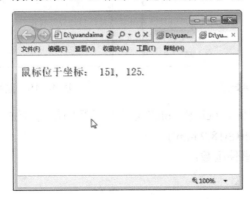

图 18-13　使用 mousemove 事件函数

下面通过例子来讲解鼠标 mouseover 和 mouseout 事件函数的使用方法。

【例 18.8】(示例文件 ch18\18.8.html)

使用 mouseover 和 mouseout 事件函数:

```html
<!DOCTYPE html>
<html>
<head>
<meta http-equiv="Content-Type" content="text/html; charset=gb2312" />
<script type="text/javascript" src="jquery.min.js"></script>
<script type="text/javascript">
$(document).ready(function(){
    $("p").mouseover(function(){
        $("p").css("background-color","yellow");
    });
    $("p").mouseout(function(){
        $("p").css("background-color","#E9E9E4");
    });
});
</script>
</head>
<body>
<p style="background-color:#E9E9E4">请把鼠标指针移动到这个段落上。</p>
</body>
</html>
```

在 IE 9.0 中浏览页面,效果如图 18-14 所示。将鼠标放在段落上的效果如图 18-15 所示。
该案例实现了当鼠标从元素上移入移出时,改变元素的背景色。

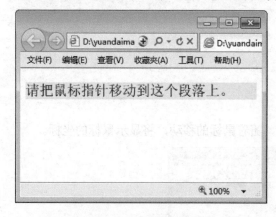

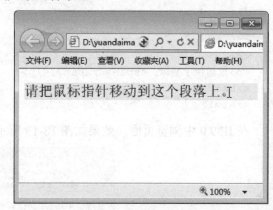

图 18-14　初始效果　　　　　　　　　图 18-15　鼠标放在段落上的效果

下面通过例子来讲解鼠标 click 和 dblclick 事件函数的使用方法。

【例 18.9】(示例文件 ch18\18.9.html)

使用 click 和 dblclick 事件函数:

```html
<!DOCTYPE html>
<html>
<head>
```

```
<meta http-equiv="Content-Type" content="text/html; charset=gb2312" />
<script type="text/javascript" src="jquery.min.js"></script>
<script type="text/javascript">
$(document).ready(function(){
    $("#btn1").click(function(){
        $("#id1").slideToggle();
    });
    $("#btn2").dblclick(function(){
        $("#id2").slideToggle();
    });
});
</script>
</head>
<body>
<div id="id1">墙角数枝梅，凌寒独自开。</div></p>
<button id="btn1">单击隐藏</button></p>
<div id="id2">遥知不是雪，为有暗香来。</div></p>
<button id="btn2">双击隐藏</button></p>
</body>
</html>
```

在 IE 9.0 中浏览页面，效果如图 18-16 所示。单击"单击隐藏"按钮，效果如图 18-17 所示。双击"双击隐藏"按钮，效果如图 18-18 所示。

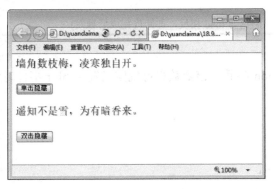

图 18-16　初始效果　　　　　　　　　　图 18-17　单击鼠标的效果

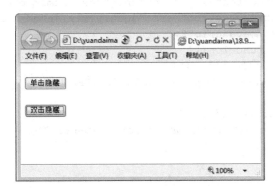

图 18-18　双击鼠标的效果

18.3.3 其他的常用事件

除了上面讲述的常用事件外，还有一些如表单提交、焦点触发等事件，如表 18-3 所示。

表 18-3 其他常用的事件

方　法	描　述
blur()	触发或将函数绑定到指定元素的 blur 事件(有元素或者窗口失去焦点时触发事件)
change()	触发或将函数绑定到指定元素的 change 事件(文本框内容改变时触发事件)
error()	触发或将函数绑定到指定元素的 error 事件(脚本或者图片加载错误、失败后触发事件)
resize()	触发或将函数绑定到指定元素的 resize 事件
scroll()	触发或将函数绑定到指定元素的 scroll 事件
focus()	触发或将函数绑定到指定元素的 focus 事件(有元素或者窗口获取焦点时触发事件)
select()	触发或将函数绑定到指定元素的 select 事件(文本框中的字符被选择之后触发事件)
submit()	触发或将函数绑定到指定元素的 submit 事件(表单"提交"之后触发事件)
load()	触发或将函数绑定到指定元素的 load 事件(页面加载完成后在 window 上触发，图片加载完在自身触发)
unload()	触发或将函数绑定到指定元素的 unload 事件(与 load 相反，即卸载完成后触发)

下面挑选几个事件来讲解使用方法。

blur()函数触发 blur 事件，如果设置了 function 参数，该函数也可规定当发生 blur 事件时执行的代码。

【例 18.10】(示例文件 ch18\18.10.html)

使用 blur()函数：

```html
<!DOCTYPE html>
<html>
<head>
<meta http-equiv="Content-Type" content="text/html; charset=gb2312" />
<script type="text/javascript" src="jquery.min.js"></script>
<script type="text/javascript">
$(document).ready(function(){
    $("input").focus(function(){
        $("input").css("background-color","#FFFFCC");
    });
    $("input").blur(function(){
        $("input").css("background-color","#D6D6FF");
    });
});
</script>
</head>
<body>
```

```
Enter your name: <input type="text" />
<p>请在上面的输入域中点击，使其获得焦点，然后在输入域外面点击，使其失去焦点。</p>
</body>
</html>
```

在 IE 9.0 中浏览页面，在输入框中输入"洗衣机"文字，效果如图 18-19 所示。当鼠标单击文本框以外的空白处时，效果如图 18-20 所示。

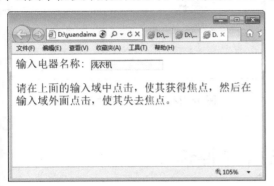

图 18-19　获得焦点后的效果

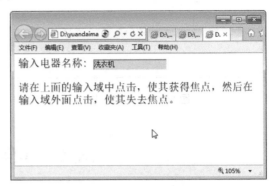

图 18-20　失去焦点后的效果

当元素的值发生改变时，可以使用 change 事件。该事件仅适用于文本域，以及 textarea 和 select 元素。change()函数触发 change 事件，或规定当发生 change 事件时运行的函数。

【例 18.11】(示例文件 ch18\18.11.html)

```
<!DOCTYPE html>
<html><head>
<meta http-equiv="Content-Type" content="text/html; charset=gb2312" />
<script type="text/javascript" src="jquery.min.js"></script>
<script type="text/javascript">
$(document).ready(function(){
    $(".field").change(function(){
        $(this).css("background-color","#FFFFCC");
    });
});
</script>
</head><body>
<p>在某个域被使用或改变时，它会改变颜色。</p>
输入客户姓名: <input class="field" type="text" />
<p>汽车品牌:
<select class="field" name="cars">
<option value="volvo">Volvo</option>
<option value="saab">Saab</option>
<option value="fiat">Fiat</option>
<option value="audi">Audi</option>
</select></p>
</body></html>
```

在 IE 9.0 中浏览页面效果如图 18-21 所示。输入客户的名称和选择汽车名牌后，即可看到文本框的底纹发生了变化，效果如图 18-22 所示。

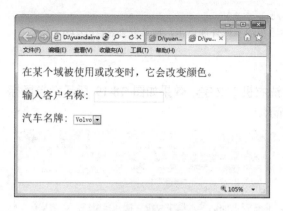

图 18-21　初始效果

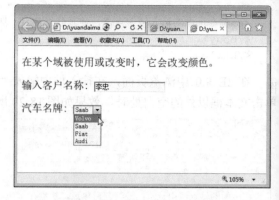

图 18-22　修改元素值后的效果

18.4　事件的基本操作

18.4.1　绑定事件

在 jQuery 中，可以用 bind()函数给 DOM 对象绑定一个事件。bind()函数为被选元素添加一个或多个事件处理程序，并规定事件发生时运行的函数。

规定向被选元素添加的一个或多个事件处理程序，以及当事件发生时运行的函数时，使用的语法格式如下：

```
$(selector).bind(event,data,function)
```

其中 event 为必需，时规定添加到元素的一个或多个事件，由空格分隔多个事件，必须是有效的事件。data 可选，规定传递到函数的额外数据。function 必需，规定当事件发生时运行的函数。

【例 18.12】(示例文件 ch18\18.12.html)

用 bind()函数绑定事件：

```html
<!DOCTYPE html>
<html>
<head>
<meta http-equiv="Content-Type" content="text/html; charset=gb2312" />
<script type="text/javascript" src="jquery.min.js"></script>
<script type="text/javascript">
$(document).ready(function(){
    $("button").bind("click",function(){
        $("p").slideToggle();
    });
});
</script>
</head>
<body>
<p>寒雨连江夜入吴，平明送客楚山孤。洛阳亲友如相问，一片冰心在玉壶。</p>
```

```
<button>单击隐藏文字</button>
</body>
</html>
```

在 IE 9.0 中浏览页面，初始效果如图 18-23 所示。单击"单击隐藏文字"按钮，效果如图 18-24 所示。

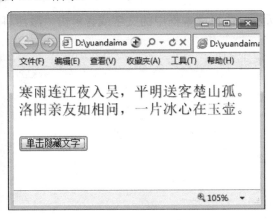

图 18-23　初始效果

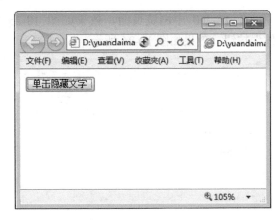

图 18-24　单击按钮后的效果

18.4.2　触发事件

事件绑定后，可用 trigger 方法进行触发操作。trigger 方法规定被选元素要触发的事件。trigger()函数的语法如下：

```
$(selector).trigger(event,[param1,param2,...])
```

其中 event 为触发事件的动作，例如 click、dblclick。

【例 18.13】(示例文件 ch18\18.13.html)

使用 trigger()函数来触发事件：

```
<!DOCTYPE html>
<html>
<head>
<meta http-equiv="Content-Type" content="text/html; charset=gb2312" />
<script type="text/javascript" src="jquery.min.js"></script>
<script type="text/javascript">
$(document).ready(function(){
    $("input").select(function(){
        $("input").after("文本被选中！");
    });
    $("button").click(function(){
        $("input").trigger("select");
    });
});
</script>
</head>
```

```
<body>
<input type="text" name="FirstName" value="春花秋月何时了" />
<br />
<button>激活事件</button>
</body>
</html>
```

在 IE 9.0 中浏览页面，效果如图 18-25 所示。选择文本框中的文字或者单击"激活事件"按钮，效果如图 18-26 所示。

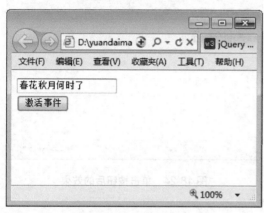

图 18-25　初始效果

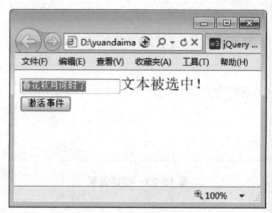

图 18-26　激活事件后的效果

18.4.3　移除事件

unbind()方法移除被选元素的事件处理程序。该方法能够移除所有的或被选的事件处理程序，或者当事件发生时终止指定函数的运行。unbind()适用于任何通过 jQuery 附加的事件处理程序。

unbind()方法使用的语法格式如下：

```
$(selector).unbind(event,function)
```

其中 event 是可选参数。规定删除元素的一个或多个事件，由空格分隔多个事件值。function 是可选参数，规定从元素的指定事件取消绑定的函数名。如果没规定参数，unbind()方法会删除指定元素的所有事件处理程序。

【例 18.14】(示例文件 ch18\18.14.html)

使用 unbind()方法：

```
<!DOCTYPE html>
<html>
<head>
<meta http-equiv="Content-Type" content="text/html; charset=gb2312" />
<script type="text/javascript" src="jquery.min.js"></script>
<script type="text/javascript">
$(document).ready(function(){
    $("p").click(function(){
```

```
            $(this).slideToggle();
    });
    $("button").click(function(){
        $("p").unbind();
    });
});
</script>
</head>
<body>
<p>这是一个段落。</p>
<p>这是另一个段落。</p>
<p>点击任何段落可以令其消失。包括本段落。</p>
<button>删除 p 元素的事件处理器</button>
</body>
</html>
```

在 IE 9.0 中浏览页面，效果如图 18-27 所示。单击任意段落即可让其消失，如图 18-28 所示。单击"删除 p 元素的事件处理器"按钮后，再次单击任意段落，则不会出现消失的效果。可见此时已经移除了事件。

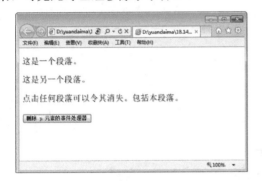

图 18-27　初始效果

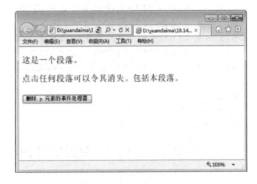

图 18-28　激活事件后的效果

18.5　实战演练——制作绚丽的多级动画菜单

本节主要制作绚丽的多级动画菜单效果。鼠标经过菜单区域时动画式展开大幅的下拉菜单，具有动态效果，显得更加生动活泼。具体操作的步骤如下。

step 01 设计基本的网页框架，代码如下：

```
<!DOCTYPE html>
<html>
<head>
<meta http-equiv="Content-Type" content="text/html; charset=gb2312" />
</head>
<body>
<div class="box">
<ul id="veryhuo menu" class="veryhuo menu">
<li>
<span>淘宝特色服务</span><!-- Increases to 510px in width-->
```

```
<div class="ldd submenu">
<ul>
<li class="ldd_heading">主题市场</li>
<li><a href="#">运动派</a></li>
<li><a href="#">情侣</a></li>
<li><a href="#">家具</a></li>
<li><a href="#">美食</a></li>
<li><a href="#">有车族</a></li>
</ul>
<ul>
<li class="ldd_heading">特色购物</li>
<li><a href="#">全球购</a></li>
<li><a href="#">淘女郎</a></li>
<li><a href="#">挑食</a></li>
<li><a href="#">搭配</a></li>
<li><a href="#">同城便民</a></li>
<li><a href="#">淘宝同学</a></li>
</ul>
<ul>
<li class="ldd_heading">优惠促销</li>
<li><a href="#">天天特价</a></li>
<li><a href="#">免费试用</a></li>
<li><a href="#">清仓</a></li>
<li><a href="#">一元起拍</a></li>
<li><a href="#">淘金币</a></li>
<li><a href="#t">聚划算</a></li>
</ul>
</div>
</body>
</html>
```

step 02 运行上述代码，效果如图18-29所示。

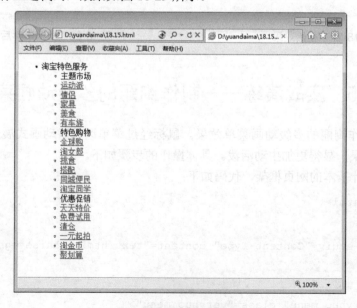

图18-29　程序运行效果

step 03 为各级菜单添加 CSS 样式风格，代码如下：

```
<style>
*{
padding:0;
margin:0;
}
body{
background:#f0f0f0;
font-family:"Helvetica Neue",Arial,Helvetica,Geneva,sans-serif;
overflow-x:hidden;
}
span.reference{
position:fixed;
left:10px;
bottom:10px;
font-size:11px;
}
span.reference a{
color:#DF7B61;
text-decoration:none;
text-transform:uppercase;
text-shadow:0 1px 0 #fff;
}
span.reference a:hover{
color:#000;
}
.box{
margin-top:129px;
height:460px;
width:100%;
position:relative;
background:#fff url(/uploads/allimg/1202/veryhuo_click.png) no-repeat 380px
180px;
-moz-box-shadow:0px 0px 10px #aaa;
-webkit-box-shadow:0px 0px 10px #aaa;
-box-shadow:0px 0px 10px #aaa;
}
.box h2{
color:#f0f0f0;
padding:40px 10px;
text-shadow:1px 1px 1px #ccc;
}
ul.veryhuo_menu{
margin:0px;
padding:0;
display:block;
height:50px;
background-color:#D04528;
list-style:none;
```

```
font-family:"Trebuchet MS", sans-serif;
border-top:1px solid #EF593B;
border-bottom:1px solid #EF593B;
border-left:10px solid #D04528;
-moz-box-shadow:0px 3px 4px #591E12;
-webkit-box-shadow:0px 3px 4px #591E12;
-box-shadow:0px 3px 4px #591E12;
}
ul.veryhuo_menu a{
text-decoration:none;
}
ul.veryhuo_menu > li{
float:left;
position:relative;
}
ul.veryhuo_menu > li > span{
float:left;
color:#fff;
background-color:#D04528;
height:50px;
line-height:50px;
cursor:default;
padding:0px 20px;
text-shadow:0px 0px 1px #fff;
border-right:1px solid #DF7B61;
border-left:1px solid #C44D37;
}
ul.veryhuo_menu .ldd_submenu{
position:absolute;
top:50px;
width:550px;
display:none;
opacity:0.95;
left:0px;
font-size:10px;
background: #C34328;
border-top:1px solid #EF593B;
-moz-box-shadow:0px 3px 4px #591E12 inset;
-webkit-box-shadow:0px 3px 4px #591E12 inset;
-box-shadow:0px 3px 4px #591E12 inset;
}
a.ldd_subfoot{
background-color:#f0f0f0;
color:#444;
display:block;
clear:both;
padding:15px 20px;
text-transform:uppercase;
font-family: Arial, serif;
font-size:12px;
```

```
text-shadow:0px 0px 1px #fff;
-moz-box-shadow:0px 0px 2px #777 inset;
-webkit-box-shadow:0px 0px 2px #777 inset;
-box-shadow:0px 0px 2px #777 inset;
}
ul.veryhuo_menu ul{
list-style:none;
float:left;
border-left:1px solid #DF7B61;
margin:20px 0px 10px 30px;
padding:10px;
}
li.ldd_heading{
font-family: Georgia, serif;
font-size: 13px;
font-style: italic;
color:#FFB39F;
text-shadow:0px 0px 1px #B03E23;
padding:0px 0px 10px 0px;
}
ul.veryhuo_menu ul li a{
font-family: Arial, serif;
font-size:10px;
line-height:20px;
color:#fff;
padding:1px 3px;
}
ul.veryhuo_menu ul li a:hover{
-moz-box-shadow:0px 0px 2px #333;
-webkit-box-shadow:0px 0px 2px #333;
box-shadow:0px 0px 2px #333;
background:#AF412B;
}
</style>
```

step 04 添加实现多级动态菜单的代码，确保子菜单随着需求隐藏或者显现：

```
<!-- The JavaScript -->
<script type="text/javascript" src="jquery.min.js"></script>
<script type="text/javascript">
$(function() {
var $menu = $('#veryhuo_menu');
$menu.children('li').each(function(){
var $this = $(this);
var $span = $this.children('span');
$span.data('width',$span.width());
$this.bind('mouseenter',function(){
$menu.find('.ldd_submenu').stop(true,true).hide();
$span.stop().animate({'width':'510px'},300,function(){
$this.find('.ldd_submenu').slideDown(300);
});
```

```
}).bind('mouseleave',function(){
$this.find('.ldd_submenu').stop(true,true).hide();
$span.stop().animate({'width':$span.data('width')+'px'},300);
});
});
});
</script>
```

step 05 运行最终的案例代码，效果如图 18-30 所示。

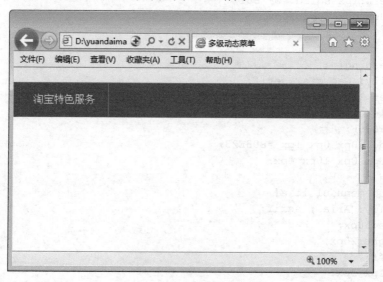

图 18-30 程序运行初始效果

step 06 将鼠标放在"淘宝特色服务"链接文字上，动态显示多级菜单，效果如图 18-31 所示。

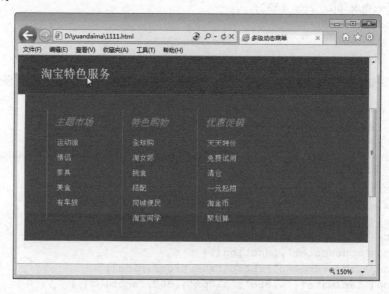

图 18-31 展开菜单的效果

18.6 疑 难 解 惑

疑问 1: 如何屏蔽鼠标的右键?

有些网站为了提高网页的安全性,屏蔽了鼠标右键。使用鼠标事件函数即可轻松地实现此功能。具体的功能代码如下:

```
<script language="javascript">
function block(Event){
    if(window.event)
        Event = window.event;
    if(Event.button == 2)
        alert("右键被屏蔽");
}
document.onmousedown = block;
</script>
```

疑问 2: mouseover 和 mouseenter 的区别是什么?

jQuery 中,mouseover()和 mouseenter 都在鼠标进入元素时触发,但是它们有所不同:

● 如果元素内置有子元素,不论鼠标指针穿过被选元素还是其子元素,都会触发 mouseover 事件。而只有在鼠标指针穿过被选元素时,才会触发 mouseenter 事件, mouseenter 子元素不会反复触发事件,否则在 IE 中经常有闪烁情况发生。

● 在没有子元素时,mouseover()和 mouseenter()事件结果一致。

第 19 章

jQuery 的功能函数

　　jQuery 提供了很多功能函数，通过使用功能函数，用户可以轻松地实现需要的功能。本章主要讲述功能函数的基本概念，常用功能函数的使用方法，如何调用外部代码的方法等。

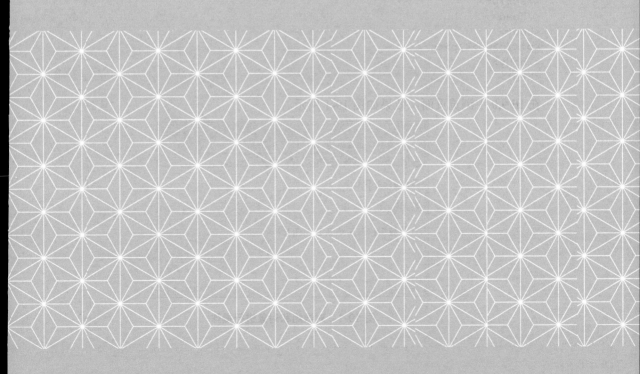

19.1 功能函数概述

jQuery 将常用功能的函数进行了总结和封装，这样用户在使用时，直接调用即可，不仅方便了开发者使用，而且大大提高了开发者的效率。jQuery 提供的这些实现常用功能的函数，被称作功能函数。

例如，开发人员经常需要对数组和对象进行操作，jQuery 就提供了对元素进行遍历、筛选和合并等操作的函数。下面通过一个例子来理解。

【例 19.1】(示例文件 ch19\19.1.html)

对数组和对象进行操作：

```html
<!DOCTYPE html>
<html>
<head>
<meta http-equiv="Content-Type" content="text/html; charset=gb2312" />
<title>合并数组 </title>
<script type="text/javascript" src="jquery.min.js"></script>
<script type="text/javascript">
$(function(){
    var first = ['A','B','C','D'];
    var second = ['E','F','G','H'];
    $("p:eq(0)").text("数组a: " + first.join());
    $("p:eq(1)").text("数组b: " + second.join());
    $("p:eq(2)").text("合并数组: "
      + ($.merge($.merge([],first), second)).join());
});
</script>
</head>
<body>
<p></p><p></p><p></p>
</body>
<html>
```

在 IE 9.0 中浏览页面，效果如图 19-1 所示。

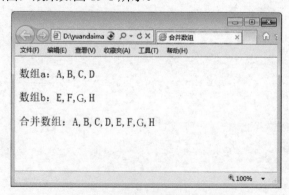

图 19-1 对数组和对象进行操作

19.2　常用的功能函数

了解功能函数的概念后，下面讲述常用功能函数的使用方法。

19.2.1　操作数组和对象

上一节中，讲述了数组的合并操作方法。对于数组和对象的操作，主要包括元素的遍历、筛选和合并等。

(1)　jQuery 提供的 each()方法用于为每个匹配元素规定运行的函数。可以使用 each()方法来遍历数组和对象。语法格式如下：

```
$.each(object,fn);
```

其中，object 是需要遍历的对象，fn 是一个函数，这个函数是所遍历的对象都需要执行的，它可以接受两个参数：一个是数组对象的属性或者元素的序号，另一个是属性或者元素的值。这里需要注意的是：jQuery 还提供$.each()，可以获取一些不熟悉对象的属性值。例如，不清楚一个对象包含什么属性，就可以使用$.each()进行遍历。

【例 19.2】(示例文件 ch19\19.2.html)

使用 each()方法：

```
<!DOCTYPE html>
<html>
<head>
<meta http-equiv="Content-Type" content="text/html; charset=gb2312" />
<title>each()方法</title>
<script type="text/javascript" src="jquery.min.js"></script>
<script type="text/javascript">
$(document).ready(function(){
    $("button").click(function(){
        $("li").each(function(){
            alert($(this).text())
        });
    });
});
</script>
</head>
<body>
<button>输出每个列表项的值</button>
<ul>
<li>野径云俱黑</li>
<li>江船火独明</li>
<li>晓看红湿处</li>
<li>花重锦官城</li>
</ul>
</body>
```

```
</html>
```

在 IE 9.0 中浏览页面，单击"输出每个列表项的值"按钮，弹出每个列表中的值，依次单击"确定"按钮，即可显示每个列表项的值，效果如图 19-2 所示。

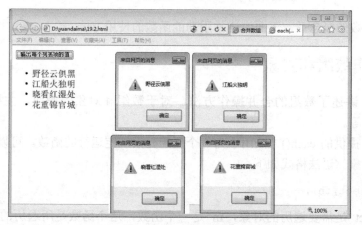

图 19-2　显示每个列表项的值

(2)　jQuery 提供的 grep()方法用于数组元素过滤筛选。使用的语法格式如下：

```
grep(array,fn,invert)
```

其中，array 指待过滤数组；fn 是过滤函数，对于数组中的对象，如果返回值是 true，就保留，返回值是 false 就去除；invert 是可选项，当设置为 true 时 fn 函数取反，即满足条件的被剔除出去。

【例 19.3】 (示例文件 ch19\19.3.html)

使用 grep()方法：

```
<!DOCTYPE html>
<html>
<head>
<meta http-equiv="Content-Type" content="text/html; charset=gb2312" />
<script type="text/javascript" src="jquery.min.js"></script>
<script type="text/javascript">
var Array = [1,2,3,4,5,6,7];
var Result = $.grep(Array,function(value){
    return (value > 2);
});
document.write("原数组: " + Array.join() + "<br>");
document.write("筛选大于 2 的结果为: " + Result.join());
</script>
</head>
<body>
</body>
</html>
```

在 IE 9.0 中浏览页面，效果如图 19-3 所示。

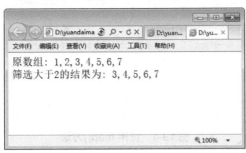

图 19-3　使用 grep()方法

(3) jQuery 提供的 map()方法用于把每个元素通过函数传递到当前匹配集合中，生成包含返回值的新的 Query 对象。通过使用 map()方法，可以统一转换数组中的每一个元素值。使用的语法格式如下：

```
$.map(array,fn)
```

其中，array 是需要转化的目标数组，fn 显然就是转化函数，这个 fn 的作用就是对数组中的每一项都执行转化函数，它接受两个可选参数，一个是元素的值，另一个是元素的序号。

【例 19.4】(示例文件 ch19\19.4.html)

使用 map()方法：

```
<!DOCTYPE html>
<html>
<head>
<meta http-equiv="Content-Type" content="text/html; charset=gb2312" />
<script type="text/javascript" src="jquery.min.js"></script>
<script type="text/javascript">
$(function(){
    var arr1 = ["apple", "apricot", "chestnut", "pear ","banana"];
    arr2 = $.map(arr1,function(value,index){
        return (value.toUpperCase());
    });
    $("p:eq(0)").text("原数组值: " + arr1.join());
    $("p:eq(1)").text("统一转化大写: " + arr2.join());
});
</script>
</head>
<body>
</body>
</html>
```

在 IE 9.0 中浏览页面，效果如图 19-4 所示。

(4) jQuery 提供的$.inArray()函数很好地实现了数组元素的搜索功能。语法格式如下：

```
$.inArray(value,array)
```

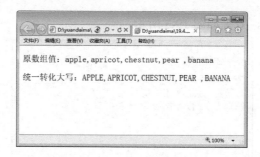

图 19-4　使用 map()方法

其中，value 是需要查找的对象，而 array 是数组本身，如果找到目标元素，就返回第一个元素所在位置，否则返回-1。

【例 19.5】(示例文件 ch19\19.5.html)

使用 inArray()函数：

```
<!DOCTYPE html>
<html>
<head>
<meta http-equiv="Content-Type" content="text/html; charset=gb2312" />
<script type="text/javascript" src="jquery.min.js">
</script>
<script type="text/javascript">
$(function(){
    var arr = ["This", "is", "an", "apple"];
    var add1 = $.inArray("apple",arr);
    var add2 = $.inArray("are",arr);
    $("p:eq(0)").text("数组： " + arr.join());
    $("p:eq(1)").text(" "apple" 的位置： " + add1);
    $("p:eq(2)").text(" "are" 的位置： " + add2);
});
</script>
</head>
<body></body>
</html>
```

在 IE 9.0 中浏览页面，效果如图 19-5 所示。

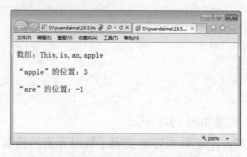

图 19-5　使用 inArray()函数

19.2.2 操作字符串

常用的字符串操作包括去除空格、替换和字符串的截取等操作。

(1) 使用 trim()方法可以去掉字符串起始和结尾的空格。

【例 19.6】(示例文件 ch19\19.6.html)

使用 trim()方法:

```html
<!DOCTYPE html>
<html>
<head>
<meta http-equiv="Content-Type" content="text/html; charset=gb2312" />
<script type="text/javascript" src="jquery.min.js"></script>
</head>
<body>
<pre id="original"></pre>
<pre id="trimmed"></pre>
<script>
  var str = "        此生此夜不长好，明月明年何处看        ";
  $("#original").html("原始字符串: /" + str + "/");
  $("#trimmed").html("去掉首尾空格: /" + $.trim(str) + "/");
</script>
</body>
</html>
```

在 IE 9.0 中浏览页面，效果如图 19-6 所示。

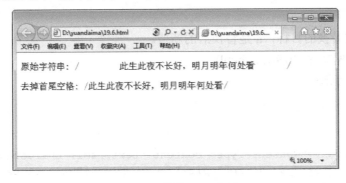

图 19-6   使用 trim()方法

(2) 使用 substr()方法可在字符串中抽取指定下标的字符串片段。

【例 19.7】(示例文件 ch19\19.7.html)

使用 substr()方法:

```html
<!DOCTYPE html>
<html>
<head>
<meta http-equiv="Content-Type" content="text/html; charset=gb2312" />
<script type="text/javascript" src="jquery.min.js"></script>
```

```
<script type="text/javascript">
 var str = "此生此夜不长好，明月明年何处看";
 document.write("原始内容： " + str);
 document.write("截取内容： " + str.substr(0,9));
</script>
</head>
<body>
</body>
</html>
```

在 IE 9.0 中浏览页面，效果如图 19-7 所示。

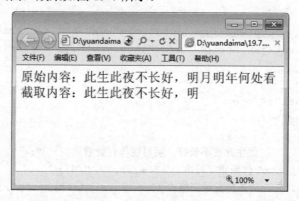

图 19-7　使用 substr()方法

(3)　使用 replace()方法在字符串中用一些字符替换另一些字符，或替换一个与正则表达式匹配的子串，结果返回一个字符串。使用的语法格式如下：

```
replace(m,n):
```

其中，m 是要替换的目标，n 是替换后的新值。

【例 19.8】(示例文件 ch19\19.8.html)

使用 replace()方法：

```
<!DOCTYPE html>
<html>
<head>
<meta http-equiv="Content-Type" content="text/html; charset=gb2312" />
<script type="text/javascript" src="jquery.min.js"></script>
<script type="text/javascript">
 var str = "含苞待放的玫瑰！ ";
 str = str + "五彩盛开的玫瑰！";
 str = str + "香气扑鼻的玫瑰！";
 document.write(str.replace(/玫瑰/g, "玉兰"));
</script>
</head>
<body>
</body>
</html>
```

在 IE 9.0 中浏览页面，效果如图 19-8 所示。

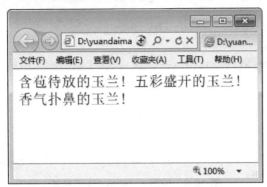

图 19-8　使用 replace()方法

19.2.3　序列化操作

jQuery 提供的 param(object)方法用于将表单元素数组或者对象序列化，返回值是 string。其中，数组或者 jQuery 对象会按照 name、value 进行序列化，普通对象会按照 key、value 进行序列化。

【例 19.9】(示例文件 ch19\19.9.html)

使用 param(object)方法：

```html
<!DOCTYPE html>
<html>
<head>
<meta http-equiv="Content-Type" content="text/html; charset=gb2312" />
<script type="text/javascript" src="jquery.min.js"></script>
<script type="text/javascript">
$(document).ready(function(){
  personObj = new Object();
  personObj.firstname = "Bill";
  personObj.lastname = "Gates";
  personObj.age = 60;
  personObj.eyecolor = "blue";
  $("button").click(function(){
    $("div").text($.param(personObj));
  });
});
</script>
</head>
<body>
<button>序列化对象</button>
<div></div>
</body>
</html>
```

在 IE 9.0 中浏览页面，单击"序列化对象"按钮，效果如图 19-9 所示。

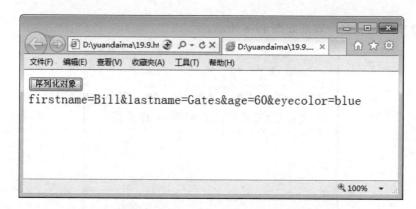

图 19-9　使用 param(object)方法

19.2.4　检测浏览器

jQuery 提供了$.browser 对象，来检测用户浏览器，该对象可以直接获取浏览器的相关信息。使用的具体格式如下：

```
$.browser.['浏览器关键字']
```

其中，浏览器关键字有以下 5 种。

- msie：IE 浏览器。
- mozilla：Mozilla 浏览器。
- safari：Safari 浏览器。
- opera：Opera 浏览器。
- version：浏览器的版本号。

【例 19.10】(示例文件 ch19\19.10.html)

使用$.browser 对象：

```
<!DOCTYPE html>
<html>
<head>
<meta http-equiv="Content-Type" content="text/html; charset=gb2312" />
<script type="text/javascript" src="jquery.min.js"></script>
<script type="text/javascript">
function a() {
    if($.browser.msie)
        return "IE";
    if($.browser.mozilla)
        return "Mozilla";
    if($.browser.safari)
        return "Safari";
    if($.browser.opera)
        return "Opera";
    else {
        return "undefined";
    }
```

```
}
var sBrowser = a();
document.write("浏览器是: " + sBrowser + "<br>版本为: " + $.browser.version)
</script>
</head>
<body>
</html>
```

在 IE 9.0 中浏览页面，效果如图 19-10 所示。

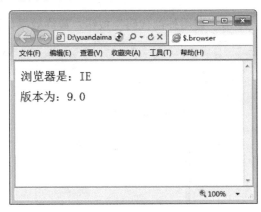

图 19-10　使用$.browser 对象

19.3　调用外部代码

通过使用 jQuery 提供的 getScript()方法，用户可以加载外部的代码，从而实现操作加载、运行不同代码的目的。使用的语法格式如下：

```
$.getScript(url,callback)
```

其中，url 是外部代码的地址，这里可以是相对地址，也可以是绝对地址；callback 是可选项，是获取外部代码之后需要运行的回调函数。

在调用代码前，先编写一个 text.js 代码文件，代码如下：

```
alert("滚滚长江东逝水，浪花淘尽英雄。");
```

【例 19.11】(示例文件 ch19\19.11.html)

使用 getScript()方法：

```
<!DOCTYPE html>
<html>
<head>
<meta http-equiv="Content-Type" content="text/html; charset=gb2312" />
<script type="text/javascript" src="jquery.min.js"></script>
<script type="text/javascript">
$(document).ready(function(){
    $("button").click(function(){
```

```
        $.getScript("text.js");
    });
});
</script>
</head>
<body>
<button>调用外部代码</button>
</body>
</html>
```

在 IE 9.0 中浏览页面，单击"调用外部代码"按钮，最终效果如图 19-11 所示。

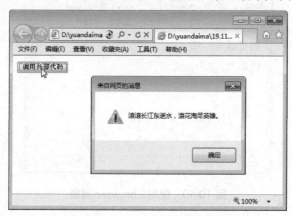

图 19-11　使用 getScript()方法

19.4　疑　难　解　惑

疑问 1：如何加载外部文本文件的内容？

在 jQuery 中，load()方法是简单而强大的 Ajax 方法。用户可以使用 load()方法从服务器加载数据，并把返回的数据放入被选元素中。使用的语法格式如下：

```
$(selector).load(URL,data,callback);
```

其中，URL 是必需的参数，表示希望加载的文件路径，data 参数是可选的，规定与请求一同发送的查询字符串键值对集合。callback 也是可选的参数，是 load()方法完成后所执行的函数名称。

例如，用户想加载 test.txt 文件的内容到指定的<div>元素中，使用的代码如下：

```
$("#div1").load("test.txt");
```

疑问 2：jQuery 中的测试函数有哪些？

在 JavaScript 中，有自带的测试操作函数 isNaN()和 isFinite()。其中，isNaN()函数用于判断函数是否是非数值，如果是数值就返回 false；isFinite()函数是检查其参数是否是无穷大，如果参数是 NaN(非数值)，或者是正、负无穷大的数值时，就返回 false，否则返回 true。而在

jQuery 发展中，测试工具函数主要有下面两种，用于判断对象是否是某一种类型，返回值都是 boolean 值。

- $.isArray(object)：返回一个布尔值，指明对象是否是一个 JavaScript 数组(而不是类似数组的对象，如一个 jQuery 对象)。
- $.isFunction(object)：用于测试是否为函数的对象。

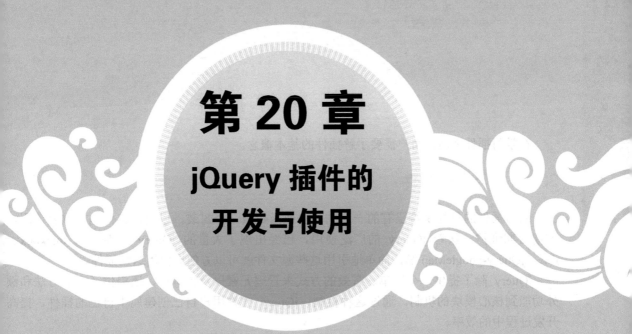

第 20 章

jQuery 插件的
开发与使用

jQuery 具有强大的扩展功能，允许开发人员使用或自己创建 jQuery 插件来扩充 jQuery 的功能。使用插件可以提高项目的开发效率，解决人力成本问题。特别是一些比较著名的插件，受到了开发者的追捧。插件又将 jQuery 的功能提升到了一个新的层次。

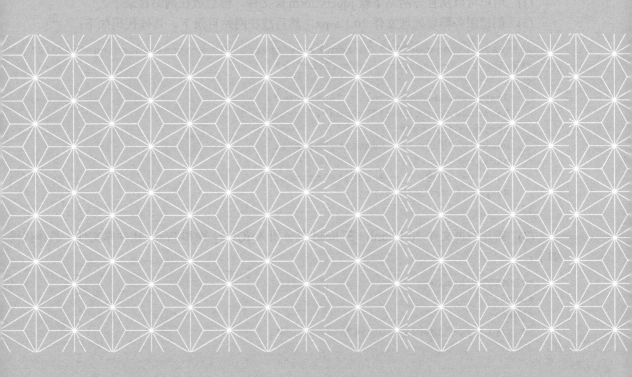

20.1 理 解 插 件

在学习插件之前，用户需要了解插件的基本概念。

20.1.1 什么是插件

编写插件的目的是给已有的一系列方法或函数做一个封装，以便在其他地方重复使用，方便后期维护。随着 jQuery 的广泛使用，已经出现了大量的 jQuery 插件，如 thickbox、iFX、jQuery-googleMap 等，简单地引用这些源文件就可以方便地使用这些插件。

jQuery 除了提供一个简单、有效的方式来管理元素以及脚本外，还提供了添加方法和额外功能到核心模块的机制。通过这种机制，jQuery 允许用户自己创建属于自己的插件，提高开发过程中的效率。

20.1.2 如何使用插件

由于 jQuery 插件其实就是 JS 包，所以使用方法比较简单，基本步骤如下。

(1) 将下载的插件或者自定义的插件放在主 jQuery 源文件下，然后在<head>标记中引用插件的 JS 文件和 jQuery 库文件。

(2) 包含一个自定义的 JavaScript 文件，并在其中使用插件创建的方法。

下面通过一个例子来讲解具体的使用方法。

【例 20.1】使用 jQuery 插件。

(1) 用户可以从官方网站下载 jquery.form.js 文件，然后放在网站目录下。

(2) 创建服务器端处理文件 20.1.aspx，然后放在网站目录下。具体代码如下：

```
<%@ Page Language="C#" ContentType="text/html" ResponseEncoding="gb2312" %>
<%@ Import Namespace="System.Data" %>
<%
    Response.CacheControl = "no-cache";
    Response.AddHeader("Pragma","no-cache");
    string back = "";
    back += "用户: " + Request["name"];
    back += "<br>";
    back += "评论: " + Request["comment"];
    Response.Write(back);
%>
```

(3) 新建网页文件 20.1.html，在 head 部分引入 jQuery 库和 Form 插件库文件，具体代码如下：

```
<!DOCTYPE html>
<html>
<head>
<script src="jquery.min.js"></script>
```

```
<script src="jquery.form.js"></script>
<script>
    // 等待加载
    $(document).ready(function() {
        // 给 myForm 绑定一个回调函数
        $('#myForm').ajaxForm(function() {
            alert("恭喜，评论发表成功！");
        });
    });
</script>
</head>
<body>
<form id="myForm" action="20.1.aspx" method="post">
    用户名：<input type="text" name="name" />
    </br>
    评论内容：<textarea name="comment"></textarea>
    <input type="submit" value="发表评论" />
</form>
</body>
```

在 IE 9.0 中浏览页面，输入用户名和评论内容，单击"发表评论"按钮，结果如图 20-1 所示。

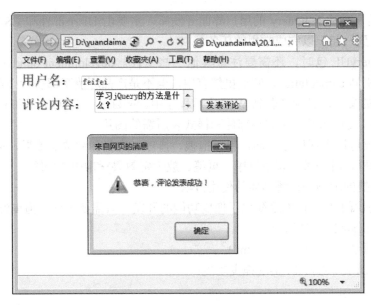

图 20-1　程序运行的结果

20.2　流行的插件

jQuery 官方网站中有很多现成的插件，在官方主页中单击 Plugins 超链接，即可在打开的页面中查看和下载 jQuery 提供的插件，如图 20-2 所示。本章将介绍目前比较流行的插件。

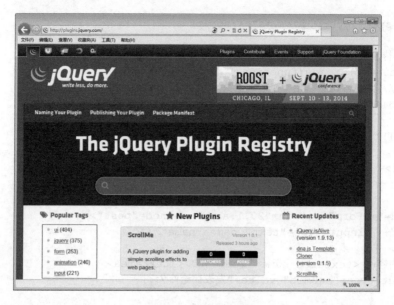

图 20-2　插件下载页面

20.2.1　jQueryUI 插件

　　jQueryUI 是一个基于 jQuery 的用户界面开发库，主要由 UI 小部件和 CSS 样式表集合而成，它们被打包到一起，以完成常用的任务。

　　在下载 jQueryUI 包时，还需要注意其他一些文件。development-bundle 目录下包含了 demonstrations 和 documentation，它们虽然有用，但不是产品环境下部署所必需的。但是，在 css 和 js 目录下的文件，必须部署到 Web 应用程序中。js 目录包含 jQuery 和 jQueryUI 库；而 css 目录包括 CSS 文件和所有生成小部件和样式表所需的图片。

　　UI 插件主要可以实现鼠标互动，包括拖拽、排序、选择和缩放等效果，另外还有折叠菜单、日历、对话框、滑动条、表格排序、页签、放大镜效果)和阴影效果等。

　　下面通过拖拽的示例来讲解具体的使用方法。

　　jQueryUI 提供的 API 极大地简化了拖曳功能的开发。只需要分别在拖曳源(source)和目标 (target)上调用 draggable 函数即可。

　　【例 20.2】(示例文件 ch20\20.2.html)

　　使用 jQueryUI 提供的 API 实现拖曳功能：

```
<html>
<head>
<title>draggable()</title>
<style type="text/css">
<!--
.block{
    border: 2px solid #760022;
    background-color: #ffb5bb;
    width: 80px; height: 25px;
    margin: 5px; float: left;
```

```
    padding: 20px; text-align: center;
    font-size: 14px;
}
-->
</style>
<script language="javascript" src="jquery.ui/jquery-1.10.2.js"></script>
<script type="text/javascript" src="jquery.min.js"></script>
<script language="javascript" src="jquery.ui/ui.mouse.js"></script>
<script language="javascript" src="jquery.ui/ui.draggable.js"></script>
<script language="javascript">
$(function(){
    for(var i=0; i<2; i++){  //添加两个<div>块
        $(document.body).append($("<div class='block'>拖块"
          + i.toString() + "</div>").css("opacity",0.6));
    }
    $(".block").draggable();
});
</script>
</head>
<body>
</body>
</html>
```

在 IE 9.0 中浏览页面，按住拖块，即可拖拽到指定的位置，效果如图 20-3 所示。

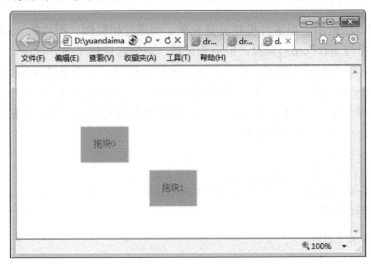

图 20-3 实现了拖曳功能

20.2.2 Form 插件

jQuery Form 插件是一个优秀的 Ajax 表单插件，可以非常容易地使 HTML 表单支持 Ajax。jQuery Form 有两个核心方法：ajaxForm()和 ajaxSubmit()，它们集合了从控制表单元素 到决定如何管理提交进程的功能。另外，插件还包括其他的一些方法，如 formToArray()、 formSerialize0、fieldSerialize()、fieldValue()、clearForm()、clearFields()和 resetForm()等。

1. ajaxForm()

ajaxForm()方法适用于以提交表单方式处理数据。需要在表单中标明表单的 action、id、method 属性，最好在表单中提供 submit 按钮。此方式大大简化了使用 Ajax 提交表单时的数据传递问题，不需要逐个地以 JavaScript 的方式获取每个表单属性的值，并且也不需要通过 url 重写的方式传递数据。ajaxForm()会自动收集当前表单中每个属性的值，然后以表单提交的方式提交到目标 url。这种方式提交数据较安全，并且使用简单，不需要冗余的 JavaScript 代码。

使用时，需要在 document 的 ready 函数中使用 ajaxForm()来为 Ajax 提交表单进行准备。ajaxForm()接受 0 个或 1 个参数。单个的参数既可以是一个回调函数，也可以是一个 Options 对象。代码如下：

```
<script>
   $(document).ready(function() {
      // 给 myFormId 绑定一个回调函数
      $('#myFormId').ajaxForm(function() {
         alert("成功提交!");
      });
   });
</script>
```

2. ajaxSubmit()

ajaxSubmit()方法适用于以事件机制提交表单，如通过超链接、图片的 click 事件等提交表单。此方法的作用与 ajaxForm()类似，但更为灵活，因为它依赖于事件机制，只要有事件存在就能使用该方法。使用时只需要指定表单的 action 属性即可，不需提供 submit 按钮。

在使用 jQuery 的 Form 插件时，多数情况下调用 ajaxSubmit()来对用户提交表单进行响应。ajaxSubmit()接受 0 个或 1 个参数。这个单个的参数既可以是一个回调函数，也可以是一个 options 对象。一个简单的例子如下：

```
$(document).ready(function(){
   $('#btn').click(function(){
      $('#registerForm').ajaxSubmit(function(data){
         alert(data);
      });
      return false;
   });
});
```

上述代码通过表单中 id 为 btn 的按钮的 click 事件触发，并通过 ajaxSubmit()方法以异步 Ajax 方式提交表单到表单的 action 所指路径。

简单地说，通过 Form 插件的这两个核心方法，都可以在不修改表单的 HTML 代码结构的情况下，轻易地将表单的提交方式升级为 Ajax 提交方式。当然，Form 插件还拥有很多方法，这些方法可以帮助用户很容易地管理表单数据和表单提交。

20.2.3　提示信息插件

在网站开发过程中，有时想要实现对于一篇文章的关键词部分的提示，也就是当鼠标移动到这个关键词时，弹出相关的一段文字或图片的介绍。这就需要使用到 jQuery 的 clueTip 插件来实现。

clueTip 是一个 jQuery 工具提示插件，可以方便地为链接或其他元素添加 Tooltip 功能。当链接包括 title 属性时，它的内容将变成 clueTip 的标题。clueTip 中显示的内容可以通过 Ajax 获取，也可以从当前页面的元素中获取。

使用的具体操作步骤如下。

(1)　引入 jQuery 库和 clueTip 插件的 js 文件。插件的下载地址为：

```
http://plugins.learningjquery.com/cluetip/demo/
```

引用插件的.js 文件如下：

```
<link rel="stylesheet" href="jquery.cluetip.css" type="text/css" />
<script src="jquery.min.js" type="text/javascript"></script>
<script src="jquery.cluetip.js" type="text/javascript"></script>
```

(2)　建立 HTML 结构，如下面的格式：

```
<!-- use ajax/ahah to pull content from fragment.html: -->
<p>
<a class="tips" href="fragment.html"
  rel="fragment.html">show me the cluetip!</a>
</p>
<!-- use title attribute for clueTip contents, but don't include anything
in the clueTip's heading -->
<p>
<a id="houdini" href="houdini.html"
  title="|Houdini was an escape artist.
  |He was also adept at prestidigitation.">Houdini</a>
</p>
```

(3)　初始化插件，代码如下：

```
$(document).ready(function() {
    $('a.tips').cluetip();
    $('#houdini').cluetip({
        //使用调用元素的title属性来填充clueTip，在有"|"的地方将内容分裂成独立的div
        splitTitle: '|',
        showTitle: false    //隐藏clueTip的标题
    });
});
```

20.2.4　jcarousel 插件

jcarousel 是一款 jQuery 插件，用来控制水平或垂直排列的列表项。例如如图 20-4 所示的滚动切换效果。单击左右两侧的箭头，可以向左或者向右查看图片。当到达第一张图片时，左边的箭头变为不可用状态，当到达最后一张图片时，右边的箭头变为不可用状态。

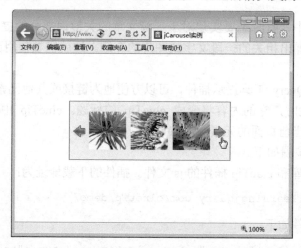

图 20-4　图片滚动切换效果

使用的相关代码如下：

```
<script type="text/javascript" src="../lib/jquery-1.2.3.pack.js"></script>
<script type="text/javascript"
  src="../lib/jquery.jcarousel.pack.js"></script>
<link rel="stylesheet" type="text/css"
  href="../lib/jquery.jcarousel.css" />
<link rel="stylesheet" type="text/css" href="../skins/tango/skin.css" />
<script type="text/javascript">
jQuery(document).ready(function() {
    jQuery('#mycarousel').jcarousel();
});
```

20.3　定义自己的插件

除了可以使用现成的插件以外，用户还可以自定义插件。

20.3.1　插件的工作原理

jQuery 插件的机制很简单，就是利用 jQuery 提供的 jQuery.fn.extend()和 jQuery.extend()方法扩展 jQuery 的功能。知道了插件的机制之后，编写插件就容易了，只要按照插件的机制和功能要求编写代码，就可以实现自定义功能的插件。

而要按照机制编写插件，还需要了解插件的种类，插件一般分为三类：封装对象方法插件、封装全局函数插件和选择器插件。

(1) 封装对象方法

这种插件是将对象方法封装起来，用于对通过选择器获取的 jQuery 对象进行操作，是最常见的一种插件。此类插件可以发挥出 jQuery 选择器的强大优势，有相当一部分的 jQuery 的方法都是在 jQuery 脚本库内部通过这种形式"插"在内核上的，如 parent()方法、appendTo()方法等。

(2)　封装全局函数

可以将独立的函数加到 jQuery 命名空间下。添加一个全局函数，只需做如下定义：

```
jQuery.foo = function() {
    alert('这是函数的具体内容.');
};
```

当然 用户也可以添加多个全局函数：

```
jQuery.foo = function() {
    alert('这是函数的具体内容.');
};
jQuery.bar = function(param) {
    alert('这是另外一个函数的具体内容".');
};
```

调用时与函数是一样的：jQuery.foo()、jQuery.bar()或者$.foo()、$.bar('bar')。

例如，常用的 jQuery.ajax()方法、去首尾空格的 jQuery.trim()方法都是 jQuery 内部作为全局函数的插件附加到内核上去的。

(3)　选择器插件

虽然 jQuery 的选择器十分强大，但在少数情况下，还是会需要用到选择器插件来扩充一些自己喜欢的选择器。

jQuery.fn.extend()多用于扩展上面提到的 3 种类型中的第一种，jQuery.extend()用于扩展后两种插件。这两个方法都接受一个类型为 Object 的参数。Object 对象的"名/值对"分别代表"函数或方法名/函数主体"。

20.3.2　自定义一个简单的插件

下面通过一个例子来讲解如何自定义一个插件。定义的插件功能是：在列表元素中，当鼠标在列表项上移动时，其背景颜色会根据设定的颜色而改变。

【例 20.3】(示例文件 20.3.html 和 20.3.js)

一个简单的插件示例：

```
/// <reference path="jquery.min.js"/>
/*-----------------------------------------------------------/
功能：设置列表中表项获取鼠标焦点时的背景色
参数：li_col【可选】 鼠标所在表项行的背景色
返回：原调用对象
示例：$("ul").focusColor("red");
/-----------------------------------------------------------*/
; (function($) {
  $.fn.extend({
      "focusColor": function(li_col) {
```

```
            var def_col = "#ccc"; //默认获取焦点的色值
            var lst_col = "#fff"; //默认丢失焦点的色值
            //如果设置的颜色不为空，使用设置的颜色，否则为默认色
            li_col = (li_col == undefined) ? def_col : li_col;
            $(this).find("li").each(function() { //遍历表项<li>中的全部元素
                $(this).mouseover(function() { //获取鼠标焦点事件
                    $(this).css("background-color", li_col); //使用设置的颜色
                }).mouseout(function() { //鼠标焦点移出事件
                    $(this).css("background-color", "#fff"); //恢复原来的颜色
                })
            })
            return $(this); //返回 jQuery 对象，保持链式操作
        }
    });
})(jQuery);
```

不考虑实际的处理逻辑时，该插件的框架如下：

```
; (function($) {
    $.fn.extend({
        "focusColor": function(li_col) {
            //各种默认属性和参数的设置
            $(this).find("li").each(function() { //遍历表项<li>中的全部元素
            //插件的具体实现逻辑
            })
            return $(this); //返回 jQuery 对象，保持链式操作
        }
    });
})(jQuery);
```

各种默认属性和参数设置的处理中，创建颜色参数以允许用户设定自己的颜色值；并根据参数是否为空来设定不同的颜色值。代码如下所示：

```
var def_col = "#ccc"; //默认获取焦点的色值
var lst_col = "#fff"; //默认丢失焦点的色值
//如果设置的颜色不为空，使用设置的颜色，否则为默认色
li_col = (li_col == undefined)? def_col : li_col;
```

在遍历列表项时，针对鼠标移入事件 mouseover()设定对象的背景色，并且在鼠标移出事件 mouseout()中还原原来的背景色。代码如下：

```
$(this).mouseover(function() { //获取鼠标焦点事件
    $(this).css("background-color", li_col); //使用设置的颜色
}).mouseout(function() { //鼠标焦点移出事件
    $(this).css("background-color", "#fff"); //恢复原来的颜色
})
```

当调用此插件时，需要先引入插件的.js 文件，然后调用该插件中的方法。

示例的 HTML 代码如下：

```
<!DOCTYPE html PUBLIC "-//W3C//DTD XHTML 1.0 Transitional//EN"
  "http://www.w3.org/TR/xhtml1/DTD/xhtml1-transitional.dtd">
```

```
<html xmlns="http://www.w3.org/1999/xhtml">
<head>
    <title>简单的插件示例</title>
    <script type="text/javascript"  src="jquery.min.js"></script>
    <script type="text/javascript" src="Chap16.1.js"></script>
    <style type="text/css">
        body{font-size:12px}
        .divFrame{width:260px;border:solid 1px #666}
        .divFrame .divTitle{
            padding:5px;background-color:#eee;font-weight:bold}
        .divFrame .divContent{padding:8px;line-height:1.6em}
        .divFrame .divContent ul{padding:0px;margin:0px;
            list-style-type:none}
        .divFrame .divContent ul li span{margin-right:20px}
    </style>
    <script type="text/javascript">
        $(function() {
            $("#u1").focusColor("red"); //调用自定义的插件
        })
    </script>
</head><body>
    <div class="divFrame">
        <div class="divTitle">对象级别的插件</div>
        <div class="divContent">
            <ul id="u1">
                <li><span>张三</span><span>男</span></li>
                <li><span>李四</span><span>女</span></li>
                <li><span>王五</span><span>男</span></li>
            </ul>
        </div>
    </div>
</body></html>
```

在 IE 9.0 中浏览页面，效果如图 20-5 所示。

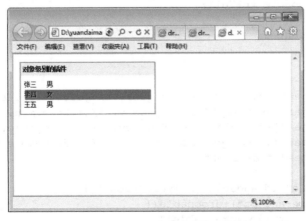

图 20-5　使用自定义插件

20.4　实战演练——创建拖拽购物车效果

jQueryUI 插件除了提供 draggable()来实现鼠标的拖曳功能外，还提供了一个 droppable() 方法，实现接收容器。通过上述方法，可以实现购物的拖拽效果。

【例 20.4】(示例文件 ch20\20.4.html)

创建拖拽购物车效果：

```html
<html>
<head>
<title>droppable()</title>
<style type="text/css">
<!--
.draggable{
    width:70px; height:40px;
    border:2px solid;
    padding:10px; margin:5px;
    text-align:center;
}
.green{
    background-color:#73d216;
    border-color:#4e9a06;
}
.red{
    background-color:#ef2929;
    border-color:#cc0000;
}
.droppable {
    position:absolute;
    right:20px; top:20px;
    width:400px; height:300px;
    background-color:#b3a233;
    border:3px double #c17d11;
    padding:5px;
    text-align:center;
}
-->
</style>
<script language="javascript" src="jquery.ui/jquery-1.2.4a.js"></script>
<script language="javascript" src="jquery.ui/ui.base.min.js"></script>
<script language="javascript" src="jquery.ui/ui.draggable.min.js"></script>
<script language="javascript" src="jquery.ui/ui.droppable.min.js"></script>
<script language="javascript">
$(function(){
    $(".draggable").draggable({helper:"clone"});
    $("#droppable-accept").droppable({
        accept: function(draggable){
            return $(draggable).hasClass("green");
        },
```

```
        drop: function(){
            $(this).append($("<div></div>").html("成功添加到购物车！"));
        }
    });
});
</script>
</head>
<body>
<div class="draggable red">冰箱</div>
<div class="draggable green">空调</div>
<div id="droppable-accept" class="droppable">购物车<br></div>
</body>
</html>
```

在 IE 9.0 中浏览页面，按住拖块，即可拖拽到指定的购物车中，效果如图 20-6 所示。

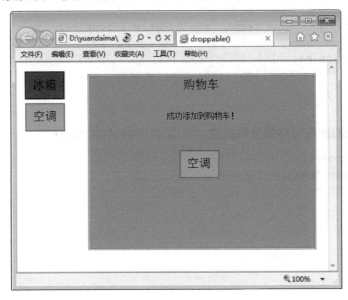

图 20-6　创建拖拽购物车效果

20.5　疑　难　解　惑

疑问 1：编写 jQuery 插件时需要注意什么？

(1) 插件的推荐命名方法为 jquery.[插件名].js。

(2) 所有的对象方法都应当附加到 jQuery.fn 对象上面，而所有的全局函数都应当附加到 jQuery 对象本身上。

(3) 在插件内部，this 指向的是当前通过选择器获取的 jQuery 对象，而不像一般方法那样，内部的 this 指向的是 DOM 元素。

(4) 可以通过 this.each 来遍历所有的元素。

(5) 所有方法或函数插件，都应当以分号结尾，否则压缩的时候可能会出现问题。为了更加保险些，可以在插件头部添加一个分号(;)，以免它们的不规范代码给插件带来影响。

(6) 插件应该返回一个 jQuery 对象，以便保证插件的可链式操作。

(7) 避免在插件内部使用$作为 jQuery 对象的别名，而应当使用完整的 jQuery 来表示。这样可以避免冲突。

疑问 2: 如何避免插件函数或变量名冲突？

虽然在 jQuery 命名空间中禁止使用了大量的 JavaScript 函数名和变量名，但是仍然不可避免某些函数或变量名将与其他 jQuery 插件冲突，因此需要将一些方法封装到另一个自定义的命名空间。

例如下面的使用空间的例子：

```javascript
jQuery.myPlugin = {
   foo:function() {
      alert('This is a test. This is only a test.');
   },
   bar:function(param) {
      alert('This function takes a parameter, which is "' + param + '".');
   }
};
```

采用命名空间的函数仍然是全局函数，调用时采用的代码如下：

```javascript
$.myPlugin.foo();
$.myPlugin.bar('baz');
```